Nutrition of the Newborn

新生儿营养学

Nutrition of the Newborn

第 2 版

主　编　吴圣楣　蔡　威

副主编　朱建幸　张伟利　何振娟　贲晓明

人民卫生出版社

图书在版编目(CIP)数据

新生儿营养学/吴圣楣,蔡威主编. —2 版.—北京:
人民卫生出版社,2016

ISBN 978-7-117-22463-5

Ⅰ.①新… Ⅱ.①吴…②蔡… Ⅲ.①新生儿-营
养学 Ⅳ.①R153.2

中国版本图书馆 CIP 数据核字(2016)第 084512 号

人卫智网	www.ipmph.com	医学教育、学术、考试、健康,
		购书智慧智能综合服务平台
人卫官网	www.pmph.com	人卫官方资讯发布平台

新生儿营养学
第 2 版

主　　编：吴圣楣　蔡　威
出版发行：人民卫生出版社(中继线 010-59780011)
地　　址：北京市朝阳区潘家园南里 19 号
邮　　编：100021
E – mail：pmph @ pmph.com
购书热线：010-59787592　010-59787584　010-65264830
印　　刷：三河市宏达印刷有限公司 (胜利)
经　　销：新华书店
开　　本：787×1092　1/16　印张：28　插页：4
字　　数：664 千字
版　　次：2003 年 5 月第 1 版　2016 年 7 月第 2 版
　　　　　2019 年11月第 2 版第 3 次印刷(总第 5 次印刷)
标准书号：ISBN 978-7-117-22463-5/R · 22464
定　　价：86.00 元

打击盗版举报电话：010-59787491　E-mail：WQ @ pmph.com
(凡属印装质量问题请与本社市场营销中心联系退换)

编者名单（以姓氏笔画为序）

丁溢芳　同济大学附属第一妇婴保健院

王　丽　上海交通大学医学院附属新华医院

王　莹　上海交通大学医学院附属新华医院

王晓芳　上海交通大学医学院附属上海儿童医学中心

贝　斐　上海交通大学医学院附属上海儿童医学中心

印学蕾　同济大学附属第一妇婴保健院

朱天闻　上海交通大学医学院附属新华医院

朱建幸　上海交通大学医学院附属新华医院

朱晓东　上海交通大学医学院附属新华医院

刘江勤　同济大学附属第一妇婴保健院

刘志伟　中国福利会附属国际和平妇幼保健院

江　帆　上海交通大学医学院附属上海儿童医学中心

汤庆娅　上海交通大学医学院附属新华医院

阮慧娟　上海交通大学医学院附属新华医院

孙川喻　上海交通大学医学院附属新华医院

孙建华　上海交通大学医学院附属上海儿童医学中心

李　菁　上海交通大学医学院附属上海儿童医学中心

步　军　上海交通大学医学院附属上海儿童医学中心

肖玲莉　同济大学附属第一妇婴保健院

吴　江　上海交通大学医学院附属新华医院

吴圣楣　上海市儿科医学研究所

何振娟　上海交通大学医学院附属新华医院

何稼敏　上海市儿科医学研究所

余章斌　南京医科大学附属南京妇幼保健院

张　龙　同济大学附属第一妇婴保健院

张伟利　上海市儿科医学研究所

张会平　上海交通大学医学院附属新华医院

张国庆　上海交通大学医学院附属上海儿童医学中心

张谦慎　南方医科大学附属深圳妇幼保健院

陆　薇　上海交通大学医学院附属新华医院

陆丽娜　上海交通大学医学院附属新华医院

陈　菲　上海交通大学附属上海市儿童医院

陈　豪　上海交通大学附属上海市儿童医院

陈同辛　上海交通大学医学院附属上海儿童医学中心

陈夏芳　上海交通大学医学院附属上海儿童医学中心

周　伟　广州市妇女儿童医疗中心

赵学军　上海市儿科医学研究所　客座研究员

贲晓明　同济大学附属第一妇婴保健院

胡雪峰　同济大学附属第一妇婴保健院

洪　莉　上海交通大学医学院附属上海儿童医学中心

祝　捷　上海交通大学医学院营养系

秦　艳　同济大学附属第一妇婴保健院

贾　洁　上海交通大学医学院营养系

钱林溪　上海市儿科医学研究所

主 编 简 介

吴圣楣：新生儿医学专家、博士生导师、上海交通大学医学院附属新华医院终身教授、上海儿童医学中心和上海市儿科医学研究所顾问。

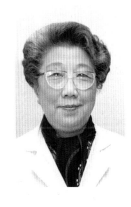

1984～1988年曾任新华医院常务副院长，1986～1998年任上海市儿科医学研究所所长，自《临床儿科》1983年创刊至今任主编。曾任上海市围产学会首届主委和名誉主委。为政府特殊津贴获得者。1988年和1990年两次被评为上海市三八红旗手，2015年获全国儿科医师协会特别奖，在围产新生儿研究领域先后获国家卫生计生委、国家教委和上海市科技进步奖等共10项。母乳研究项目2015年获上海市医学奖，2016年获上海市科技进步奖。主编新生儿相关专著如《新生儿医学》、《新生儿营养学》、《儿科治疗矛盾》等七本书。

主 编 简 介

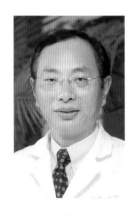

    蔡威：医学博士、主任医师、上海交通大学特聘教授、博士生导师。现任上海交通大学副校长、上海市儿科医学研究所所长、上海市小儿外科临床医学中心主任、上海市小儿消化与营养重点实验室主任、上海交通大学医学院营养系主任。

    中华医学会肠外肠内营养学分会前任主任委员及儿科学组组长、中华医学会小儿外科学分会副主任委员、中国营养学会医用食品与营养支持学会主任委员；《中华临床营养杂志》、《中华小儿外科杂志》、《临床儿科杂志》、《肠外与肠内营养杂志》、《临床小儿外科杂志》副主编、*World Journal of Pediatrics*、《中华儿科杂志》等杂志编委。

    主要研究方向：小儿消化道疾病的合理营养支持治疗。承担和完成省部级或以上课题12项，4项为国家自然科学基金资助课题，1项为国家"十五"科技攻关计划项目，国家临床重点专科小儿外科负责人。先后以第一完成人获国家科技进步二等奖、国家教育部科技进步二等奖、国家卫生计生委科技进步三等奖、上海市科技进步一等奖等7次，国内外发表论文186篇，其中SCI收入78篇。

第 2 版序言

营养是维持生命与健康的物质基础,人体必须每天从食物中获取所需的各种营养物质,合理的营养素摄入在人类的生命进程和维持生命最佳状态中具有重要作用。

新生儿营养有其特殊的重要性。即提供的营养既要满足维持生命的基本需要,又要满足体格和各脏器最佳生长发育的特殊需求。由于新生儿脏器发育和代谢功能不成熟,因此对其提供的营养素有相对精确的必要,提供的任何营养素过少或过多均会造成对生长发育和认知能力的不利影响;甚至导致对成年期健康和疾病发生的长期作用,包括对今后发生高血压、肥胖,动脉硬化、胰岛素抵抗等代谢障碍疾病的影响。

与其他人群(包括婴儿和儿童)不同,乳品为新生儿膳食营养的主要来源,因此乳品营养和其中营养素的含量应满足新生儿生长发育的全部需要。人乳含有新生儿所需的最合适比例的营养成分及其数量,是婴儿的天然优质食物。对不能接受母乳喂养的新生儿在提供配方乳时应该以人乳为金标准。

由于新生儿体内的生物转换功能不足,因此他们对必需营养素的需要也有别于儿童和其他人群,包括对必需氨基酸、脂肪酸和维生素所需种类和数量的不同;一些条件必需营养素如长链多不饱和脂肪酸包括 AA、DHA 对新生儿特别是早产儿有更好的促进生长发育作用。另一方面,早产儿消化道发育不成熟带来的肠内营养不耐受的特殊问题,使生后早期通过肠内营养难以摄入足够的营养素,必须通过全部或部分肠外营养才能满足早产儿在出生后一段时期所有营养素的需要。

以上这些无疑是本书的主要内容和特点,特别对中国母乳作了重点陈述。全体作者力图集结当前最佳证据、合适的规范以及他们的临床经验和学识反映在全书各章节,也作为对读者们的点滴贡献。

目前营养学已成为临床医学的重要内容和基础,新生儿营养学更是新生儿医学中的重要部分,新生儿临床营养支持也已成为和新生儿生存质量及预后紧密相关的重要技术。随着营养与新生儿生长发育和疾病愈合及其预后相关证据的不断增多和更新,必定会带来对临床营养支持理念和技术应用的不断改变和进步。

朱建幸

上海交通大学医学院附属新华医院新生儿科主任

中华围产学会主任委员

2016 年 5 月

第 2 版前言

距第 1 版至今已有 12 年,新生儿营养领域研究成果较多,再版努力综述国内外相关研究的最新进展。

由于对新生儿营养研究的深入,形成了一些新的理念,正在广泛讨论中,如胎内营养与胎源性疾病、低体重儿及早产儿追赶生长达标时间界定、生命早期营养不足与成年期疾病、生命早期营养过剩与成年期疾病……凡此种种正相互交叉并相互补充,因此,涉及人类生命早期的研究,不仅需要深入,而且期待开创新生儿营养研究的新时代。

较第 1 版,第 2 版用较多篇幅来论述母乳及母乳喂养,作者们认为母乳是新生儿、婴幼儿最佳营养源,母乳具有强大免疫力。再版不仅介绍了国内外母乳喂养相关研究进展,而且提供了中国母乳研究的部分结果数据,虽然尚在浅简阶段,但不失为抛砖引玉之举。

目前国内临床医师获得的关于新生儿营养的专著诚然不少,但多为国外专著的译作。本书力求基于国内的研究结果和临床数据,以更好地适合我国新生儿儿科医师的临床应用。

谨记婴童强则中国强,为圆中国梦,全体作者愿为此伟大事业,尽一份绵薄之力。本书出版之际,恳切希望广大读者在阅读过程中不吝赐教,欢迎发送邮件至邮箱 renweifuer @ pmph. com,或扫描封底二维码,关注"人卫儿科",对我们的工作予以批评指正,以期再版修订时进一步完善,更好地为大家服务。

吴圣楣

2016 年 5 月

第 1 版前言

随着医学新技术的进步,新生儿复苏与生命支持技术有了较大的发展。持续生命体征监护、机械通气、肺表面活性物质应用、一氧化氮吸入治疗等新技术使越来越多的高危新生儿,尤其是早产儿、极低出生体重儿得以存活。在所有新生儿顺利康复和健康成长过程中,合理营养支持为之提供了动力源泉,并为其今后的生长发育提供了基础。因此,新生儿营养学是现代新生儿学的重要组成部分。鉴于目前国内缺乏该领域专业参考书,我们组织有关专家,参照国外有关新生儿营养学的专业参考书和研究进展,并结合自己的研究成果和临床体会,编写了这本《新生儿营养学》。

《新生儿营养学》全面论述了营养在胎儿与新生儿生长发育过程中重要作用,重点介绍了胎儿与新生儿各种营养素代谢特点及其相关的临床问题,并对新生儿胃肠道功能发育、新生儿肠道内营养、新生儿肠道外营养及其危重新生儿营养支持作了较为翔实的阐述。同时,本书对目前新生儿营养学研究的热点问题,如营养素与体格生长调节、营养素与神经发育调节、营养与免疫等作了较为翔实的综述。本书提供的信息经过精心组织和撰写,既可作为教科书,也可作为学生、科研人员和临床医生的专业参考书。

在此书的完成过程中,我们经历了各种各样的喜悦与挫折,我们对所有作者的无私奉献和出色工作,表示衷心的感谢,对上海第二医科大学附属新华医院、上海儿童医学中心、上海市儿科医学研究所、南京医科大学附属南京儿童医院的大力支持表示深深的敬意。

由于《新生儿营养学》在国内为首版,不足之处在所难免,敬请指正,以便再版时修改。

吴圣楣

2003 年 1 月

目　录

第一章

早期营养及生长发育中的程序化

生命早期（一般指胎儿期和婴儿期）是生长发育的关键时期，这一时期正是机体各组织器官形成、发育及逐渐成熟的时期，环境因素对该时期有很大的影响。其中营养是一种重要的环境因素，胎儿期及婴儿期的营养状况不仅对当时的生长发育有重要影响，而且对成年后的健康状况也有重要影响。

一、营养程序化定义与概念的起源与发展

1990 年代，英国环境流行病学专家 Barker 首先提出了冠心病、糖尿病等成人疾病的胎儿起源（Fetal Origins of Adult Disease，FOAD）假说，FOAD 假说认为胎儿在宫内对不良因素的反应使胎儿的自身代谢和相关器官的组织结构发生适应性调节，如果这种不良因素（如营养不良）不能得到及时纠正，这种适应性调节将导致包括血管、胰腺、肝脏和肺脏等机体组织和器官在代谢机制上发生永久性改变，进而演变为造成部分成人期疾病的一种基础。后来的研究发现，在新生儿出生后的一段时期内，也存在类似对环境变化和不良因素特别是营养性损害的敏感时期。由 Lucas 最早提出的"营养程序化"（nutritional programming）的概念进一步诠释了上述现象，即在生命早期（胎儿期及出生后早期），机体为了适应环境中营养性损害的刺激，在细胞和分子水平上发生相应的调控性改变，产生适应性的克隆选择或带分化功能的母细胞增殖。在损害性刺激消失后，这些改变依然长期存在，从而使组织细胞数量或比例发生永久性的改变。继 Lucas 之后，Ozanne SE 等提出了"代谢程序化"（metabolic programming）的概念[3]，即生后早期机体为了适应环境中的不良营养状况产生包括胰岛结构和内分泌功能的改变，同时产生靶器官对这些内分泌激素的敏感性下降，并可持续至成年期，造成患某些疾病的易感性增加，如 2 型糖尿病；提示代谢轴的营养程序化在生后早期即开始了。进入 21 世纪后，国际上进一步提出了"健康和疾病的发育起源"（The Developmental origins of Health and Disease，DoHaD）假说并成立了相关组织[1]。DoHaD 进一步完善了 FOAD 和代谢程序化的假说性理论，比较完整地提出了人类在发育过程的早期（包括胎儿、婴儿以及儿童时期）经历不良因素（如子宫胎盘功能不良、营养不良等），将影响成年人糖尿病、心血管疾病、哮喘、肿瘤、骨质疏松、神经精神等疾病的发生发展。DoHaD 学说延伸和拓展了胎儿起源学说，把早期发育的关键时期从宫内（胚胎期）延伸到宫外，疾病范围从糖尿病、心血管等代谢综合征相关性疾病拓展到神经、精神性疾病甚至药理学领域，而影响因素则从单纯的营养剥夺或营养不良扩大到其他不良刺激甚至行为和精神因素。

二、营养程序化对长期健康影响的现象

许多学者已从动物实验和临床研究两个方面分别证实了胎儿期、新生儿期和婴儿早期的营养状况与以后的生长发育和成年时某些疾病的关系。营养对生长发育和疾病的程序化不仅表现在早期营养对远期生长发育结果的影响,而且也有证据表明这种程序化与成年后的许多疾病的发生密切相关。

(一)程序化对宫内胎儿的影响

宫内营养是胎儿生长发育的重要调控因素。胎儿营养供给链的各个环节受到干扰常直接导致胎儿生长受限的发生。然而,母体的营养变化并不总是导致胎儿的生长发育发生改变,也可在不影响胎儿出生体格的情况下对后代健康产生影响[2]。许多研究表明,发生宫内营养不良时,其影响可由于营养素缺乏的时机、严重程度和持续时间的不同而有所不同。围产期营养不良不仅可以改变胎儿的生长轨迹、代谢和内分泌,其中的一些变化会持续到出生以后,从而对子代的健康产生长期影响[3]。孕母的营养还会影响胚胎和胎儿发育所处的糖皮质激素环境,继而影响子代下丘脑-垂体-肾上腺轴的发育,例如,围产期出现营养不良之后,胎儿胰腺成熟便会加速,这与成年期糖耐量的受损有关,并且也可以解释孕母的营养对子代日后在成年期产生对健康的不良影响。

临床流行病学研究同样显示,母体妊娠前或妊娠期间的营养不足(全面饮食限制、低蛋白饮食)和营养过剩(肥胖、高脂肪饮食)对其子代产生不良影响。经典研究来源于荷兰饥荒年代出生人群的队列研究(Dutch Famine Birth Cohort Study)[4],该研究发现,母亲在妊娠早期营养摄入不足者较中、晚期营养摄入不足者所生子代发生冠心病的风险明显增加;高血脂和肥胖的发生率较高;冠心病患者的出生体重较低,头围较小;早、中期营养摄入不足者所生子代发生阻塞性肺疾患较多;晚期营养摄入不足者所生子代发生糖耐量减低较多等,均表明母亲孕期的营养状况对子代后续健康的直接影响。另有临床资料研究显示,妊娠期间母体的维生素 B_{12} 和(或)叶酸的摄入不足状态与子代发生胰岛素抵抗及儿童肥胖密切相关[5]。

(二)程序化对出生新生儿的影响

婴儿出生后,其体重的增加速率和生长发育状况对自身的智力和健康产生长期的影响。

Patel 和 Srinivasan 用动物实验模型阐明了生后不同营养状况对成年表型和健康的影响及其程度[6]。例如,哺乳期的短暂营养过剩会引起下丘脑能量代谢环路发生变化,使其在后期易患肥胖症。在这种肥胖的发生机制中,除热量摄取增加之外,摄入食物成分的变化(例如:高碳水化合物饮食但不增加总热量摄入)也会影响胰腺和下丘脑的相关基因表达增加个体发生肥胖症的易感性。该研究的一项意外发现是,用高碳水化合物喂养的雌鼠其后代也出现体重增加的现象,表明后天获得的表型会自发地转移给下一代,尤其是通过哺乳期过度喂养而获得的表型。Vickers 等比较了两组大鼠在断奶后分别给予高能量饮食和限制饮食后所产生的影响:即由于母亲妊娠期营养不良而导致的 IUGR 大鼠组与对照组。研究表明,IUGR 大鼠成年期的收缩压和空腹血浆胰岛素水平明显高于对照组。与喂养常规膳食的 IUGR 大鼠相比,喂养高能量膳食的 IUGR 大鼠的这种结果则更为严重。从这项研究中可以得出以下结论:即出生后的高能量营养可能放大了胎儿期营养不良所引起的代谢异常。这些动物模型的研究结果提示健康婴儿生后最初几个月的喂养方式可能影响其将来对某些疾病的患病风险。这些动物研究的结果提供了生命早期的营养质量和数量对个体在日后的生长发育和患病风险方面作用的证据。

临床流行病学的研究发现，小于胎龄儿在成年后 2 型糖尿病、肥胖、高血压、冠心病等代谢综合征的发病率明显增高[7]。Singhal 在研究中将一组体格较小但健康的足月儿随机分配到标准配方喂养组和富含 30% 蛋白质以实现追赶性生长的营养强化喂养组，至 8 岁随访时发现，应用富含蛋白质配方喂养的婴儿罹患心血管疾病的危险因素增高，尤其是血压较标准配方喂养婴儿明显增高[8]。大多数早产儿不像小于胎龄儿那样受到宫内营养不良事件的影响，因此在胎儿期的生长发育适宜儿仅表现出生时体重低。但在出生以后由于各种和早产儿相关的疾病合并症、不良的环境因素导致生长发育落后，有相当一部分在纠正胎龄达到足月时发生宫外生长发育迟缓（EUGR）的结果。出生时胎龄越小，这种现象越明显。事实上，对早产儿造成伤害的不良事件不是发生在宫内，而是发生在宫外。美国一项关于超低出生体重儿的研究发现[9]，随着早期生长速率的递增，脑瘫、MDI 和 PDI 小于 70、神经系统发育异常、疾病再入院率和 EUGR 的发生率均呈现递减。由此可见，早期的追赶性生长对体格和智力发育均有益。虽然出生后体重的快速增加（尤其是跨越体重一定百分位数的追赶性生长）对神经发育结局有利，但也可能存在相应的风险。一些研究表明，营养受限后的快速生长与成年期胰岛素抵抗和代谢综合征的发生有关[10]。也有研究发现，早产儿在出生后早期经高糖类喂养可能导致脂肪代谢持久改变，并引起后期的体重过高以及胰岛素抵抗的加重[11]。

越来越多的流行病学、实验研究以及临床证据表明，生命早期的营养摄入将影响日后的健康状况。研究表明，在早期发育期间可能存在着表观遗传不稳定的窗口时期，在这个窗口期发生的生命事件会对远期个体的表型、心血管和代谢性疾病的患病在分子水平上刻上"印迹"从而增加患病风险。此时主要的环境因素包括母亲妊娠期的饮食以及生后早期的喂养方式等因素可以通过表观遗传的机制进行修饰，进而改变代谢程序及其功能，影响整个生命过程的动态结果，这种结果的表现不仅是个别器官的结构和功能，包括内分泌和应激调控系统都会受到影响。

三、程序化与遗传及基因的关系

尽管生命早期营养对成年期健康和疾病影响的分子机制未完全阐明，但已有的大量动物实验从理论上证实了程序化调控的内在机制和可能的通路。目前提出的假说除了节俭基因表型假说之外，还有发育可塑性（developmental plasticity）以及近期有学者提出的生长加速学说（growth acceleration hypothesis）。

（一）"节俭基因表型"假说

为了解释生命早期营养对成年期健康的影响，Hales 等在研究糖尿病时提出"节俭基因表型"假说，该假说认为胎儿和婴儿早期发生营养不良时，个体为提高在短期内存活几率而产生了一系列代谢性的适应，使其在短期内通过增加能量供应而获益。然而这些代谢适应状态被机体永久性编程为节俭基因，该基因终身存在并决定个体的易感性，在糖代谢方面则引起对胰岛素的抵抗；并可影响胰岛 β 细胞的结构和功能。各种因素所致的子宫胎盘功能异常可引起胎儿宫内营养不良，从而导致生长发育受限，这种不良的子宫内环境引起胎儿胰岛 β 细胞数量减少或功能异常；发育中的胎儿根据宫内不良环境调整自身代谢，保证重要脏器（如大脑）的发育，这些变化导致除中枢以外的其他组织器官（肝脏、脂肪、骨骼肌等）的发育和代谢发生"永久性"改变，尤其以糖、脂代谢异常为主。当新生儿出生后进入一个相对供应充足的环境中则产生胰岛素抵抗，导致糖耐量异常和 2 型糖尿病的发生。

（二）发育可塑性

发育可塑性（developmental plasticity）是指在发育过程中一个基因型能够产生许多不同的生理和形态学状态的现象。发育可塑性试图调节基因的表达，产生与预测环境最适宜的表型。正因为发育可塑性的存在，发育中的胎儿能预测未来环境变化，并且可以通过改变其发育轨道以适应所预知的环境。发育的可塑性使胎儿有可能更好地应对环境，如宫内营养不良，胎儿会产生内分泌和生理方面的适应性反应，如减少身体大小和改变代谢，以利用有限的营养来维持生存。

（三）生长加速学说

2004 年，Singhal 和 Lucas 提出了"生后生长加速"的假说——早期的快速生长（超出生长百分位数曲线呈现交叉）可影响肥胖和心血管疾病发生的编程。由于过度喂养导致的生长加速，通过下丘脑垂体程序化以调控远期的健康结局。按照生长加速学说的观点，并不是出生时或者任何其他年龄时的体重对成年期健康具有重要影响，而可能是在生长落后（出生体重）的情况下出现生长加速，后者才是成年疾病的危险因素。生长加速学说（growth acceleration hypothesis）已经得到研究证据的支持。这一假说可以解释母乳喂养在降低日后肥胖症和心血管疾病发病风险方面的益处，因为母乳喂养儿早期生长较为缓慢。在不同物种中开展的研究也一致性地发现早期快速生长可对日后健康产生不良影响。

（四）表观遗传学说

生命早期营养可通过表观遗传机制影响远期健康。动物研究结果显示[12]，在胚胎发育早期，表观基因组（epigenomic）对周围营养环境的敏感性可能是潜在程序化的重要机制。大量动物研究表明，母体饮食中的蛋白质及含甲基供体营养物（如维生素 B_{12}、叶酸、胆碱和甜菜碱）的水平可改变子代基因的甲基化，改变能量代谢相关基因的表达，从而导致胰岛素抵抗以及发生成年期肥胖。现有研究结果表明，宫内营养环境对子代的影响并不通过改变其核苷酸序列，而是通过影响基因表达的表观遗传机制而实现。DNA甲基化和组蛋白修饰是调节哺乳动物基因转录的两个主要表观遗传机制。由于表观遗传的作用，早期营养状况可能会影响整个生命过程的动态结果。

四、程序化对胎儿新生儿的意义

早期营养和生长与生命后期健康以及发生慢性疾病风险的关系，使早期营养的长期效应开始受到公众和学术界的重视。

（一）宫内干预

孕期的各种不合理营养状况：能量摄入过多、能量摄入过少、三大营养素失衡或微量营养素的缺乏，都能够通过某种或某几种途径，永久的改变后代对于疾病的易感性，导致成人疾病发生风险增大，产生这种作用的可能机制之一是围产期环境对神经内分泌系统程序化和发育的影响。营养环境通过改变胰岛素和瘦素传递讯号，影响中枢神经系统并改变神经环路的活动，可能导致日后出现代谢在分子水平的异常调节。产科临床医师孕期需要全面的重视孕妇的各种营养问题，积极干预，使胎儿的营养供给达到最佳状态，可能会潜在地预防常见慢性病的发生，可能也会给胎儿的存活以及机体素质带来额外的益处。探讨既有利于小于胎龄儿生长发育又可降低成人疾病易感性的最佳营养支持策略，可以降低因早期不良营养对成人期健康的影响[13]。

（二）出生后新生儿

对于小于胎龄的足月婴儿，早期快速生长会程序化地产生一系列的不良影响，包括高血压、胰岛素抵抗、肥胖，以及影响动脉硬化及低密度脂蛋白胆固醇和炎症标志物的增高。对于这些新生儿，应该予以正常喂养，即母乳喂养或使用常规配方喂养，但不要使用强化应用的方式造成快速生长。另一方面，如果追赶性生长是自发的则应该予以监测和接受，因为虽然这会与一些不良后果有关，但是目前尚未有研究支持抑制追赶性生长的做法。因此，如何平衡早期放缓生长的长期收益和短期风险，还需要进一步的研究以提供更好的证据。

早产儿营养支持的总体目标是使早产儿出生后能达到与同胎龄儿在宫内相似的生长速率和体质组成，并且保证各脏器的功能发育达到理想的状态，也就是指达到最佳的生长发育状况。在纠正胎龄达到足月之前是营养和（或）生长对大脑发育产生远期影响的最关键时期。有证据表明，早产儿的大脑极易受到营养不良的影响，营养摄入不足可能会对日后认知能力造成长期的不良影响。研究发现，通过营养支持使早产儿体重增长达到 $18g/(kg \cdot d)$，可使其日后的语言 IQ、运动或精神发育、学习技能以及与大脑结构相关的功能变化方面，表现出很大的优势。对于出生体重不同的同卵双胞胎来说，生长缓慢的婴儿，其日后语言 IQ 方面也易出现明显缺陷。Ehrenkranz 等[14]的研究表明，院内生长速度在 75% 百分位数及以上的早产儿，其精神发育指数和心理运动发育指数得到改善，而且在纠正年龄 18～22 个月时患脑瘫的比例较低。因此，越来越多的证据支持早产儿早期良好的营养结果和良好的神经发育后果的正性关系。

许多国际组织和专家倡导早产儿追赶性生长的必要性，特别强调早产儿从 NICU 出院后进入稳定生长期间是积极纠治宫外生长受限过程的开始，提供强化营养实现追赶生长是最迫切的营养管理目标。但鉴于营养程序化的学说和目前对低出生体重儿生长轨迹和预后的一些研究结果，对追赶生长有许多不同的认识和亟待解决的问题，需要有大样本多中心的临床研究来证实。不同情况早产儿（如不同喂养方式、有无生长受限、有无慢

性疾病等）出院后强化营养的时间和力度、各种营养素的配比、辅食添加时间等均有待进一步的研究和探索。目前还缺乏最佳证据确定早产儿所需的最佳营养管理。大部分婴儿配方和母乳营养补充剂不能为极早产婴儿提供适宜的蛋白质能量比，导致他们的生长发育不当[15]。而且目前的一些推荐和建议并没有明显区分对 IUGR 和 AGA 早产儿的营养管理，很有可能这两组婴儿的需求是不同的。如何以最好的营养支持优化其生长发育，同时最大限度地减少将来发生代谢性疾病的可能是目前面临的挑战。

（朱建幸）

参 考 文 献

1. Barker DJ. Developmentalorigins of adult health and disease. J Epidemiol Community Health, 2004, 58 (2):114-115.

2. Harding JE, Jaquiery AL, Hernandez CE, et al. Animal Studies of the Effects of Early Nutrition on Long-Term Health. Nestle Nutr Workshop Ser Pediatr Program, 2011, 68(1):1-11.

3. Harding JE, Derraik JG, Bloomfield FH. Maternal undernutrition and endo-crine development. Exp Rev Endocrinol Metab, 2010, 5(2):297-312.

4. Painter RC, de Rooij SR, Bossuyt PM, et al. Earlyonset of coronary artery disease after prenatal exposure to the Dutch famine. Am J Clin Nutr, 2006, 84(2):322-327.

5. Yajnik CS, Deshpande SS, Jackson AA, et al. Vitamin B_{12} and folate concentrations during pregnancy and insulin resistance in the offspring: The Pune Maternal Nutrition Study. Diabetologia, 2008, 51(1):29-38.

6. Patel MS, Srinivasan M. Metabolic programming in the immediate postnatal life. Ann Nutr Metab, 2011, 58(Suppl 2):18-28.

7. Beltrand J, Levy-Marchal C. Pathophysiology of insulin resistancein subjects born small for gestational age. Best Pract Res Clin Endocrinol Metab, 2008, 22(3):503-515.

8. Ehrenkranz RA, Dusick AM, Vohr BR, et al. Growth in the neonatal intensive care unit influences neuro-developmental and growth outcomes of extremely low birth weight infants. Pediatrics, 2006, 117(4): 1253-1261.

9. Singhal A, Cole TJ, Fewtrell M, et al. Promotion of faster weight gain in infants born small for gestational age: is there an adverse effect on later blood pressure? Circulation, 2007, 115(2): 213-220.

10. Shamir R, Turck D, Phillip M, et al. Nutrition and Growth. World Rev Nutr Diet. Basel, Karger, 2013, 106: 149-155.

11. Regan FM, Cutfield WS, Jefferies CP, et al. The impact of early nutrition in premature infants on later childhood insulin sensitivity and growth, 2006, 118(5): 1943-1949.

12. Joss-Moore LA, Lane RH. Perinatal nutrition epigenetics and disease. NeoReviews, 2011, 12: 498-505.

13. 李婷, 段涛. 从 DOHaD 理论看孕期营养干预的重要性. 中国实用妇科与产科杂志, 2014, 30(8): 582-585.

14. Embleton ND. Early nutrition and later outcomes in preterm infants. World Rev Nutr Diet, 2013, 106: 26-32.

15. Embleton ND. Optimal protein and energy intakesin preterm infants. Early Hum, Dev 2007, 83(12): 831-837.

第二章

胎儿生长与营养

第一节　胎儿宫内生长

一、相关概念

就胎儿宫内生长而言,首先,要了解一些描述与胎儿生长相关的常用术语:低出生体重儿(low birth weight,LBW)、极低出生体重儿(very low birth weight,VLBW)和超极低出生体重儿(extremely low birth weight,ELBW),这些术语指出生体重分别为低于2500g、1500g和1000g的新生儿,但没有包含胎龄概念;相对而言,小于胎龄儿(small for gestational age,SGA),又称小样儿,指的是出生体重位于同胎龄组第10百分位以下的新生儿;大于胎龄儿(large for gestational age,LGA),指的是出生体重位于同胎龄组第90百分位以上的新生儿;适于胎龄儿(appropriate for gestational age,AGA)指的是出生体重位于同胎龄组第10百分位和第90百分位之间的新生儿。

其次,宫内发育迟缓(intrauterine growth retardation,IUGR),又称胎儿生长受限(fetal growth restriction,FGR),是用于描述胎儿生长发育落后形成的病理生理过程。SGA指的是出生体重在同胎龄组第10百分位以下的新生儿。从实用的观点看,IUGR和SGA有重复,但就统计学而言,不论医学如何发达、治疗如何有效,总有约10%的新生儿在第10百分位以下,他们反映了生物学上的不同和生长的差别。另一种说法是,通过临床和超声标准证实一名胎儿已经停止生长,即使他是适于胎龄儿也被看做是生长发育迟缓。

第三,估计孕期的问题。临床上预产期就是预计何时分娩,是通过末次月经(last menstrual period,LMP)估计的。Naegele计算预产期的方法是将末次月经首日的日期减去3个月再加上1周。从末次月经估计预产期,平均孕期为(279±17)天。由于胚胎学上的胎龄是从怀孕时开始估计的,但因为怀孕时间通常不可能知道得很精确,所以末次月经估计法在临床很实用,然而,由于末次月经日和受孕日之间的时间是不确定的,一般大约差2周。另外,关于实际年龄问题,经常用于新生儿的随访中,以适应不同的胎儿成熟度。依此类推,一个6月龄的婴儿,但他早产2个月(孕32周)出生,则他的实际年龄为4个月。

二、胎儿生长调节

胎儿宫内生长发育过程中受多种因素调节,包括:①母体环境及胎儿营养物质供给;②胰岛素样生长因子(insulin-like growth factors,IGFs)系统,即IGF轴;③胎盘瘦素;④甲胎蛋白(AFP);⑤血管内皮生长因子(VEGF);

⑥内脂素（visfatin）等。其中 IGF 系统（IGF 轴）在胎儿生长调节中起关键作用。

IGFs 是一类多肽激素，因其基因结构和胰岛素原具有高度同源性，且具有胰岛素样的功能故而得名。IGFs 及其受体（IGFR）、结合蛋白（IGFBP）、结合蛋白酶构成 IGF 轴，母体-胎盘-胎儿 IGF 轴复杂而又精准地调整着胎儿的生长发育。

现已明确 IGFs 包括 IGF-1 及 IGF-2，分子量均为 7kD 左右，含有 A、B、C、D 四个结构域（domains）。IGFs 可作用于 1 型 IGFR（IGF-1R）、2 型 IGFR（IGF-2R）、胰岛素受体。IGFR 与配体结合后，受体二聚体中两个亚单位交互磷酸化，磷酸化受体 Tyr-P 可作为选择性接点，同细胞内胰岛素受体底物（insulin receptor substrates，IRS-1 及 IRS-2）分子上 SH2 区域相结合，活化 IRS-1 及 IRS-2 形成新的 Tyr-P、传递细胞内信息。

IGFs 有 3 种分泌方式，分别为内分泌、自分泌以及旁分泌，其中自分泌占主导作用。在人体的肝、肾、脂肪等多种组织均能合成和分泌 IGFs，其中肝是 IGF-1 最重要的合成部位。IGF-1 的分泌阶段分为妊娠期和非妊娠期。在妊娠早期 IGF-1 的合成部位为肝，妊娠 7~8 周时合胞体滋养层和绒毛外滋养层产生特异的胎盘生长激素（placenta growth hormone，PGH），在 PGH 刺激作用下 IGF-1 的来源由肝逐渐转变为蜕膜，并且在母体循环中逐渐代替垂体生长激素（growth hormone，GH），而非妊娠期间肝始终是合成 IGF-1 的重要部位[1]。妊娠 1~3 个月 IGF-2 主要由胎儿肺组织产生，妊娠 4~6 个月 IGF-2 集中到羊水中，是羊水中 IGF-1 的 3.2 倍[1]。

IGFBPs 是一组与 IGFs 有高度亲和力的蛋白质，IGFs 能与 6 种不同的结合蛋白（IGFBP-1~IGFBP-6）结合[2]。IGFBPs 的主要功能是：协助 IGFs 的运输，包括血管内运输和跨管壁运输；调节 IGFs 与受体结合，将 IGFs 定位到组织细胞；促进或抑制 IGFs 的活性。血浆中 99% IGFs 处于与 IGFBPs 结合状态，这种结合可调节 IGFs 与 IGF 受体结合，从而调控 IGFs 生物活性。IGFBP 蛋白酶能劈开 IGFBPs，释放 IGFBP 结合的 IGFs，在控调 IGFs 活性中起重要作用。

在胚胎形成期，RT-PCR 可检测到胚胎细胞中 IGF-2、IGF-2R 和 IGFBP-2、3、4 的 mRNA 转录，随着胎龄增大，这些转录 mRNA 逐渐增多，且 IGF-2 与 IGF-2R 的 mRNA 组织分布有较好的一致性。IGF-1 表达稍晚于 IGF-2，在妊娠中期几乎所有胚胎组织 Western blot 均可有 IGF-1 及 IGF-1R 表达。

研究显示[3]，IGF-1 转基因鼠显示生后生长速率为正常对照 130%，同时 IGF-1 转基因鼠 IGF-1 表达程度亦落后于 GH 依赖 IGF-1 过度表达。IGF-2 转基因鼠并未出现生后生长加速，提示 IGF-2 在生后生长调节中处于隐匿状态。IGFBP-I 转基因鼠生长速率略低于正常，脑发育明显落后，可能与 IGFBP-I 结合并抑制了 IGF-1 生物活性有关。通过靶基因破坏清除鼠 IGF-2 基因，显示明显的鼠宫内生长迟缓及胎盘缩小，但生后可同样生存并显示近似正常的生长速率，尽管实际体重、身长仍低于正常对照鼠。IGF-1 基因敲除鼠可显示同样的宫内生长迟缓，但胎盘正常；同时生后可出现明显生长停滞，死亡率较对照为高。同时敲除 IGF-1 及 IGF-2 基因鼠显示严重宫内生长迟缓（为对照组体重的 30%），所有鼠出生后均死于呼吸衰竭。另有研究显示[4]，IGF-1 或 IGF-2 缺陷小鼠与野生型小鼠比体重减低约 40%，其中 IGF-2 缺失时表现为胎盘发育不良，较野生型小。若同时敲除 IGF-1 和 IGF-2 会使胎儿生长较野生型迟缓 80%。IGF-1R 失活导致胎儿体重相对下降 55%，比同时敲除 2 个基因的结果更严重。在 IGF-1R 失活的基础上敲除 IGF-1 无显著影响，这说明 IGF-1 主要通过 IGF-1R 的途径发挥作用。如果同时敲除 IGF-2 和 IGF-1R 则与只敲除 IGF-1R 相比表现为生长严重受阻,这说明 IGF-2 除了 IGF-1R 外还有其他通路。在妊娠早期 IGF-2 还是主要与 IGF-1R 结合而发挥作用。后期则出现了胰岛素抵抗(insulin resistance,IR)转录物,经过选择性拼接产生了 IR 变异复合体 A 和 B 型。这种类似于 INSR 的复合物对 IGF-2 有高亲和力,对 IGF-1 和胰岛素也同样有亲和力。近来研究表明[5],IR 复合物在紧密结合 IGF-1 的同时也能结合 IGF-2。这些实验证实了 IGFs 在胎儿生长中的重要作用,同时表明 IGF-1 可影响生后生长,IGF-2 可影响胎盘大小,从而影响胎儿大小。

妊娠期母亲血浆及胎儿血浆 IGFs 均上升,人胎盘催乳素(human placental lactogen,HPL)可刺激胎儿组织 IGF-1 及 IGF-2 表达。妊娠期母亲 IGFBP-1 在羊水和血浆中含量与胎儿体重成负相关,同时可见 IGFBP-3 蛋白酶水解 IGFBP-3 成小分子片段,表明妊娠期 IGFBP 及 IGFBP 蛋白酶对于调节 IGF 与 IGF 受体起积极作用。人类滋养层细胞在妊娠 12~18 天可检测到 IGF-2 的 mRNA,不久可检测到 IGF-1R 及 IGF-2R 的 mRNA;在第 2 个三个月(怀孕中期,the second trimester)可在所有胎儿组织检测到 IGFs。在妊娠第 3 个三个月(怀孕晚期,the third trimester)胎儿血浆 IGFs 稳定上升,与体重上升峰值一致,且母血 IGFs 与胎儿血浆 IGFs 有较好相关性,提示营养状况、母亲、胎儿之间协调一致性。

IGF 轴在介导 FGR 发生中起重要作用。在诸多研究中,FGR 均显示了血糖↓、血胰岛素↓、IGF-1 及 IGFBP-3↓,而 IGFBP-1↑。推测血糖↓→血胰岛素↓→IGF-1↓是 IGF-1↓的关键环节。尽管遗传性因素致 IGF 轴各分子基因表达异常是 FGR 的重要原因,尽管多数 FGR 生后可出现生长赶超(growth catch up),但仍提示血糖输送障碍致 IGF 轴功能紊乱是 FGR 的主要原因。

孕母环境与胎儿生长密切相关[11]。从孕期而言,宫内时期可分为三个阶段:怀孕前期、胚胎期和胎儿期。这三期都能影响胎儿的宫内生长发育质量。怀孕前期指受孕这一时期。胚胎期指从受孕到胚胎成熟,包括所有的重要的器官、系统的发育形成,在人类这段时间指怀孕的前 8 周。胎儿期从胚胎期后到分娩的一段时期。这三期的每一时期都可以影响胎儿的生长发育,当然,每期的影响都稍有不同。

孕母环境的变更可以影响受精卵的生长。从生物学角度,母亲的体重和营养状况可以影响受孕的环境。身体的脂肪和正常的生殖功能相关联[6]。在怀孕的早期,孕母就开始存储脂肪。在头 6 个月内,脂肪存储的比例持续上升,和其他动物相同。因营养不良或过度的运动引起身体脂肪的减少会导致怀孕功能的丧失,即使再加强营养试图储存脂肪,也无济于事。例如:初潮早、孕前体重轻、孕前身材矮小和早产都与胎儿生长曲线移动有关,均增加生产小样儿的危险性。流行病学数据显示:曾生产过生长落后婴儿的母亲,在以后的妊娠中再次生产小样儿的可能性更大。这证明了生长落后会传给下一代。仔细观察母亲的出生体重和婴儿的出生体重会发现:母亲自己是低出生体重儿,可能会生产低出生体重儿。也有可能母亲基因的不同会影响胎儿的生长发育。

在胚胎形成期间,母亲孕前状态可以影响胎儿早期的生长发育和形成差别,在这期间主要涉及畸形的形成。母亲糖尿病未控制引起的畸形发生受到重点的劝告:怀孕前要控制好血糖。许多文献显示母亲体内维生素的水平(特别重要的是叶酸)和神经椎管缺陷的频发密切相关。尽管其发生机制不清楚,但畸变基因的不同所引起结果不同,这在胎儿的生长发育中起主要或次要的作用。

三、胎儿生长评价

生长是一定时期内胎儿体格增长的过

程。临床评价胎儿生长的目的是鉴别胎儿是生长受限还是过度生长。但测量胎儿的生长是复杂的，在子宫外的观察测量宫内胎儿是困难的。因此，临床医师必须依靠间接的测量胎儿生长的影像学技术测量估算胎儿。

（一）临床评价胎龄

按惯例，胎龄是通过可靠的临床资料，运用 Naegele 法进行预测，即从末次月经（last menstrual period，LMP）的第一天开始计算。据报道有 6%～45% 的孕妇腹部的增大能明显地反映胎儿的宫内生长发育。有经验的产科医师认识到在正常妊娠中，要预测胎儿生长，测量宫高是重要的。这种正常生长的子宫底部距离的测量已经被制成表格而标准化了。然而，宫高不能精确地测出胎儿生长受限，在一项研究中，如果一位胎儿的测量值低于第 10 百分位数以下，提示 64% 的可能性其为生长受限儿，阴性预测值只有 29%。据另外报道，如果在孕早期进行超声波的胎龄评估，宫高的准确性可以高达 85%。

（二）超声评价胎龄

可以用超声（ultrasonography，US）来评估胎龄。即使母亲有最佳的临床预测，但在孕 12～18 周运用 US 预测预产期仍优于临床指标。在不同的胎龄宜用不同的参数评估：在孕期的前三个月（the first trimester）用顶-臀长度（CRL），双顶径（BPD）则用于孕晚期。CRL 是指从头顶到臀部的底端的距离，代表胚胎的最长长度。用 CRL 预测预产期的平均误差为 5～8 天。因为脊椎的弯曲导致测量准确性变差，所以在孕 12 周以后不用 CRL 来评估。前三个月以后，BPD 成为评估胎龄的最佳选择。在胎龄 20～24 周用 BPD 预测预产期和前三个月用 CRL 法同样精确。股骨长是从大转子到侧面的棘状突的长度，用于预测预产期和测 BPD 一样可靠。妊娠期运用 US 评估胎龄的最佳时间在 6～20 周（或 24 周），当预测胎龄和预计的相一致时，

可以通过超声的屏幕了解胎儿结构上的畸形，如：中枢神经系统、心血管、骨髓肌肉系统、胃肠道和泌尿生殖系统。在了解胎儿形态和生长发育方面，US 是最佳工具。

（三）US 评价宫内生长

US 检查 FGR 可以发现两个方面的异常生长模式。一是从妊娠早期生长发育落后，并经过一段持续的低水平的生长发育；二是在妊娠前三个月生长发育正常，之后出现停滞。这两个现象反映了两个不同的病理生理学的过程。前者胎儿呈持续的生长发育缓慢，可能反映了一种减弱的生长潜能，后者先是生长发育正常的胎儿减慢了其生长，可能最终导致完全的生长停滞。子宫功能不全是一个不精确的术语，但它说明子宫不能持续为胎儿提供足够的营养，这想必是合理的解释。在这种后期生长缓慢的情况下，胎儿器官所受的影响不同，影响最大的是重量，并且在一定的程度上影响长度，这就相对地满足脑的发育。因此，头围不能作为胎儿生长受限的标准。

多普勒超声（doppler ultrasound）利用彩色多普勒超声波探测诊断技术检测子宫动脉（uterine artery）、脐动脉（umbilical artery，UA）及大脑中动脉（middle cerebral artery，MCA）血流，有助于区别 SGA 及 FGR。多血管参数评估可以评价胎盘及胎儿受损害程度。正常妊娠时，各动脉血流指数都处于正常范围，而当胎儿发生缺氧时，为确保中枢等重要器官的血液供应，脑血管扩张，血流量增大，脐动脉与大脑中动脉的血流指标及参数比会有相应的改变。子宫动脉与胎盘血流供应不足引起的 FGR 与子宫血流阻力增加有关，通常在妊娠 23～24 周开始监测，可以通过监测子宫动脉搏动指数（PI 值）或血流来反映血流阻力。妊娠 11～14 周监测子宫动脉射血指数其敏感性约 60%，而到孕中期可达 75%。脐动脉受胎盘血管阻力及胎儿循

环功能的影响,临床常用收缩期最大血流速度与舒张期末血流速度的比值(S/D)阻力指数(RI 值)以及搏动指数(PI 值)作为血流阻力测定的指标。胎儿大脑中动脉是大脑 Willis 环的主要分支,运输大脑 80%的血流。正常妊娠时,MCA/UA>1,而在 FGR 中,MCA 血流阻力下降,MCA/UA<1。实验证明 MCA 多普勒血流指数是与低出生体重相关的最敏感的指标。

三维超声(three-dimensional ultrasonography,3D 超声)可以对胎儿体表结构及胎儿体内结构进行表面重建三维成像,能清晰展示胎儿的头面部及四肢等部位细小结构。3D 超声可从整体上对胎儿形体结构进行观察,并根据胎儿的实时活动图像判断发育情况,为胎儿研究及畸形诊断提供重要信息,其对 SGA 及 FGR 也有辅助诊断意义。Benavides-Serralde 等在一组临床病例对照试验中利用 3D 超声测量胎儿头颅体积及颅内结构,发现与 AGA 相比较,FGR 患儿的前脑室减小,丘脑体积增大,这种特殊颅脑结构也可用于解释 FGR 患儿大脑前叶及海马区域神经功能的异常。

(四)磁共振(MRI)评估

MRI 技术与 3D 超声作用相似,也可以提供胎儿在宫内的三维影像,并且优于 3D 超声。研究数据显示,MRI 能发现高达 82%的 FGR,敏感性 67%,特异性达 89%。此外,MRI 还可以监测胎儿脑部发育、眼球结构、生殖器官等软组织细微结构发育及畸形,这些细微的结构改变会因胎儿在宫内的体位而影响诊断,仅通过 US 很难发现。

(五)生化内分泌评估

许多年来,处理高危妊娠提倡采用生化内分泌评估。研究由胎盘分泌或由胎盘和胎儿分泌的激素评价胎儿的生长发育是合理的,激素分泌与减缓胎儿的生长发育有关,也必然导致激素的产生量减少。在妊娠糖尿病、妊娠期高血压疾病以及胎儿窘迫或死胎的妊娠中,雌三醇(E3)分泌模式已经被发现,E3 变化巨大,甚至每天均有巨大的变化,因而纵向测定是必要的。

孕妇甲胎蛋白(AFP)、血清绒毛膜促性腺激素(hCG)及游离雌三醇(UE3)对于辅助诊断 FGR 也有一定临床的意义。当胎盘血管受累时,胎盘绒毛血供减少,绒毛变性坏死,AFP 升高,同时促使新的绒毛滋养层细胞不断形成,使血 hCG 水平升高。而胎儿胎盘单位血管受累,使 E3 合成减少,母血 UE3 水平明显下降。meta 分析的数据显示,37 周以下 EFW<10%时(EFW,estimated fetal weight,评估的胎儿体重),孕妇 AFP>2.0MoM 时(MoM 为孕妇体内标志物检测值除以相同孕周正常孕妇的中位数值),可提示严重的 FGR;妊娠中期当 EFW < 5% 时,hCG > 2.0MoM,或当 EFW<2500g 时 hCG>2.5MoM 时有诊断意义;当 EFW < 10% 时,UE3 < 0.75MoM,可辅助诊断 IUGR[7]。

胎盘生长激素(placenta growth hormone,PGH)亦和胎盘质量相关。据报道,多胎、RH 同族免疫作用、糖尿病以及引起胎盘质量增大的情况均可致高胎盘生长激素水平,反之,慢性的胎盘体积减小和低胎盘激素水平密切相关。预测 FGR 的低 PGH 水平的精确值已有报道,从 32%到 100%不等。

血管内皮生长因子(VEGF)主要表达于胎盘合体滋养细胞和浸润性绒毛膜滋养细胞,尤其在孕早期的合体滋养细胞中呈强阳性。Wheeler 等发现,孕妇胎盘 VEGF 浓度与胎盘体积、胎盘重量及新生儿体重均成正相关。Arroyo 发现 VEGF 表达的下调可能会引起胎盘血管构建的改变,从而影响胎盘的血液供应,导致胎儿生长受限的发生。

内脂素(visfatin)是新发现的由脂肪组织分泌的特异性细胞因子,能够产生类似胰岛素效应,与肥胖和胰岛素抵抗型糖尿病密切相关。研究发现血中内脂素浓度的升高可能与 FGR 的发病有关,母血中内脂素浓度与脐血中浓度相关[8]。

(六)生长曲线图评估

胎儿宫内生长曲线图(intrauterine growth graphs)描述了不同胎龄组胎儿体重、身长和头围的标准数据(图 2-1、图 2-2、图 2-3),这已广泛运用。根据这些标准可以准确地估计胎龄,推测新生儿死亡率和患病率等高危情况。

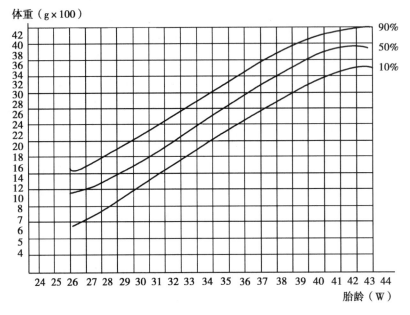

图 2-1　胎龄与胎儿体重相关曲线

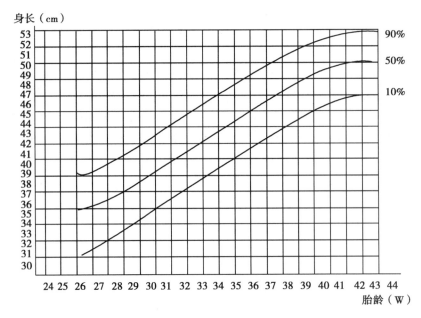

图 2-2　胎龄与胎儿身长相关曲线

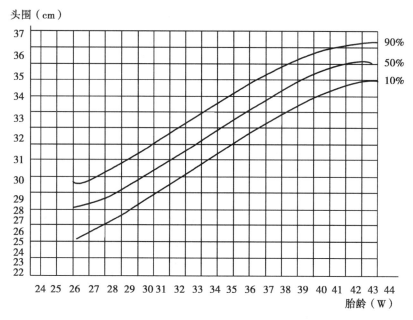

图 2-3 胎龄与胎儿头围相关曲线

出生时横断面测量体重、身长、头围是描述人类胎儿宫内生长发育的信息主体。胎儿宫内生长曲线显示了几个共同的特点:第一,人类体重的曲线大约呈 S 形,体重随胎龄的增加而呈曲线形的增加;第二,曲线显示大约从 24 周到大约 37～39 周体重增长率稳定,呈持续性;第三,曲线都有一个平台,大约在 37～39 周,接下去是一段体重增长减少期;最后,44 周后平均出生体重可能真正的下降。身长和头围的测量也遵循以上规律,在接近孕期时会有一个峰值。这些规范的测量中,体重/(身长)^3 和 Ponderal 指数(Ponderal index, PI) = 出生体重(g)× 100/[身长(cm)^3]已用于区分早产儿和生长受限儿。另外,人体测量数值可估价人体的构造,如皮肤皱褶厚度、胸围、头围和上臂围,可以较好地确定胎儿是否存在生长发育落后的病理生理状态。

(印学蕾 贲晓明)

参 考 文 献

1. Demendi C, Borzsonyi B, Nagy ZB, et al. Gene expression patterns of insulin-like growth factor 1, 2 (IGF-1, IGF-2) and insulin-like growth factor binding protein 3 (IGFBP-3) in human placenta from preterm deliveries: influence of addi-tional factors. Eur J ObstetGynecol Reprod Biol, 2012, 160(1): 40-44.

2. Huang HJ, Angelo LS, Rodon J, et al. R1507, an anti-insulin-like growth factor-1 receptor (IGF-1R) antibody, and EWS/FLI-1 siRNA in Ewing's sarcoma: convergence at the IGF/IGFR/Akt axis. PLoS One, 2011, 6(10): e26060.

3. Padilla N, Falcon C, Sanz-Cortes M, et al. Differential effects of intrauterine growth restriction on brain structure and development in preterm infants: a magnetic resonance imaging study. Brain Res, 2011, 25 (1382): 98-108.

4. Mousa HA, Loughna P. Fetal growth restriction: investigation and treatment. OBSTETRICS, GYNAE-COLOGY AND REPRODUCTIVE MEDICINE, 2008, 18(9): 247-252.

5. Benavids-Serralde A, Hernandez-Andrade E, Fernandez-Delga-do J, et al. Three-dimensional sonographic calculation of the volume of intracranial structures in growth-restricted and appropriate-for-gestational age fetuses. ULTRASOUND OBST GYN, 2009, 33(5):

530-537.

6. Messerschmidt A, Baschat A, Linduska N, et al. Magnetic resonance imaging of the placenta identifies placental vascular abnormalities independently of Doppler ultrasound. ULTRASOUND OBST GYN, 2011,37(6):717-722.

7. Nemec SF, Kasprian G, Brugger PC, et al. Abnormalities of the penis in utero-hypospadias on fetal MRI. J PERINAT MED,2011,39(4):451-456.

8. Jeltsje SC, Marloes L, Stephen CR, et al. Serum screening with Down's syndrome markers to predict preeclampsia and small for gestational age:Systematic review and meta-analysis. BMC PREGNANCY CHILDBIRTH,2008,8(1):33-51.

第二节 胎盘功能与胎儿营养

胎盘是胎儿与母体间进行物质交换的重要场所,在胎儿营养中起核心作用,它为胎儿提供营养物质并带走胎儿产生的废物,胎盘与胎儿宫内生长发育密切相关,本节就相关研究作综述报道。

一、胎盘激素

胎盘是一个内分泌器官,能分泌类固醇激素和肽类激素,这些激素对于妊娠的建立及保持、分娩、泌乳都是十分重要的。胎盘组织缺乏神经支配,这更突出了胎盘生理的神经内分泌调节的重要性。

胎盘分泌的主要的类固激素包括:雌激素类(estrogens)(主要是雌二醇,oestradiol)和黄体酮(progesterone)。黄体酮能够维持子宫内膜,减少子宫肌层活动,抑制母体对胎儿抗原的免疫反应,从而为胎盘植入子宫起着重要作用。同时黄体酮也是胎儿肾上腺合成类固醇激素的前体物质。雌激素的产生是通过利用母体和胎儿的雄激素作为底物而生成的。胎儿肾上腺产生的脱氢异雄酮(dehydroepiandrosterone,DHEA)在胎儿肝脏转

化为16-羟化脱氢异雄酮(16-hydroxy-DHEA),16-羟化脱氢异雄酮激活胎盘中的芳香化酶,从而把全体物质转化为雌酮(oestrone)和雌二醇[1]。雌二醇在胚胎植入子宫和乳腺发育中起重要作用。雌二醇能引起子宫血管的舒张并增强子宫的收缩能力,在妊娠晚期,雌二醇与黄体酮比例的增加在决定分娩时是十分重要的。

胎盘分泌的最主要的两个肽类激素是人绒毛膜促性腺激素(human chorionic gonadotrophin,hCG)和人胎盘催乳素(human placental lactogen,HPL)。hCG是最早发现的胎盘肽类激素,很可能也是最重要的。它是由合胞体滋养层细胞产生的,具有促黄体作用,能够延长黄体的寿命,因此能够维持黄体酮的分泌,从而防止子宫内膜蜕皮。妊娠6~8周后胎盘接管黄体分泌黄体酮,并继续分泌少量的hCG[1]。hCG的分泌方式与其他胎盘产物是完全不同的。母血液中hCG的水平随着床迅速升高,妊娠8~17周达到高峰,然后在一定程度地下降后达到稳定直到孕期结束。目前,这些变化还无法解释,hCG的降低可能是由于胎盘内逆向控制的自我调节,也可能是由于绒毛间血流的伴随发展。HPL也是由合胞体滋养层细胞产生,又叫人绒毛膜生长催乳激素(human chorionic somatomammotropin,CS),它的浓度在母体血液中逐渐升高直到足月分娩。HPL能够促进乳腺组织的生长,从而为泌乳做好准备,同时也具有代谢效应,其抑制母体葡萄糖代谢,促进母体脂肪动员,为胎儿生长发育提供营养支持。

胎盘含有许多与下丘脑相似的神经肽。最重要的是促性腺激素释放激素(GnRH)和肾上腺皮质激素释放激素(CRH);前者可能调节hCG的分泌,后者刺激滋养层肾上腺皮质激素(ACTH)的产生。与下丘脑中情况不同的是,糖皮质激素可增加CRH的产生。随着妊娠的进行,CRH呈指数增长。这与伴随

它的结合蛋白的下降有关。

胎盘产生广泛的类固醇激素和肽类激素。人胎盘产生肽类激素具有一些结构和功能上的特征,类似于垂体前叶产生的相应的激素。尤其是人胎盘生长激素(placenta growth hormone,PGH),在结构和功能上与垂体生长激素(GH-N)是一致的。来自垂体的生长激素 GH-N 在机体生长、发育和代谢中发挥重要作用。在妊娠的头 6 个月内,胎儿血液循环中的生长激素来自垂体。然而,在最后三个月中,胎儿血液循环中来自垂体的 GH-N 被胎盘产生的一种新型的生长激素 GH-V 所代替。HGH-V 在主要结构上有 15 个氨基酸与垂体生长激素不同。控制 GH-V 的基因位于 17 号染色体长臂上,与 HGH-N 相同。GH-V 基因的表达在胎盘中,尤其是特异性地在胎盘绒毛中的合胞体滋养层的内皮中表达。应用两种单克隆抗体进行孕期检测,一种可以同时识别胎盘生长激素 GH-V 和垂体生长激素 GH-N,另一种则只能识别垂体生长激素 GH-N。通过获得的两个生长激素值之差,就可以检测出 HGH-V 的含量。妊娠时,母体垂体合成分泌 GH-N 受到抑制,胎盘中的合胞体滋养层细胞合成 GH-V 功能被激活,妊娠 12~20 周开始,直到足月分娩,母体循环中的胎儿胎盘分泌的 GH-V 逐渐地取代母体垂体分泌的 GH-N,直到母体循环中检测不到 GH-N[2]。像垂体生长激素一样,胎盘产生的 GH-V 同时具有催乳素和生长激素样的生物学功能,它具有与垂体生长激素类似的能力。在垂体切除的怀孕大鼠中,GH-V 刺激孕鼠体重增长并促进大鼠脂肪组织中葡萄糖的氧化和脂类分解。人类的这种激素在血液循环中能同生长激素结合蛋白结合,表现出与垂体生长激素类似的亲和力。有人已经假设:妊娠期间某些妇女的肢端肥大症样的面部特征可能是由它引起的。妊娠中期血清中 HGH-V 取代垂体生长激素,这提示 HGH-V 有调节妊娠期间代谢需

要的作用。尤其有证据表明,它可能在妊娠后期调节 IGF-1 的产生,这对于泌乳的准备可能是重要的。

通过分泌激素和生长因子,胎盘提供一个维持胎儿最佳生长的血液环境。胎盘所产生的激素是生长激素(HGH)基因族中的成员,这个基因族中的一个成员"人胎盘催乳素(HPL)"被认为能调节母体代谢功能和调节胎儿体内的合成代谢。然而,HPL 在胎儿内部作用的确切机制还不清楚,它的受体在结构上也还没确定。

在人类和绵羊中,有证据表明:HPL 可能通过生长激素受体(GHR)或一个与此密切相关的受体发挥作用。关于 HPL 识别胎儿组织中受体,第一种可能性(A):HPL 与 GHR 的一个单体结合来发挥它的作用;第二种可能(B):通过结合一个 GHR 单体和一个 HPL 特异的结合单体;第三种可能(C):HPL 通过与生长激素受体结构上的变体(GHR-V)的结合来发挥作用,这种变体可以通过转录 GHR 外显子 1 而产生,这种末端氨基酸扩展能改变受体的结构,因此会减弱生长激素与它的亲和力而不改变胎盘催乳激素与它的亲和力。GHR 的变体外显子 1 序列已经有描述,它的表达似乎受到发育上的调节。最后一种假设(D):HPL 通过一种结构独特的受体(HPLR)发挥作用。

胎盘-胎儿间激素的作用在决定胎儿生长和胎儿的全面健康方面发挥重要作用。HPL 是生长激素/催乳素基因族中的一个成员,它被认为是内环境的重要调节者,虽然特定的 HPL 受体(HPLR)的结构还未被确定,但人类和绵羊的有效证据表明:这种受体在胎儿组织确实存在。为了阐明胎盘催乳激素在胎儿发育中的作用,胎儿的胎盘催乳激素受体的分离和结构的确认是很必要的。有证据显示:胎儿的发育并不完全独立于胎儿垂体分泌的生长激素,生长激素受体基因的转录可能受到发育的调节。

二、胎盘瘦素

瘦素(leptin)是1994年在寻找肥胖基因(obesity基因,ob基因)过程中发现的激素。Leptin是ob基因编码的由白色脂肪细胞分泌的一种具有重要生物活性的多肽类神经内分泌激素,它的基本作用主要是通过减少能量摄取、增加能量消耗、抑制食欲、抑制脂肪合成来完成对机体脂肪代谢的调控。Leptin作用于下丘脑leptin受体,其直接生理作用在动物身上表现为两个方面:一方面使动物进食减少;另一方面能量消耗增加,较多的脂肪被燃烧,体重下降。因而采用希腊语leptos(意为"瘦")词根命名为leptin,中文译为"瘦素"。Leptin(瘦素),似乎消瘦者体内leptin含量较高,其实恰恰相反。由于leptin在体内主要由脂肪细胞合成,肥胖者除极少数因leptin基因(ob基因)缺陷而不能合成leptin,绝大多数肥胖者体内leptin水平高于正常。

随着对leptin研究的进一步开展,越来越多的证据显示了leptin中枢外调节作用,其中leptin生殖调节作用、组织器官生长发育调节作用、糖代谢与胰岛素调控协调作用[3]尤其引人瞩目。Ob基因缺陷的ob/ob小鼠虽然极度肥胖,但无leptin分泌,生长发育落后,生殖功能缺乏。若用leptin治疗14天,ob/ob小鼠生育功能奇迹般地恢复,且表现为生长追赶(growth catch-up)[4]。给正常进食鼠脑室腔内注射抗leptin抗体,可完全抑制生长激素(growth hormone,GH)释放,而对短期禁食GH浓度较低的鼠脑注入leptin,可引起垂体储存的GH释放,提示leptin在GH释放中起重要作用,推测leptin是脂肪组织影响下丘脑GH分泌调节的信使,并通过胰岛素样生长因子-1(insulin-like growth factor-1,IGF-1)介导调节机体生长。

我们对65例脐血检测,结果显示:37例适于胎龄儿(AGA)脐血leptin水平($\bar{X}\pm S$)为(10.57±3.03)ng/ml,13例大于胎龄儿(LGA)脐血leptin水平($\bar{X}\pm S$)为(13.15±3.51)ng/ml,显著高于适于胎龄儿($P=0.014$);15例小于胎龄儿(SGA)脐血leptin水平($\bar{X}\pm S$)为(8.05±2.69)ng/ml,显著低于适于胎龄儿($P=0.0072$);脐血leptin水平与新生儿出生体重(BW)相关系数$r=0.65$($P<0.01$),与新生儿体脂含量(F%)相关系数$r=0.28$($P<0.05$),与新生儿Ponderal指数(PI)相关系数$r=0.62$($P<0.01$)。上述结果表明:脐血leptin水平与胎儿宫内生长发育状态高度相关。

在胎儿宫内生长发育中,胎盘合成与分泌leptin。Hoggard等采用Northern blot显示胎盘组织leptin的mRNA表达。由于胎盘组织中不含有脂肪细胞,提示胎盘leptin表达来源于胎盘组织特异性细胞,如胎盘滋养层细胞与羊膜细胞。Hassink等采用原代培养的胎盘滋养层细胞JEG-3显示leptin-mRNA表达,进一步证实了胎盘leptin合成与分泌。我们研究结果显示,胎盘组织leptin-mRNA及其蛋白呈现阳性表达,leptin-mRNA表达水平与孕母脂肪组织相似;提示人类胎盘组织不仅仅合成分泌绒毛膜促性腺激素、催乳素、黄体酮,同时还合成leptin。

胎盘leptin生物学功能尚未明确。有研究显示胎盘组织存在大量leptin受体,且leptin与受体结合后可显著促进局部毛细血管的形成,有利于胎盘组织的生长。Kiess W等报道leptin是一种生长激素释放促进因子,leptin-GH-IGF/insulin等激素与细胞因子协同调节组织生长。由于leptin分子三级结构为球状螺旋蛋白,与IL-2、GH、IGF等生长促进因子类同,且leptin受体类同于生长因子cytokine受体,广泛存在于胎儿肠、肝、肾、肌肉、胸腺等组织器官,提示胎盘leptin是胎儿宫内生长发育调节因子。我们研究结果显示:小于胎龄儿(SGA)胎盘组织leptin-mRNA及其蛋白表达水平低于适于胎龄儿(AGA),

而大于胎龄儿（LGA）胎盘组织 leptin-mRNA 及其蛋白表达水平高于适于胎龄儿（AGA），且胎盘 leptin-mRNA 表达与脐血 leptin 水平显著相关（r=0.39，$P<0.05$），与新生儿 Ponderal 指数（PI）显著相关（r=0.66，$P<0.01$）。提示胎盘 leptin 合成、分泌至脐血，对胎儿宫内生长发育有促进作用；胎盘 leptin 表达、分泌减少可能是小于胎龄儿（SGA）生长受限的原因之一。

三、胎盘气体交换

呼吸性气体（氧和二氧化碳）分子量相对较小，以流量限制的被动扩散方式通过母-胎屏障（materno-fetus barrier）。然而，这种胎盘的血-血屏障（blood-blood barrier）比肺的血-气屏障（blood-gas barrier）厚（$3.5\mu m$ 对应 $0.5\mu m$），并且表面积也要小（大约 $16m^2$ 对应 $60m^2$）。但胎儿通过以下几种方式进行补偿[1]：

1. 胎儿血红蛋白（fetal haemoglobin，HbF）浓度增加 HbF 浓度为 170g/L，比母体血红蛋白浓度高出约 40%（母体血红蛋白浓度 120g/L）。

2. HbF 对氧具有高亲和力 在很低的氧分压（PO_2）即可达到 50% 的饱和度（P_{50}），这意味着胎儿 18~20mmHg 动脉血氧张力与成人 22.6mmHg 动脉血氧张力相当。最终结果是，在给定的 PO_2 下胎儿血液里含有更高的氧。胎儿氧合血红蛋白解离曲线（oxyhaemoglobin dissociation curve）左移现象是由于胎儿血红蛋白（HbF）和成人血红蛋白（adult haemoglobin，HbA）构造不同形成的。HbF 是由 α 和 γ 亚基组成的四聚体（$\alpha_2，\gamma_2$），不含 HbA（$\alpha_2，\beta_2$）中的 β 亚基。HbA（特别是去氧 HbA）的 β 亚基能和 2,3-二磷酸甘油酯（2,3-DPG）紧密结合。2,3-DPG 是糖酵解的副产物，其接近呼吸组织周围的 HbA 摩尔浓度，能够置换 O_2。

3. 双波尔效应（bohr effect） pH 对血红蛋白氧亲和力的直接效应。二氧化碳（CO_2）在红细胞内高度可溶，60% 是通过和水化合生成碳酸（H_2CO_3），后者可解离成 H^+ 和 HCO_3^-：

$$CO_2+H_2O\longleftrightarrow H_2CO_3\longleftrightarrow H^++HCO_3^-$$

仅有 30% 以 CO_2 形式存在血红蛋白中，还有 10% 是物理溶解状态。与子宫动脉相比，胎儿微循环具有高的二氧化碳分压（PCO_2）和相对低的 pH（分别为 28mmHg 对应 44mmHg 和 7.45 对应 7.33）。H^+ 和 HCO_3^- 顺浓度梯度从胎儿微循环中弥散到绒毛膜间隙，pH 降低导致 O_2 从母体 HbA 中解离出来。同时，伴随 H^+ 移除，胎儿微血管里的 pH 相应升高，从而使胎儿的 HbF 更容易吸收 O_2。这种双波尔效应意味着 HbA 和 HbF 的氧解离曲线是彼此分离的。

4. 双哈尔丹效应（Haldane effect） 增加去氧血红蛋白接收 H^+ 和携带 CO_2 的能力。当母血卸载 O_2 后，去氧还原的 HbA 接受 H^+，此时 HbA 对 H^+ 亲和力大大提高，使上面的方程式向右移，从而更容易形成碳氧血红蛋白。HbF 在摄取氧的同时降低自身接受 H^+ 的能力，使 H^+ 和 HCO_3^- 化合，从而使上面的方程式向左移。

子宫内的氧化作用存在许多变化，人类胎儿的低血氧与围产期间的生长异常和出生后发病率与死亡率的升高密切相关。在哺乳动物中，胎盘是一个负责把氧从母体运到胎儿的器官。因此，它对胎儿的氧化作用有重要的影响。

胎盘是影响胎儿宫内氧化的极其重要的决定因素。外部环境和母体因素，如呼吸系统和心血管系统与妊娠的适应，血红蛋白浓度以及它对氧的亲和力，这些都会影响到母体血液中氧的有效性和子宫血流的速率，因此，也就影响了氧运往胎盘以及随后运到胎儿的量和速度。胎盘对氧的扩散容量，对氧转运的速度有重要影响。决定胎盘扩散容量的胎盘结构特征包括:胎盘屏障的厚度(母体和胎儿之间血液扩散的距离)和用于交换的内皮表面积以及胎儿毛细血管的表面积。胎儿的一些特征也会影响到胎儿胎盘氧的转运,如血红蛋白浓度及其对氧的亲和力、心输出量和它的分布。

胎盘生长与氧转运到胎儿之间有密切关系。在妊娠后期和分娩时,胎儿体重或出生体重的差异可以用胎盘重量的不同来解释。实验中对胎盘生长的限制已经表明这种限制减弱了胎盘功能,也就限制了胎儿生长。无论在绵羊还是人类,限制胎盘生长的结果对胎儿来说是低血氧、低血糖和异常的生长限制,此时脑生长能够相对维持,而肝脏和肠道的生长发育则会不正常地减缓。限制胎盘生长不但降低了氧也降低了葡萄糖向胎儿的转运速率。在妊娠后期,胎盘生长受到限制的胎儿对氧和葡萄糖吸收的绝对速率减小,但相对于体重来说,它们的吸收率还是正常的。这表明:胎儿增长减缓的程度是由胎儿获取这些基本物质的速率决定的。

减少对孕体的氧供应可影响胎儿宫内生长。子宫血流的缓慢和减少主要减少了氧到胎儿的运输,而葡萄糖和乳糖并不减少。这种特异的氧运输减少后果是减小了胎儿生长率。如果只在妊娠后期(121~140天)或者时间更长些(增加35~135天),降低妊娠绵羊的血氧分压,可观察到两者胎羊生长降低的量是相似的。这表明了在较长时间的低血氧状态下,胎羊可以进行适当的补偿,或者表明胎羊对氧供给限制的敏感性发生了变化。总之,氧供给受限与胎儿异常生长有关,身长减少的程度低于体重,脑的大小相对不受影响。比较而言,肝脏生长的减少与胎儿体重的减少相似或更轻一些。其他的一些变化是:淋巴组织重量的异常减少和肾上腺重量的增加。这表明:伴随胎盘生长受限而发生的某些变化可以归因于低血氧。

孕体氧供应的减少可影响其他营养物质

的供应。子宫血流的减少和连续的胎儿低血氧达到7天,胎儿对葡萄糖和乳糖的吸收率不会因此而改变。这些发现提示:运往胎儿的氧的减少和胎儿缺氧不会因为减少了碳水化合物的利用而引起胎儿增长减慢。而另一种因素,即胎儿氧化代谢和生长所需的主要营养物质为氨基酸。胎儿血浆中支链氨基酸和苯丙氨酸、酪氨酸、丝氨酸浓度的降低以及母体-胎儿间支链氨基酸梯度差减少与胎儿低血氧有关。这些变化可能由于低血氧抑制了胎盘转运氨基酸,或由于胎儿血液中氨基酸的持续降低,限制了胎儿利用氨基酸供能和合成蛋白质,而引起胎儿生长受限。

孕体氧供应的减少可影响胎儿内分泌功能。慢性胎儿低血氧的特征是:用于合成代谢的激素的量减少,T_3浓度降低,血浆中胰岛素样生长因子1(IGF-1)和IGF-2也可能降低。同时,用于分解代谢的激素增加,儿茶酚胺和皮质醇的浓度增加,这可能限制和改变了胎儿生长。与胎儿低血氧相适应,胎儿血浆中IGF结合蛋白,尤其是IGFBP-1的浓度升高,这会限制孕体内IGFs的合成能力。

子宫内低血氧可被改善吗?关于提高孕妇的血氧分压以改善胎儿氧化作用的治疗方法,最近有一些争论。在一次随机化的实验中,在分娩的第二阶段提高母体氧分压导致了出生时血气值的恶化。然而,在分娩的第一阶段提高正常孕妇的氧分压却已显示出可使胎儿大脑的氧合血红蛋白浓度的升高,同时伴随有脱氧血红蛋白的减少。当高氧状态结束时,这些改变又恢复原状。一个小的随机化实验显示了母体高血氧的益处。连续的高氧对于妊娠不足26周脐动脉中尚无舒张末期血液流动的胎儿来说,要比孕母卧床休息更好。这些都是小范围的研究,没有足够大的样本来确定高氧的益处与危险。因此,考虑把提高母体氧分压作为对"生长限制"的一种治疗方法,还需进行更大规模的研究。

四、胎盘葡萄糖转运

葡萄糖的转动是通过易化扩散的方式进行的，顺着浓度梯度由母体经过胎盘到达胎儿。这个过程由 GLUT 族转运体介导实现的，主要是 GLUT-1，其存在合胞滋养层的母体微绒毛和胎儿基质膜中。GLUT-1 越往后的位置分布密度越低，在这些位置上 GLUT-1 是限速的步骤。其他形式的 GLUT 出现在不同的妊娠阶段。

在大鼠中，葡萄糖被认为是从母体血液循环通过滋养层细胞间的孔隙进入胎儿的。GLUT-1 携带葡萄糖进入合胞体滋养层 I 的细胞质中，然后两者分离，葡萄糖通过缝隙连接进入合胞体滋养层 II 的细胞质中，在那里，细胞膜上的 GLUT-1 携带它进入胎儿血管内皮，然后两者分离，葡萄糖通过胎儿血管内皮细胞间的缝隙进入到胎儿的脉管系统中。这些环节中任何一个改变都会影响转运的完成。葡萄糖转运体（GLUT）是由一个基因族编码，以一种组织特定的方式表达的结构上相似的蛋白质。目前，在人胎盘的合胞体滋养层、细胞滋养层和内皮细胞中以及在鼠胎盘的合胞体滋养层 I 和合胞体滋养层 II 中，GLUT 已被识别。葡萄糖流经胎盘是双向的，胎盘也代谢葡萄糖，实际上，无论在正常条件下还是在胎儿生长受限条件下，对于胎儿的葡萄糖利用情况都知之甚少。在绵羊和大鼠中，引起 FGR 的各种因素都会导致胎儿血液中葡萄糖浓度的降低。

五、胎盘氨基酸转运

胎儿的生长发育需要高速合成蛋白质，这意味着胎儿的氨基酸的浓度通常要高于母体的氨基酸的浓度。在微绒毛或者基底部的合胞体细胞层中，已证实有 15～20 种特异性的主动转动机制参与氨基酸转运[4]。这些转动机制包括 Na+ 依赖（又称 Na+/Cl− 依赖）的阳离子和糖蛋白相关氨基酸转动体。乙醇和烟碱能抑制这些氨基酸转动体。

早期一些关于羊胎盘转运氨基酸的研究认为：胎盘从母体血液循环中吸收的氨基酸被运送到胎儿，在此过程中没有大的减少（胎盘对氨基酸的利用）或增加（胎盘生成氨基酸）。近来的资料表明，对于某些氨基酸来说，这种看法是不正确的。胎盘的氨基酸代谢是胎盘功能的一个重要方面。

通过体内示踪法对胎盘氨基酸代谢的研究已经表明，羊胎盘对亮氨酸具有脱氨基作用，并能把母体和胎儿的丝氨酸转成甘氨酸。有证据表明：胎盘对异亮氨酸也有脱氨基作用。通过对比孕妇子宫和脐循环中吸收的支链氨基酸，结果表明：胎盘对支链氨基酸脱氨基的速度可能比胎儿高 $7\mu mol/(min \cdot kg)$（胎儿体重）。支链氨基酸在 α-酮戊二酸脱氢酶的作用下，进行转氨基作用产生谷氨酸。谷氨酸是线粒体的氧化底物。此外，胎盘氧化来自胎儿血液的谷氨酸。胎盘线粒体对谷氨酸的氧化与 NADPH 的生成有关。在羊胎发育迟缓的模型中，亮氨酸的胎盘转运和胎盘利用都减少。在胎儿生长受限状态下，母体亮氨酸进入胎盘的量显著减少，并因此导致胎盘亮氨酸分解代谢的减弱和亮氨酸从胎儿流向胎盘的减少。因此，很明显，在胎儿生长受限状态下，胎盘的支链氨基酸代谢发生了改变。

虽然母体丝氨酸能进入胎盘，但是母体丝氨酸不能从胎盘转运到胎儿。通过比较子宫丝氨酸和脐带甘氨酸摄入表明：在妊娠后期，母体供给胎盘的丝氨酸中 80% 转化为运往胎儿的甘氨酸。丝氨酸转为甘氨酸的一个重要功能是产生甲基四氢叶酸酯，这是很多基本生物合成过程的底物。因此，在胎儿生长受限状态下，胎盘支链氨基酸代谢将发生改变。能够被胎儿利用的这些支链氨基酸的量，依赖于胎盘转运和胎盘代谢的相互作用。胎盘丝氨酸在胎盘中转为甘氨酸这一过程的主要功能可能是合成代谢底物，这些底物对胎儿生长很重要。

六、胎盘脂类转运

必需的脂肪酸是合成细胞膜的重要组成成分,细胞的生长代谢也需要脂肪酸。母体中脂蛋白能够被胎盘中的特异脂蛋白受体和清道夫受体直接摄取。胎盘脂肪酶的激活能够产生脂肪酸,特别是微绒毛膜中的脂蛋白酶。产生的游离脂肪酸(free fatty acid,FFA)通过细胞膜进行扩散,未酯化的脂肪酸摄取可能是在脂肪酸结合蛋白(fatty acid binding protein,FABP)、脂肪酸转移酶、脂肪酸转运蛋白(fatty acid transport protein,FATP)的介导下完成的,但是这一机制目前还不甚清楚。在合胞体胞质中,FABP结合FFA后,可能经过酯化、β氧化或者主动转运输送到胎儿脉管系统中,这种转运是通过FATP介导或扩散方式进行的。

妊娠期间,膳食脂肪提供主要的能量储存,也是脂溶性维生素供给的载体,它的一个显著功能是提供细胞膜的构成成分,尤其在细胞增殖、分化和细胞间的相互作用的过程中。20-碳多不饱和脂肪酸是合成二十碳烷类化合物(eicosanoids)的前体。二十碳烷类化合物调节不同的生理过程,其中,调节血液流动和凝结是它的两个与胎儿营养和分娩有关的功能。

20-碳和22-碳多不饱和脂肪酸尤其是花生四烯酸和DHA的合成,分别由必需脂酸中的亚油酸(18:2 n-6)和亚麻酸(18:3 n-3)通过去饱和作用和碳链延长而成。花生四烯酸(20:4 n-6)和DHA(22:6 n-3)是一切生物膜的主要成分,在神经膜、线粒体膜和血管膜中尤为丰富。这两种脂肪酸很容易结合成为大脑发育的结构脂类。必需脂肪酸和长链多不饱和脂肪酸的供给,对于结构脂的合成,也就是对胎儿的正常发育起着关键的、核心的作用。发育中的组织尤其是脑组织中,长链多不饱和脂肪酸的结合是很高的,因此妊娠后三个月表现出对必需脂肪酸的大量需求,故需供给大量的长链多不饱和脂肪酸。

胎儿对脂类的需求可以通过胎盘的转运和内部合成来满足。人类胎儿不能合成必需脂肪酸18:2 n-6和18:3 n-3,因此就依赖胎盘从母体血液中获取这些脂肪酸。这些脂肪酸转运的量和从母体血液循环到胎儿的机制还有待进一步阐明。哺乳动物对长链多不饱和脂肪酸的转运是很完善的。花生四烯酸和DHA的浓度随孕期延长而增加。在必需脂肪酸向胎儿的转运过程中,胎儿血浆和红细胞可能都发挥重要作用。

以前设想足月和不足月的婴儿都能从前体脂肪酸中合成足够的长链n-6和n-3脂肪酸,现在看来是值得怀疑的。因为已经证明:在胎儿发育过程中,脑和肝脏的长链多烯脂肪酸的增积有一个迟滞期;出生后的不同时期在肝脏中存储的必需脂肪酸的动员也有一个迟滞期。因此,很可能是通过链延长和去饱和作用合成脂肪酸,限制了这些必需脂肪酸在出生后的大量增积。

在妊娠后三个月,脂类供给是至关重要的,这一时期是脑快速发育和体脂储存的快速增加时期,故应给胎儿提供足够的能量。在妊娠28周,正常胎儿的脂肪增加范围在$1.2 \sim 1.8 g/(kg \cdot d)$,到妊娠$36 \sim 40$周,脂肪增加几乎是线性的,范围在$1.6 \sim 3.4 g/(kg \cdot d)$。妊娠超过30周后,脂肪累积明显超过非脂肪成分的累积。根据对脂肪酸累积的分析和对胎儿脑、肝脏和脂肪组织对脂肪酸合成的估计,胎儿对必需脂肪酸和长链脂肪酸的需要量(均数+2SD)估计应为:n-6脂肪酸1100mg/d(400mg/kg体重),n-3脂肪酸140mg/d(50mg/kg体重)。通过对子宫内脂肪酸增积的检查,已经显示出,在胎儿大脑中n-6和n-3长链多烯脂肪酸的快速累积。

细胞和组织结构数量的增加需要形成新的膜结构,这些生物膜中大多含有较多的花生四烯酸和DHA。因此,认为这些脂肪酸一定与组织生长有关是合乎逻辑的。已经发现血浆卵磷脂中 22∶6 n-3 的含量不但与胎儿头围和出生体重有关,而且与孕期长短也有强相关。花生四烯酸与体重和头围的相关性最强,DHA 与出生前的生长也表现出强相关。在低出生体重的婴儿中,已经发现了长链 n-6 和 n-3 必需脂肪酸与出生体重和头围之间的关系。这说明,在胎盘和胎儿的发育中,脂类对血管内营养的关系可能是很重要的。

在妊娠期的前中期,母体的大部分体重增长是由于脂库中的脂类累积,这与母体饮食增加和脂肪组织合成脂肪能力的增强有直接关系。妊娠后期,母体脂代谢转为分解代谢,这导致了脂肪储存的减少,并引起血液循环中游离脂肪酸和甘油的增加。胎盘对这些脂肪分解产物的转化是微小的,它们被转运到母体肝脏,在那里两者发生脂化作用而合成甘油三酯并以极低密度脂蛋白的形式重新释放入血液循环;或者自由脂肪酸被氧化成为酮体,而甘油则被有效地转为葡萄糖。虽然酮的生成只是在禁食时受到刺激,但所有酮体代谢途径在妊娠后期都加强。在这种情况下,酮体被母体组织利用而减少了葡萄糖的消耗,而甘油优先转化成葡萄糖,也降低了这一代谢途径中更为重要的底物的消耗,比如氨基酸,它对胎儿是首要的。当肝外脂蛋白脂肪酶活性降低时,肝脏合成 VLDL-甘油三酯的加速会引起脂蛋白的过量增长。与此同时,胆固醇脂蛋白活性增强,也促进了甘油三酯和胆固醇酯从 VLDL 到高密度脂蛋白的交换,并成比例地增加了甘油三酯。尽管甘油三酯透不过胎盘,母体血中高甘油三酯还会以几种方式使胎儿受益:①在禁食条件下,由于肝外组织脂蛋白脂酶的减少,母体肝脏中脂蛋白脂酶的活性增强。通过这种方式,肝脏成为接受血液循环中甘油三酯的器官,并生成大量酮体。母体酮体很容易透过胎盘被胎儿代谢。②胎盘具有脂酶的活性,使得

来自母体的甘油三酯中的必需脂肪酸被胎儿利用。③分娩时乳腺中脂蛋白脂酶的诱导,使血液循环中的甘油三酯到达乳腺用于合成乳汁。

因此,虽然低胆固醇血症或高甘油三酯血症状态会影响胎儿生长,但母体血胆固醇升高并不影响妊娠后的结果,这可能是因为胎盘对于母体胆固醇的屏障作用。因此,母体高血脂是正常妊娠必有的特征,也是保证连续的底物供应以维持胎儿生长的必要条件。

七、胎盘钙和铁转运

在整个妊娠期间(主要在最后三个月)胎儿要积累 25~30g 钙,这些钙除了用于骨骼矿化外,对维持细胞正常功能非常重要。这些功能包括细胞生长、神经递质释放以及信息传递。Bernucci 等[5]研究表明,位于合胞体滋养层细胞膜上的电压门控性钙通道(特别是 L 型通道)及瞬时型感受器电位通道的激活参与钙的转运。

铁蛋白和转铁蛋白参与胎盘铁的转运,分别储存铁和转运铁,它们是许多细胞过程中重要的物质,同时也是促进有害活性氧(reactive oxygen species,ROS)产生的触媒。在微绒毛的合胞体滋养层细胞膜上,二铁转铁蛋白与受体结合形成的复合体,复合体内化进入酸性囊泡中。此后转运到胎儿脉管系统中,这些过程可能涉及一个二价金属离子转运蛋白-1、铁调节转运蛋白-1 和铜氧化酶(亚铁氧化酶)。

八、胎盘转运与胎儿生长受限

导致胎儿生长受限因素还不完全清楚。虽然已经知道胎盘处理和转运代谢物质的改变能影响胎儿的生长,但对于这些转变与胎儿生长的许多方面之间的确切关系还知之甚少。在众多生理因素中,影响胎盘对营养物质转运的是母体(子宫)血流以及从母体获

得的营养物质的可用性。胎盘与不同的胎儿器官有代谢联系,它活跃地参加胎儿的代谢,也就是说,它供给、吸收和修饰来自胎盘循环的特定的代谢产物。

目前,对于氨基酸转运因子在正常胎儿和 FGR 胎儿的生长中所起的作用尚缺乏全面的了解,尽管已发现氨基酸转运因子位于胎盘的许多位置,并发现能携带多种氨基酸。此外,胎盘与胎儿有复杂的代谢联系,它处理不同的氨基酸并与胎儿器官交换。胎儿对氨基酸的利用也使对氨基酸可用性的理解变得复杂。一些体内研究资料表明:氨基酸,尤其是支链氨基酸的可用性,在 FGR 中发生了比葡萄糖更为意义深远的变化,这意味着在胎儿生长中,氨基酸发挥重要作用。

母体用药不当和过量饮酒与 FGR 和胎儿畸形有关。这些并发症很可能是多因素共同作用的结果。已有一些研究试图阐明这些物质对胎盘转运的潜在影响。有资料提示,乙醇不会改变胎盘的葡萄糖转运,但在一定程度会减少氨基异丁酸、亮氨酸的转运。母体服用可卡因和过量吸烟与 FGR 有关。在人胎盘绒毛薄片中显示,尼古丁和可卡因都会减少支链氨基酸的吸收。很明显,如果胎盘绒毛薄片同时暴露于乙醇和可卡因,转运减少将会更大;在减少支链氨基酸转运时,尼古丁和可卡因的结果表现为相加作用而不是协同作用。

脂类代谢对胎儿生长受限的重要性还未进行广泛的研究。膳食中必需脂肪酸的摄入界限及其对胎儿脂类代谢的影响还知之甚少。但有证据表明:小于胎龄儿的胎盘中,20:4 n-6 和 22:6 n-3 含量低;胎盘能把长链多不饱和必需脂肪酸从母体转运到胎儿血液循环中;妊娠期间母体的营养状态与胎儿生长有关。在一般的 n-6 和 n-3 多不饱和脂肪酸营养缺乏的状态下,必需脂肪酸与新生儿的生长和头围增长缓慢有关。

胎儿生长受限可能是由于胎儿、母体和

胎盘的疾病三者中之一引起的或是三者之间作用的结果。这些疾病中的任何一个都可能引起影响胎儿生长的营养缺陷。虽然脂肪酸运转受到干扰对于发生胎儿生长受限的影响还不清楚。但资料表明:在小于胎龄儿的胎盘中,构成甘油三酯的脂肪酸,n-6 脂肪酸尤其是 20:3 n-6 和 20:4 n-6 减少,卵磷脂中的 n-3 脂肪酸尤其是 22:6 n-3 减少。胎盘的膜磷脂中,脂肪酸组成的改变会影响营养物质向胎儿的转运。由于大脑是体内脂类浓度最大的器官,所以在胎儿生长期间脂类的需求和供给对它的影响是至关重要的。

(印学蕾 贲晓明)

参 考 文 献

1. Donnelly L, Campling G. Functions of the placenta. AnaesthIntens Care Med,2014,15(3):136-139.

2. Pérez-Ibave DC, Rodríguez-Sánchez IP, Garza-Rodríguez ML, et al. Extrapituitary growth hormone synthesis in humans. GROWTH HORM IGF RES, 2014,24(2-3):47-53.

3. Jones HN, Powell TL, Jansson T. Regulation of placental nutrient transport: a review. Placenta, 2007, 28:763-774.

4. Jansson T. Amino acid transporters in the human placenta. Pediatr Res,2001,49:141-147.

5. Bernucci L, Henri quezM, Diaz P, et al. Diverse calciumchannel types are present in the human placental syncytiotrophoblast membrane. Placenta, 2006, 27:1082-1095.

第三节 胎儿营养代谢

一、胎儿碳水化合物转运与代谢

(一)胎儿葡萄糖代谢

1. 胎盘葡萄糖转运 在大多数种系(包括人类)的研究中,胎儿血清葡萄糖浓度明显低于母亲,并且母体和胎儿之间葡萄糖水平呈线性相关。通过动物的载体研究和人类胎盘分离灌注实验,推断胎儿葡萄糖的转运是由载体介导的易化扩散,是顺着葡萄糖浓度梯度通过胎盘而转运的。介导葡萄糖的吸收和转运是促进转运蛋白,而主要的蛋白包括 Glut1(包括所有物种)和 Glut3(包括大鼠、羊和人类)[1]。Glut1 存在于滋养细胞的母面和胎儿面,而 Glut3 被发现于滋养细胞的母面,特异性地介导葡萄糖的摄取,并随着胎龄的增长而增加[1,2]。在 Glut1 的双侧定位的同时运用放射性核素示踪的方法在人类胎盘体外灌注研究显示,胎儿葡萄糖转运是呈双向扩散的(从母体到胎儿或从胎儿到母体),胎盘从母体灌注液摄取葡萄糖和葡萄糖转移到胎儿灌注液的过程中,当母体葡萄糖浓度上升到 20mM 时呈线性相关,在这个水平上,葡萄糖是通过简单扩散而被转移到胎儿灌注液中。从代谢的角度,胎盘是一个非常活跃的器官,葡萄糖转移给胎儿的量仅是胎盘摄入总的葡萄糖量的 40% ~ 50%,剩下的葡萄糖被胎盘组织用来进行氧化作用,以糖原的形式储存,或转变成乳酸后,被母亲或胎儿利用。妊娠晚期子宫血流增加,葡萄糖转移至胎儿也增加。动物研究发现,在血糖浓度恒定的情况下,虽然子宫血流减少[从 600ml/(kg·min)到 300ml/(kg·min)],但是对胎儿的葡萄糖摄取或胎儿动脉葡萄糖浓度没有任何影响,然而当子宫血流再进一步减少,胎儿葡萄糖摄取减少,则生长受限。

2. 胎儿糖原代谢　有关胎儿葡萄糖的来源,现有的研究仅限于足月妊娠的胎儿,认为母体葡萄糖是胎儿仅有的葡萄糖资源。胎儿肝脏已含有糖原合成和分解所需的所有酶,在大部分哺乳动物妊娠早期,已经证明葡萄糖可能不是合成肝糖原的直接前体物质,在妊娠晚期葡萄糖合成糖原有部分是通过"间接"的糖原异生途径,乳酸可能是糖原合成的一个重要的前体物质。

(1) 胎儿糖原合成:妊娠早期人类胎儿肝糖原含量是低的,有人检测在妊娠 51 ~ 60 天(平均 8 周)期间,胎儿肝糖原含量约是 3.4mg/g,此后肝糖原缓慢不断地增加,使得在妊娠 121 ~ 130 天,可以达到 24.6mg/g,为出生作准备。妊娠约 36 周左右,胎儿肝糖原含量可有一个急剧增加。有研究显示妊娠 40 周的人类胎儿,肝糖原含量大约为 50mg/g,但出生后不久,肝糖原又有一个迅速的降低,使得在 24 小时达到非常低的浓度,然后再逐渐上升。

胎儿葡萄糖以糖原的形式储备,一个葡萄糖聚合体作为一个单位在细胞内储存,平均分子量为 500 000D 或更大。胎儿糖原主要储存于肝脏、骨骼肌、心肌、肾脏、小肠、大脑和胎盘组织中。有报道大多数哺乳动物肝脏和骨骼肌糖原储备在足月胎龄时达到最大浓度,而在其他组织(如肺、心肌、肾和胎盘)峰值出现的稍早(约胎儿的中晚期),并随着接近足月而渐下降到成人的水平。影响糖原合成及诱导糖原合成所需酶的活化是复杂的,主要有下列因素参与:①糖原合成所需酶的活性(糖原合成酶)与胎儿组织中糖原的有无密切相关。②胎儿肝糖原合成受胎儿内源性胰岛素产生量和胎儿垂体-下丘脑-肾上腺轴的完整作用。有研究发现缺乏肝糖原的积累,在其他脏器就不发生糖原合成作用。胎儿晚期母体营养充足可能在后期胎儿糖原积累中起重要作用。③胎儿糖原转移发生于妊娠晚期糖原的主动降解,这一现象与糖原在组织中(如肝脏中)的净积累有关。

(2) 胎儿糖原分解:糖原分解产物可被用来作为能量资源的底物,并且于应激时对胎儿的存活起重要作用。糖原分解所需酶——糖原磷酸化酶的活化与糖原合成酶相互作用调节着糖原分解过程。在胎儿组织如肝、肾,糖原分解作用能够通过某些激素如儿茶酚胺、胰高血糖素或寒冷应激、低氧刺激而被诱导,这些组织中葡萄糖-6-磷酸酶的存在使葡萄糖去磷酸化,同时离开葡萄糖储库,游离的葡萄糖被释放入血能够被远离储糖组织的部位利用；在其他器官如肺、胎盘和心肌存在磷酸化酶，而不是葡萄糖-6-磷酸化酶，当儿茶酚胺或胰高血糖素刺激磷酸化酶表达，糖原合成酶受到抑制，储存的糖原只能供所在部位组织细胞消耗利用。某些组织如心肌和胎盘，对葡萄糖需求量大，这样的储备能够保护胎儿不受突然发生的低血糖的损害，但胎儿中枢神经系统的糖原储备是微量的。生长受限的胎儿，几乎检测不到来源于储存糖原的葡萄糖产物。此外，在胎儿肺组织中发现一个有趣的现象，储存于肺的糖原与表面活性物质产生有关，研究者推测胎儿的肺糖原可能是合成表面活性物质的重要的底物，这一过程受局部激素的调控。

其他碳水化合物如胎儿血中果糖浓度超过葡萄糖 3~4 倍，是由于胎盘可以通过用葡萄糖作为原料合成果糖，但胎儿从脐循环中摄取果糖是微量的，提示果糖在胎儿代谢中并不占重要作用。在胎羊高血糖时，血浆中果糖浓度上升，在胎羊低血糖时下降，提示在这些动物中果糖也是葡萄糖储存的一种形式。

3. 胎儿糖异生　在一些动物实验中发现，其胎儿能够产生内源性葡萄糖，同时胎盘可以利用胎儿已产生的乳酸，这构成了胎儿碳水化合物代谢的一个重要部分。许多研究证实糖原异生作用的关键酶：丙酮酸羧化酶、磷酸烯醇式丙酮酸羧化激酶、果糖二磷酸酶和葡萄糖-6-磷酸酶在人类早期胚胎生命中就已存在，并在胎肝中被检测到，因此胎儿可能存在潜在的肝脏糖原异生作用。在正常生理条件下，宫内不显示糖原异生作用的能力，而且由乳酸、丙酮酸或丙氨酸转变成葡萄糖的糖异生作用也是很少量的。

尽管由非糖物质例如某些氨基酸、乳酸或丙酮酸盐，通过糖异生作用合成葡萄糖，在成人已经被广泛研究，但有关胎儿的糖异生作用还缺乏资料。糖原异生的关键酶主要存在于肝脏和肾脏，人类妊娠 12 周就存在葡萄糖-6-磷酸酶，相比之下，胎儿磷酸烯醇式丙酮酸羧化激酶的活性比生后低得多，限制了葡萄糖的产量，其他两种糖原异生酶的活性出现于妊娠中期。在大部分动物实验也证实磷酸烯醇式丙酮酸羧化激酶活力于生后迅速升高。在非应激情况下，胎儿糖原异生能力是低下的，要到妊娠即将结束时，相关的酶活性才渐渐地增加。

4. 胎儿葡萄糖利用及其调节

（1）胎儿葡萄糖利用：妊娠晚期胎儿葡萄糖利用可以根据母体总的葡萄糖产量增加来估算，一般胎儿胎盘葡萄糖利用率为 5~6mg/（kg·min）；此外还可以通过计算葡萄糖/氧的商数得到，它代表了总的胎儿通过胎盘循环所获取的葡萄糖需氧代谢的氧消耗，由下面的公式计算得出：葡萄糖/氧商数 = 6×[脐静脉 - 脐动脉葡萄糖（mmol）的差数]/[脐静脉 - 脐动脉氧（mmol）的差数]，胎儿葡萄糖/氧商数大约是 0.8，提示母体葡萄糖不能提供胎儿全部的氧化代谢作用，其他的底物，如乳酸、氨基酸在宫内也可被胎儿作为能量而利用。除了葡萄糖外，乳酸和氨基酸也是胎儿重要的能量资源。乳酸浓度在脐静脉和子宫静脉高于脐动脉和子宫动脉，提示子宫、胎盘产生乳酸以及母亲、胎儿对乳酸的利用。通常来源于胎盘的乳酸能够被胎儿的氧化和非氧化作用所利用，通过乳酸/氧商数的评估显示乳酸的完全氧化作用可能占胎儿氧耗的 25%。氨基酸可以作为糖原合成的底物通过胎盘主动转运至胎儿，根据脐循环的尿素浓度梯度推测由氨基酸氧化作用所占的氧耗约为总的胎儿氧耗的 25%。

（2）胎儿葡萄糖利用的调节：胎儿葡萄糖摄取受到母亲血浆葡萄糖浓度的调节。动物实验证实胎儿葡萄糖浓度随母亲葡萄糖浓度而变化，当母体由禁食或短期输注胰岛素而葡萄糖浓度急性降低，脐带摄取葡萄糖也减少，这时胎儿不能通过产生葡萄糖而代偿，胎儿葡萄糖利用也相应降低;而当母体慢性低血糖期间,胎儿葡萄糖产生会增加,这种代偿作用在人类是否存在还不清楚。产生这种差异的原因:前者可能由于输注胰岛素后,迅速产生低血糖;后者则因禁食5~7天后缓慢产生低血糖,而刺激胎儿产生代偿反应。在胎儿体内,胰岛素的主要作用是促进胰岛素敏感细胞对葡萄糖的通透性,从而促进葡萄糖的摄取和利用,成比例地促进葡萄糖氧化,而不是差异性地影响葡萄糖代谢的细胞内途径。据研究[1],短期撤销胰岛素不影响胎儿葡萄糖的利用,有时胎儿葡萄糖利用还会增加;长期撤销胰岛素导致胎儿低胰岛素血症、高糖血症,这时葡萄糖的利用及葡萄糖碳氧化作用降低,可能是由于胎儿高糖血症,使脐带摄取葡萄糖相应降低所致。给胎羊和胎鼠输注葡萄糖后可增加其胎儿对葡萄糖的利用,还可使葡萄糖/氧商数增加。用葡萄糖或葡萄糖加上胰岛素作用后可调节胎儿葡萄糖的利用,脐带摄取葡萄糖及胎儿肝合成葡萄糖也增加。糖尿病母亲的胎儿,因宫内高胰岛素血症可导致胎儿葡萄糖利用增加。其他葡萄糖调节激素如胰高血糖素、皮质醇和儿茶酚胺在胎儿葡萄糖产生、利用和脐带葡萄糖摄取中的作用还有待于进一步评价。

(二)胎儿葡萄糖代谢调节

1. 胎儿胰岛素和胰高血糖素分泌的调节

(1)葡萄糖对胰岛素和胰高血糖素分泌的调节:在不同物种间,胰岛素和胰高血糖素的血清浓度变化较大,并且还随胎龄而变化,妊娠终末期,血清胰岛素和胰高血糖素浓度与成人相似。对不同种系接近足月妊娠的研究显示,血清葡萄糖和胰岛素浓度之间有一个正性的相关,表明在宫内葡萄糖浓度可能是胰岛素分泌的一个主要的调节因子。胎儿葡萄糖浓度短期变化后,血清胰岛素浓度和胎儿血糖浓度直接相关,而胎儿血清葡萄糖浓度短期变化与胰高血糖素浓度间没有相

关性存在;长期的低血糖变化,明显降低胎儿胰岛素水平和增加胎儿胰高血糖素水平。

(2)氨基酸对胰岛素和胰高血糖素分泌的调节:在成年动物氨基酸是重要的胰岛素和胰高血糖素的促分泌素,胎儿血清氨基酸浓度比母体高得多,氨基酸是否在胎儿期是重要的胰岛素和胰高血糖素分泌调节因子尚未明确。据报告静脉内输注混合氨基酸,可导致胎羊血清氨基酸浓度增加30%,基础胰岛素分泌不受影响,而在高血糖时再输注氨基酸有显著的胰岛素分泌反应,同样给胎鼠输注大量的氨基酸,对刺激胰高血糖素分泌是必需的。没有证据证明胎儿血清氨基酸浓度生理性改变对胎儿期的胰岛素和胰高血糖素分泌的调节起到什么作用。

(3)儿茶酚胺对胰岛素和胰高血糖素分泌的调节:在成年动物通过神经激素肾上腺素能、胆碱能等的作用调节胰岛素和胰高血糖素分泌。给胎鼠或胎羊输注儿茶酚胺能够降低其血清胰岛素浓度,增加血清胰高血糖素浓度,并且升高血糖浓度。此外,对高血糖产生的胰岛素分泌增加的反应,可以由给胎羊输注肾上腺素而清除。在引起高血糖和介导胰腺激素分泌过程中,去甲肾上腺素比肾上腺素影响少。胎羊对肾上腺素产生的血清胰岛素分泌减少,是由α-肾上腺素能受体介导的,对儿茶酚胺所产生的高胰高血糖素血症和高血糖反应,可以由普萘洛尔来阻滞,显示出典型的β-肾上腺素能受体刺激作用。从生理学角度看,儿茶酚胺在介导胎儿缺氧时激素代谢反应如降低血清胰岛素、增加血清胰高血糖素、增加肝糖原产生、降低葡萄糖等方面起重要作用。

2. 胎儿肝糖原代谢的激素调节

(1)肝糖原积累的激素调节:胎儿肝糖原积累是受激素调节的,主要涉及皮质类固醇激素。动物的体内外实验均证实,剥夺皮质醇就不发生糖原累积,加用皮质醇可以诱导糖原累积的迅速增高。此外,胰岛素可以

刺激胎儿肝糖原合成,但并非单一的机制。其他激素如表皮生长因子(EGF)和胰岛素样生长因子Ⅰ(IGF-Ⅰ)可以刺激胎鼠肝糖原的合成。有学者提出皮质类固醇可以诱导刺激胎儿肝脏糖原合成酶的合成,胰岛素可以刺激糖原合成酶转变成它的活性形式,从而调节糖原的合成积累。

(2)肝糖原分解的激素调节:肝糖原分解主要受胰高血糖素和儿茶酚胺的作用。动物实验表明,在生理剂量下胰高血糖素不能增加葡萄糖产生,在药理剂量下可刺激糖原分解,使葡萄糖水平升高,这主要是因为胎肝胰高血糖素受体数量少,受体对腺苷酸环化酶耦联不完全,故胰高血糖素可能仅在应激状态下,起到维持胎儿葡萄糖水平的作用。儿茶酚胺、肾上腺素对动物胎儿肝糖原分解是一个直接的生理作用,这种作用主要是由β-肾上腺素能受体所介导。成年动物肝糖原分解基本上是由α-肾上腺素能受体介导,表明新生期动物β-肾上腺素能受体占优势,而到成年期α-肾上腺素能受体占优势。

(三)母亲疾病对胎儿糖代谢的影响

在母亲疾病影响母体环境时,胎儿可能会发生代谢变化,这包括:①母亲出血倾向或母亲低氧血症导致胎儿低氧血症;②母亲糖尿病导致的胎儿高血糖;③由母亲营养不良或胰岛素治疗后引起胎儿低血糖。

1. 胎儿低氧血症 胎儿血氧含量降低是由许多不同的病理事件造成,主要影响到胎盘输送氧的功能,这些包括子宫和脐血流、母胎氧张力的差异、胎儿血中血红蛋白的浓度等。临床上影响胎儿氧合作用的异常原因有:①子宫或胎盘血流异常(常发生于妊娠期高血压疾病、胎盘剥离、脐带打结,或服用尼古丁、可卡因等时);②由于母亲心肺疾病或突然发作的继发子痫,而使母体氧合作用降低;③胎儿疾病如败血症、贫血或心脏疾患,以及其他原因所致的心律失常。

通常胎儿缺氧被认为是胎儿死亡的和出生前损伤的主要原因之一,当急性(30～60分钟)缺氧时,胎羊出现肝糖原的产生增加和血葡萄糖浓度的增高,与母羊禁食后相比,胎羊缺氧更易诱导胎羊葡萄糖的产生迅速增加。在缺氧的情况下,胎儿大脑和心肌通过血流重新分布使血糖增多而受到保护,这一作用由儿茶酚胺的分泌所诱导。从动物实验结果推测,胎儿心脏对无氧酵解的能力比成人更强大,胎儿比成人更依赖于利用糖酵解而产生的能量,运用糖酵解抑制剂可严重影响胎儿心肌功能。

胎儿对抗低氧的另一个因素是增加对葡萄糖的利用,尤其在妊娠晚期,低氧可伴有儿茶酚胺和后叶加压素的分泌,以刺激胎儿的糖异生作用(在成人中,这类刺激是糖原异生的主要刺激因素)。正常情况下胎儿不发生糖异生作用,而当受到缺氧等刺激后肝糖原才被动员,葡萄糖产生增加,这是由于血清儿茶酚胺分泌增加,血清胰岛素水平下降并伴有血清胰高血糖素水平升高,从而激活肝脏糖异生作用所致。缺氧除了激活胎儿糖原异生作用,同时脑血流增加,胎儿糖原快速降解,以保护重要组织如脑和心肌。缺氧胎羊肝脏葡萄糖产生增加,伴有血清胰岛素浓度的降低和血清儿茶酚胺和胰高血糖素浓度的增高。

2. 母亲高血糖 胎儿高血糖是母胎之间转运葡萄糖过多的结果。研究显示胎儿输注葡萄糖可引起其葡萄糖和乳糖增加,胎盘乳酸产物增加,胎儿静脉氧分压增加30%。胎儿高血糖会增加胎儿呼吸速率,使肌肉做功增加,静脉氧分压升高,此外特殊器官对葡萄糖的波动或高胰岛素血症的反应加大,特别是肝脏和大脑,例如给胎羊输注葡萄糖可以使脑静脉氧分压达70%,这与大脑血流增加,葡萄糖进入及胎儿电解质活动变化一致,儿茶酚胺分泌可能也与这些变化有关。

3. 母亲低血糖 动物实验结果显示,慢性低血糖和应激状态下,糖原异生作用会被激发,短期的低血糖,细胞内糖原储备,尤其在心肌、肝脏和肾脏可以被细胞代谢利用。长期慢性营养不良所致低血糖,可以耗竭相应器官的细胞糖原储备,特别是脑、肝脏、心脏等重要脏器,使之受损。胎儿低血糖对其代谢的影响,特别对胎儿脑代谢的影响,还没有深入的研究。一些学者提出胎儿低血糖期间大脑葡萄糖运输增强,具有保护作用,此外,胎儿大脑的乳酸、脂肪酸、酮体也能够在由于母体营养不良导致的低血糖期间,作为大脑代谢的原料。

母亲禁食使胎儿肝糖原异生能力增加,并伴有血清胰岛素和胰高血糖素水平的变化。胎羊在其母亲禁食4~5天期间,血清胰高血糖素并没有变化,但在禁食9~11天后可以升高,血清胰岛素浓度也下降到母羊禁食第一天的50%,此后继续下降到基础水平的20%;给母鼠禁食3天后,胎鼠也会发生血清胰岛素水平降低,血清胰高血糖素水平升高。

二、胎儿脂质转运与代谢

(一)胎盘脂质转运和代谢

胎盘是母体-胎儿之间进行物质交换的器官,母体-胎儿通过胎盘转运物质包括有5个机制:被动扩散、易化扩散、主动转运、超滤和胞饮作用,一些脂肪酸、氨基酸和脂溶性维生素是通过被动扩散过程转运的。随着胎盘对游离脂肪酸的渗透能力增强,人类新生儿的体内脂肪含量高。胎盘对游离脂肪酸转运能力相对强,大多数的观察提示,孕早期胚胎及胎儿的脂质通过胎盘来自于母体,随着孕龄升高,逐渐转变成由葡萄糖从头合成。

游离脂肪酸和胆固醇是目前已知的能由母体通过胎盘转运至胎儿的脂质成分。其他一些脂溶性分子,如麻醉剂、毒品和游离胆红素易于穿透细胞膜进入胎盘。母体血浆内游离脂肪酸水平高于胎儿,而且与它们的浓度间高度相关。在正常情况下,游离脂肪酸胎

儿/母体之比小于0.5,胎儿和胎盘都需要游离脂肪酸合成复杂的脂质,胎儿组织能主动合成脂肪酸。脂肪酸链的长度和转运速度之间成负相关,随着脂肪酸链长度的减少许多因素发生改变(包括白蛋白-游离脂肪酸混合物相应的减少)。离体动物实验和胎盘转运脂肪酸研究显示,胎儿依靠母体循环转运的脂质每天累计将近30%,剩余的部分由胎儿自身合成,表明每天将近有1.7g的游离脂肪酸被胎盘转运(包括必需脂肪酸)。尽管母体复杂的脂质不能以三酰基甘油的形式转运,但胎盘能够合成部分甘油酯或磷脂释放到胎儿循环。在一些细胞和亚细胞结构中发现,胎盘能合成前列腺素,这提示胎盘有能力产生大量花生四烯酸的代谢产物,包括PGD2、PGI2等。

游离脂肪酸可以在两个方向自由穿过胎盘,而磷酸甘油酯和甘油三酯的运动总是受限的。胎儿循环中可能有来自母体的C18:2(n-6)(亚油酸)作为脂质的游离脂肪酸部分,而C20:4(n-6)(花生四烯酸)则来源于胎盘选择性的转运,并且大多数以磷酸甘油酯的形式进入胎儿。由于胎盘的选择能力,可以允许这些长链聚烯部分渗入胎盘屏障,这些脂肪酸优先地保留在胎儿胎盘侧,也可能这是提供胎儿神经系统发育的结构成分。通过转脂蛋白的作用,胎盘能吸收脂质相关乳糜微粒和母体血浆中的极低密度脂质部分,这些脂质逐渐地以酯化和非酯化脂肪酸的形式被释放到胎儿循环。

妊娠期间来自于母体饮食中的必需脂肪酸的转运,受母体营养和多种因素的影响。研究证明胎儿脑中来自于母体必需脂肪酸的长链不饱和脂肪酸的比例最多,肝中次之,脐血中最少。这一现象提示,高比例的长链脂肪酸是脑结构发育中的必需成分。母体血浆脂质在孕期是升高的,而且总的脂质、甘油三酯、胆固醇和磷脂也较新生儿期显著升高,然而母体孕期营养与胎儿血浆脂质水平之间的

关系目前仍不清楚。

尽管对胎儿肝脏脂肪酸积累的过程知之甚少,有些结果提示脂质在胎儿肝脏中合成速度高(与生后的脂质合成相比),肝脏在合成内源性脂肪酸中起着很重要的作用,而胎儿所需的脂肪酸并不是全部能通过胎盘转运得到满足。通过检测母体血液和从28周到40周孕龄的新生儿脐血中磷脂、胆固醇、甘油三酯和自由脂肪酸的水平,结果显示血浆中磷脂、胆固醇、甘油三酯和自由脂肪酸之间的组成无差异。脐血中磷脂、亚油酸的浓度比母体少40%,最低值是在34周前,但脐血比母体含有较高浓度的花生四烯酸。脐血中磷脂、亚麻酸、亚油酸系列脂肪酸的整体水平从24~33周的25.5%升高到34~37周的33.7%,至妊娠末期可达到36%,相比之下孕期母体血浆中这些脂肪酸的水平是39.9%。在胎儿循环中影响花生四烯酸和22-碳-6-烯酸浓度升高的可能因素,包括孕后期对这些脂肪酸的优势转运和(或)胎儿或胎盘内酶活力的出现导致亚油酸去饱和及延长形成花生四烯酸等。

胎儿组织中亚油酸的浓度较成人低,肌肉磷脂中亚油酸的比例则随着孕龄的升高而提高。由于胎儿脂肪组织中亚油酸浓度低,所以在脂肪分解中亚油酸对血浆游离脂肪酸池的贡献也小。脐血亚油酸水平的减少反映了脂肪酸在胎儿组织内水平减少。血浆中低亚油酸浓度可能有益于增加母体-胎儿之间的亚油酸梯度而易于亚油酸通过胎盘的转运。胎儿组织相对高浓度的花生四烯酸既能导致胎盘对其优势转运又能通过去饱和和延长作用,在胎儿或胎盘内由亚油酸产生花生四烯酸。丰富的花生四烯酸在胎儿生命中起着很重要的作用,它保持生物膜的正常功能并可能提供前列腺素生物合成的底物。生后脑的发育以亚油酸含量的升高为特征,然而在生后的几周内碳链的去饱和-延长产物没有提高,这提示在胎儿时期,胎盘对多烯脂肪酸的转运在这些脂肪酸的升高中起着首要的作用。低出生体重儿中,体内必需脂肪酸的储存低。

(二) 胎儿脂质代谢

哺乳动物胎儿发育所需的营养和能量包括两方面,既为已合成组织提供能量又是合成新组织的基本营养和能量。从妊娠26~40周期,胎儿的体重增长了4倍多,增高的体重除了部分是水外,占大多数比例的是脂肪和非脂肪的组成部分。妊娠26~30周,非脂肪和脂肪组分为胎儿身体提供同样多的热量,超过这一阶段后,脂肪组分是非脂肪组分的1.9倍,直至妊娠末期胎儿热量的90%都是由脂肪供应。在妊娠36~40周,脂肪的升高率近似线性,至妊娠末期脂肪的升高率从1.6g/(kg·d)升高到3.5g/(kg·d),而妊娠的前28周胎儿脂肪升高率较低,大约是1~1.8g/(kg·d)。

胎儿循环中,游离脂肪酸和酮体的浓度都非常低,说明人类胎儿脂肪酸的氧化过程受限。在正常情况下,脂质供能较少;然而,在病理状态下,这种代谢情况可能发生改变,例如胎儿窘迫时,脐动脉可以检测到高水平的自由脂肪酸和甘油,说明作为胎儿能量代谢的补充资源——脂肪的分解提高。在葡萄糖转变为脂肪的过程中,有相当一部分能量以热的形式释放出来,这对于维持胎儿的能量平衡是十分经济的。正常情况下,葡萄糖完全氧化产生的热量显然能提供维持代谢和糖转变为脂肪的能量需求,葡萄糖转化为脂肪释放出将近23kcal/(kg·d)的能量,这使得脂肪能以2.4g/(kg·d)的升高率累积。

脂质的代谢又受微量营养物质的影响。以空腹高甘油三酯血症和(或)低高密度脂蛋白(HDL)水平为代表的脂质代谢受损与胰岛素抵抗相关[3,4]。进一步的研究表明,以上的改变最终是由于脂质代谢相关酶的活性和表达发生了改变,例如脂肪酸合酶

（FAS）、脂肪酸转运酶（FATPs）和乙酰辅酶羧化酶（ACC）。当胎儿的肝组织和脂肪组织缺乏镁时，其 FAS 和 FATPs 的表达显著增加。半数多种矿物质缺乏或镁缺乏的孕母其子代为低胆固醇水平[5,6]。锰缺乏的孕鼠其胎鼠较正常胎鼠更易引起肥胖和血脂异常[7]。在孕期，孕母饮食中铁缺乏会导致胎儿肝胆固醇的升高和甘油三酯的降低，而这两者又在胎儿体内起着协同下调胆汁酸和脂肪酸合成途径的基因表达[8]。

（三）脂质在胎儿脑发育中的作用

神经元的发育和脑的各种结构的形成，同其他组织和器官一样，是逐步而不是同时发生的，在胎儿和新生儿中有几个生长活跃期。在胚胎过程中，脑的 DNA 累积持续整个妊娠期，而且终止于生后的第二年。脂质是脑非常重要的组成物质，它们不仅是神经元和胶质细胞膜结构和功能的必需物质，也是髓鞘的主要组成物质，在成熟神经元的快速传导中发挥重要作用。在髓鞘中脂质占干重的 70%～75%，而脑苷脂是髓鞘中发现的最典型的脂质，并且在脑与脊髓中的浓度相当。在成人脑中脂质是含量最多的成分，大约占总的实体脑重（或脑湿重）的 10%～20%。脑脂质的组成有明显的区域差异；在灰质中脂质量较低，白质中较高。在皮质灰质中脂质占脑湿重的 7.5%，而皮质的白质中超过 20%。

脑脂质的主要类型包括胆固醇、脑苷脂、脑硫脂和神经节苷磷脂。脑苷脂和脑硫脂主要存在于髓脂中，神经节苷磷脂与神经元膜表面的结构有关，特别在突触区。实验表明胆固醇和鞘磷脂的水平及其改变与神经退行性变相关[9]。在髓脂中脂肪酸主要是饱和脂肪酸和单一双键脂肪酸，而在神经元膜特别是突触小体以多聚不饱和脂肪酸为主。在脑的发育中，随着胎儿的成熟，脂质的组成发生了明显的质与量的改变，在脑的发育早期阶段，只有那些组成细胞膜的脂质是升高的，随着髓质的出现，特殊的脂质在脑内累积，并且脂质的组成发生了质与量的改变。有研究表明，利用邻苯二甲酸二（2-乙基己）酯作用于孕鼠子宫，可影响胎鼠的脂质代谢，而导致胎鼠神经发育异常[10]。

三、胎儿氨基酸转运与代谢

通过检测不同胎龄出生的婴儿，可以间接得出人类胎儿宫内的生长情况。一些研究者们已经根据相对可靠的数据得出人类胎儿生长的图谱。但不同的生长曲线中，平均值的百分比有±5%的差异，可以解释为由于母体状况不同、孕期并发症、饮食、种族、社会地位和高度等差异的影响。人类胎儿的生长曲线是体重与孕龄的"S"状曲线。由于例数较少，对正常胎儿各成分的研究还不完善。通过回顾 15 个研究中的 207 例婴儿的数据，根据这些数据，胎儿非脂肪干重和氮（N）含量（两者都是相当好的蛋白质含量的预测者）与胎儿体重呈线性相关，并与孕龄呈指数相关。

表 2-1、表 2-2 分别表示的是正常胎儿中，N、蛋白质和选择性氨基酸的组成及其在宫内增长速率。由于这些数据是根据 N 的含量测得，因此，胎儿本身的蛋白质含量及其在宫内增长速率可能较之略高。

（一）胎盘的氨基酸供应

胎盘中氨基酸交换包括三个主要的机制：①直接转运，以能量依赖性形式转运氨基酸到胎儿；②胎盘的氨基酸代谢和消耗；③胎盘中氨基酸代谢和"加工"。这些机制能随胎盘的整体大小、胎盘组织的构建和胎盘转运能力的发育及病理改变的变化而发生质和量的转变。另外，胎盘交换在多种方面可能受胎儿的影响，这也表明了孕体功能的统一性。许多调节因素还没有被广泛或系统地研究，目前只观察到较小胎盘可导致较小的胎儿，其中部分原因可能是由于转运到胎儿的氨基酸减少引起的。

表 2-1　不同胎龄、体重胎儿体内蛋白质和选择性氨基酸的组成

胎龄(周)	12	16	20	24	28	32	36	40
体重(kg)	0.02	0.1	0.3	0.75	1.35	2.0	2.7	3.4
胎儿体内总的 N 和蛋白质								
总 N(mg)	0.18	1.0	3.6	10.4	19.6	30.2	44.3	64.3
蛋白质(mg)(N×6.25)	1.1	6.3	22.5	65	123	189	227	402
胎儿体内各种氨基酸的含量(mg)								
ILE	0.04	0.22	0.77	2.3	4.2	6.5	9.6	13.7
LEU	0.08	0.46	1.7	4.8	9.0	13.9	20.3	29.6
LYS	0.08	0.44	1.6	4.6	8.6	13.3	19.5	28.3
MET	0.02	0.12	0.42	1.2	2.3	3.5	5.2	7.8
PHE	0.05	0.25	0.91	2.6	4.9	7.6	11.1	16.3
TYR	0.04	0.18	0.65	1.9	3.5	5.4	8.0	11.5
THR	0.05	0.25	0.91	2.6	4.9	7.6	11.1	16.3
VAL	0.05	0.28	1.0	3.0	5.6	8.7	12.8	18.6
ARG	0.08	0.47	1.7	4.9	9.2	14.1	20.7	30.3
HIS	0.03	0.16	0.59	1.7	3.2	4.9	7.2	10.4
ALA	0.08	0.44	1.6	4.6	8.6	13.3	19.5	28.5
ASP	0.10	0.56	2.0	5.8	10.9	16.8	24.7	35.7
GLU	0.14	0.80	2.9	8.3	15.7	24.2	35.5	51.4
GLY	0.14	0.73	2.6	7.6	14.3	22.0	32.3	46.6
PRO	0.09	0.51	1.8	5.3	10.1	15.5	22.7	33.2
SER	0.05	0.27	0.97	2.8	5.3	8.2	12.0	17.3

表 2-2　不同胎龄的胎儿体内蛋白质和选择性氨基酸增长速率

胎龄范围(周)	12~16	16~20	20~24	24~28	28~32	32~36	36~40
体重范围(kg)	0.02~0.1	0.1~0.3	0.3~0.75	0.75~1.35	1.35~2.0	2.0~2.7	2.7~3.4
24 小时胎儿体内 N 和蛋白质的升高							
总 N(gm)	29	93	243	326	386	504	714
蛋白质(gm)(N×6.25)	0.18	0.58	1.52	2.04	2.41	3.15	4.46
胎儿体内各种氨基酸的升高(mg/d)							
ILE	6	26	53	71	82	109	148
LEU	13	43	111	151	174	231	330
LYS	13	41	107	145	167	222	313

续表

胎龄范围(周)	12~16	16~20	20~24	24~28	28~32	32~36	36~40
体重范围(kg)	0.02~0.1	0.1~0.3	0.3~0.75	0.75~1.35	1.35~2.0	2.0~2.7	2.7~3.4
MET	4	11	28	39	44	59	92
PHE	7	23	61	83	95	127	184
TYR	5	17	44	59	68	91	127
THR	7	23	61	83	95	127	184
VAL	8	27	70	94	109	145	210
ARG	14	43	114	154	177	236	340
HIS	5	15	39	53	61	81	112
ALA	13	41	107	145	167	222	319
ASP	17	52	136	183	211	281	392
GLU	23	74	195	263	303	403	568
GLY	21	68	177	240	276	367	513
PRO	15	48	125	168	194	258	300
SER	8	25	66	89	102	136	191

（二）胎盘对氨基酸的主动转运

氨基酸通过滋养层细胞的转运过程主要分为三步,首先,母体循环中的氨基酸通过微绒毛膜被摄取进入滋养层细胞,其次,转运由滋养层细胞母面到达胎儿面,最后,氨基酸穿透基底膜面进入胎儿循环[11]。绝大多数氨基酸从母体转运到胎儿都表现为抗浓度梯度的,是能量依赖性的转运机制。已经证实,人类、猿类、小鼠、豚鼠、羊的胎儿血浆氨基酸浓度比母体中升高,尽管大多数氨基酸的胎儿/母体浓度比>1.0,但不同物种间略有不同,例如在人类必需氨基酸赖氨酸、组氨酸的胎儿/母体比>1.0;而在羊中则<1.0。滋养层组织内存在一些特殊氨基酸如瓜氨酸等,浓度高于母体血浆中的,所以即使是胎儿/母体氨基酸浓度比在<1.0时,整个转运也是能量依赖型的。

由于胎盘氨基酸转运是能量依赖性的,所以抑制糖酵解和有氧代谢能减少胎盘的氨基酸转运,以上结论主要是利用α-甲基氨基异丁酸(MeAIB),一种非天然体外合成的氨基酸,而不是天然的氨基酸体外实验的结果。体外实验证实氨基酸掺入到胎盘蛋白质中也是能量依赖性的,但体内还没有足够的证据证实当能量底物、氧缺乏或选择性的抑制糖酵解及有氧代谢的情况,胎盘的氨基酸吸收、转运和代谢减少。然而通过减少母体吸入氧浓度来诱导胎羊3~4小时的缺氧,测得总的氨基酸的吸收明显减少。

表2-3所示已经明确胎盘至少有10个吸收氨基酸的转运装置系统。目前这些转运装置系统大体分为钠依赖和钠非依赖系统。不同的氨基酸转运系统中有相当大的重叠,但ASC系统是大多数必需氨基酸转运非常重要的系统之一,但赖氨酸除外,赖氨酸作为一种必需氨基酸其转运是通过几种其他的钠非依赖性的转运装置实现的。

对人类绒毛膜的研究显示,母体的绒毛膜面A、N、X-AG、B、Y+、Y+L和I系统(即以前所说的"L"系统)有活性;而胎儿面即基膜

表 2-3 人类部分胎盘氨基酸的转运机制

系统	底物	条件	膜
钠依赖性			
A	神经氨基酸:丙氨酸、甘氨酸、丝氨酸、脯氨酸、苏氨酸、谷氨酰胺、MeAIB	Na^+ 依赖,细胞外 H^+ 抑制;除外带阴离子和阳离子的氨基酸、亮氨酸	M、F
ASC	丙氨酸、丝氨酸、半胱氨酸、带负电荷(酸性)氨基酸	Na^+ 依赖,细胞外 H^+ 抑制;除外 MeAIB、带正电荷氨基酸和脯氨酸	F
N	谷氨酰胺、组氨酸、门冬酰胺	Na^+ 依赖;除外 MeAIB、半胱氨酸	M
X-AG	带负电荷(酸性)氨基酸、谷氨酸、门冬氨酸	Na^+ 依赖;从脐血中吸收;不与其他氨基酸竞争	M、F
B	牛磺酸	Na^+、Cl^- 依赖;所有氨基酸中滋养层细胞内浓度最高的氨基酸,除外 α-氨基酸	M
钠非依赖性			
I	支链氨基酸:(亮氨酸、异亮氨酸、缬氨酸)、色氨酸、苯丙氨酸、酪氨酸、丙氨酸、丝氨酸、苏氨酸、谷氨酰胺	Na^+ 非依赖,细胞外 H^+ 促进;除外带负电荷氨基酸、脯氨酸、MeAIB	M、F
Y+	赖氨酸、门冬酰胺	阳离子氨基酸主要的转运装置;除外阴离子氨基酸;受神经氨基酸的抑制(胎儿侧>母体侧)	M、F
B0+	赖氨酸、门冬酰胺	除外阴离子氨基酸	F
Y+L	赖氨酸、门冬酰胺	除外阴离子氨基酸	M
其他的不十分明确的特殊的转运装置			
		Na^+ 依赖性	M
	脯氨酸	Na^+ 依赖性	F
	半胱氨酸	Na^+ 非依赖性	M
	丙氨酸、丝氨酸	Na^+ 非依赖性	M
	酪氨酸	Na^+ 非依赖性	F

注:M=maternal 母亲;F=fetal 胎儿

上 ASC、X-AG、Y+、B0+和 Z 系统有活性。在胎盘组织中,丙氨酸、谷氨酰胺、苏氨酸和丝氨酸四种糖异生的氨基酸浓度高,它们的转运是通过三种主要的转运系统:A、ASC 和 Ⅰ系统。这可能是胎盘和胎儿特别是与胎儿肝脏之间采取的一种保护性措施,以确保当供给胎儿的葡萄糖严重受限时,这些重要的氨基酸能供能给胎儿,此时糖异生就变成了胎儿生存的基本能力。

(三)胎盘在氨基酸转运中的适应性改变

对孕鼠的体内研究中,通过给孕鼠注射高血糖素形成低氨基酸血症模型,研究中胎仔的体重只有在孕母禁食导致母体低血糖时才受到影响,这说明胎盘能代偿低氨基酸血症,从而维持胎儿氨基酸的供应和浓度;相反,与低氨基酸血症不同,胎盘不能明显地代偿低血糖,因为低血糖时胎儿的能量(葡萄糖)供应减少了。有研究者进行相关实验结果表明,不论是在妊娠末期还是在这之前的几周,生长停滞的胎儿和其母亲血浆中氨基酸的浓度都是较低的。进一步的研究显示,即使胎儿的心率等检测是正常的,宫内生长停滞的妊娠中母体与胎儿的氨基酸浓度也是低的,这提示氨基酸浓度的减低先于其他的临床病理改变出现。

生长受限胎儿的胎盘,随着总的α-氨基氮转运的减少,同时引起许多氨基酸的转运减少,特别是必需氨基酸。有研究表明,孕妇体内睾酮的含量增加会引起胎儿生长受限,其机制是下调特殊氨基酸(赖氨酸、亮氨酸和牛磺酸等)的活性而非睾酮透过胎盘直接影响胎儿的生长发育[12]。对适于胎龄儿(AGA)和小于胎龄儿(SGA)微绒毛膜滤泡的研究显示,SGA婴儿的A转运装置系统活性显著地降低了63%,说明母体的营养供给发生改变后,胎盘能量代偿调节的机制尚需进一步研究。

胎盘含有许多激素受体(如:胰岛素、促性激素、生长因子、β肾上腺素、胆碱能激素、阿片素等),极少的证据证实胎盘氨基酸的转运是由这些激素调节的,但乙酰胆碱能通过调节改变膜电势,提示它可能是一个潜在的调节者。小鼠体外实验的证据提示,胰岛素可以提高胎盘对氨基酸的吸收及向胎儿的转运;另一些研究也发现,在体外培养的滋养层细胞内,胰岛素、地塞米松、高血糖素等能提高 MeAIB 的吸收。推测由于已知滋养层细胞能产生胰岛素样的生长因子Ⅰ(IGF-Ⅰ),胰岛素可能通过 IGF-Ⅰ 受体提高MeAIB 的吸收。

乙醇在体内和体外都能抑制胎盘氨基酸的转运(主要是Ⅰ系统),但急性乙醇中毒比慢性饮酒的孕母抑制显著。吸烟能提高胎盘尼古丁的浓度,而且胎儿血浆中的浓度高于其母体的血浆浓度,尼古丁和烟草中其他的成分能减少一些氨基酸的吸收。尼古丁能抑制胎盘中 A 系统的转运,乙醇和吸烟对胎儿有双重的损害,吸毒的孕妇将会导致胎儿的生长停滞。

由于氨基酸需要主动转运,它们适当进入各自转运体系,胎盘根据限定的间距转运,因此氨基酸在胎盘转运速率可能不受到子宫血流或胎盘血流调节特别大的影响。非常严重血流的减少可能影响胎盘对氨基酸的转运,是由于血流减少影响了胎盘能量和离子梯度而并不是通过直接减少转运通道引起的。

(四) 胎儿氨基酸的代谢

妊娠中期脐血吸收氨基酸的氮与胎儿干重相关,是末期的 4 倍,说明了氨基酸通过氧化作用为胎儿提供的碳参与了妊娠的大部分过程。在胎儿生长中,蛋白质净合成超过净分解,这两个过程是动态的,正常胎儿处于正氮平衡。

由于蛋白质合成和生长的速度在胎儿期非常快,大量的研究已经证实,适当地限制母体的氨基酸或能量供应或两者均限制时,能引起胎儿的蛋白和氨基酸代谢情况的改变。有学者观察到孕鼠在选择性的母体低氨基酸血症期间,胎儿氨基酸浓度恒定,只有当母体禁食到减少了胎儿糖(能量)供应时,胎儿的生长才减低,表明减少胎儿的蛋白质合成速度或提高蛋白质合成速度是与胎儿葡萄糖能量供应相关的。

急性禁食时,胎儿蛋白质合成率正常而分解提高,氨基酸浓度相对正常,但葡萄糖浓度明显减低;母体长期的营养不良伴有能量和蛋白质限制,可导致胎儿蛋白质合成和分解的减低。这些数据支持胎儿蛋白质合成是氨基酸和能量共同依赖的,而胎儿蛋白质的分解代谢可能受非蛋白质能量底物供应的调节。

谷氨酸在哺乳动物的大脑中扮演着兴奋性神经递质的角色,并参与多种神经活动,包括认知和记忆[13,14],过度表达会导致大脑损伤和神经元凋亡。有研究表明,胎儿乙醇综合征可促进神经递质释放和谷氨酸平衡的早期改变,导致谷氨酸的过表达,从而损害大脑组织,影响胎儿的神经发育[15]。

四、胎儿钙、磷、镁转运与代谢

(一)胎盘对钙的转运

胎盘转运大量的钙以满足胎儿骨骼迅速生长所需的矿物质。对所有物种的研究结果显示,母体胎儿间的钙转运速度在孕期后三个月急剧上升,因此健康胎儿的28g总钙中2/3是在妊娠的后三个月累积的。

妊娠后期,胎儿血浆总的钙浓度比母体血浆高,在母体和胎儿转运钙的跨细胞结构中,钙以离子形式,ATP依赖,穿过胎盘的绒毛面,并具有饱和性,对氰化物的抑制作用敏感。说明母体通过胎盘向胎儿转运钙的过程是逆浓度梯度、温度依赖性、可以受代谢抑制物(如氰化物)抑制的,并且这种方式比分子以简单扩散方式穿过胎盘更迅速。

跨细胞的胎盘钙转运可能包括有3步:①钙由母体血浆穿过胎盘膜的母体面,流入或进入滋养层细胞质;②钙随溶质移动,不引起溶质中钙浓度大的波动;③钙从溶质中穿过基底膜或胎儿面胎盘膜流出进入到胎儿血浆。应用钙放射性核素作为示踪剂的研究显示,哺乳动物胎盘对钙的转运是双向的。无法用直接的研究方法证明钙从母体血浆流入到滋养层细胞质的机制,但是以钙单向流入为模型的研究表明钙浓度在胎盘的胎儿侧高,说明母体向胎儿的净钙流量比胎儿向母体的净钙流量高。

钙在小肠的转运机制已基本明确,研究显示胎盘中钙由母体进入滋养层细胞转运机制与小肠相近,以电化学梯度按被动扩散的方式进入,正如在肠道中的转运一样,胎盘的转运也有饱和性,并且可能存在一个特殊的载体或通道。载体的证据是通过使用单一的微绒毛细胞建立两点模型,检测动力学指标

来研究人类胎盘微绒毛对钙的吸收,结果显示胎盘微绒毛细胞存在着活化的钙通道。

尽管胎盘总的钙含量高,但有活力的细胞胞质内钙浓度必须维持在亚微摩尔(sub-micromole)数量级范围,细胞内钙浓度较细胞外低100倍,为维持细胞的正常活力,一定存在着有效的机制来维持细胞内钙负荷及钙从母体转运到胎盘胎儿面的细胞质内。在这个过程中钙结合的蛋白(CaBPs)可能起着重要作用,它的主要作用是细胞内钙的缓冲及钙的穿梭,促进钙的跨细胞转运。通过检测抗人CaBPs抗体预处理的胎盘微绒毛,钙的吸收受抑制证明了CaBPs在胎盘转运钙中的作用。在肠上皮的一些细胞同样存在CaBPs并且证实存在CaBPs的细胞钙扩散的速度比CaBPs缺乏细胞高60~70倍。因此,CaBPs可能作为一个细胞内穿梭的递质,使钙通过滋养层细胞扩散更容易。

钙在胎盘的转运机制被认为与钙在肠道的吸收转运机制相似,包括通过瞬态感受器电位阳离子通道、子类V、成员6(TRPV6)和其他门控钙通道在胎盘母面进入胎盘滋养层细胞和胎盘卵黄囊细胞,并与一些蛋白结合,例如钙结合蛋白等,最后来到胎盘胎儿面在钙和镁依赖ATP酶(Ca-ATPase)的帮助下主动泵出细胞,进入胎儿循环[16]。

胎盘没有神经的供应,因而随着孕龄的增加引起胎盘钙转运能力增加的因素除受到遗传因素影响外,还受到母体、胎儿、胎盘产生激素的调控。激素信号控制胎盘钙转运能同时作用于胎盘的母体侧和胎儿侧。可能参与调控的激素有$1,25(OH)_2D_3$、甲状旁腺激素(PTH)、降钙素及其他由甲状旁腺分泌的肽。有报道指出,夏季出生的婴儿比冬季出生的婴儿骨骼内矿物质的含量低,这一现象的原因不完全清楚,但母体和胎儿产生的与钙相关的激素与季节有关。因此目前认为能影响胎儿钙吸收的因素包括母体、胎儿的血浆钙浓度,母体和胎儿血流和胎盘转运机制

的效率和能力及激素。

（二）胎盘对磷的转运

足够量磷的吸收对于胎儿的发育是很重要的，因为磷在骨骼的矿物质沉积代谢的中间步骤中起作用。哺乳动物妊娠后期，胎儿血浆磷浓度比母体高（表2-4），因此胎盘由母体向胎儿方向的磷转运是逆浓度梯度的主动转运过程。人类胎儿在妊娠末期磷的总含量将近16g，其中大部分是在妊娠的最后三个月转运的。

体外研究人类胎盘膜对磷的吸收证明，胎盘细胞膜上存在着 Na^+ 依赖性的转运系统，并有高亲和力的底物，说明在体外这一系统具有饱和性。培养基中pH升高时对磷吸收的亲和力增高，随着盐浓度的升高，Na^+ 依赖通道通过升高最大吸收速度（Vmax）使磷的吸收升高。因此pH、温度、盐浓度等在磷由母体血浆转运至胎儿的过程中起着主要的调控作用。激素对磷转运的调节没有确切的报道，根据胎盘中存在的 $1,25(OH)_2D_3$ 受体和甲状旁腺激素等证据推测这些激素可能参与磷的转运。有研究表明胎盘存在并表达调节磷的基因，但不是 *FGF23* 基因[17]。

表 2-4 不同种属间母体和
胎儿血浆的无机磷浓度

种属	例数（n）	母体（mmol/L）	胎体（mmol/L）
人	115	1.43 ± 0.5	1.92 ± 0.4
羊	6	1.29 ± 0.16	1.97 ± 0.4
豚鼠	6	1.25 ± 0.1	1.96 ± 0.1
小鼠	12	1.75 ± 0.25	3.29 ± 0.15

（三）胎盘对镁的转运

至妊娠末期，胎儿血浆总的镁浓度超过母亲，与钙和磷相似，母体向胎儿镁的转运是逆浓度梯度并可能包括有主动转运的机制。妊娠5个月后，胎儿体内镁含量迅速升高，用 ^{28}Mg 作为示踪迹的研究表明，每天镁的净流量是4.5mg。胎盘对镁转运的确切机制了解甚少，目前认为，镁跨过母体面胎盘膜可能是依赖细胞内游离镁离子浓度被动的转运；流出胎盘膜胎儿面可能是能量依赖的过程，但这一过程与钙转运中由钙、镁依赖的ATP酶参与的转运机制不同。有报道阿米洛利或呋塞米能减少母亲向胎儿转运 ^{28}Mg，这提示可能存在以 Na^+/Mg^{2+} 交换和 Mg^{2+}/HCO_3^- 协同转运为基础的转运机制。

五、胎儿微量元素与脂溶性维生素转运与代谢

（一）胎儿铁的转运和代谢

正常胎儿在妊娠后三个月元素铁的含量是 $70\sim75mg/kg$。铁分布于红细胞血红蛋白中 $50\sim55mg/kg$，肝脾肾和骨髓中 $10mg/kg$，其他组织细胞大约是 $7mg/kg$。母亲是胎儿铁的来源，胎盘是铁的转运系统。当母体高血压导致胎盘血管病变时，或母体糖尿病引起胎儿高血糖并继发产生高胰岛素血症，影响氧的转运时，胎儿处于慢性缺氧状态，使胎儿红细胞代偿性升高，胎盘处于对铁转运相对或绝对升高的状态，威胁着胎儿体内铁的正常升高和分布。有证据表明，母亲缺铁时胎儿仍有铁的累积；反之，尽管母亲体内的铁是充足的，胎儿仍有可能出现铁缺乏的情况。因此，在调节胎盘转运铁中，胎儿对铁的需求起着主要作用而不是母亲体内铁的状况，只有在母体极度缺铁时才对胎儿体内的铁状况有明显影响。

（二）胎儿锌的转运和代谢

首次认识到锌对人类的生长发育有作用是在1934年。在随后的研究中已发现有200多种含锌的金属酶和蛋白质，另外还有大量的金属酶需要锌的活化。人体内与锌相关的主要酶有：碳酸酐酶、乙醇脱氢酶、碱性磷酸酶、羧肽酶A和DNA、RNA聚合酶。锌参与细胞循环的各个方面并且是维持细胞生长和发育所必需的。妊娠早期胎儿组织内就

出现锌,但大量锌通过胎盘的转运是在妊娠的最后三个月。为维持胎儿正常生长,每天锌的转运量是 0.249mg/kg。初生婴儿锌的总体含量将近 60mg:其中 24mg 在骨骼,15mg 在肝脏与金属代巯基组氨酸(metallothionein)结合。金属代巯基组氨酸是一种低分子量的蛋白质,以含有高比例的半胱氨酸位点为主要特征,这能使每摩尔的蛋白质结合 7g 的金属原子。生后第一个月肝脏中锌和金属代巯基组氨酸均减低,这说明金属代组氨酸是胎儿期锌的主要储存形式。其他主要的含锌组织包括肾脏、皮肤及毛发、指甲、白细胞、血小板、眼的色素层和前列腺。目前胎盘对锌的转运机制和转运的调节因素尚不明确。表 2-5 显示的是孕期母亲和胎儿的锌含量波动范围。

表 2-5 孕期母亲和胎儿的锌含量波动范围

观察对象	含量(μg/dl)
正常女性	88±12
孕妇	48±12
脐血	83±12
新生儿期	133±12

(三)胎儿维生素 A(VA)的转运和代谢

维生素 A 在细胞的生长和分化中起到一定的作用,但脂溶性维生素不能直接进入胎儿循环,因此胎儿需要的维生素需经胎盘的转运系统。孕早期母体维生素 A 以维生素 A 交联蛋白(RBP)的形式穿过胎盘转运到胎儿,这是维生素 A 的最初来源。孕早期母体过量维生素 A 有致畸影响,但母体血浆的 RBP 水平并没有显著的升高,因此母体血浆中过多的维生素可能以酯化或游离维生素的形式转运至胎儿。孕晚期胎盘转运维生素依赖胎儿的 RBP。检测健康母亲及胎儿血中维生素 A 的结果显示,母亲与胎儿的维生素 A 之比大约是 2:1;当母亲维生素 A 缺乏时,母亲血浆和脐血的浓度近似相等,因此妊娠

的最后三个月,尽管母体血浆维生素 A 的浓度及吸收是多变的,胎儿血浆的维生素 A 浓度仍维持在一个恒定的范围内。维生素 A 进入胎儿体内后由肝脏代谢成具有生物学活性的产物,由于脐血的维生素 A 浓度在妊娠的后三个月相对恒定,一些学者推测肝脏中维生素 A 的浓度也可能同样恒定,经检测早产儿和正常儿肝脏维生素 A 含量的均值分别是(30±13)μg/g 肝脏和(31±110)μg/g 肝脏,但范围分别是 2 ~ 49μg/g 肝脏和 5 ~ 54μg/g 肝脏,示波动较大,说明母体维生素 A 的营养状况在决定胎儿肝脏维生素 A 的含量方面起着重要作用。因此,孕母在妊娠后三个月对维生素 A 的良好吸收,能提高胎儿组织对维生素 A 的储存。

(四)胎儿维生素 D(VD)的转运和代谢

在孕期,母体血浆中维生素 D 存在形式 25-(OH)维生素 D 的浓度与母体饮食中 VD 的吸收有关。25-(OH)维生素 D 合成维生素 D 的活化形式 1,25(OH)₂维生素 D 在孕期升高。转运给胎儿的 1,25(OH)₂维生素 D 主要由胎盘的蜕膜细胞合成,其能同时辅助胎盘提高对钙的转运。胎儿的 25-(OH)维生素 D 完全由母体通过胎盘提供。足月儿和早产儿生后低血钙和甲状旁腺激素分泌的升高将减少 1,25(OH)₂维生素 D 的合成。由于血浆中 25-(OH)维生素 D 与 1,25(OH)₂维生素 D 的比例固定,所以其浓度限制着 1,25(OH)₂维生素 D 的合成。有报道认为,饮食中维生素 D 供应不足的国家或地区,母体在孕期补充维生素 D 是必要的,但并未指出确切的围产期需补充维生素 D 及其代谢产物的剂量。

(五)胎儿维生素 E(VE)的转运和代谢

维生素 E 包括 4 种天然类型,分别是生育酚 α、β、γ、δ,各型之间的活力不同,其中 α-生育酚是体内 VE 存在的主要和最有活力的一型,α-生育酚和它的氧化产物 α-生育醌在微粒体中是 Na⁺-K⁺-ATP 酶专一的抑

制剂。生育酚能调节血管平滑肌细胞的增殖和蛋白酶 C 的活力,这是其除了其抗氧化作用以外的又一功能。当 α-生育酚供给不足时 γ-生育酚可以代偿 α-生育酚在脑及红细胞中作用,这对胎儿的迅速生长意义重大。

据报道胎儿红细胞中 α-生育酚水平均值是(0.74±0.16)mg/L,母体红细胞中平均值是(1.08±0.14)mg/L。母体和胎儿的 α-生育酚水平之间成正相关(r = 0.66,P = 0.002)。维生素 E 能保护机体免受氧自由基的损伤,当胎儿在孕期或分娩过程中周围环境处于低氧状态时,缺血缺氧再灌注损伤产生过多的氧自由基,尽管胎儿的表现是缺氧,但氧化破坏亦是原因之一,而 VE 有抗氧化作用可以保护胎儿。

在治疗 VE 缺乏综合征中,VE 发挥活性的机制依靠它的作为生物抗氧化剂的单一效应,宏观上维生素 E 作用到细胞膜上主要是维护其结构和功能的完整;微观上自由基介导的膜结构的损伤主要引起敏感组织细胞的受体位点、膜功能和膜上酶的活力改变,只有相对不敏感的组织能免受损伤,因此 VE 缺乏综合征在不同器官、不同发育时期、不同的饮食及环境中表现不同。

(六)胎儿维生素 K(VK)的转运和代谢

维生素 K 在肝脏中代谢成为 VK2,3-环氧化物(KO)、VK 醌(K)和 VK 氢醌(KH4)。VK 发挥生物学活性需要蛋白质、γ-羟基谷氨酸和谷氨酸(Glu)的调节,VK 的 Glu 位点与 Ca^{2+} 相连是凝血因子活化的基础。所谓肝脏中的 VK 循环就是 VK 在酶的作用下形成一分子的 VK 代谢物 KO,KO 在肝脏被还原成氢醌的过程(图 2-4),其中 VK 的还原通路 Ⅱ 与 VK 循环密切相关。通路 Ⅰ 是生理上最重要的通路,是在 VK 正常或偏低时进行调控的机制,参与 VK 循环的重要酶 VK 环氧化还原酶催化还原 KO 形成 VK 的活性形式醌。已经证实 VK 环氧化还原酶是抗凝血作用药物华法林的靶位,所以华法林药效作用的发挥是通过阻断通路 Ⅰ 实现的,当华法林作为 VK 中毒的解毒药时,VK 的活化是由通路 Ⅱ 完成的,这条通路仅在肝脏的 VK 浓度高时发挥作用。

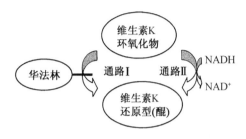

图 2-4　肝脏中的维生素 K 代谢

孕期胎儿体内 VK 全部由母体提供并储存在肝脏中,孕早期由于胎儿肝脏功能不成熟 VK 的活化形式也由母体提供。于胎龄 10 周时,胎儿肝脏中 VK 的浓度平均为 2 ~ 4pmol/g,随着胎龄的增加,胎儿能代谢部分肝内的 VK,足月时肝脏中 VK 的浓度平均为 2.2pmol/g,明显低于成年人的水平 12pmol/g。除了量上的差异,在成分上成年人肝脏 VK 主要是由长链甲萘醌(MK,主要是 MK7-13)构成,而这些成分在胎儿肝脏中不存在或浓度极低[18]。母体的 VK 水平直接影响到胎儿的 VK 水平。母体围产期 VK 水平低增加了婴儿发生出血性疾病的危险度。

临床上出血性疾病曾用 VK 成功的治疗,因此有人指出刚刚开始宫外生活的新生儿缺乏 VK,而且出生后即补给一定量的 VK 对于纠正血液系统的不平衡状况是必要的。但同时又有一些学者不支持以上观点,通过研究宫内胎儿发现,依赖 VK 的凝血因子的凝集活力与各自的抗原密切相关,胎儿缺乏 VK 依赖的凝血因子 PIVKA,PIVKA 是一种 VK 缺乏时诱导产生的蛋白,这不支持胎儿 VK 缺乏的观点。另外,肝脏产生依赖 VK 的凝集因子与孕龄相关,新生儿血中这些因子浓度大约是成人的 30% ~ 60%,直到 6 周后才接近正常成人水平。因此目前认为新生儿出血性疾病的原因是：①母亲孕期营养不良；②孕期 VK 拮抗剂的使用；③新生儿肝脏 VK 储备耗竭；④不明原因的 VK 缺乏。

（何振娟　雷一慧）

参 考 文 献

1. Hay WW Jr. Placental-fetal glucose exchange and fetal glucose metabolism. Trans Am Clin Climatol Assoc,2006,117:321-339.

2. Janzen C,Lei MYY,Cho J,et al. Placental glucose transporter 3（GLUT3）is up-regulated in human pregnancies complicated by late-onset intrauterine growth restriction. Placenta, 2013, 34（11）: 1072-1078.

3. Salazar MR,Carbajal HA,Espeche WG,et al. Relation Among the Plasma Triglyceride/High-Density Lipoprotein Cholesterol Concentration Ratio, Insulin Resistance, and Associated Cardio-Metabolic Risk Factors in Men and Women. American Journal of Cardiology,2012,109(12):1749-1753.

4. Giannini C,Santoro N,Caprio S,et al. The Triglyceride-to-HDL Cholesterol Ratio Association with insulin resistance in obese youths of different ethnic backgrounds. Diabetes Care, 2011, 34（8）: 1869-1874.

5. Christian P,Stewart C P. Maternal micronutrient deficiency,fetal development,and the risk of chronic disease. Journal of Nutrition, 2010, 140（3）: 437-445.

6. Venu L,Padmavathi IJ,Kishore YD,et al. Long-term effects of maternal magnesium restriction on adiposity and insulin resistance in rat pups. Obesity（Silver Spring）,2008,16:1270-1276.

7. Ganeshan M,Sainath PB,Padmavathi IJ,et al. Maternal manganese restriction increases susceptibility to high-fat diet-induced dyslipidemia and altered adiposefunction in WNIN male rat offspring. Exp Diabetes Res,2011,2011:486316.

8. Elahi MM,Cagampang FR,Dhea M,et al. Long-term maternal high-fat feeding from weaning through pregnancy and lactation predisposes offspring to hypertension,raised plasma lipids and fatty liver in mice. Br J Nutr. British Journal of Nutrition, 2009, 102（4）:514-519.

9. Kraut R,Hebbar S,Osborne K,et al. Sphingolipid metabolism in Drosophila neurodegeneration:Roles of ceramide and cholesterol storage. Chemistry & Physics of Lipids,2011,164（1）:S2-S3.

10. Xu Y,Agrawal S,Cook TJ,et al. Di-（2-ethylhexyl）-phthalate affects lipid profiling in fetal rat brain upon maternal exposure. Arch Toxicol, 2007, 81（1）:57-62.

11. Dalton P,Christian H,Redman C,et al. Differential effect of cross-linking the CD98 heavy chain on fusion and amino acid transport in the human placental trophoblast（BeWo）cell line. Biochimica Et Biophysica Acta,2007,1768(3):401-410.

12. Sathishkumar K,Elkins R,Chinnathambi V,et al. Prenatal testosterone-induced fetal growth restriction is associated with down-regulation of rat placental aminoacid transport. Reprod Biol Endocrinol,2011,9:110.

13. Duncan NW,Wiebking C,Northoff G. Associations of regional GABA and glutamate with intrinsic and extrinsic neural activity in humans—A review of multimodal imaging studies. Neuroscience & Biobehavioral Reviews,2014,47（1）:36-52.

14. Ruediger T,Bolz J. Neurotransmitters and the development of neuronal circuits. Adv Exper Med Biol,2007,621:104-115.

15. Feltes BC,de Faria Poloni J,Nunes IJ,et al. Fetal alcohol syndrome,chemo-biology and OMICS:ethanol effects on vitamin metabolism duringneurodevelopment as measured by systems biology analysis. OMICS,2014,18(6):344-363.

16. Christopher S. Kovacs. The Role of PTHrP in Regulating Mineral Metabolism DuringPregnancy,Lactation,and Fetal/Neonatal Development. Clinic Rev Bone Miner Metab,2014,12:142-164.

17. Ma Y,Samaraweera M,Cooke-Hubley S,et al. Neither absence nor excess of FGF23 disturbs murine fetal-placental phosphorus homeostasis or prenatalskeletal development and mineralization. Endocrinology,2014,155(5):1596-1605.

18. Shearer MJ, Fu X, Booth SL. Vitamin K nutrition, metabolism, and requirements: current concepts and future research. Adv Nutr, 2012, 3(2): 182-195.

第四节　胎儿生长受限

一、概　　述

胎儿生长发育受母体因素、胎盘功能以及遗传因素(胎儿生长潜能)的影响。上述因素发生异常,均可使胎儿生长受限(FGR),而达不到正常的生长潜能。在临床实践中,由于小于胎龄儿(small for gestational age, SGA)概念更具操作性,常将 FGR 和 SGA 互用。但两者概念上并不完全等同。SGA 是指统计学上一组出生体重低于相应胎龄出生体重的第十百分位的新生儿。SGA 既包括病理性的 FGR 新生儿,也包括生长发育偏小但健康的新生儿。此外,并非所有的FGR 的新生儿都是 SGA,因为有些 FGR 新生儿的体重可能并不低于相应胎龄体重的第十百分位,但与他们自身的正常生长潜能相比较,是偏低的。

由于新生儿正常出生体重还与种族、性别以及母亲产次和体格(身高、体重)有关,所以仅考虑了胎龄因素的 SGA 显然不能很好地区分胎儿是否 FGR。而且,早产儿通常存在 FGR 情况,所以早产儿出生体重参考值往往低于同胎龄、未早产胎儿的体重参考值[1]。考虑到上述因素,现代临床流行病学提出了"个体化的胎儿生长曲线"(customisedfetal growth chart)概念来判断 FGR,并已在临床运用[2]。"个体化的胎儿生长曲线"的获得主要基于以下三个原则[3]:①考虑并纠正了母亲体质性因素(如身高、体重、产次和种族)和胎儿性别;②排除吸烟、高血压和糖尿病等病理因素的影响;③胎儿体重曲线数据库源于超声对正常妊娠胎儿体重的估计。

胎儿生长有赖于充足的母体养分供给、有效的胎盘转运以及正常的胎儿营养代谢调控。本文主要讨论造成 FGR 的营养性因素和有关营养治疗。FGR 的产前诊断、管理以及新生儿诊治不在此论述。

二、造成 FGR 的营养性因素

(一)母亲营养不良

母亲营养与胎儿生长、新生儿出生体重的关系甚为密切。母亲孕前体重和孕期体重增加是影响胎儿生长的因素。母亲体重过低和营养不良往往分娩低出生体重儿。非肥胖孕妇孕期体重增加值与新生儿出生体重显著相关。一项 meta 分析[4]发现,母孕期体重每增加 1kg 使新生儿平均出生体重增加约200g。孕期体重增加不足(<7kg)的孕妇,胎儿发生 FGR 的相对危险度约增加 1 倍,每 7例 FGR 中就有 1 例是由母孕期体重增加不足引起的。孕 16 周时,孕妇体重增加不佳往往预示胎儿/新生儿体重偏低。肥胖孕妇分娩 SGA 较少见,往往分娩巨大儿。

孕早期由于胚胎及胎儿对营养需求较少,故此时母亲营养状况对胎儿生长影响最小。孕后期胎儿生长更易受母亲营养状况的影响。1944～1945 年荷兰发生大饥荒。大饥荒对于母亲处于孕后期的胎儿生长影响明显,可造成出生体重总体减少约 300g。而且孕妇营养不良对子代的影响存在"隔代效应"(intergenerational effect)[5]。尽管当时母亲处于孕早、中期的女性胎儿出生体重受饥荒影响不大,但其成年后生育分娩低体重儿的风险增加。其分娩新生儿出生体重可减少200～300g。

孕期母亲血浆维生素 A、B_1、B_2、叶酸以及铁、碘、钙等元素缺乏也与 FGR 相关。

(二)胎盘的营养转运、调节异常

胎盘承担着母胎营养转运、母胎气体交换以及代谢内分泌功能,是胎儿宫内正常生长的重要前提条件。胎盘自身需要相当的营养和能量供给以维持其功能,其氧化代谢率基本与胎儿相当。胎盘相对恒定地消耗整个子宫血液循环40%的氧和70%的葡萄糖,剩余的营养物质供给胎儿生长所需[6]。轻度胎盘功能不足时,就可能造成胎儿营养供给不足。除了减少胎儿营养底物的供给外,胎盘功能不足引起胎盘代谢改变,如胎盘泌乳素分泌减少,影响母体营养储备的动员;胎盘蛋白合成减少,影响氨基酸主动转运和葡萄糖协同转运。氨基酸的转运是需氨基酸转运蛋白的耗能的过程。胎盘具有选择性摄取、代谢和转运各种氨基酸的功能[7]。胎儿血浆中大多数氨基酸浓度高于母亲血浆浓度。当母体高血压或低血糖,均可限制胎盘氨基酸转运。

母亲许多慢性疾病如妊娠期高血压、糖尿病等可以影响胎盘功能,进而造成宫内缺血和(或)缺氧。妊娠期高血压胎盘可表现为滋养细胞分化异常、螺旋动脉重铸停滞、胎盘浅着床以及血管内皮细胞损伤等特点,造成子宫胎盘血流灌注不足以及胎儿缺血和缺氧[8]。妊娠期高血压可在出现水肿、蛋白尿以及血压升高等临床症状之前,就可影响胎儿宫内生长和健康状态。母亲糖尿病尤其伴有终末器官损害时,也可造成胎盘血管功能异常,引起胎儿FGR。

胎盘也是一个内分泌器官。人类胎盘催乳素(human placental lactogen,HPL)水平在整个孕期呈进行性增加[9]。HPL也有脂肪分解作用,并因此有助于母亲饥饿时维持胎儿葡萄糖的供给[10]。胎盘催乳素可能有调节母亲食欲的作用。胎盘也是人生长激素和IGF-1的来源之一。IUGR的孕妇血中人胎盘生长激素和IGF-1水平降低较低,可能也是胎盘功能不足的表现。

(三)胎儿的生长调控缺陷

妊娠期,母亲内分泌调整,努力保证胎儿营养所需。孕中后期,母体出现的胰岛素抵抗现象有助于母体消化吸收的营养向胎儿转运。当母体处于饥饿状态时,母体胰岛素水平迅速降低以及胎盘泌乳素升高,这有助于母体加速动员储备能源(脂肪),母体游离脂肪酸和酮体水平迅速升高。同时,由于胰岛素水平降低以及游离脂肪酸和酮体水平升高,母体将减少葡萄糖的利用,而保证胎儿葡萄糖的供给[10]。母体酮体可经胎盘转运供胎儿氧化代谢,也可供胎儿利用合成脂质和蛋白。

除了营养底物的供给外,胎儿组织生长有赖于胎儿正常内分泌调控。胰岛素/胰岛素样生长因子被认为是胎儿的"生长激素"[11,12]。

胰岛素可以促进胎儿脂肪沉积、糖原合成以及增加肌肉组织对氨基酸摄取和蛋白合成。胎儿缺乏胰岛素合成时,如先天性胰岛缺乏,胎儿生长严重受限[13]。胰岛素受体或受体后功能异常也可导致胎儿生长受限[14,15]。胎儿某些影响胰岛素分泌的单基因疾病也可造成FGR。胰腺β细胞中葡萄糖激酶可以促进胰岛素的释放。当葡萄糖激酶基因突变,酶功能下降可造成胎儿FGR[16]。而胎儿发生高胰岛素血症,如母亲糖尿病、Beckwith-Wiedemann综合征[17](H19基因印记缺陷)等均可造成胎儿生长过度。

胰岛素样生长因子1(insulin-like growth factor 1,IGF-1)和胰岛素样生长因子2(insulin-like growth factor 2,IGF-2)也是调控胚胎和胎儿生长的关键因子[18]。IGF-2主要调节胚胎的生长,而IGF-1主要调节孕后期及生后早期的生长。缺少IGF-1基因的小鼠在孕后期发生FGR且出生后的生长也持续受限;而缺少IGF-2的小鼠则主要表现为孕早期生长受限[19]。胎儿IGF-1以内分泌和旁分泌的方式调节胎儿的生长。胎儿和新生儿的体重与血液中IGF-1的浓度显著相关[20]。而且,IGF-1基因多态性与对称性FGR相关。

营养物质(主要为:葡萄糖,氨基酸)-胰岛素-胰岛样生长因子(IGF)代谢轴是调节胎儿生长的主要途径。经胎盘转运的葡萄糖调节胎儿胰岛素的释放,胰岛素调节胎儿 IGF-1 的释放,IGF-1 的作用主要是促进合成代谢和细胞分裂增殖,这是胎儿生长调控的主要途径。母羊的饥饿状态可使胎羊 IGF-1 水平显著下降[21]。将胎羊的胰腺切除可导致 IGF-1 水平降低以及胎羊生长减缓[22]。

IGF-1 还可明显影响胎盘代谢。对胎羊输注 IGF-1 可使胎盘乳酸生成减少和胎盘氨基酸需求量减少,增加母体对胎羊营养物质的供给[23]。因此,胎儿的 IGF-1 不仅调节胎儿的生长,而且协调胎儿和胎盘的代谢。

胎儿生长激素可能对胎儿生长(体重)并无太大作用。下丘脑功能不全的胎儿出生体重与正常胎儿无明显差异,而且胎儿肝脏几乎无生长激素受体。但先天性生长激素缺乏症患儿出生时身长较低[24]。

三、FGR 的营养性干预

目前并无有效的治疗手段能够逆转或阻断 FGR 进程[12]。营养供给不足可能是胎儿晚期生长受限的主要原因,进行营养干预是潜在的防治策略之一。胎儿营养物质的获得需经过母亲营养物质的摄入、消化吸收、子宫胎盘循环、胎盘转运和胎儿摄入吸收等环节。理论上可在上述途径的任意水平进行营养干预。此外,通过羊膜腔进行营养补充也是一种可能的治疗途径。

(一)母亲营养干预

动物实验表明,营养物质的补充能够预防 FGR 的发生,但没有证明 FGR 的发生是否可逆。限制母羊进食造成胎羊营养不良的发生,胎羊的生长随之减速,当母羊恢复进食后 10 天,胎羊的生长可以恢复。如果母羊营养不良的时间长达 21 天,即使母羊恢复进食,胎羊的生长也不能恢复。因此,生长受限似乎在持续一段时间后变为不可逆[25]。

不发达国家,母亲营养不良仍是重要的问题。孕期能量摄入增加可促进胎儿生长。

对营养不良的孕妇在孕晚期补充热卡能够改善生后的生长情况[26]。而对营养状况良好的母亲进行干预,并不能带来预期的效果[27]。因此,选择营养干预的对象很重要,但选择干预对象的标准以及何时开始干预仍有待更多研究数据[27]。此外,平衡的能量蛋白摄入(25% 的蛋白能量)也是改善胎儿生长和降低胎儿/新生儿死亡的风险[28]的重要因素。母亲饮食补充过多蛋白可造成围产儿死亡率增加和胎儿生长下降[29]。

妊娠期母亲补充微量元素也可促进胎儿的生长。一项在非洲进行的随机双盲临床研究纳入了 1426 名孕妇,发现补充 15 种维生素以及微量元素可以显著增加胎儿的生长[30]。最近一项 meta 分析显示,孕期母亲补充多种微量元素对出生后(5 岁以下)头围增长具有促进作用[31]。

(二)胎儿营养干预

动物实验显示,宫内对胎儿直接静脉补充营养物质可以促进体重增加和预防 FGR。对胎羊直接输注葡萄糖可使胎羊体重增加,机体脂肪组织增加[32],而且对胎羊静脉输注葡萄糖和氨基酸混合营养液可以预防因胎盘栓塞造成的 FGR[33]。虽然直接对胎儿补充营养物质不受营养物质转运环节的影响,但临床应用仍有巨大障碍。

通过羊膜腔/羊水对胎儿进行营养干预可能是一种有效、易行的方法[34]。在孕后期,正常胎儿吞咽大量羊水。胎儿在孕后期吞咽的羊水量每天高达 700ml,并通过此途径获得约 10% 的热卡和蛋白质。注入宫腔的碳水化合物和蛋白质可被胎儿吞咽、消化、吸收和参与机体构成。羊膜腔内输注葡萄糖和氨基酸可以改善胎儿生长[35],但仍需更多的临床证据评估。

胎儿营养干预同样存在一定风险。一种营养物质(葡萄糖)的补充可能造成另一种营养物质(氧)的需求增加。胎儿直接输注葡萄糖可造成胎儿耗氧增加并引起胎儿 pH

下降[36]。这对已存在损伤的胎儿是不利的，甚至是致命的。

总之，胎儿宫内营养缺乏导致生长发育受限，不仅可以增加围产期胎儿/新生儿疾病、死亡风险，而且还可增加成年人罹患代谢性疾病和心血管疾病的风险[37]。母亲妊娠期健康、平衡的营养摄入对胎儿生长以及远期预后（成年健康）有积极影响。

（刘志伟　陈豪）

参 考 文 献

1. Zhang J, K Sun. Invited commentary: the incremental value of customization in defining abnormal fetal growth status. Am J Epidemiol,2013,178(8):1309-1312.

2. Gardosi J. Customised assessment of fetal growth potential: implications for perinatal care. Arch Dis Child Fetal Neonatal Ed,2012,97(5):314-317.

3. Figueras F,JGardosi. Intrauterine growth restriction: new concepts in antenatal surveillance, diagnosis, and management. Am J ObstetGynecol, 2011, 204(4):288-300.

4. Kramer MS. Determinants of low birth weight: methodological assessment and meta-analysis. Bull World Health Organ,1987,65(5):663-737.

5. Lumey LH, AD Stein. Offspring birth weights after maternal intrauterine undernutrition: a comparison within sibships. Am J Epidemiol, 1997, 146(10):810-819.

6. Baschat AA. Fetal responses to placental insufficiency:an update. BJOG,2004,111(10):1031-1041.

7. Avagliano L, CGaro, AM Marconi. Placental amino acids transport in intrauterine growth restriction. J Pregnancy,2012,2012:972562.

8. Backes CH,Markham K,Moorehead P,et al. Maternal preeclampsia and neonatal outcomes. J Pregnancy,2011,2011:214365.

9. Handwerger S. Clinical counterpoint: the physiology of placental lactogen in human pregnancy. Endocr Rev,1991,12(4):329-336.

10. Walker WH,Fitzpatrick SL,Barrera-Saldaña HA,et al. The human placental lactogen genes: structure, function, evolution and transcriptional regulation. Endocr Rev,1991,12(4):316-328.

11. Gicquel CY Le Bouc. Hormonal regulation of fetal growth. Horm Res,2006,65(Suppl 3):28-33.

12. Maulik DJ, Frances Evans, LRagolia. Fetal growth restriction: pathogenic mechanisms. Clin ObstetGynecol,2006,49(2):219-227.

13. Lemons JA,Ridenour R,Orsini EN. Congenital absence of the pancreas and intrauterine growth retardation. Pediatrics,1979,64(2):255-257.

14. Unal S, Aycan Z, Halsall DJ, et al. Donohue syndrome in a neonate with homozygous deletion of exon 3 of the insulin receptor gene:J Pediatr Endocrinol Metab,2009,22(7):669-674.

15. Kim D, Cho SY, Yeau SH, et al. Two novel insulin receptor gene mutations in a patient with Rabson-Mendenhall syndrome: the first Korean case confirmed by biochemical, and molecular evidence. J Korean Med Sci,2012,27(5):565-568.

16. Hussain K. Mutations in pancreatic ss-cell Glucokinase as a cause of hyperinsulinaemichypoglycaemia and neonatal diabetes mellitus. Rev Endocr Metab Disord,2010,11(3):179-183.

17. Jacob KJ, WP Robinson, L Lefebvre. Beckwith-Wiedemann and Silver-Russell syndromes: opposite developmental imbalances in imprinted regulators of placental function and embryonic growth. Clin Genet,2013,84(4):326-334.

18. Baker J, Liu JP, Robertson EJ, et al. Role of insulin-like growth factors in embryonic and postnatal growth. Cell,1993,75(1):73-82.

19. Chao W,PA D'Amore. IGF2:epigenetic regulation and role in development and disease. Cytokine Growth Factor Rev,2008,19(2):111-120.

20. Gluckman PD. Clinical review 68: The endocrine regulation of fetal growth in late gestation: the role of insulin-like growth factors. J Clin Endocrinol Metab,1995,80(4):1047-1050.

21. Oliver MH, Harding JE, Breier BH, et al. Fetal insulin-like growth factor (IGF)-Ⅰ and IGF-Ⅱ are regulated differently by glucose or insulin in the sheep fetus. Reprod Fertil Dev, 1996,8(1):167-172.

22. Gluckman PD, Butler JH, Comline R, et al. The effects of pancreatectomy on the plasma concentrations of insulin-like growth factors 1 and 2 in the sheep fetus. J Dev Physiol, 1987, 9(1): 79-88.

23. Harding JE, Liu L, Evans PC, et al. Insulin-like growth factor 1 alters feto-placental protein and carbohydrate metabolism in fetal sheep. Endocrinology, 1994, 134(3): 1509-1514.

24. Gluckman PD, Gunn AJ, Wray A, et al. Congenital idiopathic growth hormone deficiency associated with prenatal and early postnatal growth failure. The International Board of the Kabi Pharmacia International Growth Study. J Pediatr, 1992, 121(6): 920-923.

25. Mellor DJ, L Murray. Effects on the rate of increase in fetal girth of refeeding ewes after short periods of severe undernutrition during late pregnancy. Res Vet Sci, 1982, 32(3): 377-382.

26. Kusin JA, Kardjati S, Houtkooper JM, et al. Energy supplementation during pregnancy and postnatal growth. Lancet, 1992, 340(8820): 623-626.

27. Liberato SC, G Singh, KMulholland. Effects of protein energy supplementation during pregnancy on fetal growth: a review of the literature focusing on contextual factors. Food Nutr Res, 2013: 57.

28. Barros FC, Bhutta ZA, Batra M, et al. Global report on preterm birth and stillbirth (3 of 7): evidence for effectiveness of interventions. BMC Pregnancy Childbirth, 2010, 10(Suppl 1): S3.

29. Rush D. Effects of changes in protein and calorie intake during pregnancy on the growth of the human fetus// Effective Care in Pregnancy and Childbirth. I Chalmers, MEnkin, MKeirse, Editors. Oxford University Press: Oxford, 1989: 255-280.

30. Roberfroid D, Huybregts L, Lanou H, et al. Effects of maternal multiple micronutrient supplementation on fetal growth: a double-blind randomized controlled trial in rural Burkina Faso. Am J Clin Nutr, 2008, 88(5): 1330-1340.

31. Lu WP, et al. Effects of multimicronutrient supplementation during pregnancy on postnatal growth of children under 5 years of age: a meta-analysis of randomized controlled trials. PLoS One, 2014, 9 (2): e88496.

32. Stevens D, G Alexander, AW Bell. Effect of prolonged glucose infusion into fetal sheep on body growth, fat deposition and gestation length. J Dev Physiol, 1990, 13(5): 277-281.

33. Charlton V, MJohengen. Fetal intravenous nutritional supplementation ameliorates the development of embolization-induced growth retardation in sheep. Pediatr Res, 1987, 22(1): 55-61.

34. Harding JE, MK Bauer, RMKimble. Antenatal therapy for intrauterine growth retardation. Acta Paediatr Suppl, 1997, 423: 196-200.

35. Harding JE, V Charlton. Treatment of the growth-retarded fetus by augmentation of substrate supply. Semin Perinatol, 1989, 13(3): 211-223.

36. Nicolini U, et al. Effects of fetal intravenous glucose challenge in normal and growth retarded fetuses. Horm Metab Res, 1990, 22(8): 426-430.

37. Szostak-Wegierek D. Intrauterine nutrition: long-term consequences for vascular health. Int J Womens Health, 2014, 6: 647-656.

第五节　宫内生长过度

一、概　述

宫内生长过度是指胎儿出生体重位于相应孕龄组体重的第90百分位以上。将出生体重大于上述标准的新生儿称之为大于胎龄儿(large for gestational age, LGA)。LGA包括生长发育较大但正常的新生儿以及在某些异常情况下宫内生长过度的新生儿。70% LGA除了体重相对过重外并无其他异常。30%的LGA为异常情况下胎儿过度生长。后者包括糖尿病母亲的新生儿和先天性异常如Beckwith-Wiedemann综合征等。

二、宫内生长过度的相关因素

除遗传因素外,胎儿营养环境、内分泌代谢改变以及母亲营养状态与LGA的发生有关。

（一）葡萄糖与胰岛素

母亲肥胖、妊娠糖尿病或胰岛素依赖型糖尿病可增加母体血糖水平，结果导致胎儿葡萄糖供给增加。研究证实葡萄糖供给的增加和 LGA 出生相关[1]。不管是母亲糖尿病还是妊娠糖尿病，都和胎儿的早期生长加速、胎儿高胰岛素血症、脐血 IGF-1 和 IGF-2 浓度增加相关。胎儿高胰岛素血症、脐血 IGF-1 和 IGF-2 浓度增加往往与较大婴儿的出生以及足月肥胖症增加相关。

母葡萄糖经协同转运通过胎盘，胎儿体内葡萄糖约为母体葡萄糖浓度的 70% ~ 80%。母血糖过高时造成胎儿碳水化合物相对过剩，进而增加胎儿胰岛素的分泌。胰岛素作为胎儿的"生长因子"直接刺激胎儿的生长外，还可增加胎儿细胞的葡萄糖利用（增加肝糖原的合成）、增加脂肪的堆积、增加蛋白的合成。母高血糖-胎儿高胰岛素血症是母糖尿病时胎儿生长过度的机制。对于糖尿病的母亲，当其血糖水平超过 130mg/dl 时，其分娩巨大儿的机会增加 2 倍[2]。研究发现非糖尿病母亲的 LGA，其 C 肽水平增高，表明非糖尿病母亲 LGA 的胰岛素分泌也是增加的，对营养底物的利用和代谢增加[3]。先天性异常如 Beckwith-Wiedemann 综合征和胰岛细胞增殖症（nesidioblastosis）的新生儿通常为巨大儿，常伴有胰岛素分泌异常增加所致的高胰岛素血症。研究还表明 Beckwith-Wiedemann 综合征新生儿，其红细胞上胰岛素受体数量增加以及胰岛素与受体的亲和力增加，说明在正常胰岛素浓度时，组织对胰岛素的反应增加。

（二）胰岛素样生长因子

胎儿体内有一个由葡萄糖-胰岛素-IGFs 组成的生长轴（IGF 轴），此轴是调节胎儿生长的中心环节。IGF-2 主要调节胚胎的生长，而 IGF-1 主要调节孕后期及生后早期的生长。IGF-1 和 IGF-2 具有促进组织生长和分化的作用以及具有胰岛素样的代谢作用。

血浆中还存在 6 种 IGF 的结合蛋白（IGFBP），IGFBP 通过转运 IGF 通过血管壁、定位 IGF 于特定的组织和细胞、调节 IGF 与受体的结合等，从而调节 IGF 的生物功能。血浆中 80% 的 IGF 与 IGFBP-3 结合，19% 与其他 IGFBP 结合，约 1% 的 IGF 处于游离状态。研究表明，非糖尿病母亲的大于胎龄儿受到 IGF-I 和 IGFBP-3 的影响[4]，其脐血中 IGF-1、IGFBP-3 浓度显著高于适于胎龄儿（AGA）。

（三）瘦素

肥胖基因产物瘦素（leptin）是脂肪细胞分泌的激素，它通过增加能量消耗和降低食欲使体重减轻。妊娠早期母体血浆瘦素水平即开始升高，妊娠中期达到高峰，并维持至分娩。研究表明：LGA 血中瘦素水平升高以及脐血中瘦素水平是造成 LGA 的独立危险因素。

（四）母亲营养状况

妊娠时母体的代谢负荷增加。母体的营养状态与 LGA 具有一定关系[5]。如母肥胖、孕期体重增加过多以及身材高大等与 LGA 相关。Modanlou 等发现：巨大儿的母亲肥胖发生率显著高于 AGA 组。过期妊娠时，胎儿不断从母体获得营养物质以供机体生长，常为巨大儿。孕 40 ~ 41 周时，巨大儿发生率为 20%；孕 42 ~ 44 周时，巨大儿发生率可达到 40%。

胎儿生长依赖于胎儿、母体以及胎盘的因素。孕期母体均衡的膳食对胎儿的正常发育是必需的。对于大多数正常的 LGA，产前不必进行过多干预，否则可能损害胎儿的生长。对于异常情况下的胎儿生长过度，尤其母糖尿病或妊娠糖尿病，应积极控制母血糖水平。从孕 20 周起严格控制母血糖水平可降低巨大儿/LGA 的发生率，防止高糖对胎儿的影响。

（印学蕾 贲晓明）

参 考 文 献

1. Harmon KA,Gerard L,Jensen DR,et al. Continuous glucose profiles in obese and normal-weight pregnant women on a controlled diet. Diabetes Care,2011,34:2198-2204.

2. Higgins M,Auliffe FM,Soubt M,et al. A review of maternal and fetal growth factors in diabetic pregnancy. Curr Diabetes Rev,2010,6:116-1125.

3. Persson M,Pasupathy D,Hanson U,et al. Birth size distribution in 3,705 infants born to mothers with type 1 diabetes. Diabetes Care,2011,34:1145-1149.

4. Middleton P,Crowther CA,Simmonds L. Different intensities of glycaemic control for pregnant women with pre-existingdiabetes. Cochrane Database Syst Rev,2012,8:CD008540.

5. Nobile de Santis MS,Taricco E,Radaelli T,et al. Growth of fetal lean mass and fetal fat mass in gestational diabetes. Ultrasound ObstetGynecol,2010,36:328-337.

第三章

新生儿生长与营养

第一节　新生儿体格生长

人的生长发育是指从受精卵到成人的成熟过程。生长（growth）是指儿童身体各器官、系统的长大，可有相应的测量值来表示其的量的变化。发育（development）是指细胞、组织、器官的分化与功能成熟。生长和发育两者紧密相关，生长是发育的物质基础，生长的量的变化可在一定程度上反映身体器官、系统的成熟状况。

经过围产期短暂而复杂的生理、代谢转变之后，新生儿进入了一个异乎寻常的快速生长发育阶段，也许这种变化没有围产期或随后的神经发育的变化那样令人兴奋，但婴儿期头几个月所显示的生长速度是出生后任何一个发育阶段都无法比拟的。婴儿在其早期形成了一些具有里程碑意义的原始技能，这些技能为婴儿在其后期生长发育打下了基础。

一、体格生长参数

生长指婴儿体格大小上的增加。根据这一定义，我们可以定期测定某一时间点上的一些个体生长参数以记录这一时间点上婴儿的体格大小。测得的体重（body weight，BW）、身长（body length，BL）、头围（head circumference，HC）的数据常规地标注在生长发育图（individual grids）上，以形象化地代表婴儿体格的大小，并将之与已发表的该年龄段的正常标准进行对照。此外，我们还可以测量其他的一些参数如臂围、皮肤皱褶的厚度等，并与正常标准对照。

为了更准确地评价小儿的生长发育状况，可以将测得的多个参数综合起来进行评价。例如，用身长和体重来评价体重是否与该身长的标准体重相当。对日后发生肥胖的可能性有多大，这能提供相当有价值的资料，它比仅考虑体重一个参数对可能发生的肥胖能提供更早、更准确的信息。已发表的体重身长比方面的资料包括体重/身长^3（用于宫内生长曲线）、体重指数（body mass index，BMI）（体重/身长^2）、体重/身长$^{1.75}$以及体重/身长等。

生长率的评价就是将婴儿某一时间点测得的参数值和前一时间点测得的参数值进行比较对照，然后再用两点之间的差值除以两点之间的时间长度以计算生长率。生长率是一个极其有用的评价指标，它能极早地提供婴儿是否处于病态的信息，也能极早地提供该婴儿是否需要进行进一步评价的线索。

体格大小的参数测定及其纵向评估对婴儿的健康是一种相当粗糙的评价，它仅仅评估了婴儿整个机体、器官、细胞水平所发生的一系列复杂变化在体格大小上的改变。但儿科医师感兴趣的不仅仅是一个婴儿体格上的增长数,更重要的是一个婴儿的发育成熟度。在某种程度上,这种成熟的过程和差异非常重要;然而在临床实践中,这些问题最初可能仅表现为生长上的异常。

临床儿童生长评价最常用的指标包括:年龄别体重(weight-for-age,WFA)、年龄别身长(length-for-age,LFA)、身长别体重(weight-for-length,WFL)、体重指数(BMI)、年龄别头围(head circumference-for-age,HCFA),这些指标均已制成了标准生长曲线图及百分位数(或 Z 值)表。基于世界卫生组织(WHO)多

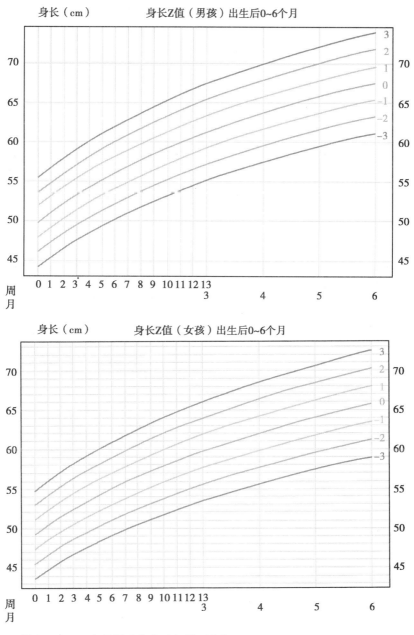

图 3-1　0~6 个月男孩和女孩年龄别身长(length-for-age,LFA)Z 值曲线

中心生长参考标准研究（multicentregrowthref-erencestudy，MGRS），WHO 于 2006 年发布了新的国际儿童生长标准，第一次就全世界每一个儿童应怎样生长提供证据和指导。这些标准描绘了最优环境条件下幼儿期的正常生长情况，可用于对各地的儿童进行评估，不论其种族、社会经济状况和喂养形式[1]，可作为新生儿生长评价的良好的工具。中国新生儿体格生长曲线，各地区存在较大差异；生长监测标准图谱，各医院尚未统一；目前上海多数妇幼医院与儿童专科医院仍然采用 WHO 于 2006 年发布的国际儿童生长标准进行新生儿体格生长发育监测与评估（图 3-1 ～ 图 3-4）。

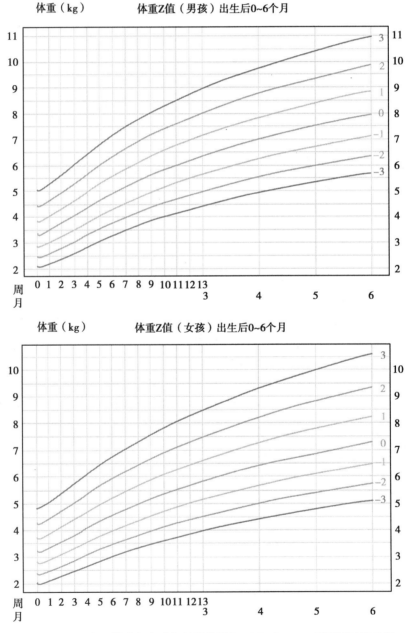

图 3-2　0 ～ 6 个月男孩和女孩年龄别体重（weight-for-age，WFA）Z 值曲线

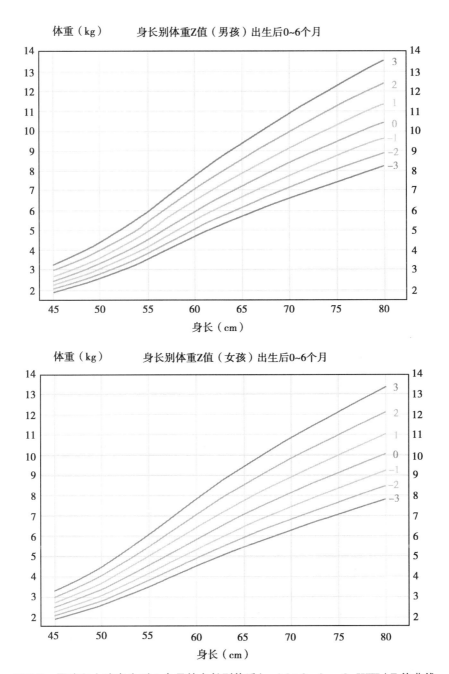

图 3-3　男孩和女孩出生到 6 个月的身长别体重(weight-for-length , WFL) Z 值曲线

体质指数（kg/m²）　　年龄别体质指数Z值（男孩）出生后0~6个月

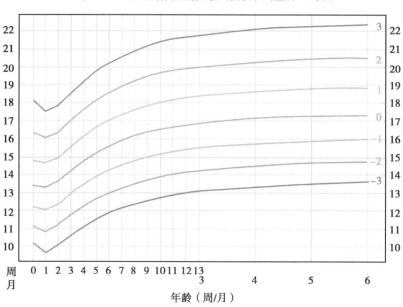

年龄（周/月）

体质指数（kg/m²）　　年龄别体质指数Z值（女孩）出生后0~6个月

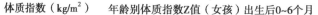
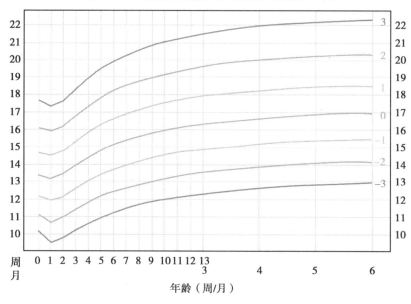

年龄（周/月）

图3-4　0~6个月男孩和女孩年龄别体质指数（BMI-for-age）Z值曲线

二、体格生长曲线

生后第一年,一个正常婴儿体重增加约200%,身长增加约50%。青春期体格生长虽然也很快,但远不及婴儿期的增长速度,青春期在一年中体重增加约20%~40%,身长增加约10%~20%。

图3-1~图3-4描述了正常儿童0~6个月生长曲线,曲线图来自2006年WHO发表的生长标准曲线[4]。图中分别描述了正常男婴和女婴LFA、WFA、WFL及BMI的Z值（Z-scores）曲线图,每张图包括6条曲线:

−3SD、−2SD、−1SD、0 值（median）、+1SD、+2SD、+3SD。这些曲线极其有用，已被广泛应用到临床实践中。当各个婴儿的体重和身长标注在这一类型的图表上时，就会发现绝大多数婴儿的体重和身长都随着年龄的增长而增加，并且按照既定的 Z 值范围而增长。虽然这种分析仅仅为总的健康状况提供了一种粗略的估计，但如果出现不明原因的偏离这一生长曲线，常常提示存在较为严重的问题。一旦出现这种情况，就需要进行全面而仔细的检查，以明确原因。

表 3-1 是来自 2008 年 WHO 儿童生长标准培训课程的体格生长评价表[2]，评估结果对应在相应的表格上，可对婴儿的生长指标进行快速评估。测量值位于阴影部分是正常范围。LFA>3SD 为身材特别高的婴儿，高身材一般很少有问题，特别高可能提示内分泌疾病的可能，如具有产生 GH 的肿瘤（growth-hormone-producing tumor）等。如果怀疑有内分泌疾病应指导婴儿做进一步的检查。WFA>1SD 可能存在问题，需要结合 WFL 和（或）BMI 作出进一步的评估。WFL>1SD 和（或）BMI>1SD 存在超重可能风险（possible risk），WFL 和 BMI 趋向2SD 存在超重确定风险（definite risk）。

表 3-1　生长评价表

Z 值	生长指标			
	LFA	WFA	WFL	BMI
>3SD	高身材	可能存在问题	肥胖	肥胖
>2SD			超重	超重
>1SD			超重风险	超重风险
0（median）				
<−1SD				
<−2SD	矮小	低体重	消瘦	消瘦
<−3SD	重度矮小	重度低体重	重度消瘦	重度消瘦

注：LFA：年龄别身长；WFA：年龄别体重；WFL：身长别体重；BMI：体质指数

图 3-5、图 3-6、图 3-7 来自 Stuart 和 Meredith 的经典 Boston 生长曲线，它为体格生长提供了不同的表述。图 3-5 中，男孩在 20 岁之前的生长率，用千克/月和厘米/月作为计量单位表示出来。它关注的是生长速率而不是单纯的体格大小。生长速率更加生动地体现了实际的生长速度，它强调了婴儿体格生长随着时间而增长的重要性。也就是说，它认为一定时期内体格生长了多少这一点更有价值。尽管生长速率的评价不及上面的生长曲线图所示的体格测量数据那样考虑周到，但正常生长速率的评价和正常体格大小的评价相结合起来却能为一个婴儿成熟度的评价提供更佳的可信度。已发表的正常生长速率标准可以识别出异常生长速率的婴儿。

首先，假设一个男婴按照第 50 百分位的生长速率生长，可以证明生后的最初数月该婴儿的体重和身长增长速率是极其高的，并且实际上生后第一年的生长速率在下降。确切地说，婴儿在生后第一年的任何时候的体重和身长的增长均比以后的任何时期（包括青春期）更快。可以预料，一个按照第 10 百分位数生长的婴儿生长速率比按第 90 百分位数的婴儿慢。然而，这种某一年龄段百分位数间生长速率的差异与任一组百分位数上生长速率在头一年中发生的差异（这种差异乃因生长速率正常下降所致）相比，就小巫见大巫了。

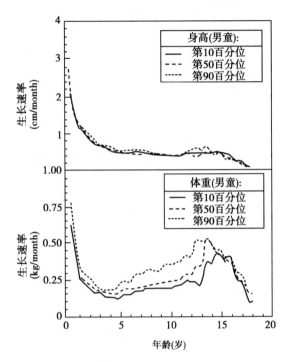

图3-5　男童身高和体重增长速率曲线

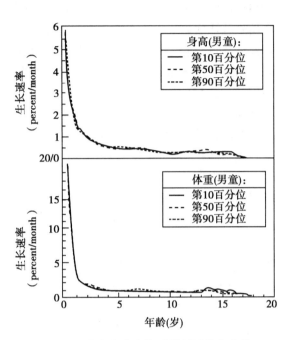

图3-6　男童身高和体重增长百分率曲线

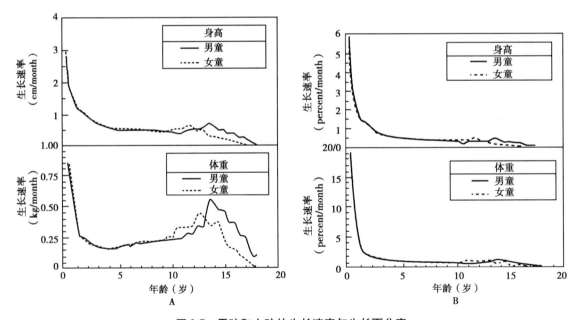

图3-7　男孩和女孩的生长速率与生长百分率

A. 男童和女童身高和体重增长速率曲线图；B. 男童和女童身高和体重增长百分率曲线

图 3-6 表示的是基于同一资料的另一种类似的分析，调查每月男孩生长的百分率。在这种分析中，体重和身长的增加数用其与当时绝对体重或绝对身长比值的百分率表示。对于一个特定的体格增长，其最初体格的大小、增加值的大小和生长率都重要，但每一种数据强调的资料不同。

很明显，在第 50 百分位数上生长的男孩，生后第一个月的生长率是极快的。就和用生长速率评价一样，尽管第一年的生长率比以后任何时期的生长率都高，实际上第一年的生长率是在下降的。正如图 3-7B 所示，按第 10 百分位数和 90 百分位数生长的男孩的生长率曲线实际上和第 50 百分位数的曲线重叠。尽管初看起来令人奇怪，但必须注意到用相似单位表示的生长率，在产前对于小于胎龄儿、适于胎龄儿和大于胎龄儿来说是没有区别的，所有这些婴儿在 7~9 个月时生长率都约为 1.5%/d。

图 3-7A 和 3-7B 对比了第 50 百分位数上男孩和女孩的生长速率与生长百分率。两者曲线很相似，都显示生后最初数月生长很迅速，一年后生长率逐渐减慢。女孩的绝对生长速率稍低，这和成年妇女体格较小是一致的。从出生到青春期，男孩和女孩的百分数增长率总体上很相似。

其他一些图表在评价婴儿体格生长时可能也有用，例如，给体格生长制订标准以评价成熟度，就像用骨龄评价异常慢和快的生长一样。体重的四分之三方（$W^{0.75}$）在比较各种不同体格的成年人代谢率上表明是一个有用标准，其在理解婴儿的代谢上也许有用。已有资料证明，糖的代谢率和脑的大小成比例，强调了大脑是葡萄糖基础需要量的主要决定因素。根据体表面积而制订的药物剂量标准已证明在一些情况下有用。这样，尽管儿科医师们习惯上将儿科医疗和体重联系起来考虑，但这些例子却正好说明其他一些观点同样可以提供不同的和有用的信息，并且

可以观察婴儿发生的正常过程。然而，不管哪种观点都认为生后第一年婴儿的正常生长是异乎寻常的。

三、影响体格生长因素

WHO 多中心生长参考标准研究（multicentregrowthreferencestudy, MGRS）发现，儿童之间体格生长虽然存在个体差异，但是在区域和全球大规模人群之间，平均体格生长相似[1]。例如，印度、挪威和巴西的儿童在生命早期向他们提供相同的健康的生长条件时，均显示相似的生长模式。5 岁以下儿童生长的差别更多地受到营养、喂养方法、环境以及卫生保健，而不是遗传或种族特性的影响。因此，在全世界任何地方出生并有最佳开端的儿童，均有获得相同身高和体重的潜力。

人们在有关双胞胎的研究中已经反复探讨了遗传因素的作用，研究证明遗传因素对出生体重的贡献极小，但父母的体格大小似乎是决定婴儿体格生长的一个非常重要的因素。Tanner 等详细研究了婴儿体格大小和其父母体格大小的关系，并且根据婴儿父母的身长发布了儿童身长标准。Johnston 用统计学手段总结了大量的已有的研究结果，证实了婴儿身长和其父母的身长确有明显的联系[9]。人们很难将遗传因素和环境因素分开，但研究证实这两种因素至少部分决定了婴儿的体格生长。

四、体格生长与营养

婴儿在出生后第一年的生长速度很快，同时其机体构成（body composition）也发生了变化，这时营养在其中的作用就显得特别重要。已有的数据显示，在婴儿期的机体组成中，体液总量成比例下降，而体内脂肪却成比例增加。这种变化实际上在宫内 4~6 个月时就已经开始，体液总量从占体重的大约 90% 下降到分娩期的 70%；从生后 3 个月到

成年期体液总量一直恒定在体重的60%左右。与此同时,体脂含量显著增加,从孕中期占体重的2%左右增加到分娩期的16%左右,到生后6个月末增加到体重的25%左右。图3-8来自Fomon经典的机体构成模型分析数据,描述了体内组成的这种改变,用每克脂肪与每100g非脂体重比表示[10]。该图显示生后第一年婴儿的体脂明显增加,随后几年比值降低。值得强调的是正常小儿在婴儿期就显示了和儿童期标准相关的高脂肪含量。高脂肪含量在婴儿期男女婴都存在,只有到后来儿童期才表现出其在性别上的差异。相比而言,一个70kg的成年男性含有约10kg重的脂肪(14%),而一个56.8kg重的成年女性含有约15.3kg重的脂肪(27%)。

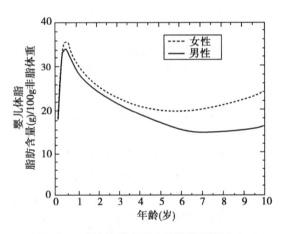

图3-8 儿童体脂含量占除脂体重百分率

从能量和营养的角度,水不产生热卡;然而,每储存1g脂肪需要9kcal热能。很明显,随着体重的迅速增加和机体组成的变化,婴儿生长需要摄入大量的热卡。Holliday根据生长率和机体组成的变化估计出生长所需的能量。据估计,出生后第一个月生长所需热卡约为30~40kcal/(kg·d),到2岁时热能需求降到忽略不计。再强调一遍,在婴儿早期其生长所需热卡约占摄入总热卡的40%;但到2岁之后哪怕是在青春发育期其生长所需热卡也不会超过摄入总热卡的3%。

这些计算值有许多都是基于对机体组成较为粗略的估计,它要么是通过直接的化学分析估得的,要么就是通过输注入各种物质、估计机体间隙(body spaces)而估得。即使如此,就婴儿早期生长所需的热卡量而言,这些分析也仅能提供近似的估计,但这些分析有助于解释婴儿生长极快的原因。

一些新的技术可用来评价婴儿的机体组成,包括双能X线吸收测量法(dual-energy X-ray absorptiometry,DXA)、全体导电性(total body electrical conductivity,TOBEC)、生物电阻抗分析(bioelectrical impedance analysis,BIA)[3]、空气置换体积描记法(air-displacementplethysmography,ADP),以及近年发展起来的影像学技术,如近红外线测量法(near infrared interactance,NIR)、计算机控制X线断层扫描术(computed tomography,CT)、磁共振成像(magnetic resonance imaging,MRI)等。这些技术正经受广泛的研究和评价。但当这些方法不太精确时,就需要在临床上估计机体的组成和代谢率。

(张龙 贲晓明)

参 考 文 献

1. Garza C,de Onis M. Symposium:A new 21st century international growth standards for infants and young children-introduce. J Nutr,2007,137:142-143.

2. World Health Organization. Training course on child growth assessment. Geneva,WHO,2008.

3. Ellis KJ. Evaluation of body composition in neonates and infants. Semin Fetal Neonat Med,2007,12:87-91.

第二节 新生儿体格生长调节

一、生长激素与胰岛素样生长因子

生长激素(growth hormone,GH)对于成长过程中各器官和机体各部分之间的生长平衡起着重要作用,但是生长激素对于儿童正常生长的调节机制尚有争议,对于它在胎儿期及围产期生长过程中的作用机制更不了解。"生长"一词常被用来概括身体生长和发育的各个方面。在本章中,这个单词一般指身体的增高并将之与体重的增加及青春期的成熟变化相区别。

表3-2列出了一些生长激素基因及他们的受体基因的染色体分布情况,这些激素对生长的影响比较重要。人类的生长激素基因是一个多基因簇,位于17号染色体的长臂上。基因座大约50kb(1kb为1000个碱基对),五个基因丛簇在一起,包括所谓的正常的GH基因(GH-N)、变异体基因(GH-V)和三个胎盘催乳素(绒毛膜促性腺激素)基因(CSH-L,CSH-1,CSH-2)。这些基因有90%以上的基因序列是相同的,而且具有相似的结构。都是有五个编码区(外显子)间隔四个非编码区(内含子)。虽然垂体中和血液循环中的激素最终产物不同,但在垂体中只有GH-N基因翻译成激素。

表3-2　染色体与生长调节因子(人生长调节激素及其受体的染色体定位)

	染色体	
	激素	受体
生长激素(GH-N,GH-V)	17	5
胎盘催乳素	17	
生长抑素	3	#
生长激素释放因子	20	7
生长素介质		
胰岛素样生长因子-1	12	15
胰岛素样生长因子-2	11	6
胰岛素	11	19

注:#已克隆出多种生长抑素受体基因,定位于8、10、14、16、17、20及22号染色体上

最主要的GH基因是GH-N,编码一个含191个氨基酸的蛋白,重约22kD蛋白[1]。其次是重约20kD蛋白的变异体基因(GH-V),

由22kD蛋白的GH基因中一个外显子的部分序列(含有15个氨基酸的编码序列)和通常的内含子选择性拼接而成的,这种GH占血浆中总的GH量的10%不到。其他一些可选择性拼接的mRNAs以及GH肽段和肽多聚体已能从组织中识别。

脑垂体的GH分泌由两种下丘脑肽调节。一种是促释放因子——促GH释放因子(GRF),另一种是抑制因子——GH释放抑制因子(SRIF),这些下丘脑肽的基因分别位于染色体20和3。GH本身和胰岛素样生长因子由于GH释放产生,同时又对GH分泌有负反馈调节作用。

PIT-Ⅰ对脑垂体的发育起关键作用,它是脑垂体特有的转录因子,调节GH、催乳素、促甲状腺激素β亚单位的基因表达。PIT-Ⅰ的基因位于3号染色体。它对于垂体前叶的生长激素细胞、催乳素细胞、甲状腺激素细胞的正常发育是必不可少的。在有多样性的垂体功能不全的人类和动物家族中可发现有PIT-Ⅰ基因变异。

(一)生长激素受体

与其他肽类激素及生长因子一样,GH是通过和靶细胞膜上的特定受体结合发挥作用的。GH和两个不同的受体结合,使得这两个受体相互作用形成二聚体。与其他生长激素及生长因子又有不同,GH受体没有内在的酪氨酸酶活性,但是,受体二聚体的形成使得受体与胞质中可溶性的酪氨酸激酶分子JAK相结合。JAK蛋白的激活引起GH受体本身的磷酸化和去磷酸化。同时激活随后的一系列信号途径,最终激活核转录因子和GH启动因子的表达,例如,IGF-1的启动表达。这个过程中的细节还不完整,但对GH细胞水平的作用的理解已有很大进展。GH受体的胞外部分作为GH结合蛋白而存在于血浆中,一般认为血清中GH结合蛋白的浓度反映组织中的GH受体水平,有GH不敏感综合征(如Laron综合征的患者血中的GH

结合蛋白浓度低）。有证据显示不同组织中的 GH 受体各异，因而使得 GH 对不同靶器官的作用是多样性的。例如，肝细胞中的 GH 受体对 20kD 蛋白区的 GH 变异体的亲和力和对于 22kD 蛋白 GH 的亲和力接近。但是脂肪细胞中的 GH 受体对 20kD 蛋白 GH 变异体的亲和力只有 22kD 蛋白 GH 的 3%。

由于 GH 受体异常引起的临床疾病称为 Laron 综合征。有这种隐性疾病的儿童典型症状与 GH 不足、IGF 水平低的儿童症状相似。但是，和 GH 不足的儿童相比，他们血循环中 GH 水平高而 GHBP 水平低。有两例这种病例，据报道结合到肝细胞上的 GH 明显减少。提示 GH 受体缺陷为生长不良及 IGF 产生不足的主要原因。基因研究揭示了患有这种疾病的不同家庭的 GH 受体基因缺陷的多样性。血液中 GH 水平高可能是由于缺乏 IGFs 的负反馈作用引起的。相同的生化结果，GH 水平升高而 IGF 浓度降低，也可出现在营养不良和糖尿病患者中。这些患者因为 GH 结合过程中受体的作用发生一些功能性（可逆性）的变化而会发生生长不良。

（二）生长激素直接作用

GH 的生理作用可分为直接作用和间接作用。直接作用发生迅速，例如对短期代谢的影响、基因诱导效应，间接作用由 IGFs 介导，在分离培养的细胞和组织中以及因 GH 不足应用短效 GH 治疗后的患者中，GH 都有和胰岛素很相似的影响代谢的作用（胰岛素样作用），包括对氨基酸转运和蛋白合成的促进作用，这些作用是暂时的，只发生在几分钟内。与之相对，应用长效 GH 及 GH 分泌过多（如垂体瘤）常伴有胰岛素拮抗作用和对葡萄糖不耐受。GH 是维持血糖的重要激素。在低血糖症的刺激下，它的浓度可在几分钟内上升。GH 分泌过多的患者约 20% 有症状明显的糖尿病。GH 不足的儿童中患严重低血糖的比例与此相同。

GH 出现这些相矛盾的作用效果的根源

尚未弄清楚，但可能在于 GH 细胞的结构，据报道虽然 20kD 蛋白 GH 变异体有正常的助长效应和致糖尿病作用，但它的胰岛素样作用只有普通 22kD 蛋白 GH 的 1/5。

（三）生长素介质学说

随着实验室细胞培养技术的出现，人们在实验中发现 GH 对促进骨快速生长的作用，包括促进 DNA 的合成及将硫酸酯合并成糖胺多糖，并不能在移植的软骨和分离的软骨细胞中得到证实。1957 年，Salomn 和 Danghaday 提议 GH 的促生长作用不是直接作用于软骨板的，而是间接通过刺激某一中介物质的形成而起作用的。这种物质最初叫做胸苷因子或硫酸化因子，后来重新命名为生长素介质。

最后提纯出两种主要的生长素介质：生长素介质-C 后改名为胰岛素样生长因子 1（IGF-1）和胰岛素样生长因子 2（IGF-2），表 3-3 概括了两种生长素介质的特点并进行了比较，经常会出现一样的或会混淆的命名，因为有些物质起初认为是生长素介质，但是后来发现污染物中有它们的有丝分裂活动。生长素介质是类似胰岛素前体的原始的调节细胞的生化产物，有胰岛素样的生化作用。虽然临床上的 IGF-1 化验报告保留着生长素介质-C 的命名，但现在生长素介质习惯性的被分为 IGF-1 和 IGF-1。

IGF-1 基因分布在人类 12 号染色体的长臂上。而 IGF-2 在 11 号染色体的短臂上，在胰岛素基因的下游；虽然基因的选择性拼接和转录的修饰产生多种 IGFmRNA。但是一种基因只编码一种 IGFs。IGF 基因的转录后修饰对于 IGF 的调节作用到底有多重要尚不清楚。

胰岛素样生长因子对于靶组织的作用是由特定受体介导的，虽然 IGF-1 和 IGF-2 结构很相似，但是相应的受体有很大差别。IGF-1 受体（IGF-1R）较易与 IGF-1 结合，有一个亚单位结构和胰岛素受体很相似。因为

表 3-3　胰岛素样生长因子（IGF）

	IGF-1	IGF-2
别称	生长介质-C	MSA
	基本生长介质	神经生长介质
分子量（kD 蛋白）	7649	7471
血清浓度（成人）	（193±58）ng/ml	（647±126）ng/ml
GH 对其浓度的影响	强	弱
胰岛素样作用	弱	强
对培养细胞有丝分裂的影响	强	弱
对生长发育的影响	产后	胚胎期
对营养不良的敏感性	强	弱

这个原因,胰岛素也能和 IGF-1R 结合,虽然亲和力只有 IGF-1 的 1/100,当胰岛素分泌过多的情况下,血清胰岛素高到一定程度可激活 IGF-1R 发挥类 IGF 作用;另一方面,IGF-2受体构型(IGF-2R)与 IGF-1R 不同,它没有亚单位结构,比较容易结合 IGF-2,对胰岛素没有亲和力。但是,胰岛素在生理浓度时显示可引起脂肪细胞表面 IGF-2R 数量大幅增加。IGF-2R 在不同于 IGF-2 结合区的区域可和含甘露糖-6-磷酸分子结合,和甘露糖-6-磷酸受体一起参与分泌的酶至溶酶体的转运,这种协同作用的重要性尚不清楚,但这可说明 IGF-2R 或者也许是 IGF-2 本身对糖蛋白激素至溶酶体的转运起调节作用,糖蛋白激素就在溶酶体内被激活或被降解。

因为血清中 IGF 结合蛋白和 IGF 抑制因子的存在,IGFs 的生化活性可发生不同的改变,血清中的 GH 浓度可反映垂体短期内的 GH 释放水平,与此相对照,血中的 IGF 浓度因为 IGF 结合蛋白而维持在相对稳定的水平。IGF 结合蛋白(IGFBP)可以大大延迟 IGF 的清除,将游离 IGFs 的浓度控制在不高于 1% 的水平,现在已被识别的 6 种 IGFBP,概括如表 3-4 所示,各种组织对 IGFBP 的产生的调节不同,因而局部的 IGF 作用的生理调节也各不相同。IGF 结合蛋白可通过各种各样的途径来改变 IGF 的作用。它们能运载 IGF 通过血管壁和毛细血管壁;它们能调节特定组织的 IGFs 局部浓度;它们能控制 IGFs 和细胞表面受体的结合,因而 IGF 结合蛋白既可增强 IGF 对个体靶细胞的作用,又可对其作用起抑制作用。与分子量为 85kD 蛋白的不稳定酸亚单位结合后,IGFBP-3 就失去活性,与血液循环中的 IGF 分离,如表 3-4 所示:血清中这种重要的 IGFBPs 浓度主要受营养因素(由胰岛素介导)和 GH 的影响。有证据显示,IGF 结合蛋白不和 IGF 结合时也可发挥作用,提示有 IGF 结合受体的存在。IGFBP-1 和受体结合后可促进细胞之间的移位,IGFBP-3 可抑制没有 IGF 受体的细胞增殖。

在生物鉴定中发现有一些生理物质包括脂肪酸、糖皮质激素和各种肽能够抑制 IGF 的作用,在一些营养不良的儿童、垂体功能不足的成年患者和一些饥饿的、垂体切除的、患糖尿病的老鼠,其血清中这些 IGF 抑制因子浓度增高,这些抑制因子主要由肝脏产生,其中有许多可能就是从血清中识别的 IGFBPs。

就如最初的构想一样,早期的实验结果倾向于认为肝是循环中 IGF-1 的主要产生

表 3-4 胰岛素生长因子结合蛋白（IGFBP）

特性	IGBP-1	IGBP-2	IGBP-3	IGBP-4	IGBP-5	IGBP-6
分子量（kD 蛋白）	25 000	33 000	54 000	24 000	31 000	30 000
染色体定位	7	2	7	17	5	12
血清浓度（nM）	0.8~2.8	6.1~18.3	60.170	可测	—	可测
组织分布	血清、羊水、肾脏、生殖组织	血清、脑脊液	血清	血清、中枢神经	胎盘、肾脏、骨骼、甲状腺	血清、脑脊液
生长激素对其作用	抑制	抑制	强兴奋	—	—	兴奋
胰岛素对其作用	强抑制	抑制	—	—	—	—
功能	转运 IGFs 即刻早期基因	转运 IGFs	血清 150kD 蛋白 IGF 复合物主要成分	阻断胞内 IGF 作用	激活胞内 IGF 作用	—

者[2]。器官灌注研究证实循环中 80% 以上的 IGF-1 确实是在肝脏产生的，但是，更多的资料推断出了由生长素介质引导的旁激素作用途径的设想，而不是起初由 Salmon 和 Danghaday 提出的以生长激素-胰岛素样生长因子为主要调节的内分泌作用模型。

在一个严格的内分泌调节模型中，某个组织中产生的 IGFs 要通过血流运输到靶组织（如骨的软骨板和其他 GH 敏感组织）中才能发挥作用，但是据了解动物在胚胎期及产后均有多种组织合成 IGFs，因此，很可能 IGF 是由邻近组织分泌通过旁分泌途径发挥作用或是由作用细胞本身自分泌而发挥作用的。为了支持这个观点，Isaksson 和他的同事，将生长激素直接注入垂体切除术后老鼠的胫骨软骨板，用免疫测定法测定其软骨板中 IGF-1 和其 mRNA，发现两者均有所增加。老鼠呈明显线性生长。Han 和同事通过对胚胎骨的研究显示在软骨中，是骨周膜而不是软骨细胞本身产生 IGFs，经过对人胚胎组织的检查，研究者发现大多数 IGF 产生组织中其

IGF-1 基因是在间充质细胞表达的。

有研究显示 IGFs 能促进 GH 不足动物的生长，这进一步证实了 IGF 是关键的生长激素中介物质这一观点。Schoenle 和他的同事们发现如果给垂体切除术后的老鼠持续注射 IGF-1，它们胫骨宽度和肋软骨 DNA 合成的增加比得上用 GH 治疗的老鼠。GH 不足的侏儒猫用 IGF-1 可出现同样的效果。IGF-1 对动物的助长作用在各种 GH 失敏感症的儿童身上得到了进一步证实。GH 受体不足的儿童以及其他一些有抗体作用于 GH 分子从而抑制生长的儿童，如果每天两次皮下注射 IGF-1 将使得他们多个组织呈线性增长。这些资料表明，不管是不是通过局部作用（主动分泌和旁分泌）途径，当缺乏 GH 的直接作用（前文所述）时 IGF-1 可通过内分泌作用途径作用于多种靶器官发挥促进合成和生长的作用。

（四）生长激素对围产期生长调节作用

胚胎期及产后早期的生长似乎不依赖于垂体产生的 GH，无脑畸形或先天性垂体缺

乏的婴儿身长正常,即使有少数孕母 GH 不足导致婴儿 GH 不足,但婴儿出生时的身长也是正常的。在典型病例中,有关先天性 GH 不足的孩子第一年内的生长是正常的。

这些观察结果在实验模型中也得到了证实,胚胎期即被切除垂体的兔子和猴子与患先天性 GH 不足的小老鼠一样,其出生时的身长是正常的,而且插入人类 GH 基因的转基因老鼠尽管出生时 GH 浓度明显升高,但身长是正常的,生长加速要到 2 周后才明显。

胚胎期及产后早期生长不依赖于 GH 不是因为胚胎期缺乏 GH。GH 在妊娠第 10 周的人垂体中即可检测到,在第 25～29 周、第 35～40 周形成两次高峰。血清中的 GH 浓度起初是和垂体 GH 平行的,但是在妊娠第 20～24 周逐渐升高达到高峰,然后在第 30～34 周下降到 35ng/ml,胎儿血清的 GH 浓度高峰和胎儿下丘脑的促 GH 释放激素的释放是相呼应的。

子宫内的人胎盘催乳激素(human placental lactogen,HPL),亦称为人绒毛膜生长催乳激素(human chorionic somatomammotropin,CS)可明显加强产后垂体 GH 的调节作用,CS 结构和 GH 有关,具有 GH 样作用。它由 17 号染色体上 GH 基因的两段基因(CSH-1,CSH-2)编码,在胎盘的合体滋养层细胞产生。母体的血清的 CS 浓度在妊娠第三个月下旬大幅升高和血清中 IGF-1 的浓度升高平行。

虽然胎儿中的 CS 浓度比母体低得多,但是仍有不同的类 GH 作用。包括促氨基酸转运和合成,就 CS 和 GH 而言,脂肪组织似乎对 CS 更敏感;Adams 和他的同事刺激胚胎成纤维细胞中 IGF-2 产生的是催乳素而不是 GH,相比之下,在产后,GH 和催乳素都能刺激成纤维细胞 IGF 的产生。但是,产后成纤维细胞产生的是 IGF-1 而不是 IGF-2,后者在胚胎时产生的较多。同样 Hill 和同事也发现:不是 GH 而是 CS 能刺激培养的胎盘组织

中的 DNA 合成,增加组织中 IGFs 的产生。

胚胎中 CS 的作用好像是由一种受体介导的,这种受体有别于 GH 受体。在胚胎羊的肝中,胎盘催乳素受体起主要作用,出生后 GH 受体作用才逐渐明显。CS 发挥胰岛素样作用和 GH 对产后生长的调节作用一样。

尽管根据推断的证据,CS 有作为胚胎 GH 的作用,但是据记录:有孕母因为胚胎基因删除,CS 和 GH-V 基因均缺失。因而血清 CS 浓度很低,IGF-1 不升高,但是孩子的身长是正常的,有人认为这些孕妇中正常不表达的 GH 样基因可促进子宫内的 CS 作用。

运用高特异性的放射免疫检测法,一种由胚胎产生的不同于垂体 GH 的 GH-V 已被检测出。这种蛋白,免疫特性与 CS 不同。孕母 25 周时血清中 GH 浓度下降检测不到时,这种激素的浓度开始上升。胚胎血液循环中没有这种胎盘生长激素。GH-V 基因在胎盘表达和 GH-N 一样,它经过选择性拼接编码两个不同的 mRNA,这种具有免疫特性的胎盘生长激素是 GH-V 基因在胎盘表达的产物,研究不仅显示了胎盘中 GH-V 的存在,而且显示了胎盘中 GH 受体和 Pit-1 的存在。

与青春期儿童和成人相比,新生儿血浆中的 IGF-1 的浓度非常低,脐血中的 IGF-1 浓度与出生体重、出生身长及胎盘重量有关。出生以后,身长及生长速度与 IGF-1 水平没有关系,青春期的 IGF-1 增加是多因素的,但是和性刺激引起的 GH 分泌增加是一致的。成年后,IGF-1 浓度稳步下降,但不会下降到婴儿时期的低水平。IGF-1 浓度随年龄下降和 GH 分泌下降有关,可能是由于随着年龄增长身体各部分发生的正常的生理变化引起的。

(五)新生儿生长激素不足的临床问题

先天性垂体功能不足的患儿虽然出生时身长没有明显异常,但并不一定就没有临床症状,垂体功能不足的患儿难产率高,说明产伤可能是 GH 分泌不足的原因。另一方面,

在子宫内即有垂体功能不足的胎儿生产时很可能出现问题。GH不足的婴儿因为有GH的胰岛素拮抗作用出现严重的低糖血症。一般说来，因为GH不足引起的低糖血症伴有氢化可的松缺乏（因为ACTH不足），垂体功能不足时，即使生长迟缓尚不明显，如果出现低糖血症也是运用GH治疗的明确的临床指征。为了达到满意的治疗效果，可同时给予氢化可的松治疗，垂体功能不足的患儿常有新生儿期直接胆红素明显升高，即使没有甲状腺激素不引起甲状腺功能减退症时也是这样。

垂体功能不足的男婴特点是出现小阴茎畸形和隐睾病。这些新生儿出现先天畸形的病因尚未搞清。这种先天发育畸形可能是由于胎儿垂体功能不足在子宫内促性腺激素不足引起的。有资料显示，GH可直接影响5-α还原酶的作用，此酶对于生殖器皮肤内睾酮转化为二氢睾酮有非常重要的作用。而且，IGF-1对作用于性腺的促性腺激素有重要的放大效应，它的缺乏将影响卵巢刺激素（FSH）和黄体生成素（LH）对胚胎性腺功能的调节作用。在各种情况下，如果新生男婴同时出现低血糖和短阴茎畸形，不管身长是否正常，均应好好检查看是否有垂体功能不足。

新生儿期垂体功能异常的另一个诊断线索是中轴颅面部缺陷的存在，这常常是脑中轴缺陷及丘脑功能不足的反应。例如，有唇裂、腭裂的儿童其生长激素不足的发生比正常儿童增加40倍。眼间隔发育异常是前脑无裂畸形的一种表现形式。属于垂体功能不足综合征，并可同时出现视神经发育迟缓和透明中隔缺乏，垂体功能不足主要是由于下丘脑异常引起的，包括垂体前叶合成激素和垂体后叶合成激素的生成减少，如果出生时总的表面异常或临床症状尚不明显，出生后一年视神经发育迟缓通常比较明显。这些婴儿根据病变在单侧还是在双侧，可分别出现内斜视或眼球震颤，虽然和患有GH不足的儿童相比，给这些眼裂发育不全的孩子下"生长和智力发育正常"的诊断不太令人满意，但是眼裂发育不全的临床范围是很广的，可能是由于中枢神经系统疾病引起的。

新生儿垂体功能不足的实验室证据是围产期血清中缺乏正常的高浓度GH，这是和儿童的血清浓度相比而言，儿童血清中的GH非常低，常低于1ng/ml或2ng/ml，只是偶尔短暂地升高至10ng/ml。在年长儿，垂体功能激惹试验可帮助诊断GH不足，但是在新生儿，血清GH浓度低这一项就可强有力地支持GH不足的诊断。另一方面，新生儿和婴儿的生长素介质浓度非常低，但是新的检测技术可在检测进行前先将IGF与IGF结合蛋白（IGFBP）分离，从而使得血清IGF-1浓度测量在GH不足的诊断中的运用扩展到年幼的儿童。

二、胰 岛 素

胰岛素对胎儿及新生儿生长的影响在胰岛素分泌紊乱的患者中可得到良好的体现；胚胎期，胰岛素分泌过多将导致身体过度生长，胰岛素分泌不足将导致严重的生长迟缓。因糖尿病控制不理想的孕妇生产的有胰岛素分泌过多的婴儿常表现巨形内脏，体内脂肪多，身长过多，然而，有严重的胰岛素抵抗或胰腺发育不全的孕妇生产的婴儿因胰岛素分泌不足而表现为个体小且体内脂肪少，胰岛素对产后生长的影响也很明显。产后糖尿病控制不好的孩子会出现严重的生长迟缓，称为Mauriac综合征，胰岛素在产前及产后的促生长作用非常复杂，可能是通过胰岛素受体直接发挥作用，主要影响物质代谢，也可能是通过结构类似的IGF-1受体间接发挥促有丝分裂作用。

（一）胰岛素受体

高亲和力的胰岛素受体能介导胰岛素发生迅速的生化作用，促进底物的细胞转运以及诱导酶的产生,这些酶能促进糖原及脂肪的合成,抑制糖原异生、脂肪分解及酮体的生成。底物的增加对于胰岛素发挥促生长作用有多大意义尚不清楚,但是通过对分离细胞的研究,有充足的证据表明,加强细胞营养对于细胞生长及功能有重要作用。

胰岛素受体是个复合体,包括两个 α-亚单位和两个 β-亚单位,胰岛素和细胞膜外表面的两个 α-亚单位结合,引起跨膜的 β-亚单位结构发生改变,β-亚单位有内在的酪氨酸酶活性,在胰岛素结合后活化,从而引起以后的一系列磷酸化及去磷酸化级联反应,并最终影响胰岛素调节的各条代谢途径。

胰岛素与受体结合可发挥促进 IGF 产生的间接作用,胰岛素能直接促进全肝、肝叶或培养肝细胞中的 IGF 产生。另外,胰岛素可通过影响 IGF 主要产生组织中 GH 受体的产生而对 IGF 的产生进行调节。糖尿病控制不好的老鼠可发现肝脏中 GH 结合膜的数量可逆性减少,通过对人类的临床研究,因糖尿病控制不理想而 IGF 浓度低的患者用胰岛素治疗后 IGF 浓度可恢复到正常水平。

(二) IGF 受体介导的胰岛素作用

胰岛素的部分促生长作用可能和其结合并激活 IGF-1 受体 (IGF-1R) 有关,IGFs 和胰岛素前体结构上有类似,胰岛素受体和 IGF-1R 也有相似之处,这两种受体是两种 IGF 有丝分裂的转运体,虽然每种受体均可和胰岛素及 IGF-1 结合,但是结合具有特异性的,就各分子而言,激活 IGF-1R 所需的胰岛素是 IGF-1 的几到 100 倍。只有在胰岛素分泌过多例如胰岛素抵抗等少数情况下 IGF-1R 才能被激活,但是,胰岛素和 IGF-1R 的结合可能就是胰岛素促进培养细胞有丝分裂的机制,细胞培养中用的胰岛素浓度一般远高于饱和胰岛素受体所需的浓度,有些类型细胞,例如肝细胞、畸胎瘤细胞、乳房肿瘤细胞及其他一些细胞,胰岛素可和胰岛素受体结合直接发挥促进有丝分裂的作用。

(三) 胰岛素和其他生长因子的协同作用

胰岛素影响细胞生长的进一步机制是改变细胞有丝分裂对其他生长因子的需求,很多情况下,在一个细胞内的促生长激素通过相同的途径发挥作用,因而两种低浓度的生长因子可增加彼此的作用,例如,在培养肝细胞中胰岛素能增强表皮生长因子或加压素的促有丝分裂作用,对 BALA L3 3T3 成纤维细胞认真地研究后发现,胰岛素或 IGF-1 能强有力地调节 IGF 和血小板生长因子的促有丝分裂作用。

(四) 新生儿胰岛素分泌过多的临床问题

有糖尿病的孕妇所生的婴儿一般会出现有身体过度生长及巨形内脏,有糖尿病的孕妇患者的血糖浓度高,使得胎儿的胰岛细胞反应性增生,胰岛素分泌过多,但分娩后,没有了源自母体的高血糖供应,但增生的胰岛细胞可继续分泌过多的胰岛素,因而常会导致低血糖。

新生儿胰岛素分泌过多可出现各种不同的临床症状,最严重的是 Beckwith-Wiedemann 综合征,其临床特点除了胰岛素分泌过多、低糖血症外,还包括脐膨出、巨舌、巨形内脏,一般会出现身体过度生长,其他出现比较多的临床症状是明显的前额突出、耳皱褶多及出现胚胎瘤,包括 Wilms 瘤、性腺胚细胞瘤、肝胚细胞瘤、横纹肌肉瘤、肾癌等。Beckwith-Wiedemann 综合征是新生儿骨生长过快的少数情况之一(新生儿 Graves 病也可出现这种情况)。

Beckwith-Wiedemann 综合征说明胚胎过度生长和胰岛素及 IGF-2 基因异常之间可能有联系,虽然这个病是散的,但家族性 Beckwith-Wiedemann 综合征已有过报道,其中有些病例和三倍体或 11 号染色体短臂上 11P15 区的复制有关,这个区也包括胰岛素及 IGF-2 的基因,邻近有 *H-ras* 致癌基因及 Wilms 瘤相关的基因。有人推断,Beckwith-

Wiedemann 综合征的一些典型的临床表现是因为这些基因复制后产物生成过多引起的，如生长过度是 IGF-2 引起的，胰岛细胞增生是胰岛素分泌过多引起的，瘤是因为 *H-ras* 基因激活引起的。但是，Spritz 和同伴们对 37 例患 Beckwith-Wiedemann 综合征的患者的胰岛素及 IGF-2 基因进行定量分析后没有发现这些基因被复制。

三、甲状腺激素

甲状腺激素和胰岛素一样，有时可直接参与代谢，还可通过影响其他基因的产生直接调控细胞生长和机体功能。甲状腺激素的产热效应主要是增加氧耗量、产热以及基础代谢的增加。其作用机制不完全清楚，但是与呼吸内氧化磷酸化不无关系，这似乎是早有定论的。肽类激素通过第二信使与细胞膜上受体结合，调节细胞功能并转录基因，甲状腺激素与之不同，而更类似于类固醇激素受体，存在于细胞质中，通过与基因组 DNA 的调节区结合，直接调控其他基因的转录。甲状腺激素许多潜在的作用与其他一些激素及生长因子（例如表皮生长因子和神经生长因子）的基因产生有关。

（一）甲状腺激素与生长

甲状腺素（T_4）是甲状腺释放的主要激素，在脱去酚环上的碘后产生具有代谢活性的激素 T_3。脱碘既可在甲状腺内进行，也可在周围组织如肝、肾、脑中进行。T_4 也可在酚环内环脱碘，产生无代谢活性的 T_3（rT_3）。血液中 T_3 和 rT_3 的浓度就是通过调节内、外环脱碘酶的相对活性而改变的。促甲状腺素（TSH）能刺激甲状腺释放甲状腺素，而 TSH 是垂体前叶在促甲状腺释放激素（TRH）的作用下释放的。T_3 可能和 T_4 一起抑制 TSH 的分泌。

甲状腺激素影响生长是多方面的，参与细胞内重要的代谢过程，包括端粒酶的介入以及提高钠、钾、ATP 酶的活性，还在某些方面对 GH-IGF 轴发生作用。T_3 可刺激 GH 基因的翻译，甲状腺功能减退的白鼠垂体 GH 浓度和血液中的 GH 浓度以及 IGF 浓度均偏低。但是，由于甲状腺功能减退而发育迟缓的小白鼠并不能用 GH 治愈。甲状腺功能减退患儿的 GH 分泌也不一定全都异常。

甲状腺激素除了对 IGF 分泌产生 GH 介导作用，还可促进 IGF-1 对软骨生长的作用。甲状腺素缺乏会很明显地改变软骨板的生长形态。此外，IGFs 不足时，可直接加快软骨的成熟。甲状腺激素对软骨细胞生长的促进作用似乎总是由 IGF 介导的，因为 T_3 对软骨的促有丝分裂作用可受到来自 IGF-1 单细胞抗体的阻断。但是，T_3 对软骨形态及功能成熟的影响可能是直接作用而不是由 IGF 介导的，因为这个作用不能被 IGF-1 抗体阻断。

（二）围产期甲状腺功能减退

先天性甲状腺功能减退症的发生率大约是 1/5000。新生儿筛查明确显示延误诊断可引发严重的后果。先天性甲状腺功能减退症的病因有很多种，包括异位甲状腺、甲状腺缺如、甲状腺内生物合成不足、自体免疫性甲状腺炎以及母体内阻断 TSH 作用的抗体。有时主要是因为垂体和下丘脑有缺陷导致 TSH 分泌不足。继发甲状腺功能减退。

诊断主要依据测量血液中甲状腺素的浓度、骨龄以及影像学检查。大部分新生儿筛查都是在出生后不久的新生儿期将血样采集在过滤纸上测定早期甲状腺素浓度。有些标本的 T_4 大于均值的 2 个标准差，还要测定 TSH。有些国家和欧洲国家都采用 TSH 筛查。如果 T_4 下降，TSH 上升（> 20mIU/ml），提示要复查静脉血，但诊断治疗不能耽搁。用 ^{123}I、^{99}Tc 或超声影像有助于甲状腺缺乏或异位的诊断。因腕部骨骺一般在出生后四个月才能钙化，新生儿期手腕 X 线片没有诊断意义。但骨骼 X 线片测定骨骼成熟度还是很重要的方法，不应忽视。膝、踝骨的 X 线检查对估测新生儿骨龄最有价值，因跟骨在妊娠 24～26 周即可骨化成形；距骨 26～28

周;其他骶骨、远近端股骨疏松骨分别是35～40周,36～38周骨化成形。

虽然这些患儿需要及时治疗,但是对少数因垂体或下丘脑疾病而引起的甲状腺功能减退的患儿不能仅依据 TSH 升高即作出诊断,还需要判断垂体功能包括测定 GH、氢化可的松的浓度以及尿液浓缩能力等。

在一些甲状腺素结合球蛋白缺乏的婴儿及患急性病或营养不良的婴儿中,可出现 T_4 下降而不伴 TSH 上升,这种情况即为正常甲状腺功能病态综合征(euthyroid sick syndrome)。这些个体的甲状腺变化可理解为为了适应降低分解代谢的需要,因为禁食者服用 T_3 可加快氮的丢失。禁食和营养不良产生甲减样状态,其特征为 T_3 释放减少,交感神经系统活性下降,从而导致心率下降、基础代谢率下降以及氮丢失。新生儿激惹性甲状腺素低下很难与垂体疾病相鉴别。最稳妥的方法是采用替代疗法直到患儿度过急性期,或直到一定年龄以确保在停止治疗后,其检测结果在安全范围内。

(三)先天性甲状腺功能亢进症

新生儿甲亢很少见,常见于患有 Graves 疾病的母亲所生的婴儿。母体内免疫球蛋白兴奋胎儿甲状腺 TSH 受体(促甲状腺素免疫球蛋白,TSIs),诱发胎儿甲亢状态,促使子宫内甲状腺激素分泌过多,进而引起生长过度,其表现和高胰岛素血症相反,脂肪消耗多,心动过速,过度兴奋。甲亢是为数很少的几种可引起出生时骨龄超前的疾病之一。多数情况下,母体 TSI 从新生婴儿血液循环中完全清除需要几个月的时间,因此只需暂时性应用 β 受体阻滞剂和甲状腺素药物治疗。真正源自婴儿本身免疫系统疾病的 Graves 病很少见。不论哪一种情况,都可出现严重的甲状腺肿大、血小板减少症、肝大、心律失常,发病率及死亡率很高。近来发现有一种顽固性先天性甲亢是因为 TSH 受体变异引起的,这种变异使甲状腺素呈持续性激活状态。

四、遗传因素

胎儿在宫内的生长过程很大程度上是一种细胞增殖和组织成形的过程[1];母体因素、子宫大小以及营养供给等都是决定婴儿出生时体格大小的决定因素。遗传因素对胎儿出生时体格大小的影响很小,但是对儿童期的生长有明显的影响。出生时身长与其成人身长的相关系数只有 0.3 这一点就可充分说明这一观点。而 2 岁时的身长与其成人身长之间的相关系数达到 0.8。除了停止生长前的 1～2 年,2 岁时取的值所得的相关系数与其在儿童期任何年龄段取的值所得的相关系数几乎是相等的。人们已经注意到青少年早期阶段相关系数的下降,它是由于青春期暴发性生长的干扰所致。尽管机制不清楚,母亲的身材对胎儿的生长具有重要影响,但身材矮小的母亲同样可以生出一个将来身材高大的小儿。胎儿的身长、体重在出生前达到顶峰,这也多少说明了妊娠后期子宫容量的大小对胎儿生长的限制作用,但双胎或多胎妊娠时体重大小决定生产顺序说明了子宫容量可以更大,否则,没有一定的空间,就无法选择哪一个先生,哪一个后生。

将 Shetland 小型马与 Shire 大型马进行交配是研究子宫体大小与遗传相互关系的典型。这样组合的所有后代成年后体形都是中等的,但出生时的体形是不同的,小型马母亲的马驹是小型的,大型马母亲的马驹是大型的,较小的马驹会加速生长,几个月内就会长得差不多了。

鉴于新生儿体形与成人体形之间没什么关系,而 2 岁与成人之间关系较大,很明显出生后 2 年身长的增长反映了遗传因素对身长增长影响的大小,从母亲对生长的影响到遗传对生长的影响,这种转移引起了父母以及儿科学专家的关注,因为这种转移在生命的头 2 年中身长发生的改变中得到体现,且与这一时期的病理改变引起的过速或迟缓生长是很难区分开的。Smith 及助手总结认为具一般性遗传特征的婴儿出生时不管是大是小，都是呈线性生长的。通常，2 岁前，这些身长差异可以消失。如果 2 岁以后，这些差异继续存在，即说明该患儿存在病理问题，即使他表面上看上去健康，也应行进一步查明原因。

五、线性生长与追赶性生长

预测一个成人的身长只要看他（她）2 岁时的身长就可知道大概了，这一推断基于儿童在 2 岁以后的身长就恒定在同龄儿的同一百分位数上，这一百分位数与其成年后的最终身长所在的百分位数相等。身长沿着一个固定的百分位数生长，这在生长曲线图就称为线性或稳态（canalization）生长。有些病变可加速生长或延缓生长，使患儿生长曲线偏离原来的轨道而进入另一个轨道。如果异常情况得到改善，补偿性的加速或减速生长可使其回到原先的生长轨道上来。儿童在疾病恢复期中加速生长的能力称为追赶性生长，延缓性生长是指减慢生长速度，通常是在去除加速生长的影响以后出现的，比如抑制青春期早熟、肥胖节食以及垂体功能不足 GH 治疗等的影响。

追赶性或延缓性生长实际上都是机体调节生长速度以维持正常的生长曲线，并确保沿着既定的生长曲线生长而不发生偏离。Smith 所述的 2 岁之前的转移性线性生长实际上就是追赶性和延缓性生长的实例。

实际上，只有当某种疾病是自限性的或者不是发生在对生长发育特别敏感的时期如婴儿期或青春期，才会出现追赶性生长。例如，GH 不足以及甲状腺功能减退这两种病具有在治疗期间完成追赶性生长的潜力。不过，如果甲状腺功能减退患儿的治疗过晚，则其追赶性生长的能力就会下降。Rivkees 等研究发现：如果患儿甲状腺功能减退病史持续 5 年而未经治疗，其身长要相差 25cm，在给予治疗后，最终身长平均还有 7cm 的差

距。Boersma 报道一例 14 岁患者，这个患者从出生就有甲状腺功能减退，经过治疗后，5 年内表现出特别快的追赶性生长，同时在这一时期青春期发育出现了，可能受此影响，患者最终成年身高较矮。研究表明，对这些甲状腺功能减退患儿，在青春期早期给予促性腺激素释放激素（gonadotropin-releasing hormone）类似物治疗能够提高成年身高。对 GH 缺乏的儿童进行的研究得出了相似的结果，其他一些研究亦表明某些疾病的特殊性对于追赶性生长的程度具有重要的决定作用，例如有些妨碍生长的病变和皮质醇过多症可引起软骨板发生不可逆的变化。

1963 年，Prader 等和 Tanner 提出追赶性生长（catch-up growth）的概念。追赶性生长是指一些生长受限的婴儿在解除抑制因素后，朝着既定的生长轨道呈快速线性生长的这一时期。关于追赶性生长机制存在两种假说：神经内分泌假说（neuro-endocrinehypothesis）和生长板假说（growth plate hypothesis）。

神经内分泌假说是 Tanner 于 1963 年提出的，是基于经典的内分泌中枢反馈调控理论。Tanner 提出，中枢神经系统中存在"稳态体"（sizostat），可能位于下丘脑，可以控制躯体的形态，能够把体格大小与个体在这一年龄点的期望值进行对比，这就是所谓的"时间吻合"（timetally）。如果"不吻合"被识别出来，身体就被"鼓励"以超过正常的速度进行继续生长。当"不吻合"变得不再明显时，生长速率就会下降。到目前为止，关于这个假说还没有相关的实验数据支持。

生长板假说是基于一个古老的概念，是 Osborne 和 Mendelin 于 1914 年提出的。他们的实验表明，长期营养剥夺的大鼠解除营养剥夺后，在远远超出同类正常生长期的时期内出现生长。基于此，他们提出：年龄不是生长的限制因素，而是组织自身固有的生长能力限制生长。Williams 和 Baron 等在这方面作了进一步的研究，并且形成了目前这种生

长板假说——追赶性生长是生长板所固有的。他们认为追赶性生长来自延缓的正常的生长板衰老。正常的生长板衰老时,生长板的软骨细胞的增殖率伴随着每个相继发生的干细胞周期而下降。因此,生长板的衰老不是时间本身决定的,而是累积的干细胞分裂次数决定的。Baron 等的实验显示,当增殖抑制停止后,累积的干细胞分裂次数比预期的低。因此,增殖受到抑制的细胞和未暴露的细胞相比,能以更快的速率进行增殖,从而导致局部快速生长。

然而,这两个假说都不能很好地对人类的追赶性生长机制给出一个满意的解释。神经内分泌假说缺乏实验支持,而生长板假说仅仅能对一种特定类型的追赶性生长作出解释。

在追赶性生长或延迟性生长过程中,可能是全身(激素)和局部(生长因子)信号均发生了调节细胞增殖的重要作用。加速生长必定包括促生长信号的上调和下调两个过程。不论是正常的组织还是赘生物的实体生长都表明生长刺激因子和生长抑制因子是相对恒定的。细胞增殖或静止取决于这两种力量的平衡,有时病理增长和肿瘤即由于失去这种平衡而引起。

虽然对追赶性生长过程的研究大多数集中在已知生长因子或激素的研究,如胰岛素、GH、IGFs 和甲状腺素在血液中的浓度,但是,即使整个追赶性生长过程是由中枢神经系统进行调节的,很可能起关键作用的还是生长的局部调节。在调节生长过程中,骨源性的生长刺激因子和生长抑制因子的协调作用不论是在正常或是在追赶性生长的情况下,对控制生长都是很重要的。

六、营养不良、疾病和体格生长

营养不良和疾病对婴儿产后生长的影响是一个比较复杂的问题,它也折射出调节生长的激素、营养素和环境因素之间错综复杂的相互作用和影响。内分泌控制生长,其对营养环境的数量与质量非常敏感。它可以按需改变身体的生长甚至影响发育,但是对营养环境特别敏感的内分泌系统所能调控的是食物的哪些具体成分,我们尚不清楚。不管怎么说,无论是对个体亦或是对群体,认真评估身体生长与成熟的状况都是判断营养和疾病情况的敏感而又准确的指标。

针对营养缺乏,生命系统采用的生存策略是保存能量,维持基本生化功能的完整性。如果出现严重的营养缺乏,在青春期后青少年可导致生育能力的停止;在青春期前儿童则会使青春期延迟到来。生殖能力的抑制是个复杂的问题,有证据表明在严重的营养缺乏时,中枢神经系统和性腺的营养都受到限制[2]。随着营养缺乏期间的性腺类固醇和其他影响合成代谢的激素的抑制,IGFs 和其他促有丝分裂调节因子的作用也下降。IGF 含量在大多数情况下主要由 GH 调节,但是,营养不良时虽然 GH 分泌过多,周围组织的 IGF-1 的释放却受到抑制。这是 GH 信号机制干扰的结果,因为不管是禁食还是糖尿病患者都会出现肝脏结合 GH 能力下降以及受体后缺陷,此外,IGF 抑制物质的产生增加,一些主要的血清结合蛋白含量就会发生显著的改变。GH 和皮质醇的急性升高会增加组织对胰岛素的抵抗性,从而更容易动员组织储备的物质。身体不同部位对不断变化的激素的不同反应性(敏感性)造就了组织蛋白中存储的能量向内脏的转移。能量的丢失使甲状腺素向非产热状态转移,这样有助于保存能量。此时,T_4 脱碘产生更多的没有代谢活性的 rT_3 和相对少的 T_3。营养过剩的反应通常与营养低下相反,合成代谢和促有丝分裂活性增加,甲状腺素向能量消耗方式转移。

(张龙　贲晓明)

参 考 文 献

1. DePalo EF, Filippis VD, Gatti P, et al. Growth hormone isoforms and segments/fragments：molecular

structure and laboratory measurement. Clin Chim Acta,2006,364(1-2):67-76.

2. Baumann GP. Growth hormone isoforms. Growth Horm IGF Res,2009,19(4):333-340.

第三节 新生儿脑的发育

脑的组织解剖学上的发育是一个连续的过程,而且脑的发育有特定的和明确的生长及成熟阶段的特征。脑的生化发育也是连续的,并与脑的组织解剖学上的发育相关。脑发育过程中的任何缺陷都容易产生脑功能的明显异常,造成机体活动调节和行为表达的严重的和不可弥补的损害[1]。

脑神经元及脑的各种结构的发育如同机体其他组织器官的发育一样是不均衡的,在胎儿和新生儿时期脑的发育有几个快速生长阶段。DNA 在脑中的积累开始于胚胎期,并在整个妊娠期持续增加,到出生后第二年结束。在人脑的发育过程中有两个细胞快速增殖期,第一期开始于妊娠第 10 周,到妊娠第 20 周结束。第二个细胞快速增殖期开始于妊娠第 30 周,到出生后大约 3 个月结束。在细胞增殖的第一阶段形成所有的大神经元和大多数小神经元以及一些胶质细胞成分,在细胞增殖的第二阶段主要与胶质细胞的发育有关,可能也有一些小神经元的发育。从数量上看,大多数的脑细胞是在出生后形成的,出生 3 个月婴儿的脑细胞数只有成人的 40%～50%,其余的脑细胞是在以后的 20 个月内形成的。脑干细胞在出生前增加比较快,出生后增加比较慢。在前脑区的细胞在出生后增殖比较快。小脑细胞的增殖比脑的其他结构要稍晚一些[1,2]。

脂肪是脑的极重要的成分,它不仅对神经元和神经胶质细胞的结构和功能是必需的,而且也是构成髓鞘的重要成分。髓鞘对于成熟轴突的快速传导功能是非常重要的。在髓鞘中脂肪占髓鞘干重的 70%～75%,在脑中的所有的主要脂类也都存在于髓鞘中。然后,脑苷脂是髓鞘中所发现的最典型的脂类,它在脑中的含量与髓鞘中的含量成正比。在成人脑中脂肪是最丰富的成分,脂肪大约构成脑中总的固体重量的 60%,或者占新鲜脑重的 10%～20%。脂肪在脑的不同区域有明显差别,脂质的数量在脑的灰质中较低,在白质中较高,在脑皮质的灰质中脂肪只占新鲜脑重量的 7.5%,而在皮质下的白质中脂肪占新鲜脑的重量超过 20%[3]。

脑脂质的主要组成有胆固醇、磷脂、脑苷脂、硫脂和神经节苷脂。脑苷脂和硫脂被发现主要存在于髓鞘中,神经节苷脂与神经细胞膜外表面的结构有关,特别是在突触区域。在髓鞘中的脂肪酸主要是饱和脂肪酸和单不饱和脂肪酸,而在神经细胞膜上,特别是在突触区域主要是多不饱和脂肪酸。在大脑皮质的灰质,每个神经细胞膜上有超过 10 000 个离散区域,这些区域通过突触负责将信号传导至其他的神经细胞。这些区域的多不饱和脂肪酸,特别是 DHA 的浓度很高。磷脂酰胆碱在数量上是不成熟脑中最丰富的磷脂,但是,在突触中主要含 DHA 的磷脂是磷脂酰丝氨酸和磷脂酰乙醇胺。在发育中的脑随着脑的成熟,脑的脂质发生非常明显的质和量的变化,在脑发育的早期阶段,只有细胞膜上那些一般结构部分的脂质是增加的,随着髓鞘的形成,特殊脂质在脑组织中积累,使脑的脂质成分无论在质还是在量的方面都发生了明显的变化[4]。

人脑中的髓鞘在围产期开始形成,在出生后的第一年中快速增加,持续至第二年。人脑中最早髓鞘的部位是运动和感觉神经根,最后是网状结构、非特异性的丘脑投射区以及大脑皮质。系统发育中较老的结构如脊髓的髓鞘形成较早,而系统发育中较晚发育的结构其髓鞘形成较晚。脑发育时所有脂类的总量都是增加的,但不是所有的脂质在同一时间内增加,例如,磷脂在脑成熟时减少,而其他的脂质如胆固醇、脑苷脂和硫脂是增加的。这反映了髓磷脂在发育中的脑中的沉积，也反映了在不同时期髓磷脂成分的变化。在整个孕期，特别是在妊娠的最后三个月，脑的各种磷脂的相对比例以及在脑灰质和白质中磷脂脂肪酸的成分都随着胎龄的增加而发生变化[1,2]。

脑发育过程中脑的脂质成分的变化主要表现在髓鞘中脂质的积累。髓鞘中含有大量的胆固醇。胆固醇和鞘脂（脑苷脂、硫脂和鞘磷脂）主要存在于髓鞘中，是成熟脑中总的脑脂的主要成分。以脑的干重来说，大约70%的脑脂存在于髓鞘中，脑苷脂保持了髓鞘结构的稳定。在不成熟的脑中，在髓鞘形成以前脑脂质的成分与其他组织相同，当髓鞘开始形成时大脑中才开始出现有脑苷脂。在人类胎儿4个月时，胎脑中除了其他的糖脂外，只含有非常少量的脑苷脂和硫脂。脑中脂质的相对比例以及各种脂质含量的变化反映了中枢神经系统的各种细胞膜上脂质分布的差异。成熟脑的少突胶质细胞中含有较高浓度的脑苷脂和胆固醇，但在神经元和星形胶质细胞的发育过程中脂质成分没有变化[5]。

婴儿的脑在发育过程中脑的细胞结构迅速增加，而脑中的水分逐渐降低。这些变化与大脑和小脑中神经细胞膜上的多不饱和脂肪酸的含量增加有关。脑中脂肪酸成分的定量分析显示，胎儿在母体内的最后三个月中其脑中长链多不饱和脂肪酸的含量迅速增加，同样地在大、小脑中必需脂肪酸的含量也迅速增加。极低出生体重儿由于过早离开母体，体内的必需脂肪酸储存量较少，较易发生必需脂肪酸的缺乏。例如，对发育中胎儿的化学成分的分析显示，出生体重1000g的婴儿体内总的脂肪含量只有28g，必需脂肪酸的含量只有总脂肪含量的1.8%。小脑中所有脂肪酸的含量在出生前的最后三个月都稳步增加，反映了脑中脂肪酸含量的普遍性增加。脑中ω-3脂肪酸，特别是DHA的含量在出生前的

增加要比出生后多。而亚油酸和α-亚麻酸的含量在胎儿出生前的最后三个月一直都比较低。Ω-3的长链多不饱和脂肪酸在胎儿出生前的最后三个月在脑中的迅速增加对于新生儿脑细胞结构的正常发育是特别重要的[6]。

在妊娠的最后三个月胎儿脑中每周大约增加43mg的ω-6多不饱和脂肪酸和22mg的ω-3多不饱和脂肪酸。而脑中亚油酸（18：2ω-6）的含量只有脑中总脂肪酸含量的2.6%。在婴儿出生后的早期脑中亚油酸的含量开始迅速增加，而长链多不饱和脂肪酸的含量却增加很少。这表明胎盘在转运长链多不饱和脂肪酸使胎儿脑中这些脂肪酸的含量迅速增加上起了主要的作用。人脑在母体内的最后三个月和出生后的最初18个月是脑的快速生长时期，在这个关键时期必需脂肪酸对于脑结构的正常生长是必需的[1]。

脑的发育领先于身体的其他器官，在胚胎的第三周神经板形成于外胚层的表面，然后形成神经管和神经嵴，神经管发育成中枢神经系统。外胚层的神经细胞分化为神经元、星形胶质细胞、少突胶质细胞和室管膜细胞。在胚胎的第五周，前脑（大脑）、中脑和后脑（小脑）都已成形[7]。到新生儿出生时脑的重量在足月儿已达300~400g，男婴的脑重量稍重于女婴，新生儿的脑重量大约是其出生体重的10%。新生儿出生时的头围平均为34cm，新生儿头围的生长速度与其脑重量的增加相平行。早产儿在出生后的最初1~2个月头围的生长速度（1.1cm/w）较足月儿快，到出生后的3~4个月早产儿头围的生长速度（0.5cm/w）与足月儿大致相同[2,8]。婴儿在母体内，特别在出生前的最后3个月和出生后的最初2年是人脑发育的关键时期，如果在这个时期有严重的营养不良，婴儿不仅头围的生长速度落后于正常婴儿，而且脑的重量也会明显减轻，而且会影响婴儿智力的发育。

（张伟利）

参 考 文 献

1. Van Ader JE, Feldman M, Clandinin MT. Accretion of Lipid in the Fetus and Newborn//Polin RA, Fox WW. Fetal and Neonatal Physiology. Philadelphia：W. B. Saunders Co,1998；2335-2349.

2. England MA. Normal development of the central nervoussystem//Levene MI, Bennett MJ, Punt J, et al. Fetal and Neonatal Neurology and Neurosurgery. Edinburgh：Churchill Livingstone,1988；3-27.

3. Mcllwain H, Bachelard HS, et al. Biochemistry and the Central Nervous System. New York：Livingstone,1985；282-335.

4. Koletzko B. Pediatric Nutrition in Practice. Basel Karger,2008,47-51.

5. Van Ader JE, Feldman M, Clandinin MT. Accretion of Lipid in the Fetus and Newborn//Polin RA, Fox WW. Fetal and Neonatal Physiology. Philadelphia：W. B. Saunders Co,1998；458-477.

6. Widdowson EM. Growth and composition of the human fetus and newborn//Assali NS, et al. Biology Gestation. II. The Fetus and Neonate. New York：Academic Press,1968；1-48.

7. Needlman RD. Growth and Development//Behrman RE, Kliegman RM, Jenson HB, et al. Nelson Textbook of Pediatrics. 17th ed. Philadelphia：WB. Saunders Co,2004；23-66.

8. Swaiman KF. Neurologic Examination of Term and Preterm Infant//Swaiman KF, Ashwal S, (eds). Pediatric Neurology Principles & Practice. 3rd ed. St Louis：Mosby Inc,1999；39-53.

第四节 新生儿营养评价

新生儿,尤其是早产儿或疾病新生儿较易发生营养不良而影响生后的生长,这主要与新生儿期生长速率快,而一部分器官功能尚不成熟以致不能满足疾病、外科手术或大量营养物质丢失等条件下机体对营养的额外需求有关,因此正确评价新生儿的营养状况,及早发现和治疗营养不良或营养过剩显得尤为重要。

本节将详细介绍如何借助以下各项目来综合评价新生儿营养状况:①病史;②体格检查;③膳食调查;④躯体成分分析;⑤体格测量;⑥血清中各种生化物质的含量;⑦营养平衡研究;⑧特殊研究:包括稳定性放射性核素的应用和骨骼矿化作用的测定。

一、病 史

1. 母亲病史 包括母亲的年龄、产次、婴儿胎龄、分娩方式和孕期并发症,但这些资料对一个全面的营养评价来说显然是不够的,还需获取以下资料:①母亲在孕期体重增加情况;②母亲在怀孕前和孕期的营养素摄入情况;③慢性病史;④有无染色体病、代谢性疾病和内分泌疾病的家族史;⑤羊水和胎儿超声检查结果;⑥孕期用药情况;⑦已知的在孕期可导致胎儿生长受限或加速的并发症(表3-5);⑧母亲有无特定营养素的缺乏(如铁、叶酸和维生素 B_6)。

表 3-5 引起胎儿生长受限或加速的常见情况

胎儿生长受限	
母亲因素	营养不良
	妊娠期高血压疾病
	慢性高血压
	药物成瘾(海洛因、乙醇)
	胎盘供血不足
	吸烟
胎儿因素	多胎
	先天性异常
	先天性感染
	放射线照射
胎儿宫内生长加速	
母亲因素	糖尿病
	肥胖
	类固醇激素长期使用
胎儿因素	Beckwith-Wiedemann 综合征
	Soto 综合征(以颅骨和大脑异常迅速生长伴早期骨化为特征,常引起长头、巨颅畸形、器官距离过远以及尖形上腭,所有患者均有智力迟钝)

2. 新生儿病史　新生儿病史应回顾从出生到目前的情况,包括判断有无增加新生儿代谢需要的疾病(RDS、支气管肺发育不良、先心病、脓毒血症、外科手术和冷伤)和营养丢失情况(慢性腹泻、胸腔引流管、吻合口和瘘管的大量引流液)。此外,还应了解喂养方式、有无喂养不耐受的发生,特别要关注有无应用增加新生儿代谢的药物(氨茶碱、皮质类固醇激素)和干扰营养素吸收的药物(苯巴比妥)。

二、体 格 检 查

对新生儿一般的体检就可大致了解其营养状况,通过简单的视诊,可观察是否存在或缺乏躯体的活动、肌肉萎缩和皮下脂肪,而且对头形、皮肤、毛发和黏膜的检查可判断某些特定营养素的缺乏;通过触诊,可早期发现颅骨软化、皮疹及骨骼突出(如串珠肋、骨折)(表3-5、表3-6)。

表3-6　新生儿营养素缺乏的临床表现

临床表现	缺乏营养素名称
嗜睡	蛋白质、能量
苍白	铁、铜、叶酸、维生素 B_{12}
水肿	蛋白质、锌
颅骨软化	维生素 D
毛发脱色素	蛋白质、锌
角膜软化(眼)	维生素 A
口角炎	维生素 B_2
舌炎	烟酸
甲状腺肿	碘
滤泡角化过度	维生素 A
皮肤干燥、鳞屑性皮炎	必需脂肪酸
瘀点、瘀斑	维生素 C
佝偻病串珠	维生素 D
骨质稀疏	钙、磷

三、膳 食 调 查

由于新生儿饮食很单调,故新生儿膳食调查与年长儿或成人相比要简单得多,只需常规记录婴儿每次的摄入量以及牛奶、婴儿配方奶、肠外营养液的成分。然而母乳成分存在着个体差异,且较难估计每次哺乳时婴儿的进奶量,因而对母乳喂养儿作准确的膳食调查有一定困难。但在实际工作中,可以用早产儿或足月儿母乳成分的平均值来估计某个婴儿的母乳成分,通过电子秤测定婴儿吃奶前后的体重来估算每次的进奶量。目前一些医院已应用计算机程序进行膳食调查。

新生儿膳食调查应包括从出生到调查日的整个一段时期,可以通过比较各种营养素的实际摄入量和理想摄入量来进行准确评价,早产儿和足月儿每天营养素的需要量见表3-7。能量需要根据婴儿的胎龄、各种疾病状况、外科条件及机械通气等情况作特殊调整,经口喂养的足月儿能量需求为 100 ~ 120kcal/(kg·d),早产儿则需 110 ~ 135kcal/(kg·d)[1]。若新生儿接受肠外营养,热能需要量可适当减少,一般在 85 ~ 100kcal/(kg·d);因使用肌松剂或大剂量镇静剂而躯体活动减少的新生儿,其能量需求也会降低,如果不能正确认识新生儿在特殊情况下对热能的额外需求,将不利于其抗病能力和生长。

四、躯 体 成 分

胎龄和那些影响胎儿生长的宫内并发症直接影响新生儿出生时的躯体成分,随着胎儿胎龄的增长,胎儿躯体成分有明显变化,具体表现为总的体液、细胞外液、钠和氯的进行性减少和细胞内液、钾、钙和镁的进行性增加。此外,胎儿体内蛋白质、脂肪、糖原和矿物质的储存也随着胎龄的增长而增加(表3-8)。那些已知的可导致胎儿生长受限或加速的宫内并发症同样也影响新生儿的躯体成分。例如:小于胎龄儿体内脂肪量较少,而大于胎龄儿与适于胎龄儿相比,体内脂肪量要高得多。

表3-7　早产儿和足月儿每天营养素需要量

	早产儿		足月儿
	<1kg	1~2.5kg	
以下为每天每千克需要量			
蛋白质（g）	4	3.5	2
钠（mmol）	3.5	3	3
氯（mmol）	3.1	2.5	2.3
钾（mmol）	2.5	2.5	2.4
钙（mg）	210	185	130
磷（mg）	140	123	70
镁（mg）	10	8.5	5
铁（mg）	2~4	1~2	2
生物素（μg）	1~1.4	1~2	1~2
泛酸（mg）	5~9	1~1.4	1~1.4
胆碱（mg）	5~9	5~9	5~9
以下为每天需要量			
氟化物（mg）	0.1	0.1	0.1
铜（mg）	0.17	0.1~0.5	0.5~1
锌（mg）	1.5	1.5~3	3~5
锰（mg）	0.01~0.02	0.02~0.04	0.5~1
铬（μg）	2~4	2~6	10~40
碘（μg）	5	5~10	10~15
硒（μg）	1.5~2.5	1.5~7.5	10~60
钼（μg）	2~3	2~7.5	30~80
维生素 A（IU）	1000	1000	1000
维生素 D（IU）	400	400	400
维生素 E（IU）	5~25	5~25	4
维生素 K（μg）	5	5	5
维生素 C（mg）	60	60	35
维生素 B_1（mg）	0.2	0.2	0.2
维生素 B_2（mg）	0.4	5	5
维生素 B_6（mg）	0.2	0.2	0.2
维生素 B_{12}（μg）	0.15	0.15	0.15
烟酸（mg）	5	5	5
叶酸（μg）	50	50	50

表 3-8　胎儿体内水、蛋白质、脂肪和矿物质含量

	胎龄(周)						
	22	**26**	**29**	**32**	**35**	**38**	**42**
体重(g)	500	1000	1500	2000	2500	3000	3500
水(g)	433	850	1240	1598	1925	2217	2380
脂肪(g)	6	23	60	120	208	330	525
蛋白质(g)	43	86	135	188	244	334	446
钙(g)	2.4	5.7	9.8	14.7	19.9	25.1	30.3
磷(g)	1.5	3.4	5.6	8.3	11.0	13.9	17.3
镁(g)	0.09	0.21	0.33	0.45	0.57	0.69	0.80
钠(g)	1.1	2.1	2.9	3.7	4.5	5.5	6.5
钾(g)	0.8	1.7	2.5	3.4	4.2	5.0	5.8
氯(g)	1.2	2.3	3.3	4.2	4.7	5.3	5.7
铁(mg)	30	64	101	141	183	227	283
钙(mg)	1.7	3.8	6.0	8.1	10.1	12.0	14.3
锌(mg)	8.9	17.6	25.9	33.8	41.2	48.1	53.6

躯体成分在新生儿期和生后第一年有十分明显的变化(图 3-9),主要表现在:①脂肪组织的进行性增加,在生后 4~6 个月达高峰,12 个月时略有下降;②体内总水量进行性减少,而细胞内液相对有所增加。矿物质和蛋白质占体重的比例在生后第一年则保持相对恒定(图 3-9)。

由早产儿、足月儿和成人的各器官系统占总体重的比例(表 3-9)可见,某些器官系统如心脏、骨骼、肾脏和肝脏占总体重的比例

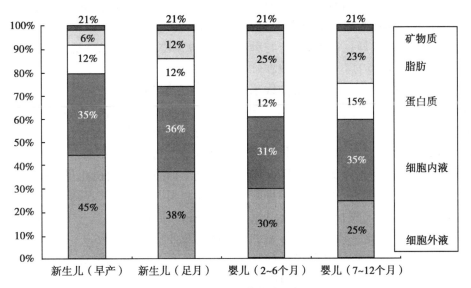

图 3-9　婴儿机体构成比例

从出生到整个儿童期均保持恒定,但新生儿的脑重占总体重的比例大大高于成人,而骨骼肌所占的比例却相对较小。

表3-9　主要器官或组织占体重的比例(%)

器官或组织	早产儿 (28~34周)	足月儿	成人
骨骼肌	25.0	25.0	40.0
骨骼	22.0	18.0	14.0
心脏	0.6	0.5	0.4
肺	3.3	1.5	1.4
肝脏	4.0	5.0	2.0
肾脏	0.7	1.0	0.5
脑	13.0	12.0	2.0

五、体 格 测 量

体格测量可以及时了解新生儿的生长发育情况,新生儿出生时的体格测量反映其在宫内的发育情况,而纵向的评价则能反映其生后的生长速度。新生儿出生时最常用的三个测量项目为体重、身长和头围;将测量数据和标准曲线相对照,即可判断新生儿为适于胎龄儿、小于胎龄儿或大于胎龄儿。目前已有许多评价体重、身高、头围的标准曲线,但同一项目的标准曲线差异也很大,可能与种族、社会经济状况及环境的不同有关,故在临床工作中要注意选择一个合适的标准曲线来进行评价[2-4]。

(一)体重

年龄/体重通常被认为是评价婴儿生后生长的金标准,住院婴儿每天常规测量体重,但应注意脱去衣裤鞋袜,并扣除随身附带的器械的重量,如:气管插管、胸腔引流管、纱布和胶带等。测定一段时间内体重的增长速度要比单纯测体重有用得多。许多学者都希望早产儿能达到与宫内相同的体重增长速度,但大量研究已对此假定提出质疑。1948年Dancis等充分考虑到早产儿的出生体重和生后的最初50天内体重下降情况,据此制作了早产儿的生长曲线图,这些标准曲线已被修正[5]。目前,随着医疗技术水平的提高和营养支持疗法的及时使用,早产儿生后的体重增长速度已有所加快。胎儿在宫内最后3个月较理想的体重增长速度为15g/(kg·d)。

新生儿出生体重与胎次、胎龄、性别及宫内营养状况有关,2005年我国九个市城区调查结果显示平均男婴出生体重为(3.33±0.39)kg,女婴为(3.24±0.39)kg,与世界卫生组织的参考值相近(男3.3kg,女3.2kg)。出生后第一周内,由于哺乳量不足、水分丢失及胎粪排出,体重可暂时性下降3%~9%(生理性体重下降),约在生后第3~4天达最低点,以后逐渐回升,至出生后第7~10天应恢复到出生时的体重。如果体重下降的幅度超过10%或至第10天还未恢复到出生时的体重,则为病理状态,应分析其原因。年龄越小,体重增长越快:生后前半年每月平均增长600~800g,下半年每月平均增长300~400g,为便于实际应用,可按以下公式粗略估价小儿体重:

1~6个月:体重(kg)=出生体重(kg)+月龄×0.7(kg)

7~12个月:体重(kg)=6(kg)+月龄×0.25(kg)

(二)身长

对年长儿童而言,年龄/身长是一个评价生长发育非常有用的指标[6]。然而要准确测量新生儿的身长却并非易事,测量者应由经过培训的护士担任,用量板卧位量身长,新生儿脱帽、鞋、袜及外衣,仰卧于量板中线上,助手将头固定,测量者一手按直小儿膝部,使两下肢伸直紧贴底板,一手移动足板使紧贴小儿足底,当量板两侧数字相等时读数,记录至小数点后一位数。正常同年龄、同性别新生儿的身长存在个体差异,受遗传、内分泌、营养及疾病等影响,评价某一新生儿的生长状况,最好能连续定期监测其身长,才比较确切。胎儿在宫内最后 3 个月较理想的身长增长速度为 0.75cm/w。

(三) 头围

新生儿出生时和生后定期的测量头围也是营养评价的一个重要组成部分,它间接反映脑发育情况。出生时头围偏小常提示宫内脑发育迟缓,一般由染色体异常、母亲药物成瘾、感染及胎盘血供不足等原因所致。头围偏小者若在新生儿期头围未出现加速生长,则以后神经系统的预后较差[7-9]。

头围采用软尺测量,将软尺 0 点固定于头部一侧眉弓上缘,将软尺紧贴头皮绕枕骨结节最高点及另一侧眉弓上缘回至 0 点,读数记录至小数点后一位数。在生后最初几天内,由于头皮水肿的逐渐吸收,头围可能较出生时有所缩小,建议生后 3 天复测头围。新生儿处于脑发育高峰期,保持一个正常的头围增长速率显得尤为重要;连续定期监测其头围,有助于更准确地对其进行营养评价。若新生儿出生时头围正常,以后逐渐出现头围增长缓慢,则其出现神经系统并发症的危险性大大增加。胎儿在宫内最后 3 个月较理想的头围增长速度为 0.75cm/w。

(四) 上臂围

沿肩峰与尺骨鹰嘴连线中点的水平绕道上臂一周长度为上臂围(bicepscircumference, MAC),代表上臂骨骼、肌肉、皮下脂肪和皮肤的发育。1989 年 Georgieff 等报道了胎龄在 25 ~ 42 周的新生儿的上臂围,这些数据显示上臂围与出生体重和胎龄成正相关关系。有人认为,评价一个处于快速生长期的早产儿的营养状况时,上臂围比体重和身长显得更为敏感。但国内也有人指出,以上臂围评价新生儿的营养状况较粗略,不如体重、身长准确。文献只报道了胎龄 25 ~ 42 周新生儿出生时的上臂围值(表 3-10),国内尚无这方面资料。

表 3-10　不同胎龄新生儿的上臂围值

胎龄(周)	例数	上臂围(cm)
25 ~ 26	5	4.9±0.7
27	7	5.25±0.3
28	10	5.5±0.5
29	6	5.7±0.4
30	8	6.0±0.7
31	6	6.4±1.0
32	14	7.0±0.5
33	12	7.0±0.8
34	6	8.3±0.5
35	12	8.1±0.6
36	12	8.3±0.6
37	6	9.5±0.7
38	22	9.5±0.7
39	22	9.7±0.9
40	36	10.1±0.6
41	11	10.2±0.6
42	5	10.6±0.5

(五) 皮褶厚度

测定皮下脂肪厚度是评价新生儿脂肪组织发育情况最简便的方法,已有学者报道早产儿和足月儿皮褶厚度的参考值[10]。测量皮下脂肪厚度最常用的部位有[11]:①上臂肱三头肌部位:肩峰与尺骨鹰嘴连线中点水平的背侧;②背部:肩胛骨下角下稍偏外侧处;③腹部:脐中点外 3cm、向下 1cm 处。测具钳板大小应为 0.6cm×1.5cm,其弹簧牵力应为 10g/mm^2,测量前刻度应调至 0。测量者在测量部位用左手拇指及示指将该处皮肤及皮下脂肪捏起,捏起时两手指应相距 3cm,右手拿量具,将钳板插入捏起的皮褶两边至底部钳住,正确的方法为钳板至少停留 15 秒再测其厚度,若能停留 60 秒,则能排除由于水肿导致的误差。通过多部位皮下脂肪厚度的测定可估计新生儿体内脂肪组织所占的百分比。

（六）上臂肌肉区和上臂脂肪区

只要测定了上臂围（MAC）、三头肌 15 秒皮下脂肪厚度（TSF_{15}）和 60 秒皮下脂肪厚度（TSF_{60}），就可根据以下公式推算上臂区（AA）、上臂肌肉区（AMA）、上臂脂肪区（AFA）和上臂水分区（AWA）：

$$AA = MAC^2/4\pi$$
$$AMA = (MAC - \pi TSF_{15})^2/4\pi$$
$$AFA = AA - (MAC - \pi TSF_{60})^2/4\pi$$
$$AWA = AA - AMA - AFA$$

TSF_{15} 反映的是皮下脂肪和水分的厚度，而 TSF_{60} 仅反映皮下脂肪厚度，足月儿上臂肌肉区和上臂脂肪区的正常参考值已有报道。这两项数据在评价那些曾有胎儿生长受限或加速的新生儿的营养状况时非常有用，例如，胎儿生长受限的新生儿其 AMA 和 AFA 较低；而糖尿病母亲所生的新生儿由于体内脂肪所占的百分比明显高于正常新生儿，因而其 AMA 和 AFA 明显升高[12]。

（七）上臂围/头围比值

上臂围大小受营养状况影响较大，而头围受营养的影响较小，因而上臂围/头围比值（MAC/HC）能很好地评价新生儿体格生长的匀称性。1989 年 Georgieff 等报道了 24 ~ 42 周新生儿上臂围与头围之比的正常值，显示此比例随胎龄的增长而进行性增大（表 3-11）。

与年龄-体重相比，在新生儿出生时测量上臂围与头围之比可以敏感地筛查出一些容易出现与胎儿生长受限或加速有关的并发症的新生儿。1989 年 Georgieff MK 比较了一组生后一周内的早产儿的 MAC/HC 和年龄-身高、体重，结果显示尽管这两类指标的敏感性相似，但上臂围与头围之比在诊断婴儿营养不良方面有较高的特异性。通过对早产儿生后一年的上臂围与头围之比纵向监测，可评估其体格生长的匀称性。

表 3-11　不同胎龄新生儿的上臂围/头围值

胎龄（周）	例数	上臂围/头围	出生体重
25 ~ 26	5	0.22±0.02	838±249
27	7	0.22±0.01	1022±143
28	10	0.23±0.02	1064±193
29	6	0.23±0.02	1159±132
30	8	0.23±0.02	1307±157
31	6	0.23±0.03	1399±308
32	14	0.24±0.02	1658±231
33	12	0.24±0.02	1750±281
34	6	0.27±0.01	2291±348
35	12	0.26±0.01	2299±308
36	12	0.26±0.02	2364±329
37	6	0.28±0.02	2901±194
38	22	0.28±0.02	3054±348
39	22	0.28±0.02	3076±398
40	36	0.29±0.02	3261±311
41	11	0.29±0.02	3447±337
42	5	0.30±0.01	3383±186

（八）股围/头围比值

超声测定股围（TC）、头围和腹围可估计胎儿在宫内最后 3 个月的体重[13]，股围的大小受测量时胎儿小腿位置的影响，较理想的位置应使小腿与大腿成直角。已有学者报道胎龄 27 ~ 41 周的正常新生儿的股围（TC）值和股围/头围比值（THR），并与出生体重和胎龄相对应。利用 TC 和 THR 来评价婴儿是属于小于胎龄儿或大于胎龄儿还有待进一步研究。

六、生化物质的测定

新生儿血清和全血中生化物质的测定可以估计其体内蛋白质、矿物质和维生素水平。

（一）血清白蛋白

几十年来，血清白蛋白浓度一直用于评价新生儿、儿童和成人的营养状况[14]。早产儿由于肝脏发育不成熟、白蛋白合成率降低，因而与足月儿相比，早产儿白蛋白浓度相对较低。研究证实，白蛋白水平随着胎龄的增长呈进行性升高，从早产儿的 2.5～3.5g/dl 到足月儿的 3.5～4.5g/dl。血清白蛋白的半衰期在足月儿为 14～21 天，早产儿为 5～7 天，故白蛋白水平在评价长期的营养状况方面有其独特的优点，但必须结合胎龄考虑。

（二）血清转铁蛋白

目前，血清转铁蛋白已用以评估儿童肿瘤患者营养状况恢复后的体内蛋白质水平。转铁蛋白的半衰期为 8～12 天，它比白蛋白能更灵敏地反映短期内在蛋白质摄入上的变化。由于总铁结合力中 80% 由转铁蛋白组成，当机体缺铁时血清转铁蛋白升高[15]。与其他血清蛋白一样，血清转铁蛋白浓度随胎龄和出生体重的增长而升高，胎龄 25 周的早产儿其血清转铁蛋白为 90mg/dl，足月儿则为 300mg/dl；大于胎龄儿的血清转铁蛋白浓度要高于适于胎龄儿。胎儿生长受限的新生儿由于缺铁，血清转铁蛋白也较高。尽管血清转铁蛋白已广泛用于小儿营养评价，但还不能证实其能纵向评价早产儿的蛋白质水平。

（三）血清前白蛋白

血清前白蛋白的半衰期约为 2 天，它的浓度能较好地反映近期蛋白质、能量摄入的变化，但不宜用它作长期营养评价。新生儿出生时血清前白蛋白的浓度为 10～20mg/dl，早产儿低于足月儿，成人约为新生儿的 2 倍[16]。新生儿血清前白蛋白的浓度随着蛋白质摄入的增加而迅速升高，且能以此较准确地预测新生儿体重增长速度[17]。然而，由于一些非营养因素会影响它在血清中的浓度，从而限制了它在营养评价上的作用。例如：肝脏或肾脏疾病能影响前白蛋白的产生和降解；皮质类固醇激素增加前白蛋白在肝脏的合成。患有支气管肺发育不良予地塞米松治疗的患儿，其血清前白蛋白的浓度在停止治疗 2 周后仍维持在较高水平。

（四）视网膜结合蛋白（RBP）

视网膜结合蛋白在肝脏合成，血清中半衰期约为 12 小时，它是视网膜的主要载体。它在肝脏的合成和释放由维生素 A 调节。新生儿出生时视网膜结合蛋白的浓度范围为 1.2～3.5mg/dl，早产儿低于足月儿。由于早产儿生后呈现相对维生素 A 缺乏，因而血清中低水平 RBP 可认为是代表维生素 A 的缺乏。与前白蛋白一样，应用皮质类固醇激素血清 RBP 浓度明显升高[18]。

（五）血浆氨基酸谱

血浆氨基酸谱已用以评价新生儿摄入的蛋白质的质和量。Fenton TR 等[19,20]的循证医学数据表明低出生体重儿分别喂以高蛋白［≥3.0g/（kg·d）］或低蛋白［<3.0g/（kg·d）］配方奶后，喂哺高蛋白、酪蛋白为主的配方奶的低出生体重儿其血浆氨基酸浓度高于母乳喂养儿。研究还证实，低出生体重儿没有足够能力将蛋氨酸转化成半胱氨酸和牛磺酸，或将苯丙氨酸转化成酪氨酸，提示对于早产儿而言，半胱氨酸、牛磺酸和酪氨酸是必需氨基酸。

七、营养平衡研究

营养平衡研究的根本目的在于根据体内已摄入的食物的储存量来决定肠内和肠外营养的需求量，这些研究已用于氮、脂肪、钙、镁、锌和铜等营养素。但取样的准确性限制了平衡研究的广泛开展，尤其对小婴儿而言，尿液不易准确收集。只要在摄入量或尿量计算上有微小偏差，就可导致算出的氮储留量明显高于实际值[21]。

典型的营养平衡研究是通过计算肠内或肠外摄取的营养素量和从尿、粪便、汗液或呼出气体中排出的营养素或代谢产物的量来完成的。尿液可以用集尿袋或尿布来收集，但尿液易流失,女婴集尿尤为困难。

当营养平衡研究结果应用于临床时要考虑一些因素,假定取样技术正确,才能考虑这些数据是否能代表婴儿的营养状况。一般而言,采样时间越短,数据缺乏代表性的可能性越大,因而,研究者必须了解某一营养素在体内潴留的时间。由于新生儿胃肠道转运时间较慢,研究经口喂养的新生儿的营养平衡通常需要 72~96 小时;而静脉营养的新生儿,尤其是不解大便者,在短时间内就可完成某些研究,从而推断出每天营养素需要量,这种方法常用来评价重症新生儿的钠、磷和氮平衡。

我们可以通过能量利用技术来评价新生儿每天的能量需要,主要包括直接和间接测热法。间接测热法主要用于气管插管无漏气的机械通气患儿,测定患儿在单位时间内氧气的消耗率,然后利用 Weir 公式把氧气消耗率换算成静息状态下能量利用率(REE),但这并不等同于基础代谢率。REE 的测定可用以鉴别那些高能量需求的新生儿(支气管肺发育不良或先天性心脏病),以便给以较多的氧气和营养以满足这些婴儿的基本能量需求。对经口喂养的婴儿,很有必要一天内测定几次,但必须在婴儿安静状态下才能进行。一般来说,研究期间测定值的变异范围在 5%~10% 内均属正常。有一点需要明确,总的能量摄入必须超过 REE(约 50kcal/kg)才能满足基本能量需求和维持体重的增长[约 10~15g/(kg·d)]。

八、特 殊 研 究

(一)稳定性放射性核素

稳定性放射性核素不衰变,不发生电离放射,可以认为对人体较安全。稳定性放射性核素应用于临床研究包括注入已知量的放射性核素标记的底物,通过对血液或尿液中存在的放射性核素定量,即可推知标记底物的代谢情况。

已有学者用稳定性放射性核素方法研究新生儿糖代谢的某些特征,例如:持续注入已知量的 ^{13}C 葡萄糖,测定血液中 ^{13}C 葡萄糖的放射性核素率,就能估计内源性葡萄糖的生产速率。研究发现新生儿葡萄糖的生成速率为 $4~6mg/(kg·min)$,新生儿自身制造的葡萄糖中约 53% 为氧化的葡萄糖[22,23]。

(二)骨矿化作用测定

骨质稀少在疾病新生儿中时有发生,绝大多数患有骨质稀少的早产儿在最初的几个星期内均无症状,直到病理性骨折或明显的佝偻病出现时才被发现,因而,通过对早产儿进行营养评价以期早期发现骨质稀少显得尤为重要。

维生素 D 缺乏是导致早产儿骨质稀少和佝偻病的潜在原因。研究指出,矿物质缺乏是目前在 NICU 治疗的早产儿发生骨质稀少的主要原因,矿物质缺乏的因素为:①静脉营养中未提供足够量的钙和磷[24];②长期使用利尿剂增加了钙从肾脏的流失。用于评价患儿状态和治疗充分性的特异性骨矿化密度研究方法包括:双能 X 线吸收法、定量 CT、定量超声[25]。需要强调的是,这些研究方法没有各年龄组的正常值,不是新生儿或婴儿的诊疗标准,只是在临床研究中使用并提供一些有差别的量化数据[26,27]。在这些研究方法被推荐用于评价新生儿和婴儿的骨健康水平之前,需明确测量信度和相关人群的正常值范围。

(钱继红 张会平)

参 考 文 献

1. Agostoni C,Buonocore G,Carnielli VP,et al. Enteral nutrient supply for preterm infants:commentary from the European Society of Paediatric Gastroenterology, Hepatology and Nutrition Committee on Nutrition. J Pediatr Gastroenterol Nutr,2010,50(1):85-91.

2. Van den Broeck J,Willie D,et al. The World Health

Organization child growth standards: expected implications for clinical and epidemiological research. Eur J Pediatr, 2009, 168(2): 247-251.

3. WHO Multicentre Growth Reference Study Group. WHO Child Growth Standards based on length/height, weight and age. Acta Paediatr Suppl, 2006, 450: 76-85.

4. 李辉, 宗新南. 中国 0～13 周婴儿体重身长和头围的生长参照值. 中国新生儿科杂志, 2010, (01): 11-15.

5. Clark RH, Olsen IE, Spitzer AR. Assessment of neonatal growth in prematurely born infants. Clin Perinatol, 2014, 41(2): 295-307.

6. Verger J. Nutrition in the pediatric population in the intensive care unit. Crit Care Nurs Clin North Am, 2014, 26(2): 199-215.

7. Ramel SE, Georgieff MK. Preterm nutrition and the brain. World Rev Nutr Diet, 2014, 110: 190-200.

8. Neubauer V, Griesmaier E, Pehböck-Walser N, et al. Poor postnatal head growth in very preterm infants is associated with impaired neurodevelopment outcome. Acta Paediatr, 2013, 102(9): 883-888.

9. Modi M, Saluja S, Kler N, et al. Growth and neurodevelopmental outcome of VLBW infants at 1 year corrected age. Indian Pediatr, 2013, 50(6): 573-577.

10. Miller EM. A comparison of three infant skinfold reference standards: Tanner-Whitehouse, Cambridge Infant Growth Study, and WHO Child Growth Standards. Matern Child Nutr, 2015, 11(4): 1023-1027.

11. 席焕久. 人体测量方法. 第 2 版. 北京: 科学出版社, 2010: 32-38.

12. Lewis RM, Demmelmair H, Gaillard R, et al. The placental exposome: placental determinants of fetal adiposity and postnatal body composition. Ann Nutr Metab, 2013, 63(3): 208-215.

13. Lee W, Deter RL, Sameera S, et al. Individualized growth assessment of fetal thigh circumference using three-dimensional ultrasonography. Ultrasound Obstet Gynecol, 2008, 31(5): 520-528.

14. Thalacker-Mercer AE, Campbell WW. Dietary protein intake affects albumin fractional synthesis rate in younger and older adults equally. Nutr Rev, 2008, 66(2): 91-95.

15. Anderson GJ, Frazer DM, McLaren GD. Iron absorption and metabolism. Curr Opin Gastroenterol, 2009, 25(2): 129-135.

16. Aliyazicioğlu Y, Değer O, Karahan C, et al. Reference values of cord blood transferrin, ceruloplasmin, alpha-1 antitrypsin, prealbumin, and alpha-2 macroglobulin concentrations in healthy term newborns. Turk J Pediatr, 2007, 49(1): 52-54.

17. Ljujić-Glisić M, Bozinović-Prekajski N, Glibetić M. Biochemical and antropometric monitoring of growth in preterm infants. Acta Chir Iugosl, 2009, 56(2): 93-96.

18. Fassinger N, Imam A, Klurfeld DM. Serum retinol, retinol-binding protein, and transthyretin in children receiving dialysis. J Ren Nutr, 2010, 20(1): 17-22.

19. Fenton TR, Premji SS, Al-Wassia H, et al. Higher versus lower protein intake in formula-fed low birth weight infants. Cochrane Database Syst Rev, 2014, 4: CD003959.

20. Premji S, Fenton T, Sauve R. Does amount of protein in formula matter for low-birthweight infants? A Cochrane systematic review. JPEN J Parenter Enteral Nutr, 2006, 30(6): 507-514.

21. Battistini NC, Poli M, Malavolti M, et al. Healthy status and energy balance in pediatrics. Acta Biomed, 2006, 77 Suppl 1: 7-13.

22. Chacko SK, Ordonez J, Sauer PJ, et al. Gluconeogenesis is not regulated by either glucose or insulin in extremely low birth weight infants receiving total parenteral nutrition. J Pediatr, 2011, 158(6): 891-896.

23. Garcia M, Leonardi R, Zhang YM, et al. Germline deletion of pantothenate kinases 1 and 2 reveals the key roles for CoA in postnatal metabolism. PLoS One, 2012, 7(7): e40871.

24. Wong JC, McDougal AR, Tofan M, et al. Doubling calcium and phosphate concentrations in neonatal parenteral nutrition solutions using monobasic potassium phosphate. J Am Coll Nutr, 2006, 25(1):

70-77.

25. Nehra D, Carlson SJ, Fallon EM, et al. A. S. P. E. N. clinical guidelines: nutrition support of neonatal patients at risk for metabolic bone disease. JPEN J Parenter Enteral Nutr, 2013, 37(5): 570-598.

26. Rack B, Lochmüller EM, Janni W, et al. Ultrasound for the assessment of bone quality in preterm and term infants. J Perinatol, 2012, 32(3): 218-226.

27. Akcakus M, Kurtoglu S, Koklu E, et al. The relationship between birth weight leptin and bone mineral status in newborn infants. Neonatology, 2007, 91(2): 101-106.

第四章

新生儿能量代谢

一、概　　述

生物体内物质代谢过程中所伴随的能量释放、转移和利用等称为能量代谢（energy metabolism）。机体能利用的能量来源于碳水化合物、脂肪、蛋白质生物氧化过程中合成的高能化合物，如腺苷三磷酸（ATP）、磷酸肌酸（CP）等。各种能源物质在体内氧化过程中释放的能量，50% 以上转化为热能，其余部分以化学能的形式储存于高能化合物的高能磷酸键中。

健康成年个体每天的总能量消耗（total daily energy expenditure，TDEE）包括基础能量消耗（basal energy expenditure，BEE）、体力活动能量消耗和食物特殊动力作用三大部分。新生儿处于快速生长的阶段，低出生体重儿及小于胎龄儿更是需要追加生长，所以还有一部分生长发育所需能量。而机体的能量平衡是指摄入的能量和消耗的能量之间的平衡，如果摄入多余消耗，多余能量则储存，导致肥胖，这是能量的正平衡；反之则出现动用储存能量，因而体重减轻，为能量的负平衡。在新生儿期，能量的正平衡才能保证正常的生长发育。

由于测定基础能量消耗比较困难，临床上通常用静息能量消耗来代替（resting energy expenditure，REE）。REE 是指机体在静息状态下 24 小时所需的能量，占总能量消耗的 70% ~ 80%[1]，比 BEE 约高 10%。REE 是由内稳态反应所引起的，如用于维持细胞膜内外离子梯度以及代谢底物循环，如蛋白质、糖原、脂肪组织及糖异生中间产物的合成和降解。

新生儿特别是早产儿如果出现能量供给不足，将影响其正常生长发育尤其是大脑的发育。另一方面，如果能量摄入过量临床上称之为过度喂养，不仅导致今后的肥胖，更易引起肝肾心肺功能的损害。存在营养不良危险的新生儿大部分是患病或早产儿，他们通常不能耐受肠内营养而需要静脉营养，最近有资料表明婴儿生长发育的危重期与短期营养缺乏密切相关，传统上对婴儿生后最初几天营养摄入的限制是无益的。目前中国的新生儿营养指南指出：经肠道喂养达到 105 ~ 130kcal/（kg·d），大部分新生儿体重增长良好；早产儿需提高能量供应量［110 ~ 135kcal/（kg·d）］，部分极低出生体重儿（ELBW）可达 150kcal/（kg·d））才能达到理想体重增长速度[2]。

临床上常应用预计公式对新生儿进行能量测算，因预计公式只考虑了一个或两个因素，如体重或（和）身高对 REE 的影响，而没有考虑到 REE 受多种因素的协同影响，所以用预计公式来指导临床喂养显然不妥。

二、能量消耗测定方法

（一）直接能量测定法

生命可以被看做是一个燃烧的过程，机体的新陈代谢是通过燃烧碳水化合物、蛋白质、脂肪这些能源物质从而产生能量的过程。这一过程中消耗了氧，同时产生了二氧化碳。直接能量测热法就是测量机体在一定时间内释放出的总热量。测试对象处于与外界完全隔离的房间里，通过包裹在房间周围封套内的水流不断吸收机体所释放的热量。根据水温变化、比热及水的总量可以测算出总热量。也可以通过测定受试者所穿戴的特制罩衣热量变化得出能量消耗的结果。它的实验原理也和简单炮式测热仪（simple bomb calorimeter）基本一致，亦即通过营养物质完全氧化测出其热卡含量。虽然在 20 世纪 80 年代就有人应用该方法测定机械通气状态下早产儿的能量消耗量，但由于机器笨重、体积庞大且结构复杂，又需要受试者较长时间处于限定的生理环境和测定空间里临床应用很不方便。因此，对于需要监护的重危新生儿不宜使用。目前主要应用于能量代谢的基础研究。

（二）间接能量测定法

在 16 世纪末已有人发现机体在物质代谢过程中，一定量的营养物质被消耗的同时会产生一定量的热能，并且消耗一定量的氧气，同时产生一定量的二氧化碳。通过测定氧气消耗量（VO_2）和二氧化碳的产生量（VCO_2）以及尿总氮含量（UN），根据 Weir 公式：①$EE = 4.83(VO_2)$；②$EE = 3.9(VO_2) + 1.1(VCO_2)$；③$EE = 3.94(VO_2) + 1.106(VCO_2) - 2.17(UN)$，计算出能量消耗量（energy expenditure，EE）。这就是间接能量测定法的理论根据。需要指出的是该方法所测定的能量消耗量即是 REE 量。一般认为每天能量供给宜以 REE 的 1.3 倍为妥，

能够保持机体正常的能量代谢需要或能量供求平衡。具体测定方法又可分为闭合式、开放式和热稀释法。其中以开放式间接能量测定法最常用，但其他两方法亦有一定的应用价值。

1. 闭合式间接能量测定法　该方法需使受试者吸入一定量的纯氧，根据测定装置中氧气储量的减少计算出单位时间内 VO_2 量。受试者呼出的 CO_2 则通过气体回路中的 CO_2 吸收剂加以吸收，测定吸收剂的重量变化得出单位时间内 VCO_2 量。该方法测定仪器结构简单、廉价。其优势在于能测出小儿每分钟吸入氧气量。尤其是在吸入氧浓度较高的情况下，测定结果依然准确无误。对于需吸入高浓度氧甚或纯氧的危重新生儿尤为适用。但应用该方法会增加新生儿或婴幼儿呼吸工作量达 10% 以上。再者难以应用蓬罩进行测定，如果受试者肺容量改变或出现管道漏气，则出现严重的测定误差。另外应用该方法测试时间不宜超过 1 小时。

2. 开放式间接能量测定法　该方法使受试者直接呼吸外界空气，因而称之为开放式能量测定法，是通过测量 VO_2 和 VCO_2 值计算出 REE。其原理是根据单位时间吸入气体和呼出气体中氧气和二氧化碳的浓度差以及呼吸气体总量计算出总耗氧量和二氧化碳排出量。在技术方法上要求吸入气体和呼出气体完全分离，这是目前最先进的测定装置，主要由红外线二氧化碳分析仪、氧气分析仪、波形分析仪和微型计算机以及收集气体的多种设备构成，也有人称之为代谢车。其优点是仪器轻便、能够移动（要求地面光滑平整）且技术性能精良，检测项目包括 VO_2、VCO_2、呼吸商（RQ）及 REE。同时氧气浓度、二氧化碳浓度亦有仪表显示；也可随时探测有无气体泄漏并发出警报。气体中微量水蒸气可通过加热或冷却加以去除，使得测定结果更准确。另外，环境因素如室温、气压、湿

度等也能输入计算机进行校正。近年来还研制出一系列配套软件,使设备日臻完善。可应用于各种受试者的能量测定,尤其适用于新生儿重症监护病室(NICU)患儿床边行REE监测。受试者吸入氧气浓度须限定在60%以下为其功能局限性,其他性能均优于闭合式间接能量测定仪。

3. 稀释法 该方法属侵入性检查,且只能测定出某一时刻的 VO_2 不能对能量消耗进行连续监测,尚未在新生儿科进行研究应用,因此不再赘述。

(三)双标记水法

双标记水法(doubly labeled water,DLW)是不影响测试对象日常活动和健康的TDEE测定技术,属于非侵入性检查。其理论根据是:给予受试者一定量的 ^{2}氢(^2H)和 ^{18}氧(^{18}O)后,机体中的水被这两种放射性核素标记,随之在体内达到平衡。^2H 参与水代谢,^{18}O 参与水与二氧化碳的代谢,并通过碳酸酐酶催化作用使之处于水和二氧化碳之间的放射性核素反应平衡状态。^{18}O 的消失与水和二氧化碳的排除相一致,同时 ^2H_2O 的消失却只反映水的代谢。因此,二氧化碳的产生量即是 $H_2{}^{18}O$ 和 ^2H_2O 代谢率之差,由此测定出 VCO_2 量。然后根据 RQ 求出 VO_2 量,依照Weir 公式计算出 TDEE 值。该方法的优点是:①具有较高的精确度:与呼吸测量法相比,准确性和精密性分别增加 1%～3% 和2%～8%;②对人健康无不良影响,测定时只需收集少量样品如尿液、唾液等;③适用范围广,可应用于婴幼儿甚或早产儿的 TDEE 测定;④能同时测定总体水含量、瘦体重和体脂含量。但也存在以下局限性:测试费用昂贵;另外,测试需时较长,一般为 7～10 天内的TDEE 均值,早产儿也需要 3 天左右,这对于病情变化快的新生儿应用相对不便。

总之,能量代谢的检测方法很多,仅测定所应用的公式就有数百个。但在新生儿或早产儿中,间接能量测定法以其准确、实用被视为最有效的方法,具有非常广阔的发展前景。

三、新生儿能量消耗的影响因素

研究显示,体内瘦体组织(lean body mass,LBM)是决定 REE 的主要成分,但瘦体组织又可分为高代谢率器官和低代谢率器官两种,前者如脑、肝、心、肾和肺等,耗能占REE 的 70%～80%;而肌肉组织属后者,耗能仅占 REE 的 17.5%[3],单位体重中高代谢率器官比重增大则 REE 升高。足月儿和早产儿在生后即刻就经历了一个非常复杂的代谢和生理改变。在孕期最后 3 个月身体组成改变:总体水减少,体脂肪增加,使 REE 瞬间变化。新生儿头-体比例大,脑的发育在孕最后三个月至生后一年内最快。生后第一个月,大脑的代谢占基础代谢的 60%～65%,早产儿更高,这说明新生儿单位体重的代谢率和能量需要量较儿童和成人明显得高。只有提供足够的热卡才能保证新生儿的正常生长发育,尤其是大脑的发育。

可能影响新生儿能量消耗的因素包括体重、日龄、性别、睡眠、食物、环境温度、疾病状态等。但研究这些干扰因素的随机对照试验较少,而且结论也并不统一,仍需要进一步的研究。

1. 体重 出生体重和生后体重的增加均会影响新生儿的能量消耗情况。出生体重和能量消耗关系的研究结论并不统一[4],但是在超低出生体重儿的研究中,普遍发现其能量消耗升高[5]。Bauer[6]等比较了相同胎龄的适于胎龄儿(AGA)和小于胎龄儿(SGA),认为 SGA 由于胎儿生长受限的原因,会造成生后一周内 REE 的明显升高,但也有研究显示两者并无区别[7]。生后的体重增长与能量摄入则与能量消耗成正相关,Bauer[8]经过研究测算,发现在早产儿中每增加 1g 体重,REE 平均增加 1.78kcal,

而每增加1kcal能量摄入,REE平均增加0.701kcal。

2. 日龄 出生以前,胎儿处于宫内相对低氧的环境中,出生后心输出量和血红蛋白水平持续恒定地变化,动脉血氧接近饱和状态,氧气运输增加。生后氧耗量增加是因为:①体交感神经活动水平提高;②动脉氧分压升高;③骨骼肌张力升高;④良好的胃肠道活动的建立;⑤食物特殊动力作用;⑥呼吸做功;⑦维持体温的需要。许多研究都证实,新生儿生后日龄与其能量消耗成正相关。Thureen等研究表明日龄小于1周的新生儿,其氧气消耗和二氧化碳的产生均低于日龄大于1周的新生儿。Bauer[9]等研究显示胎龄26~28周、29~32周及33~35周的早产儿,生后REE每周分别增高9.638kcal、6.934kcal和7.556kcal。

3. 胎龄 胎龄对新生儿能量消耗的影响可能与其成熟度或出生体重有关。早产儿的能量需求和生长速率一般是通过同胎龄的胎儿计算而来,但是正常胎儿在宫内暴露于特殊的激素或生长激素,而早产儿在宫外的环境完全不同,两者的生理功能也有很大区别[5]。耗能相关的高代谢率器官(如脑、肝、心、肾)的比例在足月儿中低于早产儿。且早产儿的脂肪组织中几乎全部为具有代谢活性的棕色脂肪组织(brown adipose tissue,BAT),这种组织中高表达解耦联蛋白1(UCP1),解除呼吸链氧化磷酸化和ATP合成的耦联,使氧化过程中的能量直接转换为热能释放,从而对新生儿的体温调节具有重要意义。而足月儿中BAT相对较少,所以早产儿能耗高于足月儿。在早产儿人群的研究中,如出生体重的影响一样,结论也未统一,认为负相关[5]或不相关[10]。

4. 性别 Hull等的研究表明:新生儿期性别对能量消耗无影响,但Dechert等的研究结果显示性别对REE影响大,无论是足月儿还是早产儿,女性比男性高得多。

5. 睡眠 正常新生儿绝大部分时间(约20小时)处于睡眠中,众所周知睡眠可分为深睡眠和浅睡眠两相,它们具有明显的特征(动眼及身体、呼吸改变)和脑电图表现,深睡眠平均持续14分钟,之后转入浅睡眠状态持续47分钟。在整个睡眠中深浅睡眠相交替,浅睡眠时的氧耗高于深睡眠时的氧耗约16%,而睡眠水平的不同可引起10%的REE变化。

6. 体力活动 有研究发现新生儿哭吵时的耗能比安静睡眠时的耗能增加12%~55%,新生儿体力活动耗能占总耗能的5%~17%,表4-1列出了新生儿的体力活动分类,共5类。危重新生儿大部分时间处于安静状态,此时活动产生的能量消耗比例很小,但是在临床上应注意尽量避免各种治疗手段引起新生儿不必要的哭吵。

表4-1 新生儿体力活动分类与耗能

分类	活动情况	耗能 [kcal/(kg·d)]
安静睡眠	闭眼,无身体、手臂或腿的运动,可见简单的面部运动	0.5±0.0
活动睡眠	闭眼,手和腿动	2.4±0.2
安静清醒	闭眼或睁眼,小但规律的面部运动和肢体运动	2.8±0.4
活动清醒	大部分时间睁眼,经常活动	7.5±0.8
哭	哭	15.1±2.3

7. 食物　研究显示进食的频率及食物的组成均可影响新生儿 REE。进食能刺激机体额外消耗能量的作用，称为食物的特殊动力效应(specific dynamic effect)。婴儿的食物特殊动力作用较成人小，普通进食后最大的能耗增加为 4% ~ 10%。新生儿一般每 2 ~ 3 小时哺乳一次，餐后 0.5 ~ 3 小时处于睡眠状态，餐后 90 分钟内 REE 升高。Lee 等在年长婴儿和儿童中检测时发现：在清醒禁食状态下能量消耗高于孩子在餐后睡眠时的能耗。新生儿食物的唯一来源为母乳或配方奶，曾有报道认为母乳喂养早产儿的能量消耗要低于配方奶喂养者，但最近的一个研究却未找到两者的相关性[11]。

8. 外环境温度　通常足月新生儿生后体温下降 1 ~ 3℃，生后 24 小时内体温不超过 37℃。体温下降是因为低温下产热不足(与宫内相比，外环境温度低)。新生儿初生几天维持体温的机制不完善，虽然对寒冷能反映代谢率增高，但因热量丢失增加而使体温下降，当环境温度为 32℃ 时，直肠温度每 10 分钟下降 0.1℃。生后 1 周新生儿的恒温机制接近完善。中性温度的概念是指：在此环境温度下，婴儿静息状态下的核心温度维持于 36.7 ~ 37.3℃，并且其核心和皮肤平均温度每小时的改变分别低于 0.2℃ 和 0.3℃。生后第一周，中性温度主要取决于胎龄和日龄，之后，体重和日龄是主要影响因素。暴露于低于中性温度的新生儿(无或有寒战)有升高能量代谢产热的反应。在高胆红素血症的新生儿进行光疗治疗时，由于环境温度的升高而使核心温度升高，进而导致经表皮和呼吸道的显性或非显性失水增加，这也是一个耗能的过程。因此外环境温度和体温过高或过低均影响新生儿 REE 水平。

9. 体位　Brandi 等比较了仰卧位和 30° 头高位对胸部手术早期能量代谢的影响，认为 30° 头高位能缓解术后早期因儿茶酚胺升高、心率呼吸频率加快，平均动脉压增加，氧耗量增加，二氧化碳产生增多而致的静息能量消耗增加。其机制是 30° 头高位使肺容量增加 35%，同时减少膈肌运动幅度和呼吸道阻力使气道通畅，呼吸做功减少。同理使用呼吸机的新生儿因不需为呼吸做功而能量消耗降低。

10. 疾病及治疗　新生儿肺部疾病，特别是慢性肺病(CLD)会造成患儿能量消耗的增加。而败血症会造成体温不稳定，心率及呼吸增快，同时内毒素和应激激素的分泌造成高代谢反应和底物利用受限，最终导致能量消耗的增加。一些临床常用的治疗手段也会影响新生儿的能量代谢情况。使用机械通气早产儿的研究中，能量消耗有升高、降低或不变，而使用持续正压通气(CPAP)模式则会降低早产儿的能量消耗。在早产儿中用于呼吸暂停的药物如茶碱和咖啡因等，也被证实可以增加患儿的能量消耗。关于一些特殊病理状态(如短肠综合征、早产儿、围术期等)高危新生儿的能量代谢情况，将在后面相关章节中做详细介绍。

综上所述，新生儿特别是早产儿或疾病状态，其能量消耗的影响因素多而复杂，互相之间又有关联，所以如果仅套用一般的推荐很容易出现偏差。所以临床计算能量需求因个体化，如果可能最好基于能量消耗的测定。

四、新生儿的能量需求

新生儿能量消耗的测定及对其影响因素的评估归根结底是为了更好地估计新生儿的能量需求，指导个体化的临床营养支持，防止生长迟缓。新生儿的能量需求取决于能量的吸收、储存和消耗、丢失之间的平衡。虽然目前基于许多临床研究，国内外指南均对足月儿及早产儿的能量摄入有相应的推荐，但是对于有临床问题的新生儿人群，如 SGA、严重疾病状态等，对于他们的能量平衡情况的研究不足，结论也有矛盾。

研究发现,生后 2 周的正常新生儿可以吸收摄入能量的 90% 左右,而超低出生体重儿的吸收率略低,80% 左右。碳水化合物和蛋白质来源的能量吸收相似,但是早产儿对脂肪的吸收较足月儿要差,并与出生体重和日龄相关。虽然还未得到证实,但是确实有研究发现静脉使用抗生素的早产儿脂肪吸收率升高。

体内能量储存直接反映在体重增长上,而疾病的严重程度是生后体重增加不佳的重要因素[12]。能量储存的积累与日龄相关,在超低出生体重儿,每克体重增加的能量储备随着生后的日龄降低,这可能是由于新合成的组织中脂肪∶蛋白质的比例逐渐下降所致。

临床实践中,早产儿由于液体限制、药物使用等原因,在生后第一天的能量摄入一般远低于实际需求量。有些超低出生体重儿 4 ~ 5 周后的累积能量亏损甚至可以高达几百 kcal/kg。而且早产儿的能量储备本就低于足月儿,能量消耗却高于足月儿,并且容易出现病理情况,所以很容易出现能量的负平衡。

自 1970 年首次报道了出生体重和成年后血压相关后,越来越多的相关研究证实了健康和疾病的发育起源学说(DoHad)。这个理论认为人类在早期发育过程中(包括胎儿、婴儿、儿童时期)经历不利因素(营养不良、营养过剩、激素暴露、子宫胎盘功能不良等),还会影响远期的健康。这就意味着在一个关键时期,如果为了快速生长而摄入过高能量,可能会对未来的健康产生不良影响(代谢综合征、心血管疾病等)。所以早产儿的追加生长所需的能量需求及营养构成,以及营养与其他环境因子和基因之间的相互作用还需要进一步的研究。虽然早产儿体重的追加生长与心血管疾病的发病率有一定关联,但是高能量的摄入却也是脑部的快速发育所需要,与将来更好的神经发育结果相关。

目前国内外指南对于早产儿或 SGA 新生儿的能量推荐是合理的,可以维持大部分新生儿的生长发育或神经发育的需求。要放弃目前的这个能量方案,而采取较低的能量供给,仍需要大量的研究数据支持。

(陆薇　蔡威)

参 考 文 献

1. Sion-Sarid R, Cohen J, Houri Z, et al. Indirect calorimetry: A guide for optimizing nutritional support in the criticallyill child. Nutrition, 2013, 29: 1094-1099.

2. 中华医学会肠外肠内营养学分会儿科学组,中华医学会儿科学分会新生儿学组,中华医学会小儿外科学分会新生儿外科学组. 中国新生儿营养支持临床应用指南. 中华小儿外科杂志,2013,34: 782-786.

3. Müller, Wang Z, Heymsfield SB, et al. Advances in the understanding of specificmetabolic rates of major organs and tissuesin humans. Curr Opin Clin Nutr Metab Care,2013,16:501-508.

4. Weintraub V, Mimouni FB, Dollberg S. Effect of birth weight and postnatal ageupon resting energy expenditure inpretermiInfants. Am J Perinatol, 2009, 26: 173-178.

5. Hulzebos CV, Sauer PJ. Energy requirements. Seminars in Fetal & Neonatal Medicine,2007,12:2-10.

6. Bauer J, Masin M, Brodner K. Resting energy expenditure and metabolic parameters in small for gestational age moderately preterm infants. Horm Res Paediatr,2011,76:202-207.

7. Moreira M, Soares F, Soares M. Energy expenditure in very low birth weight newborns: a comparison between small and appropriate-for-gestational-age. ActaPaediatr,2010,99:651-653.

8. Bauer J, Werner C, Gerss J. Metabolic rate analysis of healthy preterm and full-term infantsduring the first weeks of life. Am J Clin Nutr,2009,90:1517-1524.

9. Bauer J, Werner C, Gerss J. Metabolic rate analysis of healthy preterm and full-term infantsduring the first weeks of life. Am J Clin Nutr,2009,90:1517-

1524.

10. Weintraub V, Mimouni FB, Dollberg S. Effect of birth weight and postnatal ageupon resting energy expenditure inpreterm infants. Am J Perinatol, 2009,26:173-178.

11. Berger I, Weintraub V, Dollberg S, et al. Energy expenditure for breastfeeding and bottle-feeding preterm infants. Pediatrics,2009,124:1149.

12. Cockerill J, Uthaya S, Dore CJ, et al, Accelerated postnatal head growth follows preterm birth. Arch Dis Child Fetal Neonatal Ed,2006,91(3):184-187.

第五章

新生儿糖代谢与功能

第一节 糖 的 功 能

一、糖类功能概述

糖类,也称碳水化合物,其主要作用是提供能量(energy supply)供机体利用。糖类在人体内有三种存在形式,分别为葡萄糖、糖原和含糖的复合物。糖原是机体储存能量的主要形式,一旦机体需要时,可以迅速分解为葡萄糖,提供机体尤其是红细胞、脑和神经组织对能量的需要,由于体内的糖原储存只能维持数小时,必须从膳食中不断得到补充。对母乳喂养的新生儿来讲,乳汁中的乳糖是其主要供能物质,乳汁分泌过少,新生儿能量摄入不足,则必须采用配方奶粉等食物进行替代喂养。

人类能通过消耗各种糖类或蛋白质、脂肪等其他非糖物质获得能量,以满足人体对能量的需求。从某种意义上讲,糖不同于其他在体内发挥重要作用的营养物质,蛋白质中含有人体不能合成的必需氨基酸,脂肪则含有必需脂肪酸,这两者在饮食中不能缺少,而糖类则人体能自己合成,糖类的这一特点对人体具有正反两重作用。

一方面,如果糖类摄入过少,机体为了满足自身对葡萄糖供能的需要,则通过糖原异生作用(gluconeogenesis)产生葡萄糖,由于脂肪一般不能转变为葡萄糖,因此蛋白质成了主要动用的物质,甚至是器官中的蛋白质,如肌肉、肝、肾、心脏中的蛋白质,对人体各个器官造成损害。能量摄入不足,尤其是因糖类导致的能量摄入不足,是婴幼儿期营养不良的主要原因,可导致小儿生长迟滞或停滞,严重者甚至出现消化吸收障碍、肝功能障碍、抵抗力下降、消瘦、腹泻、水肿、贫血等。此外,脂肪在体内被彻底代谢分解需要葡萄糖的协同作用,脂肪酸分解所产生的乙酰基需与草酰乙酸(由糖类分解产生)结合进入三羧酸循环才能被彻底氧化并产生能量,如果糖类不足,草酰乙酸不足,脂肪酸不能被彻底氧化则会产生酮体,后者过多容易产生酮血症(ketosis),影响机体的酸碱平衡,糖类的这种作用叫做抗生酮作用(antiketogenesis),正常成年人每天至少需要 $50 \sim 100g$ 糖类才可防止酮血症的产生,新生儿的需要量则相对减少[1]。

另一方面,人体对能量的利用,优先顺序是糖类>脂肪>蛋白质,如果糖类摄入过多,机体的脂肪组织便会更少的作为耗能物质被消耗掉,而且糖类摄入过多,容易在体内促进脂肪的合成。脂肪的主要组成成分是甘油三酯,后者的形成不但需要葡萄糖分解提供原料即二羟基丙酮磷酸,而且需要胰岛素的协助以帮助脂肪细胞更有效率地堆积脂肪,而胰岛素的分泌则主要受血糖浓度的影响。长期糖类摄入过多,机体一直处于胰岛素分泌的亢奋状态容易导致胰岛素耐受从而引发糖尿病,此外,肥胖也是心血管疾病、肿瘤等其他人体慢性非传染性疾病的主要病因。新生儿处于人体生长发育的关键时期,糖类摄入过多,易出现肥胖等现象,而这一时期的肥胖会使脂肪细胞不仅出现体积的增大,还会促使细胞数目的增加,因而会大大增加成年后减肥的阻力[2]。

此外,糖类在体内除了产生能量供机体利用外,也可通过糖基化(glycosylation)构成糖脂、糖蛋白实现机体的精确调节。体内几乎所有的配体和受体之间的识别均与特异性糖脂、糖蛋白有关。在现有的认识中,糖类包括单糖、双糖、低聚糖(oligosaccharides)和多糖(polysaccharides);目前认为糖类中的低聚糖和多糖是机体消化系统中最重要的免疫调节物质,常称为益生元(prebiotics):一方面,低聚糖和多糖可通过肠道细菌发酵分解成短链脂肪酸(short chain fatty acid,SCFA),短链脂肪酸是大肠最主要的能量源泉;另一方面,肠道内低聚糖和多糖是肠道上皮的受体类似物(receptor analogue),可与肠道内细菌结合,封闭肠道内细菌,减少肠道内有害细菌如大肠埃希菌(E. Coli)在肠道黏膜上结合并定植(colonization)(图5-1)。

糖类对人体不可或缺,但需要注意的是,对新生儿而言,消化系统尚未发育完善,唾液中的淀粉酶含量低,5~6个月以下婴儿只分泌少量胰淀粉酶,但新生儿出生时已有乳糖酶,因此以乳糖为主要糖原的乳汁可以被婴儿吸收,但淀粉类的辅食无法很好地消化,不当喂养容易导致婴儿消化不良、呕吐等,因此3~4个月以前的婴儿不宜添加淀粉类辅食。婴儿在4个月后随着唾液腺及肠内淀粉酶活力的增强已能接受淀粉类食物。通常首先添加大米粉,因为大米蛋白不容易引起食物过敏,且蛋白质利用率也优于面粉。此外,由于乳类缺铁,4个月起婴儿需要补充铁,大米淀粉可以作为铁的载体,强化铁的大米粉有助于预防缺铁性贫血,又可与水调制成不同比例的糊状,从而适应不同月龄婴儿的食用。6个月后婴儿乳牙萌出,且淀粉酶活力已大大增强,可喂食米粥及煮烂的面条,7个月起可给饼干、馒头或面包干,以训练咀嚼能力。

糖类是人体三大供能营养素之一,婴儿糖类供能应占总能量的40%~50%,充足的糖类摄入有助于完成脂肪氧化、防止蛋白质因能量供能不足而被消耗,同时也是脑能量供应的主要物质。随着年龄的增长,糖类的供能比可逐渐上升至50%~60%。

低聚糖

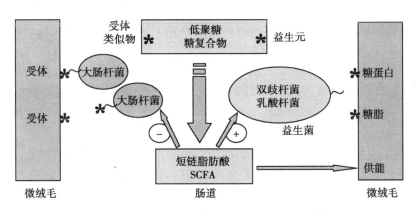

图5-1 低聚糖在肠道内代谢转化与免疫调节

二、食 物 纤 维

饮食中的纤维主要来自植物细胞壁的消化产物,因其具有某些重要保护作用,对某些疾病具有抵抗作用,故近年来引起了人们极大的兴趣。纤维只是一个一般术语,代表的是体内种类众多的具有不同生理特性和作用的一类物质。它们基本上属于糖的范畴,分为:可溶性纤维,如果胶、木胶等;不溶性纤维,其中主要是纤维素。有些是两种纤维的混合。所有纤维均不能被人体消化道水解,但能被胃肠道中的细菌在某种程度上进行发酵而降解。

食物纤维不被人体消化酶所消化,但却能通过肠道细菌的发酵而部分水解的一类物质。纤维分为可溶与不溶两种,前者能被完全酵解,而后者只有部分结构被降解,这些组成食物纤维的非淀粉类多糖,通过小肠到达大肠,再由其自身的结构特性决定了其最终的去向。同时也会受到其他因素的影响,如:其他营养物是否存在,肠道 pH 以及在大肠中能够停留的时间等。食物纤维能够增加粪便的重量,其机制随纤维种类的不同而不同。

纤维的生理作用经常取决于它的可溶性。可溶性黏性纤维能够延迟餐后胃的排空,但作用有限。它们也可能对小肠的缓慢运动产生较大的影响,从而降低淀粉和葡萄糖的消化和吸收速度,从而提高糖尿病患者对糖的耐受性。可溶性纤维还可能通过隔离胆盐影响脂肪吸收,这些作用可能是由大肠中产生的短链脂肪酸介导的[3]。短链脂肪酸改变了结肠的微生态环境,降低了结肠的 pH,促进结肠上皮细胞增殖,并调节大肠功能。可溶性纤维的酵解导致氢、甲烷、二氧化碳以及短链脂肪酸的产生增加。不溶性纤维几乎不被发酵,其主要作用是促进肠蠕动,缩短食物在小肠中的运输时间,增加粪便量。此外,还可能增加胆酸的排泄。饮食纤维与结肠癌的关系引起了人们较多的关注,但这

是一个尚存有争议的领域。其可能的作用与纤维的类型及其代谢产物有关。

纤维另一个重要作用是影响胃肠道运动。人体实验显示,服用乳果糖后,明显降低了胃的张力,随后出现泌氢增加。研究证实这与乳果糖在结肠中产生的短链脂肪酸有关。这种所谓的结肠制动作用(colonic brake)与胃肠道激素、类胰高血糖素肽 I 以及 YY 肽并无直接关系[4]。此外,短链脂肪酸也能影响胃肠道运动。结肠上皮是防止细菌入侵到门静脉血流的重要屏障,短链脂肪酸能被结肠黏膜所利用,这对维持这种屏障的完整性是非常重要的。这也说明食物中含有可以酵解但不能吸收的糖在维持结肠屏障功能方面发挥重要作用,尤其是营养不良患儿。短链脂肪酸主要是糖在大肠中被内源性菌群发酵而产生,能够到达大肠的糖主要是饮食纤维或简单的非吸收性糖,包括低聚糖、棉子糖、水苏糖等。主要产生的短链脂肪酸包括醋酸、丙酸及丁酸,它们约占全部短链脂肪酸的 80%,并能在小肠和结肠快速吸收,随后到达肝脏,并在肝脏中代谢,短链脂肪酸的主要作用是影响结肠黏膜。它们不仅影响结肠血流和钠的转运,而且促进黏膜上皮增殖[5]。这种作用既可发生在结肠,也可发生在空肠和回肠。短链脂肪酸还有一些抗炎作用,可用于治疗某些转移性结肠炎(diversion colitis),即使肠道外用药也能起到同样的治疗作用。β-葡聚糖是一种广泛存在于酵母细胞壁中的多聚糖,此外,它也存在于燕麦中。这种纤维几乎能被肠道细菌完全酵解,很可能是肠道短链脂肪酸的主要来源。

糖吸收障碍及代谢对婴儿具有特别的重要性。半乳糖是最不易吸收的双糖,然而却在哺乳动物包括人类母乳中大量存在。作为母乳中含量较为丰富的糖原,其功能极有可能与其影响肠道细菌代谢有关。它能够使产乳酸的细菌数量增加,使粪便 pH 降低,从而使钙吸收增加,且可能存在某些保护作用以

防止细菌的侵入。糖吸收的多样性在肠道菌群的选择上发挥重要作用,可防止多种吸收紊乱和疾病的发生,这些作用对哺乳期婴儿尤为重要。

三、新生儿糖代谢和代谢调节

在孕期,胎儿血糖的维持主要依赖于母体的血糖水平及其调节血糖稳定的机制,而胎儿出生后母体来源的葡萄糖供给中断,新生儿为了适应体外环境而处于一种应急状态,体内的激素水平亦出现相应的改变,肝脏储存的大量糖原在生后被迅速动员,12小时内肝糖原完全耗竭,12小时后新生儿依靠母乳来源的糖和出生后建立的有效的糖原异生作用来维持血糖浓度[6]。

1. 新生儿期糖的需求　宫内胎儿自身不能生成葡萄糖,因此母体通过胎盘以每分钟 4~6mg/kg 的量提供葡萄糖给胎儿,胎儿出生后,新生儿必须动员糖储备(糖原分解)或糖的合成(糖原异生作用)来满足机体各器官的代谢需求,由于体内许多器官首选葡萄糖作为代谢底物,因此饮食是新生儿获得糖的十分重要的来源。母乳作为新生儿期的食品,其提供的糖主要是乳糖。随着哺乳期的延长,母乳中乳糖含量变化不大,但呈现逐渐上升的趋势,在出生的前四个月中乳糖提供的热量占婴儿发育所需热量的40%。目前市售奶粉中的乳糖含量通常略高于母乳中的含量[7]。

2. 新生儿期激素水平的改变　胎儿在出生前几个小时中的交感-肾上腺素活性明显提高,促使外周循环中的儿茶酚胺水平明显升高。出生后,外周循环血中去甲肾上腺素和肾上腺素的水平继续升高。胎儿出生后还伴有血中胰高血糖素水平的升高和血胰岛素水平的下降,而儿茶酚胺在调节新生儿期血胰高血糖素水平的升高和血胰岛素水平下降中发挥了重要作用。新生儿若延迟断脐则其血中儿茶酚胺浓度上升,同时可导致血胰

高血糖素水平的升高[8]。

3. 肝糖原的分解　新生儿刚出生至开乳前的这段时间内主要靠肝糖原的分解来维持其正常的血糖,只要新生儿肝糖原含量在10mg/g 以上,其血糖值就能维持在正常范围。但生后12小时无论新生儿所处的营养环境如何,其体内储存的肝糖原都将耗竭,因此出生12小时后外源性的葡萄糖供给及糖原异生作用的激活是新生儿维持正常血糖所必需的。新生儿期肝糖原的分解是血儿茶酚胺和血胰高血糖素水平的升高及血胰岛素水平下降的结果。胰高血糖素和儿茶酚胺可以促使肝脏环磷酸腺苷(cAMP)含量升高,从而激活 cAMP 蛋白激酶,cAMP 蛋白激酶进一步激活了糖原磷酸化酶,最终抑制了糖原的合成[9]。

4. 新生儿糖原异生作用　现代研究发现糖原异生作用在内源性的葡萄糖生成中占了70%,新生儿低血糖可能与糖原异生作用有关的酶活性过低,糖原异生作用受损有关。丙酮酸羧化酶(PC)、丙酮酸烯醇磷酸羧激酶(PEPCK)和 G-6-Pase 是糖原异生的关键酶。PC 和 G-6-Pase 在胎儿期就有很低的活性,出生后其活性快速上升,胎儿期不具有 PEPCK 活性,出生后其活性才快速上升。PC 在糖原异生、脂肪生成和胰岛 β 细胞中葡萄糖诱导的胰岛素分泌中发挥了重要作用。胎儿期肝脏线粒体中 PC 的活性很低,出生时胰高血糖素和儿茶酚胺水平上升,胰岛素水平下降可以使 PC 基因表达增加,酶活性升高,出生后 4~5 小时酶活性明显上升,出生后第5天酶活性达高峰,断乳期随着血胰岛素水平的上升,PC 基因表达受到抑制,酶活性亦随着下降,断乳后酶活性下降至成人水平。胎儿出生后胞质型的 PEPCK 活性迅速上升,在肝门静脉周围和肾皮质表达,饮食和激素等可以对其基因表达进行调节。肝脏在胎儿期没有胞质型 PEPCK mRNA 的表达,出生后数小时内其表达量迅速上升,生后第9日龄达到高峰后

表达量逐渐下降,但在断乳期 PERCK mRNA 表达量仍为成年期的 2 倍,说明肝脏是新生儿糖原异生作用的主要器官[10]。

此外,胎儿期和刚出生时体内的脂肪酸氧化率较低,出生后其脂肪酸的氧化率明显增高,脂肪酸氧化所致的乙酰辅酶 A 和 ATP 的增加及还原型的辅酶 I 的减少可以刺激糖原异生作用。肝脏脂肪酸氧化在保持新生儿活跃的糖原异生作用中的重要性已在动物实验中得以确认。足月新生儿体内有较高的脂肪储备(占体重的 16%),出生后 1 小时内呼吸商下降,血中酮体水平上升,血中游离脂肪酸水平上升,提示体内脂肪酸氧化作用增加。足月新生儿无论在生后最初 24 小时内禁食或是给予正常的喂养,其血中酮体的浓度在出生后 1~2 天内将达到最高值。值得注意的是此时新生儿酮体症发生的危险度亦同时增高。肝脏脂肪酸氧化在维持血糖稳定中的作用需要肉碱棕榈酰转移酶 I 的作用,该酶缺乏的患儿可表现出多种代谢失调,尤其是低酮症和低血糖症[11]。

(郭佳林　贲晓明)

参 考 文 献

1. Kalhan SC, Raghavan CV. Metabolismof glucose in the fetus and newborn//Polin RA, Fox WW (ed). Fetal and Neonatal Physiology. 2nd ed. Philadelphia: PA Saunders, 1998:534-558.

2. Denne SC. Carbohydroterequimmaents//Polin RA, Fox WW (ed). Fetal and Neonatal Physiology. 2nd ed. Philadelphia:PAS aunders, 1998:325-329.

3. Narkewicz MR, Girard J. Role of glucoregulatory hormones in hepatic glucose metabolism during the perinatal period//Polin RA, Fox WW (ed). Fetal and Neonatal Physiology. 2nd ed. Phiadelphia:PA Saunders, 1998:574-585.

4. Fadburg JF, Ogata ES. Glucose metabolism during the transition to postnatal life//Polin RA, Fox WW (ed). Fetal and Neonatal Physiology. 2nd eds. Philadelphia:PA Satmders, 1998:592-596.

5. David R, Milner G. Fat and carbohydrate metabolism//Gluckman PD, Heymarm MA (ed). Pediatrics and Perinatology. 2nd ed. London:Arnold, 1996:145-161.

6. Girard J, Pegprier JP. An overview of early post—partumnutrition and metabolism. Biochem Soc Trans, 1998, 26(1):69-74.

7. 翁梅倩,吴圣楣. 新生儿糖代谢和代谢调节. 国外医学(儿科学分册), 2001, 28(4):169-171.

8. 吴圣楣. 新生儿低血糖与医源性高血糖的矛盾//吴圣楣. 儿科治疗矛盾. 上海:上海科技教育出版社, 1996:308-311.

9. 吴圣楣. 新生儿期低血糖高血糖. 中国儿童保健杂志, 2000, 8(1):40-42.

10. 吴伟,高肖鸿,王贵琴,等. 导致新生儿高血糖的危险因素初探. 临床儿科杂志, 1996, 16(1):48-50.

11. 张金凤. 葡萄糖在围产期脑缺氧缺血损伤中的利弊探析. 国外医学儿科学分册, 2001, 28(1):45-47.

第二节　新生儿糖代谢和调节

在孕期,胎儿通过胎盘从母体获得葡萄糖和营养物质,胎儿血糖的维持主要依赖于母体的血糖水平及其调节血糖稳定的机制。胎儿的糖代谢特点为:①肾上腺皮质激素水平较高;②合成和储备肝糖原;③很少或没有糖原异生作用。而胎儿出生后母体来源的葡萄糖供给中断,新生儿为了适应体外的环境处于一种应激状态,体内的激素水平亦出现相应的改变,孕后期肝脏储存的大量糖原在生后被迅速动员,12 小时内肝糖原耗竭,12 小时后新生儿依靠母乳来源的糖和生后建立的有效的糖原异生作用来维持血糖浓度。

一、新生儿糖的需求

在宫内胎儿所需能量的 60% 由葡萄糖供给,而胎儿自身不能生成葡萄糖,因此母体通过胎盘以 4~6mg/(kg·min) 的量提供葡萄糖给胎儿。在孕后期,当母亲禁食或胎儿出现生长受限,足月胎儿亦可以通过逐渐成熟的糖原异生作用生成少量的葡萄糖以供自身所需。胎儿出生后,新生儿必须动员糖储备(糖原分解)或糖的合成(糖原异生作用)来满足机体各器官的代谢需求,但因为体内许多器官首选葡萄糖作为代谢底物,因此新生儿还要一定量的外源性糖才能满足需求。

母乳(包括配方乳)作为新生儿期的唯一食品,其提供的糖主要是乳糖。随着哺乳期的延长,母乳中乳糖含量变化不大,但可见逐渐上升趋势(3~5 天时为 5.1g/dl,26~29天时为 6.5g/dl)。一个月后,乳中的乳糖含量仍可保持一定的上升趋势(6.5~6.7g/dl)。刚出生的新生儿每天从母乳中获取的乳糖量为 8g/(kg·d),1 个月大的婴儿每天需要的乳糖量为 10g/(kg·d),4 个月大的婴儿每天的乳糖需求量有所下降,为 7.5g/(kg·d)。在出生的前 4 个月中乳糖提供的热量占婴儿发育所需热量的 40%。目前市售奶粉中的乳糖含量略高于母乳中的含量(7.0~7.2g/dl)。

另一种检测新生儿糖需求的方法是用稳定性放射性核素氚对禁食新生儿的葡萄糖生成率进行观察。研究发现:禁食中的足月新生儿葡萄糖的生成率为 4~6mg/(kg·min),胎龄 32~34 周的早产新生儿葡萄糖生成率与足月儿相仿,为 3~6mg/(kg·min),而胎龄 26 周前的早产新生儿葡萄糖生成率则相对较高,为 8mg/(kg·min)。该值相当于正常足月新生儿从母乳中获取乳糖量的 70%左右。但该值为最低估计值,因为该测量值是在新生儿处于静息和禁食情况下的所得值,没有考虑到新生儿的生长发育需求。事实上,母乳来源的葡萄糖仅为新生儿需求量的 20%~50%。

二、新生儿糖代谢特点

新生儿的糖代谢一方面较胎儿发生了根本的变化;另一方面胎儿期糖代谢状况及其调节功能的发育又直接关系到日后新生儿糖代谢的平衡。在孕期,母体通过胎盘供给胎儿营养物质,除葡萄糖外,仅供应适量的氨基酸、某些肽类及不饱和脂肪酸,故胎儿的营养状态类似于仅摄取高碳水化合物的成人。葡萄糖作为胎儿能量代谢最主要的营养物质具有极重要的意义。

在正常情况下,胎儿所需的葡萄糖几乎完全由母体通过胎盘以 4~6mg/(kg·min)的运转率恒定供给,尽管这足以满足胎儿的正常需要,但胎儿已在为日后这一供给的中断作准备:①糖原储备:早在孕 9 周时,胎儿已具有合成和利用糖原的能力,但在孕早期胎儿肝糖原的含量甚微,至第 20~24 孕周时胎儿肝的糖原量还不足以调节血糖浓度,须依靠胎盘释出糖原进行调节。直至孕末 3 个月,随着供给胎儿的能量物质可以由主要满足其生长发育转向能量储存,胎儿脂肪和肝糖原的储备不断增加,胎儿大部分的糖原储备即在此期间完成。至足月时,胎儿肝糖原的储量为正常成人值的 2 倍,每克胎肝(湿组织)的糖原含量为 80~100mg;胎儿骨骼肌糖原含量则高达成人值的 3~5 倍;而其心肌糖原量更是成人的 10 倍。②糖异生功能的发育。对流产胎儿的研究发现,早在孕 2~3个月,胎儿肝脏内已具备糖异生的四个关键酶。且其活性随胎龄增长而提高,临产前胎儿肝脏中葡萄糖-6-磷酸酶的活性已达成人的 80%,故在正常情况下胎儿虽无进行糖异生的必要,但已具备一定的糖异生能力,且这一能力随胎龄增长日益提高。

另一方面,胎儿在依靠母体血糖稳定调节机制维持血糖的同时,其自身血糖的内分泌调节功能亦在发育之中。孕 12 周时,在胎儿血浆中已能测得胰岛素和胰高血糖素。但因胎儿胰岛释放能力非常有限,故胎儿血浆中该两种激素的水平远低于它们在胎儿胰腺组织中的水平;且两者对血糖浓度的调节效应极为迟钝。而胰岛素在胎儿期对胎儿生长的促进作用又远甚于其对糖代谢的调节作用。胰岛素能影响胎儿血精氨酸的水平(说明其对蛋白质代谢有作用);能刺激胎儿骨骼肌、心肌、肝组织和结缔组织(脂肪)等特定组织的生长,因此在如孕母糖尿病等情况下,胎儿胰岛素过度分泌,可引起上述胰岛素敏感组织过度生长,导致"巨大儿"产生。胰高血糖素则具有激活胎儿糖异生酶的重要作用,正是由于胎儿血浆胰高血糖素水平随胎龄增长升高,才使得胎儿糖异生酶的活性相应不断提高,反之,胰岛素却可抑制糖异生酶的活性,故胎儿糖异生酶的活性取决于其体内该两种激素的比率。儿茶酚胺是又一类对胎儿糖代谢起重要调节作用的内分泌激素,其水平在胎儿应激状态下升高,可刺激胎肝糖原分解以供非常之需,儿茶酚胺还对胰岛素及胰高血糖素的分泌分别起抑制与促进的作用。

胎儿出生后随着脐带的夹闭,来自母体恒定的葡萄糖供给突然中断,但其体内同时发生的一系列激素水平的改变及由此引发的糖原分解和糖异生关键酶的激活使新生儿的血糖从一过性下降中恢复并得以维持。早在产时,随交感-肾上腺素活性的增高,胎儿的儿茶酚胺水平已然显著升高;产后新生儿胰高血糖素大量分泌,其水平可陡然上升 3~5 倍;同时胰岛素分泌逐渐减少且迟钝,这一系列激素水平改变的结果是糖原分解和糖异生关键酶的激活。以葡萄糖-6-磷酸酶为例,它既是糖原分解也是糖异生的关键酶。研究发现,给近足月的胎儿输入肾上腺素、环磷酸腺苷可以使其肝脏中该酶活性升高;而动物实验发现,胰高血糖素和儿茶酚胺可以使新生大鼠肝脏环磷酸腺苷含量升高;给新生鼠输注胰岛素则可抑制葡萄糖-6-磷酸酶活性升高,已知临产前胎儿肝脏中该酶的活性为成人的 80%,在新生儿期其活性继续升高并超过成人水平。

极早产儿葡萄糖利用率是足月儿的 2 倍

左右,与宫内胎儿一致。随着胎龄增加,体重-特定葡萄糖代谢比率下降,因脑和心脏占体重比例减少,其他相对较低葡萄糖代谢率的器官如肠、肌肉、脂肪、骨骼和皮肤等占体重比例增大[1]。极早产儿较足月儿有更高和恒定的体重特异性的葡萄糖转换率,其主要原因是早产儿出生后最初几天接受了静脉葡萄糖输注;大多数早产儿出生后就能通过糖原分解和糖异生作用稳定地产生葡萄糖,数值与足月儿 4~5mg/(kg·min)一样高。源于糖原分解的糖异生作用保持约 2mg/(kg·min)的速度,使葡萄糖产生率提高[2,3],但也可能通过静脉脂肪乳剂输注所提供的甘油作为底物来增强。尽管葡萄糖输注率往往超过正常婴儿的葡萄糖周转率,但是早产儿的内源性葡萄糖产生率维持不变。如此高的葡萄糖产生率对易发生高血糖的极早产儿需要谨慎,应进一步优化葡萄糖输注速度从而减少高血糖的风险或所需的治疗。机体总的葡萄糖利用率与进入早产儿循环系统的葡萄糖摄入总量呈线性关系,高达 20~25g/(kg·d)[约 15~17mg/(kg·min)],此时葡萄糖氧化反应可达最大化,其他底物的氧化反应最小化,而且通过葡萄糖进行的脂肪合成也逐渐开始。从葡萄糖合成脂肪的过程需要能量参与,并产生更多 CO_2,可能导致呼吸频率和呼吸做功增加。葡萄糖供给总量的下限应超过脑对葡萄糖的需要,从而可为心脏提供葡萄糖。这在婴儿出生后至心脏有能力氧化长链脂肪酸前显得尤为重要。静脉葡萄糖输注速度超过 10~11mg/(kg·min)几乎不可避免地导致早产儿高血糖。过度的葡萄糖输注有很多副作用,包括能量消耗、氧消耗和 CO_2 产生量增加,CO_2 引起的呼吸性酸中毒导致的呼吸急促(甚至呼吸衰竭)、心脏和肝脏的脂肪浸润以及过度脂肪沉积[4]。因此,在给早产儿输注葡萄糖时需引起注意。

新生儿糖原分解和糖异生关键酶的激活则促进了肝糖原的分解和糖异生作用。新生儿出生至开始肠内或肠外营养前这段时间，主要靠肝糖原的分解使其血糖水平由断脐后一过性的下降中恢复并维持正常。只要新生儿肝糖原含量在 10mg/g 以上，其血糖值就能维持在正常范围。但生后 12 小时无论新生儿所处的营养环境如何，其体内储存的糖原都将耗竭，肝糖原量可降至最初值的10%，至生后 2～3 周才达到成人值。因此，出生 12 小时后，外源性葡萄糖的供给及糖异生作用的激活是新生儿维持正常血糖所必需的。实验发现母乳来源的葡萄糖供给（乳糖分解而来）仅达新生儿需求量的 20%～50%。应用质量放射性核素分布分析法（MIDA）对极低出生体重儿的研究发现，糖异生作用在内源性葡萄糖的生成中占了70%，且糖异生率与婴儿出生体重负相关，出生体重最轻的婴儿其糖异生率最高。这些资料表明，新生儿即使是极低出生体重儿也已有较强的糖异生能力，且糖异生在新生儿的内源性葡萄糖的产生中作用甚大。

新生儿胰高血糖素和肾上腺素水平的升高还促进了脂肪分解和酮体生成。稳定性放射性核素实验发现，足月新生儿生后 1 小时内呼吸商下降而其血中游离脂肪酸和酮体水平上升，提示体内脂肪酸氧化作用增加。由于足月新生儿体内有较高的脂肪储备（占体重的 16%），此时其肌肉运动等所需能量可首先依赖于游离脂肪酸和酮体，则其有限的糖原储备得以保持，作为脑和红细胞代谢中不可缺少的葡萄糖来源；而从肝脏脂肪酸氧化中产生的乙酰辅酶 A 和还原型的辅酶 I（NADH）又为刺激糖异生作用所需，由此可见足够的脂肪储备及正常的肝脏脂肪氧化功能是新生儿血糖维持稳定的又一要素。

三、新生儿糖代谢相关激素水平的改变

胎儿在宫内的最后几个小时其交感-肾上腺活性明显增强，促使周围循环中的儿茶酚胺水平明显升高。出生后，周围循环血中去甲肾上腺素和肾上腺素的水平继续升高，可以超过 1000～2000pg/ml。研究发现，去甲肾上腺素主要来自于神经节后的交感神经，而肾上腺素则由肾上腺髓质释放。

胎儿出生后还伴有血胰高血糖素水平的升高和血胰岛素水平的下降。胰高血糖素和胰岛素不能通过胎盘，即胎儿体内的胰高血糖素和胰岛素是胎儿自身产生的，在胎儿体内胰腺形成后就可测到胎儿血中有胰高血糖素和胰岛素存在。而儿茶酚胺在调节新生儿期血胰高血糖素水平的升高和血胰岛素水平下降中发挥了重要作用。动物实验发现，胎羊和胎鼠静脉给予儿茶酚胺后可以使其血胰岛素水平下降，血胰高血糖素水平上升，血糖浓度升高。给高血糖胎羊输注肾上腺素或去甲肾上腺素后可以抑制其胰岛素的分泌。新生羊若延迟断脐则其血中儿茶酚胺浓度上升，同时可导致血胰高血糖素水平的升高。此外还发现足月胎儿血中的葡萄糖水平与其血中胰岛素的含量成正相关，提示宫内的葡萄糖含量可能是胎儿胰岛素分泌的最初调节因子。而在成人胰高血糖素和胰岛素分泌中的主要调节因子氨基酸在新生儿期该项调节中的作用尚不能肯定。

四、新生儿葡萄糖分解代谢

新生儿刚出生至肠内、肠外营养开始前的这段时间内主要靠肝糖原的分解来维持其正常血糖，只要新生儿肝糖原含量在 10mg/g以上，其血糖值就能维持在正常范围。但生后 12 小时无论新生儿所处的营养环境如何，其体内储存的肝糖原都将耗竭，因此出生 12小时后外源性的葡萄糖供给及糖原异生作用的激活是新生儿维持正常血糖所必需的。

新生儿期肝糖原的分解是血儿茶酚胺和血胰高血糖素水平的升高及血胰岛素水平下降的结果。这已在体内和体外实验中得到证实，其机制也已阐明。动物实验发现，胰高血

糖素和儿茶酚胺可以促使新生大鼠肝脏cAMP 含量升高,从而激活 cAMP 蛋白激酶,cAMP 蛋白激酶进一步激活了糖原磷酸化酶,最终抑制了糖原的合成。儿茶酚胺刺激的糖原分解机制在成年鼠与新生鼠中有所不同。在成年鼠中儿茶酚胺刺激的糖原分解是通过 α_1-肾上腺素能受体的激活和胞质中 Ca^{2+} 浓度的升高实现的,而在新生鼠中则是通过 β_2-肾上腺素能受体的激活和 cAMP 含量的升高实现的。

葡萄糖-6-磷酸酶位于微粒体中,是糖原分解和糖异生作用中的关键酶,它可以催化体内的 6-磷酸葡萄糖转化为葡萄糖。临产前胎儿肝脏中葡萄糖-6-磷酸酶的活性达到成人的80%,出生后在整个哺乳期其酶活性水平继续升高并超过成人水平。给近足月的胎儿输入肾上腺素、糖原和 cAMP 可以使肝葡萄糖-6-磷酸酶活性升高,而新生鼠输注了胰岛素后则可抑制该酶的活性。胎鼠肝细胞培养的研究发现,cAMP 可以诱导葡萄糖-6-磷酸酶 mRNA 的积累,而这种作用可以受到胰岛素的拮抗,且此种拮抗程度与胰岛素的应用量呈剂量依赖关系。此外还发现长链脂肪酸亦可诱导葡萄糖-6-磷酸酶 mRNA 的积累,表明这种酶还直接受到母乳中脂肪酸的调节。

糖酵解主要和己糖激酶相关,近年的研究表明,新生儿和成人心肌细胞中己糖激酶的表达谱是不同的,新生儿心肌细胞中主要表达己糖激酶 I,而成人心肌细胞则主要表达己糖激酶 II;若己糖激酶 I 过度表达,则诱导糖酵解增加;反之糖酵解减少[5]。

五、新生儿糖异生

(一)动物实验研究

丙酮酸羧化酶(pyruvate carboxylase,PC)、磷酸丙酮酸羧激酶(phosphoenolpyruvate carboxykinase,PEPCK)和葡萄糖-6-磷酸酶(glucose-6-phosphatase,G-6-Pase)是糖异生的关键酶。对大鼠的研究发现,丙酮酸羧化酶和葡萄糖-6-磷酸酶在胎儿期就有很低的活性,出生后活性快速上升,胎儿期不具有磷酸丙酮酸羧激酶活性,出生后其活性才快速增强,因此在胎儿期肝脏尚不具备糖异生作用。

PC 在糖异生、脂肪生成和胰岛 β 细胞中葡萄糖诱导的胰岛素分泌中发挥了重要作用。胎儿期肝脏线粒体 PC 的活性很低[$0.10 \sim 0.34\mu mol/(g 肝 \cdot min)$],出生后 4~5 小时酶活性明显上升[(1.90 ± 0.12) $\mu mol/(g 肝 \cdot min)$],出生后第 5 天酶活性达到高峰[$(7.11 \pm 0.50)\mu mol/(g 肝 \cdot min)$],断乳后酶活性下降至成人水平[$(4.68 \pm 0.42)\mu mol/(g 肝 \cdot min)$]。出生时胰高血糖素和儿茶酚胺水平上升,胰岛素水平下降可以使 PC 基因表达增加,酶活性升高;断乳期随着血胰岛素水平的上升,PC 基因表达受到抑制,酶活性亦随着下降。

成年动物的肝、肾近端小管、空肠、脂肪组织和哺乳期的乳腺中都有 PEPCK 的活性。肝脏的 PEPCK 有两种类型,即磷酸丙酮酸羧激酶线粒体型(PEPCK-mitochondrial,PEPCK-M)和磷酸丙酮酸羧激酶胞质型(PEPCK-cytosolic,PEPCK-C)。胎儿期肝脏线粒体中的 PEPCK-M 活性很高,主要作用是催化脂肪的生成,但不参与体内的糖异生过程。出生后 PEPCK-C 活性迅速上升,在生后 2~3 小时酶活性达到 2.61U/g 肝,而 PEPCK-M 活性从 0.4U/g 肝下降至 0.2U/g 肝。PEPCK-C 在肝门静脉周围和肾皮质表达,饮食和激素等可以对其基因表达进行调节。PEPCK-C 基因表达的调控部位位于 PEPCK-C 启动子的 -500bp ~ +73bp,一些可以与该部位结合的转录因子已被确定,如 cAMP 应答元件 1(cAMP response element 1,CRE1)区域。此外,一些亮氨酸拉链(leucinezipper)家族的转录因子 cAMP 调控成分结合蛋白(cAMP regulatory element binding protein,CREB),CAAT/增强子结合蛋白(CAAT/enhancer binding protein,C/

EBP)，D-结合蛋白（D-binding protein，DBP），Jun/Jun 和 Fos/Jun 双体也可与 CRE 区域结合，对 PEPCK-C 基因转录进行调节。研究还发现：肝脏和小肠中 PEPCK-C mRNA 表达的发育过程是不同的。肝脏在胎儿期没有 PEPCK-C mRNA 的表达，出生后数小时内其表达量迅速上升，生后第 9 天达到高峰后表达量逐渐下降，但在断乳期 PEPCK-C mRNA 表达量仍为成年期的 2 倍。小肠的 PEPCK-C mRNA 表达量在生后第 3～9 天达到最高峰，以后表达量逐渐下降，在断乳期 PEPCK-C mRNA 的表达量已完全检测不到。由此说明肝脏是新生儿糖异生作用的主要器官。

出生时血胰高血糖素和儿茶酚胺水平上升使体内的 cAMP 含量上升，cAMP 与 CRE1 区域结合可以触发 PEPCK-C 基因的转录，而血胰岛素水平的下降又使胞质中内源性的抑制因子减少，在胰岛素、血胰高血糖素和儿茶酚胺的协同作用下最终促使 PEPCK-C 基因的转录。有研究发现，当血胰岛素/血胰高血糖素的分子比在 0.02 时才能最大限度地诱导肝脏 PEPCK 基因表达，而当该比值达到 2 或是更高值时，肝脏 PEPCK 基因的表达会下降至原来的 60%。新生儿出生时，该比值从 10 下降至 0.5，因此有效地促使了 PEPCK 基因的表达。而出生后使在胎儿期处于沉睡状态的 PEPCK-C 基因的活化则主要归因于 C/EBPα 和 C/EBPβ 转录因子的出现，C/EBPα 和 C/EBPβ 转录因子则受到发育的调控。此外，还发现 CRE1 区域必须通过氧的介导才能对 PEPCK-C 基因进行激活，新生儿出生时是从一个处于高度还原状态的胎儿环境转变成一个生后含氧丰富的环境，以上研究说明激素和氧化还原变化都可以影响 PEPCK-C 基因的表达。

葡萄糖-6-磷酸酶位于内质网中，主要在肝脏、肾皮质和空肠表达，葡萄糖-6-磷酸酶活性在不同发育阶段和不同组织中的表达是不同的。大鼠出生时，葡萄糖-6-磷酸酶 mRNA 表达量在肾脏和空肠是很低的，而此时肝脏的葡萄糖-6-磷酸酶 mRNA 表达量已很高。出生后肝脏葡萄糖-6-磷酸酶 mRNA 表达量有两个高峰期，第一次高峰出现于刚出生时，第二次高峰出现在断乳后即大鼠出生 21 天时。肾脏葡萄糖-6-磷酸酶 mRNA 表达量出生时很低，以后逐渐增高（在大鼠出生后 10～15 天内）。肝脏葡萄糖-6-磷酸酶 mRNA 表达量的变化与新生鼠生后激素水平及饮食成分的改变有关，如研究表明长链脂肪酸可以使葡萄糖-6-磷酸酶 mRNA 表达量增加，而胰岛素则可抑制葡萄糖-6-磷酸酶 mRNA 的表达。

（二）糖异生研究中稳定性放射性核素方法的应用

随着合成稳定放射性核素标记的示踪物技术和质谱技术的发展，我们对于人类胎儿和新生儿体内糖的代谢及代谢调节有可能进行较为深入的研究。质量放射性核素分布分析法（mass isotopicdistribution analysis，MIDA）因其具有以下优点而备受推崇：①用于体内研究时无需分离解剖前体分子；②产物中放射性核素的分布频率反映了来自前体标记物的浓度，而不受体内流量的影响（体内流量可以通过另一种标记物进行测量）；③通过对生成的葡萄糖中放射性核素丰度与其在前体中丰度的比较，可以对通过糖异生作用生成的葡萄糖进行直接的估计。目前，结合 [U-^{13}C] 葡萄糖示踪物的 MIDA 方法也被应用于体内葡萄糖的生成、糖异生及葡萄糖中碳原子的再循环等的研究中，但在临床上应用此方法作为估价糖异生的"校正"等式的确定尚存在一定的争议。虽然氚标记水法因其不涉及校正因子而被广泛应用，但该方法在胎儿和新生儿的糖代谢研究中有其局限性，主要表现为：①测量葡萄糖的 C-5 和 C-2 的丰度需要一个大的样本量，因此不适合于胎儿和新生儿的研究；②该方法不适合于体内应急情况的研究，但该法却最适于禁食情况下糖代谢的研究;③机体水池周转时间较长(一般要 2～3 天),故而该法不能在短期内进行重复性研究。因此,MIDA 仍是目前用于胎儿和新生儿体内糖异生研究中一种十分有用的方法。

(三)人类新生儿的研究

运用 MIDA 技术 Sunehag 和 Keshen 对极低出生体重儿葡萄糖生成中的糖异生作用进行了定量分析。Sunehag 等应用[2-^{13}C]甘油示踪剂和[U-^{13}C]葡萄糖示踪剂分别对 8 例和 6 例极低出生体重儿(出生体重为 860～1180g,胎龄为 25～28 周)在生后 14～16 天的糖异生作用进行了研究。在研究期间,外源性葡萄糖的输注率下降至 3mg/(kg·min)或为 16μmol/(kg·min),婴儿的血糖保持在 3mmol/L,此时,其内源性的葡萄糖生成率为 10μmol/(kg·min),两种示踪剂实验发现糖原异生作用在内源性的葡萄糖生成中占了 70%。Keshen 等应用[U-^{13}C]葡萄糖示踪剂和 MIDA 方法对 5 天和 15 天的极低出生体重早产儿(出生体重为 795～1485g,胎龄为 26～31 周)的糖异生作用进行了研究,研究中婴儿接受以 3mg/(kg·min)速度进行输注的静脉脂肪乳剂,同时由于肺部疾患,所有婴儿还接受机械通气治疗。实验中[U-^{13}C]葡萄糖示踪剂的输注速度是 5mg/(kg·min)。经过校正,研究发现在婴儿有病并接受静脉输注情况下,仍可观察到内源性葡萄糖的产生,其中以丙酮酸为底物进行的糖异生作用占到 72%。同时还发现,葡萄糖生成率和糖异生率与婴儿出生体重成负相关,出生体重最轻的婴儿(出生体重 800g)其葡萄糖的生成率和糖异生率最高,分别为 30μmol/(kg·min)和 15μmol/(kg·min)。这些资料表明在临床情况下,如呼吸机支持、静脉营养的维持,极低出生体重儿仍有内源性葡萄糖的产生,且糖异生作用在内源性葡萄糖的产生中发挥了重要作用。

早产儿、小于胎龄儿和糖尿病母亲所生

的婴儿的低血糖可能与糖异生作用有关的酶活性过低,糖异生作用受损有关,动物实验也完全证实了此种推断,但在人类新生儿是否也同样存在此种情况还有待于进一步证实。

(四)脂肪酸氧化在糖异生中作用

动物实验发现胎儿期和刚出生时体内的脂肪酸氧化率较低,出生后其脂肪酸的氧化率明显增高,脂肪酸氧化所致的乙酰辅酶 A(acetyl coenzyme A,AcCoA)和 ATP 的增加及还原型辅酶Ⅰ(the reduced form of nicotinam-ide-adenine dinucleotide,NADH)的减少可以刺激糖异生作用。其作用机制为脂肪酸氧化提供的 AcCoA 是丙酮酸羧化酶(PC)的专一激活剂,ATP 可以提高 3-磷酸甘油酸激酶(3-phophoglycerate kinase)的催化活力,而脂肪酸氧化导致的 NADH 的减少打破了 3-磷酸甘油醛脱氢酶(glyceraldehyde-3-phosphate dehydrogenase)催化的反应平衡,使反应指向了糖异生反应的方向。肝脏脂肪酸氧化在保持新生仔活跃的糖异生作用中的重要性已在新生兔、新生猪和新生鼠的实验中得以证实。如:给哺乳期新生鼠注入 4-pentenoate 或 2-tetradecyl-glycidate(TDG)(皆为长链脂肪酸氧化抑制剂)可以导致糖异生作用下降和血糖值降低,给喂中链脂肪酸后新生鼠恢复了正常的血糖值,糖异生率亦明显提高。这与中链甘油三酯喂养后糖异生的前体物质如乳酸、丙酮酸和丙氨酸在血中的含量增加及肝脏糖异生作用受到激活有关。

稳定性放射性核素实验发现,人类足月新生儿体内有较高的脂肪储备(占体重的16%),出生后一小时内呼吸商下降,血中酮体水平上升,血中游离脂肪酸水平上升,提示体内脂肪酸氧化作用增加。足月新生儿无论在生后最初 24 小时内禁食或是给予正常的喂养,其血中酮体的浓度在出生后 1～2 天内将达到最高值。值得注意的是此时新生儿酮症发生的危险度亦同时增高。肝脏脂肪酸氧化在维持血糖稳定中的作用通过对新生儿卡尼汀棕榈酰转移酶 1（carnitine palmitoyltransferase 1，CPT 1）缺乏的研究得以证明。CPT1 缺乏的患儿可以表现出许多的代谢失调，尤其是低酮症和低血糖症。从一个 8 月龄女孩的实例发现，该患者在禁食 24 小时后出现低血糖症，尽管其血中游离脂肪酸浓度仍处于一相对较高的水平，但血中酮体水平很低。对该女孩成纤维细胞的培养发现，患者对中链甘油三酯有氧化能力，但由于体内 CPT1 缺乏，故对于长链甘油三酯的氧化能力减退；给予中链甘油三酯治疗后，血中酮体水平迅速上升，低血糖得到纠正，因为中链甘油三酯可以不通过 CPT 路径而直接进入线粒体进行脂肪酸的 β-氧化。

（翁梅倩　周伟）

参 考 文 献

1. Thom SR，Rozance PJ，Brown LD，et al. The intrauterine growth restriction phenotype：fetal adaptations and potential implications for later life insulin resistance and diabetes. Semin Reprod Med, 2011, 29：225-236.

2. Chacko SK，Ordonez J，Sauer PJ，et al. Gluconeogenesis is not regulated by either glucose or insulin in extremely low birth weight infants receiving total parenteral nutrition. J Pediatr, 2011, 158：891-896.

3. Chacko SK，Sunehag AL. Gluconeogenesis continues in premature infants receiving total parenteral nutrition. Arch Dis Child Fetal Neonatal Ed, 2010, 95：413-418.

4. Brown LD，Hay WW Jr. Nutritional dilemma in the preterm infant：how to promote neurocognitive development and linear growth，but reduce the risk of obesity. J Pediatr, 2013, 163：1543-1545.

5. Calmettes G，John SA，Weiss JN，et al. Hexokinase-mitochondrial interactions regulate glucose metabolism differentially in adult and neonatal cardiac myocytes. J Gen Physiol, 2013, 142（4）：425-436.

第三节　细胞糖的转运

母乳喂养或配方乳喂养婴儿饮食中的主要碳水化合物是乳糖，乳糖经过消化后最终生成葡萄糖和半乳糖，葡萄糖对于新生儿和婴儿的生长发育具有重要的作用。葡萄糖在体内细胞间的转运主要通过二条途径，即 Na^+ 耦联的主动转运过程和非 Na^+ 依赖的顺浓度梯度的易化转运过程，前者通过 Na^+ 耦联的转运子（sodium-glucose co-transporters，SGLT）蛋白实现，而后者通过非 Na^+ 依赖的易化葡萄糖转运子（glucose transporter，GLUT）蛋白来完成。

体内多数细胞至少有一种葡萄糖转运子，有些细胞则同时具有几种葡萄糖转运子，每种转运子各具特点。大多数细胞通过葡萄糖转运子摄入葡萄糖，在某些情况下，这些转运子亦可将葡萄糖转运出细胞，例如：Na^+ 耦联的转运子蛋白 SGLT 将肠腔内的葡萄糖转运至小肠上皮细胞内，非 Na^+ 依赖的易化转运子蛋白 GLUT 则将细胞内的葡萄糖由肠上皮细胞转出至细胞间质；在肝细胞则情况正好相反，GLUT 将葡萄糖从门静脉转运至肝细胞内，然后通过糖原分解和糖异生作用释放葡萄糖，因此，葡萄糖转运体确保了肝组织能充分摄取葡萄糖，并使葡萄糖在体内重新分布，在维持体内血糖的稳定过程中起了重要作用。

一、Na^+ 耦联的葡萄糖转运子 蛋白 SGLT

饮食中的碳水化合物由小肠主动吸收，然而其分子机制近年来才得以阐明。小肠上皮细胞和肾近端小管对于葡萄糖的主动吸收是通过位于刷状缘上的 Na^+ 耦联的葡萄糖转运子实现的，转运 1 分子葡萄糖是由同时耦联 2 分子 Na^+ 的共转运子 SGLT1 或同时耦联 1 分子 Na^+ 的共转运子 SGLT2 完成的。SGLT 对葡萄糖的转运是一个耗能的过程，其能量来源于细胞内外的钠离子电化学梯度（即化学势能），因此保持细胞内外钠离子的正常浓度梯度是 SGLT 发挥正常转运功能所必需的,而 Na^+-K^+-ATP 酶在维持细胞内外正常的 Na^+ 浓度梯度中起了重要作用。SGLT1 同时也是一种水分子泵,人体每天在小肠有50%的水分重吸收依赖于 SGLT1。目前,已分离出三种 SGLT 同种型,这些转运子属于一个被称为共转运子或同转运子的膜蛋白质家族,它们在细菌、植物和动物膜中普遍存在,可将糖、蛋白质、羧酸和一些离子(如:Cl,PO_4,SO_4,I)主动转运入细胞。

SGLT1 是一个由 12 个跨膜结构域组成的疏水性的整合膜蛋白,编码人小肠 SGLT1 的基因位于人 22 号染色体长臂 1 区 1 带 2 分带至长臂末端(q11.2-qter),它在小肠刷状缘有高水平的表达,而在肾、肺和肝的表达水平较低。编码 SGLT1 基因的一个碱基的错义突变可以导致一种临床上罕见的常染色体隐性遗传性疾病——葡萄糖-半乳糖吸收不良症,该病以新生儿期严重的水泻为特征,除非从饮食中除去葡萄糖和半乳糖,否则很快可导致患儿死亡。

SGLT2 的 cDNA 最先由 Hediger 等从人 cDNA 基因库中分离得到,其氨基酸序列与 SGLT1 有 60% 是完全相同的,且蛋白质的二级结构与 SGLT1 相同。其基因表达局限于肾近曲小管部分的上皮细胞。SGLT2 基因突变与家族性肾性糖尿有关。家族性肾性糖尿是一种常染色体显性遗传性疾病,然而在所有的病例中亦不能完全排除常染色体隐性遗传的模式。人群中的发病率为 0.2% ~ 0.6%,以正常血糖值伴有大量尿糖的排出为特点。其分子机制尚不明了,可能是由于低亲和性的 Na^+-葡萄糖共转运子 SGLT2 的基因突变,并因此导致了肾脏对滤过的葡萄糖的再吸收障碍所致。

Na^+-葡萄糖转运子在产后开始具有生物活性,这使新生儿出生后其小肠已具备了吸收葡萄糖的能力。不同 Na^+-葡萄糖转运子的 cDNA 克隆以及其特异性抗体对于了解其在小肠和肾中特定细胞的表达及研究不同发育阶段和代谢情况改变如糖尿病或妊娠时的调节特点是极有利的工具。

二、非 Na^+ 依赖的易化葡萄糖转运子蛋白 GLUT

通过细胞膜的葡萄糖的易化扩散是一种不耗能的过程,且葡萄糖的转运呈饱和性、立体选择性和双向性。在动力学上葡萄糖向细胞内和向细胞外的转运是不相同的,如:在红细胞,葡萄糖向细胞内的转运速度明显快于其向细胞外的转运速度。非 Na^+ 依赖的易化转运子的最基本功能是介导血液与细胞胞质间的葡萄糖的交换。葡萄糖在细胞内的己糖激酶或葡萄糖激酶的作用下快速磷酸化,多数细胞内葡萄糖-6-磷酸激酶的水平较低,细胞内游离的葡萄糖很少,因此,这些细胞往往只有葡萄糖的净摄入。而肝细胞则不同,葡萄糖被吸收后经过糖原合成和糖异生作用对葡萄糖进行了再生产,肝细胞内游离葡萄糖的水平明显高于血液中葡萄糖含量,从而使葡萄糖从肝细胞流向血液,而餐后血中葡萄糖含量迅速上升,葡萄糖又被转运至肝细胞内,合成糖原。

目前,在哺乳动物中发现了 14 种 GLUT,分别被命名为 GLUT1 ~ GLUT14,这些蛋白的共同特征是携带细胞膜溶质载体(SLC),后者分属膜载体 SLC2A 家族,两者同属于一个家族(GLUT/SLC2A 家族)。GLUT1 ~ 9 具有 27% ~ 66% 的序列同源性以及 43% ~ 81% 的序列相似性。根据序列相似性和同源性,将 GLUT 家族分为 3 类:第一类(GLUT1、2、3、4):主要转运葡萄糖;第二类(GLUT5、7、9、11):主要转运果糖;第三类(GLUT6、8、10、12、13)目前功能尚不清楚;GLUT14 有 95% 的序列与 GLUT3 相似,应该也归为第一类。这些蛋白具有不同的底物亲和力、组织分布以及接受激素调节的能力。例如,GLUT2 分布于肝、胰岛、肾脏和小肠中,是肾脏和肠上皮细胞中易化葡萄糖转运的基本载体,

GLUT4 分布于骨骼肌、心脏、白色脂肪细胞和棕色脂肪细胞,介导胰岛素刺激的葡萄糖转运。

GLUT 的同种型蛋白分子大小不同,其氨基酸组成从 492 个氨基酸到 524 个氨基酸不等。GLUT 结构具有以下共同特点:①具有 12 个跨膜螺旋环;②螺旋环上存在 7 个保守氨基酸残基;③胞膜内面存在几个酸性和碱性氨基酸残基;④具有两个保守的色氨酸残基;⑤具有两个保守的酪氨酸残基。它们是一组有着高度结构同源性的糖蛋白分子,所有的 GLUT 都具有 12 个跨膜节段的结构特征,均含有两个较大的环形结构,其中一个定位于第一、第二跨膜节段的细胞外区域,另一个定位于第六、第七跨膜节段的细胞内区域。其氨基末端($-NH_2$)和羧基末端($-COOH$)均位于细胞膜的胞质面,其底物的特异性变异较大,GLUT(1、3、4)能够转运葡萄糖和半乳糖,但不能转运果糖。GLUT2 可以转运上述三者,GLUT5 只能转运果糖,可能也转运 2-脱氧葡萄糖。GLUT9 是既转运己糖又转运尿酸的转运蛋白[1]。但这些选择性转运的机制尚未明了。通过对 GLUT 同种型的比较发现,其跨膜部分与这些跨膜部分相连的细胞内环是高保守的,而这些部位极可能与葡萄糖的转运有关。不同同种型的羧基端和氨基端是不同的,可能与不同同种型的特异性质(功能)有关,如动力学特征、激素敏感性和亚细胞位置分布。

(一) GLUT1

GLUT1 是第一个被克隆的葡萄糖转运子。GLUT1 的氨基酸序列高度保守,人的GLUT1 氨基酸序列与鼠有 98% 的同源性,与兔和猪有 97% 的同源性,不同物种间氨基酸序列的高度同源性说明了由 492 个氨基酸组成的蛋白质的功能的重要性。GLUT 的七种同种型中 GLUT1 在体内的分布最为广泛,胎儿几乎所有的组织和成人许多组织及细胞型中都有 GLUT1 的存在。

GLUT1 与葡萄糖有非常高的亲和力,在许多器官 GLUT1 主要集中在血液-组织屏障的上皮细胞中,因此 GLUT1 的一个特殊作用是负责血液和器官间的葡萄糖的转运,并限制了葡萄糖的被动扩散量。

GLUT1 是胎儿期占主导地位的葡萄糖易化转运同种型。大多数胎儿细胞呈现出快速的生长和分化,因此需要大量能产生能量的底物,这可能是 GLUT1 在胎儿期高表达水平的原因。出生后,GLUT1 表达下降,其他同种型如肝脏中 GLUT2 和肌肉中 GLUT4 的表达水平上升。在新生儿期使 GLUT1 表达水平下调的机制目前尚不清楚。有人认为从胎儿期主要由碳水化合物作为能量来源过渡到新生儿期和婴儿期逐渐由脂肪作为能量来源来供能的转变可能诱导了这些器官的 GLUT1 表达水平出现相应的改变。

通过对人和啮齿类动物的细胞系和培养细胞的研究发现,GLUT1 的表达受到生长因子和激素等的调节,如胰岛素、胰岛素样生长因子Ⅰ(IGF-Ⅰ)、生长激素、葡萄糖、雌激素、转化生长因子-β(TGF-β)、甲状腺激素、cAMP、成纤维细胞生长因子等可以使许多不同种类细胞的 GLUT1 表达上调,但涉及人体内 GLUT1 的调控研究则很少。Lopaschuk 等对缺血心肌的研究发现,心肌缺血后虽然通过心肌的血流减少了,但心肌细胞从血液循环中获得的葡萄糖量却增多了,并认为这种补偿机制是由于 GLUT1 和 GLUT4 从细胞内池转移至心肌纤维膜,从而使心肌纤维膜上的 GLUT1 和 GLUT4 含量增加,最终导致葡萄糖转运明显增多所致。

(二) GLUT2

GLUT2 是成人肝脏、胰 β 细胞、小肠黏膜上皮细胞和肾脏中的主要葡萄糖转运同种型。GLUT2 与 GLUT1 氨基酸序列有 55% 是完全相同的,且两者有相似的空间结构,在浆膜的方向性亦保持一致。与 GLUT1 序列的高度保守性相比,人和鼠的 GLUT2 序列只有

81% 的同源性。

GLUT2 的最主要特点是其与葡萄糖的低亲和性。肝细胞和胰 β 细胞中的 GLUT2 和葡萄糖激酶组成了葡萄糖敏感器（glucose-sensing apparatus），它通过改变葡萄糖转运进入细胞的速率而对血葡萄糖浓度的细微改变进行调节，如在肝细胞和胰 β 细胞，当 GLUT2 对葡萄糖的转运能力超过了葡萄糖激酶捕获反应（glucokinase-trapping reaction）时，就可导致葡萄糖的磷酸化，而葡萄糖的磷酸化是肝细胞和胰 β 细胞对葡萄糖摄取的限速步骤，最终导致肝细胞和胰 β 细胞对葡萄糖摄取减少。而在小肠和肾脏，高容量低亲和性的 GLUT2 对于餐后出现的经细胞的大量葡萄糖的转运是必需的。

GLUT2 的表达受到发育的调节。在胎儿期，GLUT2 的表达水平很低，胎鼠胰 β 细胞中 GLUT2 蛋白含量只有成年鼠的 1/2，因此胎鼠对于葡萄糖的转运是有限的，但这与胎鼠胰岛细胞对体内胰岛素的低反应性无关。GLUT2 转运体活性至少要下降 10 倍以上才会影响葡萄糖的充分代谢，进而影响葡萄糖诱导的体内胰岛素的分泌。胎鼠的研究还表明，胎鼠肝细胞中的 GLUT2 表达水平明显低于成年鼠，出生后 GLUT2 蛋白含量迅速上升，新生鼠从高脂性母乳断乳后，GLUT2 蛋白含量再次呈上升趋势，但其机制目前尚不明了了。

（三）GLUT3

GLUT3 最早是从人类胎儿骨骼肌中分离得到的。在人类 GLUT3 的氨基酸序列与 GLUT1 和 GLUT2 分别有 64% 和 52% 是完全相同的。GLUT1 的氨基酸序列在不同物种间具有高度的保守性，而 GLUT3 则不同，人和鼠的氨基酸序列只有 83% 是完全一致的。

在人的不同组织中都有 GLUT3 的表达，但其 mRNA 含量的分布在不同组织是不同的，其在脑、肾和胎盘中的含量最为丰富。GLUT3 和 GLUT1 在人体各种组织中普遍存在，说明两者是体内最基本的葡萄糖转运子。鼠、猴等动物体内 GLUT3 的表达分布与人类有很大不同，这些动物中 GLUT3 只在脑中有丰富的表达。脑中葡萄糖的摄取涉及两种葡萄糖易化转运子，GLUT1 负责血-脑脊液屏障的葡萄糖的转运，而 GLUT3 则控制了神经元对于葡萄糖的摄取。

有关 GLUT3 表达的调节很少有报道。胎鼠的研究发现，脑内葡萄糖的含量对 GLUT3 的表达不具有调节作用，而脑内的葡萄糖含量增高却可以使 GLUT1 在蛋白水平和 mRAN 水平的表达量下调。

（四）GLUT4

GLUT4 主要存在于成人的脂肪、骨骼肌、心肌等组织中，成年鼠的脑中亦有低水平的表达。GLUT4 在人类胎儿组织中表达极少，出生后其表达量才有所上升。人 GLUT4 氨基酸序列高度保守，人和鼠之间有 96% 的序列完全相同。

GLUT4 是体内主要的胰岛素应答性葡萄糖转运子，在维持体内正常血糖水平中起了重要作用，因此备受关注。胰岛素可以使脂肪细胞和骨骼肌中的葡萄糖摄取出现快速而可逆的升高，这是细胞内池中的葡萄糖转运体向细胞质膜面转移的结果（图 5-2、图 5-3）。

有研究表明，成人型糖尿病患者（NIDDM）和妊娠糖尿病患者的脂肪组织中 GLUT4 含量明显下降，导致胰岛素刺激下机体对于葡萄糖的利用能力受损，而使患者出现胰岛素抵抗状态。但 NIDDM 患者尽管在骨骼肌中存在明显的葡萄糖转运受损，其骨骼肌中的 GLUT4 含量只略有下降，因此推断可能是胰岛素信号传导途径中存在缺陷，并最终导致胰岛素刺激下细胞内池中的葡萄糖转运体向细胞质膜面转移出现障碍，从而使患者肌肉葡萄糖转运功能受损。

（五）GLUT5

在葡萄糖转运体家族中 GLUT5 在体内的分布最为分散。人 GLUT5 的序列与人

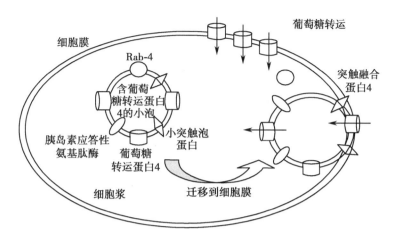

图 5-2 脂肪细胞和肌肉细胞 GLUT4 葡萄糖转运子在细胞内池和
浆膜面之间转移机制

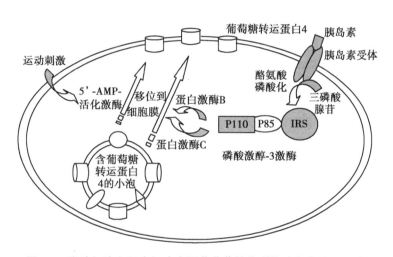

图 5-3 脂肪细胞和肌肉细胞中调节葡萄糖代谢的胰岛素信号系统

GLUT1、GLUT2、GLUT3、GLUT4 的序列分别有 42%、40%、39%、42% 是完全一致的。GLUT5 在小肠肠细胞的顶端膜和成人成熟的精母细胞中有高水平表达。肠上皮细胞对于果糖的转运是一种被动转运过程,而睾丸对于果糖的利用率亦很高,因此 GLUT5 可能是哺乳动物的主要果糖转运子。GLUT5 在成人肾脏、脑、肌肉和脂肪组织中亦有少量存在,但 GLUT5 在这些组织中的生理重要性尚不清楚。

（六）GLUT7

GLUT7 是从鼠的肝脏中克隆得到的。其氨基酸序列与 GLUT2 相似。GLUT7 和葡萄糖-6-磷酸酶共同组成酶复合体存在于细胞内质网中,其主要作用是使进入内质网的葡萄糖发生葡萄糖-6-磷酸化,同时又可将磷酸化的葡萄糖再次变成游离的葡萄糖输出内质网。GLUT7 在人体组织中的作用尚有待确定。GLUT7 的氨基酸序列的羧基端有一个公认的基序,该基序在使 GLUT7 的跨膜蛋白质部分在细胞内质网上的保留中发挥了重要作用。

（七）GLUT9

GLUT9 具有两种类型的结构,其中最初发现的一种就是 GLUT9,现在称为 GLUT9a,另一种是通过剪接变体编码得到的蛋白即 GLUT9△N,也称 GLUT9b。两种蛋白的差别只是 N 末端,后者的 NH2 末端更短。在人类,GLUT9a 基因位于 4 号染色体的 p15.3~p16 上,总长 195kb,包含有 12 个外显子,编码 540 个氨基酸;而 GLUT9b 则含有 13 个外显子,总长 215kb,编码 512 个氨基酸,且 GLUT9 在氨基酸序列上与第二类葡萄糖转运蛋白 GLUT7 具有 44% 的相似性。GLUT9a 的 mRNA 主要分布在肝脏、肾脏和胎盘,此外在肺、白细胞和脑也有少量分布;而 GLUT9b 的 mRNA 只在肾脏和胎盘可检测到。GLUT9 具有转运己糖和尿酸的作用,这种转运子能单独转运尿酸或己糖,或者介导己糖与尿酸的互换。多数文献显示,肝脏 GLUT9 与糖代谢有关,而肾脏 GLUT9 与尿酸代谢关系更为密切。其转运过程受到 pH、葡萄糖和雌激素水平等的影响[1]。

(八) GLUT11

人类 GLUT11 是由溶质转运蛋白 2A11 基因(SLC2A11)编码,与其最相近的是果糖转运子 GLUT5(两者具有 41.7% 的氨基酸序列同源性)。人 GLUT11 基因(SLC2A11)由 12 个外显子组成,位于染色体 22q11.2。在人体组织,仅心肌和骨骼肌检测到 7.2kb 的 GLUT11 转录子。用 GLUT11 cDNA 转染 COS-7 细胞能显著增强由膜提取物以及糖转运蛋白配体细胞松弛素 B 特异结合位点重建的葡萄糖转运活性。与 GLUT4 相反,GLUT11 的葡萄糖转运活性受到果糖的显著抑制[2]。

三、组织器官中葡萄糖转运子的调节

(一) 胚胎中葡萄糖转运子

RT-PCR、免疫荧光、免疫电子显微镜技术都已证实在大鼠、小鼠、兔和牛的不同胚胎发育阶段,包括卵母细胞和胚细胞都有 GLUT1 的表达(尚无有关人类的研究)。

GLUT1 可以在小鼠胚细胞的滋养外胚层细胞和内细胞群细胞中很容易观察到,GLUT1 不仅存在于所有细胞类型中的浆膜面,亦存在于细胞内膜中,在大鼠胚胎器官形成的过程中,GLUT1 在神经管、血管、肠和眼泡中都有表达。在胚胎早期的葡萄糖摄入过程中,GLUT2 亦起了重要的作用。GLUT2 在胚细胞只分裂到 8 个细胞的阶段就已有表达了,它位于面对胚细胞腔的滋养外胚层膜上。

在器官形成过程中,胚胎主要依靠糖酵解来供能,每分子的葡萄糖通过糖酵解只能生成 2 分子 ATP,因此,高亲和性的葡萄糖转运子 GLUT1 和 GLUT3 在胚胎期葡萄糖的摄取中发挥了作用。大鼠在妊娠第 10 天时 GLUT3 就开始表达,并存在于外胚层的表面、卵黄囊和肠中。有趣的是 GLUT3 很快消失,只在胎鼠脑中有少量表达,由此推断,在胎儿发育过程中,GLUT1 在葡萄糖的摄取中发挥了主要作用。

(二) 胎盘中葡萄糖转运子

在人类,胎盘绒毛直接与母血相接触。胎盘绒毛表面由合胞体滋养层单层覆盖,该滋养层是由下层的细胞滋养层成分融合而成,胎儿的毛细血管就位于合胞体滋养层下面。母体与胎儿之间的葡萄糖转运通过胎盘绒毛,并极有可能是 GLUT1 介导的。GLUT1 在合胞体滋养层的顶端膜和基底膜都有丰富表达。母亲血中葡萄糖通过位于合胞体滋养层的顶端膜上的 GLUT1 转运入合胞体滋养层细胞的胞质中,又通过位于基底膜上的 GLUT1 将葡萄糖转运出合胞体滋养层细胞,使葡萄糖进入胎儿毛细血管周围,此时位于胎儿毛细血管上皮细胞的 GLUT1 将葡萄糖摄入细胞,使之最终进入胎儿循环。随着胎儿的成熟,其胎盘中的 GLUT1 蛋白和 mRNA 含量亦逐渐升高,表明在胎儿发育过程中此葡萄糖转运子起了重要作用。

GLUT3 只存在于羊膜上皮细胞和细胞滋养层细胞中,与 GLUT1 相比,其在胎盘的分布范围较为局限,但 GLUT3 与 GLUT1 都有着同等的重要性。GLUT3 与葡萄糖有高亲和性,在正常生理情况下,它与母体来源的葡萄糖的结合呈饱和状态,如果母体葡萄糖的供给急剧下降,GLUT3 仍能从母体血中摄入足够的葡萄糖以满足胎盘和胎儿的需求。在胎盘中除了 GLUT1 和 GLUT3,目前尚未发现其他葡萄糖转运子的同种型。

对于人胎盘中葡萄糖转运子的表达调控研究十分有限。目前主要涉及生长受限胎儿及糖尿病母亲对于胎盘中 GLUT1 和 GLUT3 的影响。生长受限胎儿常被认为是由于宫内胎盘的葡萄糖转运功能受损,胎儿的脐动脉血和脐静脉血间的葡萄糖含量差异减少,胎儿在宫内处于低血糖状态,最终导致胎儿生长受限,但早产生长受限胎儿和足月生长受限胎儿胎盘中 GLUT1 蛋白含量之间不存在差异。妊娠糖尿病与胎盘的过度生长有关,此时通过胎盘向胎儿的葡萄糖转输亦升高,但并未发现患者胎盘中 GLUT1 和 GLUT3 的蛋白表达量的改变。这些研究表明,人胎盘中的葡萄糖转运体在蛋白质水平的表达并未受到某些病理因素的调节。

(三)脑中葡萄糖转运子

脑对于葡萄糖的利用占人体对于葡萄糖利用的 80%。有关发育动物神经系统中 GLUT 表达调控的研究主要来源于大鼠的实验研究。在血-脑脊液屏障形成以前,GLUT1 在最终能形成神经元和神经胶质的生发神经上皮中含量丰富;在出生后,GLUT1 在脑脉管系统、脑膜、室管膜和脉络膜丛中含量丰富,此外,亦可见于神经胶质细胞。大鼠脑、兔脑和人脑中 GLUT1 受到发育的调节。在成人脑中 GLUT1 表达含量最高,其次是胎儿脑和新生儿脑。对于人类胎儿脑中 GLUT1 的定位研究很少,曾有报道认为在妊娠中、晚期人胎儿脑中的 GLUT1 的分布与大鼠相似。但目前尚未见有关人胎儿脑中 GLUT3 的研究报道。

出生后,在小脑横纤维细胞(该细胞的神经丝蛋白呈阳性结果)、普肯耶细胞体和靠近普肯耶细胞层的其他神经元成分中有 GLUT3 的表达,这种区域特异性的 GLUT3 的表达说明脑的不同部位对葡萄糖的需求不同。GLUT3 在脑中的分布与脑对于葡萄糖的利用部位是一致的,在婴儿早期主要位于脑幕下,随着婴儿的发育逐渐位于脑幕上结构。胎儿脑对于葡萄糖转运的调节完全不同于成人。出生前,体内或体外较低的葡萄糖水平不能使胎鼠(大鼠)的神经胶质细胞中葡萄糖的转运出现上调,但出生后,低血糖可以使大鼠神经胶质细胞中的 GLUT1 表达出现明显升高。此外,胎儿脑中的葡萄糖转运不受胰岛素或 IGF-1 的调节,而这两种激素可以使成年动物脑神经胶质细胞中的 GLUT1 表达上调。在不同发育阶段对于葡萄糖转运的不同调控机制目前尚无法解释。

(四)肺中葡萄糖转运子

对肺而言葡萄糖是一个重要的代谢底物,葡萄糖提供的碳原子既可以供能,又是合成肺泡表面活性物质所必需的。肺泡Ⅱ型细胞顶端膜的葡萄糖转运是 Na^+ 耦联的主动转运过程,而基底膜和侧膜面的葡萄糖的转运是非 Na^+ 依赖的顺浓度梯度的易化转运过程。在胎鼠(大鼠)和人的肺泡Ⅱ型细胞中 GLUT 同种型中只有 GLUT1 是表达的,有推测认为肺泡Ⅱ型细胞中亦有 SGLT1 的表达,但目前尚无法证实。

与处于青春期和成年期的大鼠相比,胎鼠肺中的 GLUT1 的表达量更为丰富。随着动物的逐渐成熟,肺对于葡萄糖的利用逐渐减少,肺中 GLUT1 mRNA 和 GLUT1 蛋白含量则明显下降,生后第 14 天,大鼠肺中已检测不到 GLUT1。

在胎鼠(大鼠)肺泡Ⅱ型细胞的葡萄糖转运中,胰岛素和 IGF-1 是两个主要的调节因子。生理剂量的胰岛素和 IGF-1 可以刺激葡萄糖的转运,而高剂量的胰岛素可以抑制葡萄糖的摄取。一些动物实验发现,妊娠糖尿病大鼠所生的胎鼠表现出大于胎龄、高血糖、高胰岛素血、肺泡Ⅱ型细胞中葡萄糖的摄取减少和 GLUT1 表达量下调等特点。高胰岛素使肺泡Ⅱ型细胞中 GLUT1 表达量减少,细胞对于葡萄糖的摄取减少,最终导致肺泡表面活性物质合成时所需的葡萄糖的供给减少,因此糖尿病母亲所生婴儿患呼吸窘迫综合征的风险明显上升。

(五)肝中葡萄糖转运子

在人和鼠的肝脏,葡萄糖转运受到发育调控。在胎儿期,肝细胞中 GLUT1 和 GLUT2 表达量丰富,随着胎儿到新生儿的转变,肝细胞内 GLUT1 表达含量逐渐减少,到成人期则表达量极少。而 GLUT2 则与之相反,出生后,肝细胞内 GLUT2 表达含量逐渐升高,在成人期则达到其最高值。

动物实验发现,幼崽在断乳期给予不同的饮食可以影响肝细胞中葡萄糖转运子的表达。如断乳时给予高碳水化合物饮食可以使 GLUT2 的表达量出现明显上调,而断乳时给予高脂肪饮食只能使 GLUT2 的表达量出现轻微上调。由此可见,饮食中的营养成分可以影响体内葡萄糖转运子的表达,并对其表达量进行一定的调节。

糖尿病动物的造模常用链佐星(Streptozocin,STZ)。实验发现,大鼠在给予链佐星6小时后,由于胰岛β细胞的破坏,可以出现短暂的高胰岛素血和低血糖,并伴有 GLUT2 mRNA 含量的明显下降,而 48~72 小时后,给予链佐星的大鼠肝细胞中的 GLUT2 mRNA 含量和蛋白含量较正常大鼠高 2~3 倍。而葡萄糖、甘露糖和果糖亦可使体外肝细胞中的 GLUT2 表达量升高。此外,Zucker 或 Wistar 肥胖大鼠肝细胞中的 GLUT2 表达量亦较正常大鼠为高。以上事实说明机体所处的不同代谢状态亦可以对肝细胞中 GLUT 的表达进行调节。

(六)肌肉中葡萄糖转运子

在成人肌肉中 GLUT4 的表达占主导地位。胰岛素可以明显提高成人肌肉中 GLUT4 对于葡萄糖的转运能力,使葡萄糖被大量地摄入肌细胞内。与胎儿相比,成人肌肉对胰岛素具有更高的反应性。动物实验发现,胰岛素和 IGF-1 可以使胎鼠(大鼠)肌肉的 GLUT1 表达量增加 1.5 倍,而同等情况下,它可使成年鼠的 GLUT1 表达量增加 20 倍,但胰岛素对胎鼠成肌细胞中 GLUT1 的表达没有调节作用,说明胰岛素对于肌肉葡萄糖转输的调节具有组织特异性。

胎鼠和新生鼠肌肉中 GLUT1 表达量较高,断乳后,GLUT1 表达量明显下降,GLUT4 表达量逐渐增高,但在大鼠断乳后若给予高脂肪饮食,则可抑制其肌肉中 GLUT4 表达量的增高,表明饮食亦是一个可能的调节因素[3]。

(七)肠黏膜上皮中葡萄糖转运子

肠是体内营养物质吸收的主要场所。肠细胞对于葡萄糖和半乳糖的摄入是通过细胞顶端刷状缘上 SGLT1 实现的,而果糖则是通过细胞顶端刷状缘上 GLUT5 摄入细胞的,这些己糖又可通过位于细胞基底膜和侧膜上的 GLUT2 输出至细胞外。

对鼠的研究表明,出生时 GLUT5 mRNA 含量很低,出生后其含量逐渐上升,尤其在断乳后可见到一明显的上升势态,并很快接近成人水平;而 GLUT2 mRNA 和 SGLT1 mRNA 在出生时含量较高,断乳前后两者含量变化不大,至成年期其含量水平则有所下降;同时还发现 GLUT5 mRNA 在空肠的含量最高,但在结肠则检测不到。而在羊的小肠则发现,断乳后 SGLT1 mRNA 含量突然下降,且这种下降趋势主要见于远端小肠。目前,对这些载体蛋白的时间和空间分布特点及其调控机制的了解尚较粗浅,而对于人类的了解亦较有限。

在近端空肠 GLUT5 mRNA 和蛋白质还

呈现出昼夜节律变化特点。GLUT5 mRNA 在下午三时到晚上九时含量达到高峰,而在早上九时以前处于最低点,其蛋白质含量则在晚上九时后达到最高峰,对其调节机制目前尚不清楚。

此外,链佐星诱导的糖尿病和高果糖饮食可以使小肠中 GLUT5 mRNA 含量提高,而高脂肪饮食可以使其含量下降。但对 GLUT2 mRNA 和 SGLT1 mRNA 含量没有影响。Reimer 等的研究却表明,正常小鼠和有糖尿病倾向的小鼠在正常断乳后给予不同饮食 GLUT5 mRNA 和 SGLT1 mRNA 含量都会受到影响,且正常小鼠的 GLUT5 mRNA 和 SGLT1 mRNA 水平高于有糖尿病倾向的小鼠。由此可见在肠发育过程中,发育因素、饮食因素和体内代谢因素在肠葡萄糖转运调控中都发挥了作用。

(八)肾小管上皮中葡萄糖转运子

在肾脏,90% 的葡萄糖重吸收在近曲小管,其余的则在近直小管。肾近曲小管对于葡萄糖的转运主要依靠顶端膜的 SGLT1 和基底膜的 GLUT2,而肾近直小管对于葡萄糖的转运主要依靠顶端膜的 SGLT1 和 GLUT5 及基底膜的 GLUT1。其中 GLUT2 主要负责将摄入肾脏的葡萄糖释放入血。当机体葡萄糖供给下降时,肝脏、肾脏和小肠都能释放葡萄糖,以保持体内血糖水平的稳定。对于胎儿肾葡萄糖转运子的调节的资料尚不多见,但有研究发现胎儿肾细胞中 SGLT1 和 GLUT2 的表达量很低,随着婴儿发育成熟,SGLT1 和 GLUT2 的表达量亦逐渐增高。

(九)心肌中葡萄糖转运子

在心肌中表达的主要是 GLUT1 和 GLUT4,两者的比率大约为 0.1～0.6,GLUT1 主要负责基础水平的葡萄糖摄取,而由和(或)胰岛素介导的 GLUT4 转位,即从细胞质中的囊泡转移到质膜处,是葡萄糖进入心肌细胞的另一个重要机制。GLUT 家族其他成员,如 GLUT3、GLUT5、GLUT8、GLUT10、

GLUT11 及 GLUT12 在心肌中均有不同程度的表达,但具体的亚细胞水平分布及功能仍未完全阐明[3,4]。在胚胎期,与 GLUT4 相比,GLUT1 在心肌的表达占主导地位。但出生后不久,GLUT1 的表达水平下降,GLUT4 的表达水平升高[3]。有研究发现,某些转录因子对 GLUT1 和 GLUT4 表达水平具有调节作用,如核转录因子 SP1 和 SP3 分别是 GLUT1 的正性和负性调节蛋白,而肌源性蛋白 MyoD 则可以促使 GLUT4 的表达;由于在心肌形成过程中,SP3/SP1 的比率下降,而 MyoD 的表达则上调[5]。因此,上述这些转录因子的变化,可能是引起心肌发育过程中 GLUT1 和 GLUT4 表达改变的重要原因之一。

不同葡萄糖转运子在体内组织细胞中的表达部位和表达量各不相同,对于这些葡萄糖转运子组织特异性表达的研究可以使我们对正常生理情况下和疾病状态下机体对于葡萄糖的利用和代谢过程有更深入和全面的认识。目前,我们对于成人或成年动物中葡萄糖转运子的调控研究有了长足的进步,但胎儿和新生儿所涉及的这方面研究尚很有限,类似的研究可以使我们对胎儿和新生儿发育过程中葡萄糖转运体的作用有更深入和全面的认识,并为临床治疗提供新的思路和方法。

(翁梅倩　周伟)

参 考 文 献

1. 刘代焱,姚昕韬,倪银星,等. 葡萄糖转运子 9 与尿酸代谢间关系的研究进展. 中华内分泌代谢杂志,2012,28(1):81-84.

2. Doege H,Bocianski A,Scheepers A,et al. Characterization of human glucose transporter (GLUT) 11 (encoded by SLC2A11),a novel sugar-transport facilitator specifically expressed in heart and skeletal muscle. Biochem J,2001,359(Pt 2):443-449.

3. Joost HG,Thorens B. The extended GLUT-family of sugar/polyol transport facilitators:nomenclature,sequence characteristics,and potential function of its novel members. Mol Membr Biol,2001,18(4):247-

256.

4. Abel ED. Glucose transport in the heart. Front Biosci,2004,9(2):201-205.

5. Zorzano A,Palacin M,Guma A. Mechanisms regulating GLUT4 glucose transporter expression and glucose transport in skeletal muscle. Acta Physiol Scand,2005,183(1):43-58.

第四节 新生儿低血糖

一、低血糖病因

新生儿出生后早期,由于其产前建立在主要由母体供给及调节基础上的糖代谢平衡已被打破,而自身糖代谢平衡正在建立之中,因此极易发生低血糖。根据国内各家文献报道,正常足月新生儿,在生后 72 小时内低血糖的发生率亦在 3.3% ～16%,而国外资料显示高危新生儿出生 48 小时内低血糖发生率可高达 51%[1]。新生儿血糖的维持依赖于肝糖原的分解以及后继糖异生作用的激活和外源性葡萄糖的供给,因此凡糖原储备不足或消耗过多、糖异生能力低下、外源性葡萄糖供给不足者均可发生低血糖。少数新生儿则因高胰岛素血症等内分泌异常或先天性代谢缺陷而致低血糖。

（一）早产儿

已知胎儿肝糖原的储备主要是在孕末 3个月完成;其脂肪的大量积累同在此时期进行,足够的脂肪储备亦为新生儿维持血糖所必需,而早产儿则必然部分或全部失去这些糖原和脂肪储备,故其低血糖的发生率高。意大利 Zanardo 等报道,早产儿生后 1 小时的低血糖发生率为 35%;上海市卢湾区产院报道,7 名胎龄小于 33 周的适龄早产儿,生后 5 天内,空腹 3 小时均发生低血糖。

（二）小于胎龄儿（SGA）

由于供给胎儿的营养首先用于满足胎儿生长发育,余者再作为能量储备,故在小于胎龄儿,显然营养尚不足以维持其正常生长

发育,更遑论糖原和脂肪储备。另一方面,小于胎龄儿生后代谢所需的能量相对又高,以其脑葡萄糖的需要量和利用率为例,其脑重与肝重之比由正常的 3:1 增大至 7:1,则其脑葡萄糖的需要量显然要提高 1 倍多。此外,在胎儿生长受限的动物模型中发现,磷酸烯醇丙酮酸羧基激酶（GTP）这一糖异生酶的激活延迟;而约有 1% 的小于胎龄儿生后持续低血糖,其血浆中糖异生前体物质的浓度升高,也提示糖异生障碍。由于小于胎龄儿糖原和脂肪储备不足;代谢所需能量却相对较高,更有部分糖异生能力低下,极易发生低血糖。印度 Bhat 等报道小于胎龄儿的低血糖发生率为 25.2%,95% 发生在生后 24 小时内。发生过妊娠高血压综合征或胎盘功能不全孕母的新生儿,或相异性双胎儿中较小者也可因糖原储备不足而易发生低血糖。

（三）围产期曾处于应激状态的新生儿

围产期曾处于应激状态的新生儿(包括围产期窒息、呼吸窘迫综合征、低体温、硬肿症、感染等),此类新生儿的共同特点是儿茶酚胺水平升高,继之以代谢率增加,肝糖原迅速分解消耗;另一方面,他们常伴有缺氧,其葡萄糖的消耗又因无氧酵解率的升高而增加;还常因摄入和消化吸收功能减弱而使外源性葡萄糖补充不足,极易导致低血糖。北京医科大学第一医院儿科报道,71 例重度窒息新生儿入院时血糖检测,33.8%（24 例）存在低血糖。但近年有报道称,轻度窒息足月新生儿中糖代谢紊乱以低血糖为主,而重度窒息足月新生儿则以高血糖为主,并推测可能因轻度窒息时机体大脑-垂体-肾上腺的应激性反应较小,易表现为缺氧所致低血糖状态[2]。特别需要指出的是受寒对于新生儿来说也是一种应激状态。上海市普陀区妇婴保健院发现,新生儿低血糖的发生率与气温负相关,提示处于寒冷状态下的新生儿低血糖发生率高。

（四）剖宫产儿

根据多家文献,北京医科大学人民医院、山东省立医院及南京市妇幼保健院均报道,剖宫产儿的血糖明显低于正常阴道产儿;铁一局西安中心医院、河南省濮阳市妇幼保健院及上海市普陀区妇婴保健院均报道,剖宫产儿低血糖的发生率明显高于正常阴道产儿;意大利 Zanardo 等对导致早产儿低血糖危险因素的研究,也将剖宫产列为危险因素。而中国医科大学研究发现:剖宫产妇因缺乏正常分娩的应激过程,其产时血清泌乳素(PRL)的水平较产前明显下降;剖宫产妇乳汁中 PRL 的水平明显低于正常阴道分娩者,由于 PRL 是泌乳启动和维持的基本激素,故与正常阴道分娩者相比,剖宫产妇泌乳始动时间明显延迟;泌乳量也明显不足,兼之手术创伤影响其喂哺,可见由乳糖分解而来的外源性葡萄糖供给不足是剖宫产儿好发低血糖的主要原因。事实上,不独剖宫产儿存在外源性葡萄糖供给不足的问题,山西医学院第一附属医院对母婴同室产妇泌乳的研究发现:泌乳始动时间在产后 24、48 与 72 小时者分别为 30%、60% 和 10%;已知新生儿生后12 小时体内储存的糖原已然耗竭,而母乳来源的葡萄糖供给(乳糖分解而来)占新生儿需求量的 20% ~ 50%,显然,相当一部分的正常新生儿也存在外源性葡萄糖供给不足的问题。沧州市人民医院对 100 例纯母乳喂养的足月正常新生儿的血糖监测发现:生后 3天内低血糖发生率为 5.91%,均因未能做到有效母乳喂养引起。由于我国目前剖宫产率较高,而剖宫产儿外源性葡萄糖供给不足较严重,故将其作为外源性葡萄糖供给不足新生儿的代表,以期引起重视。除极少数糖异生能力低下的小于胎龄儿外,上述各类新生儿的低血糖只要有足够的外源性葡萄糖供给即可纠正,所以他们的低血糖是暂时性的。

（五）高胰岛素血症

另有一类新生儿因存在高胰岛素血症而常发生低血糖。其中一部分的高胰岛素血症是由各种诱因(主要是产前的)造成的。

1. 高糖负荷　高糖负荷最常见的是孕母糖尿病,胎儿血糖也随之增高,胎儿胰岛 β细胞代偿性增生;有学者报道,妊娠期糖尿病和糖耐量减低孕妇虽孕期糖耐量异常程度不同,但均会增加新生儿低血糖的发生率[3]。红细胞增多症患儿经用枸橼酸葡萄糖作保养液的血换血时,其血糖因保养液中葡萄糖浓度较高而升高,也能刺激胰岛素分泌。当糖尿病孕母的胎儿生后、红细胞增多症患儿换血结束,外来的高浓度葡萄糖供给突然中断,但他们因新生儿期 β 细胞反应迟钝而在生后和换血后短时间内胰岛素仍保持较高水平,故可导致低血糖。糖尿病孕母的新生儿低血糖发生率可达 20% ~ 40%。明确他们发生低血糖的原因,就不难理解为何突然中断静脉补糖或快速降低补糖的速率可致新生儿发生所谓反跳性低血糖。

2. 药物刺激　孕母服用氯磺丙脲、苯(并)噻二嗪可直接促使胎儿胰岛素分泌增加;保胎治疗中作用于 β 受体的拟肾上腺素药除了可通过胎盘刺激胎儿胰岛素的分泌外,也可通过促进孕母和胎儿糖原分解、糖异生造成"高糖负荷",进而刺激胰岛素分泌;上述胎儿娩出后,将胎儿期的高胰岛素状态带入新生儿期,但此时来自母体的葡萄糖供给中断,也可导致低血糖。葡萄糖本身当然更是刺激胰岛素分泌的首要因素,国外报道,当脐动脉插管的头部误置于第 10 胸椎和第2 腰椎间水平时,因经插管输入的葡萄糖流入腹腔干刺激胰岛素分泌而导致低血糖,通过此低血糖仅需改变插管头部位置即可纠正而证实。

3. 抗胰岛素物质　存在严重溶血病的胎儿由于红细胞破坏,红细胞内有对抗胰岛素作用的谷胱甘肽游离在血浆中,也可使胎儿胰岛细胞代偿性增生,发生高胰岛素血症。其生后同样可因存在本身尚处于高胰岛素状态而来自母体的葡萄糖供给已中断的矛盾而发生低血糖。因上述高胰岛素血症是由各种且主要是产前的诱因引起的,故一旦诱因解除(如胎儿娩出),短时间内自可纠正,所以是暂时性的,则由其造成的新生儿低血糖也是暂时性的。

另一部分新生儿的高胰岛素血症是因患胰岛细胞增生症、胰岛细胞腺瘤和 Beckwith 综合征(β 细胞肥大),胰岛素持续大量分泌造成,所以他们的高胰岛素血症及其造成的低血糖是持续反复存在的。胰岛细胞增生症和胰岛细胞腺瘤引起的高胰岛素血症始于宫内,持续存在于整个新生儿期。Beckwith 综合征更可因高胰岛素血症导致难以控制的低血糖,造成患婴死亡。此外,对亮氨酸过敏的新生儿,乳汁中的亮氨酸可反复引起胰岛素分泌增加。

由于胰岛素在宫内具有促进胎儿生长的作用,所以糖尿病孕母的新生儿及患有胰岛细胞增生症、胰岛细胞腺瘤和 Beckwith 综合征的新生儿,因在胎儿期持续存在高胰岛素血症而常表现为巨大儿。反之,对于大于胎龄儿、巨大儿,因其可能存在高胰岛素血症而应特别警惕低血糖的发生。

(六)其他内分泌异常

肾上腺皮质激素、生长激素对胰岛素的抵抗作用,是维持血糖稳定的原因之一,所以这些对抗胰岛素的内分泌激素缺乏也可引起低血糖。

1. 肾上腺皮质功能低下 肾上腺出血、应用类固醇孕母的新生儿可因暂时性的皮质激素分泌不足引起新生儿暂时性的低血糖。先天性肾上腺皮质不良和家族性糖皮质激素缺乏者,还伴有对肾上腺髓质的反应性减低,在低血糖发生时,无肾上腺素的反应性增加,故不能使糖原分解,血糖持续不升高。先天性类脂质性肾上腺增生症(20,22-碳链裂解酶缺乏)患儿肾上腺皮质所有激素合成障碍,生后数天内即可出现严重的低血糖和失盐。

2. 生长激素缺乏 可在生后晚期引起低血糖。

3. 先天性垂体功能低下 因复杂的内分泌改变,常引起较严重的新生儿低血糖,具体机制尚不十分明了,可能与促肾上腺皮质激素(ACTH)和生长激素缺乏有关。

4. 先天性甲状腺功能减退 也可导致低血糖。

(七)先天性代谢缺陷

1. 糖代谢 糖原合成缺乏症的患儿自然没有足够的糖原储备。糖原累积病的患儿糖原分解减少,导致血中葡萄糖量低。新生儿患半乳糖血症,血中半乳糖增加,葡萄糖相应减少;果糖不耐受症则是血中果糖含量升高,葡萄糖含量降低。另有极少数新生儿先天性缺少糖异生相关的酶。Vidnes 等还报道了一例新生儿因不能分泌胰高血糖素(胰岛素分泌正常)导致严重低血糖。

2. 氨基酸代谢 在出生后数小时内,仅从丙氨酸异生的葡萄糖供给占新生儿周转所需葡萄糖的 10%。而当支链氨基酸的酶缺乏,主要是甲羟戊二酸辅酶 A 裂解酶缺乏时就不能由氨基酸产生糖异生;丙酮酸羧化酶等多种羧化酶缺乏时也会造成糖异生障碍,均可引起新生儿严重的低血糖。

3. 脂肪代谢 由于脂肪氧化不仅可以提供能量,减少糖原消耗;其产生的乙酰辅酶 A 和 NADH 还为刺激糖异生作用所需,在维持新生儿血糖稳定中具有重要作用,故脂肪氧化障碍同样可以引起低血糖。因氧化脂肪酰辅酶 A 的酶系统均存在于线粒体基质中,大分子脂肪酰辅酶 A 必须在卡尼汀和卡尼汀脂肪酰转移酶的作用下才能穿过线粒体内膜进入基质,全身性卡尼汀缺陷或卡尼汀脂肪酰转移酶缺乏则可导致脂肪氧化障碍和低血糖。脂肪酰辅酶 A 进入线粒体基质后的氧化是从 β 碳原子脱氢开始,因此又称为脂肪酸的 β 氧化,所以不论中链、长链还是多种酰基辅酶 A 脱氢酶缺乏症也均可致低血糖。

(八)喂养困难/喂养不当

胎儿在宫内依靠胎盘从母体获取葡萄糖,分娩过程中因母体耗能增加,血液中葡萄糖减少,使胎儿获取量减少,娩出后由于早期多数产妇泌乳不足,如果不能及时予以配方奶或糖水补充,新生儿体内的储存糖原很快就会耗竭。北京军区总医院就发现在 132 例发生低血糖的患儿中有 9.1% 是因喂养问题所致[4]。由于全球对于母乳喂养重要性的认识逐步提高,有文献报道母婴同室纯母乳喂养的新生儿其低血糖发生率较母婴分离有上升趋势,主要是母乳不足情况下未能及时补充糖水造成,均为暂时性的,经治疗后可迅速恢复正常[5]。

二、低血糖对新生儿脑发育的影响

由于脑组织糖原储备极少(仅约 0.1%),故血糖是其几乎唯一的能量来源。虽然新生儿脑摄取和氧化酮体的能力 5 倍于成人者,但新生儿肝脏生成酮体的能力有限,且一些低血糖患婴本身存在的高胰岛血症抑制了肝糖释出,脂肪分解和酮体生成,所以酮体作为替代能源,来源极为有限;而有报道,酮症孕母产儿在 3.5 岁时认知和精神运动发育迟缓的发生率高,更提示酮体作为替代能源可能对发育中的脑有害。另一方面,由于脑在人体中的地位和作用特殊,其功能复杂,活动频繁,所以能量消耗也特别大,在成人,基础葡萄糖利用量的 80% 为脑代谢所耗。研究表明,人体内葡萄糖的生成量与脑重直接相关,提示葡萄糖利用率与脑重相关,胎儿脑的发育在全身处于领先地位,新生儿出生时脑重为体重的 20%~25%,两者比率明显高于成人,则新生儿单位体重葡萄糖的利用率应高于成人者;而新生儿脑的旺盛生长将持续到出生后 8 个月,则其脑代谢耗糖占基础葡萄糖利用量的份额显然也要高于成人者,故低血糖对新生儿快速生长发育中脑的影响更大。低血糖所致的神经损害类似于缺氧性脑损伤,低血糖影响脑的供能系统,Na^+-K^+-ATP 酶功能首先受到影响,造成细胞内钾外流,细胞外钠则进入细胞,引起细胞的肿胀、变性和坏死。另有报道低血糖可减少脑血流灌注而致脑组织损伤。病理表现主要是:大脑皮质广泛的神经细胞退行变和坏死,胶质细胞增生,以枕部及基底节最严重,有时可损伤视觉中枢。另外,游离脂肪酸和氨基酸代谢障碍,兴奋性神经递质如谷氨酸、天门冬氨酸水平增高,与神经细胞上相应受体结合,进一步引起钠离子、钙离子内流,最终导致细胞损伤、坏死。有研究表明,N-甲基-D-天冬氨酸(NMDA)受体介导的细胞毒性作用在低血糖脑白质损伤中发挥重要作用[6]。

葡萄糖不仅是脑主要的能量来源,由其合成的糖脂及糖蛋白作为构成神经组织及生物膜的主要成分,还是新生儿快速生长发育中的脑大量需要的重要构件。髓鞘形成对新生儿脑的发育成熟极为重要,神经髓鞘的形成一直要持续到 4 岁,而糖脂(脑苷脂)正是髓鞘的重要组分。所以,如果低血糖严重且持续或反复存在,葡萄糖首先要满足脑的能量需要;进而甚或糖脂、糖蛋白等脑的结构基质降解为乳酸、丙酮酸、氨基酸、酮酸等可供能量的中间产物,以牺牲脑的生长为代价来维持脑的能量代谢。

Duvanel 等关于新生儿期低血糖对小于胎龄早产儿脑生长和精神运动发育的远期影响的研究发现:新生儿期低血糖反复发作者 3.5 岁时头围明显减小;特定项目的智力测验得分明显低下,至 5 岁时智力测验得分仍较低。而在 3.5 岁时,新生儿期曾有中等程度低血糖反复发作者智力测验的得分较仅发生过一次重度低血糖者低。天津市儿童医院报道低血糖可致听力损害。可见新生儿期低血糖确实可对脑的生长和功能产生长期的损害,且低血糖持续的时间(包括累积持续时间)较其程度对脑的影响更大,即持续或反复发作的低血糖更易造成脑损伤。Lucas等随访538例低出生体重儿至2岁,用Bayley评分法进行测定,并采用多元回归分析发现,血糖水平反复低于2.6mmol/L者,2岁时Bayley评分较低。国内研究也证实反复发作性低血糖相较短暂性低血糖来说更易发生脑损伤[7]。当低血糖同时存在高胰岛素血症,肝糖原和脂肪的分解及酮体生成受抑,脑的能量来源更为有限;又如低血糖伴缺氧时,低血糖使缺氧引起的能量衰竭无法改善,而缺氧情况下,无氧酵解率的增高又加大了血糖的消耗,形成恶性循环,均可加重脑损伤。正是由于存在低血糖对脑的损伤的程度受多种因素影响的复杂性,故不能仅以低血糖的程度和(或)持续时间明确预测其对神经发育的影响。在低血糖发生时,持续时间比血糖浓度绝对值更为重要。严重的持续性低血糖不仅可损伤大脑皮质的神经元,也可损伤皮质下白质的胶质细胞,特别是顶-枕部区域,低血糖常见的神经系统后遗症包括脑瘫、智力低下、视觉障碍、惊厥和小头[8]。

三、低血糖诊断

根据国内各家文献报道,80%以上的低血糖新生儿是没有症状的。Heck和Erenberg发现,114例新生儿中有29%至少有一次低血糖,但均无症状。即使有症状者,或呈兴奋样如哭声高尖、眼震、震颤、惊厥,则与颅内出血、缺氧缺血性脑病和中枢感染相类似;或呈抑制样如反应低下、无力嗜睡、体温不升、呼吸暂停或不规则,与严重败血症易混淆;或表现为阵发性发绀,需与心血管和中枢神经异常相鉴别,且上述各种症状与新生儿其他代谢紊乱也难以区别,故不能仅依据症状作出诊断。

虽然Beckwith综合征患儿具有体形巨大、舌大、脐疝的特征,胰岛细胞增生、垂体功

能低下等也各有特异性体征,而详尽的孕母病史(如糖尿病、妊娠期高血压疾病或胎盘功能不全等)、孕期用药史、产史及新生儿的分类均有助诊断,但低血糖最终确诊必须依据血糖测定的结果。

(一)诊断标准

血糖正常的标准应为其足以满足脑和其他器官代谢所需;因为低血糖主要对脑产生损伤,所以新生儿低血糖的诊断标准应为一临界的血糖水平,若血糖低于此水平即可造成脑的能量代谢障碍,但迄今这一临界血糖水平仍不明确。

最初的诊断标准是Conblath等在应用真糖测定方法,对大量新生儿进行血糖测定,按照95%的正常范围统计得出结果的基础上建立的:足月儿生后3天内血糖低于1.7mmol/L(30mg/dl),3天后血糖低于2.2mmol/L(40mg/dl);小于胎龄儿和早产儿生后3天内血糖低于1.1mmol/L(20mg/dl),3天后血糖低于2.2mmol/L,均称为新生儿低血糖,这是以正常人群参考值作为标准。而随着科学的发展,许多危重症新生儿存活率大幅提高,因此,此前基于流行病学调查所作出的新生儿低血糖诊断标准实用性较差,实际上血糖为1.7~2.2mmol/L时新生儿常已出现低血糖症状[9];另一方面,早产儿脑重与体重的比率高于足月儿者,其葡萄糖的利用率应该较高,已知人体内葡萄糖生成率与脑葡萄糖利用率直接相关,而糖异生率与婴儿出生体重负相关,也说明出生体重越低者,其脑葡萄糖的利用率较高,但早产儿低血糖的诊断标准反低于足月儿者,显然是不合理的。目前国际上比较统一的标准是:凡新生儿血浆糖低于2.2mmol/L即为低血糖。但这一标准亦非建立在血糖水平与脑损伤关系的基础上,而且低血糖对脑的损伤程度受多种因素的影响,如对正常新生儿而言适宜的血糖浓度在缺氧的新生儿或已可造成脑损伤,因此也不可能只有一个固定的标准,所以对于新生儿

低血糖诊断标准的研究,包括在那些同时有缺氧等病理情况的新生儿中,可造成脑代谢障碍的极限血糖水平的测定尚待完善。由于血糖值的变化可能引起新生儿脑血流紊乱,近年来有学者提议采用干预阈值(operational threshold)作为新生儿低血糖临床诊疗指标。但干预阈值主要取决于新生儿个体情况,其数值范围较大,并未指明最佳介入时机。除以上几种定义,临床实际使用的是症状性低血糖诊断标准,符合 Whipple 三要素:①经可靠方法测得低血糖值;②呈现低血糖的症状与体征;③血糖水平恢复后,症状和体征消失。但是,该定义的血糖值与可造成神经系统损伤的血糖值并不一致,而且也未能包括无症状性低血糖的新生儿[10]。

(二)影响血糖测定结果的因素

1. 检测及时与否　血样采集后最好冰冻,并应尽快转送完成检测,如有延误,可因红细胞酵解消耗产生假阳性结果。在新生儿,因其红细胞平均体积较成人大,葡萄糖消耗更多,更应注意。

2. 检测样本的选择　由于细胞内葡萄糖浓度较低,所以全血血糖值较血浆(或血清)血糖值低 10% ~ 15%。因全血血糖值受血细胞比容的影响大,随着血细胞比容的上升可出现假阳性结果,成人血细胞比容一般不超过 45%,新生儿者多高于此;约有 2% ~ 20%的新生儿因红细胞增多,其血细胞比容可大于 65%,而血浆糖值则不受血细胞比容的影响,目前国际上多取血浆糖值作为诊断标准。

3. 检测的方法　血浆葡萄糖氧化酶法因特异性高,现在被普遍应用于临床,其结果比以前的 Folin-吴法约低 1.1mmol/L。而葡萄糖氧化酶试纸条法因其对新生儿损伤小、检测快捷方便也在临床被广泛采用,测量结果较标准葡萄糖氧化酶法低 10%,但其变异系数大,且试纸条法需要血浆中的葡萄糖在限定的时间内扩散到试纸条上,所以当血细胞比容增高时,这种扩散就减慢,可因在限定时间内葡萄糖从血浆到试纸的扩散不充分而得出假阳性的结果,新生儿因血细胞比容高,其试纸条法测得的血糖值与血浆糖值的相关性差,所以在新生儿试纸条法虽可用于筛查,但对可疑低血糖者还应用血浆葡萄糖氧化酶法证实。Hussain 等研究发现,在应用试纸条法测定新生儿血糖时,取静脉血较取毛细血管血得出的结果更不准确,因此在临床上从输液静脉取血或在抽血作其他化验时,将余血作试纸条法血糖检测更不可取。深圳妇幼保健院对该院 190 例新生儿分娩时同时取脐静脉血和足底血查血糖对比,发现血糖结果一致性,提示脐血血糖与新生儿外周血血糖之间存在密切相关性,可作为临床普查出生时新生儿低血糖的方法之一[11]。

(三)其他相关的实验室检查

对于低血糖持续者,特别是大于胎龄儿应进行血胰岛素检测,以排除高胰岛素血症(>24mU/L);诊断性胰高血糖素应用如能使血糖上升,则可排除糖原分解或异生缺陷的存在;如考虑其他内分泌异常,可抽血作皮质醇、生长激素、T_4、TSH、pH、电解质、游离脂肪酸、乳酸/丙酮酸及酮体的检测;如考虑先天性代谢缺陷存在,可进行尿和血浆中氨基酸或有机酸及肉碱的检测。

四、低血糖防治

(一)低血糖预防

由于迄今未知可引起新生儿脑能量代谢障碍的极限血糖水平;而大多数的低血糖新生儿又没有症状,隐匿的持续、反复的低血糖可损及新生儿脑的生长和功能,造成长远的危害,所以低血糖的预防比治疗更为重要。①及时保暖:维持中性温度,减少能量消耗是自胎儿娩出在整个新生儿期始终都必须注意的问题。②合理喂养:首先应做到早吸吮、勤吸吮促进母乳分泌。对存在发生低血糖危险因素者,生后 30 分钟~1 小时即可开始喂给

（或鼻饲）5%的葡萄糖液，每小时1次，连续3～4次。生后2～3小时开始喂奶（可根据实际需要喂给配方奶），24小时内每2小时喂1次。③严密监测：对于存在发生低血糖危险因素的新生儿，在生后2小时内即应用试纸条法勤测血糖，以后每隔2～4小时监测1次，对于糖尿病孕母的新生儿、小于胎龄儿这种动态监测至少应持续24小时。④积极补充葡萄糖：如病情不允许经肠道喂养者，应尽快建立静脉通道保证葡萄糖输入，注意患儿空腹持续时间及葡萄糖输注后停止补充的时间不可超过3小时，以避免发生低血糖，妊娠糖尿病患儿出生后无论有无症状均应及时补充葡萄糖[12]。根据监测结果喂养不同浓度葡萄糖溶液可以有效地改善新生儿低血糖发生[13]。血糖监测应在喂哺前进行，用试纸条法监测所得血糖值接近低血糖诊断标准者应测定血浆糖水平以确定诊断。为避免低血糖引起的脑损伤，目前多数学者都将血糖低于2.6mmol/L作为临床需要处理的阈值[8]。

（二）低血糖治疗

对于血糖值处于临界水平且无症状，又无呼吸窘迫综合征等严重疾病，能经口喂养者，可喂给5%葡萄糖液或配方奶1～2次作为最初的治疗。1～2小时后应复查血糖，如无恢复，应与明显低血糖及有症状低血糖者一样以1～2ml/min的速度，静脉输注10%葡萄糖溶液2ml/kg（由于存在可引起高胰岛素血症及反弹性低血糖的弊端，一般不主张用高浓度的葡萄糖溶液），以后静脉滴注10%葡萄糖6～8mg/(kg·min)，86～115mol/(kg·d)作为维持治疗，直至症状消失，血糖水平恢复正常并稳定24小时后，在喂养的同时，可逐渐降低葡萄糖的滴速2～3mg/(kg·min)或改用5%葡萄糖滴注至停止静脉补糖。在血糖稳定以前，每天至少测血糖1次。凡能经口喂养者，治疗期间应坚持喂奶。对处于应激状态的新生儿，还应积极治疗原发疾病，去除应激状态。Cornblath等提出新生儿低血

糖的干预标准及处置方案见表5-1，其中血糖低于1.0mol/L，或者血糖在1.0～2.0mmol/L但伴有急性神经系统功能障碍者，发生脑损伤及神经系统后遗症的风险极高，需即刻给予积极治疗。

表5-1　新生儿低血糖的干预标准及处置方案[10]

临床情况	血糖干预阈值（血浆）
健康新生儿<24h	30～35mg/dl（允许出现1次，但随后应升至45mg/dl。如果喂养后持续存在或反复发生）
>24h	45～50mg/dl
有高危因素无症状新生儿	36mg/dl（需密切监测血糖，若喂养后血糖仍低于该值或出现症状，需给予治疗）
有症状新生儿	45mg/dl
所有血糖值<20～25mg/dl新生儿	都应给予静脉补充葡萄糖使血糖值>45mg/dl

（原始资料来自：Controversies regarding definition of neonatal hypoglycemia：suggested operational thresholds. Pediatrics，2000，105：1141-1145）

如经上述治疗，血糖水平仍不能维持在2.2mmol/L以上，或症状不消失，可适当调整补糖的速率，以2mg/(kg·min)增加，但一般不应超过12mg/(kg·min)。如果新生儿需补充超过12mg/(kg·min)的葡萄糖才能维持血糖水平在2.2mmol/L以上或出生7天以后仍反复发生低血糖，则可能为顽固性低血糖[10]。①如果患婴为小于胎龄儿，可能为糖异生酶活性低下，可加用氢化可的松5～10mg/(kg·d)。每8小时一次，静脉滴注，或泼尼松1mg/(kg·d)口服作为酶诱导剂，至症状消失、血糖恢复正常后24～48小时停止（其间每4～6小时监测血糖），激素疗法可应用数天至1周。皮质醇替代疗法可用于因肾上腺皮质功能低下引起的低血糖，同时需警惕肾上腺皮质激素有促进糖原分解升高血糖引起高血糖的风险[11-13]。胰高血糖素

和肾上腺素提升血糖是通过动员肝糖原分解,增加葡萄糖的供给实现,故对于本身肝糖原储备不足的患婴作用不大,而肾上腺素因可能产生乳酸中毒且有心血管的副作用更为无益。②如患婴为大于胎龄儿且胰岛素水平>24mU/L,应考虑胰岛细胞增生症或胰岛细胞腺瘤可能。生长抑素,每天 10~40μg/kg,分 3 次皮下注射,可有效限制胰岛素分泌,使病情缓解数月;部分胰切除在治疗的同时可明确诊断。③对生长激素缺乏或垂体功能低下患婴可予生长激素。④对于一些因先天性代谢缺陷而致低血糖患婴,饮食管理可能有助控制病情:亮氨酸过敏的婴儿,应限制蛋白质饮食;糖原累积病患婴应昼夜喂奶;半乳糖血症患婴应完全停止乳制品;果糖不耐受患婴则应限制蔗糖及水果汁。随着基因研究的发展,未来的基因疗法有望从根本上解除这些因先天性内分泌异常或代谢缺陷而发生低血糖新生儿的疾苦。

在纠正低血糖的同时,还应注意一些其他代谢紊乱存在的可能。低血糖治疗后仍有症状或血清钙降低,可缓注 10% 葡萄糖酸钙每天 100mg/kg,对未成熟儿及难治性低钙剂量可增至 400mg/kg。低镁血症<0.7mmol/L时可肌注 50% 硫酸镁 0.1~0.3ml/kg。

在低血糖治疗中需要特别强调的是切忌"矫枉过正",由于早产儿、小于胎龄儿及处于应激状态的新生儿除易发生低血糖外,还有一个共同的特点,即糖耐受不良,所以对他们补糖量宜偏小,一般不超过 6~8mg/(kg·min),以免导致医源性高血糖。

（李　菁）

参 考 文 献

1. Paul J. Rozance, William W. Hay Jr. Neonatal Hypoglycemia—Answers, but More Questions. J Pediatr, 2012,161(5):775-776.
2. 张凌君,李卫国,盛秋明,等. 足月窒息新生儿血糖异常临床分析. 临床儿科杂志,2014,32(7):640-643.
3. 鹏湘莲,成霖霞,曹蓓,等. 糖尿病母亲婴儿早期血糖监测与临床分析. 医学临床研究,2007,24(3):476-478.
4. 林粤,张岳晔. 新生儿低血糖危险因素临床分析. 医学综述,2011,17(11):1751-1752.
5. 周小燕. 新生儿低血糖高危因素的临床分析. 中国妇幼保健,2010,25:1788-1789.
6. Yang X, Hamner MA, Brown AM, et al. Novel hypoglycemic injury mechanism:N-methyl-D-aspartate receptor-mediated white matter damage. Ann Neurol, 2014,75(4):492-507.
7. 李燕,陈辉. 新生儿低血糖与脑损伤. 中国优生与遗传杂志,2011,19(7):86-88.
8. 邵肖梅. 新生儿低血糖及低血糖脑损伤. 实用医院临床杂志,2009,6(6):5-7.
9. 张宁. 新生儿低血糖临床诊疗进展. 现代诊断与治疗,2012,23(11):2027-2028.
10. 刘志伟,陈惠金. 新生儿低血糖的诊断与治疗. 临床儿科杂志,2010,28(3):212-219.
11. 朱红鹰,许育娴. 新生儿脐血与外周血早期血糖监测 190 例分析. 临床和实验医学杂志,2009,8(7):21-22.
12. 冯剑美,王金秀,王盎妹. 早产儿低血糖早期干预及对策研究. 中国妇幼保健,2014,29(13):2025-2026.
13. 罗梅. 妊娠期糖尿病新生儿血糖变化与喂养. Clinical Journal of Chinese Medicine,2011,3(7):90-91.

第五节　新生儿高血糖

一、高血糖病因

天津市儿童医院对 336 例使用输液泵控制葡萄糖输入速度的住院新生儿,进行新生儿高血糖内在危险因素的前瞻性研究,结果发现新生儿的胎龄小于 37 周,日龄小于 72 小时,体重小于 2500g,缺氧和感染为新生儿高血糖的内在危险因素。华东科技大学附属同济医院对 791 例糖代谢紊乱患儿临床资料的分析提示肺炎、窒息、低氧血症、败血症是新生儿高血糖的外在危险因素[1]。若措施失当则造成医源性高血糖。

（一）不成熟的早产儿（主要是极低体重、超未成熟儿）

国内外资料显示早产儿中约有16%会发生高血糖，早产儿中极低出生体重儿和超低出生体重儿发生率分别为30.99%～44.4%和50%～73.3%[1]。随着围产医学及新生儿重症监护水平提高，极低体重儿和低出生体重儿成活率有了很大提高，但糖不耐受的情况也随之大大增加。Keshen等应用[u-^{13}c]葡萄糖示踪剂和MIDA方法对日龄为5天和15天的极低体重早产儿的研究发现，葡萄糖生成率和糖异生率与婴儿出生体重成负相关，出生体重最轻的婴儿其葡萄糖的生成率和糖异生率最高，且他们在接受静脉葡萄糖输注的情况下仍可观察到内源性葡萄糖的产生。而对成人、足月儿和早产儿的比较研究发现，在静脉输注葡萄糖的情况下，成人和足月儿的内源性葡萄糖生成减少而早产儿则否，这与其胰岛细胞功能不完善，不能适量分泌糖调节激素有关，仅少量资料显示在糖负荷增加情况下，早产儿能够缓慢增加胰岛素的分泌，且其分泌量可能尚不足以调节血糖；还有资料显示早产儿胰高血糖素的分泌也不能随糖负荷增加而减少。另一方面，对胰岛素受体的研究发现，胎龄越小，胰岛素与其受体的结合力越小，使肌肉、脂肪组织对葡萄糖的摄取，肝组织对葡萄糖的氧化利用受限。综上原因，较不成熟的早产儿特别是极低体重儿和超未成熟儿存在内源性葡萄糖生成率较高（即使在静脉输注葡萄糖的情况下也保持不变）与其组织对葡萄糖摄取利用受限的矛盾，且胎龄、日龄越小，体重越低，这一矛盾越突出，越易发生高血糖。体重低于1000g的超未成熟儿发生低血糖的危险性至少是体重超过2000g新生儿的18倍。出生体重低于800g或胎龄小于28～29周的超未成熟儿的高血糖发生率在44%～50%。

（二）应激

在如窒息、呼吸窘迫综合征、感染、败血症、低体温、硬肿症、创伤休克等应激情况下，儿茶酚胺分泌增加，促使糖原分解；皮质醇升高，刺激糖的异生、抑制肝外组织摄取和利用葡萄糖。此外，急性感染可影响胰岛素与其受体的结合力，诱导胰岛素抵抗，且周围组织产生胰岛素拮抗物质如酸性物质增加，胰岛素受体明显减少，糖利用能力下降[1]。硬肿症低体温新生儿与正常体温及硬肿症恢复期新生儿比较，其葡萄糖的清除率更为低下，说明低体温新生儿组织葡萄糖的利用减少。上述因素综合可引发应激性高血糖。而应激状态常伴缺氧；缺氧本身也引起应激，上海市儿科医学研究所程宁莉等将新生小牛造成缺氧模型，发现缺氧诱导血糖升高，缺氧1小时[FiO$_2$(5.56±0.75)%]，53.8%新生小牛血糖＞7mmol/L（125mg/dl）；缺氧2小时，92.3%小牛血糖＞7mmol/L；同时发现其血皮质醇升高，兼缺氧可以刺激α-肾上腺素受体也使血糖升高，可能是缺氧引起高血糖的受体前机制；但还发现缺氧伴血糖升高小牛的血胰岛素也升高这一矛盾现象，即存在高血糖伴胰岛素抵抗，胰岛素升高不能有效地降低血糖，不仅存在胰岛素受体结合功能障碍；进一步研究发现还有受体后的缺陷，缺氧组小牛胰岛素受体酪氨酸蛋白激酶（TPK）活性明显低于对照组，而TPK活性是研究受体后信号传递的重要手段，可见应激导致高血糖的机制是多种因素综合的结果，且病情越重，血糖越高，胰岛素抵抗越明显。对于足月重度窒息儿的糖代谢紊乱，由于机体处于高度应激状态，神经内分泌系统被激活，致儿茶酚胺、生长激素、胰高血糖素等激素分泌增加，直接刺激糖原分解，糖异生增加，胰岛素受体数目及受体最大特异结合率受其影响而降低，最终导致应激性高血糖，因此血糖异常以高血糖为主[2]。安徽淮南第三矿工医院儿科对78例危重新生儿的血糖及胰岛素水平检测发现,高血糖发生率为74%,高胰岛素血症占67%,两者升高的程度与疾病的危重程度成正相关,各组患者血糖及胰岛素比较见表5-2。

表5-2 不同应激状态下新生儿血糖与胰岛素水平

组别	例数	血糖 (mmol/L)	胰岛素 (μU/ml)
正常对照	30	4.52±0.39	8.45±4.98
单脏器衰竭	48	14.6±5.12	28.71±12.35
多脏器衰竭	30	18.1±9.8	57.32±20.18
死亡者临终	12	20.12±6.8	79.75±32.91
恢复期	30	5.29±0.80	10.60±9.56

(三)新生儿暂时性糖尿病

新生儿暂时性糖尿病,又称新生儿假性糖尿病,其病因和发病机制尚不十分清楚,可能与胰岛β细胞功能暂时性低下有关,因有报道患婴血中胰岛素水平低下,恢复后即上升。约1/3患婴家族中有糖尿病患者,可能与家族因素也有关。因胎儿期胰岛素分泌少可致胎儿生长受限,患婴多为小于胎龄儿。多在生后6周内发病,表现为多尿、进行性消瘦、脱水和尿糖阳性,血糖常高于14mmol/L(250mg/dl),但尿酮体常为阴性或弱阳性,很少有酮症酸中毒;病程呈暂时性,一般尿糖在1~2周内消失,治愈后不复发。真性糖尿病多在6个月以后发生,新生儿少见。

(四)静脉用糖

新生儿胎龄和日龄越小,出生体重和体温越低,病情越严重,其糖耐受越差,一旦输注葡萄糖的剂量过大(浓度过高或滴速过快)即可引发高血糖,输糖导致高血糖本身也可能会诱导胰岛素抵抗。1982年上海交通大学医学院附属新华医院,在对22例体重低于2000g的低体重儿治疗中,以14mg/(kg·min)的剂量静滴葡萄糖,发现病情重者特别是低体温的新生常发生高血糖,但日

龄超过7天的新生儿高血糖发生率明显降低。1994年上海市卢湾区产院对健康适龄早产儿用12mg/(kg·min)剂量静脉输糖,高血糖发生率为54.5%;同样剂量给健康适龄足月儿应用,无一例发生高血糖,而8mg/(kg·min)的剂量对健康适龄早产儿是安全的。Louik对出生体重低于1000g的超未成熟儿输入10%葡萄糖溶液,剂量低于8.4mg/(kg·min),高血糖发生率为29%,将同样剂量用于出生体重>2000g的新生儿,高血糖发生率仅为1.6%。程宁莉等对新生小牛缺氧模型的血糖研究说明,应激本身即可造成高血糖。北京医科大学第一医院儿科报道,71例重度窒息新生儿入院血糖检测,35.2%(25例)存在高血糖,重度窒息新生儿入院时血糖水平与复苏过程中静脉输糖正相关。

(五)静脉应用脂肪乳剂

在静脉营养中葡萄糖和脂肪乳剂构成双能源系统,较单独使用葡萄糖代谢更为有效,可提高蛋白质合成的速度,而生成的水潴留较少。但随着脂肪乳剂用量增大,高血糖发生率也增高。Vileisis对未成熟新生儿以0.25g/(kg·h)剂量输入10%脂肪乳剂2小时,使其血糖水平比基础值平均上升24%,当脂肪乳剂剂量增至0.5g/(kg·h),血糖上升65%。

(六)药物使用

1. 孕母使用二氮嗪抗高血压时,该药通过胎盘,破坏胎儿胰岛细胞,胎儿因此胰岛素分泌减少而产生高血糖,并可在生后持续一段时间。

2. 氨茶碱(甲基黄嘌呤类药物)广泛应用于早产儿呼吸暂停的治疗。但因其具有抑制磷酸二酯酶的作用,可使环磷酸腺苷水平升高,从而激活糖原分解和糖原异生相关的酶,升高血糖;另有实验发现,该药可使胰高血糖素释放增加,胰岛素反应迟钝,糖的分解减慢。Srinivasan发现接受氨茶碱治疗新生儿有13%血糖>8.4mmol/L(150mg/dl)。

3. 诱导麻醉剂及镇静剂的使用,可抑制胰岛素作用而致高血糖。Srinivasan 发现诱导麻醉后不久血糖从(4.93±0.62)mmol/L上升到(7.28±2.01)mmol/L。

4. 北京医科大学第一医院儿科对 71 名重度窒息新生儿入院时血糖检测(35.2% 患婴存在高血糖)还发现,其入院血糖水平与复苏使用肾上腺素和(或)地塞米松正相关。

二、高血糖的病理及预后

1991 年,上海第二医科大学附属新华医院,对大鼠静脉补糖,造成高血糖,发现血糖每增加 1mmol/L(18mg/dl),血浆渗透压增加 1mOsm/L,如果血浆渗透压超过正常范围(280～310mOsm/L),水分子渗出到细胞外,脑细胞内脱水,细胞功能紊乱,毛细血管扩张出血。单纯高血糖(不伴其他病理情况)对脑的损害在光镜下表现为神经固缩,在电镜下不仅有神经元的超微结构改变(神经细胞电子密度增加),还可见毛细血管内皮细胞破坏,有髓神经纤维的髓鞘呈板层状分离及蜂窝样变。新生儿颅内血管壁发育较差,出现严重高渗血症时,颅内血管扩张后易发生出血,Dweck 报道严重高血糖者(30.3mmol/L)可致颅内出血,另有报道早产儿血糖>33.6mmol/L(600mg/dl)时易发生脑室出血。

在缺氧缺血的病理情况下,高血糖对新生动物和成年动物脑的影响则呈现不一致性。在成年猴实验发现,禁食者缺氧缺血后脑病变较轻,若先予注射葡萄糖,再使缺氧缺血则脑病变严重;在成年卒中患者亦发现高血糖可加重脑缺血性损伤。但在新生动物实验中则得到相反的结果:先给胎羊高糖,后使缺氧缺血,发现胎羊在缺血期有较好的维持脑电图;对新生大鼠先给高糖,然后使缺氧缺血,发现重度高血糖新生大鼠脑部病变最轻,且病变范围仅影响皮层,未涉及到海马部位,有预防脑损伤的作用[3],而血糖正常的新生大鼠在缺氧缺血后 3 小时,其脑组织由于底物耗竭而功能紊乱。但也有不同的实验结果,发现高血糖(平均 20mmol/L,最高 33mmol/L)可加重缺血缺氧新生动物脑的损伤,由于 Vannucci 报道,血糖浓度为 35～40mmol/L 时,可明显改善脑缺氧缺血损伤的程度,说明在缺氧缺血的病理情况下,血糖达到一定的水平才具有脑保护作用;而低血糖合并缺氧对新生儿脑的损害前文已有详尽论述,因此对新生儿脑缺氧缺血损伤似更倾向于补糖治疗,理由如下:①能量衰竭在缺氧缺血原发和继发损伤过程中贯穿始终,在脑缺氧缺血损伤的病理生理中起了主导作用。缺氧缺血时,触发细胞功能障碍和死亡的前提是高能磷酸储存的衰竭,能量储备往往是决定神经元预后的关键因素,因而及时补充葡萄糖能够更好地提供和保存高能磷酸复合物,以减轻脑缺氧缺血损伤程度。②高血糖加重成年动物脑缺氧缺血损伤的主要原因是:大量乳酸堆积,引起脑内乳酸性酸中毒。而新生动物脑的绝对重量低于成年动物,其葡萄糖无氧酵解的绝对量较少,产生乳酸的绝对量也较少;且新生哺乳动物的血-脑脊液屏障内存在大量的乳酸载体,其转运乳酸的最大速度较成年动物快 85 倍。另一方面,新生动物的葡萄糖载体尚不成熟,新生鼠将血中葡萄糖运送至脑的能力仅为成年大鼠的 1/5。有研究证实,虽然对缺氧新生大鼠补充葡萄糖,但其脑中葡萄糖的浓度仍然下降,提示葡萄糖运送到脑的速度跟不上缺氧状态下脑内无氧酵解的速度。显然,在缺氧新生动物中,因葡萄糖缺乏引起的能量衰竭远较因乳酸堆积所导致的酸中毒严重,两害相较,也倾向补糖。③高血糖可能通过增加自由基清除剂——谷胱甘肽过氧化物酶/谷胱甘肽还原酶系统的活性,使脑内因缺氧引起的细胞膜结构及其功能损伤得以改善。④葡萄糖还可能通过加速恢复脑的能量平衡,减轻兴奋性神经递质所介导的脑损伤。据北京医科大学第一医院儿科报道,重度窒息儿中低血糖的发生率（33.8%）与高血糖的发生率（35.2%）相近，说明至少相当的缺氧缺血患婴确需补糖。但 Guther 等发现 Apgar 评分 1～3 分的新生儿中发生低血糖的都是足月儿，因为应激状态下足月儿可迅速利用释放的葡萄糖，而早产儿利用葡萄糖的能力差，说明缺氧对足月儿和早产儿糖代谢的影响是不同的，所以对缺氧的早产儿特别是较不成熟的早产儿，补糖应慎重。

高血糖在危重患婴中常提示预后不良，且血糖越高，预后越差，故有高血糖增加了新生儿死亡率的报道；高血糖也增加了未成熟儿颅内出血及精神发育迟缓的危险性；近来有报道新生儿暂时性糖尿病存在发展成永久性糖尿病的可能；而 Vardi 对 12 例应激性高血糖儿童进行过 1 年随访，其中 4 例发展为 1 型糖尿病。

三、高血糖诊断

（一）症状

新生儿高血糖的症状较为隐匿，常见一些持续静脉输注葡萄糖的高危新生儿，在并无呕吐、腹泻的情况下出现体重下降、消瘦明显等脱水现象，甚至出现抽筋，如此前已有多尿（高血糖引起高渗性利尿）则提示高血糖可能极大，应立即测定血糖，即使血糖水平稍有增加也应考虑高血糖。

（二）诊断标准

新生儿高血糖的诊断标准目前尚不统一。因新生儿肾糖阈低，当全血血糖 > 6.7mmol（120mg/dl）时常出现糖尿，国内学者多以全血血糖>7mmol（125mg/dl）作为诊断标准，由于血浆或血清糖值比全血值高约 14%～15%，国际上多取血浆糖值作为诊断标准，故血浆糖≥8.0mmol/L（145mg/dl）或 8.4mmol/L（150mg/dl）提示高血糖。因没有考虑高危儿中多种病理状况的影响，显然该标准也必须不断研究完善，而在低血糖检测中影响血糖测定结果的因素，在高血糖的检

测中同样需注意避免。

四、高血糖防治

（一）预防

当存在发生高血糖的危险因素时，应先检测血糖，然后决定是否补糖及补糖的速率。胎龄和日龄越小，体重和体温越低，病情越严重，补糖越应慎重，一般剂量不宜超过 6～8mg/（kg·min），个别病例甚至可以从 4mg/（kg·min）开始，应用输液泵，根据血糖监测结果，及时调整输糖浓度和速度。对 25% 高渗葡萄糖应慎用，稀释药物和极低体重儿补糖应用 5% 的葡萄糖溶液。美国儿童营养协会建议脂肪乳剂输入时间延长至 24 小时，以 0.2～0.25g/（kg·h）速度输入。低体重儿，特别是极低体重儿治疗中存在如下矛盾：如降低输糖速率，则热卡补充不足；如不降低输糖速率又有高血糖的危险，若同时静脉点滴含精氨酸的氨基酸溶液，则可刺激胰岛素分泌，既增加能量摄入，又不导致高血糖。由于新式胰岛素输注装置的发明，解决了胰岛素吸附问题，使持续输注微量胰岛素成为可能，已有报道对胎龄为 26 周，出生体重 700～800g 的超未成熟儿个体化持续输注胰岛素，可增加葡萄糖和静脉营养的供给，而不致引起高血糖，其 7～21 天的体重增长明显高于传统治疗对照组。有文献报道，当持续输注葡萄糖时，足月儿内源性葡萄糖产生受抑制，而早产儿则无此现象；河北省人民医院通过对 106 例不同胎龄新生儿葡萄糖输注速度的对比研究，当以葡萄糖作为药物溶剂时建议根据胎龄、体重严密控制单位时间内静脉输注葡萄糖的速度和浓度，28～32 周新生儿输注葡萄糖速度不超过 4mg/（kg·min）、33～37 周者不超过 6mg/（kg·min）、37 周以上者不超过 8mg/（kg·min），以避免高血糖发生[4]。另外，用于治疗新生儿呼吸暂停的氨茶碱有增加高血糖发生的风险，国外已广泛使用咖啡因替代氨茶碱以减少此类药物副作

用[5]。

（二）治疗

暂时性高血糖,血浆糖值<11.2mmol/L（200mg/dl）无需改变治疗;如果出现高血糖症状,可逐渐降低补糖速率,每4~6小时减少2mg/（kg·min）,维持血糖在3.36~5.6mmol（60~100mg/dl）,伴明显脱水表现时,应及时补充电解质溶液,以迅速纠正血浆电解质紊乱状况,并可降低血糖浓度;血糖>16.8mmol/L（300mg/dl）或高血糖持续不见好转者,应暂时停用含葡萄糖的溶液,并加用胰岛素,直接皮下注射0.1~0.2U/kg,6~12小时可重复1次,当血糖降至10.0~11.1mmol/L时停用胰岛素,监测血糖避免低血糖[6]。对应激性高血糖新生儿除严格控制葡萄糖摄入量的同时[7],还应积极治疗原发病,去除应激状态,有研究指出血清脂连素是应激性高血糖发生的重要机制之一,临床研究和动物试验均提示血清脂连素表达水平和机体胰岛素抵抗程度成负相关,因而寻求一种安全有效的药物升高血清脂连素水平可治疗高血糖并改善预后[8];在高血糖的治疗中还必须监测血糖,以防低血糖的发生。

（三）随访

因部分新生儿暂时性低血糖和应激性低血糖有发展成永久性糖尿病的可能,故需长期随访。

（李　菁）

参 考 文 献

1. 胡晓明,常李文,李文斌.新生儿糖代谢紊乱的影响因素.实用儿科临床杂志,2009,24（2）:106-108.
2. 张凌君,李卫国,盛秋明,等.足月窒息新生儿血糖异常临床分析.临床儿科杂志,2014,32（7）:640-643.
3. 靳绯,钱素云.新生儿血糖异常与脑损伤研究进展.实用儿科临床杂志,2008,23（14）:1116-1118.
4. 张英从,底国琴,战晓凤.不同胎龄输注葡萄糖速度不同对新生儿血糖的影响.现代中西医结合杂志,2009,18（11）:1250-1251.
5. 许景林,王瑞泉,陈冬梅.枸橼酸咖啡因与氨茶碱治疗早产儿原发性呼吸暂停的比较.中国当代儿科杂志,2014,16（11）:1129-1132.
6. 苏萍,陈蓓,韦巧珍.新生儿应激性高血糖的胰岛素治疗探讨——附107例报告.新医学,2009,40（11）:724-726.
7. 陈恒.危重新生儿应激性高血糖90例治疗及预后探讨.中国社区医师,2012,14（300）:50.
8. 许现芳,李金成.新生儿应激性高血糖血清脂连素监测156例.医学理论与实践,2012,25（19）:2342-2344.

▶ 第六章

新生儿脂质代谢与功能

第一节 新生儿脂质供能

一、脂类供能作用

脂类是人体所需的重要营养素之一,它与蛋白质、碳水化合物是产能的三大营养素。其主要功能是供给热能,促进脂溶性维生素的消化吸收,提供必需脂肪酸,构成生物膜,减少体热散失及保护脏器不受损伤等。脂类包括脂肪和类脂。人体脂肪由膳食摄入或由摄入的碳水化合物和蛋白质转化而来。

2岁以下婴儿由于生长发育迅速,对营养不良影响的承受能力差,应供给充足的能量和脂肪以保证正常的生长发育,每天脂肪的摄入量约占总能量的35%~40%。0~6个月为45%~50%,如婴儿按每天摄入母乳800ml计,则可获得脂肪27.7g,含能量244.8kcal,占总能量的47%。

新生儿,特别是早产儿脂肪代谢的许多功能尚未完全发育成熟,而要求新生儿从胎儿时期的以碳水化合物为主要能源供应状态迅速转变为以富含脂肪的奶类为主要能源。新生儿单位体重能量消耗量比婴幼儿或成年人高出许多,尤其是早产儿各脏器功能发育不够成熟,而且其能量需求量高。能量摄入不足势必导致营养不良,从而严重阻碍小儿生长发育。脂肪和碳水化合物均是新生儿主

要的能量来源。在母乳和适宜足月儿的配方奶中,脂类含量为3.5~4g/dl,提供总热能的40%~50%。在特别适用于早产儿的配方奶中,脂肪含量为3~4g/dl,提供总热能的35%~40%,如果不考虑蛋白质提供的能量,则脂肪供应了50%以上能量。甚至在极低出生体重儿,配方奶中脂肪的胃肠道吸收率通常超过85%,而糖的吸收率,即便在出生体重最小的婴儿生后的几周内,也一直维持在95%以上,因此,脂肪和糖是氧化代谢的主要营养素。中国营养学会推荐的婴幼儿每天膳食中脂肪提供的能量占总能量的适宜比例,6月龄以内为45%~50%,6月龄~2岁为35%~40%,2岁以上为30%~35%。

二、胎儿和新生儿期的脂质代谢

在胎儿期,葡萄糖是主要的能量来源。据测算在胎儿期,大约80%的能量来源于糖的氧化代谢。如果胎儿平均每天耗能50kcal/kg,则胎儿每天需氧化10g/kg糖,其余则来源于蛋白质的氧化代谢。因此,在胎儿期,脂类并不是重要的能量来源。

在断脐后,营养来源发生了很大的变化。即便生后即哺育,足月儿生后最初几个小时的能量供应都是极低的。生后第一天,新生儿的呼吸商(RQ)从0.9下降到0.8。这时脂肪提供了能量的60%~70%,生后一周

后,婴儿营养供应充足时,脂肪得到充分代谢。足月儿生后一周脂肪氧化代谢大约提供总能量的 40% ~ 50% 。早产儿用母乳或早产儿配方奶喂养,RQ 通常高于 0.9,母乳喂养的 RQ 值较用早产儿配方奶喂养的 RQ 值略低。母乳中的能量约 35% ~ 40% 来源于脂肪[1.9g/(kg·d)],而在早产儿配方奶中则占 10% ~ 30% [1.1g/(kg·d)]。对于配方奶喂养的早产儿,其脂肪氧化率低主要可能是由于糖提供较高的能量需求,而不是由于奶类品质的不同造成的。人工喂养儿糖的高摄入也是其尿中 C 肽水平较高的原因。

三、中链甘油三酯氧化供能

由于牛奶中的脂肪吸收率低,建议早产儿配方奶中添加中链甘油三酯(middle chain triglycerides,MCTs)。中链甘油三酯(MCTs)常含 C8 ~ C10 脂肪酸。有研究证实,牛奶中的部分长链脂肪酸被 MCTs 替代后,脂肪的吸收率上升。在母乳中只存在少量的 C8 和 C10,而且目前没有证据说明其是有害的。

婴儿的配方奶添加这种脂肪后,血浆中羟丁酸和乙酰乙酸盐的浓度增加都证实 MCT 发生了氧化。用 MCTs 含量在 20% 以上的配方奶喂养婴儿,每天每千克 160ml,当计算早产儿脂肪氧化的总量时(计算数值在每天 1.3 ~ 1.5g/kg),结果显示 MCTs 都优先氧化;如同时有长链脂肪酸氧化,则表明中链脂肪酸储存较少。MCTs 具有高利用率,这可能与其快速吸收率有关,MCTs 是餐后最早被吸收氧化的脂肪。没有氧化的 MCTs 被储存在脂肪组织中或者用来合成长链脂肪酸。

四、肠道外营养中脂肪氧化

脂肪乳剂可以在新生儿中静脉使用。根据游离脂肪酸和酮体的浓度变化和 RQ 的变化可以证明,静脉给予的脂肪部分可被用做提供能量。甚至在生后第一天,尤其在低出生体重和小于胎龄儿的脂蛋白脂酶活性减低时,酮体的增加提示全胃肠道外营养时脂肪氧化的存在。当前普遍认为静脉脂肪的使用量应为 1 ~ 3g/(kg·d),并且应连续 20 ~ 24 小时给药。有研究证实静脉脂肪是唯一的能量来源时,其氧化效率明显提高,可以达到 85% 。

(郭佳林　程锐　贲晓明)

第二节　新生儿棕色脂肪
发育与功能

一、脂肪组织

脂肪组织(adipose tissue)主要由大量群集的脂肪细胞构成,由疏松结缔组织分隔成小叶。根据脂肪细胞结构和功能的不同,脂肪组织可分为两类,一类是含储脂较多的白色脂肪组织(white adipose tissue,WAT),另一类是含线粒体、细胞色素较多的棕色脂肪组织(brown adipose tissue,BAT),后者较前者更容易分解供能。白色脂肪组织主要分布在皮下、网膜和系膜等处,约占成人体重的 10%,是体内最大的储能库,参与能量代谢,并具有产生热量、维持体温、缓冲保护和支持填充等作用。棕色脂肪组织细胞内含有大量血红蛋白和高水平的血红素卟啉,呈棕色,其特点是组织中有丰富的毛细血管,脂肪细胞内散在许多小脂滴,线粒体大而丰富,核圆形,位于细胞中央,这与其产热功能相匹配。

二、新生儿棕色脂肪组织

据报道,直至 35 年前,才开始认识到棕色脂肪组织是一种产热的器官,是哺乳动物体内(特别是小型哺乳动物)非战栗产热的主要来源。在小型哺乳动物包括人,这种组织主要分布在:①肩胛间区;②腹部大血管及其周围;③肌肉、颈部血管周围。研究证实,棕色脂肪组织的主要功能是,在寒冷的刺激下,通过非战栗产热,棕色脂肪细胞内的脂类分解、氧化,散发大量热能,而不转变为化学能。这一功能受交感神经的调节。尤其是在哺乳动物(包括人类)的新生子代刚出生后面临外界寒冷的环境时,棕色脂肪组织发挥了重要作用。

对胎儿来讲,37℃或略高一点的温度是最佳的环境温度,这在医学上叫做胎儿中性温度。在这个温度下,机体消耗最少,新陈代谢处于最佳状态。而新生儿降生,首先碰到的问题就是"寒冷的世界"。新生儿体重是成人的5%,体表面积为成人的12%,其体表面积与体重之比是成人的2倍,且皮肤薄嫩,血管多,利于散热,皮下脂肪又远比成人薄得多,保暖能力也不如成人。因此,散热多、保暖差是新生儿的特点。

由于婴儿体表面积与体脂的比值较高,体温散失较快,棕色脂肪组织即可及时分解产热以补偿体温的散失。在体脂逐渐增加后,白色脂肪组织也随之增多。因此,棕色脂肪组织在成人极少,而在新生儿及冬眠动物较多,在新生儿主要分布在肩胛间区、腋窝及颈后部等处。新生儿则主要是利用了他的两个天然优势:一是在他肩胛等处的棕色脂肪组织,通过氧化脂肪酸产生一点热量,来抗御温差变化带来的寒冷;二是新生儿都有一过性甲状腺功能,使基础代谢率升高,使产热增多,以此平衡由温差带来的不适。其体内的棕色脂肪组织即是寒冷环境中急需热量的重要来源。当体温下降,体内能量不足,不能维持正常体温时,它会氧化分解,释放出热能,供给身体需要。但新生儿的棕色脂肪组织是有限的,早产儿则更少。当新生儿所处的环境温度低于新生儿最适宜的中性温度时,身体就开始向外界散发热量,此时棕色脂肪就被氧化分解,释放能量给予补充,以维持正常的体温。一旦棕色脂肪被耗尽,身体代偿性产热以保持正常体温的能力就消失了,所以体温就节节下降。此外,新生儿的这种

脂肪很快会退化掉。所以,母亲必须用保温性能好的衣、被,帮助他渡过从胎儿中性温度(36~38℃)到成人中性温度(25~28℃)的过渡时期。一般来说,足月新生儿前5天中性温度为31~33℃,5天到满月为30~32℃,以后逐渐下降,周岁后接近成人的中性温度。一般来说,新生儿体内的棕色脂肪组织较成人为多,甚至比寒冷气候中的成人还多。

棕色脂肪组织产能的关键因素是因为其线粒体内富含一种特殊的蛋白质——解耦联蛋白(uncoupling protein,UCP)。从形态学来看,甚至白色脂肪组织受寒冷刺激亦可能转变为棕色脂肪组织,并且存在 BAT 的线粒体,虽然某些脂肪组织明显地缺乏变成棕色脂肪组织的能力,但是绝大多数脂肪组织是有这种潜能的,它可能在某些物理或药理的刺激下可以表达。UCP 主要分布在线粒体内膜,在线粒体内有较高浓度,占整个线粒体蛋白的6%~8%,占膜蛋白的14%。UCP 是调节非寒战产热的限速酶。线粒体进行氧化呼吸时,电子随呼吸链下传并经电子传递链泵出质子,即质子穿过线粒体内膜形成跨线粒体内膜的 H^+ 梯度,然后再有 ATP 合成酶将 H^+ 导回基质并将其化学渗透能转移到 ATP 中,而这其中 H^+ 梯度减慢呼吸,为 ATP 合成提供热量。当棕色脂肪细胞未受到产热刺激时,跨内膜的 H^+ 梯度正常,这有利于 ATP 的合成,但速度较慢,如果脱开限速的 ATP 合成而进入解耦联状态,BAT 线粒体的呼吸速率及相应的产热随即提高。位于线粒体内膜的 UCP 作为离子通道,驱散在线粒体呼吸时形成的 H^+ 梯度,从而增加呼吸并阻止了 ATP 的形成。结果更多的燃料被氧化,释放的能量以热能形式释放出来,而不是形成 ATP。UCP 不可能长期活化,否则将导致组织持久的高产热状态,与环境温度不相适应。

出生时 UCP 的总量被认为是非寒战产热的限速因子。在人类新生儿期和成人期

UCP 的量受到精确调节。研究推测，UCP 的量完全受 UCP mRNA 水平的控制，随后证实 UCP mRNA 水平的确决定了 UCP 蛋白水平。目前的研究发现，在足月儿体内存在着相当多的棕色脂肪组织，并且在出生后还会增加。在儿童时期，UCP 的含量很高，甚至在成人期也可检测到。

（郭佳林　程锐　贲晓明）

第三节　长链多不饱和脂肪酸及其功能

一、必需脂肪酸

脂类在人类膳食中，尤其是新生儿期的营养摄入中，占有重要地位。脂类包括脂肪和类脂，按碳原子数目不同，可分为短链（2~6C）、中链（8~12C）及长链（14~24C）脂肪酸；按是否含双键和双键数目的多少，可分为饱和脂肪酸和不饱和脂肪酸，不饱和脂肪酸又分为单不饱和脂肪酸和多不饱和脂肪酸；多不饱和脂肪酸又可以根据不饱和双键的位置分为 n-3 系和 n-6 系。一般来说，人体细胞中不饱和脂肪酸的含量至少是饱和脂肪酸的 2 倍。

人体血液和组织中的脂肪酸大多数是各种长链脂肪酸。人体除了从食物中得到脂肪酸外，还能自身合成多种脂肪酸，包括饱和脂肪酸、单不饱和脂肪酸和多不饱和脂肪酸，但有些脂肪酸是人体不能自身合成的。膳食中必需脂肪酸是亚油酸（18:2n-6,LA）和亚麻酸（18:3n-3,LNA），它们分别是 n-6 系和 n-3 系脂肪酸系列中的"母体"。亚油酸是维持人体健康所必需的，它的衍生物是某些前列腺素的前体，而且只要能供给足够量的亚油酸，人体就能合成所需要的其他 n-6 系脂肪酸，但亚油酸必须通过食物供给人体，主要来自于玉米油、芝麻油、葵花子油和红花油等，其碱饱和及碳链延长可演变生成花生四烯酸（20:4n-6,AA），在合成数量不足时，也必须由食物供给；亚麻酸主要来自亚麻籽油，碱饱和及碳链延长可转化为二十碳五烯酸（20:5n-3,EPA）和二十二碳六烯酸（22:6n-3,DHA），深海鱼和鱼油中富含这两种脂肪酸。

脂肪占婴儿体重的 1/8。婴儿每天需要的脂肪约 4g/kg 体重；脂肪供给的热能约占每天总热量的 35%（30%~50%）。婴儿需要在饮食中供给不饱和脂肪酸，大约相当于总热量的 1%，才能保证正常生长。不同年龄段的人每天需服用多少 DHA 和 EPA 才能满足机体的需要，目前尚无比较确切的资料。有研究指出，长链不饱和脂肪酸仅在妊娠最后 3 个月才储存于胎儿，故早产儿中此类脂肪酸的储存量很少，在脑和肝磷脂中 DHA 的生物化学功能不足，早产儿要完全依赖母乳提供这种必需营养素，并推荐维持新生儿肝和脑中磷脂正常量的 DHA 是每天 11mg/kg 体重，在年龄较大的人中，估计 DHA 和 EPA 的合计量为 300~400mg/d。

母乳一直被喻为最佳的食物，可提供新生儿适合其生理需要的几乎全部营养素，其生物复杂性不同于人工合成。因为它不单是成分天然，而且更蕴含新生儿所需的重要营养素包括 AA 和 DHA。母乳中可测得广谱的和各类脂肪酸分子，大多结合于甘油三酯，占脂肪含量的 98%~99%。而且母乳中 AA 和 DHA 的比例非常合适，有利于被婴儿吸收利用，摄入适量的 AA 及 DNA，对初生婴儿脑及视力发育很重要。所以，目前很多政府机构如法国和澳大利亚推荐使用强化了 AA 和 DHA 的婴儿配方奶粉，另外，许多国际组织如英国营养基金会、欧洲儿科胃肠病学与营养学会，联合国粮农组织和世界卫生组织（FAO/WHO）也做出了类似的推荐：亚油酸/亚麻酸（LA/LNA）的比值为 5~15，LA 至少应占总热卡的 4.5%（0.5g/100kcal），LNA 占总热卡至少 0.5%（55mg/100kcal）。目前大多数婴儿配方奶中 LA 与 LNA 的比值

<10，并提供至少占总脂肪酸 1.5% 的 LNA。

二、长链多不饱和脂肪酸与营养和免疫

PUFA 是细胞膜磷脂的重要成分,细胞膜磷脂成分是决定细胞膜流动性和变形性的重要因素。人体脂肪组织和膜脂质成分与膳食脂肪酸组成有关。膜脂质成分的改变可影响膜流动性和某些酶活性以及激素与受体的结合和信号的传递。免疫细胞膜表面的抗原、抗体数量及分布、淋巴因子和抗体分泌等免疫功能均依赖于膜。因此,细胞膜磷脂中脂肪酸组成的变化,将对免疫功能产生影响。PUFA 可促进细胞膜的流动性和组装。哺乳动物细胞膜形成需要由膳食提供 n-3 和 n-6 PUFA,并且与膳食中脂肪酸组成和含量密切相关,随膳食中 n-6/n-3 PUFA 比值的降低,外周血清及淋巴细胞、单核细胞膜上 AA 减少而 EPA、DHA 水平升高,免疫细胞膜上抗原、抗体和受体表达数量下降,同时伴随淋巴细胞增殖、NK 细胞活性及细胞介导的免疫抑制的改变。在细胞分裂期间需要某些 PUFA 支撑线粒体膜的复制和组装。若 PUFA 供应不足将致使线粒体组装失败,导致子代细胞缺失线粒体 DNA,从而不能形成有功能的线粒体。脂肪酸特别是长链多不饱和脂肪酸可以直接调节免疫细胞的功能,其调节机制不仅在于脂肪酸改变了细胞膜的组成和花生四烯酸的代谢,也与脂肪酸改变细胞内的信使传递过程和细胞因子有关。

三、长链多不饱和脂肪酸与脑和视神经的发育

长链多不饱和脂肪酸(LCPUFA)是人体所需的必需脂肪酸(EFA)亚油酸和亚麻酸重要的衍生物,LCPUFA 主要包括花生四烯酸(AA)和二十二碳六烯酸(DHA),它们与婴儿的神经系统发育有密切的关系。人脑细胞的分化主要是在出生前后完成,亦即在胚胎期或发育早期的某一重要阶段,大脑正处于迅速生长发育期,此时有快速的去饱和/碳链延长和渗入作用,胎儿或早龄婴儿自母体摄入 n-3 脂肪酸(或 DHA)可迅速转变并渗入磷脂以供脑的正常发育需要。因此,保证这一时期 DHA 的外源性供给对胎儿或婴幼儿脑的发育是十分重要的。脑和视网膜的磷脂中含有丰富的 AA 和 DHA,DHA 约占大脑皮质和视网膜总脂肪酸含量的 30% ~ 45%。脑的神经元和突触以及视网膜的光感受器视盘中含有大量的 DHA。它们是神经组织和视网膜中的主要成分。胎儿在宫内最后 3 个月和婴儿出生后最初 18 个月,这些 LCPUFA,特别是 DHA 和 AA 在脑和视网膜中的含量迅速增加,对脑和视网膜的发育有非常重要的作用。胎儿通过胎盘从母体获得 LCPUFA,母乳喂养儿从母乳中可获得较多的 LCPUFA。

出生后,婴儿大脑中的 DHA 含量不仅没有下降,反而继续增加,只是增加的速率比胎内缓慢些,这种现象可持续到 2 岁。AA 和二十二碳六烯酸也迅速在大脑中积累;后者的增加被认为是和髓鞘的迅速形成有关。可见,LCPUFA 与胎婴儿中枢神经系统发育有密切关系。婴儿从出生时脑的重量为 400g 增加到成人时的 1400g,所增加的是连结神经细胞的网络,而这些网络主要是由脂质构成,其中 DHA 的量可达 10%。也就是说,DHA 对脑神经传导和突触的生长发育亦有着极其重要的作用。

在孕末期胎儿和新生儿出生的头几个月,脑细胞数量迅速增加,体积增大。为了满足这一时期生长的需要,必须供给充足的营养物质。脂类既是机体的重要能源,又是重要的结构成分。在大脑中 60% 的脂类属结构脂类,LCPUFA 作为中枢神经系统的重要结构脂成分,主要存在于细胞及亚细胞膜上,在维持生物膜的结构和生理功能中起着很重要的作用。DHA 和 AA 是脑中两种主要的

LCPUFA,还有 22-碳四烯酸,主要存在于髓磷脂中。婴儿中枢神经系统的 LCPUFA 来源可能有多种途径:①出生前来自胎盘转运来的已合成的 AA 和 DHA,胎盘可优先运输该类脂肪酸;②出生后从母乳或配方奶中直接获得;③通过膳食中的亚油酸、亚麻酸的去饱和及链的延长自身合成 AA 和 DHA;④来自肝脏内合成的 AA 和 DHA。这些途径对发育中的中枢神经系统对 AA、DHA 的积累作用各自贡献大小还有待进一步研究。

在孕期的最后 3 个月,胎儿脑中总 n-3、n-6 系脂肪酸的绝对含量是随胎龄增加而增加,以占总脂肪酸的比例来看,DHA 的量逐渐增加,而 AA 的量逐渐下降。此时,DHA 的大量积聚与该阶段有大量的神经元树状突和突触的形成有关。DHA 在脑中产生各种二十碳脂肪酸衍生物,不仅与视力和学习能力有关,而且有催眠和镇静的作用。

DHA 影响神经功能的机制目前尚不清楚,有研究认为 DHA 对神经 N-甲基-D-天冬氨酸(NMDA)的反应有促进作用,可使钙进入突触后神经元。认为这可能是 n-3PUFA 缺乏使动物行为发生改变的原因。DHA 和 AA 在激活 NMDA 受体的能力上是相同的,但这两种脂肪酸的特异性不同,产生的反应也不同。DHA 与脑和视网膜的发育关系较密切,而 AA 可能与胎儿和婴儿的体格生长关系较大,此外 AA 也是体内前列腺素和白介素的重要来源。

四、早产儿长链多不饱和脂肪酸缺乏症

首先,由于早产缩短了 LCPUFA 在胎儿大脑继续积累的过程,故早产儿 LCPUFA 的储存量少;婴儿大脑中亚油酸和亚麻酸的含量较低,约低于总脂肪酸的 1%～2%,早产儿体内的减饱和酶活力较低,导致 DHA 合成又较少;此外,若早产儿热量供应不足时,加上寒冷、感染等其他因素,为了满足能量的需要,体内 LCPUFA 的前体亚油酸和 α-亚麻酸就易被氧化供能,而降低了衍变为 LCP 的量。然而,早产儿生长发育快,对 LCPUFA 的需要量却很大,所以,早产儿较易发生 LCPUFA 缺乏,尤其是 DHA 的缺乏。目前的配方奶和静脉营养液中都不含有 DHA,除了母乳,早产儿得不到足够 DHA 补充,故必须强调在早产儿配方奶中强化 DHA,以满足需要。

母体因素影响子代 AA 和 DHA 的储存。不同种类的哺乳动物由于中枢神经系统成熟的时间有差别,PUFA 从母体向子代转运的时间和程度也有较大差别。人体胎儿在宫内最后 3 个月红细胞磷脂中 DHA 含量进行性增加,表明母体转运给胎儿的 DHA 进行性的增加。母体补充 PUFA 可增加母体在宫内和宫外向胎儿和新生儿 PUFA 的转运。同样,哺乳期妇女摄入 DHA 增加,可使其乳汁和婴儿红细胞和血浆磷脂中 DHA 含量增加。

婴儿在出生前后这段时间是脑发育的关键时期,如果 LCPUFA 缺乏将会对迅速发育的中枢神经系统造成损害。早产儿 LCPUFA 的缺乏容易带来一系列的神经损害,出现视网膜电图异常、视敏度变差、暗适应时间延长、学习能力变差,以及出现其他行为异常等其他改变。

(郭佳林　程锐　贲晓明)

第四节　疾病状态下新生儿脂质代谢的特点

新生儿有别于年长儿与成人,具有此阶段独特的脂质代谢特点。正常脂质代谢在维持新生儿生理功能中发挥重要作用,胎儿发育异常或新生儿疾病时,可出现血脂和脂蛋白代谢异常。

血脂包括甘油酯、固醇、磷脂和游离脂肪酸等,主要成分是甘油三酯和胆固醇。甘油三酯是长链脂肪酸和甘油形成的脂肪分子,

脂蛋白脂肪酶(lipoproteinlipase,LPL)可将甘油三酯分解为游离脂肪酸和甘油。胆固醇主要用于合成细胞膜、类固醇激素和胆汁酸。血脂主要存在于脂蛋白中,脂蛋白包括低密度脂蛋白(1ow-densitylipoprotein,LDL)、高密度脂蛋白(high-densitylipoprotein,HDL)和极低密度脂蛋白(very low-density lipoprotein,VLDL)。血浆载脂蛋白在脂类运输和代谢过程中起重要作用。现已发现的载脂蛋白包括A、B、C、D等10余类,各类又可分为几个亚类,其中载脂蛋白A与HDL、载脂蛋白B与LDL的关系均成正相关。

一、母体疾病对新生儿脂质代谢的影响

宫内不良环境会使胎儿内分泌代谢及脂代谢发生改变,新生儿血脂水平受妊娠期母体疾病的影响。有研究发现,妊娠期高血压孕妇所分娩新生儿的脐血甘油三酯、胆固醇、LDL水平均高于正常对照组,且随母亲高血压程度的加重呈进行性升高;HDL和载脂蛋白A的水平均低于正常对照组,且随母亲高血压程度的加重呈进行性下降。母亲血糖异常同样对新生儿脂代谢产生影响。此外,新生儿期血脂及脂蛋白代谢异常可能会造成长期影响,妊娠期高血压、血糖代谢异常及低体重孕妇所分娩的新生儿,成年后发生动脉粥样硬化等脂代谢相关疾病的危险性可能增加[1]。

二、新生儿疾病状态下血脂及脂蛋白代谢特点

1. 早产儿及小于胎龄儿　无论是早产儿还是小于胎龄儿(small for gestationalage neonates,SGA)都存在营养储备不足。早产儿处于未成熟状态,SGA往往存在胎儿生长受限,两者的脂质代谢特点也有别于足月儿及适于胎龄儿(appropriate forgestational age,AGA)。研究发现,早产儿总胆固醇、LDL-C、

HDL-C及载脂蛋白B水平明显高于足月儿[2];但甘油三酯水平低于足月儿,且随着胎龄增加,甘油三酯水平有上升趋势[2]。SGA患儿血脂水平有别于AGA新生儿。通常胎儿生长受限的程度越重,脂质代谢紊乱的程度越明显。健康与疾病的发育起源学说认为,胎儿期生长发育迟缓会造成长期影响。早产及出生时低体重与远期心血管疾病和2型糖尿密切相关。人类慢性疾病可能在胎儿及新生儿期就有所体现,器官发育不成熟或生长受限将会造成长期影响,早期营养与后续生命健康有着密不可分的关系。

2. 新生儿呼吸窘迫综合征　肺表面活性物质缺乏是引起新生儿呼吸窘迫综合征(respiratory distress syndrome,RDS)的主要原因。构成肺表面活性物质的成分中,脂类占85%~90%。既往研究发现,血脂参与肺表面活性物质形成,LDL-C及HDL-C能够刺激原代培养的肺泡Ⅱ型细胞分泌卵磷脂。研究也发现,脂肪代谢平衡有助于板层小体及肺泡结构的稳定,与肺发育密切相关。脂肪酸是肺表面活性物质形成的必需成分,脂肪酸不断合成,并促进肺表面活性物质生成,对胎肺成熟起重要作用。

3. 新生儿窒息　新生儿窒息可引起血脂代谢紊乱,可能是因为缺氧抑制脂肪的分解代谢,从而抑制胆固醇的转化,导致高胆固醇和高甘油三酯血症[3]。

4. 败血症　新生儿败血症是导致新生儿死亡的重要疾病。发生败血症时,机体能量代谢受到影响,血脂代谢也会发生改变。Yildiz等研究发现,败血症患儿的血浆甘油三酯、总胆固醇、HDL及载脂蛋白A均低于正常新生儿,其中载脂蛋白A下降最明显,该研究认为载脂蛋白A是诊断新生儿晚发型败血症的重要指标。Wang等研究发现,细菌性败血症患儿血浆载脂蛋白E明显高于非细菌感染的患儿,细菌性脑膜炎患儿脑脊液中载脂蛋白E水平也明显增高,提示载脂

蛋白 E 的检测对于细菌性感染的患儿具有诊断价值[4]。

（郭佳林　程锐　贲晓明）

参 考 文 献

1. Scholler M, Wadsack C, Lang I, et al. Phospholipid transfer protein in the placental endothelium is affected by gestational diabetes mellitus. J Clin Endocrinol Metab, 2012, 97:437-445.

2. Nagano N, Okada T, Yonezawa R, et al. Early postnatal changes of lipoprotein subclass profile in late preterm infants. Clin ChimActa, 2012, 413:109-112.

3. Bassareo PP, Fanos V, Crisafulli A, et al. Cardiovascular phenotype in extremely low birth weight infants: long-term consequences. J Matern Fetal Neonatal Med, 2011, 24 (Suppl2):3-5.

4. Yildiz B, Ucar B, Aksit A, et al. Diagnostic values of lipid and lipoprotein levels in late onset neonatal sepsis. Scand J Infect Dis, 2009, 41:263-267.

第七章

新生儿蛋白质代谢与功能

第一节 蛋白质与氨基酸作用

一、蛋白质功能

蛋白质不仅是构成细胞组织的结构成分（如细胞膜、细胞器、细胞核、细胞质），也是构成许多生理活性物质的主要成分（如酶、激素、抗体、血红蛋白、核蛋白等）。一般说来，蛋白质约占人体全部重量的18%。除此之外，蛋白质还有以下功能：①食物消化吸收：食物成分在体内的消化、代谢要依靠蛋白质（酶），消化产物的吸收、运输与储存要靠蛋白质作为载体；②缓冲作用：蛋白质是两性离子，具有缓冲作用；③维持水平衡：蛋白质在胶体溶液中的胶体渗透压与其他平衡的正、负无机离子的渗透压是保持体内水分和控制水分分布的决定因素；④参与遗传信息的传递：核蛋白中的 DNA 是传递遗传信息的物质，核蛋白质与遗传有关。

基于上述蛋白质的重要功能，若新生儿期发生蛋白质营养不良，不仅影响其体格发育，还会影响智力发育，也会使整个生理处于异常状态，如免疫功能低下等。另一方面也要控制婴儿食品中的蛋白质含量，最近有研究表明，婴儿时期如果摄入比推荐量更多的蛋白质，多年后可能会影响孩子的新陈代谢，

增加儿童超重风险[1]。蛋白质营养是新生儿、儿童营养的重要环节。

二、氨基酸作用

蛋白质是由氨基酸的分子连接而成的。构成天然蛋白质的氨基酸有 20 种，它们存在于所有动植物及微生物的蛋白质之中，是构成蛋白质的基本单位。从氨基酸的名字上可看出，既然叫做酸肯定有一个羧基（—COOH），另外还有一个氨基（—NH）。氨基酸分 D 型和 L 型，人体一般只能利用 L 型氨基酸。

氨基酸在人体内最主要的功能是合成体内的蛋白质。但除此之外还有许多不可忽视的其他功能：氨基酸是合成许多激素的前体，如甲状腺素、肾上腺素、5-羟色胺、β-氨基丁酸等；同时也是一些重要含氮化合物合成时不可缺少的物质，如嘌呤、嘧啶、血红素以及磷脂的含氮碱基等，这些物质都是我们体内不可缺少的生理活性物质。另外，当膳食中蛋白质摄入过多时，机体可通过氨基酸的生糖、生酮作用转变成糖和脂肪或直接氧化作为能量消耗，这些都是氨基酸的非蛋白质功能。

自然界中蛋白质氨基酸和非蛋白质氨基酸有 300 多种，但蛋白质仅由 20 多种氨基酸组成。有 8 种氨基酸在人体内不能合成，或合成数量少而不能满足机体需要，必须从每

天膳食中摄取一定数量,否则无法维持机体的氮平衡,此 8 种氨基酸称为必需氨基酸。它们是:异亮氨酸、亮氨酸、赖氨酸、蛋氨酸、苯丙氨酸、苏氨酸、色氨酸和缬氨酸。此外,过去认为对婴儿来说组氨酸也是必需氨基酸,现在认为对于成年人来说组氨酸也是必需的,虽然成年人体内能合成组氨酸,但其合成速度不能满足机体需要。非必需氨基酸是相对必需氨基酸而言,并非人体不需要,它们也参与组成体内蛋白质,为生长发育和正常代谢所必需。若缺乏这些氨基酸也会引起代谢障碍,但由于这些氨基酸在膳食提供不足的情况下,体内可以用另外一些氨基酸合成,所以称这些氨基酸为非必需氨基酸。非必需氨基酸是:谷氨酸、天门冬氨酸、脯氨酸、羟脯氨酸、丝氨酸等。另外,人们把胱氨酸、酪氨酸、精氨酸、甘氨酸称为半必需氨基酸。因为它们在体内合成的原料是必需氨基酸,特别是胱氨酸和酪氨酸分别由蛋氨酸和苯丙氨酸转变而成,所以把这些氨基酸称为半必需氨基酸。新生儿,尤其是早产儿,蛋氨酸和苯丙氨酸转变成胱氨酸和酪氨酸的酶功能低下。因此,胱氨酸和酪氨酸对新生儿,尤其是早产儿亦为必需氨基酸。

（贾洁　贲晓明　蔡威）

参 考 文 献

1. Weber M,Grote V,Closa-Monasterolo R,et al. Lower protein content in infant formula reduces BMI and obesity risk at school age:follow-up of a randomized trial. The American journal of clinical nutrition,2014,99(5):1041-1051.

第二节　蛋白质与氨基酸营养评价

一、氨基酸模式

构成蛋白质的氨基酸除要有一定数量外,它们之间还要有一定比例,以满足合成蛋白质的要求。蛋白质在代谢过程中,每种必需氨基酸的量处在一定的范围内,过多或过少都会影响另一些氨基酸的利用和新的蛋白质的合成,故各种氨基酸之间有一个适当比例,这个比例称为氨基酸模式,鸡蛋和人奶的模式最接近理想模式。膳食中蛋白质越接近人体蛋白质组成,越易被机体吸收和利用,其营养价值就越高。新生儿较理想模式为人乳模式,按此模式新生儿氨基酸利用率最高,营养价值大。

氨基酸模式比值是如何计算的呢? 各种氨基酸都和色氨酸进行比较,如每克氮的蛋白质中含 250mg 异亮氨酸,含 60mg 色氨酸,比值则是 250/60 = 4.1,定为 4.0。氨基酸之间的比例合适,还不一定就是最好的营养,上述计算中,如果色氨酸低,异亮氨酸也低,也可得出接近 4.0 的比值。因此,人们又提出氨基酸评分。

氨基酸评分是根据一种食物的蛋白质组成中的氨基酸和模式比较,含量最低的一种氨基酸,我们称为限制氨基酸,用这种氨基酸计算分值。氨基酸评分的计算可以首先分析待评蛋白的各种必需氨基酸含量,然后分别与参考蛋白的同一种氨基酸的含量作比较,求出比值。比值最低的为第一限制氨基酸,该比值即为待评蛋白质的氨基酸评分。但到目前为止,不是所有的必需氨基酸都能称为限制氨基酸,只有赖氨酸、含硫氨基酸总量(蛋氨酸+胱氨酸)或色氨酸所测得的氨基酸评分通过了一定数量的生物检验。另外,也有资料把苏氨酸也包括在内。只有这几种氨基酸可以作为食物中的限制氨基酸。构成蛋白质的氨基酸有点像我国南方过去使用的木桶,木桶是用一条条木块围起来,如果其中一条木块有缺口,那么木桶就不能装一桶水了,水只能装至缺口处。我们平时吃的植物性食品中,谷类食品特别是米、面中缺少赖氨酸,赖氨酸就好像有缺口的木桶中的木块,由于赖氨酸含量低,在用这些氨基酸构成新的蛋白质时,只能按含量最低的赖氨酸组成新的蛋白质,使其他氨基酸都浪费掉了,降低了整个蛋白质的营养价值。

谷类食物中缺少赖氨酸,豆类食物中缺少蛋氨酸,而动物食物中的蛋白质一般氨基酸配比较好,营养价值最高的是鸡蛋,其他各种畜肉、禽类、鱼虾及软体动物类氨基酸比例都很好,营养价值都较高。

二、蛋白质营养价值衡量指标

衡量食物蛋白质营养价值的常用指标有蛋白质生物学价值(biological value,BV)和蛋白质净利用率(net protein utilization,NPU)等。

1. 蛋白质生物学价值　是用大白鼠或人进食试验测得的。它的含义是"潴留于身体中的氮占吸收氮的百分率",即潴留氮的百分率愈高说明其利用率愈高,营养价值越高。蛋白质的生物学价值(%)=潴留氮/吸收氮×100%,式中:吸收氮=食物氮−(粪氮−粪代谢氮);潴留氮=吸收氮−(尿氮−尿内源氮)。粪代谢氮及尿内源氮系在吃无氮膳食期间测得的粪氮和尿氮。因这部分排出的氮与受试蛋白质无关,故应分别从尿的总氮中扣除。

2. 蛋白质净利用率　测定蛋白质的生物学价值时,没有考虑到蛋白质的消化率,这是一个缺点。故 MILLER 建议将生物学价值乘以消化率而变成蛋白质净利用率。其意义就是"潴留氮占摄入氮的百分比"。蛋白质净利用率(%)=生物学价值×消化率=潴留氮/吸收率×100%×吸收氮/摄入氮=潴留氮/摄入氮×100%。

三、蛋白质营养状况评价方法

1. 氮平衡　是评价机体蛋白质营养状况较常用而可靠的指标。一般食物蛋白质氮的平均含量为16%。若氮的摄入量大于排出量,为正氮平衡;若氮的摄入量小于排出量,为负氮平衡;若摄入量与排出量相等,则维持氮的平衡状态,表示摄入的蛋白质是可满足基本要求。氮平衡的计算要求氮的摄入量与排出量都要准确地收集和分析。氮的摄入包括经口摄入不同的蛋白质量时,这一比例会有所变动。其他氮的排出途径还包括粪氮、体表丢失氮、非蛋白氮及体液丢失氮等。

氮平衡计算公式为:氮平衡=摄入氮−(尿氮+其他途径氮的排出量之和)

2. 人体蛋白质营养状况评价　人体蛋白质营养状况评价主要通过以下三个方面:①膳食蛋白质摄入量:它是评价机体蛋白质营养状况的一个方面,与机体蛋白质营养状况评价指标结合起来,有助于正确判断机体蛋白质的营养状况;②身体测量:是鉴定机体蛋白质营养状况的重要依据,生长发育状况评定所采用的身体测量指标主要包括体重、身高、上臂围、上臂肌围、胸围以及生长发育指数等;③生化检验:评价人体蛋白质营养状况的实验室常测的血液方面的指标有血浆蛋白;尿液的指标有尿肌酐、尿羟脯氨酸等。血浆蛋白中最常用的指标包括血清白蛋白、前白蛋白、转铁蛋白等。①血清白蛋白(albumin,ALB):ALB 于肝细胞合成,合成速度为每天 120 ～ 270mg/kg 体重。ALB 合成后进入血液,并分布于血管的内、外空间。在正常情况下,体内总的 ALB 约为 3 ～ 5g/kg 体重,其中 30% ～ 40% 分布于血管内。血管外的 ALB 储存于瘦体组织中,分布于皮肤、肌肉和内脏等。影响血浆 ALB 浓度的因素主要包括:ALB 的合成速度;ALB 的容量及分布空间的大小;ALB 分解代谢的速率;有否存在大量 ALB 丢失;是否出现体液分布状态的大的改变等。持续的低白蛋白血症被认为是判定营养不良的可靠指标。ALB 的半衰期约为 20 天。其每天约代谢掉总量的 6% ～ 10% 。ALB 的主要代谢部位是肠道和血管内皮。②血清前白蛋白(prealbumin,PALB):

PALB 在肝脏合成,因在 pH=8.6 的条件下电泳转移速度较 ALB 快而得名。PALB 的分子量为 54 980,含氮量为 16.7%,每天全身代谢分解率为 33.1%~39.5%。其生物半衰期短,约为 1.9 天,故与转铁蛋白和维生素 A 结合蛋白共称为快速转换蛋白。与 ALB 相比,PALB 的生物半衰期短使其应用受到限制。造成血清 PALB 升高的因素主要包括脱水和慢性肾衰竭。导致血清 PALB 降低的因素,包括水肿、急性分解状态、外科术后、能量及氮平衡的改变、肝脏疾病、感染和透析等。③血清转铁蛋白(transferrin,TF):TF 在肝脏合成,生物半衰期 8.8 天,且体库较小,约为 5.29g。在高蛋白摄入后,TF 的血浆浓度上升较快。有作者通过研究认为 TF 评定个体患者的营养状态尚缺乏足够的灵敏度与特异性,只能作为群体营养状态的流行病学调查之用。

3. 血浆氨基酸谱　在重度蛋白质热量营养不良时,血浆总氨基酸值明显下降。不同种类的氨基酸浓度下降并不一致。一般来说,必需氨基酸下降得较非必需氨基酸更为明显。在必需氨基酸中,缬氨酸、亮氨酸、异亮氨酸和甲硫氨酸的下降最明显,而赖氨酸与苯丙氨酸下降相对少些。在非必需氨基酸中,大多数浓度不变,而酪氨酸和精氨酸出现明显下降。个别氨基酸(如胱氨酸等)浓度还可升高。目前,血浆氨基酸谱的检测已在临床为新生儿消化道疾病的诊断提供重要线索[1-3]。研究者发现,与胆道闭锁和肝病综合征相比,肝内胆汁淤积症患儿血浆瓜氨酸、蛋氨酸、酪氨酸水平显著升高,瓜氨酸升高尤其显著[1]。研究发现,测量血清瓜氨酸浓度可作为衡量小肠有效吸收面积的指标,其浓度的下降与肠黏膜损伤明显相关[2]。Hull 等[3]在导管相关性血流感染所致的儿童肠衰竭研究中发现,在肠功能衰竭患儿中,血清瓜氨酸浓度与深静脉导管留置时间成正相关,表明该类患者中如出现持续的低瓜氨酸水平常提示感染的逐渐加重。在短肠综合征患者中,血清瓜氨酸浓度与残存小肠面积及长度显著相关,表明血清瓜氨酸水平可用来反映短肠患者的小肠面积和吸收功能[4]。Fitzgibbons S 等研究也发现,在短肠综合征患儿中,血清瓜氨酸浓度可用于指导全肠外营养的运用及评估患儿肠耐受水平。当血清瓜氨酸浓度达到 15μmol/L 时,患儿可由肠外营养转成肠内营养治疗[5]。因此,动态监测患儿血清瓜氨酸水平可在一定程度上反映残存肠功能及治疗效果。

(祝捷　贲晓明　蔡威)

参 考 文 献

1. 付海燕,王晓红,陆怡,等. Citrin 缺陷导致婴儿肝内胆汁淤积症的血浆氨基酸谱特点. 中华肝脏病杂志,2013,2l(12):934-936.

2. van Vliet MJ,Tissing WJ,Rings EH,et al. Citrulline as a marker for chemotherapy induced mucosal barrier injury in pediatric patients. Pediatr Blood Cancer,2009;53(7):1188-1194.

3. Hull MA,Jones BA,Zurakowski D,et al. Low serum citrullinec oncentration correlates with catheter-related bloodstream infections in children with intestinal failure. JPEN J Parenter Enteral Nutr,2011;35(2):181-187.

4. 龚剑峰,朱维铭,李宁,等. 短肠综合征患者血清瓜氨酸水平与小肠吸收面积和功能的相关性. 中华胃肠外科杂志,2007,10(4):333-337.

5. Fitzgibbons S, Ching YA, Valim C, et al. Relationship between serum citrulline levels and progression to parenteral nutrition independence in children with short bowel syndrome. J pediatr surg,2009,44(5):928-932.

第三节　特殊氨基酸代谢与功能

人体在严重的应激状态或创伤、感染及某些消耗性疾病情况下,体内氨基酸的需要量大大增加,一些本能自身合成的氨基酸在此时也会发生缺乏,这些随机体外界条件的变化而需要量增加的氨基酸称为条件性必需氨基酸。目前,研究最多的有谷氨酰胺、牛磺酸和精氨酸,这三种氨基酸对机体各器官系统起着重要作用,临床应用日益受到重视。

一、谷 氨 酰 胺

谷氨酰胺(glutamine)是体内含量最丰富的游离氨基酸,其变化直接影响机体总氨基酸的变化,因机体自身可合成谷氨酰胺,故长期以来被认为是一种非必需氨基酸,但应激时,肠道黏膜上皮细胞、免疫细胞等的谷氨酰胺利用明显增加,血液和组织中的谷氨酰胺浓度却急剧下降。因此,对于严重创伤、大手术等应激状态下的危重患者以及极低体重出生儿,谷氨酰胺是一种至关重要的条件必需氨基酸。

1. 谷氨酰胺生理功能 谷氨酰胺是一种中性生糖氨基酸,分子量为147.1,带有2个氨基即α-氨基和酰氨基,故谷氨酰胺含有2个氮原子,被认为是"氮源运载工具"在体内运送氮源,清除氨等有毒物质,为DNA的合成提供氮源并合成肌肉,防止或减少肌肉分解;谷氨酰胺中酰氨基是细胞合成核酸的必需基团,谷氨酰胺脱氨合成谷氨酸(glutamate),是其他氨基酸合成和糖异生的前体;亦是机体蛋白质和谷胱甘肽的合成前体。

早在20世纪50年代研究者发现在体外培养人和动物的细胞时,若在细胞培养液中加入谷氨酰胺能促进免疫细胞和其他一些细胞的生长。从此,国内外许多学者就谷氨酰胺开展了很多深入的研究,但主要是动物实验方面的,直至近十几年来才转向研究谷氨酰胺在临床各类疾病中的作用。谷氨酰胺具有许多重要的生理功能,如:增加蛋白质的合成,防止和减少肌肉分解,促进伤口愈合;它是小肠细胞、结肠细胞代谢的主要燃料,能改善肠道黏膜屏障功能的完整性,协助水、钠在小肠内的转运等;谷氨酰胺是淋巴细胞、巨噬细胞等免疫细胞复制的必需原料,从而增强机体免疫功能;此外尚有促进胰腺生长,维持谷胱甘肽及抗忧郁的功能。

谷氨酰胺在人体中起着重要作用,特别是人体在各种创伤(意外伤、手术伤及辐射伤)、感染等应激条件下,谷氨酰胺需要量大大增加。一些重要细胞的功能,如蛋白质的合成、细胞的吞噬作用和淋巴细胞的增殖以及肠黏膜细胞的能量供应等都依赖充足的谷氨酰胺,所以在临床上补充外源性的谷氨酰胺是非常有益的,特别是当患者不能用正常饮食或匀浆饮食进行营养支持,而靠静脉营养或要素饮食支持时,谷氨酰胺是必须要补充的重要营养素。临床研究表明,在单纯进行静脉营养或要素饮食营养时,小肠绒毛发生萎缩,肠壁变薄,肠免疫功能低下。因此,一般在大静脉营养输液时提供2%谷氨酰胺或在100g要素饮食中添加3.4g谷氨酰胺,对恢复肠绒毛萎缩和免疫功能的提高都有显著作用。但是,谷氨酰胺易水解成焦谷氨酸和氨,形成有毒物质。因此,目前用谷氨酰胺二肽即丙氨酸-谷氨酰胺或甘氨酸-谷氨酰胺替代谷氨酰胺,既解决了谷氨酰胺的缺点,又明显提高了细胞内和血液中谷氨酰胺的浓度,减少了骨骼肌蛋白质的分解,维持了氮平衡。

谷氨酰胺除上述功能外,还具有增进脑细胞功能的作用,可用来治疗神经衰弱,改善脑出血后遗症的记忆障碍,并可促进智力不足儿童智力发育,对防止癫痫的发作也有一定疗效。大鼠实验发现丙氨酰谷氨酰胺二肽对急性胃溃疡也有较好的治疗效果,其抗胃溃疡作用机制可能与其对胃酸及胃蛋白酶抑制作用有关[1]。

2. 谷氨酰胺代谢特点 谷氨酰胺是人体内最丰富的氨基酸,其血浆浓度高达0.5~0.9mmol/L,约占全血游离氨基酸池的50%以上,占骨骼肌细胞内游离氨基酸池的60%以上,几乎所有的组织都有合成谷氨酰胺的能力,但肠、胰腺等仍需从血液中摄取谷氨酰胺。正常情况下,谷氨酰胺在脑、骨骼肌和血液中合成并储存,应激或饥饿等分解代谢状态下释放入血液循环。谷氨酰胺代谢主要受肠上皮细胞影响,是肠上皮的主要氧化燃料,维持机体正常和应激状态下肠道结构。

现已知谷氨酰胺是应激时的一种条件必需氨基酸,然而,因其低水溶性和不稳定性未能在现有的营养液中常规应用。谷氨酰胺在加热消毒和长期储存的过程中不稳定,其溶解度有限,20℃时<3g/100ml,按此浓度输入人体所必需的谷氨酰胺将引起水中毒。它的分解率取决于温度、酸碱度和阴离子浓度;它在水溶液或酸性溶液中易环化成具有神经毒性的焦谷氨酸或分解成谷氨酸和毒性产物氨。因此,目前静脉营养用商业氨基酸溶液中不含有谷氨酰胺。最近研制的谷氨酰胺二肽(目前最多的是丙氨酰-谷氨酰胺二肽)溶解度是谷氨酰胺的20倍,在储存和消毒中也稳定。在健康志愿者中输入二肽立即引起血中游离丙氨酸和谷氨酰胺浓度升高,稳态时游离氨基酸浓度正常,说明二肽进入人体后迅速分解,整个过程中二肽的浓度甚微,且未在尿中检出。这说明二肽作为一种人工谷氨酰胺制剂在保存了谷氨酰胺生理作用的基础上提高了临床应用的可能性。现已有二肽商品上市,二肽主要用于静脉,如丙氨酰谷氨酰胺注射液(力肽)(德国费森尤斯卡比公司),口服谷氨酰胺制剂有谷氨酰胺呱仑酸钠颗粒(麦滋林)。

3. 谷氨酰胺在新生儿中的应用　谷氨酸是胎儿通过胎盘摄入的主要氨基酸。相比牛奶及配方奶粉,母乳和母亲羊水含有较多的自由谷氨酸。极低出生体重儿的营养缺乏率和分解代谢率极高,若在出生后短期内不补充外源的能量,体内的储藏能量将耗尽。早产儿未成熟的胃肠道不能耐受肠内喂养,且肠内喂养易导致新生儿坏死性小肠结肠炎,所以在生后一周他们通常接受静脉营养

支持而非全肠内营养。由于体内营养物质储存少,极低出生体重儿常是危重患者,处于高应激状态,倾向于分解状态。在这种情况下,谷氨酰胺成为条件必需氨基酸。现有的肠外氨基酸商品溶液中不包含谷氨酰胺,且由于生后至3周的奶量受限,早产儿肠内谷氨酰胺供应量也很少。

Neu等将68位极低出生体重儿(28～34周胎龄,500～1250g)分为谷氨酰胺早产儿奶和单纯早产儿奶两个对照组,结果表明在早产儿第3～30天龄的喂养期内谷氨酰胺组较对照组婴儿能更好地耐受肠内营养(P=0.007),且院内败血症患病率降低(P=0.048),推测这可能是因为谷氨酸可以稳定肠屏障,阻止细菌或其他毒素移位,从而缓解系统炎症反应。该研究为肠内谷氨酰胺降低极低出生体重儿患病率及住院费用之说提供了依据。但同时样本量有限,需要大型临床实验进一步验证肠内谷氨酰胺添加剂量的安全性以及谷氨酰胺和配方食物中其他成分相互作用的稳定性。

二、牛　磺　酸

牛磺酸(taurine),按结构命名为氨基乙磺酸,属于非蛋白质氨基酸。牛磺酸不能和其他氨基酸结合成蛋白质,而是以游离形式存在或和胆汁酸形成复合物,大量摄取牛磺酸未见有任何副作用。牛磺酸主要分布在兴奋性较高的组织如神经系统、肌肉组织、视网膜及淋巴细胞和血小板中。牛磺酸主要由食物供给(例如蛋、肉和海鲜),也可在体内合成。

牛磺酸是条件性必需氨基酸之一,具有广泛的生物学功能,在严重的应激状态,如创伤、感染以及婴幼儿和长期使用全肠外营养支持的患者,体内自身的合成不能满足机体的需要,必须从外源性途径予以补充。牛磺酸广泛存在于人体的各组织器官中,若人体内缺乏牛磺酸,各器官系统都会受到影响;如

婴幼儿缺乏则会引起其生长发育迟缓,视网膜功能紊乱。

1. 牛磺酸是婴幼儿生长发育的必需氨基酸 牛磺酸对婴幼儿大脑发育、神经传导、视觉功能的完善、钙的吸收有良好作用,是一种对婴幼儿生长发育至关重要的营养素。体内合成牛磺酸的原料是甲硫氨酸和半胱氨酸,甲硫氨酸须转变为半胱氨酸才能生成牛磺酸,半胱氨酸先经半胱氨酸双氧酶的催化,氧化成半胱亚磺酸,半胱亚磺酸经脱羧酶的催化脱去羧基生成亚牛磺酸,再经脱氢氧化成牛磺酸。因婴幼儿体内半胱氨酸亚磺酸脱羧酶尚未成熟,体内不能自身合成牛磺酸,须补充外源性牛磺酸。虽然牛磺酸是牛奶中的主要自由氨基酸之一,但是含量非常有限,仅为母乳中牛磺酸的 1/3 左右。可见用缺乏牛磺酸的牛奶喂养婴儿势必对婴儿的生长发育,特别是智力发育造成影响,所以提倡母乳喂养对提高儿童生长发育及智力发育有重要作用。在国外,婴儿配方奶粉中必须添加一定量的牛磺酸,我国目前也已有多种添加牛磺酸的配方奶粉。

牛磺酸作为条件性必需氨基酸,不仅具有促进生长发育的作用,且具有正氮平衡的作用。Thornton 等将 21 名需肠外营养的新生儿分为两组,分别给予静脉营养支持,其静脉营养液的成分,除氨基酸的组成不同,其余各成分均相同,第 1 组给予不含牛磺酸的静脉营养液(n=7),其中氨基酸 2g/(kg·d),第 2 组(n=14)给予含有牛磺酸的静脉营养液,其中氨基酸也为 2g/(kg·d)(且含牛磺酸 300mg/L),结果显示这两组均成正氮平衡,但第 2 组氮保留明显高于第 1 组(P<0.01)。可见,牛磺酸能促进正氮平衡,有加强营养支持的作用。

2. 牛磺酸对心血管系统有较强的保护作用 牛磺酸是心脏中含量最丰富的游离氨基酸,约占总量的 60%。牛磺酸与心肌钙及心肌收缩有密切联系。牛磺酸能增加心肌收缩期的钙的利用、预防钙超载引起的心肌损伤,并且在治疗中不出现心率增快和心律失常等副作用。在用于治疗充血性心衰时,亦能显著改善瓣膜性缺血性心肌患者的左心室收缩功能。这些功能对于慢性心衰治疗非常有好处。除此之外,血小板中牛磺酸的浓度也很高,约为血浆的 400～600 倍,血小板中的牛磺酸可抑制血小板的凝集,对防止血小板易发生的胶原性聚集引起的栓塞有一定的作用。

3. 牛磺酸可以促进脂肪乳化 牛磺酸与胆汁酸结合形成牛磺胆酸,促进脂肪类物质的消化吸收,增加脂质和胆固醇的溶解性,预防胆固醇性结石的形成,增加胆汁流量。因为可以降低血脂和低密度脂蛋白氧化,牛磺酸还可以缓解动脉粥样硬化,并通过减少血小板凝集降低发生血栓塞的风险[2]。食物中若缺乏牛磺酸就会影响脂类物质的吸收,特别是用不含牛磺酸的牛奶、代乳品喂养婴儿,常出现吐奶、消化不良。婴儿体内牛磺酸合成不足,食物中又没有补充,这是造成婴儿吸收障碍的主要原因。

4. 牛磺酸对视网膜的影响 研究人员很早就发现:猫如果缺乏牛磺酸,很快就会导致失明。其原因是猫体内不能自身合成牛磺酸,必须由食物提供。人体视网膜中也含有大量牛磺酸,在应激状态下也有缺乏的可能。当视网膜中的牛磺酸降低时,出现结构和功能的变化,人体色素性视网膜炎可能与牛磺酸降低有关。

牛磺酸是视网膜中含量最丰富的游离氨基酸,占游离氨基酸总量的 50% 左右,但是在应激状态下也有缺乏的可能。对长期予以不含牛磺酸的静脉营养支持的患者进行研究,发现牛磺酸对视觉功能的完善具有重要的作用。Geggle 等发现如果检查儿童视网膜电图发现异常,在其肠外营养液中加入牛磺酸,不久后这些儿童的血浆牛磺酸的浓度及视网膜电图均恢复正常。可见如果视网膜中牛磺酸缺乏,将影响视网膜的结构和功能。

5. 牛磺酸对神经系统的作用 牛磺酸是中枢神经系统一种抑制性递质。因此,对神经系统异常兴奋性疾病,如癫痫、惊厥、震颤及老年人入睡困难和早醒都有较好的治疗作用。另外,牛磺酸还有中枢调节血压作用,其原理是通过激活内啡肽系统,抑制交感神经对抗肾素血管紧张素引起的高血压。

综上所述,牛磺酸具有十分重要的生理生化作用,它能促进婴幼儿的生长发育,维护神经递质平衡,保护视网膜,保护心血管系统。近年来研究表明,牛磺酸是机体重要的抗氧化剂。在机体炎症反应中,中性粒细胞、淋巴细胞、巨噬细胞产生大量髓过氧化物酶(MPO),催化过氧化氢(H_2O_2)生成次氯酸(HClO),导致脂质过氧化,产生细胞因子,诱导中性粒细胞、淋巴细胞、巨噬细胞大量产生;牛磺酸作为机体重要的抗氧化剂,可降解HClO,合成次氯牛磺酸,减轻次氯酸的脂质过氧化,减轻炎症反应和损伤[2,3]。但是孕妇需谨慎使用,实验发现大鼠孕晚期后服用牛磺酸可引起后代(包括正常体重幼崽和宫内发育迟缓幼崽)加速生长,增加胰岛素抗性导致肥胖[4]。随着对牛磺酸研究的不断深入,更多的双盲临床实验将使人们对临床添加牛磺酸有更深刻认识,对疾病的治疗提供充分的依据与方法。

三、精 氨 酸

精氨酸(arginine)是条件性必需氨基酸,可刺激生长激素、催乳素、胰高血糖素的释放,还是多胺、核酸和一氧化氮的主要前体成分。近年来,随着对临床营养基础研究的深入和认识的不断提高,精氨酸在临床上的应用已受到广泛重视。

1. 精氨酸对免疫系统的影响 精氨酸对机体免疫系统起到重要作用。它可激活免疫系统,对于临床上因手术、严重外伤、烧伤等原因造成的免疫系统低下的患者作用尤为明显。临床上手术、严重外伤、烧伤的患者都伴随着明显的免疫系统功能的下降,包括T淋巴细胞对有丝分裂原的反应降低以及T淋巴细胞的数目减少,其可引起患者病死率和死亡率的升高。给予手术后癌症患者(n=30)连续7天精氨酸(25g/d)或甘氨酸(43g/d)(对照组)治疗,可使围术期一周内精氨酸组患者的T淋巴细胞对有丝分裂原、半刀豆球蛋白A(Con-A)和植物血细胞凝集素(PHA)的反应显著增加,T细胞亚群(尤其是CD4[+])的数量明显增加。另外,膳食中补充精氨酸、RNA和Ω-3脂肪酸可以降低上消化道恶性肿瘤患者术后感染并发症的发生率,减少抗生素的使用,同时也可减少患者住院天数。Signal等研究精氨酸对外伤患者伤口愈合情况的影响,随机给45例除外伤外其他各系统功能均正常的患者应用精氨酸(30g/d)治疗连续7天,结果T淋巴细胞对有丝分裂原、Con-A和PHA的反应显著增加,精氨酸组患者的血清胰岛素样生长因子(IGF-1)(精氨酸作用有效的脑垂体促分泌素)水平明显高于对照组($P<0.02$),分别为203ng/ml和140ng/ml;同时T淋巴细胞对有丝分裂原的反应增加了15%~80%,而T淋巴细胞的数量增加了300%。

2. 精氨酸对心血管系统的影响 1980年,Furchgott和Zawadski首次证实在内皮细胞存在的情况下,由乙酰胆碱(ACh)介导的游离动脉可引起舒血管作用,并认为在ACh引起血管反应中肯定有某些舒血管物质存在,并将此称为内皮细胞衍生舒张因子(endothelium-derived relaxing factor,EDRF),1987年进一步证实NO与血管动脉产生的EDRF具有相同的化学性质,EDRF即是NO,L-精氨酸是NO合成的前体物质。

NO在体内具有扩张血管、预防血小板与白细胞对内皮细胞黏附等作用,L-精氨酸作为NO合成的前体,在心血管疾病中所起的作用正日益受到广泛关注,尤其在高血压、

3. 精氨酸对胃肠道的影响 L-精氨酸作为合成 NO 的前体，对胃肠道也有明显作用，可以增加肠道免疫功能，促进肠道吸收功能，促进创伤后的创面愈合，维护肠黏膜的完整性。危重患者的胃肠道黏膜的通透性明显增加，胃肠道的屏障功能也发生损坏，在肠内营养中加入精氨酸可延缓或改善胃肠道功能衰竭。Forte 等报道在胃肠道发生感染的患者中，内生的氮的合成明显高于正常人，而 NO 的合成则通过 L-精氨酸/NO 系统来完成。L-精氨酸可显著提高巨噬细胞的杀菌力，减少细菌易位，降低肠源性感染的发生率和全身性感染的死亡率。同时 NO 作为内源性血管扩张剂，通过维持胃黏膜血流而发挥黏膜保护作用。

（贾洁　贲晓明　蔡威）

参 考 文 献

1. 王健行，薛艳萍，关雷，等. 丙氨酰谷氨酰胺二肽对大鼠急性胃溃疡的抑制作用. 国际药学研究杂志，2010，37(5)：372-376.

2. Xu YJ, Arneja AS, Tappia PS, et al. The potential health benefits of taurine in cardiovascular disease. Exp Clin Cardiol, 2008, 13 (2)：57-65.

3. Zulli A. Taurine in cardiovascular disease. Curr Opin Clin Nutr Metab Care, 2011, 14(1)：57-60.

4. Hultman K, Alexanderson C, Manneras L, et al. Maternal taurine supplementation in the late pregnant rat stimulates postnatal growth and induces obesity and insulin resistance in adult offspring. J Physiol, 2007, 15, 579(Pt 3)：823-833.

第四节　先天性氨基酸代谢异常

先天性氨基酸代谢异常的疾病，发现越早，治疗越及时，对婴儿影响越小；但往往是婴儿的父母发现婴儿不正常时，已经晚了。先天性氨基酸代谢异常的疾病有很多种，有些疾病可以治疗。有些地区开展了婴儿氨基酸筛查，这样就可早期发现先天性氨基酸代谢异常病。主要氨基酸代谢异常病有以下几种：

一、先天性支链氨基酸代谢障碍

有一种新生儿由于先天遗传缺陷，体内缺乏一种氧化脱羧酶，使酮酸在体内累积，随尿排出，尿中有一种特殊的枫糖浆气味，又称枫糖尿症。这种病的原因就是因支链氨基酸，亮氨酸、异亮氨酸、缬氨酸在分解代谢途径中缺乏氧化脱羧酶或该酶有缺陷造成的。新生儿得这种病，会出现智力发育迟缓、酮症酸中毒，严重新生儿可有哺乳困难、呼吸紧迫、肌张力低下等症状，以后发展为四肢强直、角弓反张、惊厥等神经症状。这种病在膳食方面应该进行低蛋白治疗，尽量减少支链氨基酸的摄入，辅以维生素 B_1、生物素、维生素 B_{12} 等。

二、高赖氨酸血症

高赖氨酸血症为常染色体隐性遗传，患者因不能把赖氨酸及 α-酮戊二酸缩合成酵母氨酸，表现为持续性高赖氨酸血症。患者常常在摄入正常量的蛋白质时，即可发生高赖氨酸血症。限制赖氨酸的摄入可缓解症状，反之可引起昏迷。

三、苯丙酮尿症

苯丙酮尿症是最常见的先天性氨基酸代谢异常疾病，世界范围内的平均发病率为 $1:12\ 000$[1]，该病为常见染色体隐性遗传。主要是患儿体内缺乏苯丙氨酸羟化酶，使苯丙氨酸不能转化为酪氨酸，而在血液中积聚。有的患者血中苯丙氨酸水平可高于 $1200\mu mol/L$，使部分苯丙氨酸转变成苯丙酮酸从尿中大量排出，对 3 岁以下儿童会影响中枢神经系统的正常发育，患儿在 5~6 个月后会出现智力低下，头发颜色由黑逐渐变黄，身体有霉臭味,尿有鼠尿样气味,易流口水及出汗,有反复发作的惊厥,肌张力高,躯干前后摇摆,行动困难。目前,可通过 Guthrie 细菌抑制、化学荧光、酶定量、高效液相色谱及质谱等多项技术对标本中苯丙氨酸水平进行测定,并可结合基因诊断和尿液代谢物分析对苯丙酮尿症新生儿进行筛查及诊断[1]。

此病越早发现越早治疗对患儿的智力发育影响越小,疗效视发现的早晚及治疗情况而定。3个月内发现,可避免脑损害,6个月发现并治疗就会有1/3智力发育不全。目前,国内只有极少数医院开展了苯丙酮尿症的治疗。治疗原则是采用低苯丙氨酸饮食疗法,限制食物中苯丙氨酸的含量,但由于任何蛋白质中都含有4%~6%的苯丙氨酸,肉类食物由于含蛋白质高造成含苯丙氨酸高,粮食中含蛋白质约7%~10%,也应限制。哺乳期的婴儿要用低苯丙氨酸的奶粉,或用低苯丙氨酸的水解蛋白代替,若用牛奶,一天不超过250g,另加藕粉、菜泥,一岁以上儿童主食可用麦淀粉、藕粉、土豆、粉条、粉皮、凉粉、南瓜、藕、胡萝卜、山药等含淀粉高蛋白质低的食物,控制血中苯丙氨酸的浓度在20~100mg/L。

四、甘氨酸血症

常染色体隐性遗传病。病因为体内丙酸盐转换为甲基丙二酸盐缺陷,婴儿出现严重酸中毒、酮血症,伴有智力低下、骨质疏松。治疗可用碳酸氢钠矫正酸中毒。注意低甘氨酸、蛋氨酸饮食,可减轻酸中毒酮体症。

五、白 化 病

常染色体隐性遗传性疾病。由于该患者体内酪氨酸酶基因缺陷,使该酶缺乏,故不能有效地催化酪氨酸转变为黑色素前体,黑色素合成障碍,最终导致代谢终产物黑色素缺乏而使皮肤、毛发等发白。白化病目前尚无根治办法,患者平时可多吃含铜、锌、铁等金属元素较多的食品,使酪氨酸酶活性增强,继而使黑色素合成加快。然而,白化病关键在预防,夫妻双方可通过遗传咨询和检测,可知晓是否会有白化病的遗传倾向。对于已怀孕的高危妇女,应在怀孕早期及时做基因诊断,以决定是否继续妊娠。

六、尿黑酸尿症

尿黑酸尿症为常染色体隐性遗传疾病。是因尿黑酸氧化酶缺乏所致。患儿尿中有尿黑酸,尿放置一段时间或在碱性条件下,即会变成黑色。患儿可无症状,常因尿布变黑才发现。20岁以后可出现巩膜及耳部、鼻、双颊有弥漫性色素沉着,呈灰黑色或褐色,称褐黄病,若沉积于关节时产生关节炎。本病治疗在小儿时限制苯丙氨酸与酪氨酸的摄入可能奏效,成人可不治疗或低蛋白饮食。

七、同型半胱氨酸尿症

常染色体隐性遗传病。本病是一种与蛋氨酸代谢有关的病,同型半胱氨酸是一种中间代谢物,它进一步代谢变为胱硫醚,此反应需有L-丝氨酸水解酶催化,若此种酶缺乏即可引起高蛋氨酸血症和明显的同型半胱氨酸尿症。表现为血中蛋氨酸明显增高,尿中同型半胱氨酸排出增加。根据病因可分为两类:一类系胱硫醚合成酶缺陷,致使同型半胱氨酸堆积。临床表现常有智力低下、晶状体出位、蜘蛛脚样指(趾)、骨质疏松、血管栓塞、血清蛋氨酸浓度增高,治疗可用大量维生素 B_6、低蛋氨酸、高胱氨酸饮食。另一类为维生素 B_{12} 缺乏型,表现为血清蛋氨酸降低,尿中出现胱硫醚,常伴有巨幼红细胞贫血,治疗用维生素 B_{12}。

八、胱氨酸尿症

它是一种先天性氨基酸转运缺陷病,为常染色体显性遗传。是由于肾和小肠转运机制缺陷,肾小管回吸收二氨基氨基酸(胱氨酸、赖氨酸、精氨酸和鸟氨酸)下降,使尿中排出量增高,其中胱氨酸排出量可高于正常人 20~30 倍,但血浆中氨基酸浓度正常。由于胱氨酸溶解度低,临床主要症状为肾结石(胱氨酸结石)。若没有结石的形成,患者可与正常人一样,没有任何不适,发育正常。饮食注意多喝水,有结石形成可服用碱剂青霉胺。

(祝捷　贲晓明　蔡威)

参 考 文 献

1. Cleary MA. Phenylketonuria. Paediatr Child Health, 2011,21(2):61-64.

第八章

新生儿水和电解质平衡

第一节 新生儿体液平衡

水、电解质治疗（液体疗法）是新生儿临床管理的重要内容。早产儿以及处于疾病状态的足月儿通常需要通过胃肠外途径补充一定量的水、电解质和营养物质，主要达到两个目的：①纠正水、电解质失衡状况并维持其平衡状态；②避免干扰胎儿至新生儿的生理过渡。实施液体疗法的关键是：熟悉新生儿相关生理特点、准确估算补充量以及严密监测、评估疗效并及时调整。

一、新生儿水、电解质代谢特点

（一）胎儿及新生儿体液、电解质含量的变化

在胎儿发育早期，机体绝大部分由水构成[1]。胎龄3个月时,胎儿总体液(total body weight,TBW)占到体重的94%。TBW由细胞内液(intra cellular water,ICW)和细胞外液(extra cellular water,ECW)构成,而ECW又由血管内液（血浆）和组织间液构成。随着胎龄增加,胎儿TBW和ECW所占体重比率逐渐下降,而ICW则略有上升[2]。胎龄24周时,TBW、ECW和ICW分别为体重的86%、59%和27%,而足月时,则分别为78%、44%和34%（表8-1）。早产儿每千克体重所含的TBW和ECW高于足月儿。

新生儿在生后7~10天出现体重下降,这可能与这段时间热卡摄入不足有关,但机体TBW(基本为ECW)减少可能是新生儿体重下降的主要原因[4-6]。通常生后一周内足月儿体重下降5%~10%[7],早产儿下降15%左右[8,9]。在此期间早产儿常出现利

表8-1 宫内及出生早期体液和电解质变化[3]

占体重比	胎龄（周）					
	24	28	32	36	40	足月分娩后1~4周
总体液（%）	86	84	82	80	78	74
细胞外液（%）	59	56	52	48	44	41
细胞内液（%）	27	28	30	32	34	33
钠（mEq/kg）	99	91	85	80	77	73
钾（mEq/kg）	40	41	40	41	41	42
氯（mEq/kg）	70	67	62	56	51	48

尿,利尿所造成水、钠负平衡的量与同期细胞外液减少量相一致。出生后肾小球滤过率增加与此有关,也有研究表明与心房利钠肽水平升高相关[10]。生后 ICW 基本与体重同比例增加,于生后 3 个月超过 ECW。

出生后 ECW 减少与胎儿/新生儿心肺功能过渡(改善)相关联。同时,补液过多而不出现生理性体重下降(ECW 减少)可能增加早产儿症状性动脉导管未闭、坏死性小肠结肠炎和支气管肺发育不良的风险[3]。生后一周,适当的液体疗法应当允许生理性体重下降的出现。

细胞外液中的组织间液和血浆中的电解质在性质和数量上大致相等,在功能上也类似。阳离子主要是 Na^+,其次是 K^+、Ca^{2+}、Mg^{2+} 等,阴离子主要是 Cl^-,其次是 HCO_3^-、HPO_4^{2-}、SO_4^{2-} 及有机酸和蛋白质,两者的主要区别在于血浆含有较高的蛋白质(7%),

而组织间液仅为 0.05% ~ 0.35%,这与蛋白不易透过毛细血管进入组织间液有关。细胞内液中,K^+ 是重要的阳离子,其次是 Na^+、Ca^{2+}、Mg^{2+},Na^+ 的浓度远低于细胞外液。主要阴离子是 HPO_4^{2-} 和蛋白质,其次是 HCO_3^-、Cl^-、SO_4^{2-} 等。由于早产儿 ECW 多,每千克体重钠、氯含量多于足月儿(表 8-1)。

(二)非显性失水

非显性失水(insensible water loss,IWL)包括经由呼吸道和皮肤蒸发的水分。对于新生儿,1/3 的 IWL 经由呼吸道丢失,2/3 经由皮肤丢失。IWL 受生理、环境和治疗因素的影响。

其中最重要的影响因素是新生儿的成熟度。胎龄越小 IWL 越多(表 8-2),这是因为:①上皮细胞层相对不成熟,对水的通透性大;②体表面积相对较大;③皮肤血管较丰富。

表 8-2　早产儿平均非显性失水量[ml/(kg·d)][3]

日龄(天)	出生体重(kg)					
	0.5 ~ 0.75	0.75 ~ 1.0	1.0 ~ 1.25	1.25 ~ 1.5	1.5 ~ 1.75	1.75 ~ 2.0
0 ~ 7	100	65	55	40	20	15
7 ~ 14	80	60	50	40	30	20

需要注意的是,表 8-2 中非显性失水平均值大致是在环境温度 34℃、相对湿度 35% 以及皮肤伺服温度 36.5℃ 的暖箱中获得的[11,12]。环境温度和湿度也是影响不显性失水的重要因素,环境温度升高非显性失水增加。皮肤与周围环境之间的水蒸气压差影响水分蒸发的速度和量。当环境温度恒定时,相对湿度越低,皮肤与周围环境之间的水蒸气压差越大,水分经由皮肤蒸发的量越多。同样,当环境湿度越大经皮肤蒸发的水分则越少。对于机械通气的新生儿,如调整湿化装置保持气道相对高的温度和湿度,使气道水蒸气压力基本与气管黏膜表面水蒸气压力相等,经气道非显性失水将减少甚至消

失[13]。其他增加非显性失水的因素包括:皮肤损伤(如烧伤)和先天性皮肤缺陷(如巨大脐疝)。一些治疗措施也可影响非显性失水量。将新生儿置于辐射保暖台上较置于中等湿度中性温度的暖箱中,非显性失水增加 50%。传统光疗时非显性失水增加 50%。使用塑料膜罩着可使远红外辐射台下或暖箱中新生儿非显性失水减少 30% ~ 70%[14,15]。

二、新生儿期肾脏功能特点

同成人和儿童相似,新生儿肾脏维持机体水盐代谢保持平衡的重要器官。但新生儿,尤其早产儿肾脏水、电解质调节功能相对不成熟。

当机体处于缺水状态,成人或大儿童的肾脏可发挥强大的浓缩尿液功能,可将尿液浓缩至1500mOsm/L,以避免液体进一步丢失;而当摄入过多液体时,又可将尿液稀释至50mOsm/L,排出体内"自由水"。新生儿,尤其早产儿肾脏浓缩尿液功能不足。足月儿和早产儿最大尿浓缩度分别为800mOsm/L和600mOsm/L[16,17]。尽管足月儿和早产儿均可将尿液稀释至50mOsm/L,但并不能像成人那样迅速将"自由水"排出[18]。早产儿尿液浓缩功能不足的可能机制:早产儿由于肾髓质机构不成熟影响渗透压梯度的建立以及小管系统对抗利尿激素相对低反应性。

健康的足月儿可于生后第2～3天时(利尿期),出现滤过钠排泄分数(fractional excretion of Sodium,FENa)可一过性的升高,但其对钠盐的调节类似于成人,FENa总体维持<1%。然而,早产儿的FENa与胎龄呈负相关,胎龄28周的早产儿FENa可高达5%～6%[19]。其可能机制:早产儿球管失衡(由肾小球成熟早于肾小管系统所致)以及醛固酮反应性相对低下等[20]。早产儿经肾脏丢失大量的钠盐,如果不能得到补充,容易发生低钠血症。

因此,新生儿进行液体治疗时需精确计算水、电解质的量,并密切监测及评价平衡状况。

三、水、电解质需要量

新生儿水和电解质量的计算原则同成人及儿童一样,包括三部分:①生理需要量;②累积损失量;③继续损失量。

(一)生理需要量

对于不能耐受肠道喂养的新生儿尤其是低体重儿,需要静脉补充液体及电解质。这种情况下液体治疗的目的主要是提供足够的液体和电解质以满足正常的生理需要。生理需要量包括:①IWL;②尿液的水分;③随粪的水分;④生长所需水分。

新生儿尤其是低体重儿经胃肠道以粪便形式丢失水分是非常少的。一旦开始经胃肠道喂养,随粪便排出的水分约为5～10ml/(kg·d),而机体物质代谢可氧化生水约5～10ml/(kg·d),正好抵消粪便丢失水分。假设新生儿生长速度为10～20g/(kg·d),而新生组织含水量为60%～70%,那么生长需要的水分约为10ml/(kg·d)[21]。由于生长所需水分相对于IWL和尿液非常小,基本可以忽略。所以临床上可以简单认为生理需要量等于IWL和尿量。

IWL与胎龄、出生体重成负相关,并受多种环境因素影响(详见前)。而尿液水分量主要取决于两个因素:肾功能状态和肾溶质负荷。一般正常情况下,肾溶质负荷是决定尿量的主要因素。肾溶质负荷包括内源性和外源性两部分。对于低出生体重儿,生后1～2天内外源性的溶质负荷很少。这机体通常处于分解代谢状态,产生内源性肾溶质负荷。以低体重儿为例,如生后1～2天经静脉补给5%～10%的葡萄糖溶液70～90ml/(kg·d),则摄入的热卡为15～35kcal/(kg·d),低于50kcal/(kg·d)基础代谢能量。机体分解代谢将产生约6mOsm/(kg·d)的溶质负荷。如果肾脏最大浓缩尿为600mOsm/L,则肾脏为排出这些溶质负荷最少需生成10ml/(kg·d)的尿液。随日龄增加,经肠外、肠道摄入的营养和热卡逐渐增加,外源性的溶质负荷也随之增加,而内源性的溶质负荷逐渐减少。当摄入的热卡达到80～120cal/(kg·d),将产生15～20mOsm/(kg·d)的溶质负荷。如果这时肾脏最大浓缩尿为800mOsm/L,则肾脏为排出这些溶质负荷最少需生成20～25ml/(kg·d)的尿液。临床通常采用尿300～400mOsm/L浓度作为参考依据,以留有余量。

据以上原则推荐新生儿液体生理需要量(表8-3)。需要强调的是以上液体量仅为参考值,可以作为液体治疗的开始量。重要的是在治疗过程中应密切监测新生儿液体平衡并不断进行调整。

表8-3　液体生理需要量[ml/(kg·d)] [22]

出生体重	日龄		
（g）	1～2天	3～7天	8～30天
<750	100～200	120～200	120～180
750～1000	80～150	100～150	120～180
1000～1500	60～100	80～150	120～180
>1500	60～80	100～150	120～180

对于电解质的生理需要量，由于生后1～2天新生儿体液中钠和氯的含量高，补液时通常不需补给。对于极低体重儿，生后数天内限制钠的摄入量可减少高钠血症的发生。同样，新生儿血钾在生后1～2天内偏高。即使不存在外源性钾摄入和肾功能不全的情况，早产儿血钾浓度生后24～72小时也会升高[9]。这可能与胞内钾离子向胞外转移有关[23]。随着肾脏泌尿排钾后，血钾浓度逐渐下降。生后一周内，钠、氯、钾生理需要量为1～2mEq/(kg·d)；以后，钠、氯、钾生理需要量为2～3mEq/(kg·d)。脐血钙浓度随着孕周增加而逐渐增高，并可高于母亲血钙水平。分娩后，钙经胎盘转运终止，新生儿血钙下降，生后24～48小时达到最低点[24]。血钙下降刺激甲状旁腺素（PTH）分泌增加，PTH从骨中动员钙使血钙水平回升。

（二）累积损失量

新生儿期大多数情况下无累积损失量。仅在液体异常丢失而又没有给予及时纠正的情况下，才需估算累积损失量。

一般可根据体重和血液电解质的改变决定补液量与成分。但需注意的是，足月儿/早产儿生后一周内存在生理性体重下降。早产儿体重下降可达到15%。即使经胃肠道喂养的早产儿，生后5天也可发生10%的生理性体重下降[25]。通常认为小早产儿生后1周内每天2%～3%的体重下降是合理的。但一周之后，任何急性体重下降应该被认为

是非生理性的脱水，应予以纠正。也可根据皮肤黏膜、眼眶囟门、泪液尿液以及血压心率等临床症状判断脱水成度，但对于早产儿往往较难准确判断。

（三）继续损失量

最好能仔细收集各种异常丢失的体液，以等量补给液体和电解质。各种体液中电介质含量（表8-4）。但有时临床上估算丢失在某些体腔内的液体及电解质量有时是很困难的。如患坏死性小肠结肠炎（NEC）的新生儿常有大量的液体丢失在小肠和大肠黏膜及黏膜下组织甚至腹腔中，而这些液体并不参加体液循环。对于这些新生儿进行液体治疗时应根据临床检测指标和循环状况以估算液体及电解质的量，并经常给予评估和调整。

表8-4　体液的电解质含量（mmol/L）

体液	Na+	K+	Cl-
胃液	20～80	5～20	100～150
小肠液	100～140	5～15	90～120
胆汁	120～140	5～15	90～120
回肠造瘘引流液	45～135	3～15	20～120
腹泻大便	10～90	10～80	10～110

四、严密监测、评估疗效 并及时调整

液体治疗过程中必须检测相关临床数据并对治疗方案进行评估修正以达到水电解质的平衡。有关临床数据包括：出入量、体重、血电解质、尿渗透压或尿比重、血电解质、血气、血压、毛细血管再充盈时间以及心率等。

需准确记录尿量。对于男婴可用塑料尿袋较准确地收集尿液并可进一步进行尿液分析。对于女婴，收集尿液较困难。大多数情况下，无论男婴或女婴都可在排尿前后称尿布重量差来估计尿量。而且应在排尿后尽可能短的时间内称重，否则由于尿液的蒸发可

能导致低估尿量。

当摄入量大于排出量时,新生儿通过肾稀释机制进行代偿,导致尿量增加且为低渗尿。如肾稀释机制能完全代偿,新生儿体重将呈正常生理性变化。正常情况下,新生儿生后数天由于体液减少可出现生理性体重下降。生后一周以后,体重适量增长是生长的表现,且血电解质应处于正常范围。当摄入量不足时,新生儿通过肾浓缩机制进行代偿以尽可能地保留水分,导致尿量减少且为高渗尿。如肾浓缩机制能完全代偿,新生儿体重将呈正常生理性变化。如肾浓缩机制不能完全代偿,新生儿体重由于脱水而明显下降。血浆电解质将升高,血渗透压也将相应升高。液体和电解质的补给量应相应调整。

生后数天液体疗法应达到以下具体目标:尿量达到 $1 \sim 3ml/(kg \cdot h)$,尿比重为 $1.008 \sim 1.012$,足月儿和极低出生体重儿体重下降分别为 $5\% \sim 10\%$ 和 15%,维持血电解质正常浓度。

新生儿进行液体治疗时,体重变化符合生理性体重改变并且血电解质正常范围,表明机体水、电解质平衡;无生理性体重下降或体重增长过快并且血钠、血渗透压降低,尿量增加、尿比重降低,说明液体负荷过度;生理性体重下降过度或体重增长过慢并且血钠、血渗透压升高,尿量减少、尿比重增加,说明液体量补充不足。

五、新生儿特定状况下的液体疗法

(一) 超低出生体重儿

超低出生体重儿(extremely low birth weight,ELBW)的液体疗法具有一定特殊性。由于其微薄的皮肤屏障和单位体重体表面积较大,IWL 量很大。如果 ELBW 置于辐射台下,ELBW 的 IWL 有时可以高达 200ml/$(kg \cdot d)$[26]。生后第一周,处于中等湿化暖箱中的 ELBW 液体需要量大概为 150ml/

$(kg \cdot d)$。在生后 1 周末时,由于皮肤角质层的成熟,IWL 开始下降。由于单位体重液体量较大,最好采用 5% 或 7.5% 的葡萄糖溶液以减少高血糖的发生。由于 ELBW 的肾脏功能不成熟以及一过性的肾小管性酸中毒,生理需要的钠盐可以部分或全部以醋酸钠或碳酸氢钠补充,以中和代谢性酸中毒。由于远端肾小管功能不足以及分解代谢细胞内钾释放等原因,高钾血症也是 ELWB 生后一周常见的临床问题。对于 ELWB,血清钾低于 4mEq/L 时开始补钾。严密监测、评估疗效并予调整液体方案是非常重要的。

(二) 围产期窒息

少尿或无尿是围产期窒息后的常见症状。原因:①围产期窒息造成肾实质损伤,通常为急性肾小管坏死;②中枢神经系统缺氧缺血性损伤使抗利尿激素分泌异常[27]。此时应限制液体摄入量,避免液体负荷过度。新生儿生后数天生理需要的液体量主要包括非显性失水和尿量。当少尿或无尿时,生理需要量主要为非显性失水量。由于足月儿非显性失水量约为 $20 \sim 25ml/(kg \cdot d)$,而随粪便排除的液体量很少,所以对于无尿的足月儿,生后第一天的补液量最多为 30ml/$(kg \cdot d)$。早产儿由于非显性失水量大,故补液量也相对多一些。液体量过少对于维持静脉通路、药物治疗和热卡摄入都是相当困难的。然而,在无尿或少尿期应尽可能地限制液体量,以避免液体负荷过度和水中毒。当尿量恢复正常,补液量也应恢复正常水平。如无尿或少尿的原因不清楚,可给予晶体液 10ml/kg,如为肾前因素所致,尿量将增加。如果血钾浓度不低于 3.5mEq/L,无尿或少尿期不补钾以免造成高钾血症。

(三) 慢性肺病

慢性肺病(chronic lung disease,CLD)的早产儿基础代谢率高,为满足机体能量需要,必须增加经肠道或肠外热量和液体量。但这可能造成液体负荷过度并进一步加重肺部损伤。因此,对 CLD 早产儿液体治疗时,应供给适量的能量和营养,同时避免液体负荷过度。另一方面,CDL 早产儿经常需要呋塞米(速尿)和螺内酯(安体舒通)等利尿剂治疗。这些药物会对水、电解质平衡产生影响,尤其是呋塞米。呋塞米是一种强利尿剂,可造成尿钠、钾、氢离子和钙排出增加。长期使用可造成电解质紊乱和骨质软化。应当审慎应用利尿剂,监测并纠正电解紊乱,必要时补充钙剂避免骨质软化。

(四)动脉导管未闭

生后第三天,早产儿动脉导管未闭(patent ductus arterious,PDA)发生率为 40% ~ 60%,可导致循环系统血液左向右分流以及肺水肿,是造成早产儿心肺功能受损的常见原因。生后过渡期,液体负荷过度可增加症状性 PDA 和充血性心衰的发生[28]。对于早产儿而言,尤其伴有呼吸窘迫综合征时,应该适当限制过渡期的补液量,允许生理性体重下降的出现。尽管目前对于早产儿 PDA 并无完全统一的方案[29],吲哚美辛(消炎痛)和布洛芬仍然是治疗早产儿 PDA 的主要药物。

吲哚美辛的副作用主要为一过性少尿和肾小球滤过率下降,且同剂量相关[30]。吲哚美辛治疗时,应密切监测尿量和肾功能,并避免同时应用肾毒性药物。布洛芬治疗早产儿 PDA 同样有效,而且肾脏副作用更少[29]。

(五)腹泻

新生儿腹泻脱水的补液原则同儿童一样。但由于肾脏浓缩功能不足,新生儿更容易发生严重脱水、低血容量和心血管功能衰竭。因此,迅速建立静脉通路并给予补液扩容。一旦循环稳定,应该及时纠正累计损失量,补充继续损失量以及维持生理需要量。注意纠正代谢性酸中毒。

(六)坏死性小肠结肠炎

Bell 等对 5 项 RCT 研究进行系统综述后发现,限制液体摄入显著减少坏死性小肠结肠炎(necrotizing enterocolitis,NEC)的发生[31]。而一旦发生 NEC,由于肠道内毒素的吸收以及大量液体丢失在腹腔和肠腔,常可导致循环血量不足直至休克。休克时,补液扩容、恢复循环是至关重要的。

(陈豪　刘志伟)

参 考 文 献

1. Friis-Hansen B. Changes in body water compartments during growth. Acta Paediatr Suppl,1957,46(suppl 110):1-68.

2. Friis-Hansen B. Body water compartments in children: changes during growth and related changes in body composition. Pediatrics,1961,28:169-181.

3. Bell EF,W Oh. Fluid and Electrolyte Management∥Avery's Neonatology:Pathophysiology and Management of the Newborn. M. G. MacDonald, M. D. Mullett,Editors. Lippincott Williams & Wilkins,2005:362-379.

4. Bauer K,Cowett RM,Howard GM,et al. Effect of intrauterine growth retardation on postnatal weight change in preterm infants. J Pediatr,1993,123(2):301-306.

5. Shaffer SG,Bradt SK,Meade VM,et al. Extracellular fluid volume changes in very low birth weight infants during first 2 postnatal months. J Pediatr,1987,111(1):124-128.

6. Shaffer SG,VMMeade. Sodium balance and extracellular volume regulation in very low birth weight infants. J Pediatr,1989,115(2):285-290.

7. Podratz RO,Broughton DD,Gustafson DH,et al. Weight loss and body temperature changes in breast-fed and bottle-fed neonates. Clin Pediatr(Phila),1986,25(2):73-77.

8. Shaffer SG,Quimiro CL,Anderson JV,et al. Postnatal weight changes in low birth weight infants. Pediatrics,1987,79(5):702-705.

9. Lorenz JM,Kleinman LI,Kotagal UR,et al. Water balance in very low-birth-weight infants:relationship to water and sodium intake and effect on outcome. J Pediatr,1982,101(3):423-432.

10. Modi N, Bétrémieux P, Midgley J,et al. Postnatal weight loss and contraction of the extracellular com-

partment is triggered by atrial natriuretic peptide. Early Hum Dev,2000,59(3):201-208.

11. Okken A,Jonxis JH,Rispens P,et al. Insensible water loss and metabolic rate in low birthweight newborn infants. Pediatr Res,1979,13(9):1072-1075.

12. Wu PY,JEHodgman. Insensible water loss in preterm infants:changes with postnatal development and non-ionizing radiant energy. Pediatrics,1974,54(6):704-712.

13. Sosulski R,RAPolin,SBaumgart. Respiratory water loss and heat balance in intubated infants receiving humidified air. J Pediatr,1983,103(2):307-710.

14. Baumgart S,WW Fox,RAPolin. Physiologic implications of two different heat shields for infants under radiant warmers. J Pediatr,1982,100(5):787-790.

15. Baumgart S,et al. Effect of heat shielding on convective and evaporative heat losses and on radiant heat transfer in the premature infant. J Pediatr,1981,99(6):948-956.

16. Hansen JD,CA Smith. Effects of with holding fluid in the immediate postnatal period. Pediatrics,1953,12(2):99-113.

17. Calcagno PL,MI Rubin,DH Weintraub. Studies on the renal concentrating and diluting mechanisms in the premature infant. J Clin Invest,1954,33(1):91-96.

18. RA M,N NJ,W EM. The response of infants to a large dose of water. Arch Dis Child,1954,29(144):104-109.

19. Siegel SR,W Oh. Renal function as a marker of human fetal maturation. Acta Paediatr Scand,1976,65(4):481-485.

20. SulyokE,Németh M,Tényi I,et al. Postnatal development of renin-angiotensin-aldosterone system,RAAS,in relation to electrolyte balance in premature infants. Pediatr Res,1979,13(7):817-820.

21. Ziegler EE,O'Donnell AM,Nelson SE,et al. Body composition of the reference fetus. Growth,1976,40(4):329-341.

22. Dell KM. Fluid,Electrolytes,and Acid-Base Homeostasis.//Fanaroff and Martin's Neonatal-Perinatal Medicine:Diseases of the Fetus and Infant. RJ Marti,AAFanaroff,MC Walsh,Editors. Elsevier Mosby:St. Louis,2011:669-684.

23. Sato K,Kondo T,Iwao H,et al. Internal potassium shift in premature infants:cause of nonoliguric hyperkalemia. J Pediatr,1995,126(1):109-113.

24. Tsang RC,Chen IW,Friedman MA,et al. Neonatal parathyroid function:role of gestational age and postnatal age. J Pediatr,1973,83(5):728-738.

25. Brosius KK,DA Ritter,JD Kenny. Postnatal growth curve of the infant with extremely low birth weight who was fed enterally. Pediatrics,1984,74(5):778-782.

26. Costarino AT,SBaumgart. Controversies in fluid and electrolyte therapy for the premature infant. Clin Perinatol,1988,15(4):863-878.

27. Speer ME,Gorman WA,Kaplan SL,et al. Elevation of plasma concentrations of arginine vasopressin following perinatal asphyxia. Acta Paediatr Scand,1984,73(5):610-614.

28. Bell EF,Warburton D,Stonestreet BS,et al. Effect of fluid administration on the development of symptomatic patent ductus arteriosus and congestive heart failure in premature infants. N Engl J Med,1980,302(11):598-604.

29. Abdel-Hady H,Nasef N,Shabaan AE,et al. Patent ductus arteriosus in preterm infants:do we have the right answers? Biomed Res Int,2013,2013:676192.

30. Ment LR,Oh W,Ehrenkranz RA,et al. Low-dose indomethacin and prevention of intraventricular hemorrhage:a multicenter randomized trial. Pediatrics,1994,93(4):543-550.

31. Bell EF,MJAcarregui. Restricted versus liberal water intake for preventing morbidity and mortality in preterm infants. Cochrane Database SystRev,2008,1:CD000503.

第二节　新生儿钙、磷、镁代谢

钙、磷、镁是机体的重要物质,它们在骨

骼生长、肌肉运动、神经信号传递和心肌的电生理活动中扮演着重要的角色。钙和磷以 $Ca_{10}(PO_4)_6(OH)_2$ 形式参与组成骨骼的重要成分;镁催化了许多必需的代谢功能和转运过程。钙、磷和镁在体内的代谢过程中既相互联系又相互影响,同在肠道吸收,又同从肾脏排泄。

一、钙、磷、镁代谢与功能

(一)新生儿钙代谢与功能

钙在人体的含量仅次于碳、氢、氧、氮,居第 5 位,其 99% 以上分布于骨骼,余者以低浓度存在于血清和其他体液中。钙在细胞内外的分布有明显的差别,细胞外钙的浓度与细胞内钙的浓度比为 10 000∶1。钙在细胞内的存在形式有三种:线粒体和肌浆网的储存钙、质膜上的结合钙和细胞质中的游离钙离子。游离钙离子的浓度较为稳定,受到细胞外钙内流速率的影响较小,且很快能恢复。钙生理作用的发挥主要依靠细胞质钙离子浓度的变化。血清钙水平在一个较窄的范围:2.13～2.63mmol/L(8.5～10.5mg/dl),大约半数的血清钙与白蛋白结合,其余为离子钙。在酸性环境中,当机体出现低蛋白血症时,血清钙浓度会下降,但离子钙部分保持不变。细胞内外钙的转运依赖两个方面,一方面细胞膜对钙的通透性;另一方面通过钙泵进行钙离子与钠离子的交换,这是消耗 ATP 的耗能过程。

钙离子对维持神经与肌肉组织的正常兴奋性有着重要作用。血钙浓度降低可导致神经与肌肉的兴奋性异常增高,可发生低钙性手足搐搦,严重时可引起呼吸肌痉挛而造成窒息。

母孕期间,胎盘能主动转运钙;妊娠的最后 3 个月,胎儿每天从母体处可以得到钙 100～150mg/kg,即使母亲患病或胎盘功能异常,胎盘仍能主动转运钙,以保证正常钙化的进行。分娩时胎儿血总钙和离子钙的浓度高于母亲 0.25mmol/L,但是出生后由于母体供应的钙突然中断,新生儿本身摄入又相对不足,导致血钙水平持续下降,约 24～48 小时达到谷底,以后逐步上升。每天通过母乳摄入 315mg/d 的钙能满足小于 6 个月的婴儿的钙的需要,牛乳配方奶中推荐的含钙最低浓度为 50mg/100kcal。

缺乏微量元素的摄入会置早产儿于危险环境中,特别是在出生体重小于 1000g,或胎龄小于 28 周的早产儿。他们往往需要较长期的围产期医学干预,这些也会影响到微量元素的吸收和代谢。母乳的含钙量相对较低,虽然母乳中钙的吸收率很高(达 60%～70%)。早产儿通过母乳喂养增加的血钙值难以达到在子宫内的增加速度,现在通过一些微量元素添加剂可以给予新生儿达到近似子宫内的血钙增加速度。

(二)新生儿磷代谢与功能

磷主要分布在骨骼中,约占体内磷总含量的 85%～95%,其余分布在血液和软组织中。血磷中 90% 是可扩散的磷酸盐,10% 与蛋白质结合。血磷浓度易受年龄、饮食和代谢等影响。食物中的磷主要以无机盐的形式在小肠内充分吸收,且比钙容易吸收 2～3 倍。酸性环境有利于磷的吸收;钙、铁和镁等离子可与磷形成磷酸盐而影响磷的吸收。正常情况下,60%～80% 的磷从尿中排出,肾小球滤过的磷酸盐有 85%～95% 被近曲小管重吸收,在刷状缘 2 个钠离子和 1 个磷酸根被同时转运至胞内。甲状旁腺激素抑制它的重吸收,含铝的抗酸剂也能抑制它的重吸收。

磷的主要生理功能:①参与骨骼的构成,磷与钙形成羟磷灰石,充填在骨基质中;同时又将骨骼作为磷的储存仓库,参与磷的代谢。②参与物质代谢,三大营养物质的代谢,均需经过氧化磷酸化,将能量储存在 ATP 中;磷酸是各种核苷酸的组成成分,参与代谢反应;cAMP 和酶的共价磷酸化是物质代谢调节的重要媒介和方式。③维持机体的酸碱平衡,磷酸盐构成体内的缓冲对,维持体液的酸碱平衡。

新生儿血清无机磷浓度高于成人,磷能被胎盘主动地输送给胎儿,在孕中期和足月分娩时,脐血磷水平分别为母血含量的2倍和4倍;分娩后血磷水平迅速下降,但仍保持比母亲高的水平。新生儿血磷水平为1.4~2.8mmol/L,以后逐渐上升,在生后一周血磷水平为2.0~3.3mmol/L;早产儿的血磷水平为2.5~3.0mmol/L。

人乳和牛乳中的磷90%可以被吸收,牛乳中磷含量为900mg/L,可能产生高磷血症,引发低钙惊厥、低镁血症、心律失常和腹胀;人乳中磷含量仅为150mg/L。母乳喂养的新生儿吸收的磷为25~30mg/(kg·d),0~6个月的婴儿磷的摄入量推荐为100mg/d。极低出生体重儿若完全以母乳喂养,可以发生低磷血症。新生儿肾小球滤过率与钙磷调节密切相关,肾小球滤过率降低25%,可以引起血浆磷酸盐水平的上升和血钙的下降,触发继发性甲状旁腺功能亢进。

(三)新生儿镁代谢与功能

人体内的镁约1/2存在于硬组织(骨骼),1/2存在于软组织(主要是肌肉组织),约不足1%的镁存在于血液中。镁以游离状态和蛋白质结合状态以及和阴离子结合成复合物等三种形式存在,但是只有游离镁才有生物活性。接近1/2的血清镁是以蛋白结合形式存在的,特别是白蛋白。镁参与机体代谢过程是在细胞内,包括细胞质、线粒体、肌浆网和细胞膜。摄入的镁主要在回肠通过被动扩散、溶剂拖拽(solvent drag)和主动转运而吸收。镁的吸收受维生素D的影响很小。经肾小球滤过的镁约50%以上在髓袢升支粗段被重吸收。早产儿第一周内镁在肠道的吸收可达50%,以后逐渐降低。钙吸收增加,可以导致镁吸收下降;同样磷过多,也可导致钙、镁吸收减少。当镁被消耗时有时会出现低镁血症,但低镁血症难以反映体内的

镁代谢情况。检测细胞内的镁浓度能更好地反映体内的镁状态,但这在临床实践中不属常规检测。

镁的主要生理功能:①多种酶的激活剂,参与葡萄糖、脂肪、蛋白质、核酸等物质的代谢,影响细胞跨膜电位变化、房室结传导、神经肌肉兴奋性、心肌兴奋性和血管张力,镁是各种离子通道的调节剂,对钙、钠、钾、氯离子通道具有调节作用。②影响心肌电活动,镁对钾和钙通道有抑制作用;Na^+-K^+-ATP酶是一种镁依赖酶;镁可以和膜蛋白形成复合物而改变膜的通透性,并影响与动作电位有关的其他离子的跨膜运动。由此低镁血症可以导致心律失常的发生。③参与细胞的能量代谢,通过动物试验证明镁对心肌缺血性损伤有治疗作用,胞质游离镁可调节心肌细胞RNA翻译的启动、胞膜的钾和钙通道活性、胞质中钙的释放等,影响心肌细胞的功能。镁通过改变细胞内钙水平来影响心肌收缩性,镁是钙通道的阻滞剂,镁对心肌可能具有正性肌力作用。

胎盘对镁是主动转运,分娩时胎儿血镁浓度高于母亲,生后开始下降,生后一周内血清钙、镁浓度的变化成正比,而与血清磷的变化成反比。生后6个月内的婴儿建议30mg/d的镁摄入。牛乳配方奶的含镁量约40~50mg/L,略高于人乳,豆乳配方奶中的含镁量约50~80mg/L[1]。由于机体的自我平衡机制和肾脏保留机制,饮食内镁的低摄入往往不会出现镁不足的临床症状。低镁血症往往出现在吸收不良综合征患者和严重腹泻的病患。低镁血症可以导致新生儿发生低钙、肌无力、腹胀和抽搐[2]。

二、新生儿钙、磷、镁代谢调节激素

(一)甲状旁腺素

甲状旁腺素(PTH)是由甲状旁腺主细胞分泌的含有84个氨基酸的直肽链,分子量

9000,其生物活性决定于 N 端的第 1~27 氨基酸的残基。近年发现在胎儿甲状旁腺中存在一种化学结构上类似甲状旁腺素的多肽,称为甲状旁腺激素相关肽(PTHrp),甲状旁腺激素相关肽和甲状旁腺素从来源上是同族的,尤其两者的 N 端 1~13 位氨基酸的残基完全相同,甲状旁腺激素相关肽也具有甲状旁腺素活性[3]。正常人血浆甲状旁腺素浓度为 10~50μg/L,半衰期为 20~30 分钟,主要在肝脏内水解灭活,代谢产物经肾脏排出体外。

甲状旁腺素是调节人体血钙水平的重要激素,它能够通过释放骨骼中的钙来提高血清钙水平;同时能降低血磷和升高血镁;但与升高血钙作用相比,其对后两者的作用远远要小得多。甲状旁腺素对靶器官的作用是通过 cAMP 系统而实现的,对骨的作用包括快速效应与延缓效应两个时相。

1. 快速效应　甲状旁腺素能迅速提高骨细胞膜对钙离子的通透性,作用数分钟,即可发生骨中的钙离子进入骨膜细胞内,进而使骨细胞上的钙泵活动增强,将钙离子转运到细胞外液中。

2. 延缓效应　通常在给予甲状旁腺素后 12~14 小时出现效应,在几天甚至几周后到达高峰。甲状旁腺素既加强已有的破骨细胞的溶骨活动,又促进破骨细胞的生成,使骨组织溶解,钙与磷大量入血,使血钙浓度长时间升高。

甲状旁腺素的两效应互相配合,不但能迅速提高血钙,而且能使血钙长时间维持在一定水平。甲状旁腺素能促进肾脏远球小管对钙的重吸收,使尿钙下降,血钙上升;能抑制肾脏近球小管对磷的重吸收,增加尿磷酸盐的排出,使血磷下降。甲状旁腺素对镁的作用主要通过骨镁的动员、肠道和肾脏吸收镁离子的增加,使血镁上升。甲状旁腺素能激活肾脏的 1α-羟化酶,使 25(OH)D_3 转变为 1,25(OH)_2D_3;然后通过 1,25(OH)_2D_3 发挥调节作用。

甲状旁腺素分泌的调节:血钙浓度轻微下降时,可使甲状旁腺分泌的甲状旁腺素迅速增加;相反,血钙上升时,甲状旁腺素分泌减少。长时间高血钙,可使甲状旁腺发生萎缩;长时间低血钙,可使甲状旁腺增生。血磷上升,导致血钙下降,甲状旁腺素升高。血镁浓度很低时,可使甲状旁腺素分泌减少。生长抑素也能抑制甲状旁腺素的分泌。

胎龄 10 周以上胎儿的甲状旁腺已有产生和分泌甲状旁腺素的能力。胎盘对钙的主动运输,导致胎儿处于高钙状态,抑制甲状旁腺素的释放,使整个孕期脐血中以及分娩后最初几天的新生儿甲状旁腺素水平维持在低水平。

(二)降钙素

降钙素(CT)由甲状腺 C 细胞分泌的含有一个二硫键的 32 肽,分子量为 3400。正常人体血清浓度为 10~20μg/L,新生儿中男婴的血清浓度为 3~26pg/ml,女婴为 2~17pg/ml,半衰期小于 1 小时,主要在肾脏降解排出。

降钙素整个分子皆为激素活性所必需的。降钙素主要作用是降低血钙和血磷,主要靶器官是骨,对肾脏也有一定作用。降钙素抑制破骨细胞活动,减弱溶骨过程。大剂量降钙素在 15 分钟内可使破骨细胞活动减弱 70%。同时降钙素可以增强成骨细胞的作用,给予降钙素 1 小时左右,出现成骨细胞活动增强,并持续数天之久,这样钙磷乘积增加,血钙和血磷浓度下降。小儿骨的更新速度很快,破骨细胞活动每天可向细胞外液提供 5g 以上的钙,而成人仅为 0.8g,相当于细胞外液总钙量的 5~10 倍。降钙素抑制肾小管对钙、磷、钠和氯的重吸收,增加这些离子从尿中排出。降钙素的分泌主要受到血钙浓度的调节,降钙素与甲状旁腺素对血钙的作用相反。

降钙素与甲状旁腺素作用的主要差别:

①降钙素分泌启动快,1 小时内到达高峰,甲状旁腺素则需要数小时;②降钙素对血钙水平产生短期调节作用,且很快被有力的甲状旁腺素所克服,甲状旁腺素则发挥长期调节作用;③进食可以刺激降钙素的分泌,可能与几种胃肠激素,如:胃泌素、促胰液素以及胰高血糖素的分泌有关,其中胃泌素的作用最强。

胎儿从胎龄 14 周开始产生具有免疫反应性降钙素。新生儿期降钙素水平较高,可因窒息和高血糖素的刺激进一步升高,导致低钙血症。降钙素有利于钙离子和镁离子同时向骨转移,促使尿镁排泄增加,使血镁水平降低。

(三) 维生素 D_3

人体内的维生素 D_3 主要是由皮肤中 7-脱氢胆固醇经日光中紫外线照射转化而来,或由动物性食物中获得。维生素 D_3 是一种激素前体,首先在肝脏中羟化为 25-OH-D_3,再在肾脏中羟化为 $1,25(OH)_2D_3$,此时为具有活性的维生素 D_3。活性的维生素 D_3 有三种活性形式:$25(OH)D_3$、$1,25(OH)_2D_3$、$24,25(OH)_2D_3$,其中 $1,25(OH)_2D_3$ 是主要活性形式,其作用的靶器官主要是小肠、骨和肾。体内 $25(OH)D_3$ 的含量为 $25\sim200nmol/L$,$1,25(OH)_2D_3$ 的含量为 $72\sim142pmol/L$。

$1,25(OH)_2D_3$ 的生理作用是由细胞核内特异性受体介导的。$1,25(OH)_2D_3$ 受体(VDR)是维生素 D_3 靶细胞的一个标志,VDR 是能与 DNA 相互作用的调节蛋白,VDR 和 $1,25(OH)_2D_3$ 有高度亲和力,VDR 除了分布在骨骼、肾脏和小肠等靶器官中外,还广泛地分布于甲状旁腺、乳腺、胸腺、睾丸、卵巢、子宫、胎盘、皮肤、单核细胞、T 细胞和 B 细胞等正常组织细胞内。$1,25(OH)_2D_3$ 发挥生物效应的主要方式是通过受体介导的基因作用和非基因方式。①受体介导的基因作用:$1,25(OH)_2D_3$ 与细胞核内 VDR 结合,形成激素-受体复合物,复合物发生磷酸化,

在 DNA 分子内上行移位,与控制基因发生特异性结合,导致 mRNA 合成增加,产生相应的蛋白——对钙有高度亲和力的钙结合蛋白(CaBP)合成增加,1 分子的钙结合蛋白可以结合 4 个钙离子,最终使相应的生理作用增强。②受体介导的非基因作用:促进小肠转运钙的作用。

$1,25(OH)_2D_3$ 通过促进小肠钙的吸收使血钙升高。对骨的作用有两个方面:①对骨吸收的作用:增加破骨细胞的活性和数量,促进骨吸收;$1,25(OH)_2D_3$ 和 PTH 有协调作用,增加钙转运和骨钙动员,使血钙升高。②对骨形成和矿化上的作用:$1,25(OH)_2D_3$ 促进骨骼生长和矿化。通过特异载体——磷结合蛋白,促进小肠磷的吸收,使血清磷水平升高。$1,25(OH)_2D_3$ 能促进肾小管对磷的重吸收。

$1,25(OH)_2D_3$ 的调节:①血钙水平:肾内 $1,25(OH)_2D_3$ 的生成受到血钙浓度的反馈调节。高血钙导致 1α-羟化酶受到抑制,从而使 $1,25(OH)_2D_3$ 生成减少。②甲状旁腺素水平:甲状旁腺素直接作用于肾脏,使 1α-羟化酶的活性增加,促进 $1,25(OH)_2D_3$ 生成增加;$1,25(OH)_2D_3$ 可以抑制羟化酶的活性,提高 24-羟化酶的活性,反馈地抑制 $1,25(OH)_2D_3$ 的生物合成,使 $25(OH)D_3$ 转化为 $24,1,25(OH)_2D_3$。③血清无机磷水平:低血清无机磷水平对 $1,25(OH)_2D_3$ 的合成起促进作用,而在高血磷时抑制 $1,25(OH)_2D_3$ 的合成。④其他:大量雌激素可促使肝脏合成更多的维生素 D_3 结合蛋白,导致血中结合型 $1,25(OH)_2D_3$ 水平升高,但是游离的 $1,25(OH)_2D_3$ 无变化。泌乳素和生长激素也促进 $1,25(OH)_2D_3$ 的合成[4]。

(陈菲　朱晓东)

参 考 文 献

1. Jones G. Early life nutrition and bone development in children. Nestle Nutr Workshop Ser Pediatr Pro-

gram,2011,68:227-233.

2. Hovdenak N, Haram K. Influence of mineral and vitamin supplements on pregnancy outcome. Eur J Obstet Gynecol Reprod Biol,2012,164:127-132.

3. Jasti P, Lakhani VT, Woodworth A, et al. Hypercalcemia secondary to gastrointestinal stromal tumors: parathyroid hormone-related protein independent mechanism? Endocr Pract,2013,19:158-162.

4. Grant CC, Stewart AW, Scragg R, et al. Vitamin D during pregnancy and infancy and infant serum 25-hydroxyvitamin D concentration. Pediatrics, 2014, 133:143-153.

第三节 新生儿低钙血症

钙离子是机体各项生理活动不可缺少的离子,对于维持细胞膜两侧的生物电位以及维持正常的肌肉伸缩、舒张功能和神经-肌肉传导功能起到至关重要的作用;其还是体内各种激素作用的中间递质,对于维护内环境的稳定起到决定作用。在胎儿时期,甲状旁腺素和降钙素不能通过胎盘屏障,但甲状旁腺素相关肽能通过胎盘屏障,是正向调节胎儿钙平衡的主要因子。新生儿出生后的血钙水平主要依赖甲状旁腺素的分泌,饮食中的钙吸收,肾脏对钙的重吸收,骨骼中钙储存和维生素 D 的含量。肠道和肾脏对钙的吸收和重吸收水平至生后 2 ~ 4 周才逐渐稳定。

单纯检测血总钙可能产生误差,因为血钙浓度并不和离子钙浓度呈线性关系,特别是在低蛋白血症、酸碱紊乱时。一般来说,血浆白蛋白浓度每下降 1.0g/dl,则血总钙浓度下降 0.2mmol/L(0.8mg/dl)。

一、定 义

足月新生儿血钙浓度在生后 24 ~ 48 小时会出现生理性下降,血总钙可低至 1.9 ~ 2.1mmol/L(7.5 ~ 8.5mg/dl)。足月儿约在生后 3 天恢复正常水平。足月儿:血总钙 <2mmol/L(8.0mg/dl),或游离钙<1.2mmol/L (4.8mg/dl)时称为低钙血症。早产儿:血总钙 < 1.75mmol/L(7.0mg/dl),或游离钙 <1mmol/L(4.0mg/dl)时称为低钙血症。新生儿加强监护病房内低钙血症相当常见,高危组包括早产儿、小于胎龄儿、糖尿病母亲的新生儿、有围产期窒息史的新生儿。

二、新生儿低钙血症的分类、临床特征及治疗

(一)早发型新生儿低钙血症

早发型新生儿低钙血症(early onset neonatal hypocalcemia,ENH),生后 24 ~ 48 小时内多见,主要与新生儿脱离子宫环境使母源性钙转运突然中断而导致循环中钙浓度的下降相关;与胎儿的甲状旁腺在子宫内相对高钙的环境中,功能受到抑制相关;与初生的数天中血中降钙素水平较高相关。

早产儿血清钙浓度的下降程度和速率大于足月儿;生后 2 天,许多低出生体重儿,特别是极低出生体重儿的血清总钙浓度可以低于 7.0mg/dl。与早产儿维生素 D 代谢异常、尿磷排出减少和肾 cAMP 对 PTH 反应低下有关。早产儿肾高排钠现象可以加重钙的丧失。

包括窒息在内的各种原因导致的组织缺氧、磷释放增加、血中磷酸盐浓度增高都可以导致血钙降低。低钙的发生与缺氧的程度、肾功能不全、组织分解和酸中毒相关。高磷血症可诱导新生儿发生"PTH 抵抗"现象。

糖尿病母亲新生儿发生低钙血症的自然病程通常和早产儿的情况相似,但是部分此类新生儿的病程可以再延长数天。糖尿病母亲转运给胎儿的钙量高于正常母亲转运给胎儿的钙量,对胎儿甲状旁腺的抑制更甚。

建议对于高危患儿生后 24 小时和 48 小时检测血钙水平,特别是以下几种情况[1]:①小于 32 周的早产儿;②进行静脉输液的糖尿病母亲患儿;③生后 1 分钟 APGAR 评分小于 4 分的围产期窒息患儿。

1. 临床表现

(1) 无症状性:早发型低钙血症通常无症状,往往是偶然中发现,不像晚发型低钙血症那样表现多样。

(2) 症状性:主要是神经肌肉的兴奋性增高,表现为惊跳、手足搐搦、震颤和惊厥等,此外可以表现为烦躁不安、肌张力低下、呼吸暂停、进食差,新生儿抽搐时可以伴不同的呼吸和心脏节律改变、发绀、胃肠道平滑肌痉挛致严重呕吐和便血,心电图上 QT 时间延长(足月儿>0.19 秒,早产儿>0.20 秒)提示低钙血症。早产儿低钙血症在生后较早发生,但常缺乏体征,一般肌张力稍高,腱反射增强,踝阵挛可阳性。新生儿低钙血症最严重的表现是喉痉挛和呼吸暂停。新生儿低钙血症可与低血糖和撤药综合征有相似的症状。

2. 治疗

(1) 高危新生儿:对于小于 32 周的早产儿,糖尿病母亲的患儿及有严重围产期窒息史的患儿给予 10% 葡萄糖酸钙 40mg/(kg·d)[10% 葡萄糖酸钙 0.4ml/(kg·d)] 预防早发型新生儿低钙血症,并且至少持续 3 天。可以经口喂养的可每 6 小时给予一剂,但注意不能给予那些患有 NEC 的患儿。每毫升 10% 葡萄糖酸钙溶液含 100mg 葡萄糖酸钙或 9.4mg 元素钙,最大剂量不超过元素钙45 ~ 75mg/(kg·d)。

(2) 无症状的低钙血症:给予 10% 葡萄糖酸钙 80mg/(kg·d)[10% 葡萄糖酸钙 0.8ml/(kg·d)]治疗 48 小时,随后的 24 小时可给予 40mg/(kg·d)10% 葡萄糖酸钙。能够经口喂养的患儿也可经口补充钙剂。

(3) 有症状的低钙血症:需要 10% 葡萄糖酸钙溶液治疗,200mg/kg(10% 葡萄糖酸钙溶液 2ml/kg),用 5% 的葡萄糖注射液稀释 1 倍以上,缓慢静脉输注 10 分钟以上(注意监测心率)。如果伴有心肌功能受损,则可通过中心静脉持续输注 200mg/kg(10% 葡萄糖酸钙溶液 2ml/kg)10 ~ 30 分钟。之后给予

80mg/(kg·d)持续输注 48 小时,血钙复查正常后,再在之后的 24 小时给予 40mg/(kg·d),然后停止。

(4) 注意事项:各类低钙血症治疗至少 3 天,持续给予优先静脉输注,症状性的低钙血症至少持续输注 48 小时。如果症状性的低钙血症对饱和量的钙剂治疗无反应、新生儿需要超过 72 小时的钙剂治疗或者生后一周出现迟发型低钙血症者需要寻找迟发型低钙血症的原因[1]。

(二)迟发型新生儿低钙血症

迟发型新生儿低钙血症(Late onset neonatal hypocalcemia,LNH)发生于生后 7 天以后,可以持续至生后 3 周,足月儿多见,与母亲患糖尿病、出生时的产伤、窒息等无关。与牛乳喂养或牛乳配方奶喂养有关,牛乳中磷含量为 500mg/L,相反人乳中磷含量仅为 150mg/L;偶尔可发生于母乳喂养的新生儿,原因尚不清。

高磷血症是迟发型低钙血症的一个特征,它与饮食中磷负荷过高、肾小管泌磷功能未成熟、暂时性低 PTH 血症、母亲孕期维生素 D 摄入不足和低镁血症相关。给予新生儿高钙低磷的配方奶,其血钙水平将上升,同时数天或数周后其血清 PTH 将上升,并能耐受高磷负荷的饮食。迟发型低钙血症往往需要较长期的钙剂治疗。

迟发型新生儿低钙血症的患儿需要进行白内障、听力和运动功能的检测。常见的原因有以下几种:

1. 甲状旁腺功能减退型 如果迟发型低钙血症合并高磷血症,并且患儿的肾功能正常,那么甲状旁腺功能减退型新生儿低钙血症首先考虑。特别表现在 DiGeorge 综合征患儿中,这些婴儿可有主动脉异常、特殊面容、细胞免疫缺陷和甲状旁腺功能不全。在英国北部流行病学调查中发现 DiGeorge 综合征的发生率约为 1/4000。DiGeorge 综合征患儿在生后 1 周可出现低钙血症性手足搐

搐或惊厥。另一个甲状旁腺功能不全所关联的是 Kenny-Caffey 综合征,伴骨骼发育异常、矮小、头颅巨大、囟门关闭延迟、面容畸形、长骨皮层增厚等。对于 Sanjad-Sakati 综合征患儿除了甲状旁腺功能减退外,尚伴身材矮小、生长差、特殊面容、手足过小、发育迟缓等,是明确的常染色体隐性遗传,在阿拉伯人群中可发现此病的存在。此类患儿在生后 1 ~ 2 周发生惊厥。

2. 母亲甲状旁腺功能减退型 此类患儿的母亲存在甲状旁腺功能减退,患儿多在生后 3 周内发病,特征为神经肌肉的兴奋性增高,血清总钙为 5.0 ~ 7.5mg/dl,而血清磷 >8.0mg/dl。部分病例低钙症状十分严重,对镇静剂有抵抗现象,最终治疗需要依靠钙剂,且往往需要较长时间。若在妊娠晚期此类患儿的母亲补充钙剂可以使胎儿的血钙水平上升,但是对甲状旁腺功能的抑制较明显,对于维持新生儿的血钙浓度并不利。

3. 低镁血症或肾小管酸中毒相关型 低镁血症通过削弱甲状旁腺功能而导致低钙血症,低镁血症可以干扰 PTH 的分泌和靶器官对 PTH 的反应。由于肾小管部分末梢的酸化功能缺陷,因此 I 型肾小管酸中毒可引起新生儿低钙血症,其血清镁低于 0.8mg/dl,给予镁剂治疗,可以迅速同时出现血清 PTH 浓度增加、血清钙水平上升和肾磷酸盐清除增加。

4. 维生素 D 代谢异常型 可以分为 3 类:①维生素 D 缺乏;②获得性或遗传性维生素 D 代谢异常;③对维生素 D 作用的抵抗。母亲维生素 D 摄入不足可以导致新生儿维生素 D 缺乏和低钙血症,包括母亲自己日照不足和日常饮食中缺乏维生素 D。母亲患有吸收功能不良综合征可以导致维生素 D 缺乏,母亲服用抗惊厥药可以加速肝脏对维生素 D 的分解代谢。

临床表现:见早发型新生儿低钙血症。

治疗:控制急性期的症状,治疗同早发型

新生儿低钙血症(如前述)。

迟发型低钙血症,治疗的目的是在配方奶中加入足量的钙剂,使钙和磷酸盐克分子浓度之比为 4:1,这可在胃肠道内促使磷酸钙的形成,这样能防止肠道吸收磷,而提高肠道吸收钙。

对于低镁引起的低钙血症应使用 25% 硫酸镁 0.2 ~ 0.4ml/kg,用 5% 葡萄糖液稀释至 5% 的硫酸镁浓度,缓慢输注,每 12 ~ 24 小时可重复 1 次。必须检测血清镁的浓度,防止出现高镁血症。许多暂时性低镁血症的新生儿在输注 1 ~ 2 次后,完全可以纠正。对于原发性或永久性低镁血症的新生儿,需要终生补充镁剂。

对于维生素 D 缺乏引起的低钙血症可以使用维生素 D 制剂,对于肠道吸收功能正常迟发型低钙血症的新生儿可以给予口服维生素 D 1000 ~ 2000IU/d。

1. 监测 新生儿低钙血症的患儿需要监测血总钙、离子钙、血磷、24 小时尿钙和血钙肌酐比。治疗中尽量保持血钙浓度在正常低限,从而保护肾脏功能[2]。

2. 治疗注意事项 经静脉补充钙剂时应注意过快输注可引起心动过缓,在输注时要监测心率;必须严密观察静脉输液部位,钙溶液有刺激性,渗透入组织可造成局部组织损伤。在快速纠正低钙血症后,葡萄糖酸钙可混合于其他静脉补液中,连续输注。

(陈菲 朱晓东)

参 考 文 献

1. Jain A, Agarwal R, Sankar MJ, et al. Hypocalcaemia in the newborn. Indian J Pediatr, 2010, 77: 1123-1128.

2. Rigo J, Curtis MD. Disorders of calcium, phosphorus and magnesium metabolism//Martin RJ, Fanaroff AA, Walsh MC, et al. Neonatal Perinatal Medicine-Diseases of the fetus and infant. 8th ed. Pihladelphia: Elsevier, 2006: 1508-1514.

第四节　新生儿佝偻病

新生儿佝偻病或骨质疏松的发病率与新生儿的出生体重和胎龄成负相关,与有关的疾病如新生儿坏死性小肠结肠炎(NEC)、长期静脉营养、肠道喂养不耐受以及一些慢性的肺部疾病等有直接关系。出生体重<1000g的超低出生体重儿其骨质矿化较差,佝偻病及骨折的发病率>30%。早产儿的骨质疏松常常在出生后的2～4个月时被发现,通过骨密度测定仪可发现患儿骨的矿化较差,骨矿化含量(bone mineral content,BMC)较低,X线检查常常可以发现有长骨、肋骨或其他骨的骨折[1]。

早产儿佝偻病的发病原因是多方面的,如早产儿出生时骨的矿物质的储存量较少(足月儿体内钙的总含量约为30g,而24周的早产儿体内钙的总含量仅为足月儿的10%～15%,约3.0～4.5g),骨骼的矿化较差,有较低的BMC;早产儿出生后钙和磷的摄入不足,有的早产儿较长时间不能耐受适当的肠道喂养,或者由于喂养的奶中钙和磷及维生素D的含量较低,使早产儿的矿物质摄入较少。例如,早产儿喂养母乳或者喂养普通婴儿配方奶(人乳中维生素D的含量只有25～50IU/L)。而且,新生儿脂肪吸收相对较差,也影响脂溶性维生素D的吸收,同时也会影响钙的吸收。一些婴儿由于有慢性疾病,液体的摄入量受到限制,也影响到这些矿物质的摄入。一些有坏死性小肠结肠炎(NEC)的患儿,由于肠管被较多的切除造成短肠综合征,也影响了这些营养素的摄入。有慢性肺部疾病的患儿由于长期使用利尿剂(特别是呋塞米),增加了矿物质从尿中的丢失。有的患儿长期使用皮质激素也造成骨矿化的异常[1,2]。

早产儿出生后由于快速生长增加了对矿物质的需要,来满足早产儿的"追赶生长"的

需要。普通婴儿配方奶,一些以植物蛋白质为主的配方奶以及母乳不能给早产儿提供足够的钙和磷,不能满足早产儿快速生长和快速骨矿化的需要。以这种奶源喂养的早产儿常常发生佝偻病。研究显示早产儿的佝偻病主要不是由于维生素D的缺乏所致,因为许多研究报告发现,有些佝偻病的婴儿已经给予了适当的维生素D的补充,而且,其血浆中25(OH)D_3的浓度也是正常的。这些婴儿佝偻病的发生可能也不是由于维生素D的代谢异常所致,因为有研究显示这些婴儿血浆中1,25(OH)$_2$$D_3$的浓度是升高的。报告显示使血浆1,25(OH)$_2$$D_3$浓度增加的因素有血磷的降低和血甲状旁腺素(PTH)的升高。研究发现即使给早产儿补充维生素D的量增加至2000IU/d,也不能防止这些婴儿佝偻病或骨质疏松的发生。这些研究表明早产儿发生佝偻病的病因既不是维生素D的缺乏,也不是由于维生素D的代谢异常[3]。

研究显示早产儿的佝偻病主要是由于钙和磷这些营养素的缺乏,造成骨矿化的减少和骨质疏松。早产儿钙,磷的缺乏可能由于其矿物质摄入和吸收的减少以及早产儿出生时体内储存的不足。或者由于早产儿的一些疾病,使其在尿和大便中钙和磷的丢失增加。这些婴儿生化学上的最早表现:有血磷降低,典型患儿血磷<3.5～4mg/dl(1.1～1.3nmol/L),血清碱性磷酸酶升高;有高钙尿症,血清1,25(OH)$_2$$D_3$浓度升高;有低的BMC,X线上显示有佝偻病的表现或有骨折,通过补充钙和磷这些血生化和放射学上的异常能够得到改善。其他血生化的表现为:①血钙(低、正常或稍有升高)一般不是佝偻病存在和严重程度的指征;②血清碱性磷酸酶(AKP)的值(破骨细胞活性的标志)常常与疾病的严重性有关(在严重的佝偻病时AKP>1000～1200IU/L),但也不是绝对的;③正常新生儿AKP的值可以是成人值上限的4倍,极低出生体重婴儿AKP的值在400～600IU/L是常

见的,而没有佝偻病的证据;④有肝胆疾病时AKP也升高,测定骨同工酶可能有帮助;⑤对于复杂的或难治的病例可测定血清中的 $1,25(OH)_2D_3$ 或甲状旁腺素(PTH)[1,2]。

影像学检查:X线片显示骨骺生长板增宽;干骺端呈杯形,模糊或稀疏;骨膜下新骨形成;骨质疏松,特别是颅骨、脊柱、肩胛骨和肋骨;有时有病理性骨折。可以拍摄腕关节或膝关节X线片可能有帮助。也可摄胸片可显示骨质疏松,有时可发现有佝偻病的改变。我们采用骨定量超声技术测定新生婴儿的骨矿化密度,发现早产儿出生时骨定量超声值(SOS)都明显低于足月儿,而且早产儿出生以后骨的矿化密度有进一步的下降。也发现新生儿维生素D的营养状况与其母亲维生素D的营养状况密切相关。骨定量超声技术对婴儿无辐射,无损伤,使用方便,可了解婴儿的骨矿化状况[2,4-7]。

新生儿佝偻病的预防和治疗:首先要防止产妇发生维生素D的缺乏,$25(OH)D_3$ 和 $1,25(OH)_2D_3$ 能够通过胎盘转运给胎儿,是胎儿维生素D的重要来源,母亲维生素D缺乏可引起先天性佝偻病[5,6]。其次要使新生儿出生后获得足够的钙和磷,使婴儿出生后骨的矿化能与其在胎内时的矿化情况相同。早产儿钙的需要量为 $120\sim140mg/(kg\cdot d)$,磷的需要量为 $60\sim75mg/(kg\cdot d)$[1]。钙磷的需要量与钙磷的吸收状况、钙磷的丢失量以及婴儿体内的储存量有关。研究报告显示钙摄入 $250mg/(kg\cdot d)$ 和磷摄入 $140mg/(kg\cdot d)$ 可使早产儿出生后能达到胎内的骨矿化速度。早产儿钙磷的补充可以通过给早产儿喂养专门为早产儿设计的早产儿配方奶粉,或者给母乳喂养儿添加有矿化质和其他营养素的母乳强化剂。婴儿什么时候应该喂养早产儿配方奶或者添加母乳强化剂还不十分确定。一般来说,当母乳喂养儿肠内热卡的摄入量>75kcal/d时可以开始添加母乳强化剂。矿化质含量较高的早产儿配方奶对于

不能母乳喂养的早产儿一般都能够很好地耐受。早产儿配方奶喂养的婴儿在什么时候可以改为普通婴儿配方奶喂养也没有完全确定。研究发现较多早产儿出院时全身骨矿化含量(BMC)低于相同胎龄的新生儿或相同体重的新生儿,说明这些早产儿出院后应该继续补充早产儿配方奶。对每个早产儿应该了解其饮食中矿化质的摄入量,目前还在使用的药物,因为有一些药物(如利尿剂、皮质激素)会干扰骨的矿化及营养素的储存。应该定期测量血清钙、磷和碱性磷酸酶,使其血生化保持在正常的状态。饮食中矿化质的补充应该继续到X线检查显示佝偻病或骨折已痊愈[8-9]。

研究显示给早产儿每天补充常规剂量的维生素D(400～500IU)是足够的,有的作者推荐使用较高剂量的维生素D。没有证据显示要给早产儿补充维生素D的代谢物,如 $25(OH)D_3$ 或 $1,25(OH)_2D_3$。研究发现胎儿血清中 $1,25(OH)_2D_3$ 的70%是由胎儿肾脏生成,31周胎儿的肝和肾的25羟化酶和 1α-羟化酶的功能已基本成熟。但是给早产儿只补充钙而不补充磷可能也是不恰当的,不能防止佝偻病的发生。极低出生体重儿应尽早地进行肠道喂养,逐渐过渡到全肠道喂养,增加钙磷的吸收。每个早产儿出生后均应进行骨矿化的检查,有专家建议早产儿出生后应该定期测定血清钙、磷和血清碱性磷酸酶,一直到纠正胎龄足月,或者肠道喂养婴儿体重至少达到2000g。如果血清磷的浓度低于 $4mg/dl(1.3nmol/L)$,而且AKP的值大于正常成人值的5倍时,就应该进行腕部X线的摄片。对极低出生体重儿即使其血清钙、磷正常,在出生后的 $2\sim4$ 个月时都要进行X线的检查,防止佝偻病的漏诊[1-3]。

(张伟利)

参 考 文 献

1. Winston WK,Steichen KJJ. Osteopenia and Rickets

of Prematurity//Polin RA, Fox WW. Fetal and Neonatal Physiology. Philadelphia：WB Saunder Co, 1998：344-353.

2. Abrams SA. Osteopenia (Metabolic Bone Disease) of Prematurity//Cloherty JP, Eichenwald EC, Hansen AR, Stark AR (eds). Manual of Neonatal Care. Philadelphia：Lippincott Williams & Wilkins Inc, 2003：555-559.

3. Keller KA, Barnes PD. Rickets vs. Abuse：a national and international epidemic. Pediatr Radiol, 2008, 38：1210-1216.

4. 廖祥澎,张伟利,何稼敏,等.定量超声技术对婴儿出生时骨状况的研究.中华儿科杂志,2005,43(2)：128-132.

5. 王蓓,张伟利,蒋明华.新生儿及其母亲骨营养状况的研究.中华围产医学杂志,2008,11(4)：249-253.

6. Xian-peng Liao, Wei-li Zhang, Jia-min He, et al. Bone measurements of infants in the first 3 months of life by quantitative ultrasound：the influence gestational age, season, and postnatal age. Pediatric Radiol, 2005, 35：847-853.

7. Xian-peng Liao, Wei-li Zhang, Jia-min He, et al. Reduced tibial speed of sound in Chinese infants at birth compared with Caucasian peers：the effects of race, gender, and vitamin D on fetal bone development. Osteoporos Int, 2010, 21：2003-2011.

8. Kovacs CS. Maternal vitamin D deficiency：Fetal and neonatal implications. Seminars in Fetal & Neonatal Medicine, 2013, 18：129-135.

9. Kovacs CS. Vitamin D in pregnancy and lactation：maternal, fetal, neonatal outcomes from human and animal studies. Am J Clin Nutr, 2008, 88 (suppl)：520-528.

第九章

新生儿维生素代谢与功能

第一节 水溶性维生素

水溶性维生素可以作为辅酶参与酶的反应。其需要量的确定取决于饮食中的能量和蛋白质的含量以及机体对能量利用的速率。水溶性维生素在人体内几乎不能储存。通过胎盘的主动转运机制,增加维生素在胎儿体内的积聚,使胎儿-母亲维生素的浓度梯度为2～5:1。但是,这种情况只是暂时的,因为在新生儿出生后第一周,由于体内的维生素通过肾脏的丢失以及新生儿摄入量的不足,使新生儿容易发生维生素的缺乏。早产儿由于摄入量和吸收的不足,更加容易发生维生素的缺乏[1]。

目前,对维生素需要量的最佳的估计方法,是根据按需母乳喂养的足月儿的数据来推算的[1]。但是,人乳维生素的成分存在很大的差异,如何进行评估仍然是个问题。而且,母乳喂养婴儿的实际耗乳量可能比以前估计的量要少。由于没有任何有关极低出生体重儿在这方面的确切资料,因而增加了对确定极低出生体重儿合适的推荐量的难度。目前我们有关水溶性维生素最佳摄入量的知识可能是不精确的,所推荐的摄入量可能需要重新评估。

一、抗坏血酸

(一)抗坏血酸代谢

抗坏血酸的化学结构类似一个单糖的结构,是含有六个碳的化合物,被认为是维生素C的活性化学形式。从许多植物中的碳水化合物的前体,包括葡萄糖来合成抗坏血酸。在一些脊椎动物,如人类和一些灵长类动物的进化过程中,催化由葡萄糖转化成抗坏血酸这一化学反应的最后一个步骤的酶逐渐丢失,使不能自行合成这种营养素,从而必须从食物中获取。抗坏血酸是葡萄糖的衍生物,它的转运机制类似于小肠的主动转运葡萄糖的机制,是一个能量依赖的过程。当肠腔内维生素C的浓度增加时,转运机制趋于饱和,而剩余的抗坏血酸则通过简单的扩散机制经肠道吸收,然后这个过程的速率相当缓慢。因此,如果口服抗坏血酸的量过高,其肠道的吸收可能不完全[2]。

抗坏血酸被吸收以后,它在体内的分布非常广泛。其组织中的浓度一般要高于其血浆中浓度的几倍。通常认为血浆中的浓度应该高于 $23\mu mol/l$($0.4mg/dl$),如果低于 $11.4\mu mol/l$($0.2mg/dl$),则会出现维生素C缺乏的临床症状[3]。抗坏血酸主要以抗坏血酸和草酸的形式由尿中排出,肾脏有很强的处理抗坏血酸的能力。但是,事实上抗坏血酸的排出只有在体内补充了大量的抗坏血酸之后才会出现。

(二)抗坏血酸功能

抗坏血酸摄入不足将会引起坏血病。抗坏血酸参与许多羟基化反应,如酪氨酸的代谢和肉毒碱、去甲肾上腺素以及胶原的生物合成。脯氨酸和赖氨酸的羟基化是胶原正常形成的必需步骤。坏血病时结缔组织出现的异常其原因可能就是胶原形成的障碍[4]。

抗坏血酸可增加早产儿不成熟的肝酶的活性，如 p-羟苯丙酮酸羟基酶的活性，该酶在酪氨酸的分解代谢中起作用。二三十年前，一过性酪氨酸血症是早产儿常见的临床情况，普遍认为其原因可能部分与抗坏血酸缺乏有关。有研究提示，酪氨酸浓度的增高会增加对神经发育损害的危险性，这为新生儿早期补充维生素 C 提供了理论依据。

有关神经递质合成时抗坏血酸的作用还不太清楚。研究表明，胎儿大脑中所含的抗坏血酸的量比成人大脑中的含量高几倍，随着孕龄的增加胎儿大脑中的抗坏血酸含量逐渐下降[5]。这个情况的临床意义尚未阐明，但研究表明，这一现象可能与神经递质的生物合成有关。此外发现，坏血病时发生的受损血管的反应和猝死，其原因可能为交感神经源性胺类物质代谢的异常所致。抗坏血酸作为一个抗氧化剂，从理论上讲对于暴露于过氧化环境中的早产儿可能是非常重要的。

（三）抗坏血酸需要量

人乳中抗坏血酸的含量约为 8mg/100kcal[6]。母乳喂养的足月婴儿其体内可能含有足量的抗坏血酸。足月儿抗坏血酸的需要量来自于对母乳中这种维生素的测定。牛可以合成抗坏血酸，但是，牛乳中该维生素的含量却很低，一般只有人乳中含量的 1/4。所以市售的婴儿配方乳中强化了该维生素，并达到与人乳中相同的水平。据估计，配方乳喂养的足月儿，最低大约需要 10mg/d 来防止抗坏血酸的缺乏。当给予 20mg/d 抗坏血酸时，配方乳喂养儿血中抗坏血酸的浓度就与母乳喂养儿血中的浓度相同。

新鲜母乳喂养的早产儿，其接受的抗坏血酸的量已能够满足婴儿的需要。但是，因

为母乳中该维生素的含量变化很大，特别是经过加热处理的母乳，所以建议有必要补充一些该维生素[7]。目前已在专为早产儿配制的奶方中添加了一定量的抗坏血酸。研究发现早产儿若喂以母乳或乳清蛋白为主的配方奶，其血中酪氨酸的水平高于喂以酪蛋白为主的配方奶的早产儿。因而，当以酪蛋白为主的配方奶进行喂养时，或配方奶中抗坏血酸的摄入量低于 20mg/d，就有必要补充抗坏血酸[7]。美国儿科学会-营养委员会（AAP-CON）推荐，足月儿和早产婴儿的配方奶中抗坏血酸的摄入量不能低于 8mg/100kcal。如果蛋白质的摄入量适当，RDA 推荐的 35mg/d 抗坏血酸的摄入量是充足的[8]。目前虽然没有摄入量上限的规定，但研究表明即使对于早产儿，也没有必要给予超过 RDA 的推荐量。

静脉营养时应用水溶性维生素的剂量常常会超过一般推荐的肠道摄入量。静脉应用时为了弥补因静脉输液可能造成的从肾脏的丢失，而较多给予这些维生素是否为必需尚不清楚。虽然有研究发现，静脉应用的维生素约有 25% 在到达肝脏和肠道之前，已经由肾脏排泄掉了。有研究报道了静脉营养的足月儿和早产儿血浆中抗坏血酸的水平。基于这些数据，有研究认为，静脉使用时对于足月儿推荐使用抗坏血酸 80mg/d 是适当的，而对于早产儿静脉输入 15～25mg/（kg·d）的量是合理的[1]。

二、硫　胺　素

（一）硫胺素代谢

硫胺素通过载体介导的转运从肠道吸收[9]。该维生素一旦位于胞质内就被磷酸化，这有助于建立一个促进底物从肠道吸收的有利的浓度梯度。研究认为，磷酸化是硫胺素吸收的限速步骤。它的吸收是一个主动机制，有 Na^+-K^+-ATP 酶的直接参与。在大鼠中硫胺素的跨膜转运与硫胺素缺乏的

严重程度成反比。相反,在正常的成人中,血中硫胺素的浓度并不随着其摄入量的增加而增加。超过组织需要的硫胺素则从尿液中被排泄。

(二)硫胺素功能

硫胺素活性形式(即磷酸化)的主要功能是作为氧化去羧基化反应中的辅酶,参与三羧酸循环中的碳水化合物的代谢以及戊糖通路中的转酮反应。因而碳水化合物摄入量的增加会相应地增加对硫胺素的需要。硫胺素也参与支链氨基酸的去羧基反应,从而有可能在神经传导和突触传递过程中起着特殊的作用。硫胺素的缺乏会造成"脚气病",它的临床表现包括周围神经病变、心肌肥大以及充血性心力衰竭等[10]。

(三)硫胺素需要量

营养良好的母亲,其母乳喂养的婴儿发生硫胺素缺乏的病例尚未见报道。然而,若母亲有营养不良或有酗酒,则她们喂养的婴儿在生后2~5个月时有发生婴儿脚气病的可能。根据人乳中硫胺素平均含量的研究,AAP-CON推荐配方奶中硫胺素的添加量最少为40μg/100kcal,因此配方奶喂养婴儿得到足够的硫胺素以满足推荐的硫胺素的摄入量。目前尚没有证据表明喂以新鲜母乳或喂养经冷冻后的母乳的低出生体重婴儿需要补充硫胺素。然而,由于硫胺素对热不稳定,所以当喂以加热处理过的母乳时,应注意补充该维生素[7]。目前市售的早产儿配方奶中硫胺素的含量是充足的。

静脉营养(TPN)婴儿硫胺素的需要量尚未很好地确定。研究报道,足月儿和早产儿在TPN时每天分别给予硫胺素1.2mg和0.78mg是合理的[11]。然而,如果按照葡萄糖的摄入量来计算硫胺素的需要量,给早产儿补充硫胺素0.78mg/天,可能会造成硫胺素的过量。因此目前对足月儿的推荐量可能是比较合理的,但是在进一步深入研究之前,

早产儿配方奶中硫胺素的合理用量应为0.2~0.35mg/(kg·d)。

三、核 黄 素

(一)核黄素的代谢

核黄素是一种橘黄色的结晶物质,它对热稳定,有抗氧化能力。然而,在目前所了解的维生素中,它可能是对紫外线或可见光最敏感的一种维生素。它是两种重要的辅酶的组成成分,即黄素单核苷酸(FMN)和黄素腺嘌呤二核苷酸(FAD),它们构成了饮食中核黄素的主要成分。Jusko和Levy提出[12],肠道可能参与了核黄素代谢的整个过程,包括:①饮食中的FMN在肠腔内进行去磷酸化;②核黄素的运输和在肠黏膜内酶的磷酸化;③核黄素以磷酸酯的形式经血液循环到肝脏,并在肝脏重新去磷酸化。若有胆盐存在,核黄素在人体肠道内的吸收会增加,但是,当婴儿有胆道阻塞时,核黄素的吸收会受到影响。

核黄素的代谢取决于饮食的摄入量和其组织储存量的饱和程度。大剂量的核黄素在小肠的吸收往往受到限制,多余的核黄素通过肾脏被迅速地排出。一般情况下,核黄素在组织中的水平较低,其与蛋白质广泛地结合,它在尿中的排泄也很少。由于它和组织的亲和力较强,并且在肾小管被广泛地重吸收,所以除非在严重缺乏的情况下,组织中核黄素的水平通常不会低于可接受的低限。

(二)核黄素的功能

由核黄素构成的辅酶是参与几种电子传递酶的必要的组成成分。这些酶参与的有关化学反应包括:能量代谢,糖原合成,骨髓红细胞的生成以及叶酸转变成它的辅酶等。

核黄素的缺乏往往与营养不良同时发生,症状包括口角炎、舌炎、唇干裂和溢脂性皮炎等。研究发现[13]在婴儿光疗时随着胆

红素浓度的降低,核黄素的利用增加,接受光疗的母乳喂养儿易发生核黄素的缺乏。

(三)核黄素的需要量

美国儿科学会营养委员会(AAP-CON)推荐每天核黄素的最小需要量为60μg/100kcal[14],这在母乳核黄素的含量范围内。虽然有报道母乳喂养的足月儿在光疗时发生核黄素的缺乏[13],但是是否需要常规补充核黄素还需要进一步的研究。婴儿配方奶中提供了高于最低需要量的核黄素。母乳喂养的早产儿,其核黄素的摄入量可能不足,特别是那些已接受了较长时间光疗的早产儿。因此,建议早产儿补充200~300μg/100kcal核黄素。目前市售的早产儿专用奶方已能满足早产儿的需要。

在正常情况下,若TPN溶液暴露于日光下,核黄素可能见光分解,但是若每天分别给予足月儿或早产儿补充核黄素1.4mg和0.9mg,则未见有核黄素缺乏的报道。当推荐给予早产儿核黄素的摄入量为0.66mg/(kg·d)时,早产儿血中核黄素的浓度可以提高20~400倍[11]。当给予核黄素0.25mg/(kg·d)时,也可观察到血中核黄素水平的上升[15]。过多的核黄素可能导致溶血的发生[16]。鉴于这些研究,对于TPN的早产儿建议给予的核黄素为0.15~0.20mg/(kg·d)。

四、维生素 B_6

(一)维生素 B_6 代谢

维生素B_6包括三种天然存在的吡啶,它们是吡哆醇、吡哆醛和吡多胺。它们在小肠内通过简单的扩散吸收,然后在肝脏被转换成具有代谢活性的形式,即磷酸吡哆醛(PLP)和磷酸吡多胺。异烟肼、肼屈嗪和青霉胺可与PLP形成非活性的化合物,若长期使用上述三种药物的话,则可能造成维生素

B_6的缺乏[10]。PLP在肝脏降解,主要以吡哆酸的形式自尿中排泄。

(二)维生素 B_6 功能

除转氨酶可以利用PLP或磷酸吡多胺外,所有其他酶的作用均依赖维生素B_6,尤其是PLP。维生素B_6的功能包括氨基酸的相互转换、由色氨酸合成烟酸(尼克酸)、血红素的合成以及在大脑中的代谢反应等。吡多胺在碳水化合物的代谢以及在免疫功能中也具有重要意义。通常在描述吡多胺的需要量时,必须考虑蛋白质的摄入量,因为维生素B_6与蛋白质代谢之间的关系十分密切。婴儿吡多胺缺乏的特征性表现是低色素小细胞性的贫血、中枢神经系统异常(包括抽搐)、呕吐、腹泻以及生长发育落后。

(三)维生素 B_6 需要量

RDA推荐的婴儿吡哆醇的需要量是300μg/d。通常根据母乳中维生素B_6与蛋白质的比值来评估母亲体内维生素B_6的营养状况,并可反映母体摄入该维生素的量。如果哺乳母亲每天维生素B_6的摄入量达到RDA推荐量的话,她们乳汁中维生素B_6的平均浓度可达26μg/100kcal(或以每克蛋白质来计算,则为15μg/g蛋白质)。假定维生素B_6与蛋白质的比值恒定,依据AAP-CON的推荐,至少应达到35μg/100kcal。研究表明,尽管未添加维生素B_6妇女的乳汁中维生素B_6的量低于AAP-CON推荐的量,但是并没有足够的证据表明足月母乳喂养的婴儿中普遍存在维生素B_6缺乏的情况。随着哺乳期的延长,母乳中维生素B_6的含量会下降[17],如果母亲每天摄入维生素B_6的量大于2.5mg,则其乳汁中维生素B_6的平均含量可达43μg/100kcal。

通常足月婴儿的配方乳中维生素B_6的含量为60μg/100kcal。乳汁中维生素B_6最主要的化学形式为PLP或者是吡多胺,两者

均对热很不稳定。这一特性也许是造成某些婴儿维生素 B₆ 缺乏的原因。在 20 世纪 50 年代曾有报道[18]，一些喂养液体婴儿配方奶的婴儿出现有抽搐现象，这可能与该婴儿配方奶中维生素 B₆ 被破坏有关。因此目前的配方奶中均强化了对热相对稳定的吡哆醇。

以母乳喂养的低出生体重婴儿可能需要补充维生素 B₆，才能达到推荐的至少 15μg/g 蛋白质或者 35μg/100kcal 的维生素 B₆ 的摄入量[7]。使用早产儿专用的奶方中已经添加了足够的维生素 B₆，能够满足人们估计的早产儿的需要量。

足月儿静脉营养时维生素 B₆ 的推荐量为 1mg/d。虽然这个使用量有可能高于实际的需要量，但是没有发现任何毒性症状或缺乏症状，表明临床可以继续应用该剂量。然而，早产儿使用该剂量可能会产生血中维生素 B₆ 浓度的不必要的升高，因此早产儿维生素 B₆ 推荐使用的剂量为 0.18mg/(kg·d)[15]。

五、烟　酸

烟酸就是尼克酸和尼克酰胺的通用术语，它们在生物学上都是吡啶的衍生物。这些化合物在小肠近端吸收，在肝脏转换成许多代谢产物后排出体外。通过测定这些代谢产物的值来确定烟酸是否缺乏。

该维生素的代谢活性形式是：尼克酰胺腺嘌呤二核苷酸（NAD）和尼克酰胺腺嘌呤二核苷酸磷酸（NADP），它参与多种代谢过程，包括糖酵解、组织细胞的呼吸和脂肪合成。因而烟酸缺乏的表现（即糙皮病）十分复杂，包括皮肤、消化道和神经系统等，可分别引起皮炎、腹泻、痴呆等。

饮食中的色氨酸可以转化成烟酸，因此在讨论烟酸需要量的时候，应当同时将饮食中色氨酸的含量考虑在内。在成人体内约 3% 的色氨酸可转换成烟酸，一个烟酸当量（NE）相当于 60mg 色氨酸或 1mg 烟酸[1]。尽管婴儿体内烟酸转换成色氨酸的量尚未完全清楚，但人乳中烟酸 NE 值的估算是奶中已有的烟酸以及从色氨酸转化而来的烟酸的两者之和。

人乳中含有的烟酸的量平均为 0.21mg/100kcal，以及总的量 0.8NE/100kcal[19]。人们依据母乳中烟酸衍生物的量来制订足月儿烟酸的推荐量，一般为 0.8mgNE/100kcal；婴儿配方奶中提供约 1mg 的烟酸/100kcal。目前虽无资料证明需为早产儿制订特殊的推荐量，但也没有证据表明母乳或配方奶喂养的早产儿需要额外补充烟酸。

应用静脉营养液的足月儿需要 17mg/d 的烟酸，早产儿需要 11mg/d 的烟酸，来预防烟酸的缺乏[11]。根据大致的体重计算，建议早产儿的摄入量为 4.0 ~ 6.8mg/(kg·d)。目前在新生儿常规应用的 TPN 营养液中已有的色氨酸的含量并不能减少其对烟酸的需要。

六、生物素和泛酸

生物素和泛酸的需要量尚未确定，一般只有在特殊情况下才会出现这两种维生素的缺乏，如长期进行 TPN 又没有注意补充，以及有全身性营养不良的情况。生物素由肠道的细菌合成，它作为辅酶参与脂肪、碳水化合物和一些氨基酸的代谢。泛酸是辅酶 A（CoA）的一个组成部分，参与碳水化合物、脂肪和蛋白质代谢的中间过程[20]。

研究表明，人乳和婴儿配方奶能够满足足月儿和早产儿的需要。接受 TPN 婴儿的推荐需要量见有关章节。TPN 时发生生物素缺乏的临床表现有：皮炎，结膜炎，抽搐，共济失调，听力损害，乳酸性酸中毒，生长发育迟缓和昏迷。泛酸缺乏的表现有：心血管功能不稳定，乏力，抑郁，腹痛，对感染的易感性增加，感觉异常和肌无力。

七、维生素 B₁₂

（一）维生素 B₁₂ 的代谢

饮食中维生素 B_{12} 的含量一般都显著超过机体的需要量。然而，由于植物中缺乏该维生素，所以长期严格素食的乳母其乳汁中维生素 B_{12} 的含量往往会显著低于正常，最终导致其婴儿维生素 B_{12} 的缺乏。

通过胃液的作用，饮食中的维生素 B_{12} 从其与蛋白质结合的形式中解离出来。维生素 B_{12} 与一种由胃壁细胞分泌的糖蛋白（即内因子，IF）结合成内因子-维生素 B_{12} 复合物后在回肠吸收。在胃内 pH 较低的酸性环境下，维生素 B_{12} 与另一种结合载体（haptocorrin）有较高的亲和力，这种结合载体通常存在于唾液、胃液、胆汁和乳汁中。而在十二指肠内较高 pH 的碱性环境下，胰蛋白酶可使这种结合载体降解，释放出被结合的维生素 B_{12}，使之重新与 IF 结合[21]。因此，如果体内缺乏 IF，胰腺功能不足，酸性的肠道 pH 环境，外科手术肠道被切除或有回肠疾病等情况，会发生维生素 B_{12} 吸收不良的情况。

IF-维生素 B_{12} 复合物可能以完整的形式吸收入回肠细胞，然后在回肠细胞内或在其浆膜面，维生素 B_{12} 与 IF 分离，再与转运蛋白 II（transcobalamin II）结合。转运蛋白 II 在血浆中的更新速度非常快，它的功能是参与并调节给组织细胞提供所需要的维生素 B_{12}。

维生素 B_{12} 在肝脏中储存，新生儿的储存量相当大，平均为 $25\mu g$，一般在婴儿一岁以前很少被消耗掉[1]。维生素 B_{12} 主要通过胆汁分泌，并通过肠肝循环的方式进行重吸收。

（二）维生素 B₁₂ 的功能

维生素 B_{12} 参与多种生化反应，包括 DNA 的合成以及转甲基反应，如蛋氨酸的合成等。维生素 B_{12} 的摄入和转运系统非常复杂，其中任何一个步骤出现问题就可能发生维生素 B_{12} 的缺乏。母亲严格素食的母乳喂养儿，是发生维生素 B_{12} 缺乏症的高危人群。其表现包括大细胞性贫血和神经系统的改变，某些神经系统的损害有时是不可逆的。

（三）维生素 B₁₂ 的需要量

足月儿和早产儿能从营养良好母亲的乳汁中得到充足的维生素 B_{12}。婴儿配方奶也能提供必需的维生素 B_{12} 来满足婴儿的需要。目前推荐的维生素 B_{12} 剂量，即从母乳中得到的 $0.3\mu g/d$ 是合适的；若早产儿摄入 $0.65\mu g/d$，其血中维生素 B_{12} 的浓度会升高，故早产儿比较合适的摄入量应为 $0.3\mu g/(kg \cdot d)$。

八、叶　酸

（一）叶酸代谢

叶酸含有一个双环化学结构（即蝶酸，Pte），同时还含有谷氨酸。当 Pte 与两个或更多的谷氨酸残基结合时，即可形成多聚谷氨酸，这是自然界中大多数叶酸的存在形式。

多聚谷氨酸的消化和吸收包括多种过程，在其被吸收入肠细胞之前，先在肠腔内被蛋白酶快速地水解。苯妥英钠及其他抗惊厥药物均可在肠腔内与多聚谷氨酸相互作用，通过限制叶酸在肠道内的运输，或干扰它们转变成可吸收的单谷氨酸形式，造成叶酸的缺乏。所以有研究推测肠道可能存在一种双相的（饱和或不饱和）叶酸摄取系统。乳汁中存在的叶酸结合蛋白可能促进小肠细胞对叶酸的摄取。然而其机制尚未阐明。巴氏灭菌法或其他处理乳汁的方法对这种蛋白质活性的影响也尚未阐明。

叶酸在肝脏中储存，其降解的速度相对

较快。怀孕最后几周胎儿体内叶酸的积累较多,因为有研究显示足月儿体内叶酸的浓度高于早产儿。

(二)叶酸功能

四氢叶酸是叶酸的辅酶,它的功能是可以作为氨基酸和核苷酸代谢中一碳单位的接受者和供给者。DNA 合成代谢的混乱是叶酸缺乏造成的最主要的代谢后果,可引起各种不同组织,特别是细胞增殖最快的组织(如骨髓、小肠)其细胞分裂中止或时间延长。

营养性叶酸缺乏是人类最常见的维生素缺乏之一,特别是当叶酸的需要量增加时,例如早产儿快速生长阶段和患有严重溶血性贫血的新生儿。临床表现一般出现在生后 6～12 周,包括中性粒细胞核的高度分节,在血涂片上红细胞的巨幼红细胞变以及生长发育落后。严重病例出现大细胞性贫血以及神经系统的异常改变,如肌张力低下等。

(三)叶酸需要量

若以每千克体重来计算的话,婴儿对叶酸的需要量大约是成人的 10 倍。RDA 对婴儿的推荐量是 $25\mu g/d$。人乳中叶酸的含量约为 $24\mu g/L$。母乳喂养的足月儿其血清和红细胞中叶酸的含量较成人高。专门的婴儿配方奶中含有的叶酸含量为 $102～108\mu g/L$,所以配方奶喂养的足月婴儿一般都有较高的血清叶酸浓度。羊奶的叶酸含量很低,低于 $6\mu g/L$,所以如果用这种乳汁作为主要的喂养方式的话,会造成婴儿严重的巨幼红细胞性贫血。

母乳喂养的早产儿,特别是母乳经过加热和储藏,这些婴儿可能得不到足量的叶酸,故这些婴儿需要添加叶酸[7]。应该知道通常的婴儿维生素液体制剂中不含有叶酸。早产儿的配方奶中含有 $245\mu g/L$ 叶酸,如果婴儿摄入的奶量足够的话,应该能够满足他们

的需要。推荐的叶酸的静脉摄入量在足月儿为 $140\mu g/$天。对早产儿来说,若摄入 $75\mu g/(kg \cdot d)$ 的话,其红细胞中叶酸的浓度可正常或有轻度升高。因而推荐早产儿叶酸的静脉摄入量可减少为 $56\mu g/(kg \cdot d)$[1]。

(张伟利　何稼敏)

参 考 文 献

1. Moran JR,Greene HL. Vitamin Requirements//Polin RA,Fox WW (eds). Fetal and Neonatal Physiology. Philadelphia:WB Saunders Co,1998:344-353.

2. Ferraris RP. Regulation of intestinal nutrient transport//Johnson LR (eds). Physiology of the Gastrointestinal tract. New York:Raven Press, 1994:1821-1844.

3. Jacob R. Vitamin C//Shils ME(eds). Modern Nutrition in Health and Disease. Philadelphia:Lea & Febiger,1994:432-448.

4. Levine M. New concepts in the biology and biochemistry of ascorbic acid. N Engl J Med, 1986,314:892.

5. Byerley LO,Kirksey A. Effects of different levels of vitamin C intake on the vitamin C concentration in human milk and the vitamin C intakes of breast-fed infants. Am J Clin Nutr,1985,41:665.

6. Committee on Nutrition of the Preterm Infants,European Society for Paediatric Gastroenterology Nutrition:Nutrition and feeding of preterm infants. Acta-Paediatr Scand (Suppl),1987,336:1.

7. Committee on Dietary Allowances,Food and Nutrition Board:Recommended Dietary Allowances,10th ed. Washington,DC:National Academy of Sciences,1989.

8. Rose RC. Intestinal absorption of water-soluble vitamins//Johnson LR(ed). Physiology of the Gastrointestinal Tract. New York:Raven Press, 1987:1581-1596.

9. Moran JR, Greene HL. Nutritional biochemistry of water-soluble vitamins//Grand RJ,et al (eds). Pediatric Nutrition Theory and Practice. Boston:Butter-

worths,1987:51-68.

10. Moore MC,Greenel HL,Phillips B,et al. Evaluation of a pediatric multiple vitamin preparation for total parenteral nutrition in infants and children. Pediatrics,1986,77:530.

11. Jusko W,Levy G. Absorption,metabolism and excretion of riboflavin-5'-phosphate in man. J Pharm Sci,1967,56:58.

12. Lucas A,Bates C. Transient riboflavin depletion in preterm infants. Arch Dis Child,1984,59:837.

13. Committee on Nutrition,American Academy of Pediatrics: Nutritional needs of low-birth-weight infants. Pediatrics,1985,75:976.

14. Hansen JW. Consensus recommendations. Niacin,pantothenic acid,and biotin//Tsang RC(eds). Nutritional Needs of the Preterm Infant. Baltimore:Williams & Wikins,1993:288-291.

15. Baeckert MC,Baeckert PA,Greene HL,et al. Vitamins concentrations in very low birth weight infants given vitamins intravenously in a lipid emulsion:Measurements of vitamins A,D,E and riboflavin. J Pediatr,1988,113(6):1057.

16. Karra MV,Udipi SA,Kirksey A,et al. Changes in specific nutrients in breast milk during extended lactation. Am J Clin Nutr,1986,43:495.

17. SchanlerRJ. Water soluble vitamins:C,B1,B2,B6,niacin,biotin and pantothenic acid//Tsang RC,Nichols BL (eds): Nutrition During Infancy. Philadelphia:Hanley & Belfus,1988:236-252.

18. Greene HL,Hambidge KH,Schanler R,et al. Guidelines for the use of vitamins,trace elements,calcium,magnesium and phosphorus in infants and children receiving total parenteral nutrition:Report of the Pediatric Subcommittee from the Committee on Clinical Practice Issues of the American Society for Clinical Nutrition. Am J Clin Nutr,1989,48:1324.

19. SeetharamB. Gastrointestinal absorption and transport of cobalamin(vitamin B_{12})//Johnson LR(eds). Physiology of Gastrointestinal Tract. New York:Raven Press,1994:1997-2026.

20. Tani M,Jivar K. Some nutritional effects of folate-binding protein in bovine milk on the bioavailability of folate to rats. J Nutr,1984,114:778.

21. Smith AM,Picciano MF,Deering RH. Folate intake and blood concentration of term infants. Am J Clin Nutr,1985,41:590.

第二节　脂溶性维生素

维生素 A、D、E、K 与水溶性维生素在许多方面存在不同。从代谢方面来说,它们不形成经典的辅酶或辅基,而主要参与细胞的分化和生长。由于它们是脂溶性的,因此它们在肠道内的吸收与脂肪的吸收密切相关。因而患有胰腺功能不足或有胆汁淤积症的患者容易发生这些维生素的缺乏。同时,为了增加它们在血液中的溶解度,脂溶性维生素还需要一个载体系统,通常是脂蛋白。脂溶性维生素的降解时间比水溶性维生素的时间长(维生素 B_{12} 可能除外),如果长期过量地摄入脂溶性维生素可能会造成中毒。

一、维生素 D

(一)维生素 D 代谢

维生素 D 有两种化学形式,即来源于植物的麦角钙化醇(维生素 D_2)和来源于动物的胆钙化醇(维生素 D_3)。这两种形式的维生素 D 在代谢方面很相似。除了上述的食物来源外,胆钙化醇(维生素 D_3)在紫外线的照射下,可以由皮肤中的 7-脱氢胆固醇(一种胆固醇生物合成的中间产物)形成,这为机体提供了一个维生素 D 的储藏场所,也可能为紫外线照射对机体的毒性作用提供保护机制[1]。

饮食中维生素 D 的主要来源是强化的牛奶。一般认为,维生素 D 在小肠的吸收是一种被动的机制,因为大部分维生素 D 通过小肠时没有发生任何改变。维生素 D 在肝脏经过羟化作用转变为 25-羟维生素 D（25-OHD），该过程取决于维生素 D 的生物利用度。通常用该代谢物的浓度来反映机体维生素 D 的营养状况。血浆中 25-OHD 的正常值低限约为 28nmol/L（11ng/ml）。25-OHD 在肾脏中主要转化成有活性的一种激素形式，即 1,25 二羟胆钙化醇[1,25（OH）$_2$D$_3$]。该代谢物的合成受到内分泌激素的严格控制。肾脏的羟化酶主要受到甲状旁腺素（PTH）和血清钙浓度的降低或者受血清磷浓度的调节。肾衰竭和甲状旁腺功能减退将会影响 1,25（OH）$_2$D$_3$ 的合成。

（二）维生素 D 功能

维生素 D 的主要作用是刺激钙和磷从小肠的吸收。1,25（OH）$_2$D$_3$ 在三个方面对钙的转运进行调节：①钙从肠腔的刷状缘以较大的电化学梯度吸收入细胞质；②钙通过细胞的转位；③钙逆着较大的电化学梯度穿过基底膜[2]。

维生素 D 也促进钙和磷在肾脏的重吸收，并与 PTH 共同作用帮助调节钙和磷从骨组织中的动员。虽然大家知道早产儿未补充维生素 D 会发生维生素 D 的缺乏，但是这不是严重的代谢性骨病（早产儿佝偻病）的主要问题。如果连续几个月给婴儿摄入2000～4000IU/d 的维生素 D，可能会发生维生素 D 的中毒[3]。

（三）维生素 D 需要量

目前，RDA 对婴儿推荐的维生素 D 的摄入量为 300IU/d。这是在 20 年代时根据有关婴儿佝偻病的预防和促进婴儿生长发育的研究确定的。

研究发现人乳中含有维生素 D 的量可能低于 40IU/L，人乳中维生素 D 的量与母亲维生素 D 的摄入量密切相关[4]。维生素 D 的其他来源，包括皮肤经过光照作用所形成的维生素 D，其受到季节变化的影响很大。虽然对于大部分人群来说，在温和的季节里，暴露于日光下能够满足机体维持适当的维生素 D 的水平，但是对纯母乳喂养的婴儿来说，仍有发生维生素 D 缺乏的危险。因此，AAP-CON 提醒哺乳母亲应该认识到，人乳中维生素 D 的含量不足，婴儿每天对维生素 D 的需要量应该取决于她们每天接受的日光的量[3]。对于每天接受日光很少的婴儿，推荐维生素 D 的摄入量是 400IU/d。大多数婴儿配方奶中含有约 400IU/L 的维生素 D。在美国由于执行了法定的在乳中添加维生素 D 的政策，儿童维生素 D 缺乏引起的佝偻病的发生率大大降低。

早产儿维生素 D 的营养状况取决于母亲在怀孕期间维生素 D 的营养状况。目前我们还不清楚胎儿储存的维生素 D 及其代谢物在其出生后利用的情况。目前研究的证据表明，早产儿对维生素 D 的吸收很好，而且有一定的 25-羟化酶的活性。此外只要给早产儿补充适当量的维生素 D，早产儿的肾脏也能产生 1,25（OH）$_2$D$_3$。喂以母乳的早产儿应该给予补充维生素 D。然而早产儿维生素 D 推荐量的范围很大，从美国的 400IU/d 到欧洲的 1000IU/d[3,5]。可以给予早产儿多种维生素的制剂。使用维生素 D 的代谢物，如 25-OHD、1 α-OHD 以及 1,25（OH）$_2$D$_3$ 没有证明有更好的作用，除非婴儿有胆汁淤积。25-OHD 的吸收相对于维生素 D 的吸收要好[6]。因为考虑到早产儿的进奶量可能较少，因此专为早产儿设计的早产儿配方奶中添加了较多的维生素 D。接受 TPN 的早产儿推荐每天给予补充维生素 D 的量为 40～160IU/（kg·d），最大为 400IU/d。应用这个剂量，可以使其血浆中维生素 D 代谢物的水平保持在喂养配方奶的正常足月儿的推荐值的范围。

二、维生素 A

（一）维生素 A 代谢

维生素 A 通常被用来描述一组天然的或合成的类维生素 A 的物质，它们在性质上呈现出原形维生素 A 族化合物的生物学的活性，均为全反式视黄醇。视黄醇以脂肪酸酯的形式存在，在动物和人类组织中主要的视黄醇酯是视黄醇棕榈酸酯和视黄醇硬脂酸酯。其他天然存在的形式是视黄醛和视黄酸。维生素 A 原类胡萝卜素是那些表现维生素 A 生物活性的类胡萝卜素。β-胡萝卜素存在于植物来源的食物中，它是最丰富的维生素 A 原类胡萝卜素。

视黄醇酯在小肠内经非特异性胰水解酶和在人乳中存在的胆盐依赖的脂肪酶的作用下被水解后吸收。然后游离的视黄醇溶解在混合微团中，它的吸收是通过一种饱和的、被动载体介导的机制进行的。类胡萝卜素则是通过一种非饱和的、非载体介导的被动机制被完整地吸收的。在小肠细胞内视黄醇与长链脂肪酸进行酯化。通过维生素 A 原类胡萝卜素的裂解产生视黄醛和脱辅基胡萝卜素，视黄醛再还原成视黄醇。视黄醇酯以及完整的类胡萝卜素和脱辅基胡萝卜素一起被掺入到乳糜微粒中。所形成的酯化形式大多是棕榈酸视黄醇，被肝脏摄取和储存。接着，视黄醇从肝细胞或肝窦的脂肪细胞（星形细胞）中释放出来，并与血清视黄醇结合蛋白（RBP）结合。视黄醇的循环复合物，RBP 以及血浆前白蛋白，可以将视黄醇释放出来，供给靶组织利用，并且可预防维生素 A 从肾小球的滤过。

摄入的维生素 A 中有 80% 被吸收，有约 20% ~ 50% 从粪便和尿液中排泄掉，其余的维生素 A 在体内储存和被缓慢地代谢。血浆视黄醇浓度的降低可以作为体内维生素 A 状况的一个指标，若其浓度低于 $0.70\mu mol/L$（$20\mu g/dl$），被认为有维生素 A 的缺乏。尽管成人体内维生素 A 的储存量可以维持在一年以上，但新生儿体内几乎没有储存，许多成长中的儿童其维生素 A 的储存最多也只有几周。因此早产儿特别容易发生维生素 A 缺乏的原因部分由于他们体内维生素 A 的

储存量少，只有足月儿的 $1/2^{[7]}$。增加新生儿发生维生素 A 缺乏的其他危险情况有：呼吸窘迫综合征，支气管肺发育不良，锌和蛋白质的缺乏等。通过静脉补充维生素 A 可能不太可靠，因为有 60% ~ 80% 的视黄醇在进入婴儿体内之前，已经被输液管吸附掉了[8]。摄入过量的维生素 A 则会造成中毒，若婴儿在几周内摄入维生素 D 的量达到 13 000 ~ 20 000μg 视黄醇/kg 的话，就有可能发生中毒的危险。

（二）维生素 A 功能

维生素 A 对于上皮组织的生长和分化，蛋白质的合成以及对于视觉的保护具有重要意义。视黄醇作用的分子机制仍未完全阐明。视黄醇可以可逆地氧化成视黄醛，视黄醛在眼内与视蛋白结合形成视紫红质，视紫红质再与光作用促进视觉的形成。视黄醛进一步氧化成视黄酸的过程是不可逆的，这种形式的维生素 A 可以促进生长，但对视黄醇的视觉功能没有影响。维生素 A 缺乏的临床体征包括夜盲、角膜结膜炎、皮炎以及生长迟缓。

（三）维生素 A 需要量

在每天服用 100 ~ 200μg 视黄醇（1μg 视黄醇 =3.33IU 维生素 A 或 6μg β-胡萝卜素）的儿童中，未发现有出现维生素 A 缺乏的临床表现。在美国营养健康母亲的母乳中视黄醇的含量约为 33 ~ 77μg/dl，以这些乳汁进行喂养的婴儿中未发现维生素 A 缺乏的表现[9]。因此，目前对于新生儿和小于 6 个月的婴儿来说，推荐的摄入量约为 375μg 视黄醇/d[3]。专为早产儿设计的奶方中维生素 A 的含量与母乳中维生素 A 的含量非常接近。

早产儿要达到推荐量有一定的困难，研究表明未补充维生素 A 的婴儿体内血浆视黄醇的水平非常低。所以有必要进行维生素 A 的补充（200 ~ 1000μg/d）[5]。如果早产儿理想的能量摄入是 120kcal/（kg·d），那么理想的维生素 A 的摄入量应该达到 375 ~

700μg/（100kcal·d）。部分专为早产儿设计的奶方中的维生素 A 的含量已经达到了估计的需要量，故不需要再作其他的补充。但是，对于患病的、低出生体重婴儿（特别是患有支气管肺发育不良的婴儿），维生素 A 的添加量是否需要高于目前的推荐量仍然有争论。

目前足月儿及儿童在静脉营养时维生素 A 的推荐量为 700μg 视黄醇/d[10]。早产儿静脉维生素 A 的推荐量尚不明确。因为婴儿室的光线强度很高，会增加维生素 A 的光降解程度；同时，由于早产儿的 TPN 溶液用量较少，但是需要滴注维持的时间比较长，这也增加了维生素 A 的丢失。其他的研究认为，视黄醇加入脂肪乳剂中可减少视黄醇的丢失[11]。故推荐早产儿合适的维生素 A 的静脉补充量为 210～840μg/（kg·d）。

三、维生素 E

（一）维生素 E 代谢

维生素 E 泛指所有的生育酚以及生育三烯酚的衍生物，在性质上是指有α-生育酚的生物活性，α-生育酚占人体组织中存在的所有维生素 E 的 90%。α-生育酚的右旋立体异构体的形式是维生素 E 唯一的天然存在的形式。然而，维生素 E 最常见的药物剂型含有两种异构体，即右旋和左旋异构体，但是这种维生素 E 混合物的活性大约只相当于纯右旋异构体活性的 75%。并且市售的维生素 E 是一种酯化的形式，它可以保护维生素 E 不受氧化作用的影响。因此维生素 E 的制剂已被标准化为国际单位（IU），即 1IU 维生素 E 相当于 1mg 右旋,左旋-α-醋酸生育酚（d,l-α-tocopherol acetate）的活性。

α-生育酚通过被动的机制由小肠细胞吸收，维生素 E 的酯化形式经水解后可以增加其吸收。足月儿及早产儿对两种形式的维生素 E 都能很好地吸收。然而患有慢性脂肪吸收不良或有胆道疾病的婴儿会出现维生素 E 的吸收不良。维生素 E 吸收后从淋巴管进入静脉循环，并由低密度脂蛋白携带运送到机体各个组织。维生素 E 在组织中的浓度与该组织的脂肪含量密切相关。脂肪组织、肝脏和肌肉组织是维生素 E 的主要储存部位。然而，当发生维生素 E 缺乏的时候，机体及时动员这些储存的维生素 E 的能力不足[12]。

（二）维生素 E 功能

维生素 E 的功能主要是作为生物抗氧化剂，抑制细胞膜脂质层中的多不饱和脂肪酸（PUFAs）的过氧化。如果饮食中 PUFAs 的含量较高的话，可导致细胞膜中 PUFA 的含量发生相应的改变，使细胞膜中的脂肪酸易于发生过氧化反应，这样对饮食中维生素 E 的需要量随即增加。铁可以催化细胞膜上的脂肪酸发生过氧化反应，这就是为什么当饮食中铁含量增加时，维生素 E 的需要量也要相应地增加的原因。在 20 世纪 60 年代，配方奶喂养的早产儿会发生溶血性贫血，主要由于配方奶中的 PUFAs 含量很高，而维生素 E 的含量较低。鉴于这些发现，人们对早产儿奶方作了相应改变以后，早产儿这些症状也就迅速地消失了[13]。

很多文献报道了药理剂量生育酚的作用。然而，在早产儿中维生素 E 药理剂量的应用目前还处于实验阶段，还需要积累更多的资料。曾经由于静脉使用了一种含有大剂量右旋-左旋-α-醋酸生育酚的制剂（商品名为 E-Ferol），发生了一过性的肺损害、凝血病和肝肾功能的衰竭，这种制剂后来从市场上消失了[14]。研究还发现，早产儿应用药理剂量（平均血清浓度为 5.1mg/dl）的维生素 E 后，还会增加败血症和坏死性小肠结肠炎发生的危险。目前尚无维生素 E 预防或治疗早产儿视网膜病（ROP）、慢性肺部疾病（CLD）、颅内出血以及血小板增多症的证据[15]。

（三）维生素 E 需要量

初乳中含有高浓度的维生素 E，母乳喂养足月儿血中生育酚的浓度在其断奶前一直在正常成人的范围内。因此 RDA 推荐新生儿维生素 E 的摄入量为 3mg 右旋-α-生育酚（约相当于维生素 E4.5IU）[16]。AAP-CON 推荐足月儿的配方奶中应该最少含有维生素 E 为 0.5mg 生育酚当量（约相当于 0.75IU 维生素 E/100kcal），而且维生素 E/PUFA 的比值为 0.5（生育酚 mg/亚油酸 g）。美国市场上主要的婴儿配方奶均符合这些推荐量的要求，因此没有必要对健康的足月儿额外添加维生素 E。

早产儿对维生素 E 的需要量可能较高，因为他们对脂肪吸收的能力有限，而且体内维生素 E 的储存不足。母乳喂养的早产儿，特别是那些喂养自己母亲乳汁的早产儿，其血清中维生素 E 的浓度被认为是充足的。因而目前对这些婴儿是否需要补充维生素 E 还无定论[5]。早产儿专用的配方奶中应该提供维生素 E 最少 0.7IU/100kcal（相当于 0.5mg 生育酚），并且至少应为 1IU 维生素 E/g 亚油酸。目前市售的早产儿专用奶方中提供了足量的维生素 E，能够满足早产儿的需要。此外建议早产儿应该每天口服补充维生素 E 5~25IU/d[15]。对于其他婴儿没有必要进行口服补充。如果早产儿补充铁剂 4mg/（kg·d）或以上，则还要增加补充维生素 E。接受 TPN 治疗的足月儿和体重达到 30kg 的儿童，每天静脉给予 7mg α-生育酚即可达到适当的血维生素 E 的水平。因而对于 TPN 的足月儿和儿童推荐上述剂量。有关早产儿的资料非常有限。对于出生体重 1~1.5kg 的婴儿，建议维生素 E 的使用剂量为 4.6mg/d。如出生体重低于 1kg，则建议使用剂量为 3.5mg/d 较合适[10]。

四、维生素 K

（一）维生素 K 代谢

维生素 K 有几种生物活性形式。叶绿醌，也称为维生素 K$_1$，是饮食中主要的维生素 K 的形式。甲基萘醌，一般是指维生素 K$_2$，可由细菌合成。2-甲基萘醌是一种人工合成的化合物，它对于人体营养的重要性不大，它是一种水溶性的衍生物，可在市场上买到。

维生素 K$_1$ 的吸收需要胆盐和胰腺分泌的胰液的参与。在阻塞性黄疸，胰腺功能不足（囊性纤维化）以及小肠黏膜功能受损，如乳糜泻等这些脂肪吸收不良的患儿可引起维生素 K 的缺乏。由肠道细菌产生的甲基萘醌可从肠道吸收，然后它们在人类营养中的作用，特别是对母乳喂养新生儿的作用仍不清楚[17]。

（二）维生素 K 功能

血浆中的凝血因子 Ⅱ、Ⅶ、Ⅸ 和 Ⅹ 的合成依赖于维生素 K 的存在。在肝脏中维生素 K 以辅酶的形式，参与细胞内前体蛋白转化为有活性的凝血因子的生化过程。

与成人相比，新生儿体内维生素 K 依赖的凝血因子的水平明显低，孕周较小的婴儿其凝血因子的降低更为明显。肝脏中凝血蛋白合成的减少以及维生素 K 的缺乏可能是早产儿生理性低凝血因子血症的原因[18]。

（三）维生素 K 需要量

目前 RDA 对婴儿和儿童维生素 K 的推荐量为 5μg/（kg·d）[16]。因为新生儿出生时体内维生素 K 的储存量很少，而且很多文献报道，新生儿出生时由于没有给予预防性维生素 K 的补充而出现新生儿的颅内出血。所以，为了谨慎起见，有必要继续给予新生儿维生素 K 的预防治疗。美国儿科学会推荐，

肌注维生素 K 0.5 ~ 1mg 或口服维生素 K
1 ~ 2mg 可以有效地预防新生儿出血性疾病,
而且这一治疗应该在新生儿出生后立即给
予[19]。目前这一做法在美国的许多州已经
予以立法规定。在出生时给予维生素 K 补
充以后,母乳喂养的健康足月儿或配方奶喂
养的婴儿不需要再另外补充维生素 K。但对
于纯母乳喂养的早产儿在生后两周或出院后
两周应该补充足量的、相当于婴儿奶方中含
有的维生素 K 的量。

有关静脉营养时应用维生素 K 的资料
很少。美国多种维生素静脉制剂(MVI)中
维生素 K 的含量为 $200\mu g/5ml$。由于应用
该剂量时没有发现明显的缺乏或毒性症状,
故建议对婴儿和儿童每天的使用剂量维持
在 $200\mu g$,早产儿的推荐剂量为 8 ~ $10\mu g/$
$(kg \cdot d)$[10]。

(张伟利　何稼敏)

参 考 文 献

1. Hollick MK, Maclaughlin JA, Doppelt SH. Regulation of cutaneous previtamin D3 photosynthesis in man: skin pigment is not an essential regulator. Science,1981,211:590.

2. Brasitus TA, Sitrin MD. Absorption and cellular actions of vitamin D//Johnson LR (eds). Physiology of the Gastrointestinal Tract. New York: Raven Press, 1994:1935-1955.

3. Committee on Nutrition-American Academy of Pediatrics. Pediatric Nutrition Handbook. EIK Grove Village,IL,American Academy of Pediatrics,1993.

4. Specker BL, Valanis B, Hertzberg V, et al. Effect of race and diet on human milk vitamin D and 25-hydroxyvitamin D. Am J Dis Child,1985,139:1134.

5. Committee on Nutrition of the Preterm Infants,European Society for Paediatric Gastroenterology Nutrition: Nutrition and feeding of preterm infants. ActaPaediatrScand (Suppl),1987,336:1.

6. Heubi JE, Hollis BW, Tsang RC. Bone disease in chronic childhood cholestasis. I. Better absorption of 25-OH vitamin D than vitamin D in extrahepatic biliary atresia. Pediatr Res,1989,27:26.

7. Olson JA, Gunning DB, Tilton RA. Liver concentrations of vitamin A and carotenoids as function of age and other parameters of American children who died of various causes. Am J Clin Nutr,1984,39:903.

8. Greene HL, Philips BL, Franck L. Persistently low blood retinol levels during and after parenteral feeding of very low birth weight infants: examination of losses into intravenous administration sets and a method of prevention by addition to a lipid emulsion. Pediatrics,1987,79:894.

9. Olson JA. Recommended dietary intakes (RDI) of vitamin A in humans. Am J Clin Nutr, 1987, 45: 704.

10. Moran JR, Greene HL. Vitamin Requirements//Polin RA, Fox WW (eds). Fetal and Neonatal Physiology. Philadelphia: WB Saunders Co, 1998: 344-353.

11. Baeckert PA, Greene HL, Fritz I, et al. Vitamin concentrations in very low birth weight infants given vitamins intravenously in a lipid emulsion: measurement of vitamins A, D, and E and riboflavin. J Pediatr,1988,113:1057.

12. Greer FR, Zachman RD, Farrell PM. Neonatal vitamin metabolism—fat soluble//Cowett RM (ed). Principles of Perinatal-Neonatal Metabolism. New York: Springer-Verlag,1991:531-558.

13. Williams ML, Shott Rj, O'Neal PL, et al. Role of dietary iron and fat on vitamin E deficiency anemia of infancy. N Engl J Med,1975,292:887.

14. Lorch V, Murphy D, Hoersten LR. Unusual syndrome among premature infants: association with a new intravenous vitamin E product. Pediatrics, 1985, 75: 598.

15. Johnson L, Bowen FW, Abbasi S. Relationship of prolonged pharmacological levels of vitamin E to incidence of sepsis and necrotizing enterocolitis in in-

fants with birth weights 150g or less. Pediatrics,
1985,75:619.

16. Committee on Dietary Allowances, Food and Nutri-
tion Board: Recommended Dietary Allowances. 10th
ed. Washington, DC: National Academy of Sci-
ences,1989.

17. Greer FR, Zachman RD, Farrell PM. Vitamin K_1
(phylloquinone) and vitamin K_2 (menaquinone)
status in newborns during the first week of life. Pe-
diatrics,1988,81:137.

18. Ogata T, Motohara K, Endo F, et al. Vitamin K
effect in low birth weight infants. Pediatrics,1988,
81:423.

19. American Academy of Pediatrics Committee on Nu-
trition: Vitamin and mineral supplement needs in
normal children in the United States. Pediatrics,
1980,66:1015.

▶ 第十章

新生儿微量元素代谢与功能

人体是由各种化学元素组成的,根据元素在机体内的含量,可将其划分为宏量和微量元素。宏量元素又称常量元素,其含量占人体总重量万分之一以上,这类元素包括:氧、碳、氢、氮、钙、硫、磷、钠、钾、氯、镁 11 种。微量元素系指在机体内其含量不及体重万分之一的元素,历史上曾称为痕量元素(trace element)。根据机体对微量元素需求情况,可将其分为必需微量元素和非必需微量元素。维持生物体正常生命活动必不可缺少的元素称为必需微量元素。目前多数人公认的必需微量元素有:铁(Fe)、铜(Cu)、锌(Zn)、钴(Co)、锰(Mn)、铬(Cr)、钼(Mo)、镍(Ni)、钒(V)、锡(Sn)、硅(Si)、硒(Se)、碘(I)、氟(F)14 种。迄今已知其中 10 种是人类营养方面必不可少的,它包括锌、铜、硒、铬、锰、钼、钴、氟、碘、铁。它们作为体内各种金属酶的重要组成部分,或通过对某些酶的激活作用,发挥涉及人体生物合成、促进生长、神经精神发育、基因信息调控和抗氧化作用等各方面的重要功能。

生后 1 周是新生儿从宫内至宫外的转变和适应时期。此时由于宫内储存的释放和初乳中微量元素较高含量,即使数天内摄入不多,也不至于产生严重的微量元素负平衡,故微量元素的添加在生后短时期内不一定是必要的(表 10-1、表 10-2)。

表 10-1　早产儿微量元素摄入需求

元素	过渡期(0~14 天)		稳定期/出院后时期	
	经肠道的 mcg/(kg·d)	非肠道的 mcg/(kg·d)	经肠道的 mcg/(kg·d)	非肠道的 mcg/(kg·d)
锌	500~800	150	1000*	400
铜	120	0,≤20+	120~150	20+
硒	1.3	0,≤1.3	1.3~3.0	1.5~2.0
铬	0.05	0,≤0.05	0.1~0.5	0.05~0.2
钼	0.3	0	0.3	0.25
锰	0.75	0,≤0.76+	0.75~7.5	1.0#
碘	11~27	0,≤1.0	30~60	1.0

注:*:出院后母乳喂养婴儿供给 0.5mg/(kg·d);+:肝脏胆汁郁积时,应停止;
#:仅对长期 TPN

169

表 10-2 新生儿矿物质和微量元素推荐供给量

营养素名称	推荐每天供给量	每升乳液中的含量	
		牛奶	人乳
钙（mg）	360.0	1250.0	340.0
磷（mg）	240.0	960.0	140.0
钠 mmol（mg）	8.0（184）	25.0	7.0
钾 mmol（mg）	8.0（320）	35.0	13.0
氯 mmol（mg）	8.0（280）	29.0	11.0
铁（mg）	10.0	1.0	0.3
碘（mcg）	350	47.0	30.0
镁（mg）	60.0	120.0	40.0
锌（mg）	3.0	3.8	1.2
铜（mg）	0.3	0.03	0.03
锰（mg）	0.8		
氟（mg）	0.5		

母乳中含有较高的微量元素，且容易被吸收利用，母乳喂养的新生儿很少发生微量元素的缺乏，故长时间以来母乳中微量元素的含量被认为是金标准。但是有时纯喂母乳的早产儿可能会有锌和铜缺乏的亚临床表现。由于早产儿摄入的微量元素，不但要补充日常的需要，还要满足快速生长和体内足够的储存，母乳中锌和铜的含量相对就显不足。机体内的微量元素之间存在着极其复杂的相互作用，如锌、铜、汞、镉在体内互相竞争结合部位，由此锌、铜具有消减镉、汞的毒性的作用。锌过多时能抑制铜的吸收。铜过剩可使碘不足影响加剧，阻碍硒的吸收和利用。研究发现反复呼吸道感染患儿血清除铁、锌水平下降外，还存在着镍、钛、钴、锂、铅水平的同时降低，而补充铁、锌后，血清钛、锂、钴水平也随之明显增高，而锂、镉、铜呈降低趋势。提示体内某些元素水平的变化可能会对其他元素的血清水平及分布产生影响；某个病理状态可能同时存在着多种微量元素的失平衡现象。

在胃肠外营养时微量元素的失平衡则应引起充分重视，施行 10 天以上同时又未添加锌即可发生急性锌缺乏症，但对钼、锰等元素而言，缺乏症状可在数月后出现，多数认为短期的 TPN 不一定需立即添加。此外，通过静脉补给微量元素必须慎重，能口服者以口服补充生理需要量为宜。

第一节 新生儿铁代谢与功能

铁是人体所必需的重要营养素之一，是合成各种含铁蛋白质如血红蛋白、肌红蛋白、细胞色素酶系、过氧化物酶和过氧化氢酶等的重要原料。在体内氧的运输和储存、ATP 的氧化磷酸化、DNA 合成以及许多生物化学反应中起着重要作用，对机体正常的生长发育和健康具有直接的作用和影响。胎儿、新生儿铁缺乏和铁代谢异常可导致新生儿贫血、心肌病、骨骼肌无力、肠动力异常和认知发育异常，以及可能的支气管-肺发育不良、早产儿视网膜病等。在新生儿含铁血黄素沉着症患者中,可因铁过多而导致新生儿多脏器功能不全。因此,了解胎儿、新生儿铁代谢特点及其病理生理作用对临床相关疾病的发生发展机制,诊断和治疗有重要的参考意义。

一、胎儿铁代谢

(一)正常胎儿铁的吸收和平衡

妊娠后期一个正常胎儿体内含铁 70 ~ 75mg/kg,新生儿为 60 ~ 75mg/kg。胎儿体内铁的含量随着体重和血容量的增加而增多,铁离子在妊娠第三阶段,即孕期后三个月经胎盘从孕母体内大量获得。人类胎盘的铁转运是通过孕母转铁蛋白和胎盘合体滋养细胞上的转铁蛋白受体转运系统进行主动运输,这一转运系统可将铁逆浓度差从母体"泵给"胎儿,以维持胎儿对铁的正常生理需要。铁由母体经转铁蛋白受体系统转运至胎儿循环的机制曾是一研究热点。转铁蛋白有 2 个结合铁元素的位点,可携带 2 个 Fe^{3+}。铁与转铁蛋白结合后联结在转铁蛋白受体上,通过细胞膜的"胞饮"作用,进入合体滋养细胞内。铁在胞质中被释放,并与相关蛋白质结合以铁蛋白形式储存。去铁后转铁蛋白可经转铁蛋白受体再释放到细胞外被重复利用。合体滋养细胞胞质中的铁蛋白可进一步释放铁至胎儿循环,供胎儿利用。

胎盘非血红素铁浓度较直接地反映了胎儿的铁储备。胎盘中非血红素铁大多以铁蛋白的形式储存于胚胎源性细胞,包括 Hofbauer 细胞,就像肝内主要的铁储存细胞 Kupffer 细胞。临床研究显示,胎盘非血红素铁浓度与脐带血的血清铁蛋白浓度以及新生儿出生时可测定的体内总铁储备成正相关。另外发现胎盘非血红素铁的含量与合体滋养细胞膜上转铁蛋白受体数成负相关。当胎儿对铁的需要量增加时,合体滋养细胞的转铁蛋白受体数增加,受体与铁的结合增多,因而有更多的铁从孕母经该转运系统到达胎儿体内。这

些研究提示,主要由胎儿而非孕母的铁储备调节着胎盘的铁转运。若孕母有极严重的铁缺乏亦可影响胎儿体内铁的状况。

(二)胎儿铁缺乏

孕期有两种常见的情况可能造成新生儿的铁储备减少,即胎盘血管病变和母亲高血压、糖尿病等疾病导致胎儿慢性缺氧(图 10-1)。上述情况不仅仅是由于胎儿肝内储备铁进入大量增生的红细胞中引起铁的重新分布,并且胎儿体内总铁含量实际上减少。

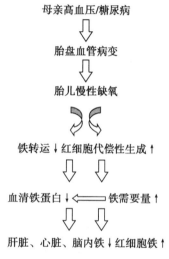

图 10-1　母亲高血压/糖尿病对胎儿体内铁储备的影响

多项研究显示,母亲合并妊娠期胎盘血管病变时,脐血血清铁蛋白浓度降低以及胎儿生长受限发生率增加。如罹患先兆子痫的母亲中,50% 适于胎龄儿的血清铁蛋白浓度低于同胎龄儿的第 5 百分位数。在一组因孕母合并子宫胎盘血管病变导致死产的尸检研究中发现,约 62% 的病例肝内铁浓度较对照组降低。肝内铁减少大多造成铁储备降低,但是非储铁组织如大脑、心脏的铁含量并不减少。此外,在有子宫胎盘血管病变的病例中,胎儿红细胞增多症的发生率不高,提示生长受限的胎儿在母-胎铁转运减少的基础上可能存在机体总铁缺乏。

胎儿铁需求量增多,可能引起铁重新分

布和组织水平的铁缺乏。由于胎儿慢性缺氧使红细胞生成增多,从而增加了对铁的需求,这种情况临床多见于妊娠合并糖尿病的病例(图10-1)。65%妊娠糖尿病患者的胎儿表现有铁代谢异常的特征,其程度与母亲血糖控制情况成反比。约95%血糖控制不良的孕母所分娩的新生儿脐血血清铁蛋白含量降低。一项尸解研究结果显示,糖尿病母亲的新生儿肝内铁浓度仅为对照组的7%,提示储备铁已被基本完全消耗;大脑和心脏铁含量也分别降低至对照组的61%和46%。一般认为,在非储铁组织铁含量减少之前储备铁已经降低了正常量的25%以上。

糖尿病母亲的胎儿,其代谢特征系慢性高胰岛素血症和高糖血症,最终造成在氧有限的环境中胎儿细胞氧耗增加,慢性胎儿缺氧刺激红细胞生成导致红细胞过度增生。慢性胎儿高胰岛素血症在增加红细胞量的同时也使胎儿铁需要量增加了40%。

低氧状态胎儿有两个潜在的补充铁的来源:①增加经转铁蛋白受体的母-胎铁转运;②动员内源性的胎儿肝脏铁储备,使铁在组织中重新分布。在动物实验中发现,因慢性红细胞生成素的刺激,使肝脏储备铁消耗至低于对照组的10%含量时,其心脏、骨骼肌铁含量和细胞色素C浓度随之降低。

二、新生儿体内铁的分布和生理功能

铁元素在人体内含量居第四位,其总量因年龄、性别、体重和血红蛋白浓度变化等而有所不同。它在体内分布广泛,几乎所有组织中都含有铁,约占人体重的0.0075%,一个足月新生儿体内含有275~300mg元素铁。血红蛋白铁约占体内总铁量的65%(出生时将近75%),肌红蛋白铁约占5%,细胞色素等含铁酶类和蛋白质约占1%,具有显著的生理功能。另一部分是储存铁,又称"铁池",约占总铁的30%,主要以铁蛋白和

含铁血黄素形式储存于单核-巨噬细胞系统,包括肝脏、骨髓、脾脏及其他组织。在血浆中,绝大多数铁与蛋白质结合,只在极少数的情况下有非蛋白结合铁存在。

铁作为血红蛋白、肌红蛋白、细胞色素、细胞色素氧化酶、过氧化氢酶、过氧化物酶、单胺氧化酶等的组成部分,参与机体氧的运送和储存,细胞呼吸和一系列生物化学反应等许多重要的代谢过程。血红蛋白可逆性地结合和释放氧而完成体内氧的输送。当血液流经氧分压较高的肺泡时,血红蛋白与氧结合形成氧合血红蛋白;当血液流经氧分压较低的组织时,氧合血红蛋白将氧释放,从而完成氧自肺泡到组织的运送。组织内的肌红蛋白能储存氧,必要时可供组织利用。细胞色素在细胞呼吸过程中传递电子,在ATP的产生和组织细胞的能量供应中发挥重要作用;含铁酶类和蛋白质参与体内许多氧化、还原反应。铁代谢异常时上述功能受到影响。

三、新生儿铁的平衡

通常,生后第一个月较少发生缺铁。由于出生后红细胞大量破坏,其中的血红蛋白分解,释放出足够的铁,满足了新生儿对铁的需要。若脐带结扎延迟,新生儿可从胎盘获得更多的红细胞。生后新生儿肺开始呼吸,动脉血氧分压迅速升高,对血红蛋白携带氧的要求降低。因此,生后随着体内血红蛋白浓度下降,释放出较多血红素铁,这部分铁可储存、被再利用,故健康的足月新生儿生后前2个月获得了良好的铁支持。以后,随着婴儿生长和血容量增加,血红蛋白合成所需的铁可源于单核-巨噬细胞系统的铁储备以及来自食物中铁的吸收。足月新生儿从4月龄起,每天食物中获得铁的需要量为1mg/kg,而肠道铁的吸收率与机体铁的含量成反比。

血清铁蛋白浓度反映了机体的铁储备,1μg/L血清铁蛋白相当于8~10mg储存铁。生后第一个月铁蛋白浓度增高,然后,至出生

后第 6 个月时迅速降低。这是由于储存铁被用于婴儿生长时血容量急速增加,血红蛋白合成增多之所需。出生时血清铁蛋白浓度尚与胎龄有关。

食物中的铁主要在十二指肠和空肠近端被吸收,并受到机体对铁的需求和食物铁来源的调节。血红蛋白铁大多来源于肉类食物,以原卟啉铁的形式直接被肠黏膜上皮细胞吸收,吸收率约为 25%,钙抑制其吸收。食物中大部分为非血红蛋白铁,维生素 C、胱氨酸、半胱氨酸、赖氨酸、葡萄糖、果糖、脂肪酸等可促进其吸收,钙盐、植酸、镁等则使其吸收降低。

母乳中铁的含量虽较强化铁的配方乳少(0.3 ~ 0.5mg/L),但其生物利用率高,主要因为其中的乳铁蛋白可经肠道刷状缘细胞膜上特殊的受体被很好地吸收,母乳中铁的吸收率可达 50% 以上。另外发现母乳中还含有铁蛋白,但由于其铁饱和度低,故非新生儿营养铁的主要形式。大量研究表明,纯母乳喂养的婴儿生后 6 ~ 9 个月时机体铁含量正常,而且比用强化铁配方乳喂养之婴儿的血红蛋白水平高。由于配方乳中铁的生物利用率比母乳低,因此需要较高浓度的铁。强化铁的婴儿配方乳至少含铁 5 ~ 6mg/L,以防止储备铁耗竭和铁缺乏。大部分给予母乳或强化铁配方乳喂养的足月儿,生后第一年体内铁可维持平衡。

早产儿体内铁的含量不稳定,一是由于出生时铁储备较低,二是因其每天铁的需要量较多。早产儿铁的平衡常受到血液治疗如给予输注红细胞或注射合成的人红细胞生成素的显著影响。因为经胃肠喂养延迟以及未给予肌肉或静脉内的铁剂可导致早产儿铁的来源不足。有研究提示,静脉内给予铁剂 120 ~ 250μg/(kg·d) 对于经肠外营养的婴儿是安全和有效的。

早产儿出生第 4 周后需要铁 2mg/(kg·d)。此时早产儿易出现贫血,称早产儿贫血,表现为血红蛋白浓度降低,网织红细胞下降和生长速率降低。这类贫血可能是由于促红细胞生成素合成减少,骨髓对红细胞生成素敏感度降低,或者因合成血红蛋白所需蛋白质或铁代谢障碍所致,目前尚不十分清楚。在采用促红细胞生成素治疗前,早产儿血红蛋白合成所需之铁来源于破坏的胎儿红细胞、红细胞输注以及经肠道摄入。给予合成的人红细胞生成素可预防和改善早产儿贫血,提示早产儿对红细胞生成素有应答能力,只是其反应较弱。早产儿至少需要合成的人红细胞生成素每次 200U/kg,以维持适当的血清铁蛋白浓度。早产小于胎龄儿铁的需要量比早产适于胎龄儿更多。

四、新生儿铁缺乏

当铁供给不足(如出生前子宫胎盘缺铁或生后补充不足)或胎儿铁需求量增加(如慢性胎儿缺氧或早产儿追赶性生长)时新生儿出现铁缺乏。缺铁多发生于器官以及器官的含铁化合物中,生后铁缺乏的典型表现为肝脏铁储备耗竭,并且发生在非储铁组织出现缺铁之前。在非储铁组织和脏器中红细胞系统、大脑和心脏中的铁缺乏比骨骼肌及胃肠道出现更早;宫内可发生类似的情况。糖尿病母亲生产的严重缺铁的新生儿首先出现肝内铁耗竭;当肝脏铁储备量低于正常的 25% 时,心脏和大脑铁含量继之减少。

肝脏铁储备下降导致的直接生理影响尚未阐明。但是,若出生时新生儿血清铁蛋白浓度降低,血红蛋白浓度正常或降低,提示以后缺铁的风险较高。临床研究显示,糖尿病母亲和非糖尿病母亲所生的两组婴儿,均给予未强化铁的配方乳喂养。在生后 6 个月时,两组婴儿的铁蛋白浓度都降低。然而,糖尿病母亲组的婴儿铁储备仅为对照组的半量。由此可见,出生时铁储备降低可引起生后铁缺乏的发生率明显增高,特别是其储备铁减少不是因为大量红细胞生成所致者。

当胎盘铁转运不能满足胎儿需求时,含

铁蛋白类减少较早出现在某些特有的器官如心脏中。此时铁在体内重新分布，以最大程度维持氧合。尽管如此，含铁的心肌蛋白仍然全部或部分受损。已就生后缺铁对心脏和骨骼肌的影响进行研究，两者的特征均为肌收缩力下降和易疲乏。推测由于细胞色素 C 减少，引起 ATP 生成降低，肌红蛋白水平下降，氧释放减少，以及更多依赖无氧糖酵解供能所致，但其确切的生化机制仍未阐明。此外，虽然糖尿病母亲所生的新生儿较常发生嗜睡以及心肌病变，但此中缺铁所起的作用仍不详。可能由于缺铁组织抵御缺氧的能力降低，因而导致糖尿病母亲的胎儿宫内窘迫及宫内死亡的发生增多。

铁缺乏可导致神经功能及长期的神经发育异常，而且神经损害一旦发生，补铁治疗也无法逆转。研究表明[1]，贫血（血红蛋白 ≤10g/dl）和铁储备减少（血清铁蛋白 ≤76μg/L）的早产儿在纠正胎龄 37 周时，其神经反射异常的发生率高于无贫血、储存铁正常的早产儿。临床研究发现[2]，生后 2 周即开始补铁与 2 月龄开始补铁的早产儿比较，在 5 岁时前者较少出现步态异常、辨距不良等运动功能障碍，而且认知功能的表现也优于后者。足月儿铁缺乏也可出现认知功能下降，据上海市预防学会报道，婴幼儿期若患缺铁性贫血，虽经积极纠治，仍可导致其儿童期智商测定结果低于正常同龄儿童，这必须引起足够的重视。与足月儿相比，早产儿铁缺乏更多出现运动发育的问题。

从一些动物模型中了解到围生期大脑缺铁所导致的生化、解剖及神经生化方面的改变。慢性宫内缺氧的胎羊大脑铁浓度降低，其相应脑内细胞色素 C 减少。缺铁在大鼠中引起中枢神经系统脱髓鞘病变，很可能因为大脑脂类的代谢有赖于含铁的酶类。关于胎儿、新生儿铁缺乏与神经髓鞘形成，中枢脱髓鞘病变对脑功能及长期神经发育预后影响的机制尚待进一步研究。

胎儿、新生儿体内铁缺乏，导致正铁血红素生成不足，血红蛋白合成减少，新生的红细胞体积变小，胞质中血红蛋白量明显减少，造成小细胞低色素性贫血。缺铁时可因胃酸分泌减少，萎缩性舌、胃炎及小肠黏膜病变等产生食欲减退，消化力减弱以及吸收不良综合征。

五、新生儿潜在铁中毒

与发育中小儿铁缺乏类似，铁过量同样可造成细胞氧中毒以及严重的组织损害。常规剂量补充铁不会造成铁中毒，非正常剂量补铁或者反复多次输血可能导致铁过量。通常铁以 Fe^{3+} 形式紧密结合于蛋白质内，包括血红蛋白、肌红蛋白、转铁蛋白和铁蛋白，不具有毒性。非蛋白结合铁，如疏松连接于磷脂、碳水化合物、有机酸的铁离子，尤其是 Fe^{2+}，可通过 Fenton 反应使组成细胞膜的磷脂过氧化，加重自由基 OH^- 对生物分子的损伤。

细胞膜上的磷脂易被氧化，体内抗氧化物质如维生素 E 水平适当，则有利于抗氧化系统的作用。由于新生儿体内抗氧化系统不成熟，有大量的研究提示，发生缺氧（包括铁介导的过氧化反应）与因"氧中毒"所致疾病的发病机制有关。应用铁剂治疗维生素 E 缺乏性贫血，可导致红细胞溶解增加，很可能是因为血浆中存在较多非蛋白结合铁，致使红细胞膜脂质过氧化，但缺乏足够的维生素 E 以防止该过氧化损伤。推断同样的原因可能导致早产儿-支气管肺发育不良和视网膜病的发生。治疗剂量的维生素 E 可降低早产儿支气管-肺发育不良和视网膜病变的发病，可能是通过保护肺上皮细胞和视网膜细胞免受铁介导的过氧化损害。此外，临床研究发现新生儿重度窒息时，其血浆非蛋白结合铁含量较对照组明显增高，提示非蛋白结合铁可催化产生大量自由基，与新生儿窒息后组织再灌注损伤相关。

唯一确认在胎儿和新生儿期因铁过多致病的是新生儿血色沉着病。这是一种常染色体隐性遗传性疾病，该病的特征是胎儿体内总铁含量过多，导致新生儿严重的多脏器功能不全。临床上可出现贫血、高结合胆红素血症和凝血障碍等。出生时即发现新生儿体内有极高的铁蛋白和含铁化合物，提示胎儿接受了大量的铁，并试图将铁储存。部分患儿用活性铁螯合剂治疗后症状有所缓解。从理论上推测，此症可能由于合体滋养细胞膜上的转铁蛋白受体异常所致，然而在患儿母亲的胎盘上并未发现转铁蛋白受体增加。这些患儿因肝衰竭导致死亡，尸检证实多脏器铁沉着和肝硬化。

此外，铁过量可能通过脑缺血损伤机制导致神经系统病变，甚至造成远期损害。譬如有窒息史的新生儿其脑脊液中可检出非蛋白结合铁和脂质过氧化产物[3]。而相关动物实验中，以 40 倍母乳铁含量饲养的新生大鼠在成年期出现了帕金森样的神经退行性改变[4]。

综上所述，充足的铁对于胎儿、新生儿正常生长发育和维持组织脏器的正常功能是十分重要的。铁缺乏和铁过量将造成新生儿期，乃至更长期的不良影响。

（孙建华　谢恩萍）

参 考 文 献

1. Armony-Sivan R, Eidelman AI, Lanir A, et al. Iron status and neurobehavioral development of premature infants. J Perinatol, 2004, 24(12):757-762.

2. Steinmacher J, Pohlandt F, Bode H, et al. Randomized trial of early versus late enteral iron supplementation in infants with a birth weight of less than 1301 grams: neurocognitive development at 5.3 years' corrected age. Pediatrics, 2007, 120(3):538-546.

3. Shouman BO, Mesbah A, Aly H. Iron metabolism and lipid peroxidation products in infants with hypoxic ischemic encephalopathy. J Perinatol, 2008, 28(7):487-491.

4. Kaur D, Peng J, Chinta SJ, et al. Increased murine neonatal iron intake results in Parkinson-like neurodegeneration with age. Neurobiol Aging Jun, 2007, 28(6):907-913.

第二节　新生儿锌代谢与功能

锌元素是人体中含量第二丰富的微量元素，人体内很多正常的新陈代谢途径都需要锌的参与，锌对人体生长发育、细胞分裂增殖和组织修复都起着重要的作用；同时锌对免疫系统也有很重要的作用；锌还参与了男性生殖系统的发育；锌在机体抗氧化防御体系中也起着重要的作用；同时锌也是维持大脑皮质和海马回路功能的重要元素，长期缺锌会造成智力不可逆的损伤。现在，锌缺乏不管是在国际社会还是在中国都是一个非常重要的公共卫生问题。锌缺乏的高危人群主要有新生儿、儿童和怀孕妇女。2009 年 1 月，国务院妇女儿童工作委员会办公室和中国儿童中心联合发布了《中国十城市 0~6 岁儿童健康状况调查报告》。报告指出，部分儿童、部分年龄段无机营养素（镁、铜、钙、铁、锌）不足，5 种无机营养素中达标最差项是锌，缺锌婴幼儿比例达到了 39%。

一、锌的吸收和代谢

正常成人体内含锌 1.5~2.5g，其中 57% 存在于肌肉中，30% 存在于骨骼。体内锌代谢靠膳食中锌的吸收和内源性锌排泄的调节来达到平衡。膳食中的锌主要在十二指肠和空肠通过主动的运转机制被吸收。食物中的一些小分子化合物如组氨酸、胱氨酸及谷氨酸均易与锌结合和协助吸收；植酸、草酸可与锌构成难溶盐类，纤维素不仅刺激肠道蠕动而且通过离子交换作用与锌紧密结合，减少吸收。金属硫蛋白（MT）（是一类低相对分子质量、富含半胱氨酸的金属结合蛋白的总称)是一种重要的调节锌代谢的因子,当体内摄入锌、铜、镉、汞等金属离子增加时,肠黏膜上皮细胞和肝组织中 MT 合成增加,导致细胞内锌的结合增加,控制游离 Zn^{2+} 水平。当锌缺乏时 MT 合成减少,与锌结合减少有利于锌从肠黏膜移向浆膜层进入体内,使肝脏储存锌释放。锌主要通过大便排出,正常情况下占总排泄量的 87%。大便中的锌包括未吸收的部分以及从胰脏和胆汁、肠液分泌的内源性锌。缺锌时粪锌可迅速减少,是机体维持锌营养状况恒定的一个重要机制。如严重缺锌时粪锌可从 10mg/d 减少到 1mg/d 以下。汗液含锌量为 115μmol/L,多汗可造成锌丢失。尿锌排泄量恒定(成人 440 ~ 550μg/d),受锌摄入量影响不明显[1,2]。

　　锌在哺乳类细胞内的转运是由两类锌转运体家族完成的,一类称为锌铁调控样蛋白(Zrt-and Irt-like proteins,ZIP)家族,到目前为止共发现 14 个家族成员(Zip1 ~ 14),它们主要功能是将细胞外的锌摄入到细胞内。另一类是阳离子弥散促进因子(cation diffusion facilitator,CDF)家族,又称为 ZnT(zinc transporter)家族,到目前为止发现 9 个家族成员(ZnT1 ~ 9),它们的功能是将细胞内的锌转运到细胞外[3]。

二、锌的生理功能[4]

　　酶和激素的组成成分:目前,所发现含锌酶或蛋白质超过 300 多种。锌在金属酶中的功能包括催化、结构和调节作用。在细胞膜中,锌主要结合在细胞膜含硫、氮的配基上,少数结合在含氧的配基上,形成牢固的复合物,从而维持细胞膜的稳定,减少毒素吸收和组织损伤。动物实验表明,锌与乳酸脱氢酶(LDH)、乙酸脱氢酶(ADH)、超氧化物歧化酶(SOD)以及硫辛酸脱氢酶的活性都有关。锌对激素的调节和影响有重要生物学意义。现已证明结晶胰岛素中含有相当数量的锌,

同时在生理条件下前列腺素合成也依赖锌的调节,锌还参与了睾酮和肾上腺类固醇的合成和分泌。

　　锌与胎婴儿体格智能发育:锌对细胞分裂生长十分重要。缺锌是小儿生长落后的常见原因,身长在第 10 百分位以下的儿童,2/3 以上有不同程度缺锌,补锌后生长速度明显超过对照组。缺锌影响细胞分裂分化,因此缺锌对胎儿生长的危害更甚于各年龄阶段的儿童。已知孕早期缺锌影响受精卵的卵裂,严重缺锌的孕鼠有 1/2 流产,幸存者出生体重只有正常幼鼠的 1/2,且 90% 伴有各种畸形。由于胚胎时期脑组织发育处于领先地位,其受累程度最明显,中枢神经系统畸形发生率占首位(40%)。孕期缺锌导致胎儿生长缓慢,多项研究表明,新生儿出生时身长、体重与孕母血锌和脐血锌密切相关,孕期血锌浓度每降低 0.15μmol/L(1μg/dl),胎儿的出生体重将减少 5.8 ~ 8.6g,浓度低于 8.41μmol/L(55μg/dl)以下者,分娩低体重儿的几率比正常孕妇高 8 倍。足月小样儿的母亲白细胞锌含量明显低于正常儿或适于胎龄儿。也有研究发现胎儿出生时体格发育与产妇、新生儿血锌浓度并无相关,而是与羊水锌浓度成正相关。这可能出生时锌在胎盘中的转运和母亲血锌浓度不完全代表整个孕期的锌营养情况。锌还是神经因子的重要组成部分,缺锌可影响脑组织内 DNA 复制和 RNA 合成减少,神经细胞分化分裂受阻,树突分支和突触减少,髓鞘形成受累,出生后婴儿更易发生学习困难和条件反射不易建立。

　　锌与免疫功能:锌是胸腺肽的活性所必需,后者可刺激 T 细胞发育。缺锌可造成 T 细胞明显减少,造成 CD4+(T 辅助诱导细胞)/CD8+(T 抑制杀伤细胞)比值下降,自然杀伤细胞活力下降;B 淋巴细胞增殖减慢,抗体生成不足。急性感染后数小时,吞噬细胞便能释放出内源性白细胞介质(LEM),使锌、铁和某些氨基酸向肝脏转移,从而有利于

肝细胞合成并释放多种急性反应性球蛋白，如肝球蛋白、α-抗胰蛋白酶、铜蓝蛋白等，并能加强白细胞的吞噬作用。同时，锌还能调节外周血单核细胞干扰素-γ（IFN-γ）、白细胞介素-1 和-6（IL-1、IL-6）和肿瘤坏死因子-α（TNF-α）的表达和分泌。缺锌被证明是小儿反复呼吸道感染的一个常见原因，也是胃肠外营养患儿易于感染的重要原因。缺锌导致的免疫功能低下，一般于补锌两周后逐渐恢复至正常[5]。

促进性腺和精原细胞的正常发育： 正常的锌摄入可保障生殖性腺各期的发育。动物实验表明，锌缺乏会导致精子萎缩、睾丸发育减缓，包括附睾以及前列腺的发育不良，锌在精子成熟前大量进入精子内，既保证了精子的生成，也维持了精原上皮的正常形态。大鼠喂食缺锌饲料，则会不交配和不发育等现象。缺锌的母鼠则会有分娩延长、出血过多等现象。锌可延缓精子内染色质的过早解聚，维持精子细胞结构稳定性和生理通透性，使精子具有良好的活力。缺锌会影响精子的发生，同时会影响睾丸间质细胞功能，是引起男性不育症的重要原因之一。关于缺锌对新生儿早期生殖系统发育的研究较少，是否有影响没有明确的结论[6]。

促进食欲： 动物和人缺锌时都会出现食欲下降，锌缺乏对味觉系统有不良影响，导致味觉迟钝，这可能是锌有助于唾液蛋白维持正常的味觉和食欲。

促进维生素 A 的代谢和生理功能： 锌在维生素 A 的代谢中既可促进视黄醛的合成和变构，也可促进肝脏中维生素 A 的动员，以维持血浆中维生素 A 的正常浓度，适当的补锌可以防止出现皮肤粗糙和干燥现象。

三、新生儿锌代谢特点[7]

足月新生儿含锌 60mg，24mg 存在于骨骼中，15mg 储存于肝脏。新生儿血锌浓度与成人（75μg/dl）相同，出生后逐步下降，半岁时恢复至成人水平。人体血液中的锌 80% 存在于红细胞碳酸酐酶中，新生儿碳酸酐酶活力较低，其红细胞含锌量只及成人的 1/4。胎儿体内含锌量的 70% 在孕期最后 3 个月获得，估计每天 Zn 的补充在第 50 百分位数是 0.249mg/kg。孕期孕母血浆锌水平从成人正常的 88μg/dl 下降至 48μg/dl，而足月儿脐带血中 Zn 的浓度平均为 80～90μg/dl，提示胎盘对锌的转运是一个主动过程，这一过程与锌转运蛋白有关。此外，肝脏内金属硫蛋白（MT）在出生早期被动员，浓度减少，有利于储存锌的释放，防止出生后短期摄食不足所导致的锌缺乏。由于宫内锌主要在孕晚期获得，早产儿肝脏锌的储存在出生时比足月儿少，因此更易发生锌缺乏。有报道称，在人工喂养时，足月婴儿出生后 3～6 个月可能发生血清锌水平下降，而早产儿 6～15 周就有可能出现血清锌水平下降；早产儿发锌含量（81μg/g）要明显低于足月儿（144μg/g），33% 早产儿在 6 个月时发锌浓度低于 70μg/g，而足月儿中仅有 7%。

人乳中的锌元素主要以结合态形式存在，其中 40% 与脂肪成分相结合，40% 与酪蛋白等大分子蛋白质相结合，其余 20% 与小分子无机盐相结合。母乳锌的浓度要明显高于血清锌的浓度，这提示我们乳腺上皮细胞存在主动转运机制将血锌富集到乳汁中。人乳锌含量随产后时间延长，浓度逐渐下降。早产产妇乳汁中锌元素含量在产后 5 天内浓度最高（3.8mg/L），随着时间延长逐渐减少，在出生后 1 个月人乳锌含量为 2mg/L。婴儿奶量随着哺乳期时间的延长逐渐增加，因此摄入锌的总量不致于减少。牛乳锌含量不亚于人乳，但由于锌与酪蛋白紧密结合，导致其吸收率（42%）显著低于人乳（62%）。配方乳中锌含量一般为 5～10mg/L，早产配方乳可能更高，但吸收率仍远低于人乳。哺乳期妇女每天通过乳腺转运到母乳中的锌大约为 0.5～1.0mg，这个量大约 2 倍于怀孕期妇女每天通过胎盘转运的锌。而且母乳中锌的含量不依赖于饮食锌的摄入量,即使哺乳期妇女处于严重缺锌状态,母乳中锌的含量仍能很好地维持,这提示我们乳腺对锌的转运受到机体严密的调控。研究表明,ZnT家族与乳腺分泌锌的机制有着重要的联系。ZnT4是最早发现参与乳腺锌转运的蛋白,1992年Ackland首先发现携带有ZnT4突变的母鼠,会使幼鼠在哺乳期产生严重的锌缺乏而导致死亡,这种突变体被称为lethal milk(lm)小鼠。在人类中也存在与lm表型相类似的遗传病,科学家发现有些妇女母乳中锌的含量较正常人群明显偏低,并且这种低母乳锌无法通过饮食添加锌得到纠正。给婴儿补锌后能够迅速缓解临床上缺锌症状,提示婴儿对锌的吸收和利用是正常的。这种疾病曾多次有过个例报道,有一定的遗传倾向,临床上称为"暂时性新生儿锌缺乏症(transient neonatal Zn deficiency)"。研究发现这种遗传病是由ZnT2基因发生突变所导致的[8]。

肠病性肢皮炎(acrodermatitis)属于常染色体隐性遗传病,由于编码锌转运体的Zip4基因突变,导致肠道对锌的吸收功能障碍而发病。临床表现为慢性腹泻,生长迟缓,神经精神症状,皮肤念珠菌感染以及肢体末端、口周肛周生殖器区域的皮炎。人乳对此病有部分作用,据推测人乳中存在的某些因素补偿了这个内源性的缺陷[9]。

新生儿与成人一样,正常情况下锌主要通过大便排出,而在胃肠外营养时锌的排泄主要通过肾脏,约有60%输入的锌被保留,没有被保留的锌87%通过尿排泄,而人乳喂养的健康儿仅有8%通过尿排泄。

四、婴儿锌的需要[10]

肠道内营养婴儿锌的需求量:按照世界卫生组织的推荐,正常人每天锌供给量是:4个月以下3mg,5~12个月5mg,1~10岁10mg,成人15mg,妊娠及哺乳期每天20~

25mg。美国儿科学研究会(American Academy of Pediatrics)推荐足月儿和早产儿经肠对锌的摄入为600mcg/(kg·d),低于欧洲儿童胃肠与营养学会(ESPGN)(European Society for Pediatric Gastroenterology and Nutrition)的推荐量700~1400mcg/(kg·d)。在一些存在不正常丢失锌的情况下,如持续性腹泻或结肠造口引流术婴儿的需要量有所增加,在这些情况下Zn的供给应成倍地增加。

肠道外营养婴儿和早产儿对锌的需求量:在肠外营养时成人锌需要量为2.5~4mg/d,儿童为100~300μg/(kg·d)。TPN中半胱氨酸及组氨酸可对抗血清蛋白与锌结合,引起锌不能被利用而过多地经尿液滤出。胃肠外营养时如不添加锌,10天后可导致锌的负平衡。有报告称,胃肠外营养的早产儿在出生最初4周内接受350μg/(kg·d)锌,其血浆锌水平几乎没有变化,也即在补充锌丢失的同时,有效地满足生长的需要。美国临床营养学会(American Society of Clinical Nutrition)推荐早产儿胃肠外营养锌的供应量为400μg/(kg·d),足月儿为250μg/(kg·d)。

五、锌缺乏和锌中毒

(一)锌缺乏[11]

1. 锌缺乏的原因[12] 缺锌原因大致分为两种:一是代谢或遗传性功能障碍,如吸收不良性疾病、胃肠性疾病、Crohn病、肝硬化和慢性肾病等;第二种情况比较常见,即锌摄入不足或吸收不良。儿童缺锌的原因主要有以下几种:①婴幼儿(特别是0~4个月的婴幼儿)由于生长发育迅速,活动量大,使得机体锌需要量增大和体内锌储备减少,而膳食中锌补充不足,导致锌缺乏的发生,有报道指出婴幼儿的生长发育速度是其锌需要量的决定因素。②长期慢性腹泻和失血、溶血、长期多汗导致锌丢失过多等,造成锌缺乏。③喂养方式不当造成婴幼儿缺锌。婴幼儿期单纯以母乳或牛乳喂养,未添加含锌丰富的辅助食品。辅食以谷面类等植物性食品为主,肉、禽、鱼等富含锌的动物性食品摄入过少,或只摄取植物性食品,而植物性食品中的一些元素,如6-磷酸肌醇等,会与锌形成不溶性复合物,阻碍锌的吸收,而纤维素和淀粉本身也会干扰锌的吸收,造成锌缺乏。④母亲孕期(特别是孕晚期)锌需要量增大,而摄入量却没有相应增加,致使新生儿缺锌。⑤母亲哺乳期锌摄入量不足或乳腺上皮细胞锌转运通道功能异常,使母乳中锌的含量较低,而母乳又是幼儿最主要的食物来源,因而造成婴幼儿锌缺乏。⑥完全性胃肠外营养(TPN)的患儿如未能补充锌,一般多在施行TPN 2 周~2个月开始缺锌。

2. 锌缺乏的主要表现和危害 锌缺乏最常见的临床特点是皮肤损伤,其特征为在肢体末端、口周、肛周皮肤表面等区域有红斑浸渍和结痂的鳞屑,以及出现毛发稀疏和面色差等现象。其他的临床表现包括生长迟缓、运动能力下降、智力发育低下、伤口愈合延迟、继发性腹泻以及免疫功能障碍,使婴儿易发生全身性感染。给予适当治疗后,锌缺乏导致的皮肤损伤在48~72 小时内快速地出现治愈的迹象。除此之外,最近的研究还发现锌也是许多葡萄糖代谢酶的辅酶。锌还能够调节胰岛素和其受体的水平,在维持受体磷酸化和去磷酸化水平及胰岛素信号转导过程中发挥着重要的作用。Sprietasma 等认为锌不但可以维持胰岛素的活性,其本身也具有胰岛素样作用;机体在锌足够的情况下对胰岛素的需求减少;锌还可以纠正葡萄糖耐量异常,甚至替代胰岛素改善糖尿病大鼠的糖代谢紊乱;锌还能够加速伤口或溃疡的愈合,并减少胰岛素抵抗肥胖的发病率;缺锌可诱导产生胰岛素抵抗甚至糖尿病。

3. 锌缺乏的诊断 临床锌缺乏的诊断一般基于临床表现,相关的实验室检查都存在一定的局限性。①组织锌含量的检测:机体中锌元素主要存在于肌肉、骨骼和头发等组织中。动物实验表明,即使严重锌缺乏时软组织中锌的浓度仍可能保持不变,而骨骼中锌的含量却下降了10%。但由于骨骼锌浓度检查需要取活组织,常规临床检查中因实施困难而使其应用受到限制。头发属终末器官,锌一旦进入其中便会与角质蛋白结合,头发锌含量的检查对于由长期及慢性因素造成的锌缺乏比较实用,而且样品采取方便,患者或调查对象无痛苦,是一种较好的流行病学筛查方法。但由于头发生长期的个体差异比较大,容易受一些外源性因素的干扰,如洗发剂、染发剂等化妆品及环境因素,并与生活地区、种族、健康状况、年龄等因素有关,所以一些学者认为其无临床诊断价值。②血清或血浆锌浓度的检测:它是目前应用最广泛的实验室检查方法,但它只能反映近期锌营养状况,易受昼夜变化、采血方法和地理因素影响。此外,由于体内平衡系统的调节作用,致使血浆或血清锌水平仅在体内平衡负担过度时才出现变化。而且循环系统锌的含量不足机体总锌量的1%,加上对患者既往病史了解不足,临床上很难确定血清锌浓度降低是否属于真正的锌缺乏。③含锌金属酶活性的检测:这个指标与血清锌结合是衡量人体和动物锌状态最广泛应用的生化参数,但其本身会受诸多因素如肝功和补钙等的影响。目前,除了已知的血清碱性磷酸酶(AKP)和碳酸酐酶通过实验验证比较灵敏外,其他的金属酶类都不是很理想。

其余指标还有红细胞、白细胞、中性粒细胞锌浓度,血细胞对 Zn65 吸收,血清锌结合容量百分比等,以上各指标单独应用时都存在不足,目前仍没有可靠的指标来反映机体锌营养状况,因此有关专家建议指标联合应用。最新研究结果显示:血浆锌浓度结合血清 AKP、甘露糖苷酶和暗适应能力等三项指标的变化能够较为准确地反映锌营养状况。人群流行病学调查时,可以根据儿童生长发育比值或细胞免疫活性对锌状况进行界定。锌缺乏还可采用以下诊断标准：①膳食调查中每天锌摄入量少于推荐供应量的 60%；②有纳呆、生长发育迟缓、皮炎、免疫功能低下、反复感染、异食癖等缺锌症状中的 2 项或 2 项以上；③空腹血锌浓度<11.74μmol/L；④餐后血清锌浓度反应实验 PZCR>15%；⑤单独锌剂治疗一个月后有显著疗效。具备以上 5 项中的 3 项或 3 项以上可确认为锌缺乏。

4. 锌缺乏的防治[13]　研究表明，锌补充的最佳时期应该在婴儿出生前，但其效果在低出生体重发病率较高的国家和地区才能观察到；北美对全母乳喂养的婴儿在 2~6 个月补锌，发现其生长发育加快；另外有研究还确定了婴儿出生后 1~2 年补锌能够促进生长发育。目前，关于如何补充锌元素以及与婴幼儿健康状况的关系仍需进一步探讨。补锌主要有如下途径：在食品中强化锌铜复合物是目前预防缺锌的最为有效、安全和经济的途径。有资料报道锌和微量元素的联合应用对儿童免疫功能改善的效果最佳；另外，锌的复合物如葡萄糖酸锌因其溶解度高、味道柔和、易于吸收，是婴幼儿补充锌元素的理想制剂；围产期妇女由于对锌的需求量增加，应特别注意膳食平衡，多吃含锌丰富的食品如瘦肉、禽、肝、蚝、鱼虾、人乳、蛋、豆制品以及青椒、白菜等绿叶蔬菜。

如果需要补充锌剂，选用葡萄糖酸锌以口服为首选，口服锌的剂量为 0.5~1.0mg/(kg·d)（按元素锌计算），疗程可根据病情及症状决定，对食欲缺乏、厌食、反复感染、免疫功能下降，一般 4 周为一个疗程，如为生长发育迟缓一般需 8 周为一个疗程。如患儿存在急性或严重缺锌，因胃肠道功能紊乱、腹泻、呕吐等原因不能进行口服或口服达不到治疗目的，可静脉注射锌剂。早产儿体重<3kg，按照 0.3mg/(kg·d) 补给，足月儿至 5 岁按照 0.1mg/(kg·d) 补给，>5 岁可补给 2.5~4mg/d。

（二）锌中毒

由于正常肠道对锌有选择性吸收作用，且肝脏有强大的排泄能力，慢性中毒颇为少见。成人一次性摄入 2g 以上的锌会发生中毒症状，其主要特征是锌对胃肠道的直接作用，导致出现腹痛、腹泻、恶心、呕吐等症状。在长期补充大量锌（100mg/d）时也可发生其他慢性影响，包括贫血、免疫功能下降（淋巴细胞对植物血凝素刺激的反应下降）和高密度脂蛋白胆固醇降低，乳酸脱氢酶（LDH）失活，膜上 Na^+-K^+-ATP 酶受到抑制，低密度脂蛋白（LDL）和铜蓝蛋白（亚铁氧化酶）活性降低。长期服用 25mg/d 的锌可引起铜缺乏。有研究表明，连续给予高锌饮食（1.5g/kg）3 周后，可使小鼠食欲降低，血红蛋白和血钙含量明显减少，血小板数量增加，血中胆固醇含量升高，并可导致脾大，抑制巨噬细胞吞噬功能，提示高锌可能对机体产生一定的危害。国外有因大量静脉注射锌而引起严重中毒的报道，全肠外营养时大量补充锌甚至可发生死亡。

（钱林溪）

参 考 文 献

1. 陈树宝. 儿科学新理论和新技术. 上海：上海科技教育出版社，1997：33-37.
2. 颜世铭，洪昭毅，李增禧. 实用元素医学. 郑州：河南医科大学出版社，2000：1-256.
3. Wang X，Zhou B. Dietary zinc absorption：A play of Zips and ZnTs in the gut. IUBMB Life. 2010，62 (3)：176-82.
4. 闻芝梅，陈君石，译. 现代营养学. 北京：人民卫生出版社，1998：282-361.
5. Bonaventura P，Benedetti G，Albarède F，Miossec P. Zinc and its role in immunity and inflammation. Autoimmun Rev. 2015，14(4)：277-85.
6. Foresta C，Garolla A，Cosci I，et al. Role of zinc trafficking in male fertility：from germ to sperm. Hum Reprod. 2014，29(6)：1134-45.
7. Christian P，Mullany LC，Hurley KM，et al. Nutrition

and maternal,neonatal,and child health. Semin Peri-natol. 2015,9(5):361-72.

8. McCormick NH,Hennigar SR,Kiselyov K,et al. The biology of zinc transport in mammary epithelial cells: implications for mammary gland development, lactation,and involution. J Mammary Gland Biol Ne-oplasia. 2014,19(1):59-71.

9. Zattra E,Belloni Fortina A. Transient symptomatic zinc deficiency resembling acrodermatitis enteropath-ica in a breast-fed premature infant: case report and brief review of the literature. G Ital Dermatol Vene-reol,2013,148:699.

10. 唐仪,刘冬生. 实用妇儿营养学. 北京:中国医药科技出版社,2001:78-91.

11. Stammers AL,Lowe NM,Medina MW,et al. The re-lationship between zinc intake and growth in chil-dren aged 1-8 years: a systematic reviewand meta-analysis. Eur J Clin Nutr. 2015,69(2):147-53.

12. Darnton-Hill I,Mkparu UC. Micronutrients in preg-nancy in low- and middle-income countries. Nutri-ents. 2015,7(3):1744-68.

13. 黄国霞. 锌营养缺乏对机体的影响及防治措施. 现代临床医学,2005,31(5):363.

第三节　新生儿铜代谢与功能

铜是地壳中丰度排位第 26 位的元素,在元素周期表上排 29 位。铜是人体必需的微量元素,对维持生命活动发挥重要作用。人体中有 90 多种酶和蛋白均含有铜,这些酶对造血功能、神经系统、免疫系统、骨骼组织等的发育和功能都有重要作用,铜对胆固醇代谢、葡萄糖代谢、激素分泌等功能非常重要。铜主要从饮食中获取,正常情况下,一般膳食中铜的含量丰富,足以满足人体生理需要量,通常不会发生铜缺乏。但在某些特定情况下,如铜代谢性疾病等导致的铜缺乏或铜中毒均可导致机体结构和功能异常。

一、铜的吸收和代谢

铜在体内主要以铜蓝蛋白(ceruloplas-min,CP)和铜离子结合酶(简称铜酶)的形式存在,游离的铜离子很少。正常成人体内含铜总量约 50 ~ 150mg,其中 50% ~ 70% 分布于肌肉和骨骼(主要因素之一是肌肉骨骼系统比重占最大),肝脏铜 10%,脑约占 9%,血液中约 5%(其中 60% 在血浆中),少量存在于铜酶中[1]。

人体每天从食物和饮水中摄入约 0.6 ~ 2.0mg 铜,膳食中铜的吸收主要在十二指肠和小肠上部,少量由胃吸收,消化道吸收率约为 55% ~ 75%,明显高于其他微量元素。一般膳食中含铜量可满足人体需要。动物肝脏和牡蛎中含铜丰富,龙虾、坚果、蘑菇、种子、豆、麦麸含铜也较多。脂肪和油、乳制品、糖、金枪鱼和生菜中含铜量较低。食物中锌、钼等二价金属离子与铜存在竞争性转运机制,可影响其吸收,食物中的抗坏血酸和植酸也可降低铜的吸收和利用率。人体中有一套复杂的铜转运和调节系统,通过肠道的吸收和胆道的排泄来维持体内铜的平衡[2]。

小肠上皮细胞刷状缘由细胞膜上高亲和力转运体——人铜离子转运体 1(hCTR1)及二价金属离子转运体(DMT1)等载体介导进入肠黏膜细胞,然后由铜转运蛋白 ATP7A 从肠黏膜细胞跨膜转运至门静脉血液循环中,hCTR1 和 DMT1 的转运是不依赖 ATP 的弥散过程,而 ATP7A 的转运是磷酸化 ATP 酶介导的主动离子转运过程。进入门静脉血液循环的铜离子大部分被肝细胞摄取,然后与超氧化物歧化酶铜伴侣蛋白(CCS)、细胞色素氧化酶 17(COX17)和抗氧化蛋白 1(ATOX1)等铜伴侣蛋白结合,分别被转运至胞质、线粒体和高尔基复合体外侧网络(TGN)等部位,并参与胞质中的 Cu/Zn 超氧化物歧化酶(SOD1)、线粒体中的细胞色素氧化酶和 TGN 中的铜转运 ATP7A/ATP7B 等的酶促反应,维持机体的正常生理功能。其中位于 TGN 的 ATP7B 将铜离子与内质网中的前 CP(Apo-CP)结合形成全铜蓝蛋白(Holo-CP)释放入血液循环至全身,铜蓝蛋白是转运铜的基本载体,血浆中铜90%以上以铜蓝蛋白的形式存在,CP中铜被其他组织和细胞摄取和利用。当肝细胞内的铜含量增高时,ATP7B则重新定位至肝细胞胆管膜侧,通过跨膜转运将其由胆道随胆汁排泄[3]。

铜经胆汁、肠道、尿液和皮肤排出,胆汁是机体铜排泄的主要途径,约80%呈螯合态多数不能被重吸收。因铜在血液中主要与蛋白结合存在,不能经肾小球滤过,正常情况下从肾脏丢失的铜甚微。

妊娠期血浆铜及铜蓝蛋白水平即显著升高,有研究发现孕早期血浆铜水平从1200μg/L逐步升高到1600μg/L,以后继续保持增长趋势,到孕末期可达到2200μg/L。动物实验发现,孕期大鼠胆汁铜水平下降,而血清铜及铜蓝蛋白均升高,血清铜与铜蓝蛋白的比率也升高,胎鼠肝脏铜储存增加,脑组织铜水平增加,而血清铜水平下降。铜通过胎盘转运机制研究不多,目前认为,胎盘绒毛膜细胞在母体面将铜离子摄取,由于铜具有高亲和力的转运蛋白CTR1,经ATP7A进行跨膜转运到胎儿体内[4]。

二、铜的主要生理功能[5]

我国在公元前1000多年的商朝就已开始了炼铜和制铜,但对铜的生理作用一直缺乏认识,直到1928年才发现其为动物生理功能所必需。

(一)参与、维持造血功能

铜参与造血过程,铜蓝蛋白参与铁的运输和代谢,铜可促进无机铁变为有机铁,由三价铁变为二价状态,并能促使铁由储存场所进入骨髓,加速血红蛋白和卟啉合成,铜还可以加速幼稚红细胞的成熟和释放,缺铜时,铁吸收减少,血红蛋白合成受阻,铁代谢紊乱,引起贫血。

(二)参与酶的组成和活化

铜参与90多种酶的组成和活化,如:酪氨酸氧化酶、组胺酸氧化酶、超氧化物歧化酶、细胞色素C氧化酶及某些血浆和结缔组织的单胺氧化酶等。具有酶活性的铜蓝蛋白称"铜蛋白酶"。它是血清中唯一有效的亚铁氧化酶,能调节血清生物胺、肾上腺素和5-羟色胺的浓度。铜代谢异常会导致相应的组织结构和功能异常。

(三)影响能量代谢

机体的生物转化、电子传递、氧化还原、组织呼吸都离不开铜。机体缺铜时,细胞色素氧化酶活性降低,传递电子和激活氧的能力下降,导致生物氧化中断。此时血中虽有氧,但却不能被组织利用,造成组织缺氧。由于铜能影响铁的吸收和运输,并促使无机铁变为有机铁,由三价变为二价状态,还能促进铁储存于骨髓,加速血红蛋白及卟啉的合成,对机体造血功能有积极作用。

(四)铜与免疫功能

铜和血浆铜蓝蛋白对机体的防御功能有重要作用。动物实验观察到,动物缺铜时,淋巴细胞、巨噬细胞、中性性细胞的生成和功能都受影响。当人体受病原体侵袭时发病率高,补充铜,可显著减少感染机会。

(五)保护机体细胞免受超氧阴离子的损伤

铜通过超氧化物歧化酶催化反应清除自由基。超氧化物歧化酶(SOD)、细胞外的铜蓝蛋白和主要在细胞内的铜硫蛋白等含铜酶具有抗氧化作用。SOD能催化超氧阴离子转化为过氧化物,过氧化物又通过过氧化氢酶或谷胱甘肽过氧化物酶作用进一步转化为水。

(六)维持血管壁的完整性

铜是赖氨酸氧化酶的组成成分,有维持血管壁完整性作用的赖氨酸氧化酶对动脉粥样硬化的初期形成中可能具有重要作用。因此,缺铜可通过此途径促进动脉硬化。且目前认为动脉初期损伤血管内皮屏障,结果导致血管平滑肌细胞增生及结缔组织成分和脂肪沉积形成动脉粥样硬化。由于动脉粥样硬化是脑血管病的危险因素,故脑血管病患者易于出现铜降低。此外,缺铜时赖氨酸氧化酶活性降低,弹性蛋白及胶原蛋白纤维中共价交联形成障碍,胶原及弹性蛋白成熟迟缓,组织中弹性蛋白合成减少,从而增加血管及组织的脆性,易于造成脑血管破裂出血。参与赖氨酸氧化酶组成,促进骨骼血管、皮肤胶原蛋白和弹性蛋白的交联形成。缺铜后胶原蛋白及弹力蛋白的形成不良,骨质中胶原纤维合成受损,骨骼发育受限制,临床表现为骨质疏松,易发生骨折。

(七)维持毛发正常色素结构

酪氨酸酶能催化酪氨酸羟基化转变为多巴,并进而转化为黑色素,先天性缺酪氨酸酶,引起毛发脱色,称为白化病。一般认为老年人头发色调的渐减,变黄变白是自然现象,这是属于衰老现象。但青少年白发的出现则属异常,究其实质与缺铜有关,因为铜也参与黑色素形成,缺铜时酪氨酸酶形成困难,无法催化酪氨酸形成多巴,多巴也不能变成黑色素,当代白化病与青少年白发的高发正与缺铜有关。

三、新生儿铜代谢的特点

为了满足胎儿对铜的需求,母亲在孕早期血清铜水平迅速提高,到孕 10 周时约提高了 50%,并在孕中期和孕晚期继续保持上升的趋势,只是较为缓慢,通常在分娩前血清铜达到最高峰。

成人体内铜约 100mg,足月新生儿体内铜的含量为 20mg。按体重计相当于成人的 3~4 倍。胎儿铜接近 75% 与孕期后 3 个月通过胎盘从母体获得。据推测,每天宫内铜增加的速度约 0.05mg/kg,其中 50%~60% 以金属硫蛋白的形式储存于肝脏(成人仅占 5%)。新生儿的肝铜浓度比成人高出 16 倍(约 40μg/g),以供生后 6 个月的需要。

所有婴儿在出生时血清铜和铜蓝蛋白浓度都比较低。足月儿生后 2~3 个月,早产儿 6 个月这一水平逐步增加,才接近成人,由于宫内储存不足,生长迅速的早产儿如单纯给以母乳喂养未能按时添加辅食,在生后 6 个月~1 岁存在着铜缺乏的危险。成人血清铜低于 700μg/L,新生儿低于 500μg/L,提示铜缺乏。有人观察到生后 6 个月体重增加最快的婴儿以及所有人工喂养的婴儿体内超氧化物歧化酶活力降低,而此时血浆铜改变并不明显,提示血浆铜对于体内铜的情况并不是一个很好的灵敏的指标。

铜在人初乳中浓度较高(约 400~600μg/L),随着哺乳期延续这一浓度下降,出生后 4 周母乳中铜为 300~500μg/L,在 3 个月以后母乳中铜浓度可降低到 200μg/L 以下[7]。而牛奶含铜量比人乳低(15~180μg/L)。母乳喂养儿每天每千克体重的铜获得量是牛奶的 50 倍以上。接受以牛奶为主低铜饮食或接受长期(>2~3 个月)不含铜供给的胃肠外营养的婴儿更易发生铜的缺乏。配方奶中铜的含量十分不一致。美国食品药品监督局(FDA)规定婴儿配方奶中铜的最低含量为 40μg/100ml。多数婴儿配方奶都高于这个数字。

四、婴儿铜的需要

肠道内营养婴儿铜的需要:国际食品和营养研究委员会推荐铜的每天供给量(按体重)一般 80μg/kg 即可满足体内铜的需要,早产儿体内铜储存量低,每天每千克应供给 100μg。美国儿科学委员会(American Association of Pediatrics)推荐早产儿铜的摄入量为 108μg/(kg·d),欧洲儿童胃肠与营养学会(ESPGN)推荐量为 117~156μg/(kg·d),与此相当。有一项成人的研究表明,即使降低铜的摄入量,在整个研究观察期(42 天)也能保持铜平衡,人似乎对摄入水平有适应能力,摄入量过低时吸收率较高,反之亦然。

肠道外营养婴儿铜的需求：有研究表明足月儿胃肠外铜的摄入>16μg/（kg·d），可明显补足铜的丢失以及预防急性铜的缺乏。美国临床营养学会最近推荐肠道外铜的摄入早产儿为20μg/（kg·d），同时建议短期TPN时，不必进行铜的补充，当存在胆汁郁积且浓度2mg/dl时应停止静脉内铜的供给。

五、铜缺乏和铜中毒

早产儿、牛乳喂养及肠道外营养的婴儿或一些肠道疾病如胆囊纤维化、腹泻、空回肠旁路手术后因铜吸收障碍或丢失过多会出现铜缺乏。大剂量口服锌剂、铁剂因与铜竞争性吸收也可导致铜缺乏。含铜酶参与儿茶酚胺类激素的代谢、黑色素的生成及神经递质的代谢，因而对中枢神经系统的功能、智力、精神状态、防御功能及内分泌功能等均有重要影响。铜缺乏可使脑细胞中色素氧化酶活性降低，从而影响记忆力、反应力，甚至步态不稳，运动失调。临床还可有肌张力低下和体温过低，骨骼异常。贫血表现为铁治疗无效的低血红蛋白贫血。铜缺乏时胶原联结异常，骨化过程受累，呈现类似维生素C缺乏的改变，因为抗坏血酸氧化酶是一种既依赖维生素C又依赖铜的酶，铜的缺乏可导致该酶功能的缺陷。X线最早表现为骨质疏松，在骨骺端尤为明显，同时伴有骨龄的延迟，随着疾病的发展干骺端增大，杯口状模糊变形，或有骨刺形成，最终导致自发性骨折。临床凡不明原因的新生儿肋骨骨折应考虑可能与孕妇缺铜有关。

Menkes病是一种罕见的X连锁隐性遗传病，由于ATP7A基因突变导致小肠上皮细胞铜转运机制障碍，体内铜缺乏，铜相关酶的功能缺陷引起多系统功能障碍。自1962年Menkes等首次报道以来，至今全球已报道了近400例病例。据文献报道欧洲Menkes病发病率约为1/300 000，日本约为1/360 000，我国关于Menkes病的研究较少，缺乏流行病学研究资料[6]。Menkes综合征临床表现以中枢系统疾病为主，头发卷曲，色浅易断，生长发育停滞，体温低下，肌肉痉挛，大动脉弹性蛋白退性改变，浅表静脉膨出，精神发育迟缓，常见癫痫样发作。血清铜及血浆铜蓝蛋白含量降低，含铜酶活性降低；脑电图异常。含铜酶活性减低是诊断本病的重要依据。多数在生后2~3个月出现症状，严重者可在生后数天出现症状，治疗需肠道外补充铜盐。尽管早期补充铜，预后仍很差，本病常死于1岁内。

新生儿血浆中铜及铜蓝蛋白浓度偏低，调节铜代谢的能力有限，过量铜的供给，可改变血浆中铜正常分配，倾向于在组织中沉积（眼睛、大脑、肾脏和肝脏）。长期胃肠外营养疗法时，在婴儿尤其早产儿可看到有高胆红素血症和肝功能异常，此时铜的潜在毒性增加。肝豆状核变性（Wilson病）是一种常染色体隐性遗传病，是肝脏铜排泄能力受损，即定位于染色体13q14.3的ATP7B基因突变，使铜离子传递受阻，无法合成铜蓝蛋白，导致铜排泄及转运障碍，过量的铜沉积在肝、脑等导致全身多脏器功能受损。临床表现以肝脏损害、神经系统病变、肾脏损害和角膜病变为主的多系统损害。世界各地患病率不一，据报道约为（0.3~3）/10万[7]。

（颜崇淮）

参 考 文 献

1. 李万立,罗海吉.微量元素铜与人类疾病关系的研究进展.微量元素与健康研究,2008,25(1):62-65.

2. Collins JF, Klevay LM. Copper. Adv Nutr, 2011, 2(6):520-522.

3. 王超旻,程楠,韩咏竹,等.细胞内铜转运系统的研究进展(综述).安徽卫生职业技术学院学报,2013,12(3):78-80.

4. McArdle HJ, Andersen HS, Jones H, et al. Copper and iron transport across the placenta: regulation and interactions. J Neuroendocrinol, 2008, 20(4):

427-431.

5. 李青仁,王月梅.微量元素铜与人体健康.微量元素与健康研究,2007,24(3):61-63.

6. 王峤,丁圆,王静敏,等.3 例 Menkes 病患儿的临床与 ATP7A 基因分析及 1 例产前诊断研究.中国当代儿科杂志,2014,16(6):624-628.

7. 张改秀,王蕾,翟婷婷,等.7 例肝豆状核变性患儿 ATP7B 基因突变的检测与分析.中华实用诊断与治疗杂志,2015,29(1):26-27.

第四节 新生儿硒代谢与功能

硒是人和动物生命活动中必不可少的微量元素,硒水平过低或过高均会对人体健康产生不良影响[1]。硒是谷胱甘肽过氧化物酶的构成部分,在人体代谢中发挥着清除过氧化物和抗氧化的作用。

一、硒 的 来 源

硒在全球范围内的分布不均匀,人体自身不能合成硒,食物中的硒是主要来源,土壤中的含硒量会影响硒的摄入量。研究者对食物含硒量进行检测后发现:蛋白质含量高的食物的含硒量>蛋白质含量低的食物的含硒量。动物内脏和海鲜含有丰富的硒。我国同时存在贫硒地区及富硒地区,但除了几个富硒地区(湖北恩施、江西丰城和陕西紫阳等)及一部分不缺硒地区外,中国很多的地区属于缺硒地区[2],也有少数地区(如湖北)存在燃煤造成的局部过量硒暴露[3]。中国居民普遍习惯以植物性食物为主,因而中国多数人口硒摄入量不足。所以,在我国硒的研究显得格外重要。

二、硒的生理功能和代谢

1957 年,人类第一次证明硒对动物具有肝保护作用。随后研究发现硒是谷胱甘肽过氧化物酶的构成部分,硒具有重要的抗氧化作用。1973 年,联合国卫生组织宣布,硒是人和动物生命活动中必不可少的微量元素,这是硒研究的又一个里程碑。

硒在自然界有无机硒和有机硒两种存在方式。无机硒一般从金属矿藏的副产品或土壤中获得,有机硒是硒通过生物转化与蛋白质结合而成。与无机硒相比,有机硒的生物利用率较高,可以达到 70% 以上,因此多吃有机硒强化的食品能促进硒的吸收。硒化卡拉胶和硒酵母是最常见的将无机硒转化为有机硒的载体。人体多种重要的酶都是含硒蛋白,其中备受关注的为谷胱甘肽过氧化物酶(glutathione peroxidases,GSH-Px)和碘甲腺原氨酸脱碘酶。碘甲腺原氨酸脱碘酶是与甲状腺功能密切相关的酶,参与 T_4 转化为 T_3 的过程[4]。硒与大脑功能密切相关,大脑中的 GSH-Px 能清除脂质过氧化氢物,碘甲腺原氨酸脱碘酶可以保证大脑中的 T_4 和 T_3 处于适宜的浓度[4]。当出现硒缺乏时,大脑会优先得到硒供给,大脑内的硒和硒蛋白仍保持在一定水平,提示硒对大脑功能有重要作用[5]。

硒对人体的生理作用机制包括:第一,组成体内抗氧化酶,保护细胞膜免受氧化损伤。因此,适量补硒能预防器官老化,增强免疫力;第二,硒与体内的汞、铅、锡、铊等重金属结合,具有螯合重金属,降低毒物毒性的作用。食物中所含的汞、镉、砷可干扰硒的吸收。关于硒在体内转运情况目前尚未完全明了。血清或血浆硒含量相近,是观察人体硒状态常用的指标。有报道认为血清硒在 $46 \sim 143\mu g/L$ 较适宜[6]。通常血清硒低于 $40\mu g/L$ 和高于 $200\mu g/L$ 被认为硒缺乏和硒过量。血浆硒高于 $160\mu g/L$ 被认为有硒过量对健康产生危害的风险,需密切关注[6]。人体本身的硒总含量为 $6 \sim 20mg$。2013 年《中国居民膳食营养素参考摄入量》建议,18 岁以上人群硒的推荐摄入量为 $60\mu g/d$,平均需要量为 $50\mu g/d$,每日可耐受 $400\mu g/d$[6]。硒缺乏可诱发人体免疫力下降,加重重金属中毒毒性,诱发克山病、大骨节病、心血管病、糖尿病、肝病甚至肿瘤等多种疾病。过量摄入硒可导致中毒,急性硒中毒是在一次摄入了大量的高硒物质后发生,慢性硒中毒往往是由于每天从食物中摄取硒 2400～3000μg,长达数月以后出现症状。儿童慢性硒中毒可影响儿童的体格发育、头发指甲生长,甚至神经系统及智能发育。

三、新生儿硒代谢的特点

硒通过胎盘转运后从母体传送到胎儿。硒在胎儿肾和心脏中的含量随妊娠周数的增加而增加。脐带血血硒的平均水平小于或接近成人水平的 1/2。新生婴儿与自己母亲相比,血浆中和红细胞中 GSH-px 的活力明显较低。早产儿由于出生时硒的储存不足,血清硒通常低于足月儿[6]。当早产儿合并支气管肺发育不良时,出生后 1 个月血清硒浓度会明显降低[7]。另外研究发现,患妊娠期糖尿病的孕妇的自身的血硒含量、所分娩的新生儿的血硒含量以及胎盘组织的硒含量都明显下降[8],可能是孕妇缺硒后机体的抗氧化能力较弱,不能很好保证胰岛内分泌细胞免受氧化损伤和自由基损害,因而诱发妊娠糖尿病。另外,患妊娠期糖尿病的孕妇所分娩的新生儿,也常常因为母体缺硒,而成为硒缺乏的高危人群。

初乳中硒含量丰富,初乳中硒含量相当于成熟人乳的 2 倍。2013 年《中国居民膳食营养素参考摄入量》建议,0～6 个月的新生婴儿硒的推荐摄入量为 15μg/d[9]。人乳中硒的含量从产后 1 个月的 17.4μg/L 下降到产后 3～6 个月的 15μg/L,能满足新生婴儿的营养需求。由于母乳中硒的生物利用度较高,所以初乳不失为新生儿早期矿物质及微量元素的最佳来源。母乳中硒的含量由母亲食物中硒的含量和吸收决定,也与母亲住所本地的土壤中硒含量有关。牛奶中含硒量低于人乳,约为 5～10μg/L。足月儿配方奶中

硒含量通常为 7～14μg/L,美国营养科学学会推荐早产儿配方奶中最适宜的硒含量为 1.8～5μg/kcal。既往认为成长中的早产儿当摄入硒达到 2μg/(kg·d)时即可满足生长发育的需要,但目前研究认为摄入硒 3μg/(kg·d)更能促进生长发育[6]。

硒一定程度上可拮抗重金属暴露对新生儿的不良影响。母亲怀孕期暴露于锰可影响胎儿的大脑发育,而脐带血的硒含量越高,相应拮抗锰毒性的效应就越强,因此出生前硒的营养状态能保护新生儿的大脑发育少受到锰暴露的影响[10]。因此,特别是在低硒地区,孕期应特别关注孕妇是否有缺硒状况。

(徐　健)

参 考 文 献

1. Aldosary BM,Sutter ME,Schwartz M,et al. Case series of selenium toxicity from a nutritional supplement. Clin Toxicol (Phila),2012,50(1): 57-64.

2. Li S,Xiao T,Zheng B. Medical geology of arsenic, selenium and thallium in China. Sci Total Environ, 2012,421-422:31-40.

3. Guijian L,Liugen Z,Duzgoren-Aydin NS,et al. Health effects of arsenic,fluorine,and selenium from indoor burning of Chinese coal. Rev Environ Contam Toxicol. 2007,189:89-106.

4. Lin SL,Wang CW,Tan SR,et al. Selenium deficiency inhibits the conversion of thyroidal thyroxine (T4) to triiodothyronine (T3) in chicken thyroids. Biol Trace Elem Res. 2014,161(3):263-271.

5. Pitts MW,Kremer PM,Hashimoto AC,et al Competition between the Brain and Testes under Selenium-Compromised Conditions: Insight into Sex Differences in Selenium Metabolism and Risk of Neuro developmental Disease. J Neurosci, 2015, 35 (46): 15326-15338.

6. Finch CW. Review of trace mineral requirements for preterm infants: what are the current recommendations for clinical practice? Nutr Clin Pract. 2015,30 (1):44-58.

7. Mostafa-Gharehbaghi M,Mostafa-Gharabaghi P,Gha-

nbari F, et al. Determination of selenium in serum samples of preterm newborn infants with bronchopulmonary dysplasia using a validated hydride generation system. Biol Trace Elem Res,2012,147(1-3): 1-7.

8. 同军,邢玲玲,王红,等. 妊娠期糖尿病孕妇血清及新生儿脐血清和胎盘组织中硒含量研究. 中国优生与遗传杂志,2006,9: 58-59.

9. 中国营养学会.《中国居民膳食营养素参考摄入量》(2013 版). 北京:中国标准出版社.2014.

10. Yang X,Bao Y,Fu H,et al. Selenium Protects Neonates against Neurotoxicity from Prenatal Exposure to Manganese. PLoS One,2014,9(1):e86611.

第五节　新生儿铬代谢与功能

铬于 1797 年首次被发现,此后较长时间内都被认为是有毒有害元素。直到 1954 年,Curran GL 发现铬可以提高大鼠肝脏合成胆固醇和脂肪酸的能力,并提出是动物必需微量元素的假说。1957 年,Schwarz 和 Mertz 等人从啤酒酵母中分离出葡萄糖耐受因子(GTF)后,进一步研究证实铬是 GTF 的活性组成部分。1959 年,铬被确定为人和动物的必需微量元素。随后的一系列研究表明,铬是细胞色素脱氢酶、葡萄糖磷酸变位酶等酶系统的必需微量元素,能影响体内所有依赖胰岛素系统,包括糖、脂肪和蛋白质代谢,影响动物生长、繁殖、免疫功能。

一、铬的吸收和代谢

铬在人体内比较稳定的价态有三价铬及六价铬。其中三价铬是体内常见价态,而六价铬的毒性要大得多。

正常人体内只含有 6~7mg 的铬,丁春光等于 2009~2010 年度完成的中国人群全血铬的调查发现,我国普通人群全血铬几何均数为 1.19,中位数为 1.74,第 95 百分位数为 5.5 为 μg/L[1]。正常人摄入的铬来自于膳食中的铬化合物。肉、禽、鱼特别是奶制品的铬含量都偏低,谷物中粗粮含铬量稍高,水果蔬菜和各类制品的铬含量差别较大。不锈钢通常含 30% 的铬,特别在内容物是酸性时,铬可以从不锈钢容器中析出并进入食物。铬的吸收部位主要在肠道,吸收率不足膳食中的 2%。草酸盐、抗坏血酸可显著增加铬的吸收,锌、植酸盐、肌醇六磷酸则降低铬的吸收,铁和铬在体内共同竞争转铁运铁蛋白,完成吸收和转运过程。铬主要在小肠中段吸收,其次在十二指肠和回肠。体内铬大部分是以小分子量的有机铬配合物通过肠黏膜进入后由转铁蛋白运输。餐后血液胰岛素水平升高可以促进转铁蛋白受体从细胞内的小泡中移位到细胞膜上[2]。携带铬的转铁蛋白与细胞膜表面的转铁蛋白受体发生结合,通过内吞作用将铬转运到细胞内。内吞小泡中的酸性环境可使铬从转铁蛋白中释放出来,4 个三价铬离子与 Apochromodulin 形成有活性的 Hopochromodulin[3]。当血液中胰岛素浓度降低时,胰岛素受体的构象产生松弛,导致 Holochromodulin 从细胞中排出,再主要通过尿液排出体外。Holochromodulin 中铬与含铬调节因子的亲和力很强,在生理条件下铬不能从 Holochromodulin 中释放出来,从而不能重新形成 Apochromodulin。因此,铬一旦被动员就不能再被重新利用[2]。

铬在人体内浓度很低且分布广,组织中铬含量是血铬含量的 10~100 倍。血铬与组织铬的储藏量不平衡,而且血清或血浆浓度接近目前仪器的检测限,因而不是铬的实际营养情况的良好指标。进食糖后体内铬库释放铬,使血铬升高,人们认为铬库可能在肝脏。人体内铬主要经尿排泄。少量铬也可随粪便和乳汁排出。

二、铬的主要生理功能

最早人们认识铬的功能于 1957 年,人们发现葡萄糖耐量因子(GTF)是一种低相对分子质量的铬配合物,其生物活性和铬含量具有平行关系,认为铬是维持动物和人体正常葡萄糖能量、生长及寿命不可缺少的元素。铬的生物活动在于作为胰岛素的共同要素之一,影响体内依赖胰岛素系统的相关代谢功能,包括糖、脂肪和蛋白质的代谢,从而对生长发育也起着不可忽视的作用。如一组营养不良补充铬的儿童与一组类似的但不补充铬的儿童相比,观察到前者的生长速率显著地增加。现已研究证明:①铬是胰岛素的协同因子,与胰岛素、胰岛素受体中的巯基配位形成三价铬配合体,促进胰岛素和受体间的反应;②铬是琥珀酸-细胞色素脱氢酶、葡萄糖磷酸变位酶等酶系统的必需微量元素,参与机体糖、脂肪代谢,促进糖碳链及醋酸根渗入脂肪,并加速脂肪氧化,有助于动脉壁脂质的运输和清除,能预防动脉粥样硬化的发生和发展;③铬能增强细胞膜的稳定性,保护动脉内膜不受外因损伤的作用。

三、新生儿铬代谢的特点

关于铬的吸收代谢的研究在婴儿尚未报道,目前仅知新生儿含铬量高于儿童,儿童3岁前含铬量高于成人,3岁起降至成人水平。人乳中的铬为 $0.3 \sim 0.5\mu g/L$。牛奶及以牛奶为基础的配方奶中铬约为 $15\mu g/L$,高于人乳。喂以人乳的婴儿临床未见到有明显的铬缺乏,而也未在喂有较高含铬量的配方奶的婴儿中发现明显铬过量的毒性表现,说明新生儿可通过体内的自身调节机制对铬有一个较宽的安全摄入范围,只不过目前对这一调节机制尚不明了而已。还有研究应用火焰原子吸收分光光度法检测118例临产孕妇的血清及其新生儿脐血清以及分娩后胎盘组织中铁、锌、铜、硒、铬的含量,结果显示:胎盘组织中铬含量与正常体重儿体重成负相关。

四、婴儿铬的需要

大多数营养学家认为铬是人类必需的微量元素,其证据主要有以下4个方面:①给大鼠喂食低铬的含糖饮食,这些大鼠相继出现高胰岛素血症和高脂血症,这些大鼠患了胰岛素抵抗;②给5位患者全胃肠外营养静脉注射(TPN)不含铬的营养剂,相继出现2型糖尿病等症状,补铬后症状消失;③血清葡萄糖的增加伴随着尿铬排泄的增加,当葡萄糖代谢的条件发生改变,尿铬的排泄也随之改变;④人对铬的吸收和饮食中铬摄入量成负相关,例如摄取 $10\mu g$ 时吸收率约为2%,但摄取 $40\mu g$ 时吸收率减少到0.5%[4-6]。

肠道营养婴儿铬的需要:20世纪80年代美国国家研究会推荐成人安全和适当的铬摄入量为 $50 \sim 200\mu g/d$,婴儿每天膳食安全和适宜量估计为 $10 \sim 40\mu g$。但从仅进食含铬较低人乳的婴儿未发觉铬缺乏的状况来看,这个摄入量的估计值显得太高。最近有人提出根据成人体内铬的排泄和膳食铬的平均利用率计算,每天供给量能达到 $20 \sim 50\mu g$ 即可,对早产儿胃肠营养时铬的推荐量为 $0.05 \sim 0.5\mu g/(kg \cdot d)$ 即能满足生理需要。

肠道外营养(TPN)婴儿铬的需要:TPN婴儿需要给予铬的补充,否则会出现2型糖尿病的症状。美国临床营养学会最近推荐早产儿TPN时铬的摄入量为 $0.2\mu g/(kg \cdot d)$,因为铬的排泄主要通过肾脏,当肾功能损害时这个量应相应降低。

五、铬缺乏和铬过量

铬缺乏,主要是摄入不足或消耗过多,人体铬主要来自食物,而人体对铬的吸收率较低,而且食物在精制过程中能丧失大量的铬。烧伤、感染外伤和体力过度消耗,可使尿铬排出增加。铬的缺乏多见于长期接受TPN而未添加铬的儿童,铬缺乏往往于TPN 5个月~3.5年后发生。铬缺乏的临床表现主要是高血糖、不耐葡萄糖、高脂血症等与胰岛素缺乏相类似的症状,此外还可见末梢神经障碍和脑病。长期使用不含铬或铬补充量不足的完全肠外营养液的患者,补充氯化铬使其胰岛素的需要量减少,和葡萄糖不耐受逆转,这些患者中有两人体重下降,但补充铬又得以恢复。

铬是重金属元素,人体内六价铬毒性最强。六价铬主要来源于工业生产,职业性铬中毒是由六价铬化合物所致,如重铬酸钾对皮肤有刺激和致敏作用,对肝和肾都有毒性,对婴幼儿可发生中枢神经系统症状。铬酸盐和铬酸对呼吸道有明显的损害。铬对胚胎发育有潜在毒性,血清中浓度达到0.1mg/L时即可抑制软骨发生,全肠外儿童过量摄入铬后,肾小管滤过率可有明显降低,而且这种改变是不可逆的或需长时期才能恢复。六价铬有致基因突变和在动物试验中致癌的作用。有报道土壤中铬水平与大肠癌的发病率成正相关。严重铬中毒的情况主要发生于从事铬化学工业生产的接触者。据流行病学调查,铬厂工人易发生肺癌、鼻癌、咽喉癌和鼻窦癌。

（颜崇淮）

参 考 文 献

1. 丁春光,潘亚娟,张爱华,等. 2009—2010 年我国一般人群全血和尿液中铬水平分布. 中华预防医学杂志,2012,46(8):679-682.

2. Pechova A,Pavlata L. Chromium as an essential nutrient:a review. Vet Med,2007,52: 1-18.

3. Vincent,JB. Elucidating a biological role for chromium at the molecular level. Acc. Chem Res,2000,33(7): 503-510.

4. Clodfelder BJ,Upchurch RG,Vincent JB. A comparison of the insulin 2 sensitive transport of chromium in healthy and model diabetic rats. J Inorg Biochem,2004,98(3):522-533.

5. Ghosh D,Bhattacharya B,Mukherjee B,et al. Role of chromium supplementation in indians with type 2 diabetes mellitus. J Nutr Biochem,2002,13(11):690-697.

6. 张瑞敬,胡炳炎,何强,等. 血清中微量元素铬的含量与糖尿病的关系. 微量元素与健康研究,

2002,19(1):20-24.

第六节　新生儿碘代谢与功能

人体内的碘以无机碘、元素碘和有机碘三种形式存在,无机碘含量反映人体碘摄入情况,有机碘主要是指甲状腺激素 T_4、T_3 及其代谢产物。碘在整个机体中唯一作用是作为甲状腺激素的必需成分,甲状腺激素对身体的发育是必需的。

一、碘的吸收和代谢

无机形式的碘化物在胃及小肠上段迅速而几乎完全吸收,多数有机碘需在肠道内降解,释放出碘化物后被吸收。约有80%的甲状腺素未经变化而被吸收,其余从粪便中丢失。碘不与血液中蛋白质结合,而被甲状腺和肾脏迅速摄取。甲状腺对碘的摄取率取决于碘的摄入情况,如碘供应充足,肠道吸收的碘只有10%或更多。

甲状腺是唯一储存碘化物的组织,含碘量为体内其他组织千倍以上。大部分碘以激素或激素前体(碘酪氨酸)的形式存在,如碘供应充足,甲状腺可储碘约 10 ~ 20mg,反之可降至 200μg 或更少。碘的排泄主要通过肾脏,正常情况下人体还通过排汗、乳汁分泌、唾液腺分泌、胃腺分泌及肝肠循环等方式从血浆清除碘。硒是脱碘酶的活性成分,硒供应不足时,由 T_4 转变为活性 T_3 过程受阻。饮水中的钙可能有影响机体对碘的吸收和利用。大剂量氟摄入可影响甲状腺对碘的利用,甚至引起甲状腺功能减退改变。

正常人血液中无机碘(PI)浓度为 0.8 ~ 6μg/L。除无机碘外血液中含有一定量的激素形式碘,其中包括和血浆蛋白质结合的血浆蛋白结合碘(PBI),含量为 40 ~ 80μg/L。

多余的碘主要经尿液排出,世界卫生组织/联合国儿童基金会/国际碘缺乏病控制委

员会将尿碘检测作为人体碘营养状态的首要的评判标准,尿碘浓度<100μg/L 被视为碘营养缺乏;尿碘浓度在 100～200μg/L 为碘营养的理想状态;可接受的碘营养状态为尿碘浓度<300μg/L[1]。

二、碘的主要生理功能

碘的生理功能主要通过甲状腺素介导,发挥调节细胞的活动和生长。在胚胎早期,甲状腺素可穿透胎盘屏障在胚胎自身甲状腺发挥作用前发挥作用。它可影响视神经细胞的生长、迁移和树突的发育,促进外周组织的生长和成熟。可以发现甲状腺素缺乏的人胚胎和碘缺乏羊的动物模型中骨骼发育迟缓。甲状腺素是维持正常代谢不可缺少的激素,促进蛋白质、糖、脂肪和胆固醇代谢,调节体内水和无机盐的分布,维持正常的神经活动,影响其他内分泌腺功能。婴幼儿的体格智能发育、骨骼成熟,乃至人一生的新陈代谢活动均依赖正常的甲状腺素供应。

三、乳腺的聚碘功能

乳房具有聚碘作用,乳汁含碘量为血浆20～30 倍,是母体向哺乳婴儿供碘的重要途径。乳腺在碘的吸收和转运过程中有 2 个非常重要的成分以保证婴儿对碘的需要。

1. 钠/碘同向转运体 钠/碘同向转运体(sodium/iodine symporter,NIS)是一种跨膜转运蛋白,通过 NIS 碘可以轻易地被胃肠道吸收并进一步为甲状腺所摄取。哺乳期乳腺也同样表现出这种特殊的碘摄取机制,使得碘可以逆浓度梯度从血液中转运至乳腺[2],这也就是乳腺的"聚碘作用"。乳腺中的 NIS 受催产素、催乳素的调节,硫氰化物可抑制其作用。促甲状腺素(TSH)对 NIS 基因的表达及碘的摄取具有很强的刺激作用,当母体缺碘时,乳腺摄碘能力并未因此而减弱,这样可以优先保证婴儿碘的供给,但也会加重乳母碘的缺乏,如果不能及时发现和纠正最终使

乳母和婴儿都会出现碘营养不良。

2. 5'去碘酶 母乳中 T_4(3,5,3',5'四碘酪氨酸)转化成 T_3 的过程中共有 3 种去碘同功酶的参与,其中 I、II 型去碘酶将 T_4 转化成更具生物活性的 T_3(3,5,3'三碘酪氨酸),而 III 型去碘酶则将 T_4 转化成无活性的 rT_3(3,3',5'三碘酪氨酸),去碘酶均为含硒的酶。动物研究显示乳腺腺泡细胞含有甲状腺素-5'去碘酶,在哺乳早期随着乳汁分泌的增多而增多。研究人员推测这种情况也可能会发生在人类哺乳期妇女,母乳中的 T_3 来源于母体血清中 T_3 的转移和乳腺对 T_4 的去碘化。人乳中去碘酶的活性对于婴儿的生长发育具有重要的意义。

四、母乳碘和新生儿碘代谢的特点

来源于天然食物中摄入的乳碘含量受地域和饮食习惯的影响很大,世界各国报道的乳碘含量为 5.4～2170μg/L[3]。就单个个体而言,在未受环境因素和疾病因素的影响下乳碘的浓度无显著变化,每次哺喂的前部乳和后部乳之间、左右乳之间、单胎和多胎母乳之间乳碘的浓度均无显著差异。但对初乳和成熟乳中乳碘的研究结果不一致。影响母乳碘含量产生的因素有:地域、饮食、硒和有机卤素暴露、抗甲状腺药物、含锂和含碘药物应用以及吸烟等[3]。

由于母乳是母乳喂养儿唯一的食物来源,因此母乳碘也是这些婴儿碘的唯一或主要的来源,母乳碘不仅与婴儿尿碘呈明显的正相关性,同时也与婴儿甲状腺的体积大小有关[4]。众多研究显示母乳中碘的含量高于一般配方乳,母乳喂养儿血清中 T_4 和 T_3 水平、尿碘浓度也要明显高于配方乳喂养儿[5]。临床调查发现与单纯或部分配方乳喂养的婴儿相比,纯母乳喂养的婴儿在 3 个月内其甲状腺体积明显减小[6]。这均说明母乳喂养儿碘的营养状态优于配方乳喂养儿。究其原因可能是由于乳腺的聚碘作用,

它为婴儿提供更多的碘以满足其生长发育的需要,这在碘缺乏地区更为明显。

新生儿表皮角质层菲薄,毛细血管丰富,当胎龄<34周的早产儿皮肤表面使用含碘类消毒剂(碘聚乙烯或碘酒)时,应注意有碘从皮肤吸收导致碘摄入过量的可能。早产未成熟儿处理碘缺乏和过量的能力尚不够成熟,如饮食中缺碘,早产儿不能保留更多的碘,可以出现短暂甲减。

五、婴儿碘的需要

1. 胃肠道喂养 婴儿碘的需要1989年制订的推荐的每天碘供给量,在10岁以下儿童为40～120μg,成人为150μg,这一标准仅适用于非碘缺乏地区。如果存在碘缺乏,甲状腺对碘的摄取代偿性增加,这一推荐量则显得过高。碘每天推荐摄入量足月儿15μg/kg、早产儿>30μg/(kg·d)[7,8]。

2. 胃肠外喂养 婴儿碘的需要人们认为大多数接受全肠外营养支持的婴儿会在他们的皮肤使用含碘的消毒剂。因此,可以推测通过皮肤吸收到数量显著的碘,基于此种情况的存在,美国临床营养学会近来推荐对于早产儿碘的胃肠外摄入应为1μg/(kg·d),认为长期TPN的患者1μg/(kg·d)将能避免任何碘缺乏的可能,又不致于增加因皮肤表面碘消毒剂吸收后产生的毒性[9]。但有研究者发现住院早产儿PN中几乎不含有碘,而随着皮肤含碘消毒剂应用的减少,早产儿面临碘缺乏状态,因此对于早产儿应动态监测碘摄入情况,必要时及时补充碘[9,10]。

六、碘缺乏和碘过量

严重缺碘往往影响胚胎早期发育,胚胎发育受阻可导致流产、早产、死产和先天畸形发病增加。碘缺乏的危害主要体现在甲状腺功能减退。母亲妊娠期碘缺乏往往影响胚胎早期发育,以孕中期最为明显,可造成永久性新生儿生长发育障碍,特别是神经、肌肉和认

知能力的发育[11]。新生儿和婴儿甲状腺内碘池容量小、储备量少,故其对碘缺乏非常敏感。新生儿克汀病是胎儿期缺碘造成危害的最严重的一种形式。新生儿期缺碘则表现为新生儿甲状腺肿、新生儿甲状腺功能减退。轻者可触及或肉眼可见颈部甲状腺部位对称性弥漫性肿大,质软,边界不很清楚。重者巨大,严重时可造成对气管喉返神经、食管压迫症状,或因颈部静脉受压迫出现静脉曲张、颜面水肿。新生儿克汀病常表现为骨骼肌肉发育缓慢,长骨发育障碍,呈现四肢相对较短,扁骨发育不良而囟门闭合延迟,智力和精神发育明显落后,随时间的增加部分患儿可出现特殊面容。实验室检查TSH升高、T_4降低,X线检查骨龄落后。不同于新生儿原发性甲状腺功能减退的鉴别是,尿碘下降常低于100μg/L。碘缺乏治疗可给予碘油胶丸口服或碘化油注射,但新生儿尚缺乏临床资料和使用经验。

碘摄入过多是否会对婴儿造成损害呢?美国国家科学院卫生署指出,除了极少数因治疗剂量造成甲减和甲状腺肿大外,大多数儿童在碘摄入≥1100μg/d时无明显副作用[12]。WHO对碘过多(尿碘浓度>300μg/L)产生不良反应作了进一步说明,指出碘摄入过多的不良反应主要发生在对碘敏感的人群和长期缺碘的人群快速补碘之后[12]。钱明阁等对128个研究进行的meta分析结果也显示不能确定高碘对儿童智力的影响。高碘是否会对婴幼儿智力产生影响目前仍未能被确认,有待进一步研究。

总之,鉴于碘对人类生长发育尤其是大脑发育的重要性,应加强对孕妇、乳母和婴儿碘营养状态的监测,积极鼓励母乳喂养。

（贝　斐）

参 考 文 献

1. World Health Organization, UNICEF, ICCIDD. Assessment of iodine deficiency disorders and monito-

ring their elimination. A Guide for program managers. Geneva, Switzerland, 2001.

2. Tazebay UH, Wapnir IL, Levy O, et al. The mammary gland iodide transporter is expressed during lactation and in breast cancer. Nature medicine, 2000, 6(8): 871-8.

3. 贝斐, 张伟利. 母乳碘的研究. 中国妇幼健康研究, 2006, 17(5): 422-424.

4. 贝斐, 孙建华, 王莹, 等. 出生3个月内婴儿的碘营养状态及其对早期生长发育的影响. 临床儿科杂志, 2007, 25(11): 926-929.

5. Gordon JH LA, Hale AR, et al. No Difference in Urinary Iodine Concentrations Between Boston-Area Breastfed and Formula-Fed Infants. Thyroid. 2014, 24(8): 1309-1313.

6. 贝斐, 黄萍, 步军, 等. 喂养方式对婴儿早期碘营养状态的影响. 中国儿童保健杂志, 2008, 16(3): 278-280.

7. Bouhouch RR, BouhuchS, Chrkaoui M, et al. Direct iodine supplementation of infants versus supplementation of their breastfeeding mothers: a double-blind, randomised, placebo-controlled trial. Lancet Diabetes Endocrinol, 2014, 2(3): 197-209.

8. Zimmermann MB, Crill CM. Iodine in enteral and parenteral nutrition. Best practice & research Clinical endocrinology & metabolism, 2010, 24(1): 143-158.

9. Belfort MB, Pearce EN, Braverman LE, et al. Low iodine content in the diets of hospitalized preterm infants. The Journal of clinical endocrinology and metabolism, 2012, 97(4): 632-636.

10. Taylor PN, Okosieme OE, Dayan CM, et al. Therapy of endocrine disease: Impact of iodine supplementation in mild-to-moderate iodine deficiency: systematic review and meta-analysis. European journal of endocrinology. European Federation of Endocrine Societies, 2014, 170(1): 1-15.

11. MedicineE. I O. Dietary Reference Intakes For Vitamin A, Vitam in K, Arsenic, Boron, Chromium, Copper, Iodine, Iron, Mangan ese, Molybdenum, Nickel, Silicon, Vanadium, and Zinc. National Academy Press: Washington D. C, 2001:, 351-398.

12. Dunn JT. Iodine should be routinely added to complementary foods. The Journal of nutrition, 2003, 133(9): 3008S-10S

第七节 新生儿其他微量元素代谢与功能

一、锰

(一) 锰的来源

锰是机体必需的微量元素之一。锰可构成生物体中具有重要生理功能的酶的活性因子或酶辅助因子,参与体内多方面的物质代谢。锰在富含线粒体的组织中含量较高,主要储存在人体的骨骼、肝脏、肾脏和胰脏等[1]。

成人每天摄取的锰主要来自于食物,从水和空气中摄入量较少。人体一般情况下对锰的吸收很少,锰的吸收率和机体原来的锰含量有关,即机体锰缺乏时对锰的吸收率上升,锰充足时对锰的吸收率下降。谷类、坚果类和叶菜类食物富含锰。茶叶内锰含量最丰富($100 \sim 600 \mu g/g$)。精制的谷类、肉、鱼、奶类中锰含量比较少。动物性食物虽然锰含量不高,但吸收较高,仍不失为锰的良好来源。正常情况下,锰经胃肠道吸收,吸收部位主要在十二指肠。锰在吸收过程中与铁竞争相同的吸收部位。一项巴基斯坦的研究显示:患缺铁性贫血或虽然铁缺乏但尚未贫血的儿童的血锰水平较正常儿童的血锰水平明显要高,一定程度上可能与铁缺乏后锰吸收增加有关[2]。进入血液的锰,与血浆中β_1球蛋白结合而分布到全身。锰可以通过血-脑脊液屏障,过量时可引起中枢神经系统的毒性。锰很快从血液中清除,排泄主要经肝脏分泌胆汁而进入粪便,约占排出总量的90%,仅少部分经肾脏排泄。当摄食增加时,经胆汁排出的锰相应增加,反之随摄食减少,排出量亦减少,这对维持体内锰的平衡、防止锰的毒性具有重要意义。

（二）锰的主要生理功能

锰主要通过含锰酶或锰激活酶调节体内的物质代谢，如精氨酸酶是含锰酶，与尿素生成有关；锰超氧化物歧化酶主要存在于线粒体内，有清除自由基、防止脂质过氧化、保护生物膜作用。有研究发现肺高压的新生儿中锰超氧化物歧化酶水平和活性降低，这可能与其肺内皮细胞功能失调有关[3]。含锰酶丙酮酸羧化酶是体内糖代谢所必需的。经锰激活的酶数量很多，包括水解酶、脱羧酶和转移酶，有些酶的金属激活作用是非特异性的，其他金属离子尤其是 Mg^{2+} 也能代替 Mn^{2+} 起同样的激活作用。如镁能代替锰激活脑的谷氨酰胺酶，一种调节脑内兴奋性氨基酸的酶，在严重缺锰的条件下，脑中此酶的活力仍有可能正常。锰具有促脂肪动员作用，加速肝内胆固醇的合成。锰影响胰岛素的合成和分泌，调节糖代谢。

（1）锰影响造血功能：锰可能通过改善机体对铜的利用和刺激红细胞生成素产生，发挥刺激造血的作用。

（2）锰影响骨代谢：由于黏多糖是软骨和骨组织中的主要成分之一，而锰则是合成黏多糖的催化剂。对婴幼儿和青少年来说，缺锰会影响骨骼和牙齿的正常发育。

（3）锰影响脑功能：锰与智能、情绪和行为发展有一定关系。锰中毒患者可有情绪行为变化、智能下降等改变。锰中毒严重者可引起锥体外系永久性损害，其形态学改变与帕金森病类似。研究发现 ATP13A2 基因多态性与锰的神经毒性效应有关[4]。

锰中毒主要出现在特殊的行业和职业中，例如长期从事锰的开采、冶炼、加工以及电焊的产业工人，锰中毒病例大都由于接触空气中的锰含量过高。井水锰污染也很常见。长期接受胃肠外营养的患者也可能因为静脉营养液含有过量的锰而发生锰中毒。早产儿因体内锰平衡的调解作用尚

未发育完善，血-脑脊液屏障不成熟，通透性较高易于发生锰中毒。锰缺乏可发生于膳食摄入锰不足，机体可有发育迟缓和骨骼异常的表现。

（三）新生儿锰代谢的特点

新生儿泌尿系统尚未发育成熟，因此摄入高水平的锰易蓄积在新生儿体内如脑组织内，对新生儿的神经发育产生不良影响，现有研究发现，出生前锰暴露会诱发儿童的神经发育障碍[5,6]。脐带血中锰含量高与儿童 2 岁时认知和语言功能下降有关[5]。而婴儿期高锰暴露也会明显损伤脑功能，与儿童期注意缺陷多动障碍等神经发育障碍的发生明显有关[7]。脑内多巴胺受体和多巴胺载体的变化可能是生命早期锰暴露诱发神经发育障碍的机制之一。母乳中锰含量较低，为 4～8μg/L，随哺乳月份不同而不同。母乳中锰的吸收率约为 8%[8]。配方奶中的锰含量约是母乳中锰含量的数十倍，但锰吸收率仅为 2%[8]。豆奶中锰含量更高，约是母乳中锰含量的 100 倍以上。因此，有学者质疑婴儿期长期食用豆奶会因为过量锰暴露而损伤婴儿的脑功能，并建议对婴儿期食用豆奶的安全性进行探讨[7]。2013 年《中国居民膳食营养素参考摄入量》建议，6 个月以下的初生婴儿每日锰的适宜摄入量为 0.01mg/d[9]。胃肠外锰营养：胃肠外营养如不添加锰可导致严重的锰缺乏，但如添加锰过量，血锰浓度将大幅增加，甚至可发展为类似帕金森病的情况。接受胃肠外营养的早产儿中大多数在摄入锰 1μg/(kg·d) 时，可达到体内锰的平衡，但使用此 10 倍数量的锰，未见有发生毒性的证据。美国临床营养学会近来推荐早产儿胃肠外锰的摄入为 1μg/(kg·d)，当肝脏存在胆汁淤积时锰的补充应当停止。

二、钼

钼是人体必需的微量元素。钼的生理功能通过钼酶来实现，几乎所有的钼酶都含有

钼辅酶。目前,在生物体内已发现 40 多种钼酶。钼在人体中具有抗龋齿、预防肾结石和一定的抑癌作用,也与铁代谢关系密切[10,11]。

(一) 钼的来源和代谢

钼在人体内的吸收、代谢十分复杂,许多作用机制到目前为止尚不清楚。黄豆、扁豆、萝卜缨、牛羊的肝肾或粗谷物等食物中钼含量较高。钼主要从食物中被吸收。食物中的钼和水溶性复合物形式的钼容易被吸收。已证实膳食中的含硫化合物能使钼在肠道的吸收降低。钼在胃和小肠被吸收后进入血液。血液中的钼大部分被肝、肾摄取。人体中肝和肾的钼浓度最高。钼主要以钼酸盐形式由尿排出,小部分也可经过胆汁、汗液排出。体内钼的平衡主要是通过对排泄而不是对吸收作用来控制调节的[10,11]。

(二) 钼的主要生理功能

钼是人体多种酶的辅酶的重要成分,以钼辅酶参与钼酶催化的氧化还原反应,调控许多生化反应。人体新陈代谢涉及的三种最重要的钼辅酶为黄嘌呤氧化酶、亚硫酸盐氧化酶和乙醛氧化酶。亚硫酸盐氧化酶缺乏与神经系统病变和眼晶状体病变有关[10]。黄嘌呤氧化酶参与核酸代谢,主要是催化黄嘌呤羟基化,并形成尿酸的反应。乙醛氧化酶可能参与动物体内的解毒功能。亚硫酸氧化酶位于细胞线粒体内,细胞色素 C 是亚硫酸酶的电子载体,催化亚硫酸盐转化为硫酸盐。其他钼辅酶如亚硝酸还原酶能降低亚硝酸胺前体物,抑制亚硝胺类致癌物的产生,同时能抑制亚硝胺的致突变作用[10,11]。

钼与铜、铁、锌、锰等元素相互作用,能抑制铜吸收和增加铜排泄,共同参与机体的代谢[12]。

(三) 新生儿钼代谢特点

足月成熟的母乳中钼含量约为 $2 \sim 3\mu g/L$。钼在母乳中的生物利用度较高,母乳喂养婴儿的血清钼水平通常高于配方奶喂养婴儿的血清钼水平。钼通过尿液排泄。2013 年《中国居民膳食营养素参考摄入量》建议初生至 6 个月的婴儿每天摄入钼 $2\mu g$,$6 \sim 12$ 个月的婴儿每天摄入钼 $15\mu g$[8]。目前推荐低出生体重儿肠道内喂养时每天钼摄入量达到 $4 \sim 6\mu g/(kg \cdot d)$。只有当婴儿需要长期肠道外营养时才推荐静脉内给钼。美国临床营养学会推荐早产儿肠道外钼的摄入量为 $0.25\mu g/(kg \cdot d)$,而美国肠内肠外营养学会推荐早产儿或低出生体重儿肠道外营养时每天应给予钼 $1\mu g/(kg \cdot d)$[9]。

由于人钼的需要量很小,一般人群很少发生钼缺乏。在长期接受全胃肠外营养的情况下可致钼缺乏。钼缺乏主要见于遗传性钼代谢缺陷。基因缺陷导致钼辅酶缺乏、相关酶如亚硫酸盐氧化酶活性下降,从而使大脑中毒性亚硫酸盐水平异常升高,损害新生儿的脑功能,诱发神经异常病变、惊厥和脑异形等,病情严重者甚至在生后早期死亡[13]。给患儿补充钼后,患儿尿液中亚硫酸盐氧化酶和黄嘌呤氧化酶水平可升至正常,惊厥和激惹的症状消失,但神经发育延迟症状仍存在。钼是心肌细胞收缩所必需的元素,心肌细胞内钼缺乏时,可导致细胞供能、供氧不足,收缩功能减弱。缺钼可能是胃癌发生的危险因素之一。铁在钼辅酶合成中具有重要作用,因此缺铁会干扰钼代谢。在缺钼的情况下铜含量相对较高,而铜又与铁拮抗,因而缺钼可导致缺铁。

人类钼中毒较少报道,口服很大量的钼才能打破钼的体内稳态平衡。推测人的慢性中毒剂量为 $300\mu g/kg$,约每天摄入 20mg 钼,大部分钼中毒的体征与铜缺乏(如生长缓慢和贫血)类似或相同。钼中毒时,钼酸盐与儿茶酚胺形成复合物易引起胃肠道微生物菌群失调产生腹泻,影响动物的生长发育。钼过量还损伤生殖细胞及性功能。另有研究表明,孕期尿液钼水平增加与儿童 2 岁时运动发育下降有关[14]。

三、氟

（一）氟的来源和代谢

氟在地壳中天然存在，氟是人体必需的微量元素。氟化物在工业和生活中应用广泛。目前生活中氟接触的来源主要包括含氟牙膏、凝胶等口腔护理用品、含氟药物（如喹诺酮类抗生素和三环类抗抑郁药等）、含氟农药或杀虫剂、炊具中的不粘锅涂层等。

微量元素氟进入机体有三个途径：最主要的是从消化道进入。呼吸道氟摄入是燃煤污染型氟中毒地区中氟进入机体的主要途径。另外，氟还可从皮肤通过渗透作用进入机体。机体中的氟90%分布在骨骼和牙齿中，10%分布在内脏、软组织中，肾是主要的氟排泄器官[15]。

（二）氟的主要生理功能

适量的氟对牙齿有防龋作用。19世纪40年代起，美国曾实行过在自来水中添加氟以对儿童的牙齿抗龋。婴儿出牙前，氟通过掺入发育中的釉质羟磷灰石晶体，减少釉质的可溶解性，起到抑制龋齿的作用[16]。有研究表明，在缺氟地区给学龄前儿童日常补充氟或使用含氟凝胶有减少儿童龋齿发生的作用[17]。另外，氟和钙有协同作用，增加骨钙化，可促进儿童生长发育。氟还通过刺激细胞膜G蛋白，启动信息传递系统，保持神经系统的兴奋性。人体每天摄入量达到4mg以上会造成氟中毒。在婴儿牙齿发育过程中过量氟进入釉质会引起矿化作用低下，可引起氟斑牙，长期摄入高剂量的氟可引起氟骨症。意外摄入含氟杀虫剂、婴幼儿吞服含氟牙膏、饮用水氟化设备故障是最常见的婴幼儿氟中毒的原因。

有机氟具有生物残留性且极难降解，在人体的半衰期可达数年。其中全氟烷基羧酸类（PFAAs）化合物难溶于水，属持久性有机污染物，以全氟辛烷磺酸（PFOS）和全氟辛酸（PFOA）的生物毒性研究最多。目前研究表明，全球范围内各种生物体内或多或少都含有PFAAs[18]。

（三）新生儿氟代谢的特点

氟通常在食品和水中含量很低。2013年《中国居民膳食营养素参考摄入量》则建议初生至6个月的婴儿每天氟的适宜摄入量为0.01mg，6~12个月的婴儿每天氟的适宜摄入量为0.23mg，1~4岁儿童每天氟的适宜摄入量为0.6mg[8]。母乳中氟含量低于0.01mg/L。一个完全母乳喂养的6周龄婴儿每天推荐氟摄入量低于或等于0.01mg/kg。

人类的母乳和新生儿血液中可检测到PFOS和PFOA。动物研究发现高剂量的PFOS和PFOA会诱发癌症和新生啮齿动物的死亡，但目前尚未在人群中验证PFOS和PFOA诱发人类癌症和新生儿死亡的效应。

（徐　健）

参 考 文 献

1. 吴茂江. 锰与人体健康. 微量元素与健康研究，2007,24(6):69-70.

2. Rahman MA, Rahman B, Ahmed N. High blood manganese in iron-deficient children in Karachi. Public Health Nutr,2013,16(9):1677-1683.

3. Afolayan AJ, Eis A, Teng RJ, et al. Decreases in manganese superoxide dismutase expression and activity contribute to oxidative stress in persistent pulmonary hypertension of the newborn. Am J Physiol Lung Cell Mol Physiol,2012,303(10): 870-879.

4. Rentschler G, Covolo L, Haddad AA, et al. ATP13A2 (PARK9) polymorphisms influence the neurotoxic effects of manganese. Neurotoxicology,2012,33(4): 697-702.

5. Zoni S, Lucchini RG. Manganese exposure: cognitive, motor and behavioral effects on children: a review of recent findings. Curr Opin Pediatr,2013,25 (2): 255-260.

6. Lin CC, Chen YC, Su FC, et al. In utero exposure to environmental lead and manganese and neurodevelopment at 2 years of age. Environ Res,2013,123:

52-57.

7. Crinella FM. Does soy-based infant formula cause ADHD? Update and public policy considerations. Expert Rev Neurother,2012,12(4):395-407.

8. 中国营养学会.《中国居民膳食营养素参考摄入量》(2013 版).北京:中国标准出版社,2014 年.

9. Finch CW. Review of trace mineral requirements for preterm infants:what are the current recommendations for clinical practice? Nutr Clin Pract. 2015,30(1):44-58.

10. 王佳炜,王训,程楠.微量元素钼的代谢与人体健康.中华临床营养杂志,2013,21(4):241-245.

11. 韦友欢,黄秋婵.钼对人体健康的生理效应及其机制研究.广西民族师范学院学报,2010,27(5):10-12.

12. 高春孝.铅、砷、铜、硒、钼中毒性疾病的诊断与治疗.畜牧与饲料科学,2013,34(1):121-123.

13. Mendel RR1,Kruse T. Cell biology of molybdenum in plants and humans. Biochim Biophys Acta,2012,1823(9):1568-1579.

14. Vázquez-Salas RA,López-Carrillo L,Menezes-Filho JA,et al. Prenatal molybdenum exposure and infant neurodevelopment in Mexican children. Nutr Neurosci,2014,17(2):72-80.

15. 田爱欣,王玮.微量元素氟和人体健康.中国食物与营养,2008,(3):53-54.

16. 杨丹,张晓芳,赵磐玉,等.婴幼儿龋综合治疗 55 例的疗效观察.中国医科大学学报,2009,38(6):449.

17. Chou R,Cantor A,Zakher B,et al. Preventing dental caries in children <5 years:systematic review updating USPSTF recommendation. Pediatrics,2013,132(2):332-350.

18. Steenland K,Fletcher T,Savitz DA. Epidemiologic Evidence on the Health Effects of Perfluorooctanoic Acid (PFOA). Environmental Health Perspectives,2010,118(8):1100-1108.

第十一章

新生儿胃肠道功能发育

第一节　新生儿胃肠道解剖特点

新生儿的口腔处在发育期，相对较小，腭弓和口底部比较浅，黏膜薄而柔嫩，血管丰富，而且唾液少、口腔比较干燥，容易受损伤和并发溃疡。新生儿舌和咀嚼肌已发育较好，颊部还有脂肪垫，故生后便能有力地吸吮。初生时可连续吸吮3~4次，以后逐渐增加到10~30次。足月新生儿能协调吸吮和吞咽动作，并与呼吸同时进行，而这在成人已难以做到[1,2]。咽是位于口腔与食管之间的扩大部分，上宽下窄，左右宽而前后扁平。咽上起自颅底，下在第6颈椎下缘或环状软骨水平处与食管相连。前方分别与鼻、口和喉相通，这些标志可以将咽划分为：软腭以上为鼻咽部；软腭至会厌中下部水平为口咽部，约相当于第2和第3颈椎上部，再向下至环状软骨水平为喉咽部，相当于第4~6颈椎水平。口咽部和喉咽部是进食的必经之路，也是气道与食管的分叉处。

新生儿食管壁薄，出生后黏膜皱襞迅速增厚，出生前肌层发育差，而黏膜下层发育良好，富有血管和淋巴组织。食管是一个肌性管道，约在第6颈椎水平与咽相接，在后纵隔内沿脊柱前方下行，在第10胸椎处通过膈肌裂孔，腹部食管仅1.25cm，下端在第11胸椎水平与胃贲门相接。食管在出生前已基本发育完成，长度约10cm。新生儿食管入口在第3和第4颈椎椎间盘水平，下端相当于第9胸椎处。在抬头时，食管上界提高半个椎体，食管的长度随年龄增长而增长，幼儿的食管相对较短，其解释是食管增长速度较慢，落后于脊柱的增长速度[3]。食管与周围器官接触，因受压而形成某些狭窄，从上而下依次为：第一狭窄，在食管开口处（咽与食管交界处），有环咽肌围绕食管入口；第二狭窄，在第4~5胸椎水平，因主动脉弓和左主支气管横跨压迫而成；第三狭窄，在第10胸椎水平。颈段和腹段食管腔通常是关闭状态，而胸段存有少量的气体。在向食管充气时，新生儿管腔直径为5mm，6个月小儿约8~10mm，1岁时12mm。

胃的形状因人而异，而且与人的年龄、体位、胃壁紧张度及胃内含气量有关。新生儿的胃大多呈横位，位置也高1~2个椎体，3岁以后逐渐地接近成人。新生儿胃黏膜相对较厚、胃小凹的数量随年龄而增加，新生儿有胃小凹约200 000个；3个月有700 000个，5个月~2岁有130万个。在出生之前已出现壁细胞和主细胞，但是胃腺的形态和功能均未发育。每千克体重约有胃腺1.5万~2万个，这比成人多1.5倍。在开始喂养后胃腺数量迅速增加，2个月时增加3.5~4倍[4]。胃的神经支配属自主神经系统，包括交感和副交感神经。副交感神经来自胃迷走神经主管胃的分泌和运动,交感神经来自腹腔神经丛,抑制胃的分泌和运动。胃的容量有生理学和解剖学的区别。胃容量随年龄而增长,未成熟儿最小,新生儿解剖学胃容量为30~35ml,生后4天为45ml,14天为90ml,以后每月增加25ml。胃的生理性容量通常小于解剖学容量。出生时7ml,4天40~50ml,10天80ml,以后每月增加25ml[5]。早产儿胃容量较足月儿小。

肠管是消化道中最长的部分,起自胃幽门,下至肛门,全长6.5~9m。小儿肠道随年龄而增长,且肠道长度与身长的比例比成人大,成人为5.4倍,新生儿8.3倍,1岁为6.6倍,新生儿肠道相对较长这一特点有利于消化和吸收。肠管分为小肠和大肠,两者以回盲瓣为界,小肠最长,在成人为5~7m,新生儿为2.5~4m,是大肠长度的5倍[6]。新生儿每千克体重有小肠100cm,而成人每千克体重仅10cm。

(秦艳　贲晓明)

参 考 文 献

1. Ben XM. Nutritional management of newborn infants: practical guidelines. World journal of gastroenterology: WJG,2008,14(40): 6133.

2. Zabielski R,Godlewski MM,Guilloteau P. Control of development of gastrointestinal system in neonates. J Physiol Pharmacol,2008,59(suppl 1): 35-54.

3. 曹振杰,杜俊鹏,孙雪花,等.食管闭锁手术与儿童型功能性胃肠病关系研究.中华实用诊断与治疗杂志,2013,27(11): 1119-1120.

4. 江米足.儿童消化系统疾病的临床研究进展.中国实用儿科杂志,2007,22(5): 332-337.

5. 湛建祥,赵家彬.实用临床儿科学.北京:科学技术文献出版社,2009.

6. Carlson SJ, Chang MI, Nandivada P, et al. Neonatal intestinal physiology and failure [C]∥Seminars in pediatric surgery. WB Saunders,2013,22(4): 190-194.

第二节　新生儿胃肠道运动

胃肠道的主要生理功能是在消化腺的参与下,对食物进行消化和吸收。消化是食物在胃肠道内被分解为可吸收的小分子物质的过程。消化的方式有两种[1]:一种是机械性消化,即通过消化道肌肉的收缩活动将食物磨碎,并与消化液充分拌和,不断地将食物向胃肠道远端推送;另一种是化学性消化,即通过消化腺分泌的消化液所含的各种消化酶,分别将蛋白质、脂肪和糖类分解,使之成为小分子物质以便吸收。这两种消化方式通常是同时进行、互相配合的。食物经过消化后透过消化道黏膜进入血液循环的过程称为吸收。消化和吸收是两个相辅相成、紧密联系的过程,它们为机体的新陈代谢提供必不可少的物质基础[2]。

一、吸吮和吞咽

新生儿对奶的摄入有赖于以下几方面的能力[3]:①吸吮:使奶从乳房或奶瓶进入口腔;②吞咽:迫使奶从口腔进入咽并快速通过咽进入食管;③吸吮、吞咽以及呼吸运动之间的协调。由于新生儿舌与口腔相比相对较大,另外,口腔内还有一对致密脂肪组织位于舌的两侧,而且喉的位置较高,降低了咽腔的大小,最终使得会厌顶部与软腭重叠。会厌的这种位置提供了额外的气道保护作用,防止液体进入气道而进入咽的开口。吸吮和吞咽则有赖于消化道器官解剖结构的完整性和高度复杂的口咽部神经肌肉调控机制的成熟[4,5]。极低胎龄新生儿上述机制未发育成熟,必须使用胃管进行喂养。

(一)吞咽的口期

正常成人的吞咽顺序如下:①食物首先被咀嚼和唾液充分混合,并集中在舌的前部(准备期);②舌向后卷曲并和软腭相接触,迫使食糜进入咽(口期);③咽部肌肉收缩,使食糜通过松弛的食管上端括约肌进入胃(咽期);④食管蠕动推动食糜下行,通过松弛的食管下端括约肌进入胃(食管期)。正常新生儿吞咽的顺序,除了准备期以外,基本上与成人相同。在新生儿的准备期,液体食物是通过吸吮进入口腔。吞咽过程是通过一系列精细而复杂的舌的纵向和横向运动实现的,吞咽是从舌尖抬高,随后在舌的中部出现一个类似蠕动波的波动并向后传播开始的。早产儿和小样儿经常出现一些不完全蠕动收缩和收缩震颤,而不能及时清除口腔内容物,这些残留物极有可能在气道缺乏充分保护的情况下进入喉腔,导致窒息[6]。

新生儿吸吮是一种反射动作,可分为三个步骤[7]:①口唇紧含住乳头与乳晕的部分,舌尖向下而舌根上举,下颌向后下移,颊部肌肉收缩,像活塞一样使口腔内空气稀少而呈负压,使奶汁被吸入口内;②同时,上、下颌压迫乳头,使乳头括约肌松弛而乳汁排入小儿口内;③提起舌尖、放低舌根,进行吞咽。吸吮反射是生来就有的非条件反射,其反射中枢在延髓。所以,新生儿有颅脑损伤和颅内出血时,吸吮反射可减弱或消失。6个月以内的小儿吸吮与吞咽可与呼吸协调地同时进行。婴儿口腔大小和形状有利于吸吮,新生儿没有牙齿,硬腭有横皱襞隆起,两颊部有厚脂肪垫(颊脂体),加上有唾液的密封,都为吸吮动作提供了有利条件。用奶瓶喂养的婴儿,其吸吮动作除了舌以外,基本上是相同的。吸吮乳房时,舌向前突出更为明显,乳汁聚集在舌底部或舌中部与硬腭之间。口和舌的伸缩动作自胎儿发育第15周始出现(但有时在出生后6个月以内仍能看到这种动作),直至胎儿发育28周才有一些较为协调的吸吮动作,在胎儿发育28~31周时间内,吸吮功能快速发育,一个成熟的吸吮模式直到胎儿发育32~34周才能形成。吸吮时口腔内压力和吸吮模式随发育成熟度而不同,

新生儿正常口腔内压力范围是50~225mmHg,早产儿则不到该值的40%,在早产儿实施肠道内营养期间,如使用安慰奶嘴刺激非营养性吸吮,则能提高吸吮压力15%~25%。早产儿每次连续吸吮可持续6~9秒、8~10次吸吮动作,正常新生儿有14次吸吮动作,而过期产儿则表现出连续而快速的吸吮模式,其频率为每分钟80~110次。

随着婴儿发育成熟,口腔不断扩大,可用调羹喂食。生后3~4个月时,舌的运动可以使食糜从舌的前部向舌的后部移动。6个月时,婴儿可以利用其唇的闭合将调羹上的食物留在口腔中,并将食物移至中间以利于咀嚼。以后,由于牙槽嵴和牙齿的发育,舌的运动明显增加,可使固体食物向两侧移动,以便于有效的咀嚼。

(二)咽部吞咽(咽期)

肌肉收缩产生吞咽动作的精巧模式是由两组位置不同的延髓中间神经元孤束核(腹侧)和疑核(背侧)调节的,它们组成了吞咽中枢。孤束核接受来自大脑皮层纤维和外周起源于咽、喉、食管的感受性神经纤维,它就像一个模式发生器精确调节运动神经元兴奋顺序,从而致使咽和食管顺序收缩。疑核接受一些感觉传入,但主要作用是作为其他运动神经元支配咽、食管收缩以及食管上下括约肌松弛的中转站。

当口腔内容物被向后推送到达咽时,吞咽反射则被激发。正常新生儿从开始吸吮到咽部收缩的时间延迟是500毫秒,从吸吮开始到乳汁进入口腔的时间是900毫秒,乳汁通过咽部的时间是600毫秒。但这种时间关系并不是一成不变,早产儿和出生不久的新生儿表现出每1~4次吸吮才有1次吞咽,年龄较大的新生儿则每1~2次吸吮就有1次吞咽。咽部吞咽时,喉部肌肉抬高关闭鼻咽部以及会厌并且形成了一个通路以使奶块通过咽、食管结合部,这一动作如果不能很好协调,则有可能导致食物在咽部残留。

（三）吞咽与呼吸的相互协调

正常新生儿具有一个气道抑制机制，它在吞咽期之前 200 毫秒被激发，并持续约 600 毫秒。足月新生儿吞咽与呼吸的比率通常是 1:1，但是在快速吞咽时经常发生呼吸不稳、抑制时间延长、呼吸速度和每分通气量下降。早产儿极少发生吞咽和呼吸的同步进行，而是表现为短阵的快速吞咽与短阵的快速呼吸交替进行。短阵吞咽时经常发生呼吸暂停、心动过速以及氧饱和度下降等，早产儿这种吞咽与呼吸的不协调表明延髓吞咽和呼吸中枢功能上的不成熟。

二、食　管　运　动

（一）食管上端括约肌

人们对新生儿食管以及食管上端括约肌（upper esophageal sphincter, UES）的了解还非常有限，UES 压力的产生主要来自环咽肌的紧张性收缩。吞咽时，因环咽肌被抑制而松弛，在之后的约 100 毫秒，由于管内压以及舌骨和喉部上移，UES 被开放。研究表明[8,9]，婴儿及儿童（2 个月 ~ 7 岁）的 UES 压力水平与成人相当，约 40 ~ 50mmHg。早产儿 UES 功能目前尚不清楚。

（二）食管体部

正常新生儿及年长儿其食管蠕动通常是协调的，而早产儿则明显表现出含有非蠕动性成分的食管运动，这可能是由于迷走神经中枢传出信号的不成熟和（或）壁内神经反射发育的不成熟[10,11]。如果成人食管蠕动功能失调，常导致食管清除功能受损，这往往是胃食管反流（GER）疾病发生原因之一[12]。另外，食物在食管内的长时间滞留可大大增加误吸的危险性以及反射性引起呼吸和心血管功能方面的改变。严重的食管非蠕动性运动存在是以较大婴儿伴有 GER 或相关疾病表现出来的，例如，呼吸系统疾病和营养不良[13,14]。

（三）食管下端括约肌

食管下端括约肌（lower esophageal sphincter, LES）是防止胃内容物反流进入食管的主要屏障。在成人和儿童，大部分的 GER 是由于暂时性的 LES 松弛引起的。少量的研究表明，胎儿 LES 压力小于 6mmHg，并随着发育成熟度的增加而增加，从怀孕 29 周的 3.8mmHg 可以增加到足月时的 18.1mmHg。实验发现早产儿 LES 具有正常功能，对于成人而言，与单次吞咽有关的 LES 松弛通常发生在吞咽前 2 秒或吞咽后 4 秒以内并持续至少 9 秒，而一过性 LES 松弛是胃酸反流的主要机制[15]。早产儿的 LES 松弛与吞咽也具有很好的协调性。

三、胃　的　运　动

（一）胃的分区及运动

胃被分为两个肌电不同的区域：①头区：包括胃底部和近贲门 1/3 胃体部；②尾区：包括其余 2/3 胃体、胃窦部和幽门部。它们表现出不同的收缩特性，从而使它们相互配合以便于食物的储存、机械消化以及固体和液体食物的选择排空[16]。食物进入胃后，除经受胃液的化学消化外，还有胃壁运动的机械性消化。

胃头区的主要作用是容纳和储存食物，最先吞入胃的食物有一小部分依靠重力，克服胃壁阻力而直接进入胃窦而大部储存于头区，它们按吞入的先后顺序分层排列，先入胃者贴胃壁，后入胃者进入胃腔的中心。由于胃酸不能立即从外层透入食团中心，所以在中心混合的唾液淀粉酶能继续消化淀粉而不被灭活，直到胃酸使其周围的 pH 变低时为止。胃被食物充满后，开始紧张性、持续性收缩，使食物有微小的混合。在胃排空过程中，头区肌肉逐渐收缩使胃内压力几乎与腹腔内压保持相等。

尾区运动的表现有蠕动、终末胃窦收缩和胃体积缩小。食物入胃约 5 分钟尾区就开始蠕动。蠕动是从胃的中部开始,有节律地向幽门进行。人胃蠕动波的频率约每分钟 3 次,约 1 分钟左右到达幽门。因此,蠕动常是一波未平、一波又起。蠕动波初起时比较小,在向幽门前进过程中,深度和速度都逐步增加,接近幽门时明显加强,可将一部分食糜排入十二指肠,因此有幽门泵之称。但并不是每一个蠕动波都到达幽门,有的仅到胃窦部就已消失。收缩波一旦到达胃窦终末时,该部有力的收缩使胃内容物被反向地推回到近侧胃窦和胃体部。食糜的这种后退,非常有利于食物和消化液的混合,还可机械地磨碎食物。总之,尾区蠕动的主要生理意义,一是使食物与消化液充分混合以发挥胃液的消化作用;二是搅拌和粉碎食物,并推进它们通过幽门向十二指肠移行[17,18]。

(二)胃运动的调节

胃的运动受平滑肌的基本电节律控制。胃的基本电节律起源于胃大弯上部,沿纵行肌向幽门方向传播,每分钟约 3 次。胃肌的收缩通常出现在基本电节律后 6 ~ 9 秒、动作电位后 1 ~ 2 秒[19]。神经和体液因素可通过影响胃的基本电节律和动作电位而影响胃的蠕动。神经因素主要是迷走神经起作用。迷走神经对胃具有兴奋和抑制两种影响,胃的容受性舒张是通过迷走神经的抑制纤维即胆碱能纤维实现的,而迷走神经的兴奋纤维则引起胃的基本电节律传导加快、胃肌收缩增强;刺激胃的交感神经可使胃的基本电节律传导速度和频率减慢,胃的运动减慢、变弱,但正常情况下交感神经的作用较弱[20]。食物对胃壁的刺激还可以通过壁内神经丛的局部反射使胃的运动加强。影响胃运动的体液因素是,胃泌素使基本电节律频率和动作电位频率增加、胃收缩的频率和强度增加,促胰液素和抑胃肽的作用则相反,抑制胃的运动。

(三)新生儿胃的排空

胃对于消化食物的释放就像一个水库,从食物的机械性研磨开始并将营养物质排入

小肠,不同部位具有不同的生理功能[21]。胃的近端区域称为胃底,通过其容受性扩张可以接受大量的营养物质而使胃内压力仅有少量增加,这种功能的实现很大程度上依靠中枢性迷走神经的作用。胃的远端区称为胃窦部,主要作用是胃排空之前对食糜进行机械研磨和混合,尽管新生儿基本不必消化固体食物,但乳汁所形成的凝乳在排空之前可能需要一些研磨。胃窦部还参与幽门部和十二指肠的蠕动以促进食物的排空,并阻滞大量食物一次排空。有证据表明[22],足月新生儿较高的热卡密度就具有较慢的胃排空速度,淀粉溶液排空速度与水的排空速度相似,这主要是因为小肠近端淀粉酶浓度较低,淀粉水解较少,结果导致十二指肠部分几乎没有葡萄糖被吸收。临床发现早产儿胃排空时间延迟,这是由于胃动力方面的原因抑或是由于十二指肠尚不能接受胃内容物的原因目前还不清楚[23]。新生儿胃排空一般认为是液体(乳汁)流过幽门部实现的,然而,乳汁分为半固体的凝乳和液体的乳清。这可能说明了由于配方乳所含有的酪蛋白和乳清比例不同,因而其胃排空的方式也有所不同。乳汁在胃底部刺激胃收缩使乳汁排入十二指肠。运用超声闪烁和标记物稀释技术,足月儿和早产儿胃排空速度得到广泛评价。胃排空分为快速线性阶段和缓慢指数阶段,部分认为喂母乳的早产儿胃排空时间是 25 ~ 36 分钟。26 周早产儿十二指肠内灌注配方乳后,可出现胃窦部运动的反馈抑制,同样 32 周早产儿也存在胃排空速度的反馈调节。母乳喂养与配方乳喂养两者在胃排空方面有所不同,尽管其热卡相同,但母乳的排空速度是配方乳的 2 倍。母乳含有各种激素样因子,如:胃泌素、生长因子以及白三烯。另外,与配方乳相比,母乳喂养改变了餐后肠肽的表达。像乳汁温度、非营养性吸吮、光疗、喂养姿势等非营养因素并不影响胃排空速度。胎龄对胃排空的影响目前尚不清楚,有人报道发育 25 ~

36周的未成熟儿其胃排空速度是相同的,但也有人发现,在出生12小时内足月儿比早产儿胃排空速度快。

(四)胃排空调节

食物由胃排入十二指肠的过程称为胃的排空。多年来认为胃窦收缩可使食糜排入十二指肠。实际上,食糜的排放不在胃窦收缩期内,而在两次胃窦收缩之间,此时幽门开放,食糜依靠压力差从胃向十二指肠排放。在胃窦收缩期间,特别是终末胃窦收缩时幽门即关闭,食糜不能进入十二指肠。一般在食物进入胃5分钟后即有部分被排入十二指肠。例如,婴儿一次实际哺乳量往往超过其解剖学胃容量,就是因为在哺乳时已有部分乳汁很快从胃进入了十二指肠。不同食物的排空速度不同,这与食物的物理性状、化学组成等有关。一般是稀的、流质食物比稠的或固体食物排空快;颗粒小的食物比大块的食物排空快,等渗性液体比非等渗性液体排空快,糖类食物比蛋白质类食物排空快,而脂肪类食物排空最慢。混合性食物的完全排空需要4~6小时。喂牛奶者胃排空延长,一般牛奶在胃中停留3~4小时,人乳2~3小时,水1~1.5小时。

1. 胃内因素　胃的内容物作为扩张胃的机械性刺激,通过壁内神经反射或迷走神经反射,引起胃运动的加强。一般地,食物由胃排空的速度和留在胃内食物量的平方根成正比。食物的扩张刺激及食物某些成分如蛋白质消化产物的化学刺激引起胃窦黏膜释放胃泌素。胃泌素除了引起胃酸分泌外,对胃的运动也有中等强度的刺激作用,增强幽门泵的活动,使幽门舒张,因而对胃排空有重要的促进作用[24,25]。

2. 十二指肠因素　在十二指肠壁上有许多感受器,感受到酸、脂肪、渗透压或机械扩张的刺激以后,会反射地抑制胃的运动,引起胃排空减慢,这个反射称为肠-胃反射,其传出冲动是通过迷走神经、壁内神经,还可能经交感神经等几条途径传到胃。该反射对酸性刺激尤为敏感,当pH降到3.5~4.0时,即可引起反射[26]。它抑制幽门泵的活动,从而阻止食糜进入十二指肠。另外,当过量的食糜,尤其是酸或脂肪,从胃进入十二指肠后,可引起小肠黏膜释放几种不同的激素,延缓胃的排空。促胰液素、抑胃肽、胆囊收缩素等都具有这种作用,故统称为肠抑胃素。十二指肠这些抑胃因素并非经常存在,随着盐酸在肠内被中和,食物消化产物被吸收,它们对胃的抑制性影响便渐渐消失,胃运动便又逐渐活跃,因而又推送下一部分食糜进入十二指肠。如此重复,结果是胃内容物的排空较好地与十二指肠内消化和吸收的速度协调一致。

四、小 肠 运 动

小肠是一种长管状结构,内里衬有可吸收性上皮并被层状平滑肌细胞包绕。最内层是一层薄的黏膜层,中间是环形肌层,其收缩可以使管腔变窄,最外层的纵形层可使小肠缩短,黏膜层和每层平滑肌之间分布有神经纤维网及神经节和各种收缩反应相联系,此功能受到肠腔和平滑肌机械感受器的信号传导以及迷走和交感神经的外部传入调节。胎儿发育5~8周,小肠环形肌已经出现,而纵形肌直到第10周尚未出现。神经元迁移到小肠作为神经嵴细胞并不断分化,而成熟的表型出现在第3个3个月。小肠被相应地分段为短的近端段、腹膜后的十二指肠段、中间段、空肠段、远端段、回肠段。每一段的黏膜功能都有所不同,但每段的平滑肌细胞和神经组织并无明显的特性差异。小肠收缩模式的大量研究主要集中在十二指肠和空肠,但部分对回肠的研究表明可能存在结构和收缩模式调节上的某些不同。

(一)小肠收缩

小肠平滑肌细胞通过缝隙连接结合在一起成为一个功能上的合胞体,在两层平滑肌之间有一些特化的细胞被称为卡哈尔（Cajal）间质细胞，它们能产生慢波振荡式膜电位并在合胞体中传播，构成小肠局部环形肌收缩的电位基础。但是，这种慢波的去极化并不引起小肠收缩，到达阈电位的进一步去极化是通过神经纤维释放乙酰胆碱实现的，从而引起钙快速内流，产生峰电位，最终导致平滑肌细胞收缩，因此慢波电位决定了每段小肠收缩的最大频率。另外，慢波去极化与平滑肌收缩实际发生情况还有赖于神经活动的调节。在人体，十二指肠的慢波频率最高为 12cm/min，逐渐下降至回肠 8cm/min，慢波纵向下传的速度是 60～100cm/min。

作为环绕肠腔的收缩环所产生的力量可通过肠腔内压力来测定，内在神经丛能兴奋或抑制来自各种感受器和不同神经纤维的传入信号，决定某段小肠收缩，而沿小肠纵轴环形收缩之间的协调产生了肠腔内的压力阶差。所有这些作用有利于肠内容物的混合和下移，大部分的收缩仅涉及 1～4cm 小肠段并持续大约 5 秒。

（二）小肠收缩的协调

禁食期间，肠管表现出不同的收缩模式，迁移运动复合体（migrating motor complex，MMC）就是从胃窦到盲肠迁移中不同的收缩模式，在每段肠管都包括 3 个时期：无收缩活动期（1 期），无规律活动期（2 期），以慢波频率发生强烈、规律收缩期（3 期），其重复时间为 45～180 分钟，第 3 期活动持续 6～10 分钟。在近端小肠 MMC 的移动速度为 4～6cm/min，在回肠为 1～2cm/min。MMC 模式的缺乏与小肠中细菌过度生长有关，这可能因为整个肠内容物在第 3 期都被移至下一个肠段。

进食以及其他各种刺激都能干扰禁食 MMC 模式，而出现较多的不规律收缩。无规律活动期肠道食糜被混合和搅拌，但真正的作用是推动不可吸收性内容物在进食 2～12 小时内从胃到盲肠，进食干扰所持续时间依

进食量和性质而不同，同等热卡的脂肪、蛋白质、糖则以脂肪的影响时间最长。在大多数哺乳动物，MMC 模式仅在禁食时出现，但在反刍动物或断奶后，MMC 可持续到进食后。小肠收缩还有其他模式，集团收缩持续不足 2 秒，移动大约 20～30cm。当肠黏膜接触短链脂肪酸、胆汁酸、缓泻剂时可出现持续 15 秒的高振幅收缩。呕吐是反向的巨大的移动收缩，通常是 2～3 倍的振幅，4～6 倍的持续时间，收缩一般发生在中部小肠并以 10～12cm/min 的速度快速传播到胃窦，使肠内容物进入胃。

（三）小肠协调性收缩的发生

调控小肠收缩模式的因素仍不十分清楚，肠道的神经系统发育成熟可能是一个重要因素，激素的改变也可能发挥作用。研究发现母乳中皮质类固醇含量较高的婴儿其十二指肠收缩增加，早产儿开始哺乳时间越早对小肠运动功能的发育越有利。评价小肠运动功能发育对指导新生儿哺乳方法选择是重要的，小肠运动功能发育不好或缺乏通常的运动模式将影响新生儿对食物的耐受，监测小肠运动对评估肠道神经系统发育以及早产儿喂养的相对危险将提供一种合理的方法，但监测方法在应用于临床以前还有许多技术上的问题需进一步改进。

五、结肠和肛直肠运动

（一）结肠运动

结肠内运输非常缓慢，约占从口腔到肛门全部时间的 2/3，这使得结肠有充裕的时间来完成水和电解质的交换。一般情况，结肠处于连续消化状态，不表现出消化间歇的 MMC 运动模式，而是表现为特殊的运动方式，使得块状物移动或回肠排出物混合。结肠通过高振幅传播收缩实现块状物的移动，收缩压力大于 80mmHg，持续时间大于 10 秒，并向远处传播至少 30cm。结肠还存在其他的运动模式，如单个或多个肠段单独收缩，

以利于肠内容物的混合。结肠运动遵循日周期节律，醒后发生，日间循环。成人和儿童餐后均表现出结肠运动的增加，其发生可能与多因素有关，如小肠黏膜释放的胆囊收缩素（CCK）能够刺激结肠运动，这种增加随年龄而不同，成人持续2小时，婴儿持续30分钟。小于4岁的小儿，餐后增加结肠运动仅表现为集合运动，大于4岁的小儿则表现为60%的集合运动和40%的分段运动。关于早产儿结肠运动知之甚少，足月新生儿餐后结肠运动增加与成人相似。研究发现，餐后结肠运动增加的功能发育落后于胎儿发育龄，这可能是早产儿为什么一般在生后3天才排出胎便的原因。

（二）肛直肠运动

肛直肠是解剖复合区域，大便节制是依靠对直肠充盈的感觉以及保存其内容物直到产生便意的能力，推迟排便的能力需要乙状结肠、直肠、肛提肌、耻骨直肠肌以及肛管等器官的协调，这通常需要排便训练才能实现。正常足月新生儿一般在生后48小时内排第一次胎便，早产儿可以在1周后排第一次胎便。成人直肠静息压力为6mmHg并表现出三个收缩相：①单独延长收缩，持续10～20秒；②成簇收缩，持续1～2分钟；③直肠综合运动。一系列收缩相在直肠-乙状结肠结合部将持续10秒，每50～300分钟重复一次。排便时，直肠收缩有助于粪便进入肛管，并在肛管松弛、膈肌与腹肌收缩以及传播性结肠收缩配合下完成的。新生儿肛管长1.25～2cm，包括两组括约肌，即外部纹状括约肌和较厚的内部平滑肌括约肌。外括约肌可通过pundendal神经自主控制，内括约肌是通过副交感和交感神经autonomic控制的，静息肛门括约肌张力主要由内括约肌产生，约占85%，外括约肌在产生静息肛门括约肌张力中仅起部分作用，但它能产生压缩力，使肛管内压力增加1倍，这种能力在控制排便中非常重要，因为它大大超过了内括约肌松弛的

非自主作用。当内括约肌松弛时外括约肌收缩有利于肛管内感受器获得直肠内容物信息，从而区别出固体、液体和气体。新生儿肛门括约肌的压力一般是0～74mmHg，内括约肌的收缩频率为3～18次/分钟。当球囊扩张直肠壁时，可通过局部反射使内括约肌松弛，实现这一作用所需气体量在婴儿大约是2～3.5ml、儿童11ml、成人20ml。足月新生儿是否存在肛直肠松弛反射尚无定论。

（秦艳　贲晓明）

参 考 文 献

1. Ben XM. Nutritional management of newborn infants：practical guidelines. World journal of gastroenterology：WJG,2008,14(40)：6133.
2. Zabielski R,Godlewski MM,Guilloteau P. Control of development of gastrointestinal system in neonates. J Physiol Pharmacol,2008,59(suppl 1)：35-54.
3. 曹振杰,杜俊鹏,孙雪花,等. 食管闭锁手术与儿童型功能性胃肠病关系研究. 中华实用诊断与治疗杂志,2013,27(11)：1119-1120.
4. 江米足. 儿童消化系统疾病的临床研究进展. 中国实用儿科杂志,2007,22(5)：332-337.
5. 湛建祥,赵家彬. 实用临床儿科学. 北京：科学技术文献出版社,2009.
6. Carlson SJ,Chang MI,Nandivada P,et al. Neonatal intestinal physiology and failure［C］//Seminars in pediatric surgery. WB Saunders,2013,22(4)：190-194.
7. Hornby PJ,Wade PR. Central control of gastrointestinal function. Central Regulation of Autonomic Functions,2011：259-273.
8. Da Costa SP,van Den Engel-Hoek L,Bos AF. Sucking and swallowing in infants and diagnostic tools. Journal of Perinatology,2008,28(4)：247-257.
9. Genna CW. Supporting sucking skills in breastfeeding infants. Jones & Bartlett Publishers,2012.
10. 韩露艳,王丹华. 新生儿喂养不耐受的药物治疗. 中国新生儿科杂志,2011,26(4)：285-286.
11. Patole S. Developmental Physiology of the Gastrointestinal Tract and Feed Intolerance in Preterm Neonates//Nutrition for the Preterm Neonate. Springer

Netherlands,2013:3-23.

12. Medoff-Cooper B,Shults J,Kaplan J. Sucking behavior of preterm neonates as a predictor of developmental outcomes. Journal of Developmental & Behavioral Pediatrics,2009,30(1):16-22.

13. Jadcherla SR,Parks VN,Peng J,et al. Esophageal sensation in premature human neonates:temporal relationships and implications of aerodigestive reflexes and electrocortical arousals. American Journal of Physiology-Gastrointestinal and Liver Physiology,2012,302(1):134-144.

14. 李正红,王丹华,董梅,等. 新生儿食管高分辨测压的临床应用. 中国当代儿科杂志,2012,14(8):607-611.

15. 单振潮,杜勇. 儿童胃食管反流 42 例病因分析. 宁夏医科大学学报,2010,32(1):107-108.

16. 任向芳,商明霞,董建英. 循证护理在早产儿胃食管反流护理中的应用. 护理研究:下旬版,2013(6):1877-1878.

17. 王宝西. 胃食管反流病发病机制的研究进展. 临床儿科杂志,2007,25(5):321-323.

18. 李瑞琼,罗丽红,叶丽彦. 顺行胃管代食管手术治疗长段型食管闭锁患儿的护理. 护理学报,2012,21:252.

19. Young C,Mshvildadze M,Neu J. Gastrointestinal System and Neonatal Nutrition//Textbook of Clinical Pediatrics. Springer Berlin Heidelberg,2012:303-312.

20. Hoffman I,De Greef T,Haesendonck N,et al. Esophageal motility in children with suspected gastroesophageal reflux disease. Journal of pediatric gastroenterology and nutrition,2010,50(6):601-608.

21. Kulkarni A,Kaushik JS,Gupta P,et al. Massage and touch therapy in neonates:the current evidence. INDIAN pediatrics,2010,47(9):771-776.

22. 胡建英. 胃肠动力障碍性疾病发病机制及其药物研究概况. 海峡药学,2009,20(11):110-111.

23. Slattery J,Morgan A,Douglas J. Early sucking and swallowing problems as predictors of neurodevelopmental outcome in children with neonatal brain injury:a systematic review. Developmental Medicine & Child Neurology,2012,54(9):796-806.

24. Di Mauro A,Neu J,Riezzo G,et al. Gastrointestinal function development and microbiota. Ital J Pediatr,2013,39(15):1-7.

25. Lao OB,Larison C,Garrison MM,et al. Outcomes in neonates with gastroschisis in US children's hospitals. American journal of perinatology,2010,27(1):97.

26. Cribbs RK,Gow KW,Wulkan ML. Gastric volvulus in infants and children. Pediatrics,2008,122(3):752-762.

第三节 新生儿胰腺外分泌功能

一、人体胰腺的胚胎学和组织学

人胰腺背侧和腹侧原基被最先看到是在胎儿发育 15 周原始前肠外翻时,较大的背侧原基将发育成胰腺的尾部、体部和头部的一部分,从十二指肠方向生长,腹侧原基来自原始肝脏的 1 个或 2 个芽并最终形成胰腺头部的大部分。胎儿发育 17 周时,由于芽的发育和肠道扭转,背侧和腹侧融合,腹侧导管形成胰腺 Wirsung 导管的近端部分,背侧形成远端部分及一些辅助导管,融合变异可出现各种各样的胰腺发育异常。早期胰腺组织主要以未分化的上皮细胞为主,大约胎儿发育 9~12 周,这些未分化的上皮细胞形成叶-管模式,高尔基复合体已出现,但无酶原颗粒。在胎儿发育 14~16 周,原始腺泡中含有粗面内质网和可辨认的酶原颗粒,并可检测到酶的活性。随着胰腺发育,腺管体积下降,腺泡细胞体积增加。胎儿发育 20 周时,腺泡细胞含有成熟的酶原颗粒、发育良好的内质网等,间质继续减少,主要负责水、电解质、碳酸氢盐分泌的中央腺泡和导管细胞也已出现。出生以后,胰腺继续生长,1 年内增加近 3 倍,最初 4 个月腺泡细胞与结缔组织的比例增加 4 倍,导管系统仅占胰腺外分泌体积的 5%,其实际体积为胰腺的 0.5%,但随腺泡细胞的增加导管总体积也增加。胰岛最初能够辨认是在 12 ~ 16 周,此时具有免疫活性的胰岛素已出现在 β 细胞中,绝大多数关于细胞分化和形态学发生的资料来源于对啮齿类动物的实验研究[1]。对 42 个低出生体重儿(750 ~ 2570g)研究发现,所有 42 个个体糜蛋白酶的活性随胎龄的增加而增加,出生时其活性较低,3 天时上升到高峰,然后再缓慢下降,新生儿粪便中的胰蛋白酶和糜蛋白酶浓度也是随出生日期的不同而不同。利用免疫组化和电泳技术发现,胰蛋白酶原和糜蛋白酶原已经出现在胎龄 16 周的腺泡细胞中,并随出生日期的邻近其浓度不断增加,含有脂肪酶的细胞在胎龄 21 周才有零散分布,在胎龄 14 周的羊水中出现胰淀粉酶,但具有免疫活性的胰淀粉酶的出现是在 16 周。由此可见胰淀粉酶、脂肪酶、胰蛋白酶原和糜蛋白酶原大约均已出现在胎龄 16 周的胰腺中,而此时也正是酶原颗粒快速发育的时期。

二、胰腺的外分泌功能

尽管胰腺有一个持续缓慢的基础分泌,但具有重要生理意义的分泌是通过促分泌素刺激实现的,对人体而言,乙酰胆碱和胆囊收缩素(CCK)就是两个重要的促分泌物质[2]。通过迷走神经兴奋乙酰胆碱在胰腺局部释放,CCK 被合成并被储存在小肠具有吸收胺前体和脱羧作用的细胞中,当摄入蛋白质和脂肪食物时被释放。促分泌素与腺泡细胞膜上的特异性受体相结合,通过细胞内的第二和第三信使(如:Ca^{2+}、蛋白激酶 C、二酰甘油、肌醇磷酸等)起作用。GP2 是酶原颗粒膜中最丰富的糖蛋白,在 CCK 和促胰液素刺激分泌过程中,GP2 的一部分被蛋白激酶 C所裂解并进入胰腺导管,一种含 GP2 和蛋白多糖的基质在胰腺可分泌性蛋白质的储存和分泌中起关键性作用。来自中央腺泡和导管细胞的水和电解质的分泌由促胰液素所控

制,该过程中的细胞内信使是环-磷酸腺苷(cAMP)和蛋白激酶 A。碳酸氢盐和氯离子浓度取决于分泌液通过导管的速度。流速慢时,碳酸氢盐浓度低、氯离子浓度高,流速快时与此相反,钠离子和钾离子的分泌保持恒定。胰腺合成 20 多种蛋白质用于外排。合成后,它必须将用于外排的蛋白质与内部使用的蛋白质分离开来。脉冲-示踪技术已经揭示了合成途径,新合成的蛋白质从内质网移到高尔基复合体,并被包装成浓缩泡,然后在细胞顶部转变成成熟的酶原颗粒。

三、胰腺外分泌功能的发生

未成熟儿在未哺乳时,其十二指肠内的胰蛋白酶、胰脂肪酶以及胰淀粉酶均较成熟儿为低,各种酶在生后 24 小时会变得更低。生后 1 周酶的水平取决于所摄入配方乳中的碳水化合物,如果配方乳中含有较高比例的淀粉,则新生儿就有较高水平的胰淀粉酶,如果葡萄糖的比例较高,则胰淀粉酶就低,而胰蛋白酶和胰脂肪酶水平则较高。尽管婴儿喂养低脂配方乳会出现高水平胰蛋白酶,但并不改变胰脂肪酶水平。研究发现,较大儿童胰淀粉酶水平随年龄而增加,脂肪酶、蛋白酶、水、电解质并无此改变,并且蛋白质分泌与酶活性之间具有较好的相关性[3]。有人发现,母乳喂养的健康足月新生儿生后 3 ~ 15 天,尽管其胰蛋白酶与糜蛋白酶比例相对恒定,但单个酶水平在不同的婴儿中却有很大的差异[4]。因此,各种酶的发生是不平衡的,新生儿和婴儿对促胰液素和 CCK 的刺激都不敏感,无论出生 1 个月的婴儿喂养以牛奶为基础的配方乳还是喂养以豆类为基础的配方乳,其反应性是相似的。胰淀粉酶在胎儿发育早期就已出现,但血清中胰淀粉酶水平在出生时是很低的,并随年龄而增加,提示新生儿在出生后早期胰腺能够合成但不能分泌淀粉酶。

(秦艳　贲晓明)

参 考 文 献

1. Ben XM. Nutritional management of newborn infants：practical guidelines. World journal of gastroenterology：WJG，2008，14（40）：6133.

2. Zabielski R，Godlewski MM，Guilloteau P. Control of development of gastrointestinal system in neonates. J Physiol Pharmacol，2008，59（suppl 1）：35-54.

3. 曹振杰,杜俊鹏,孙雪花,等.食管闭锁手术与儿童型功能性胃肠病关系研究.中华实用诊断与治疗杂志,2013,27(11)：1119-1120.

4. 江米足.儿童消化系统疾病的临床研究进展.中国实用儿科杂志,2007,22(5)：332-337.

第四节　新生儿肝脏的营养功能

肝脏是最大的实质性器官,具有代谢膳食化合物、调节血糖、产生凝血因子和免疫相关活性物质、分泌胆汁和转化代谢产物等重要功能。胎儿依赖母亲肝脏代谢,出生早期新生儿由于肝脏相对不成熟,其功能受到一定影响。肝脏功能不成熟对健康足月儿影响有限,但可导致早产儿更易发生低血糖、高胆红素血症、胆汁淤积、出血和药物代谢不良[1]。以下分七方面讨论新生儿肝脏功能。

一、分　泌　胆　汁

肝细胞生成胆汁,由肝内和肝外胆管排泌并储存于胆囊,进食时胆囊自动收缩,通过胆囊管和胆总管把胆汁排泄到小肠,以帮助食物消化吸收。

胆汁对脂肪的消化和吸收具有重要作用。胆汁中的胆盐、胆固醇和卵磷脂等可降低脂肪表面张力,使脂肪乳化为微滴,更利于脂肪消化。胆盐与脂肪酸甘油酯等结合,形成水溶性复合物,促进脂肪消化产物的吸收。胆汁亦能促进脂溶性维生素的吸收。

胆汁酸是胆汁中的主要成分之一,是机体内胆固醇代谢终产物,主要由游离胆汁酸（如胆酸、脱氧胆酸、鹅去氧胆酸、少量的石胆酸）及结合胆汁酸（如甘氨胆酸、牛磺胆酸）组成。以上初级胆汁酸随胆汁流入肠道,在促进脂类消化吸收的同时,受到肠道内细菌作用而变为次级胆汁酸。妊娠 14 周的胎儿即有胆汁酸合成。新生儿胆汁酸组成与成人不同,其中鹅去氧胆酸所占比例较高,成人则以胆酸比例较高;新生儿胆汁酸与甘氨酸结合较多,成人则与牛磺酸结合较多。胎儿胆汁酸在固醇核碳原子的 1、3、4 或 6 位点上有额外羟化。这些不同可能对新生儿抵抗肝脏产生的毒性产物如石胆酸盐有所帮助,石胆酸盐可直接损伤肝细胞,它不溶于水,团块较大,易形成胆结石。

肠道内的胆汁酸有 95% 被肠壁重吸收,经门静脉重回肝脏,经肝细胞处理后,与新合成的结合胆汁酸再经胆道排入肠道,此过程称为胆汁酸肝肠循环。新生儿由于肠道内细菌少,不能将肠道内的胆红素还原成尿胆素、尿胆原,且小肠上皮细胞内 β-葡萄糖醛酸苷酶活性较高,能将结合胆红素水解为葡萄糖醛酸和未结合胆红素,后者又被肠道迅速回吸收至肝脏。因此,新生儿胆汁酸的肝肠循环较成人更为活跃。至生后第一年,肝肠循环基本下降至成人水平。

由于新生儿肝脏中钠-胆汁酸协同转运蛋白 mRNA 表达少,所以肝脏摄取胆汁酸能力不成熟。在生后第一周至生后 6 个月内,血清胆汁酸水平较成人明显增高,可能出现生理性胆汁淤积。

二、代　谢　功　能

（一）肝脏参与胆红素代谢

新生儿中大部分胆红素由衰老破坏的红细胞中的血红蛋白分解转化而来。血红蛋白在单核-巨噬细胞系统中代谢为胆红素,与白蛋白结合后转运至肝脏。胆红素进入肝细胞后与肝内 Y 蛋白和 Z 蛋白结合成胆红素-Y 蛋白和胆红素-Z 蛋白。胆红素-Y 蛋白和胆红素-Z 蛋白被转运至光面内质网。在 UDP-葡萄糖醛酸转化酶的作用下生成葡萄糖醛酸胆红素,即结合胆红素。结合胆红素易溶于水,随着胆汁进入小肠,在小肠内脱掉葡萄糖醛酸再次生成胆红素,胆红素生成胆素原,胆素原进一步氧化成黄褐色的胆素,这就是粪便的主要颜色。在小肠里的胆素原可以经过肠肝循环再次回到肝脏,但这部分的胆素原大部分仍以原形排到肠道,这部分称为粪胆原。新生儿肠道细菌少,粪便中未被细菌作用的胆红素使得粪便呈现橘黄色。一小部分的胆素原进入体循环,并随尿排出。它是尿颜色的来源之一,这部分称为尿胆原。

新生儿红细胞寿命短,破坏多。早产儿与足月儿相比,红细胞衰老比例更高。由旁路产生的胆红素增加和新生儿红细胞数量过多,都导致新生儿胆红素生成增加。新生儿缺乏转运蛋白,故肝脏对胆红素的摄取不足。新生儿肝脏内 UDP-葡萄糖醛酸转化酶含量低、活性不足,故肝脏结合胆红素的能力不足。这些都与新生儿高胆红素血症有关。

(二)肝脏参与糖代谢

肝脏糖代谢为全身各器官提供能量。饱食状态下,大量葡萄糖合成为肝糖原储存起来。空腹状态下,肝糖原分解为葡萄糖提供能量。饥饿状态下,肝糖原耗竭,一些非糖物质如甘油、乳酸、丙氨酸等在肝脏内经糖异生途径转化为糖。肝脏同时动员脂肪形成酮体供大脑利用。

妊娠期间,胎儿血糖由母亲循环提供,是生理条件下胎儿能量的主要来源。胎儿血糖水平略低,但与孕妇血糖水平基本一致。在妊娠第八周时,肝脏就已表达糖原合成和糖异生所需要的酶,肝糖原分解率约为 3.4mg/g 肝脏组织,足月时增加到 50mg/g 肝脏组织;但在胎儿状态几乎没有糖异生发生[2]。

新生儿血糖水平不稳定。在出生时,新生儿脐静脉血糖浓度是母亲血糖浓度 80% ~ 90%。新生儿血糖浓度在生后 1 小时内迅速下降,直到生后 3 小时开始上升并稳定,无论是否开始进食。在同一时期内,血浆胰岛素水平下降,胰高血糖素水平明显提高。结果导致胰岛素:胰高血糖素的比例降低,促进有限的肝糖原分解,肝糖原在生后 12 小时内降低到初始浓度的 10%。随着肝糖原的耗竭,新生儿血糖正常的维持依赖于进食或者乳酸分解提供的糖异生。

在出生后的最初几天内,新生儿葡萄糖的生成率约为 4 ~ 6mg/(kg·min)。1/3 葡萄糖的产生由肝糖原分解而来,剩下大部分由糖异生提供。新生儿糖异生的限速酶(磷酸烯醇式丙酮酸羧化酶)发育延迟,易导致新生儿低血糖。胎儿期间,糖代谢的关键酶(葡萄糖-6-磷酸酶)活性很低,在出生时增加到成人水平的 10%,在生后 3 天左右达到成人水平。

早产儿肝脏糖原储备更少,糖异生限速酶(磷酸烯醇式丙酮酸羧化酶)活性更低,肝葡萄糖-6-磷酸酶活性也更低,对外源性胰高血糖素反应差,而胰高血糖素在动物实验中证实可以刺激肝葡萄糖-6-磷酸酶生成,所以早产儿比足月儿更易发生低血糖[3]。

(三)肝脏参与脂肪代谢

肝脏对于脂类的消化、吸收、合成、分解及转运具有重要作用。肝脏对脂肪进行氧化和酯化。饥饿时,肝脏分解脂肪为酮体提供能量。在出生第一天,足月儿肝脏生酮作用出现明显升高,并且在生后 3 天内持续升高。在出生最初几天内,酮体提供新生儿多达 25% 的基础能量需求[2]。

早产儿和小于胎龄儿由于棕色脂肪储备少,生成酮体减少,比足月儿更易产生低血糖。

(四)肝脏参与蛋白质代谢

肝脏具有合成和分泌血浆蛋白质的功能。几乎所有的血浆蛋白质均来自肝脏,如白蛋白、凝血酶原、球蛋白等。甲胎蛋白是胎儿时期肝脏主要合成的蛋白质,在妊娠三个月时达到最大合成水平。正常新生儿中甲胎蛋白含量升高,可持续 5~6 个月。白蛋白大约在妊娠第十六周左右开始合成,妊娠结束时达到成人水平。新生儿出生时凝血功能蛋白质的浓度很低,在生后的数天内达到成人水平[4]。

(五)肝脏参与维生素的代谢

肝脏是维生素 C、D、E、K、B_1、B_6、B_{12}、烟酸、叶酸等多种维生素储存和代谢的场所。维生素 K 不易通过胎盘,且在生后最初几周,新生儿肠道内缺乏菌群合成维生素 K,故新生儿较易发生维生素 K 缺乏,进而导致维生素 K 依赖性凝血因子活性下降,引起新生儿自然出血症。

三、生　物　转　化

肝脏是体内进行生物转化的重要器官。生物转化是指人体在排出一些对人体有特殊生物学效应或者毒性作用的物质前,对其进行各种代谢转变。生物转化对体内非营养物质进行转化,使其生物活性降低或消除,使有毒物质毒性减低或消除,使这些物质的溶解性增高,易于从体内排出。但部分物质经肝脏的生物转化后,毒性反而增加或溶解性反而降低,例如多环芳烃类物质经过肝脏的生物转化后,转化成多环芳烃环氧化物,其具有致癌性。所以,生物转化有其正负两面的意义。

肝脏的生物转化一般分为第一相反应和第二相反应。第一相反应或者活化反应涉及氧化、还原、水解反应。主要参与这些活化反应的酶是细胞色素 P_{450} 家族。细胞色素 P_{450} 是催化亲脂性基质氧化代谢的超家族成员,在药物代谢中起重要作用。细胞色素 P_{450} 在怀孕早期就有表达,出生后细胞色素 P_{450} 表达增加,在一岁左右达成人水平。细胞色素 P_{450} 增加可使某些药物的半衰期缩短,清除率增加。细胞色素 P_{450} 可使维生素 D_3 羟化为具有活性的维生素 D_3。第二相反应或解毒反应涉及底物与葡萄糖醛酸、硫酸钠、甘氨酸、谷胱甘肽等结合,增加外源性化合物或内源性化合物的水溶性,更易通过肾脏或胆道排泄。新生儿葡萄糖醛酸化能力有限,故出生早期结合胆红素能力有限,可致高胆红素血症。

四、肝脏参与造血

肝脏造血始于胚胎第 6 周,由卵黄囊血岛产生的造血干细胞随血流迁移到肝脏后定植引发造血。胚胎第 9~24 周胎肝是体内主要的造血场所。此期肝造血特点主要是以生成红细胞为主,约 90% 的血细胞为有核红细胞,第 4 个月以后胎肝才有粒细胞生成。在胎肝造血最旺盛的第 4 个月,骨髓已具有初步的造血功能,以后逐渐取代肝脏造血,胚胎第 24 周以后肝脏造血逐渐减弱,到出生时停止。

五、肝脏的再生功能

肝脏的再生功能实际上是一种代偿性增生,是受损肝细胞修复和代偿反应,常见于肝炎。新生儿肝脏的再生功能较成人肝脏更为活跃,故新生儿普通肝炎较成人更易恢复。

六、吞噬免疫功能

肝脏是免疫应答的重要场所之一。肝小叶内的库普弗细胞是一种非实质细胞,可通过其表面的 Fc 受体及 C3 受体参与吞噬反应清除肝内免疫复合物。库普弗细胞还可分泌多种细胞因子参与免疫应答反应。胚胎期间,肝脏不产生淋巴细胞。出生后,新生儿肝脏开始出现淋巴细胞并逐渐增多。肝脏还可分泌如胰岛素样生长因子、甲胎蛋白等生物活性物质调节免疫。

七、凝　血　功　能

肝脏是合成凝血因子的主要场所,包括凝血因子 Ⅰ、Ⅱ、Ⅴ、Ⅶ、Ⅷ、Ⅸ、Ⅹ、Ⅺ和Ⅻ。

凝血因子不能透过胎盘,在胎儿期即可合成凝血因子。正常足月儿在出生时,维生素K依赖性凝血因子Ⅱ、Ⅶ、Ⅸ、Ⅹ的活性只有正常成人的50%,所以新生儿易发生出血。出生时凝血因子Ⅴ、Ⅷ及纤维蛋白原的水平接近于成人。早产儿凝血因子水平更低,更易发生自发性颅内出血等疾病。

(李 菁)

参 考 文 献

1. Grijalva J, Vakili K. Neonatal liver physiology. J Sempedsurg,2013.10.006. Epub 2013 Oct 14.

2. Platt MW, Deshpande S. Metabolic adaptation at birth. Semin Fetal Neonatal Med, 2005, 10:341-350.

3. Jackson L,Burchell A,McGeechan A,et al. An inadequate glycaemic response to glucagon is linked to insulin resistance in preterm infants? Arch Dis Child,2003,88(1):62-66.

4. Beath SV. Hepatic function and physiology in the newborn. Semin Neonatol,2003,8:337-346.

第五节　新生儿胃肠道消化与吸收功能

一、糖的消化与吸收

(一)多糖的消化

唾液和胰腺淀粉酶活性在胎儿发育22周的胎儿中就已经出现,胰腺淀粉酶在胎儿发育27周时其活性有所增加,但仍不足新生儿的30%。在胎儿发育的第1个3个月期的晚期以及第2个3个月期的早期,羊水中仅含有唾液淀粉酶异构酶,而不含有胰腺淀粉酶异构酶。出生后,除了消化淀粉和葡萄糖多聚体的常见酶以外,近来有研究表明母乳中的α-淀粉酶的作用也不容忽视,此酶能在弱酸环境中存活,在新生儿胃中具有一定的作用[1]。电泳分析发现婴儿和儿童血清及尿液中仅含有唾液α-淀粉酶,生后唾液淀

粉酶的增加较胰腺淀粉酶为早。无论是胰腺组织或十二指肠液中的淀粉酶含量,还是促胰液素或餐后刺激引起的淀粉酶分泌速度,小婴儿都是较低的,并随年龄增加而增加。新生儿胃中给以淀粉溶液能够导致血糖水平缓慢的轻度增加,但如果给以相同热卡的葡萄糖溶液则引起血糖水平较早的明显增加,并在120分钟内恢复到初始水平,这是因为与成人相比新生儿对淀粉溶液从胃中的排空较葡萄糖快,喂食麦芽糖和糊精-麦芽糖所引起的血糖升高程度介于淀粉和葡萄糖之间,相同的碳水化合物或作为水溶液或作为配方乳的一部分所产生的糖耐受曲线是不同的[2]。小于6个月的婴儿对支链淀粉的水解不完全,但1岁的小儿能将支链淀粉快速水解为葡萄糖、麦芽糖、麦芽三糖及支链糊精,虽然婴儿能够消化一定量的淀粉,但对大量的淀粉缺乏耐受,当然也存在很大的个体差异。

(二)双糖的消化

与成人小肠黏膜相比,胎儿有较低的蔗糖酶和乳糖酶活性,蔗糖酶活性增加较乳糖酶为早,主要出现在胎儿结肠并在出生前消失。蔗糖酶-异麦芽糖酶以不同于成人的形式出现在胎儿小肠中,其多肽的大小及糖基化程度均与成人不同,它在小于胎儿发育30周的胎儿中是以一种大的多肽出现,而在成人中往往被胰蛋白酶裂解成两个小的多肽,即蔗糖酶-异麦芽糖酶,胎儿与成人蔗糖酶-异麦芽糖酶多肽长度的不同可能与胰腺蛋白酶在胎儿肠道中的活性较低有关,蔗糖酶与异麦芽糖酶的活性与其mRNA的表达成正相关,脱落的肠细胞可能是羊水中蔗糖酶活性的来源。

出生后乳糖消化引起了人们越来越广泛的重视,一是因为它重要的营养作用,二是由于其吸收不良而导致许多临床问题。用葡萄糖短期取代乳糖,结果会导致健康足月新生儿钙吸收减少。用血中葡萄糖水平升高大于

20~25mg/dl 作为判断乳糖消化有效性的一个指标,被测试的个体则称为乳糖吸收者,相反如果出现腹部不适、腹胀、稀便,则称为乳糖不吸收者。婴儿能够较好地消化乳糖,但随着年龄的增加乳糖不吸收者的发生率也增加,足月新生儿吸收乳糖的能力较早产儿强。另有研究发现[3],足月新生儿在生后最初的几天内乳糖吸收能力明显增强,但仍有大约 25% 的 1 周龄足月新生儿仍表现为乳糖吸收障碍。另外,宫内生长迟缓的足月新生儿也表现出吸收乳糖能力不足,而早产儿乳糖吸收能力的改善则更加缓慢,某些足月儿和早产儿乳糖吸收障碍可通过细菌发酵使乳糖裂解而得到部分弥补。婴儿乳糖不耐受也可能与各种病理状态有关[4-6],如:胃肠炎、手术、囊性纤维化、免疫缺陷、长期腹泻以及各种形式的营养不良等。

(三)单糖的吸收

17~20 周的正常胎儿空肠和回肠的刷状缘上具有功能完好的钠依赖式 D-葡萄糖共同转运系统,胎儿发育早期也存在两种动力学及作用底物均不同的钠依赖式 D-葡萄糖载体。婴儿与成人相比葡萄糖的吸收是不充分的,半乳糖的吸收率在儿童 4~8 岁时才达到成人水平,营养不良如同急性腹泻一样可以降低新生儿对葡萄糖的吸收能力,早产儿对葡萄糖的吸收和储存随年龄增大而增加[7]。

二、蛋白质的消化和吸收

(一)胃中蛋白质的水解

1. 胃中酸度 从孕第二个三月期的中期,人类胎儿有产生胃酸和胃泌素的能力,在 13~28 周胎儿的胃体、胃窦及幽门管区有壁细胞出现,但在 2~21 周的胎儿中壁细胞的活动不明显。新生儿胃液的 pH 通常呈中性或弱酸性,并且在出生数小时内酸度有所增加。足月经产道出生的新生儿胃液的 pH 较剖宫产出生儿低,而早产儿无论何种出生方

式其 pH 均大于 7。随着胎儿或新生儿的生长发育胃液 pH 逐渐降低,所有出生 1 天的新生儿胃液的 pH 均低于 4,同时也受进食的影响。当奶液进入新生儿胃中往往引起 pH 快速升高,然后再缓慢恢复到低值[8]。以上提示新生儿胃的酸度并不是胃蛋白酶作用的最佳环境,但可能较适合其他酶和肽类物质发挥作用。新生儿生后 1~2 天盐酸分泌量不受五肽胃泌素刺激的影响,说明新生儿胃酸分泌是基础条件下的最大值或壁细胞对五肽胃泌素不起反应。

2. 蛋白质水解 免疫电泳分析发现前胃泌素和胃蛋白酶原出现在发育 4 个月的胎儿中,慢移动蛋白酶于胎儿发育 12 周出现,并且是新生儿出生时胃液中的主要酸性蛋白酶。新生儿胃蛋白酶分泌量非常小,直到生后 3 个月才开始增加,但其活性在 6 个月~15 岁并无差别,生后 3~4 周的未成熟儿经口腔给以配方乳喂养能够增加胃蛋白酶活性。另外,胃中还含有凝乳酶,该酶能使奶液凝结,其最适 pH 是 6~6.5,当大量的奶液进入胃中,pH 升高,从而使该酶发挥作用。导致新生儿胃中蛋白质沉淀的发生是否与此有关,目前尚无定论[9]。蛋白质在出生 5~8 天的新生儿胃中并无实质性消化,这是由于各种方式的进食干扰了胃中 pH,使得胃蛋白酶完全失活。在 13~44 天的婴儿胃中蛋白质能够发生部分水解,牛奶蛋白质被水解的程度较母乳大。

3. 胰腺蛋白水解酶 出生 3 天的新生儿其糜蛋白酶活性较低并随年龄逐渐增加,并于 3 岁时达到成人水平。未成熟儿生后 4 周粪便中的糜蛋白酶含量与足月儿相似,但并未出现足月新生儿生后 4 天所具有的糜蛋白酶浓度高峰,说明未成熟儿胰腺外分泌功能的启动较缓慢,小于胎龄儿粪便中的糜蛋白酶浓度较同态龄的适于胎龄儿为低。低出生体重儿此酶亦偏低。另外,母乳喂养儿较人工喂养儿粪便中的糜蛋白酶浓度也低。关

于新生儿胰蛋白酶的分泌情况,尚未获得较一致的实验结果。新生儿羧基肽酶活性与糜蛋白酶和胰蛋白酶活性相比相对较小,促胰酶素对十二指肠液中的羧基肽酶、糜蛋白酶和胰蛋白酶浓度均无影响,出生1个月的婴儿才表现出轻微影响,直到2岁时才具备对促胰酶素较好的反应性,生后1~4周的未成熟儿给予高蛋白饮食可引起胰蛋白酶实质性增加。用促胰液素和促胰酶素联合刺激所分泌的胰蛋白酶活性以豆类配方乳喂养的未成熟儿较以奶类配方乳喂养的未成熟儿为高[10]。初乳和成熟乳中的蛋白酶抑制物对母乳喂养的新生儿蛋白质在胃肠道中的水解过程可能发挥重要作用,有趣的是它们抑制胰蛋白酶和糜蛋白酶,却对胃蛋白酶无影响。

4. 小肠黏膜中的蛋白酶　胎儿发育8~17周,空肠中的蛋白酶和氨基肽酶活性并无明显变化,但在回肠却有所增加。几种肽酶在空肠和回肠中呈现明显的活性梯度,高活性位于远端段。胚胎发育过程中(到胎儿发育8周),蛋白酶活性主要分布在肠道原基的原始假性分层柱状上皮腔表面,活性最高的是二肽酶Ⅳ。第8周开始,从十二指肠上部到回肠绒毛形成,第9周以后,可以看到Lieberkuhn腺泡分化,而此时原始肠细胞微绒毛分化区内各种蛋白酶尤其是二肽酶Ⅳ活性最高,但人们对上述蛋白酶在出生后的改变知之甚少[11]。

(二)蛋白质及其降解产物的吸收

羊水中出现的蛋白质大约有1/2能被胎儿所吞咽,因此羊水中可以获得的蛋白质数量约占胎儿每天获取蛋白质的1/5,通过该方式进入胎儿体内的蛋白质有许多,如人血清白蛋白、免疫球蛋白G、免疫球蛋白A、绒毛膜促性腺激素以及生长激素等。研究表明[12],新生儿期小肠对完整食物蛋白的通透性增加,婴儿血清中含有较高百分比的食物抗原抗体,说明一定数量的食物蛋白被完整吸收可引起免疫反应,未成熟儿对β-乳球蛋白的吸收比足月新生儿高。尽管生后1周的未成熟儿胰蛋白酶水平较低,但其生后1~4周十二指肠蛋白质的吸收与生后1~2周的足月新生儿相似。全牛奶配方乳喂养的1~5个月婴儿其回盲部蛋白氮浓度比母乳喂养儿高出3倍多,在3.3%牛奶蛋白配方乳喂养的婴儿回肠中存在没有被裂解的酪蛋白,对牛奶酪蛋白消化吸收能力随年龄而增加。用人α-乳白蛋白作为一种标记蛋白,发现母乳喂养的婴儿其血清α-乳白蛋白浓度与出生年龄和成熟度呈负相关,因此胎儿生长受限往往造成生后肠道对大分子屏障功能的减弱[13]。

三、脂类的消化与吸收

(一)脂类的消化

脂酶在10周的胎儿中出现,主要分布在胃底部。长链甘油三酯只有在胆盐存在的情况下才能被一种酶消化,这种酶称为胆盐刺激性脂肪酶(bile salt-stimulated lipase, BSSL)[14]。母乳中含有此酶,而牛奶中则缺乏,在生后最初2周的哺乳期内,大约40%的甘油三酯在2小时内被水解,而在哺乳后期,仅有大约20%被水解,下降的原因是母乳中脂肪含量增加,而BSSL活性并无增加。BSSL在pH 3.5的环境中能稳定存在1小时,即乳汁在胃中的存在时间。水解长链甘油三酯并无定位特异性,主要产物是游离脂肪酸,这种无定位特异性使得BSSL也能水解2-单酰甘油,因此它能补充胰脂肪酶的作用。胆盐不仅能激活BSSL,也能保护BSSL不被胰蛋白酶和糜蛋白酶消化。BSSL的另外一个重要作用是它能水解视黄醇酯,从而有利于维生素A的吸收。乳汁中还含有脂蛋白酯酶(lipoprotein lipase, LPL),其活性能被胆盐抑制,LPL水解乳汁中酯类是非常有限的,哺乳时活性增加。在具有黄疸的新生儿母亲的新鲜乳汁中含有高水平的LPL,乳汁中高活性的LPL似乎与新生儿黄疸有某种关系,但 LPL 在其中的确切作用目前尚无定论[15]。

十二指肠前脂肪酶包括舌脂肪酶和胃脂肪酶,前者来源于近端舌体背部的浆液腺,后者在新生儿的胃中就已经出现,具有较强的抗酸性,由进食引起两者释放。十二指肠前脂肪酶能被低浓度的胆盐激活,但高浓度的胆盐却能完全抑制其活性,进食长链甘油三酯并不改变胃脂肪酶的活性,但当进食中链甘油三酯时胃脂肪酶活性有所下降,它们能将乳汁中的甘油三酯水解成甘油二酯和脂肪酸[16]。十二指肠前脂肪酶还可以起到某些胰酶分泌低下患儿的补充作用。

胰液中含有两种脂肪酶主要用于水解中性脂肪,分别称为胰脂肪酶和胰羧化酶酯酶。未成熟儿和极低出生体重儿胰液脂肪酶均较足月新生儿低,生后 1 周内未成熟儿脂肪酶活性约增加 4 倍。除了各种脂肪酶以外,胆汁酸在脂肪消化和吸收中起着非常重要的作用。胎儿胆囊胆汁中含有胆酸和鹅脱氧胆酸,以后者占优势,未成熟儿与正常足月儿相比其胎粪中的脱氧胆酸浓度较高,胎粪中出现胆汁酸说明胎儿胆汁酸的合成与成人存在某些不同。生后 3~7 周,低出生体重中 SGA 新生儿与 AGA 新生儿相比十二指肠液中的胆汁酸浓度相似,足以激活母乳中的 BSSL。生后 1 个月,配方乳牛磺酸的不足似乎并不影响结合型牛磺酸的形成,其结合模式取决于喂养方式,母乳喂养的新生儿结合型牛磺酸占优势。进食能够引起正常新生儿及低出生体重儿血清胆汁酸增高,牛奶喂养的未成熟儿粪便中排出的胆汁酸较母乳喂养儿多,而以豆奶喂养的新生儿为最多。

(二)脂肪吸收

生后 1 个月的足月新生儿从母乳中吸收脂肪的能力已明显增加,吸收值接近 90%。足月新生儿从牛奶中吸收的脂肪生后也有所增加,但吸收值较母乳喂养低,直到 6 个月时这种差异才消失。未成熟儿生后第一周吸收脂肪较低,到生后第 10 周吸收值大约为 80%,对各种牛奶配方乳中脂肪吸收率也较低,并持续到生后 2.5 个月。在禁食和进餐情况下,母乳喂养的未成熟儿与牛奶配方乳喂养相比胆汁酸浓度较低,尽管胆汁酸浓度较低,母乳喂养的未成熟儿能较好地吸收脂肪[17]。说明母乳中脂肪比牛奶中脂肪较少依赖胆汁酸。如果将牛奶配方乳中的脂肪被植物脂肪所取代,足月新生儿对脂肪的吸收值接近母乳喂养。生后 6 周的未成熟儿尽管吸收长链脂肪酸甘油三酯较低,但能较好地吸收中链和短链脂肪酸甘油三酯。乳汁中脂肪酶在脂肪吸收方面发挥重要作用,如果将乳汁加热处理则会降低对乳汁中脂肪的吸收。早产新生儿无论是给以添加了动物脂肪的配方乳还是标准配方乳,其脂肪吸收率均较低,粪便中脂质几乎完全是游离脂肪酸,其组成与配方乳中脂肪酸的组成具有很好的相关性。母乳喂养与人工喂养相比,新生儿粪便的短链脂肪酸中含有较高比例的乙酸,这一点可能与母乳喂养儿小肠微生态环境以及腹泻的发生与人工喂养儿有所不同密切相关。饮食中添加牛磺酸或牛磺酸和胆固醇并不影响早产儿脂肪吸收,但喂养含较多脂肪的配方乳与喂养含较多蛋白质配方乳相比,生后 3 周的低出生体重儿体内脂肪储存量以前者为高[18]。

以上所述是脂肪消化和吸收的腔内阶段,而下一个阶段是脂肪在小肠内的加工,称为细胞阶段。但遗憾的是,发育过程中有关脂肪的细胞阶段人们所知甚少。脂肪酸酯化是长链脂肪酸吸收中的重要一步,出现在婴儿和儿童小肠黏膜,并随年龄而不同。载脂蛋白 B mRNA 转录调节在胎儿小肠完成,实际上在胎儿发育的早期阶段载脂蛋白 B mRNA 转录水平已接近成人。以上提示载脂蛋白 B 在出生前脂质代谢以及适应宫外生活方面可能起关键性作用。

(秦艳　贲晓明)

参 考 文 献

1. Ben XM. Nutritional management of newborn infants：practical guidelines. World journal of gastroenterology：WJG,2008,14(40)：6133.

2. Zabielski R,Godlewski MM,Guilloteau P. Control of development of gastrointestinal system in neonates. J Physiol Pharmacol,2008,59(suppl 1)：35-54.

3. 曹振杰,杜俊鹏,孙雪花,等.食管闭锁手术与儿童型功能性胃肠病关系研究.中华实用诊断与治疗杂志,2013,27(11)：1119-1120.

4. 江米足.儿童消化系统疾病的临床研究进展.中国实用儿科杂志,2007,22(5)：332-337.

5. 湛建祥,赵家彬.实用临床儿科学.北京:科学技术文献出版社,2009.

6. Carlson SJ,Chang MI,Nandivada P,et al. Neonatal intestinal physiology and failure［C］//Seminars in pediatric surgery. WB Saunders,2013,22(4)：190-194.

7. Hornby PJ,Wade PR. Central control of gastrointestinal function. Central Regulation of Autonomic Functions,2011：259-273.

8. 李自普,李堂.小儿胃肠功能衰竭的早期诊断和预后.实用儿科临床杂志,2000,15(4)：197-198.

9. Da Costa SP,van Den Engel-Hoek L,Bos AF. Sucking and swallowing in infants and diagnostic tools. Journal of Perinatology,2008,28(4)：247-257.

10. Genna CW. Supporting sucking skills in breastfeeding infants. Jones & Bartlett Publishers,2012.

11. 韩露艳,王丹华.新生儿喂养不耐受的药物治疗.中国新生儿科杂志,2011,26(4)：285-286.

12. Patole S. Developmental Physiology of the Gastrointestinal Tract and Feed Intolerance in Preterm Neonates//Nutrition for the Preterm Neonate. Springer Netherlands,2013：3-23.

13. Medoff-Cooper B,Shults J,Kaplan J. Sucking behavior of preterm neonates as a predictor of developmental outcomes. Journal of Developmental & Behavioral Pediatrics,2009,30(1)：16-22.

14. Jadcherla SR,Parks VN,Peng J,et al. Esophageal sensation in premature human neonates：temporal relationships and implications of aerodigestive reflexes and electrocortical arousals. American Journal of Physiology-Gastrointestinal and Liver Physiology,2012,302(1)：134-144.

15. 李正红,王丹华,董梅,等.新生儿食管高分辨测压的临床应用.中国当代儿科杂志,2012,14(8)：607-611.

16. 单振潮,杜勇.儿童胃食管返流42例病因分析.宁夏医科大学学报,2010,32(1)：107-108.

17. 任向芳,商明霞,董建英.循证护理在早产儿胃食管反流护理中的应用.护理研究:下旬版,2013(6)：1877-1878.

18. 王宝西.胃食管反流病发病机制的研究进展.临床儿科杂志,2007,25(5)：321-323.

第六节　新生儿胃肠道内分泌功能

一、胃肠道是人体内最大内分泌器官

依靠免疫学技术,生物化学纯化技术和基因重组技术的进展,曾被认为与内分泌无关的胃肠道,现已知是人体内最大、最复杂的内分泌器官。迄今发现从胃到大肠的黏膜层内,有着丰富的内分泌细胞,分泌各种胃肠激素[1],除对消化器官的分泌、运动及生长发育起着重要的调节作用外,部分对代谢、激素释放、体温、摄食行为等全身活动还具有调节作用。

(一)胃肠道内分泌细胞及脑-肠肽

胃肠道的消化、吸收生理功能有赖于中枢神经系统、自主神经系统和肠神经系统[2]的完整与协调。肠神经系统包括消化道的神经元及其神经激动后的多肽递质的分泌,分泌的多肽性化学物质以沟通中枢神经系统和胃肠道细胞各受体间功能,成为体内最大、最主要的肽能性神经传递介质系统。

1. 胃肠道内分泌细胞的分布[3]　胃体上部到结肠远端有大量内分泌细胞,如在胃底胃体腺黏膜主要分布在壁细胞和主细胞间

（即腺体下 1/3）；在胃窦黏膜主要位于腺窝与腺体交界处（即黏膜中带）；在大、小肠主要分布在隐窝底部，少量位于绒毛上皮内。

2. 胃肠道内分泌细胞的形态　形态学上一些为开放的锥形基底细胞，锥顶有微绒毛突起伸入胃肠腔内，通过感受胃肠内容物的刺激而引发胃肠激素分泌，称为开放型细胞；另有少数细胞呈圆形，无微绒毛，称为闭合型细胞，它们主要通过感受局部组织内环境的变化或神经刺激而分泌胃肠激素。电镜可以区分，免疫组织化学是唯一能肯定分泌细胞及其激素分泌的方法。

3. 脑-肠肽[4]　以下视丘为主的一些神经元，轴突末梢释放多种多肽激素，发挥各种生理调节功能，而体内的肽能神经系递质及神经内分泌多肽均具有与胃肠道中多肽激素相同的多肽一级结构，过去称之为激素样的免疫反应物。如缩胆囊素被发现存在肠黏膜和中枢神经系统；脑啡肽在下视丘中分离出，以后也发现存在于肠黏膜，实为同一物质，由不同部位的细胞分泌。由脑-肠细胞分泌的多肽系统称为脑-肠肽。

（二）胃肠激素

除肠神经元外，肠道的多种内分泌细胞、旁分泌细胞等也可合成神经肽，或对自身内分泌细胞，或对邻近少量细胞，或通过血液循环作用于远处细胞，发挥调节功能，故被名为胃肠激素[5]，或肠多肽，或调节肽。

胃肠激素可根据其氨基酸序列的相似性而分成不同的家族：胃泌素/胆囊收缩素族：C 端都有甘-色-甲-门冬-苯丙-$NH_2$5-肽酰胺；促胰液素族（含抑胃肽、胰高血糖素、血管活性肠肽）：此族肽类之间有不同程度的同源性，促胰液素、胰高血糖素分别与血管活性肠肽有 32% 和 25% 同源，抑胃肽基因的外显子-内含子组成与胰高血糖素超家族其他成员（包括胰高血糖素）极为相似；胰多肽族（含酪酪肽和神经肽）：均为含有 36 个氨基酸残基，一个位于羧基端的酰胺基和称为

"PP 折叠"的特异性三级结构；P 物质族（含 K 物质、蛙皮素等）：具有共同的 C 末端 5 肽，苯-X-甘-亮-甲硫-NH_2，其中 X 为芳香族（苯，酪）或疏水残基；阿片肽类（一些具有阿片活性的肽）：N 端都具有酪-甘-甘-苯丙-甲硫（或亮）这 5 个共同的氨基酸序列。每一家族胃肠激素是在进化过程中由一个祖基因复制和异化而来的。但还有许多胃肠激素，如胃动素、生长抑素、神经降压素等不属于上述 5 个家族。同一种胃肠激素可因其肽链长度的不同以不同的分子形式出现，如胃泌素可因其肽链长度的不同分为 G-34、G-17 和 G-14 等多种；生长抑素同样可分为 SS-28 和 SS-14。

（三）胃肠激素的调控模式[6]

研究证明中枢神经系统-肠神经系统-效应细胞间通过下列模式调控。

1. 神经传递递质功能[7]　神经元在接受刺激使膜除极化后，释放递质，除肾上腺素能及胆碱能以外，还释放多肽，构成肽能神经系统，现已经证明缩胆囊素、血管活性肠肽、P 物质、生长抑素等均为肽能递质，广泛分布于中枢及外周神经系统。

2. 旁分泌功能　胃肠道及中枢神经系统均存在一些细胞，具有较短的轴突，跨越邻近的几个细胞，当细胞活动后可释出多肽激素，如胃肠道及胰腺中的生长抑素分泌细胞有局部分泌功能，可以释放生长抑素，抑制邻近 G 细胞、A 细胞、B 细胞等分泌相应激素。

3. 内分泌功能　激素分泌进入血液循环，当其达到足够高的水平时，具有识别该激素受体的靶细胞，对其作出相应的反应。在胃肠激素中主要有胃泌素、胆囊收缩素、促胰液素、抑胃肽等以这种方式起作用。

4. 自分泌功能　旁分泌的激素可反馈作用于分泌该激素的细胞，许多生长因子分泌细胞均具有自分泌调控形式的特征。

5. 胃肠激素　可以为多功能性的，如生长抑素广泛分布于全身内分泌/旁分泌型细

胞和神经元内,既可以通过经典的内分泌方式,也可通过旁分泌方式起作用。

主要胃肠内分泌细胞及其分泌胃肠激素[8-14]的名称和生理作用见表11-1。

表11-1 胃肠神经内分泌细胞及其分泌胃肠激素

细胞名称	分布部位	产物	生理作用
D 细胞	胃 小肠 结肠 胰岛	生长抑素	具有广泛的胃肠抑制作用,除能抑制唾液、胃液、胆汁和胰液的分泌及胃肠道细胞增殖外,还能降低胃肠的运动、血流,减少肠道对水、电解质和营养成分的转运,并抑制其他所有胃肠激素及生长激素分泌与释放。生长抑素还与运动、镇静、体温、摄食、痛觉、学习和记忆等中枢神经系统高级神经活动有关
G 细胞	胃窦 十二指肠	胃泌素	胃泌素的主要作用是刺激胃酸和胃蛋白酶原的分泌。对胃黏膜具有营养作用,对胃黏膜的 DNA 和 RNA、蛋白质的合成有明显的刺激作用,能刺激非胃窦部胃黏膜生长
I 细胞	小肠上部	胆囊收缩素	引起胆囊强烈收缩,同时使 Oddi 括约肌舒张,导致胆囊排空;作用于胰腺腺泡细胞,引起胰酶大量分泌,但对胰腺分泌水和 HCO_3^- 作用较弱。对胰腺外分泌部分有明显营养作用,可使胰腺重量和分泌功能增加。还具有抑制摄食的作用
K 细胞	小肠上部	抑胃肽	对胃酸分泌和胃运动有一定的药理性抑制作用
Mo 细胞	小肠	胃动素	主要是影响胃肠运动,空腹血清胃动素浓度呈周期性波动,波动的高峰与胃肠消化间期移行性复合波(MMC)和Ⅲ期出现的时间相吻合,从而诱发胃和小肠强烈的收缩活动,有助清除消化间期胃肠内容物
N 细胞	回肠	神经降压素	抑制胃酸分泌和降低胃排空,还可加强促胰液素刺激胰腺分泌 HCO_3^-
PP 细胞	胃 小肠 大肠 胰岛及胰腺外分泌部分	胰多肽	和胰岛素、胰高血糖素等一起对代谢有调节作用。可抑制胰酶分泌,并引起餐后胆囊舒张。在餐后胰多肽维持在较高水平,可保留胆汁和胰酶,为下一次消化活动做好准备
S 细胞	小肠上部	促胰液素	可刺激胰腺分泌大量含 HCO_3^- 的胰液,对胆汁的分泌也有一定的刺激作用,对胃泌素和胃酸的分泌则有抑制作用

二、胃肠道内分泌功能的发育

(一)胎儿胃肠道内分泌功能的发育

由于胃肠激素对消化器官的生长发育、分泌及运动起着重要的调节作用,故胎儿胃肠道内分泌功能的发育对其生后的营养适应十分重要。

国内近二十年来的研究发现,胎儿即使在无脑组织发育时,合成生长抑素和阿片肽类的胃肠内分泌细胞已经存在。妊娠第 8 周时,用免疫细胞化学方法从胎儿小肠上段可以检测出大量含胃泌素和生长抑素的细胞以及少量含胃动素和抑胃肽的细胞;可用放射免疫方法从胎儿肠组织提取液中测得上述胃肠肽,其中以胃泌素浓度最高,其他胃肠激素含量极小,说明此时胎儿已具备一定的合成胃肠肽的能力。至妊娠 13 ~ 25 周,成人肠黏膜中的各种内分泌细胞在胎儿全肠道几乎都可测到,但分布略有不同,胎儿胃黏膜内分泌细胞免疫组化结果证明,胎儿每平方厘米胃黏膜内分泌细胞计数高于成人,以分泌生长激素的 D 细胞最明显。妊娠 18 ~ 21 周,脐血中就可测到高于母血浓度的肠高血糖素、酪酪肽和抑胃肽,说明胎儿胃肠道中分泌这些激素的内分泌细胞已具有分泌释放功能。

国外研究发现[15],从妊娠 26 周至足月,虽然胎儿胃肠内分泌细胞数量增加不多,但其胃肠组织中各种胃肠肽的含量明显增加,说明在此期间其胃肠内分泌细胞迅速发育成熟。但是,胃泌素[16]比较特殊,其细胞数和浓度仅在出生前分别"爆炸性"地增加 3 倍和 4 倍,这与胃泌素刺激胃黏膜生长有关;Couesnon A 等研究发现[17],高浓度胃泌素可在体外刺激小鼠的十二指肠细胞、肠隐窝细胞及结肠细胞的 DNA 合成或细胞增殖,使细胞分泌胃泌素增加,这对生后胃肠道的生长发育非常有意义。

孕期,吞咽羊水使胎儿获得较高浓度的胃泌素等胃肠激素,这一生理活动通常被认为是新生儿出生后正常胃肠营养的前奏。胎儿吞咽活动始于 16 周,16 周后胃肠内分泌细胞开始发育,当胎儿吞入较大量羊水(20周)之后,胃肠内分泌细胞就迅速成熟(26周),所以吞咽羊水对胎儿胃肠内分泌功能的发育,可能起着类似生后胃肠喂养刺激胃肠激素分泌的功能[18,19]。

(二)新生儿胃肠内分泌特点

1. 生后的胃肠喂养提高了胃肠激素的水平,使新生儿消化道适应性增加[20],断脐后,新生儿胃肠道功能和代谢发生了根本性变化以适应全新的营养方式,即经胃肠道喂养。目前认为,胃肠道喂养可能是通过胃肠激素分泌的中介作用触发新生儿胃肠道的生长、运动等适应性改变。由于分泌胃泌素的 G 细胞在出生前"爆炸性"增加,新生儿出生时可出现由于分娩刺激交感神经引起的一过性高胃泌素血症,而出生后、喂养前的数小时内,新生儿血中胃泌素浓度迅速下降到成人空腹水平[21,22]。新生儿出生后血浆胆囊收缩素的浓度也明显升高,由于它对胰腺外分泌有明显的营养作用,与促进胰腺组织的再生作用,所以新生儿血浆胆囊收缩素水平的升高可能有助于胰腺的生长发育。新生儿脐带血中含有高浓度的酪酪肽,且其浓度在出生后继续升高,2 周内到达峰值,约为正常成人空腹水平的 50 倍,而新生儿第 1 周时胃排空和肠转运都很快,可能与酪酪肽的作用有关。胎儿脐血中胃动素浓度很低,但出生后水平比出生前约升高 10 倍(远高于成人者),循环中高浓度的胃动素可刺激新生儿的胃肠运动。这些证据说明,出生时胃肠激素就开始释放,出生后逐步增加以适应机体的生理活动[19]。

足月新生儿首次奶瓶喂养母乳后,血中胃泌素与肠高血糖素浓度立即升高,并持续4 天,胰高血糖素和抑胃肽血浓度没有明显改变;而首次喂养 10% 葡萄糖后,血中肠高血糖素浓度并不升高,这与肠道对不同营养成分有不同的消化,吸收特点有关[23,24]。

生后未经胃肠喂养,或绝对肠外营养的新生儿中则无胃泌素、胃动素、肠高血糖素等胃肠激素水平升高的现象,但如果在他们接受肠外营养的同时给予限量的胃肠营养,也会出现胃肠激素水平升高的现象[25]。

早产儿的胃肠激素分泌与足月儿不同[26],这与其未经历妊娠后期胃肠功能的加速成熟有关,然而,出生后经数天有规律的乳类喂养后,早产儿再次进食后胃肠激素分泌增加的速度则远远高于足月儿。近年来,国内外学者认为,非营养性吸吮[27]对早产儿的行为,生长发育及胃肠功能等具有重要作用,动物试验也证明[28]了它具有刺激胰岛素、胆囊收缩素、胃泌素的分泌,提高消化吸收的功能,Harding C[29]等更发现了它具有通过降低胃内生长抑素水平,从而降低生长抑素对胃肠道的生长、运动、分泌及营养物质转运的抑制作用。

综上所述,胃肠喂养是触发以胃肠激素为中介的消化道发育所必需的,而非营养性吸吮以及搂抱、抚摸等母婴肌肤接触也能诱导胃肠激素分泌,有利于消化道功能发育。因此,提倡母乳喂养,做到早吸吮、勤吸吮,推广婴儿抚触,有利于新生儿的胃肠道乃至个体发育;对于需要肠外营养的患婴,也应尽可能在允许的情况下,给予限量的胃肠喂养以保持胃肠激素的反应,以防胃肠道萎缩性改变和胆汁淤滞,同时还可以辅以非营养性吸吮和抚触。

2. 新生儿胃肠激素的分泌模式受营养成分、喂养方式、喂哺量等因素的影响。喂养方式会影响胃肠激素的分泌[30,31]。朱艳萍等[32]观察到奶瓶喂养、鼻饲、鼻饲加静脉营养对不同胎龄早产儿胃动素、胃泌素浓度的影响明显不同,奶瓶喂养较鼻饲更有利于胃肠激素的分泌。此外,持续鼻饲的新生儿有持续的胃肠道内分泌及代谢变化,而奶瓶喂养仅表现出明显的阶段性进食后变化。

食物本身亦能影响胃肠激素的分泌[33],即母乳或配方奶的营养成分影响新生儿对各种营养素的消化吸收[34]。足月新生儿在产后4~6小时饲以母乳,其血中胃泌素和肠高血糖素明显升高,但若喂给葡萄糖,虽其血中胃泌素也升高,然而对肠高血糖素则无影响。母乳喂养和人工喂养新生儿胃肠激素的反应也有很大差别,如人工喂养早产儿生后血浆胆囊收缩素浓度上升较母乳喂养早产儿明显;而母乳喂养后,该新生儿血中胃泌素的上升则较人工喂养新生儿更明显,血中胃动素、神经降压素、肠高血糖素、胰多肽的分泌反应也较人工喂养者更明显。此外,母乳本身含有各种胃肠激素,营养成分也与配方奶不同;母乳喂养过程中(如新生儿口腔黏膜与母体乳房、乳头的接触等)有更多的母婴肌肤接触,胃肠激素分泌也不同,这种因营养成分和喂养方式不同导致的胃肠激素分泌模式的不同,不仅影响新生儿的胃肠功能及其发育,还可能决定其日后的营养代谢状况(如肥胖与否等)。对分别以连续和间断鼻饲喂养的早产儿研究发现,虽两者胃肠激素出现相似的变化,但连续鼻饲早产儿缺乏餐后胃肠激素分泌增加的反应,则此种胃肠激素分泌模式显然与正常的饥饿-进食生理周期节律不符,故对早产儿不宜用连续鼻饲喂养。对肠外营养患婴给予限量胃肠营养的研究发现,胃肠激素分泌与哺乳量正相关,当肠外营养患婴自出生后胃肠摄入量累计达24ml时,胃泌素、肠高血糖素和抑胃肽即有明显升高,当其累计摄入量达到96ml时,胃肠激素水平可达到正常胃肠营养新生儿的水平。

3. 新生儿胃肠激素处于以促进性因子占优势的动态平衡中[19]。胃肠激素虽种类繁多、作用复杂,但对胃肠功能的作用无非就是促进与抑制作用[6]。有些胃肠激素对胃肠功能的作用较单一,如胃泌素是主要的促进性激素,而生长抑素则是主要的抑制性激素;有些胃肠激素作用则较复杂,可在对一种胃肠功能起促进作用的同时,对另一种胃肠功能起抑制作用,如酪酪肽可促进胃肠运动,加快胃排空和肠转运,同时却抑制胃酸的分泌。

只有当各种效应相反的因子(如促进性因子与抑制性因子)在总体上达到某种平衡时,消化道才能维持正常运转。因此,胃肠营养引起各种效应相反的胃肠激素一起升高,即为这种总体平衡的表现:已知新生儿存在"高胃泌素血症",且餐后反应明显,但却不会因此造成胃酸过度分泌而损及胃肠黏膜,就是因为这种平衡,即同时存在高水平的可抑制胃酸分泌的酪酪肽;另一方面,新生儿促胰液素的水平也明显高于成人,且在生后3周内餐后的分泌反应也较成人明显,可促进碱性胰液大量分泌,从而调节十二指肠内的酸碱度,起到一定保护肠黏膜的作用。而在具有促进胃肠运动作用的胃动素、酪酪肽水平大幅升高的同时,新生儿神经降压素也处于较高水平,其基础水平明显高于成人,餐后分泌反应在生后1个月内有所提高,神经降压素可降低胃排空率,从而使酸性食糜进入十二指肠减缓,营养物质在小肠内吸收更充分,神经降压素也具有抑制胃酸分泌,加强促胰液素刺激的胰 HCO_3^- 的分泌,保持胃肠道适当酸碱度的作用。

但在病理情况下,胃肠激素间的平衡被打破,胃肠功能就要发生紊乱。对疾病状态下的新生儿研究表明,其体内生长抑素水平明显升高,较正常新生儿升高10倍,虽其胃泌素水平也上升3倍,但胃泌素与生长抑素的比率下降,临床上常出现胃潴留、恶心、便秘等胃肠道功能障碍的症状,并伴体重增长缓慢。

尽管胃肠激素间的平衡对胃肠功能的正常运转十分重要,但在个体生长不同的时期则有所侧重。仍以主要的促进性胃肠激素——胃泌素和主要的抑制性胃肠激素——生长抑素为例,新生儿空腹和哺乳后血胃泌素水平均明显高于生长抑素,而成人则完全相反,说明在胃肠道和个体都处于快速生长中的新生儿,其胃肠激素处于促进性因子占优势的动态平衡中,符合新生儿生长发育的主基调。

4. 胃肠激素的母婴互惠现象 研究表明[35],新生儿在吸取母乳及哺乳后,其血浆胃泌素水平马上明显升高,生长抑素水平则无变化或下降;而哺乳后,乳母血浆胃泌素水平明显上升,生长抑素水平下降且与泌乳量相关,表明婴儿哺乳量越多,其胃泌素上升越

多,胃泌素与生长抑素比率上升,促进婴儿的消化及对营养物质的吸收和储存,有利婴儿的生长;随着婴儿生长,其营养需求进一步增长,吸吮也增多,更引起乳母胃泌素上升,生长抑素下降,有利于乳母消化功能的增强,可摄取更多营养,以便分泌更多的乳汁满足婴儿不断生长的需要,母婴间的这种良性互动即所谓母婴互惠现象[25,36]。

(钱继红 朱天闻)

参 考 文 献

1. Cheng LK,O'Grady G,Du P,et al. Gastrointestinal system. Wiley Interdiscip Rev Syst Bio Med,2010,2(1):65-79.

2. Laranjeira C,Pachnis V. Enteric nervous system development:Recent progress and future challenges. Auton Neurosci,2009,151(1):61-69.

3. 吴裕炘,江石湖. 胃肠激素. 莫剑忠,江石湖,萧树东主编. 江绍基胃肠病学. 第2版. 上海:上海科学技术出版社,2014:46-74.

4. Camilleri M,Di Lorenzo C. Brain-gut axis:from basic understanding to treatment of IBS and related disorders. J Pediatr Gastroenterol Nutr,2012,54(4):446-453.

5. 陈元方,TADATAKA YAMADA. 胃肠肽类激素基础与临床. 北京:北京医科大学,中国协和医科大学联合出版社,1997:113-115.

6. 朱建森,成志锋,李雨泽,等. Ghrelin,CGRP,NT. 对胃肠作用的研究进展. 现代生物医学进展,2014,16:3191-3193.

7. Holzer P,Farzi A. Neuropeptides and the microbiota-gut-brain axis. Adv Exp Med Biol,2014,817:195-219.

8. Dimaline R,Varro A. Novel roles of gastrin. J Physiol,2014,592(Pt 14):2951-2958.

9. Sobrino C,Perianes A,PueblaL,et al. Peptides and food intake. Front Endocrinol (Lausanne),2014,5:58.

10. Herszényi L,Mihály E,Tulassay Z. Somatostatin and the digestive system. Clinical experiences. OrvHetil,2013,154(39):1535-1540.

11. Gribble FM. The gut endocrine system as a coordi-

nator of postprandial nutrienthomoeostasis. Proc Nutr Soc,2012,71(4):456-462.

12. Sanger GJ. Motilin receptor neuropharmacology: revised understanding. Curr Opin Pharmacol,2012, 12(6):641-646.

13. Mustain WC,Rychahou PG,Evers BM. The role of neurotensin in physiologic and pathologic processes. Curr Opin Endocrinol Diabetes Obes,2011,18 (1):75-82.

14. Sekar R,Chow BK. Metabolic effects of secretin. Gen Comp Endocrinol,2013,181:18-24.

15. Milani C,Hevia A,Foroni E,et al. Assessing the fecal microbiota: an optimized ion torrent 16S rRNA gene-based analysis protocol. PLoS One,2013,8 (7):68739.

16. Schubert ML. Gastric Secretion. Curr Opin Gastroenterol,2014,30(6):578-582.

17. Couesnon A,Molgó J,Connan C,et al. Preferential entry of botulinum neurotoxin A Hc domain through intestinal crypt cells and targeting to cholinergic neurons of the mouse intestine. PLoSPathog,2012,8(3):1002583.

18. Jahan-Mihan A,Luhovyy BL,El Khoury,et al. Dietary proteins as determinants of metabolic and physiologic functions of the gastrointestinal tract. Nutrients,2011,3(5):574-603.

19. Christopher Y,Maka M,Josef N. Gastrointestinal System and Neonatal Nutrition. Textbook of Clinical Pediatrics. Springer Berlin Heidelberg,2012: 303-312.

20. Berni CR,Passariello A,Buccigrossi V,et al. The nutritional modulation of the evolving intestine. J Clin Gastroenterol. 2008,42:S197-S200.

21. Kalagina LS. Clinical value of serum gastrin determination (a review of literature). Klin Lab Diagn,2011,1:12-14.

22. Jacobi SK,Odle J. Nutritional factors influencing intestinal health of the neonate. Adv Nutr,2012,3 (5):687-696.

23. Berni CR,Passariello A,Buccigrossi V,et al. The nutritional modulation of the evolving intestine. J Clin Gastroenterol. 2008,42:s19-s200.

24. Working Group Of Pediatrics Chinese Society of Parenteral And Enteral Nutrition,Working Group Of Neonatology Chinese Society Of Pediatrics, Working Group Of Neonatal Surgery Chinese Society Of Pediatric Surgery. CSPEN guidelines for nutrition support in neonates. Asia Pac J Clin Nutr, 2013,22(4):655-663.

25. Flavia P,Simonetta B,Silvia S,et al. Hormones and Gastrointestinal Function. Springer Milan. Neonatology,2012:281-289.

26. Grieger JA,Clifton VL. A review of the impact of dietary intakes in human pregnancy on infant birthweight. Nutrients. 2014,7(1):153-178.

27. Corvaglia L,Martini S,Aceti A,et al. Nonpharmacological management of gastroesophageal reflux in preterm infants. Biomed Res Int,2013,2013: 141967.

28. Herskin MS,Skjøth F,Jensen MB. Effects of hunger level and tube diameter on the feeding behavior of teat-fed dairy calves. J Dairy Sci,2010,93(5): 2053-2059.

29. Harding C. An evaluation of the benefits of non-nutritive sucking for premature infants as described in the literature. Arch Dis Child,2009,94(8):636-640.

30. Dani C,Pratesi S,Barp J. Continuous milk feeding versus intermittent bolus feeding in preterm infants. Early Hum Dev. 2013,89(s2):s11-s12.

31. Kawamata R,Suzuki Y,Yada Y,et al. Gut hormone profiles in preterm and term infants during the first 2 months of life. J Pediatr Endocrinol Metab. 2014, 27(7-8):717-723.

32. 朱艳萍,曹华,刘国英. 不同胎龄不同喂养方式早产儿胃肠激素浓度变化的研究. 新疆医科大学学报,2008,31(5):605-607.

33. Parish A,Bhatia J. Early aggressive nutrition for the premature infant. Neonatoloty. 2008,94(3):211-214.

34. Schanler RJ. Mother's own milk,donor human milk,and preterm formulas in the feeding of extremely premature infants. J Pediatr Gastroenterol Nutr,2007,45(Suppl 3):175-177.

35. Naviglio S,Ventura A. The science of breastfeeding: time for a change? Acta Paediatr,2013,102

（8）：797-798.

36. Renfrew M, Craig D, Dyson L. Breastfeeding promotion for infants in neonatal units: a systematic review and economic analysis. Health Technol Assess, 2009, 13（40）:1-146.

第七节　新生儿肠道免疫功能

肠道含有丰富的淋巴组织，由上皮内淋巴细胞、固有层淋巴细胞和派伊尔淋巴结（Peyer's patch, PP）等肠相关淋巴组织（gut-associated lymphoid tissue, GALT）构成肠道黏膜免疫系统。完整的肠上皮、上皮间紧密连接及基底膜等构成肠道机械屏障，是阻挡微生物入侵的第一道防线；肠上皮内淋巴细胞（intraepithelial lymphocytes, IEL）、固有层淋巴细胞（lamina propria lymphocyte, LPL）、PP等肠相关性淋巴组织分泌的 sIgA 及黏液等覆盖在肠上皮细胞表面，是防御细菌入侵的重要防线。

一、肠道淋巴细胞

（一）派伊尔淋巴结

PP 在肠黏膜的免疫中起关键的作用。这种淋巴组织从黏膜可深入到黏膜下层，在人类主要分布于回肠。胎儿 24 周就可看到派伊尔结的形成，它们在上皮下形成淋巴滤泡。在成人滤泡区主要是 B 淋巴细胞，浆细胞很少，很多 B 细胞呈活跃的分裂状，可看到有荧光的免疫球蛋白，它们属非胸腺依赖性细胞。T 细胞处于滤泡间区，大部分 T 细胞属于胸腺依赖性细胞。派伊尔结与其他淋巴结不同，它含有特殊分化的微皱褶细胞（microfold cell, M 细胞），M 细胞不同于杯状细胞，它没有绒毛，但含有很多空泡，这种膜细胞成为一种屏障，使淋巴细胞与肠腔分开，它具有黏附、转运大分子、颗粒和

微生物的能力。

离体肠管实验证明，如果没有派伊尔结，抗原刺激时分泌 IgA 就显著减少。肠道抗原能刺激局部的派伊尔结淋巴细胞增生，在接触抗原后，抑制性 T 细胞在到达脾脏以前，就能在派伊尔结中被找到，可见对于肠道途径所遇到的抗原，派伊尔结是一个主要的调节部位，而且具有发动黏膜 IgA 免疫功能的作用。

（二）上皮内淋巴细胞

IEL，作为首先接触肠腔中抗原的免疫细胞，被上皮细胞隔开，可达上皮组织的深层，占上皮细胞的 1/6[1]。这种细胞对抗原刺激不是必要的，但食物和微生物抗原会影响到 IEL 的繁殖，促使它们在上皮细胞间分裂。IEL 主要为 T 淋巴细胞，但其功能和表型不同于系统性 T 淋巴细胞。研究显示 IEL 主要是 CD8 阳性细胞，而且有胸腺依赖性和非胸腺依赖性的双重来源性，在成人中约有 25% IEL 具有常规的 T 细胞特征。IEL 被认为在保护肠道感染和预防肠道渗透性失控中具有重要作用[2]。不同的 IEL 对肠上皮的作用不同，它们除了具有保护肠上皮的作用，还可因不正常活动而引起上皮的损坏。

（三）固有层淋巴细胞

肠固有层中包括 B 淋巴细胞、浆细胞、T 细胞、巨噬细胞、嗜酸性粒细胞和肥大细胞，分布在血管和淋巴管丰富的结缔组织中。它们生成的抗体大部分属 IgA。用免疫荧光法可看到在健康成人中固有层淋巴细胞的浆细胞中 70%～90% 产生 IgA，而 18% 的浆细胞产生 IgM。与其他器官相比，肠固有层中有丰富的能产生 IgE 的细胞，也有产生 IgG 细胞。在新生儿早期，T 淋巴细胞主要负责对感染进行应答，与此同时普通 CD_4^+ 的 T 淋巴细胞则介导终身免疫记忆功能从而保护对抗特殊肠道病原体[3]。此时，新生儿的免疫球蛋白主要来自母乳，B 淋巴细胞在肠道免疫中的重要性大打折扣。相反，巨噬细胞在

新生儿肠道黏膜中量多且活跃,它们于孕第11～12周出现,被认为具有对微生物和坏死上皮细胞的应答反应,协助胃肠黏膜再生的作用[4]。有关固有层淋巴细胞的分布和功能的变化,有报告与各种小肠疾病有关,但目前还不完全清楚。

二、淋巴细胞的转移

不同部位肠淋巴细胞是通过细胞的转移而彼此联系着的。部分B淋巴细胞从PP转移到固有层,这种PP内的B细胞是产生IgA的B细胞的前体。T淋巴细胞也是从PP经过转移并移居于固有层和肠黏膜上皮。淋巴细胞主要由肠道自身淋巴组织产生,特别是PP,经抗原刺激后,这些新产生的淋巴细胞从PP经肠系膜淋巴结、肠系膜上淋巴结和胸导管进入血液循环,进一步发育成熟,然后再回到肠道淋巴组织中定居,发挥免疫效应。

淋巴细胞先要进入PP,而后才能从PP转移到其他GALT。淋巴细胞能否进入PP受细胞表面某些分子的影响,已经证明PP中产生的淋巴细胞表面存在一种黏膜的归巢受体,这种受体与黏膜中毛细血管后微静脉内皮细胞上相应的配体结合,通过内皮进入黏膜组织中。

三、肠道的体液免疫

人类在胎儿期即可通过胎盘获得母体免疫球蛋白G(IgG),如果非特异性防御机制发育正常的话,大部分婴儿表现出较好的抗感染能力,反映了母体IgG抗体的保护作用,从母体获得的IgG主要分布于间质组织液,占血管内浓度的50%～60%,这与新生儿是否患感染性疾病密切相关。生后母乳喂养的新生儿肠道能够摄取母乳中的分泌性IgA(SIgA)抗体,因此,新生儿黏膜最佳屏障取决于充足的母乳供应[5-9]。据报道母乳喂养儿患腹泻的发生率较非母乳喂养儿低24倍。

黏膜表面适应性免疫主要由局部产生的存在于黏膜表面的活化的SIgA和SIgM抗体完成,这构成了婴儿出生后重要的黏膜免疫。这类免疫反应的细胞基础是外分泌腺和大量活化B细胞,特别在肠固有层,约有80%的免疫球蛋白产生细胞局限于此,这类免疫细胞大多数产生二聚体或大分子的IgA聚合体,它们能够由血清通过分泌性腺上皮细胞被主动转运至第一线黏膜,从而起到免疫清除的作用,在成人每天有较多的IgA(≈40mg/kg)被转运至肠道成为SIgA,其产生量多于每天IgG的产生量(≈30mg/kg)。

(一)黏膜IgA系统的发育

据报道从胚胎14周起,人类胎儿肠固有层就可见到散在的B和T淋巴细胞,直到胚胎晚期或出生之后才有少量的产生IgM和IgG浆细胞出现,而IgA产生细胞缺乏或极少见。人们发现一个有趣的现象,消化道中低水平抗原刺激对胎儿的免疫激活在唾液腺和肠黏膜的表现不同,人类胎儿的唾液腺中已含有很少量的产生IgA细胞,特别是胚胎30周后,大部分产生IgA的免疫细胞(≈90%)分泌IgA1亚类并且全部表达J链。推测是因为在胎儿胚胎期间,外源性蛋白质抗原和母体抗个体基因型抗体可能出现于羊水中,胎儿口腔暴露于这些抗原中,唾液腺不断地受到刺激,此外可能抗原刺激扁桃体对胎儿和围产儿唾液腺的免疫也非常重要。

在肠固有层和唾液腺中,大部分产生IgA和IgM免疫细胞于出生2～4周后开始迅速上升,生后1～2个月产生IgA免疫细胞逐渐占优势(生后头6个月,腮腺中混有IgD产生细胞),平均15月龄时,IgA免疫细胞数已经接近于正常成人唾液腺的低水平,随后儿童早期的增加量是比较少的。在生后唾液腺免疫细胞更多地向产生IgA2亚类细胞移行,生后头3个月,产生IgA1/IgA2免疫细胞的比率接近于正常成人的数值,这反映出来自于派伊尔结的IgA2亚类占优势的IgA前体细胞,于生后逐渐增加的趋势,同时,这两类免疫细胞亚型维持着 J 链高水平表达(94% ~97%),这对 IgA 连接成多聚体以及跨膜分泌成分(SC)与 IgA 结合并转运起到重要的作用。

通常生后 10 天之内在人类肠黏膜(包括阑尾)不能检测到产生 IgA 免疫细胞,此后便开始迅速增加,比唾液腺增加更早;而产生 IgM 免疫细胞常常到 1 月龄时才占优势,动物实验也显示肠免疫反应早期是产生 IgM 细胞发育占优势,生后 1 年时,肠道产生 IgA 细胞没有明显增加,而产生 IgM 细胞则似乎是下降的。

上述结果是由发达国家研究观察所得到的,在发展中国家的健康儿童,其黏膜 IgA 免疫系统的发育要快得多,这表明黏膜免疫对环境抗原负荷具有高度适应性。

(二)特异性黏膜免疫的诱导

被动免疫终止之后,新生儿的存活取决于对机体防御机制适当的诱导能力,特异性的黏膜免疫反应主要发生在肠道派伊尔结和其他肠相关淋巴组织。黏膜固有层淋巴细胞基本的诱导作用目前还不完全清楚,抗原刺激黏膜免疫系统 B 和 T 细胞,最终抵抗感染性病原菌的作用,可能主要发生于黏膜相关淋巴组织结构部位。来源于黏膜表面的颗粒抗原,优先占有这些位点,通过特异性含有 M 细胞的滤泡相关上皮区域,被转运进入淋巴组织,但是可溶性抗原最先进入黏膜表面的具体部位目前尚不清楚。

抗原刺激后诱导 GALT 产生增殖反应,使得部分分化后的 B 细胞和 T 细胞两者迅速迁延至局部淋巴结,在此进一步分化,再通过淋巴结进入外周循环,由于这些细胞表面表达黏附分子或"归巢受体",而这些表面分子对决定它们是否出现于黏膜和腺体组织的内皮细胞是特异性的,因此,抗原激活的淋巴细胞先外渗进入外周循环,然后再进入组织,大多数 B 和 T 细胞在 GALT 受到刺激后迁移到肠固有层,其中某些 T 细胞亚群先在肠上皮变成为上皮间淋巴细胞,特别是 CD8 细胞。

人类派伊尔结在早期胎儿已经得到很好发育,而 B 细胞活化是到生后接触抗原不久,这种对抗原和有丝分裂原刺激的依赖性是由生后循环 IgA 的产生延迟出现所致,动物研究也表明在小鼠的派伊尔结中缺乏活化的 B 细胞滤泡,出生后随着微生物及食物抗原的逐渐增多,可构成对 GALT 的早期刺激。母乳喂养婴儿 β-乳球蛋白刺激后可出现 SIgA 抗体,这一点与人工喂养儿不同。

在出生之前,胎儿可以吸收羊水中的 IgG 和 SIgA,这些母体的抗个体基因型抗体构成低水平的对 GALT 的抗原刺激。此外,母乳中 SIgA 既可以作为抗个体基因型抗体,又可以与肠腔抗原结合,对哺乳婴儿成为一种刺激,这时派伊尔结的 M 细胞出现一些 Fc 受体。理论上讲,来自母体的抗体可以不同的方式,在新生儿黏膜免疫系统早期激发过程中起诱导的功能,但是其重要性如何还不很清楚。

GALT 来源的产生 Ig 的免疫细胞,其早期活化往往是宫内感染的结果,特别是产生 IgM 类型的免疫细胞。胎儿肠固有层 T 细胞在体外可被促有丝分裂原或超抗原活化,提示黏膜免疫系统在妊娠晚期就具有免疫学活性。出生之后到对抗原暴露产生反应之前,通常需要几周的时间,但受到刺激的新生儿 T 细胞,其黏膜相关淋巴组织细胞因子 IL-2、IL-4、IL-6 和 IFN-γ 的分泌量是相当少的,而这些细胞因子在黏膜相关淋巴组织和全身免疫系统的免疫学反应方面是十分重要的。生后免疫反应的明显延迟,推测是由于 APCs 的不成熟、母体 IgG 的免疫抑制作用以及激素的影响所致。此阶段正是新生儿必须经过的一个对感染的易损时期。

(三)分泌性抗体的上皮发育和转运

上皮多聚 Ig 受体或跨膜分泌成分(SC)

对激活 SIgA 和 SIgM 的最终转运是必要的。SC 是肠上皮细胞产生的一种糖蛋白，能够穿过细胞膜，通过分泌性抗体的 J 链，在摄取和转运 IgA 中起重要作用。未结合的 SC 可以结合大肠埃希菌，减少艰难梭菌的毒素作用[10]。SC 除了在肠道分泌外，也可以在痰液、牛乳和唾液中发现，同时它除了转运 IgA 外，也负责把 IgM 转运至肠道分泌。IgA 的运输是跨细胞的，SC 是肠上皮细胞上接受 IgA 的膜受体，经肠上皮细胞转运 IgA 分泌进入肠道，也就是在 SC 的陪同下 IgA 进入细胞。

在胚胎 29 周之前，上皮隐窝多聚 Ig 受体或跨膜分泌成分在肠道的表达是非常弱的，此后，到胚胎 32 周逐渐上升，至生后 1～2 周可以达到成人水平，相比较而言，在胎儿的唾液腺中已经发育，胚胎 20～30 周就可在少量的腺泡和小的导管内首次出现 SC，并逐渐增多，生后第 2 周还有 SC 表达的短暂性增强，随后大约 6 个月下降到围产期水平。

胚胎 30 周以后，采用上皮成分中 IgA 顶部染色的方法检测发现，IgA 已存在于唾液腺中，提示此时 SIgA 已向外部转运，这一过程与 J 链阳性的 IgA 免疫细胞的出现相一致，J 链是浆细胞产生的，具有使 IgA 和 IgM 连接成 IgA 二聚体和 IgM 五聚体的多聚 Ig 结构的功能，同时它可使这些多聚体同 SC 结合并反应，使 Ig 被转运至胎儿肠腔。但是在胎儿肠黏膜上目前还没有发现活化的 SIgA 系统的征象。有人推测胎儿肠腔的 SIgA 可能来源于羊水和唾液。但在部分生后第一天的新生儿胎粪和唾液中，也检测到脊髓灰质炎病毒及大肠埃希菌的 SIgA 和 SIgM 抗体。

（四）获得性特异性黏膜免疫

生后头几天，通常仅偶有微量的 SIgA 和 SIgM 出现在外分泌液中，而 IgG 明显存在，这是被动向外扩散或向表面"泄露"的结果，它的直接来源是组织间液。胚胎 13～17 周后，在大多数器官，含有逐渐可测得的母体来源的 IgG，特别是血管丰富的黏膜。在黏膜固有层，二线黏膜防御所提供的免疫清除作用，可以保护新生儿抵抗外界感染，此外，母乳喂养提供的 S-IgA 抗体对一线黏膜防御作用，在小婴儿具有重要的"替代"意义。理论上讲，IgG 抗体对饮食因素和感染因素可以通过不同的生物学放大机制，穿透黏膜产生两方面的作用。一方面 IgG 抗体对于抗原刺激后表现出黏膜相关蛋白质穿透作用增强，这是因为当补体活化的免疫复合物在局部形成后被吸引到黏膜所致。另外，黏膜成分能被由多形核中性粒细胞释放的溶酶体酶所损害，与年长儿相比，这种低强度的炎症机制可以促使饮食性抗原流入黏膜固有层增加，因此，一方面，不论年龄大小，全身来源或局部产生的 IgG 抗体可以促进免疫排除，从而保护机体抵御感染；另一方面，母体 IgG 抗体潜在的免疫病理学意义在非母乳喂养儿也是十分重要的。

（五）上皮免疫因子和相关细胞因子的调节

唾液腺中淀粉酶、溶菌酶和乳铁蛋白在生后短期内可被观察到，这些防御性因子的表达与 SC 呈平行性增高，可能是由于生后哺乳儿分泌活动增加免疫系统激活细胞因子释放所致。生后头 6 个月，婴儿消化道分泌的溶菌酶、乳铁蛋白可以帮助保护黏膜表面抵御抗原侵犯，直到特异性分泌免疫已经很好的发育。出生 6 个月后，溶菌酶在唾液中的水平似乎没有明显增加。实验表明 T 细胞和巨噬细胞来源的免疫调节肽，如 IFN-γ、TNF-α 和 IL-4 能上调 SC 表达，并且以不同的相加和协同的方式起作用。在炎性疾病时，外分泌组织 SC 和上皮的 Ⅱ 类人类白细胞抗原（HLA）同时升高。近期有研究表明肠上皮编码微小 RNA（microRNA）可以调控关键细胞因子的释放，其中 miR-375 需要抵抗素样分子 β（RELMβ）和胸腺基质淋巴细胞生成素（TSLP）的诱导[11]。在胎儿和早产儿的肠道中,具有趋化作用细胞因子,可招募巨噬细胞到达肠黏膜使脂肪因子"chemerin"处于高度活化状态,但是具体原因尚不清楚,仍待进一步研究[12]。

总的来说,尽管在出生时人类黏膜和外分泌腺的结构已经成熟,但是生后几周内却表现出延迟的免疫反应,因此婴儿必须经过一个对感染的易感时期,在这一时期,黏膜表面的特异性免疫反应主要依赖于从母体转运来的血浆 IgG 到达组织间液和由母乳喂养提供的 SIgA 被动体液免疫。虽然健康小婴儿自身 SIgA 系统明显能够适应环境抗原负载,但是分泌性抗体水平的完全发育是在几个月后,出生时腺上皮表达高水平的特异性防御因子和抗微生物蛋白质,如溶菌酶和转铁蛋白等,在小婴儿黏膜表面的保护作用方面具有重要价值。

(何振娟　雷一慧)

参 考 文 献

1. Battersby AJ, Gibbons DL. The gut mucosal immune system in the neonatal period. Pediatr Allergy Immunol, 2013, 24(5): 414-421.

2. Swamy M, Jamora C, Havran W, et al. Epithelial decision makers: in search of the "epimmunome". Nat Immunol, 2010, 11(8): 656-665.

3. Torow N, Yu K, Hassan K, et al. Active suppression of intestinal CD4+TCRαβ+ T-lymphocyte maturation during the postnatal period. Nat Commun, 2015, 6: 7725.

4. Hooper LV, Littman DR, Macpherson A J. Interactions between the microbiota and the immune system. Science, 2012, 336(6086): 1268-1273.

5. Brandtzaeg P. The mucosal immune system and its integration with the mammary glands. J Pediatr, 2010, 156(2 Suppl): 8-15.

6. Macpherson AJ, Geuking MB, Slack E, et al. The habitat, double life, citizenship, and forgetfulness of IgA. Immunol Rev, 2012, 245(1): 132-146.

7. Janoff EN, Gustafson C, Frank DN. The world within: Living with our microbial guests and guides.

Transl Res, 2012, 160(4): 239-245.

8. Berman L, Moss RL. Necrotizing enterocolitis: an update. Semin Fetal Neonatal Med, 2011, 16(3): 145-150.

9. Camacho-Gonzalez A, Spearman PW, Stoll BJ. Neonatal infectious diseases: evaluation of neonatal sepsis. Pediatr Clin North Am, 2013, 60(2): 367-389.

10. Moro I, Iwase T, Ochiai K, et al. Composition for immunostimulation: US, US7943124. 2011.

11. Biton M, Levin A, Slyper M, et al. Epithelial microRNAs regulate gut mucosal immunity via epithelium-T cell crosstalk. Nat Immunol, 2011, 12(3): 239-246.

12. Maheshwari A1, Kurundkar AR, Shaik SS, et al. Epithelial cells in fetal intestine produce chemerin to recruit macrophages. Am J Physiol Gastrointest Liver Physiol, 2009, 297(1): 1-10.

第八节　新生儿肠道微生态与营养免疫

肠道微生态是指肠道正常菌群与其宿主相互作用影响的统一体。正常微生物群与其宿主关系密切,宿主的营养与免疫都不能脱离其正常微生物群的作用。人体消化道内大约有 400 多种细菌,数量约 10^{14} 个,大部分寄居于结肠内,众多的细菌构成一个复杂的微生物群体,保持着微生态平衡状态。

肠内菌大致可以分为有益菌、有害菌、中间菌三类。有益菌又称益生菌,是由一群特殊的产生乳酸的细菌组成,这类菌数量大,但可随年龄、健康状态的变化而变迁,以专性厌氧菌——双歧杆菌(图 11-1)和乳酸杆菌(图 11-2)为主要代表,寄居在肠内深层(内层)。有害菌的数量较小,多为过路菌,如果数量超过正常范围即可引起疾病,如葡萄球菌,寄居在肠内浅层。中间菌的数量介于有益菌和有害菌之间,具有双向作用,在一定的条件下可以致病,如大肠埃希菌(图 11-3),寄居在肠内中层。

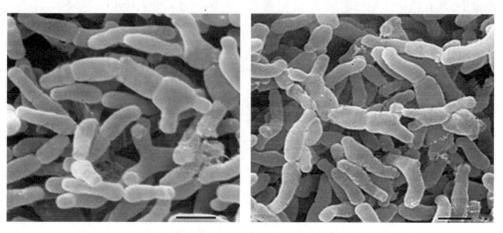

图 11-1 扫描电镜下双歧杆菌（标记 1μm）
Bifidobacteria.（Bar：1μm）

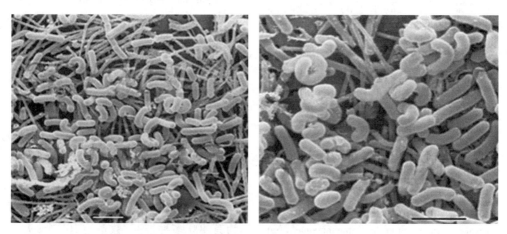

图 11-2 扫描电镜下乳酸杆菌（标记 2μm）
Lactobacillus casei（Bar 2μm）

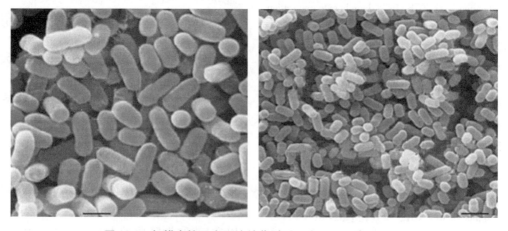

图 11-3 扫描电镜下大肠埃希菌（标记，左-1μm；右-2μm）
Escherichia coli（Bar，L-1μm；R-2μm）

一、新生儿肠道正常微生态的建立——双歧杆菌的定植与演替

（一）需氧菌与兼性厌氧菌

初生的新生儿肠道内无菌,生后 1~2 小时,其肠内很快就有细菌出现。由于刚出生的新生儿肠道内富含氧气,能够进行氧化代谢作用的细菌如肠杆菌、链球菌、葡萄球菌最先在肠道定植[1]。需氧菌和兼性需氧菌在适宜的肠道环境中迅速增殖而达第一次高峰（10^{10}~10^{11}/g 粪便）,显著高于成人（10^{6}~10^{9}/g 粪便）。因此,从出生后最初几天的新生儿粪便中常可分离到大肠埃希菌;约 20%~60% 的新生儿于出生后一周可从其粪便中分离到高水平的克雷伯菌、肠杆菌和枸橼酸杆菌（10^{7}~10^{10}/g 粪便）;肠球菌（粪链球菌）也可从大多数新生儿的粪便中被分离到,可达 10^{10}/g 粪便。此外,还可以早期分离到非溶血性链球菌。葡萄球菌,主要是表皮葡萄球菌,在某些婴儿中,可能是金黄色葡萄球菌,也可以在出生的头几天在粪便中分离可达 10^{5}~10^{10}/g 粪便。

在卫生状况较差的发展中国家,20% 左右的新生儿肠道中可以有致病性肠杆菌如沙门菌暂时性定植。大肠埃希菌更适合于人类的肠道环境,出生后几周或几个月后,大肠埃希菌逐渐取代克雷伯菌和其他非大肠埃希菌类肠杆菌。

（二）厌氧菌

兼性需氧菌的大量增殖消耗了肠道内的氧气,使氧化还原电势降低到负值,这样的肠道环境促使厌氧菌增殖,约在新生儿出生后的一周左右,厌氧菌就可以达到较高水平,双歧杆菌等专性厌氧菌演替成为优势菌（10^{11}~10^{12}/g 粪便）[2]。

新生儿肠道内常见的厌氧菌包括:双歧杆菌、乳酸杆菌、梭状芽胞杆菌和类杆菌,以及近来通过分子技术发现的瘤胃球菌属和

Akkermansia 样菌[3,4]。婴儿粪便中最常见的双歧杆菌种分别是长双歧杆菌（*B. longum*）、婴儿双歧杆菌（*B. infantis*）和短双歧杆菌（*B. breve*）[3,5]。新生儿肠道内梭状芽胞杆菌可以达到 10^{9}/g 粪便,而乳酸杆菌的量则较低。对肠道空间和营养的竞争是肠道内菌群调节的主要因素,氧的消耗限制了需氧菌和兼性需氧菌的生长,同时厌氧菌代谢产生的代谢产物如硫化氢、脂肪酸等对兼性需氧菌的生长有抑制作用,克雷伯菌对这种抑制作用更为敏感。

二、影响新生儿肠道菌群定植模式的主要因素

（一）宫内环境

宫内细菌可以引起胎粪中细菌定植,胎粪中的定植菌如大肠埃希菌、屎肠球菌、表皮葡萄球菌就是母亲肠道菌群通过血流易位的结果。妊娠期,外界因素影响婴儿期肠道菌群的研究较少,但是研究发现,妊娠期精神压力大的母亲所生子女肠道内双歧杆菌和乳酸菌数量明显少于压力小的母亲所生子女[6]。一项大样本队列研究选取 1 月龄婴儿粪便样本利用 qPCR 检测所含菌群,结果显示母亲妊娠期使用抗生素和（或）益生菌对婴儿粪便菌群没有影响。但是,妊娠晚期母亲使用含有鼠李糖乳杆菌的益生菌制剂可以增加婴儿肠道长双歧杆菌数量。宫内环境及妊娠期外界因素对胎儿生后肠道菌群的影响还需要进一步深入研究。

（二）分娩方式和母亲微生态状况

阴道分娩的新生儿首先暴露于母亲阴道的微生物群,如乳酸杆菌和革兰阴性厌氧杆菌。剖宫产新生儿往往从母亲皮肤或者医院环境中接触细菌,如葡萄球菌、革兰阳性厌氧菌和棒状杆菌[7,8]。阴道分娩的婴儿肠道厌氧菌特别是类杆菌的定植时间早于剖宫产婴儿,枸橼酸杆菌定植时间晚于剖宫产婴儿。这两种方式分娩的新生儿肠道菌群差异一直持续到出生后 10 天以上甚至更长（表 11-2）。

表 11-2　足月新生儿出生后 10 天肠道菌群定植情况[a]

分娩方式	大肠埃希菌		乳酸杆菌		双歧杆菌	
	%	计数[b]	%	计数	%	计数
阴道分娩	89	8.85	59	8.56	30	10.00
剖宫产	89	8.80	28[c]	8.19	12	10.39

注：[a] 资料来源于 Hall 等报道；[b] 中位数 log10 计数/g 粪便湿重；[c] 与阴道分娩组相比有显著差异（$P<0.03$）

对 84 名妊娠妇女阴道菌群种类的研究显示，进入妊娠期后阴道菌群多样性下降，乳酸菌含量增多，可能与阴道分娩新生儿肠道乳酸菌定植为主有一定关系[9]。另外，分娩方式对新生儿肠道菌群种类影响是长期的。对来自欧洲五国共 605 名新生儿研究发现分娩方式和喂养方式对肠道菌群种类影响持续到断乳后[10]。另外，剖宫产分娩是新生儿感染耐甲氧西林金黄色葡萄球菌的危险因素，很可能与早期定植延迟对免疫系统发育的影响以及缺乏阴道菌群定植诱导的保护性抗体有关，具体机制还有待进一步研究[8,11]。

（三）出生早期环境暴露

在产科病房和婴儿室，大肠埃希菌可以通过护士的手在新生儿之间传播。母婴同室后，由母亲直接护理孩子，这种水平传播明显减少。克雷伯菌、肠杆菌在体外的生存力比大肠埃希菌更强一些，也可以在新生儿之间水平传播。厌氧菌也可以从环境中获得，特别是双歧杆菌和乳酸杆菌对有氧环境有一定的耐受性，能够在宿主体外存活。相反，专性厌氧菌如脆弱分枝杆菌，在体外较难存活，需要密切接触才能实现传播。

在发展中国家，婴儿出生早期暴露于大量的细菌环境中，从而早期获得兼性需氧菌及厌氧菌，然而早期条件下获得的细菌是不稳定的，并且包含广泛的能在肠外引起感染的潜在病原菌。一组来自印度的报道，新生儿出生 4～7 小时胎粪中就能检测到细菌，肠杆菌和链球菌是新生儿最先碰到的细菌，在出生的最初几天，这些细菌可以达到很高，但一周后双歧杆菌会很快增加，超过兼性厌氧

菌。不管是医院分娩还是家中分娩，也不管是阴道分娩还是剖宫产，巴基斯坦贫困地区出生的婴儿肠道菌群的建立时间远远早于瑞典出生的婴儿，第一周肠杆菌高于大肠埃希菌，一周以后逐渐被大肠埃希菌取代，而这个取代的时间也早于瑞典出生的婴儿。在发达国家，产科和新生儿科病原菌的暴露率显著降低，新生儿肠道菌群建立明显落后[12]。有报道，1/4 的瑞典新生儿出生后一周肠道内还没有肠杆菌的定植，65% 的美国医院内新生儿直到出生后两周需氧菌群才建立。

（四）母乳喂养与饮食

新生儿肠道细菌的定植与喂养方式以及生后早期的生活环境密切相关，母乳喂养儿与配方奶喂养儿的粪便有着不同的微生物群。早期研究发现，母乳的缓冲力较低，适合耐酸的双歧杆菌增殖，母乳中的低聚糖（oligosaccharides）、复合糖（glycoconjugate）以及乳铁蛋白解朊作用释放的多肽和益生菌促生因子（双 B 效应因子）均有利于双歧杆菌的生长。故母乳喂养的婴儿（0～3 月龄）粪便中双歧杆菌、乳酸杆菌、葡萄球菌占优势，人工喂养的婴儿粪便中则以大肠埃希菌、肠球菌为优势，双歧杆菌建立相对延迟。一项随机研究还提示母乳喂养婴儿肠道内致病性艰难酸菌属水平低于配方奶粉喂养婴儿，但拟杆菌属和普氏菌属（无芽胞革兰阴性厌氧杆菌）水平却高于配方奶粉喂养的婴儿[13]。

研究发现母乳喂养的婴儿肠道菌群的稳定性也高于人工喂养的婴儿。同时，母乳喂养对某些低毒力的肠道杆菌具有选择作用，如从母乳喂养的婴儿肠道中分离出的大肠埃

希菌所带有的毒力相关性壳抗原 K_1 明显少于人工喂养婴儿，并且对血清杀菌成分更为敏感。母乳中低聚糖成分能选择性促进双歧杆菌生长[14]，长双歧杆菌属菌株是母乳喂养婴儿肠道独有的菌群。此外，研究还发现，母乳喂养促进大肠埃希菌表达 I 型甘露糖结合黏附分子 Fimbriae，I 型 Fimbriae 大肠埃希菌致病性较弱；相反，人工喂养的婴儿肠道中分离出的大肠埃希菌带有抗甘露糖黏附分子，如 PFfimbriae，被认为是毒力因子。

母乳喂养通过促进双歧杆菌等益生菌生长对婴儿能量代谢和预防肥胖也有长期影响。母乳喂养婴儿肥胖发生率更低，可能与母乳诱导产生更多益生菌群吸收食物的营养与能量有关，换句话说，肠道益生菌群是婴儿能量储存的一部分[15]。对 30 名儿童的长期随访显示，10 岁时体重超标儿童在婴儿期肠道双歧杆菌水平低于体重正常同龄儿[16]。这一结论需要大样本长期随访研究深入探讨。

综上所述，可知母乳喂养儿的肠道菌群组成较单纯，双歧杆菌占绝对优势，出生 6 ~ 8 天的母乳喂养婴儿肠道内双歧杆菌占细菌总数的 60% ~91%，类杆菌不足 1%；而人工喂养儿除双歧杆菌外，梭杆菌、粪链球菌等也占较大比例，其粪便双歧杆菌的数量一般只在 90% 左右，有人报道在出生 1 ~ 3 天的人工喂养婴儿肠道内根本未检出双歧杆菌[17]。

在以乳清蛋白、酪蛋白及核苷酸等配方乳喂养的婴儿中，以添加乳清蛋白乳喂养婴儿的肠道内菌群组成与母乳喂养儿最为接近。与健康成人的肠道菌群组成相比较，婴幼儿肠道内双歧杆菌所占比例较大，随着辅食的添加及离乳后，肠道菌群组成发生相应演替：类杆菌、真杆菌和肠球菌所占比例迅速增加，双歧杆菌相对下降[18]。

双歧杆菌在代谢过程中，将产生多种有机酸。在母乳喂养婴儿大便中可以检测出醋酸与乳酸，也可检测到丙酸、异丁酸、丁酸、异戊酸等挥发性脂肪酸。这些酸对腐败菌有抑制作用，而人工喂养婴儿缺乏这些酸类，因而腐败菌增多，致使消化道功能紊乱引起肠道疾病，这也是婴儿发病率与死亡率高的重要原因之一。

然而，近年发现母乳喂养存在"不匹配"现象，即母亲患有过敏性疾病时母乳喂养的婴儿粪便中双歧杆菌水平低于无过敏性疾病母亲母乳喂养的婴儿。母亲患有过敏性疾病时，母乳中双歧杆菌含量显著降低，导致婴儿双歧杆菌定植减少，最终影响免疫系统发育，甚至诱发儿童期过敏性疾病如哮喘[19,20]。

（五）抗生素使用对肠道定植菌群影响

围生期抗生素使用不仅影响菌群定植，还改变了菌群多样性。Mangin 等[21]对 31 名婴儿因急性呼吸系统感染使用阿莫西林后菌群情况研究发现，抗生素使用完全清除了肠道青春双歧杆菌属，两歧双歧杆菌属水平也显著下降，虽然对双歧杆菌整体数量没有影响，但是各亚种构成比显著改变。抗生素对菌群影响持续时间不长，研究发现断乳后婴儿粪便样本菌群多样性较抗生素使用时增加，可能与生后 1 年内肠道菌群定植可塑性和菌种变化快有一定关系。这也说明新生儿期使用抗生素对菌群定植的影响会逐渐消失[19,17]，但是菌群改变后的长期影响如儿童期肥胖等还需要深入研究[22]。

（六）早产儿肠道菌群定植特点

早产儿常因喂养不耐受而采取肠外营养（total parenteral nutrition，TPN）作为最初的喂养方式，而 TPN 易导致菌群定植延迟；早产儿通常被安置于高清洁级别的温箱中护理，几乎不能母乳喂养或者母婴接触，这就有利于环境细菌的定植，同时增加了致病菌繁殖的风险；与母乳喂养的足月儿相比，早产儿排泄物中克雷伯杆菌、大肠埃希菌、肠球菌和梭状芽胞杆菌的检出率更高，而双歧杆菌和乳酸杆菌的检出率较低；早产儿的肠道发育不成熟，如果治疗中使用抗生素则会进一步干扰菌群定植的过程。与足月儿相比,早产儿菌群定植表现为定植延迟,菌群多样性降低,胎龄越小菌群定植的个体差异越大。

三、双歧杆菌的生理功能

双歧杆菌是 1899 年法国巴斯德研究所 TisserH 博士在婴儿大便内发现的一种多形态的革兰阳性杆菌,在轻度弯曲的末端常见有分叉因而命名为双歧杆菌。在母乳喂养儿的肠道中,它的数量远多于人工喂养儿,当婴幼儿患腹泻时,这种细菌就会减少或消失,当时即称之为双歧杆菌。1900 年,奥地利医师 Moro E 验证了这一发现,并且发现婴幼儿断奶后,这种细菌随即减少,从而与成年人相似。

(一)生物屏障作用

胃肠道黏膜腺分泌黏蛋白,可阻止病原菌在肠黏膜上定植。双歧杆菌能利用这种糖蛋白,将其分解代谢,而得以定植于肠黏膜并生长繁殖,在肠黏膜上占位,并通过磷壁酸与肠黏膜上皮细胞紧密结合,在黏膜表面形成生物屏障,构成肠道的定植阻力,从而阻止多种致病菌和条件致病菌的侵袭和定植。又通过菌落控制,拮抗、竞争排斥等作用抑制致病菌的生长和繁殖。其保护作用主要有以下几个方面:

1. 保护肠道上皮的作用　大肠埃希菌、双歧杆菌和乳酸菌可以抑制病原菌诱导肠道上皮细胞凋亡,维持其细胞活性。某些共生菌能增强肠道上皮增殖能力,使紧密连接蛋白易位和上调细胞桥粒基因表达来维持上皮细胞完整性[23,24]。

2. 细菌毒素的作用　双歧杆菌能分泌一种化学物质,这种物质在寡聚糖的刺激下分泌增加,抗菌作用增强。虽然它的化学结构至今尚不清楚,但 Gibson 已用甲醇/丙酮从破碎的细胞壁将其提取分离出来,并证实对脆弱杆菌、大肠埃希菌和芽胞梭菌均有极强的抑菌作用。

3. SCFA 的作用　SCFA 降低肠道中的 pH 和 Eh,这种环境对某些致病菌如大肠埃希菌和脆弱类杆菌均有抑制作用,其机制可能与在 pH 下降时,占较大比例的不解离的酸有关。同时,酸性环境能促进肠蠕动,有利于致病菌的排出。

4. 占位性保护　双歧杆菌在肠黏膜细胞及其分泌的黏液上定植、占位,使致病菌的定植发生困难,生长繁殖受到抑制。Bernet 和 Crocinal 的研究证实:短双歧杆菌 4、长双歧杆菌 16、婴儿双歧杆菌 1 均可定植于肠黏膜细胞顶端的微绒毛和黏液上。对细胞本身,没有破坏作用,却可抑制大肠埃希菌、假结核耶氏菌、鼠伤寒沙门菌的定植。这种作用为自身分泌的某种蛋白质调节,该蛋白的调节作用具有种特异性。

5. 营养争夺作用　肠道中的 pH 和 Eh 较低,在这种环境中双歧杆菌生长迅速,夺取较多的营养,使大肠埃希菌和其他外来致病菌生长繁殖受到营养条件的限制。

(二)营养作用

1. 参与食物的消化吸收　双歧杆菌分泌的各种消化酶,如溶菌酶、酪蛋白磷酸酶和多糖水解酶等,可将不溶性的蛋白质、脂肪和碳水化合物变为可溶性,使其易被宿主吸收。此外,发酵碳水化合物所产生的大量 SCFA 降低了肠道的 pH 和电势(Eh),有利于铁、镁、钙离子及维生素的吸收。

2. 蛋白质及维生素的合成　肠道菌群可合成蛋白质和维生素,并部分被宿主吸收利用。研究证实,双歧杆菌能利用肠道中的非蛋白氮合成菌体蛋白,成为其细胞壁的组成部分,在溶菌酶和胰蛋白酶的作用下,胞壁破裂,菌体蛋白释放。Heine 等研究发现,儿童口服 N_{15}-双歧杆菌后,近 90% 的菌体蛋白被宿主吸收利用。双歧杆菌能合成多种维生素,如硫胺素、核黄素、叶酸、泛酸、维生素 B_{12} 等多种 B 族维生素,并能产生乳酸和醋酸,降低肠道的 pH,有利于钙、磷、铁及维生素 D

的吸收。双歧杆菌发酵乳糖产生半乳糖，是构成脑神经系统中脑苷脂的成分，与婴儿出生后脑的迅速生长有密切关系。此外，双歧杆菌的菌体含有较多的矿物质及微量元素，如锰、锌、铜、铁、钙等，能促进婴幼儿的生长发育，预防佝偻病和贫血。

（三）免疫调节作用

新生儿出生后细菌开始在消化道定植，通过与肠黏膜固有层淋巴细胞的接触，刺激免疫系统，诱导免疫细胞分化成熟。在这一过程中，宿主的免疫系统逐渐"耐受"自身的正常菌群，却对外来致病菌保持迅速而有效的免疫应答。

双歧杆菌及其裂解产物均具有激活淋巴细胞、增加抗体产生、促进淋巴细胞因子（白细胞介素-2、白细胞介素-10、肿瘤坏死因子）分泌，增强免疫系统对恶性细胞的识别能力和抗感染能力的作用。能刺激宿主的免疫系统，激活机体吞噬细胞的吞噬活性，提高抗感染能力。除对抗感染免疫的作用外，双歧杆菌对免疫平衡也有重要作用。例如，它们能诱导调节性 T 细胞发生，调节宿主 Th1/Th2 平衡，通过肠道黏膜受体与菌群识别多肽结合，提高固有免疫能力[24]。研究发现生后第一周定植菌群多样性下降是婴儿期和学龄期过敏（任何机制造成的针对外来抗原的免疫过度反应）和特异反应性疾病（Ⅰ型变态反应或 IgE 介导的免疫反应）的危险因素[25]。新生儿期双歧杆菌肠道定植促进保护性黏膜免疫蛋白的成熟，而脆弱类杆菌定植能够降低婴儿免疫过度反应。

（四）控制内毒素血症的作用

双歧杆菌控制内毒素血症的机制是使过多的革兰阴性杆菌减少到正常水平以减少内毒素释放量。肠道内毒素主要来自在肠道中数量众多的革兰阴性菌，其细胞壁中的脂多糖（LPS）是内毒素的主要成分。内毒素的生物学活性多种多样，在体内作用错综复杂，参与了机体许多病理生理反应过程。在正常情

况下，由于肠道具有完整肠黏膜形成的机械性屏障，黏膜表层厌氧菌（主要是双歧杆菌）形成的生物学屏障和大量分泌型免疫球蛋白 IgA 形成的免疫学屏障，使肠内的细菌和内毒素被局限于肠腔内。在严重烧伤、创伤、缺血性休克、大手术、肿瘤化疗放疗长时间超负荷运动等应激状态下，会导致肠黏膜破坏、肠内菌群失调和免疫功能低下，使肠道屏障破坏，肠内细菌和内毒素移位入血，此种肠源性感染会导致脓毒症及多器官衰竭。

四、乳酸杆菌的生理功能

凡可使糖类发酵产生乳酸的细菌，都称乳酸菌，包括乳杆菌、嗜乳链球菌、酵母等。它们和双歧杆菌一起控制着人体生态菌群的平衡，不断清除有毒物质，抵御外来致病菌的入侵。对常见致病菌（如痢疾杆菌、伤寒杆菌、致病性大肠埃希菌、葡萄球菌等）有拮抗作用。乳酸菌代谢过程中产生大量的乳酸，促使肠壁蠕动、帮助消化、排尽粪渣，杀灭病原菌，乳酸杆菌在肠道内合成维生素、氨基酸，提高人体对钙、磷、铁离子等营养素的吸收，所以乳酸菌群具有抗感染、除毒素、协助营养摄取的独特功能，能有效地调节肠道微生态平衡，能消除致病原，大大地减少亚硝胺类和腐败细菌毒素对癌的诱发性，同时可激活免疫反应，增强人体免疫力。乳酸菌分解乳糖，产生半乳糖，所以有助于儿童脑及神经系统的发育。

五、肠道菌群和新生儿感染性疾病

（一）尿路感染

新生儿和婴儿尿路感染最常见的病原菌是肠源性菌株，以大肠埃希菌最常见，逆行感染泌尿道，引起膀胱炎、输尿管炎、肾盂肾炎。引起肾盂肾炎的大肠埃希菌常表达毒力因子 P fimbriae，通过 P fimbriae 介导细菌与尿道上皮黏附，同时促进大肠埃希菌大量增殖。

这一菌株很容易在新生儿病房传播,引起急性肾盂肾炎的暴发流行。

(二)败血症

西方发达国家新生儿败血症的发病率约(1～4)/1000 活产婴儿,而在巴基斯坦1%～2%的新生儿死于败血症。大肠埃希菌、克雷伯杆菌、假单胞菌、肠球菌占发展中国家婴儿败血症病原菌的80%以上。由肠道细菌引起的败血症往往是由于细菌通过肠壁屏障,直接转移定位[26]。

(三)腹泻

腹泻仍是全世界范围内引起婴儿死亡的主要疾病。肠道菌群对抗致病菌定植、调节致病菌数量,腹泻时,肠道菌群紊乱,厌氧菌数量下降,治疗中再不加控制地使用抗生素,进一步加重了肠道菌群的紊乱和腹泻症状。

(四)坏死性小肠结肠炎

主要发生于未成熟儿,病情危重,临床表现为腹胀、便血、肠穿孔,发病机制与肠道不成熟、缺血损伤、肠道细菌有关,分离出的细菌通常是克雷伯菌、大肠埃希菌和枸橼酸杆菌。

六、益生菌、益生素和合生素

(一)益生菌

活菌食物或带有活菌添加成分的食物,其功能是促进宿主肠道菌群的平衡,如添加了乳酸杆菌、双歧杆菌、肠球菌、葡萄球菌的发酵牛奶。益生菌(probiotics)的标准是:菌株来源于人类;具有安全性和对酸、胆汁的稳定性;能够黏附到肠壁并产生抗微生物成分。益生菌在儿科使用甚广。大量证据表明益生菌对婴儿感染性腹泻的治疗和预防具有明显短期益处。另外,益生菌对减少食物过敏、过敏性皮炎的发生和预防变态反应的作用,仍需要更可靠的证据。

(二)益生元

非消化性食物成分,通过选择性刺激肠道某种细菌生长或活力,或限制某种细菌生长促进宿主健康。研究表明益生元(prebiotics)促进双歧杆菌生长,竞争性抑制致病菌;双歧杆菌发酵益生元产生短链脂肪酸(SCFA),SCFA能够酸化结肠环境,强化结肠黏膜免疫;某些低聚糖可以黏附病原菌表面受体阻止其定位和吸附。益生元如菊粉、乳寡糖、fruto-寡糖,常存在于菊苣、洋葱、朝鲜蓟、芦笋、香蕉等天然食物中,也可以添加到饮料和奶制品中。

(三)合生素

合生素(synbiotics)是益生菌和益生素的混合物,能够促进活菌制剂在肠道内的存活,如低聚寡糖(fruto-oligosaccharides)+双歧杆菌、乳糖醇(lactitol)+乳酸杆菌,常同时添加到发酵奶中。

(钱继红 王丽)

参 考 文 献

1. Collado MC. Cernada M, Bauerl C, et al, Microbial ecology and host-microbiota interactions during early life stages. Gut Microbes,2012,3(4):352-365.

2. Mshvildadze M,. Neu J. The infant intestinal microbiome:friend or foe? Early Hum Dev, 2010, 86 (1):67-71.

3. Roger, LC, McCartney AL. Longitudinal investigation of the faecal microbiota of healthy full-term infants using fluorescence in situ hybridization and denaturing gradient gel electrophoresis. Microbiology,2010, 156(Pt 11):3317-3328.

4. Collado MC, Isolauri E, Laitinen K, et al. Effect of mother's weight on infant's microbiota acquisition, composition,and activity during early infancy:a prospective follow-up study initiated in early pregnancy. Am J Clin Nutr,2010,92(5):1023-1030.

5. Roger LC,Costabile A,Holland DT,et al. Examination of faecal Bifidobacterium populations in breast- and formula-fed infants during the first 18 months of life. Microbiology,2010,156(Pt 11):3329-3341.

6. Zijlmans MA, Korpela K, Riksen-Walraven JM, et al. Maternal prenatal stress is associated with the infant intestinal microbiota. Psychoneuroendocrinolo-

gy,2015,53：233-245.

7. Dominguez-Bello MG, Costello EK, Contreras M, et al. Delivery mode shapes the acquisition and structure of the initial microbiota across multiple body habitats in newborns. Proc Natl Acad Sci U S A, 2010,107(26)：11971-11975.

8. Dominguez-Bello MG, Blaser MJ, Ley RE, et al. Development of the human gastrointestinal microbiota and insights from high-throughput sequencing. Gastroenterology,2011,140(6)：p.1713-1719.

9. Aagaard K, Riehle K, Ma J, et al. A metagenomic approach to characterization of the vaginal microbiome signature in pregnancy. PLoS One, 2012, 7 (6)：e36466.

10. Fallani M, Amarri S, Uusijarvi A, et al. Determinants of the human infant intestinal microbiota after the introduction of first complementary foods in infant samples from five European centres. Microbiology,2011,157(Pt 5)：1385-1392.

11. Gregory KE, Microbiome aspects of perinatal and neonatal health. J Perinat Neonatal Nurs,2011,25 (2)：158-162；quiz 163-154.

12. Azad MB, Konya T, Persaud RR, et al, Impact of maternal intrapartum antibiotics, method of birth and breastfeeding on gut microbiota during the first year of life：a prospective cohort study. BJOG, 2015.

13. Holscher HD, Faust KL, Czerkies LA et al, Effects of prebiotic-containing infant formula on gastrointestinal tolerance and fecal microbiota in a randomized controlled trial. JPEN J Parenter Enteral Nutr, 2012,36(1 Suppl)：95S-105S.

14. Zivkovic AM, German JB, Lebrilla CB, et al. Human milk glycobiome and its impact on the infant gastrointestinal microbiota. Proc Natl Acad Sci USA, 2011,108(1)：4653-4658.

15. Jumpertz R, Le DS, Turnbaugh PJ, et al. Energy-balance studies reveal associations between gut microbes, caloric load, and nutrient absorption in humans. Am J Clin Nutr,2011,94(1)：58-65.

16. Luoto R, Kalliomaki M, Laitinen K, et al. Initial dietary and microbiological environments deviate in normal-weight compared to overweight children at 10 years of age. J Pediatr Gastroenterol Nutr,2011, 52(1)：90-95.

17. Koenig JE, Spor A, Scalfone N, et al. Succession of microbial consortia in the developing infant gut microbiome. Proc Natl Acad Sci USA,2011,108 Suppl 1：4578-4585.

18. Liu Z,. Roy NC, Guo Y, et al. Human Breast Milk and Infant Formulas Differentially Modify the Intestinal Microbiota in Human Infants and Host Physiology in Rats. J Nutr,2015.

19. Azad MB, Kozyrskyj AL. Perinatal programming of asthma：the role of gut microbiota. Clin Dev Immunol,2012,2012：932072.

20. Kaplan JL, Shi HN, Walker WA. The role of microbes in developmental immunologic programming. Pediatr Res,2011,69(6)：465-472.

21. Mangin I, Suau A, Gotteland M, et al. Amoxicillin treatment modifies the composition of Bifidobacterium species in infant intestinal microbiota. Anaerobe,2010,16(4)：433-438.

22. Ajslev TA, Andersen CS, Gamborg M, et al. Childhood overweight after establishment of the gut microbiota：the role of delivery mode, pre-pregnancy weight and early administration of antibiotics. Int J Obes (Lond),2011,35(4)：522-529.

23. Ohland CL, Macnaughton WK. Probiotic bacteria and intestinal epithelial barrier function. Am J Physiol Gastrointest Liver Physiol,2010,298(6)：G807-819.

24. Ashida H, Ogawa M, Kim M, et al. Bacteria and host interactions in the gut epithelial barrier. Nat Chem Biol,2012,8(1)：36-45.

25. Bisgaard H, Li N, Bonnelykke K, et al. Reduced diversity of the intestinal microbiota during infancy is associated with increased risk of allergic disease at school age. J Allergy Clin Immunol,2011,128(3)：646-652 e641-645.

26. Tourneur E, Chassin C. Neonatal immune adaptation of the gut and its role during infections. Clin Dev Immunol,2013,2013：270-301.

第九节　营养与新生儿消化道发育

新生儿消化道有几个主要功能。首先是

一个营养器官,拥有适应乳类食物的消化、吸收、分泌、蠕动的功能。同时,也是免疫系统的一部分。肠道相关淋巴组织(gut-associated lymphoid tissue,GALT)是在肠道分布广泛的内分泌器官,分泌局部的肠道激素和旁分泌因子,协助调节对出生后消化和代谢的适应能力[1]。也有维持水和电解质稳态的功能,并维持与肠道微生物的共生关系。肠道微生物可以消化吸收特定营养素,同时对人体健康和疾病起到至关重要作用[2]。

新生儿肠道在出生后迅速取代胎盘的功能,同时在出生前大部分营养素转运机制也已经完善。新生儿消化道能够通过独特的细胞内吞作用吸收完整的大分子,用于转运为肠道发育必需的来自母体的生长因子[3]。然而,新生儿期消化道总的消化吸收能力是偏弱的,而且婴儿早期生长需要特殊的营养环境[4]。在婴儿期及之后消化吸收能力程度的改变是否是由基因决定的尚未能证明。目前证据表明,基因的预先编程和应对营养素负荷的适应机制都在发挥调节新生儿消化道发育的作用[5]。

一、脂肪与新生儿消化道发育

人乳包含大约 4% 的脂肪,主要是中链甘油三酯(MCTs)和长链甘油三酯(LCTs)的形式。由于几乎 1/2 的婴儿饮食的能量来自于脂肪,所以婴儿消化吸收脂肪必须非常有效。唾液脂肪酶和胃脂肪酶在胚胎早期即可产生(胃脂肪酶在胚胎第 10 周即可检测到,在婴儿早期即可达到成人水平),然而新生儿的胰腺和胆汁分泌功能普遍较低。所以,这很可能是某些进化方式的优先选择,例如新生儿肠道拥有更强的受体介导的细胞内吞能力以吸收完整的母乳中的大分子,同时母亲乳腺产生各种脂肪酶和蛋白酶抑制剂等[6]。人乳中含有脂肪消化的重要因子是证据明显的,在母乳喂养儿中脂肪水解效率是配方乳喂养儿的 2 倍[7]。

人乳脂肪酶包括胆汁盐刺激脂酶(bile salt-stimulated lipase,BSSL)。BSSL 存活于胃环境下,在十二指肠被胆汁激活,转化单脂肪酸甘油酯为甘油和游离脂肪酸。缺乏 BSSL,单脂肪酸甘油酯负荷将超过新生儿的吸收能力并难以吸收。BSSL 还具有其他功能,例如水解视黄醇酯以利于视黄醇的吸收;也能够水解神经酰胺,人乳中主要的鞘磷脂。BSSL 的重要性在一项低出生体重的早产儿研究中被证实[8]。研究中,一组早产儿母乳喂养,一组早产儿喂养不同热处理(巴氏杀菌法,煮沸)过的母乳(BSSL 失活),脂肪吸收率前组(74%)明显高于后组(54%,46%)。人乳中还包括其他脂肪酶,如脂蛋白脂酶,可以促进母乳中脂肪的消化吸收。

二、碳水化合物与新生儿消化道发育

唾液淀粉酶和胰腺淀粉酶以及肠刷状缘葡萄糖淀粉酶和双糖酶(例如:乳糖酶)的浓度在新生儿期低下,但在出生后迅速增加至成熟浓度。大约 25%1 周龄新生儿表现为乳糖吸收不良,而乳糖酶活性在新生儿期可被乳糖摄入诱导[9]。乳糖吸收不良在新生儿期通常是无症状或者症状轻微的,未吸收的乳糖在结肠聚集,由细菌发酵产生短链脂肪酸(short chain fatty acid,SCFAs)。所以,新生儿肠道对乳糖的有限吸收能力可能有助于促进肠道有益菌群的生长,并对结肠上皮细胞提供重要的营养素(如丁酸)[10]。

新生婴儿对淀粉消化受限,胰腺分泌的 α-淀粉酶数月内都是不足的。因此,碳水化合物需求在婴儿期的满足很大程度上是将乳糖消化成葡萄糖和半乳糖,直到断奶对 α-淀粉酶消化的需要是最小的。断奶也是大多数人开始去体验乳糖酶浓度的降低。那些乳糖酶持久性的个体通常存在于西方的欧洲血统,是对几个世纪以来动物养殖和奶制品丰富的自然选择。低乳糖酶血症大多数出现于其他个体,泰国和孟加拉国多数 2 岁即出现,其他亚洲人、非洲裔美国人和拉美国家的儿童 10 岁左右出现。大多数白人儿童(如芬兰、爱尔兰),乳糖酶是平稳的,或者是缓慢下降的[11]。

低乳糖酶血症的分子机制最近被阐明。具体而言,2 个单核苷酸多肽,C/T-13910 和 G/A-22018,位于乳糖酶-根皮苷水解酶(LPH)基因调控区域上游的转录起始位点,已与成人发病的低乳糖酶血症相关。在 13 910 位点,T 多态性与欧洲人乳糖耐受性相关联,并与 Oct-1 转录因子结合强化相关联。所以这些单核苷酸多肽通过调节与其他转录蛋白结合,从而调节乳糖酶的表达[12]。

三、蛋白质与新生儿消化道发育

较大的短肽和蛋白质可以完整进入肠道。成人肠道可以直接吸收占每天膳食蛋白质约 1/4 的二肽和三肽,利用细胞内多糖水解酶,转化成游离氨基酸进入门静脉血液,新生儿则依靠大分子在多大程度上的转移。母乳的大分子包括酶、生长因子和免疫球蛋白,有助于塑造新生儿消化道、黏膜屏障及免疫功能。大分子可以通过跨膜形式(即穿过细胞)和细胞旁方式(即在细胞之间)穿过肠上皮细胞。内吞作用,一种跨细胞通路,是大分子通过肠道黏膜刷状缘的主要途径。大分子通过细胞旁路通道"漏过"上皮细胞交界处(即紧密连接)仍然是有争议的途径。

新生儿肠道对大分子的吸收可能代表宫内吸收过程的持续性,因为羊水已知含有一系列的蛋白质大分子,包括免疫球蛋白、激素、酶和生长因子。在新生儿期小肠更容易渗透完整蛋白质,婴儿血清通常包含比成人更高滴度的针对食物抗原的抗体。并不完全了解蛋白抗原怎样逃避腔内消化并通过肠道黏膜刷状缘,而又不足以触发免疫反应。但完整的母体大分子生物化合物的转运可能具有进化的优势[13]。由于消化道功能不成熟,

未成熟肠道有更大的被动渗透性,可以允许摄入的少量非营养性小分子和大分子物质跨过肠黏膜。人类新生儿如果由牛乳或者其他植物(如大豆)喂养,则缺乏这些活性大分子。当新生儿肠道已经适应到能够充分利用母乳的营养素,就很少再具有主动吸收生物大分子的能力。

四、维生素和矿物质与新生儿消化道发育

大多数矿物质的吸收取决于特定载体的介导转运。胎儿的矿物质累积只发生在孕期的最后,增加了早产儿矿物质缺乏的风险。钙的转运对其他营养物质的浓度非常敏感,如乳糖和脂肪酸。新生儿骨矿含量(bone mineral component,BMC)取决于若干因素,包括母亲的维生素 D 浓度、胎龄、胎儿大小和母亲的葡萄糖稳态。糖尿病母亲的婴儿在出生时有低 BMC,表明妊娠因素会影响胎儿 BMC 或减少胎盘矿物质转运,否则,BMC 会随新生儿出生体重和身长的增加而相应增加[14]。

幼小动物吸收铁、铅、钙和锶比成年动物好。二价阳离子转运剂(divalentcation transporter 1,DCT1)是小肠主要的铁转运载体。DCT1 的转运特异性是限于铁的减少或亚铁形式。然而,它可以转运其他二价阳离子的矿物质,如锌、铜、锰、镍、铅、钴、镉。其与铅的亲和性导致婴儿比成人铅中毒的风险更大[15]。

五、母乳与新生儿消化道发育

哺乳期乳腺的功能和新生儿胃肠功能的关系是平行演化的两个器官,出生后,共同承担以前胎盘的功能[16]。人乳的功能包括提供满足新生儿能量和代谢所需的营养素,以及促进婴儿健康、生长和发育的非营养成分。非营养成分包括抗菌因子、消化酶、激素、营养因子和生长调节剂。能量营养素包括代谢

燃料(即脂肪、蛋白质、碳水化合物)、自由水,和促进组织生长和发育的原料,如长链脂肪酸、人体必需的氨基酸、矿物质、维生素和微量元素。对大多数婴儿来说,母乳的营养在生后4~6个月变得越来越不足,并需要添加其他食物。

人乳中超过98%的脂肪形式是甘油三酯,由乳腺从中链和长链脂肪酸产生。油酸(18:1)和棕榈酸(16:0)是最丰富的脂肪酸,在主要的人乳甘油三酯中棕榈酸占据中心地位的甘油分子,适合的比例促进其整体的消化。同样高比例的必需脂肪酸是亚油酸(18:2ω-6)和亚麻酸(18:3ω-3)和其他的长链多不饱和脂肪酸,如花生四烯酸(20:4ω-6,ARA)和二十二碳六烯酸(22:6ω-3,DHA)。这些长链多不饱和脂肪酸(LCPUFAs)是大脑和神经组织的组成成分,也是人类早期生命中智力和视觉发育必需的营养素[17]。研究证明,与未添加LCP-UFAs配方乳喂养的婴儿相比,添加了ω-6和ω-3的LCPUFAs配方乳喂养的婴儿,其血浆和红细胞LCPUFA浓度都更接近于那些母乳喂养的婴儿,然而,仍然未能达到母乳喂养的婴儿水平[18]。

人乳中大约75%的含氮化合物是蛋白质。非蛋白氮物质包括尿素、核苷酸、多肽、游离氨基酸和DNA。人乳蛋白可以分为两类:酪蛋白和乳清蛋白,比例约为40:60。人乳主要酪蛋白是β-酪蛋白,形成胶束的体积相对较小,在婴儿胃内产生柔软的絮状凝乳。某些人乳蛋白酶,如纤维蛋白溶酶,是高度活跃的酪蛋白拮抗剂,可提高婴儿蛋白质的消化能力[19]。人乳中含有大量的低聚糖,占总人乳碳水化合物的10%左右。低聚糖能逃脱管腔消化,并可促进肠道健康菌群的生长,还可能改变细菌对肠道上皮细胞的黏附能力[20]。

除了能量营养素,母乳含有大量有益的生物活性成分。这些非营养成分可弥补新生儿的未成熟的消化和屏障功能,调节从子宫内到子宫外的生活的过渡。这些种类繁多的成分包括特异性和非特异性的抗菌因子、细胞因子,抗炎物质,以及激素、生长调节剂和消化酶等。这些成分可能是对婴幼儿特别重要,因为他们的消化系统和免疫系统都还很不成熟,使他们易受感染[21]。

表皮生长因子(EGF)是新生婴儿研究较多的活性因子[22]。一个小的多肽,可促进有丝分裂,抑制胃酸分泌和细胞保护属性。表皮生长因子出现在羊水和初乳中,表明它在围产期促进适应宫外营养和肠道功能成熟中扮演重要作用。EGF可激活黏膜功能,减少有用的人乳大分子在胃内的水解,保护肠道上皮细胞减少自身消化。EGF也参与诱导乳糖酶分泌及对蔗糖酶活性的抑制。

早产儿胰脂肪酶分泌仅约成人的10%,胆盐池只是成熟新生儿的大约50%。低下的胰腺功能可确保不成熟的微绒毛膜免于胰蛋白水解酶的消化。维护一定的人乳蛋白的完整性的进化优势是明显的。这些婴儿都能够维持免疫球蛋白和其他重要的生物多肽的功能,包括唾液淀粉酶和人乳淀粉酶和脂肪酶,即使在胃酸环境下暂时失活,也可以在十二指肠的中性环境下能够继续它们的活性。已知有足量的抗菌蛋白质可逃脱消化,并出现在粪便中,提示抗菌活性在整个婴儿消化道中呈现。一些抗菌成分[例如,肽类物质泌乳反馈抑制剂(feedback inhibitor of Lactation,FIL)存在于乳房内,是人乳产生的自分泌调节剂]分别在两个乳房处于活动状态,可最小化乳房感染和乳腺炎的风险,也存在于婴儿胃肠道和呼吸系统,保护黏膜表面避免细菌、病毒和寄生虫的感染[23]。人乳中含有的抗菌成分可直接影响婴儿肠道菌群的生长,同时许多生长因子也可以刺激肠道黏膜免疫的发育和成熟,这两种作用都能够促进婴儿消化道的生态系统的稳定。

六、小　结

在哺乳动物进化中哺乳过程已经调整来适应养育子代的任务,在母亲哺乳与子代肠道发育之间存在密切的相互作用。然而,也存在着生后子代消化道功能逐渐发育伴随母乳生物功能逐渐下降的趋势。初乳和母乳中非营养性生物活性因子对胃肠道功能成熟、防御功能和代谢调节起到了重要的作用。肠腔内未成熟的消化能力允许具有生物活性的大分子物质通过肠上皮,而肠黏膜具有复杂的系统使其能够吸收、排序、转运和利用。母亲哺乳和子代肠道的相互作用不仅是一方提供食物,另一方利用食物,而且通过非营养途径在两者之间传递信息。我们必须要更好地研究和认识母乳中的营养与非营养物质,同时要关注其在新生儿肠道发育成熟过程中的作用。

（洪　莉）

参 考 文 献

1. Van den Akker CH, Van Goudoever JB. Recent advances in our understanding ofprotein and amino acid metabolism in the human fetus. Curr Opin Clin Nutr MetabCare, 2010, 13(1):75-80.

2. Salminen S, Isolauri E. Intestinal colonization, microbiota, and probiotics. J Pediatr, 2006, 149(3 Suppl):115-120.

3. Siggers J, Ostergaard MV, Siggers RH, et al. Postnatal amniotic fluid intake reduces gut inflammatory responses and necrotizing enterocolitis in preterm neonates. Am J Physiol Gastrointest Liver Physiol, 2013, 304(10):G864-875.

4. Zyblewski SC, Nietert PJ, Graham EM, et al. Randomized Clinical Trial of Preoperative Feeding to Evaluate Intestinal Barrier Function in Neonates Requiring Cardiac Surgery. J Pediatr, 2015, 167(1):47-51.

5. Lafeber HN, van de Lagemaat M, Rotteveel J, et al. Timing of nutritional interventions in very-low-birth-weight infants: optimal neurodevelopment compared

with the onset of the metabolic syndrome. Am J Clin Nutr, 2013, 98(2):556S-560S.

6. Illsinger S, Lücke T, Vaske B, et al. Developmental changes of oxalate excretion in enterally fed preterm infants. J Inherit Metab Dis, 2009, 32(1):102, 108.

7. Lindquist S, Hernell O. Lipid digestion and absorption in early life: an update. Curr Opin Clin Nutr Metab Care, 2010, 13(3):314-320.

8. Hernell O, Blackberg L. Digestion of human milk lipids: physiologic significance of sn-2 monoacylglycerol hydrolysis by bile salt-stimulated lipase. Pediatr Res, 1982, 16(10):882-885.

9. Bjornvad CR, Thymann T, Deutz NE, et al. Enteral feeding induces diet-dependent mucosal dysfunction, bacterial proliferation, and necrotizing enterocolitis in preterm pigs on parenteral nutrition. Am J Physiol Gastrointest Liver Physiol. 2008, 295(5):G1092-1103.

10. Kumar V, Sinha AK, Makkar HP, et al. Dietary roles of non-starch polysaccharides in human nutrition: a review. Crit Rev Food Sci Nutr, 2012, 52(10):899-935.

11. Ingram CJ, Mulcare CA, Itan Y, et al. Lactose digestion and the evolutionary genetics of lactase persistence. Hum Genet, 2009, 124(6):579-591.

12. Jensen TG, Liebert A, Lewinsky R, et al. The-14010 * C variant associated with lactase persistence is located between an Oct-1 and HNF1α binding site and increases lactase promoter activity. Hum Genet, 2011, 130(4):483-493.

13. Eglash A, Montgomery A, Wood J. Breastfeeding. Dis Mon, 2008, 54(6):343-411.

14. Scholl TO, Chen X, Stein TP. Maternal calcium metabolic stress and fetal growth. Am J Clin Nutr, 2014, 99(4):918-925.

15. Gunshin H, Mackenzie B, Berger UV, et al. Cloning and characterization of a mammalian proton-coupled metal-ion transporter. Nature, 1997, 388(6641):482-488.

16. Leite ME, Lasekan J, Baggs G, et al. Calcium and fat metabolic balance, and gastrointestinal tolerance in term infants fed milk-based formulas with and

without palm olein and palm kernel oils: a random-ized blinded crossover study. BMC Pediatr,2013, 13:215.

17. Weiss GA,Troxler H,Klinke G,et al. High levels of anti-inflammatory and pro-resolving lipid media-tors lipoxins and resolvins and declining docosa-hexaenoic acid levels in human milk during the first month of lactation. Lipids Health Dis,2013, 12:89.

18. Sala-Vila A,Castellote AI,Campoy C,et al. The source of long-chain PUFA in formula supplements does not affect the fatty acid composition of plasma lipids in full-term infants. J Nutr,2004,134(4): 868-873.

19. Picariello G,Ferranti P,Mamone G,et al. Gel-free shotgun proteomic analysis of human milk. J Chro-matogr A,2012,1227:219-233.

20. Wickramasinghe S,Pacheco AR,Lemay DG,et al. Bifidobacteria grown on human milk oligosaccha-rides downregulate the expression of inflammation-related genes in Caco-2 cells. BMC Microbiol, 2015,15:172.

21. Garofalo R. Cytokines in human milk. J Pediatr, 2010,156(2 Suppl):S36-40.

22. Bongers G,Muniz LR,Pacer ME,et al. A role for the epidermal growth factor receptor signaling in development of intestinal serrated polyps in mice and humans. Gastroenterology,2012,143(3):730-740.

23. Madan JC,Salari RC,Saxena D,et al. Gut microbi-al colonisation in premature neonates predicts neo-natal sepsis. Arch Dis Child Fetal Neonatal Ed. 2012,97(6):F456-462.

第十二章

母乳的成分与功能

第一节 母乳概述

母乳是婴儿的天然食品,具有营养、免疫等多功能和卫生、温度适宜等特点,有"白色血液"的美称。母乳喂养是我国的传统习惯,但由于多因素影响曾一度将牛乳及配方奶替代母乳,母乳喂养率有下降趋势。有学者调查发现,我国母乳喂养比例明显低于亚洲其他国家(表12-1)[1]。为此,从20世纪80年代起,原卫生部在WHO的合作下,举行了多次"全国母乳喂养研讨会",将母乳喂养提到儿童保健工作的重要位置上来。20世纪90年代中期,我国大力开展爱婴医院,实行母婴同室,母乳喂养率有明显提高,母乳喂养时间亦有所延长,从而为儿童健康成长打下扎实的基础。

表 12-1 亚洲部分国家母乳喂养情况比较

国家(调查年份)	母乳喂养比例*(%)		
	6 月龄	12 ~ 15 月龄	20 ~ 23 月龄
中国(2010)	29	56	9
柬埔寨(2010)	74	83	43
缅甸(2010)	24	91	65
越南(2006)	17	78	23
尼泊尔(2006)	53	98	95
印度(2006)	45	88	77
不丹(2010)	49	93	66

注:*:6月龄为纯母乳喂养比例,12 ~ 15月龄、20 ~ 23月龄为含母乳的混合喂养比例

实践证明,母乳喂养对母亲与婴儿均有很大益处,其不仅能降低婴儿喂养不耐受、呼吸道感染、中耳炎、白血病、某些远期慢性疾病(如糖尿病)以及哮喘等疾病发生风险,对产妇的健康也有一定作用,母乳喂养对产妇体形恢复、子宫修复、母子感情建立、减少乳腺癌、卵巢癌及2型糖尿病发病率等均有很大作用[2]。

影响母乳喂养的相关因素很多,如产妇因素、婴儿因素及其他。产妇个人因素包括心理因素(产妇紧张、焦虑情绪)、社会因素(如工作压力大)、乳房因素(如乳头过大或过于平坦)、哺乳方法(如哺乳姿势、挤奶手法不当)以及产妇日常生活饮食等;婴儿因素包括新生儿唇、腭裂、舌系带过短导致无法有效吸吮、早产儿、低出生体重儿以及出生时

Apgar 评分<7 分者,因吸吮无力或需要特殊治疗而与母亲分离时间较长,会影响产妇泌乳;另外,还有医源性因素、家庭因素等[3]。

很多情况下母乳不能及时喂养则需要低温储存。保存母乳时其 pH、渗透压、WBC、维生素 C 均会随时间延长而逐渐下降,因 4℃ 保存时 G^- 菌落有增加的趋势,提示母乳 4℃ 保存不宜超过 48 小时,长时间保存则需选择 $-20℃$ 或 $-70℃$[4]。

母乳中已鉴定的成分超过 200 种,其中大部分成分除了给婴儿提供必需营养外,同时具有相当好的生物活性。大量证据表明,母乳中的营养素在数量、比例及生物活性形式等方面,均特别适合于婴儿的生理发育及生长需要,这些物质可存在于产后最初几天分泌的初乳及成熟乳中,它在维持新生儿的健康方面极为重要。但有关母乳中各种营养成分的含量,以往国内无相关资料,教科书上所载母乳成分的含量均来自国外,主要是欧美国家的参考文献,由于种族、地区及社会、经济、文化背景差异,国外数据不能代表我国母乳的实际状况。2000 年上海市儿科医学研究所调查了上海地区产妇的饮食情况和母乳中主要营养素的含量(表 12-2、表 12-3),为进一步倡导母乳喂养、指导乳母膳食提供了理论依据。另外,母乳渗透压呈现"先略上升再略下降"趋势,但各个泌乳阶段的母乳渗透压水平没有统计学差异,说明母乳通过自我调节可以维持乳汁中渗透压的稳态,从而对新生儿和婴儿起到一定的保护作用。

表 12-2　上海市区和郊区产妇营养素摄入量(均值)

地区	例数	蛋白质 (g/d)	脂肪 (g/d)	碳水化合物 (g/d)	钠 (mg/d)	钾 (mg/d)	钙 (mg/d)	磷 (mg/d)	铁 (mg/d)	锌 (mg/d)	铜 (mg/d)	锰 (mg/d)
上海	120	116.9	52.6	301.8	4049.1	3340.3	809.6	1526.6	27.5	17.1	2.5	7.2
市区	90	122.6	56.1	290.5	4092.5	3539.2	855.9	1589.6	28.3	17.8	2.6	8.7
郊区	30	99.9	42.2	335.5	3918.7	2761.7	670.6	1337.5	25.2	16.8	2.1	6.7

注:蛋白质、钙、铁、锌的 RDA 分别为:90g/d、1500mg/d、28mg/d 和 20mg/d;钠、钾、铜、锰的适宜摄入量分别为:1100 ~ 3300mg/d、1875 ~ 5265mg/d、2 ~ 3mg/d、2.5 ~ 5mg/d

表 12-3　上海市区和郊区母乳中各种成分含量比较($\bar{x}\pm SD$)

地区	市区	郊区
例数	90	30
蛋白质(g/100ml)	1.92±0.36	1.18±0.09
脂肪(g/100ml)	2.88±0.42	2.26±0.48
碳水化合物(g/100ml)	7.63±1.03	8.04±0.66
钠(mg/100ml)	26.88±8.96	12.21±3.80
钾(mg/100ml)	62.08±7.58	45.95±3.15
氯(mg/100ml)	72.40±14.3	47.10±8.25
钙(mg/100ml)	28.00±2.00	26.80±3.00
磷(mg/100ml)	16.05±1.79	13.00±1.25
铁(μg/100ml)	65.00±5.00	40.00±3.15
锌(mg/100ml)	0.41±0.12	0.16±0.03
铜(μg/100ml)	46.60±9.63	29.25±8.40
锰(μg/100ml)	1.83±0.29	1.00±0.88

（一）母乳中的蛋白质

母乳中蛋白质是新生儿构造机体的物质基础，机体每一个细胞和所有重要活性物质都要蛋白质参与。母乳的蛋白质含量虽低于牛乳，但其以乳清蛋白为主，遇胃酸所产生的凝块较小，易于消化。母乳中大部分蛋白质都参与新生儿免疫性和非免疫性的防御作用，如：IgA、IgM、IgG、乳铁蛋白、溶菌酶，这些具有保护作用的蛋白质含量是否受母体饮食的影响，目前尚不十分清楚。母乳蛋白质含量随泌乳期延长而变化，初乳蛋白质含量最高，约为成熟乳 2 倍，随泌乳期延长蛋白质含量逐渐下降，至成熟乳达平衡（表 12-4）。

上海地区母乳中蛋白质含量明显高于参考值，这是一个非常可喜的现象。虽然市区蛋白质含量高于郊区，差异有显著性意义，但郊区蛋白质含量也已达到参考值，这与近年来人民生活水平普遍提高，膳食结构有所改进有关。从本次膳食调查也可发现，上海地区产妇蛋白质摄入量均已超过 RDA 标准，市区更为明显。

表 12-4　泌乳期蛋白质含量的动态观察（g/100g）（n）

	李琳等 1995	张兰威等 1997	钱继红等 2002	江蕙芸等 2005
初乳				
2 天	5.28±3.12(15)	4.34±0.35(11)		
3 天	3.56±2.96(28)	2.60±0.41(25)		
4 天	2.63±1.32(30)	2.50±0.13(25)		
5 天	1.34±0.75(26)	2.19±0.22(25)		
过渡乳		2.06±0.62(225)		
成熟乳			1.74±0.45(120)	
1 个月		1.40±0.17(25)		1.89±0.52(18)
2 个月		1.25±0.13(25)		1.52±0.45(21)
3 个月		1.12±0.09(25)		1.46±0.48(19)
4 个月				1.42±0.56(20)
5 个月				1.41±0.46(21)
6 个月				1.32±0.38(21)

（二）母乳中的脂肪

母乳中能量的 50% 由脂肪提供，是婴儿能量的主要来源，且母乳的脂肪颗粒小，还含有脂肪酶故较易消化吸收。在各泌乳期乳汁中脂肪含量差异很大，同时受产妇膳食影响，个体间差异也很大（表 12-5）。母乳中的长链多价不饱和脂肪酸，如 22-碳六烯酸（DHA）、花生四烯酸（AA）等，为婴儿髓鞘形成和中枢神经系统发育所必需，杆状细胞的感光功能和低出生体重儿的视力成熟，都依赖于这些营养素，而牛乳脂肪中无论是脂肪酸组成还是脂肪结构，都与母乳脂肪有显著差异，母乳中饱和脂肪酸含量低于牛乳，而牛乳中花生四烯酸 $C20:4$ 和二十二碳六烯酸 $C22:6$ 含量较低（表 12-6）。另外，孕期及哺乳期的长短对组成母乳脂肪的乳脂小球、磷脂及胆固醇含量的影响特别大，哺乳早期（初乳及过渡乳）胆固醇含量较高。在妊娠最后 3 个月 DHA 和 AA 在胎儿体内大量储存，早产儿由于 DHA、AA 在胎儿大脑继续积累的过程短,故储存量少;且早产儿体内碱饱和酶活力较低,导致 DHA、AA 合成减少;而早产儿生长发育快,对 DHA、AA 需要量却很大,所以早产儿对这两种脂肪酸的需求更迫切,尤其是 DHA。因之对早产儿而言,母乳提供的 DHA 和 AA 是十分重要的。

表 12-5　泌乳期脂肪含量的动态观察(g/100g)(n)

	李琳等 1995	张兰威等 1997	钱继红等 2002	江蕙芸等 2005
初乳				
2 天	2.35±0.87(15)	0.94±0.15(11)		
3 天	3.12±0.54(28)	1.33±0.31(25)		
4 天	3.19±1.23(30)	1.81±0.33(25)		
5 天	4.16±1.16(26)	2.01±0.09(25)		
过渡乳		3.45±0.31(225)		
成熟乳			2.85±0.44(120)	
1 个月		2.82±0.93(25)		3.98±0.44(18)
2 个月		2.31±0.58(25)		3.95±0.45(21)
3 个月		2.01±0.63(25)		3.79±0.52(19)
4 个月				3.76±0.35(20)
5 个月				3.73±0.28(21)
6 个月				3.79±0.48(21)

表 12-6　母乳与牛乳脂肪酸组成比较(g/100g)

脂肪酸	母乳	牛乳	脂肪酸	母乳	牛乳
C 8:0	0.20±0.43	1.43±0.36	C 16:1	2.09±0.35	1.39±0.55
C 10:0	1.38±0.27	2.63±0.86	C 18:1	34.19±3.09	31.05±6.57
C 12:0	5.29±1.67	3.16±1.08	C 18:2	26.15±5.25	6.77±0.99
C 14:0	4.45±1.64	11.31±2.74	C 18:3	2.85±0.53	0.81±0.09
C 16:0	17.62±1.96	28.79±3.34	C 20:4	0.76±0.11	0.18±0.04
C 18:0	4.26±0.74	11.68±1.18	C 22:6	0.41±0.11	—
饱和脂肪酸	33.43±5.51	58.97±7.16	不饱和脂肪酸	66.57±5.15	41.03±7.15

我国 2008 年一项研究表明,不同地区母乳脂肪酸含量会有所差异。北方饱和脂肪酸比南方饱和脂肪酸含量高,南方单不饱和和多不饱和脂肪酸比北方含量高,这主要可能是由于南北方膳食差异所导致。北方膳食中肉食比南方多,南膳食肉食中鱼类和其他一些海产品较北方多。同时,学者还对上海、北京、成都、广州、呼和浩特、哈尔滨和南昌这七座城市母乳脂肪酸含量进行研究,发现上海母乳中多不饱和脂肪酸在这七个城市中含量最高,而饱和脂肪酸含量较低,这可能是由于上海孕妇多吃鱼类和海鲜,所以其多不饱和脂肪酸含量较高[5]。

然而,上海地区母乳中脂肪含量仍明显

低于参考值,虽然市区和郊区相比差异无显著性,但郊区母乳中脂肪的绝对含量更低,这种对新生儿智能及视觉发育带来重要影响的物质必须引起足够的注意。上海母乳中脂肪含量较参考值低,我们认为原因有二:①随着经济条件的改善和科学知识的普及,高脂肪与冠心病、肥胖、糖尿病的关系日趋明确,人们对脂肪摄入有一定的控制,对产妇而言,可能还会考虑到产后体形的恢复,亦会限制脂肪摄入,膳食调查结果也证明了这一点,脂肪摄入普遍较少,郊区更少,这是造成乳汁中脂肪含量低的主要原因;②从一次泌乳的前、中、后三段来看,第一段乳汁的脂肪含量较后两段低,因上海调查时的母乳均取自第一段,脂肪含量较低可能与此也有一定关系。

(三)母乳中的碳水化合物

母乳中碳水化合物对新生儿生长同样有重要作用,碳水化合物的主要功能是供给能量,它所供给的能量占总能量的比例大、供能快而及时,氧化最终产物为 CO_2 和水,对机体无害,且神经系统活动所需要的能量只能由葡萄糖提供。母乳中碳水化合物主要是乳糖,乳糖可分解为半乳糖与葡萄糖,半乳糖与脂类结合形成半乳糖脂。脑苷脂由它构成,是脑神经系统发育所必需。乳糖还可使肠中乳酸杆菌生长;也能在大肠中发酵成乳酸,使婴儿大便呈酸性,并增加婴儿对胃肠道感染的抵抗力。碳水化合物在泌乳各阶段变化不大,在过渡乳后含量基本稳定(表 12-7)。同时,母乳中低聚糖较多,可以作为肠道致病菌的可溶性受体,对肠道致病菌产生的毒素起直接抑制作用,因而可保护婴儿免遭感染性腹泻的侵袭。一般而言,母乳中碳水化合物含量与乳母饮食关系不大。上海地区母乳中碳水化合物量在参考值范围内。

表 12-7 泌乳期碳水化合物含量的动态观察(g/100g)(n)

	张兰威等 1997	钱继红等 2002	江蕙芸等 2005
初乳			
2 天	6.63±0.22(11)		
3 天	6.77±0.26(25)		
4 天	6.69±0.18(25)		
5 天	6.98±0.32(25)		
过渡乳	7.21±0.20(225)		
成熟乳		7.81±0.96(120)	
1 个月	7.75±0.45(25)		7.85±0.87(18)
2 个月	7.87±0.26(25)		7.96±0.67(21)
3 个月	7.81±0.27(25)		7.56±0.82(19)
4 个月			7.89±0.46(20)
5 个月			8.04±0.64(21)
6 个月			7.65±0.53(21)

(四)母乳中的矿物质与微量元素

钙、磷是骨骼和牙齿的重要组成部分。并对维持神经与肌肉正常兴奋性和细胞膜的正常功能有重要作用。虽然母乳含钙量低于牛乳,但钙磷比例恰当,其吸收率远高于牛乳,这是由于母乳中酪蛋白含量较少,脂肪也较易吸收,故不易与钙结合而有利于钙的吸收;并且母乳中丰富的乳糖,可在肠道中部分转变成乳酸,使肠腔 pH 降低,也有利于钙盐溶解而易被吸收。

我国妇女在产后 1~4 个月内乳钙渐升或稳定不变,到达高峰后呈渐降趋势,这可能与其产后 1 个月内大量摄入动物性食品,如奶类、肉类有关。我国目前推荐 1 个月后哺乳期妇女钙摄入量为 1500mg/d,鉴于妇女日常膳食钙平均摄入量为 400~600mg/d,建议每天添加 600~800mg,另外再适当增加奶、蛋等动物类食品的摄入量,这样可基本满足产妇和婴儿对钙的需求[6]。

上海地区母乳中钙含量低于参考值,郊区比市区更低,差异有显著性意义;磷含量接近参考值,钙磷比例 1.85:1。有些学者认为母亲钙的摄入与乳汁中钙含量无关,因为钙在体内有保持恒定机制来维持血钙正常水平;而有些学者则认为两者有弱相关。上海市儿科医学研究所的研究结果与后一种观点一致,发现市区与郊区产妇钙的摄入量有明显差距(855.93mg/d vs 670.57mg/d),致使她们乳汁中钙的含量也有一定距离。如今,随着经济水平增长,居民生活水平逐渐提升,城乡差别也在逐渐缩小。

母乳中的各种无机盐,如钠、钾、氯同样是维持神经与肌肉兴奋性、细胞膜的通透性和所有细胞正常功能的必要条件。2000 年研究发现上海母乳中钠、钾、氯普遍高于参考值(钠、氯尤高),市区更明显,市郊相比差异亦有显著性意义。一般而言,母乳中钠和氯含量受食盐摄入量的影响,表 12-2 所示上海产妇钠的摄入量大大超过 RDA 标准(市区更高),这是造成乳汁中含量高的主要原因。由于婴儿肾功能未发育完全,无机盐过多,易增高肾溶质负荷,对肾脏不利,故围产学界应向广大群众做好宣传工作。

母乳中的锌与新生儿智能发育、与免疫功能的关系越来越引起人们重视。母乳含锌量与牛乳相仿,但母乳中锌主要与小分子多肽结合,吸收率高达 62%。儿童缺锌易致纳

呆、注意力下降、生长迟缓、骨龄延迟、骨质疏松、免疫功能低下等,乳锌含量低与母对锌摄入明显不足有关,国外研究也证实,膳食锌摄入高的妇女,其乳锌含量亦高。然而,过多补充锌会影响机体对铁、铜的吸收,造成缺铁性贫血和难治性缺铜性贫血,故应该合理补充锌元素[6]。

铁是人体含量最多的一种微量元素,母乳与牛乳中铁含量都低,但母乳中的铁易于吸收,平均吸收率为 50%,远高于牛乳的 10%,这可能由于母乳中乳糖和维生素 C 含量高而磷与蛋白质低的缘故。研究表明,母乳中的铁含量与婴儿血红蛋白浓度成正相关[7]。上海地区母乳铁含量已高于参考值,市区尤高,与郊区相比差异有显著性意义,但市区产妇铁摄入刚达到 RDA 要求,郊区还略低于 RDA。产妇铁摄入与乳汁铁含量似乎无直接关系,国外许多研究都不能证实两者有关,认为可能是由于代偿机制的作用,确切道理有待进一步研究。虽然上海地区乳铁含量超过参考值的 1 倍,但当铁摄入过量时肠黏膜具有阻滞作用,并能通过胃肠黏膜脱落细胞、胆汁、尿和皮肤等途径增加排泄,一般认为对乳儿无害。

铜、锰也是人体必需的微量元素,铜会随孕周增长而逐渐升高,产后 3 周内母乳中铜含量明显高于母亲血清铜含量。上海产妇铜、锰含量均超过参考值,但与其饮食中铜、锰摄入量之间的关系,研究尚很少。母乳铜、锰含量过高对新生儿是否造成负面影响,这是新生儿科医师非常关心的问题,国内一些学者研究发现,人体对铜的吸收具有选择性,且吸收率为 30%;而锰的吸收率更低,仅为 3%,因为乳铜、锰含量高对新生儿影响不大。

(五)母乳中的维生素

母乳中维生素的含量与母体摄入量有关,若乳母饮食中长期缺乏某种特定维生素,则母乳中这种维生素含量也较低。水溶性维生素比脂溶性维生素更能明显地反映母亲的

膳食水平,但母乳中维生素的含量与母体摄入量的关系,因维生素种类的不同而有所不同。如当乳母口服大量维生素 C 时,乳汁中维生素 C 含量也增高,但到一定饱和量后,再增加膳食中的维生素 C 也不能使乳汁中的含量继续提高。而母乳中维生素 B_1 的含量却能随着摄入量的增加持续升高,如乳母缺乏维生素 B_1,在乳汁中也能反映出来,所以患脚气病的乳母,由于乳汁中缺乏维生素 B_1,婴儿亦易患脚气病。母乳中的其他维生素也很充足,初乳硫胺素含量 $20\mu g/L$,成熟乳 $200\mu g/L$;初乳烟酸含量 $0.5mg/L$,成熟乳含量 $1.8 \sim 6.0mg/L$;成熟乳核黄素含量为 $400 \sim 600\mu g/L$,维生素 B_6 $0.09 \sim 0.31mg/L$,叶酸 $80 \sim 140mg/L$,维生素 B_{12} $0.5 \sim 1.0mg/L$,泛酸钙 $2.0 \sim 2.5mg/L$,生物素 $5 \sim 9\mu g/L$。

脂溶性维生素中,只有维生素 A 能少量通过乳腺,如乳母膳食中维生素 A 含量丰富,乳汁也能含有足够量的维生素 A,但膳食中维生素 A 转移到乳汁中的数量有一定限度,超过这一限度,乳母虽然摄入大量维生素 A,也不能使乳汁中含量成比例增加。哺乳期乳母乳汁中维生素 A 含量与乳母年龄和母乳喂养期无关,与乳母的生活环境密切相关,成熟乳含量为 $0.3 \sim 0.6mg/L$。母乳维生素 E 水平也主要与乳母饮食习惯和经济状况有关。维生素 D 几乎完全不能通过乳汁,故乳中维生素 D 含量很低,约 $0.33\mu g/L$,因此母乳喂养儿应额外补充维生素 D 生理需求量。母乳中维生素 K 的含量也很低,目前全国多数产院及综合性医院对所有新生儿出生后均肌注 $0.5 \sim 1mg$ 维生素 K_1,这对预防母乳喂养儿发生维生素 K 缺乏性出血、减少伤残率起到积极作用。

(六)母乳中的生物活性物质

母乳不仅给婴儿提供必需的营养,而且其中的大部分成分具有特殊的功能。母乳中三大营养素——蛋白质、脂肪、碳水化合物除了是构建婴儿组织的基本成分外,还具有抗感染等其他一些特殊功能(表 12-8)。

表 12-8 母乳中三大营养素的多种功能

营养素	总量	功能
蛋白质(mg/dl)		
SIgA	$50 \sim 100$	免疫保护
IgM	2	免疫保护
IgG	1	免疫保护
乳铁蛋白	$100 \sim 300$	抗感染、铁的载体
溶菌酶	$5 \sim 25$	抗感染
脂肪酶	10	消化脂肪
乳清蛋白	$200 \sim 300$	钙的载体
酪蛋白	$200 \sim 300$	矿物质转运载体
碳水化合物(g/dl)		
乳糖	$5.5 \sim 6.0$	供能、矿物质吸收载体
多糖	$1.0 \sim 1.5$	预防肠黏膜受细菌侵袭
低聚糖	$0.1 \sim 0.15$	阻止微生物和毒素定植
脂肪(g/dl)		
甘油三酯	$3.0 \sim 4.5$	供能
长链多价不饱和脂肪酸		促进脑和视网膜发育

母乳中的免疫球蛋白有利于增强新生儿的免疫功能。新生儿自身产生免疫物质是逐步形成的,如:婴儿 SIgA 的成熟时间为生后 4～12 个月,而溶菌酶和记忆 T 细胞均在生后 1～2 岁才形成,因之母乳中丰富的免疫物质弥补了新生儿自身的不足。母乳中还含有抗炎症物质,如:抗蛋白酶、抗氧化剂以及降解炎症介质和调节白细胞活性的酶,而且母乳中不存在 IgE(介导速发型超敏反应的主要免疫球蛋白)、嗜碱性粒细胞、肥大细胞、嗜酸性粒细胞。母乳中的溶菌酶随着哺乳期的延长浓度逐渐增高,所以若乳母的生活环境存在污染,可建议适当延长母乳喂养时间,以提供婴儿更多的保护因子。

研究发现母乳中含有多种细胞因子,目前对于这些细胞因子作用,特别是对婴儿远期结局和疾病的影响尚不清楚。有少数细胞因子仅存在于初乳中,如干细胞生成因子、反转形成素 INF-α2 和肿瘤坏死因子-β,而大多数细胞因子(包括 IL-1α、IL-2Rα、IL-3、IL-16、IL-18、生长相关性癌基因-α、干扰素-α2、干扰素-γ、肝细胞生长因子、巨噬细胞集落刺激因子、巨噬细胞移动抑制因子、诱导单核细胞因子、基质细胞衍生因子-1α、肿瘤坏死因子-β、肿瘤坏死因子相关凋亡诱导配体)在初乳和成熟乳中均可检测,但通常在初乳中浓度更高,这些细胞因子可能与婴儿消化道的发育、免疫功能调节和营养吸收有密切关系[8]。研究显示,生后 1 个月内母乳中若含有较高水平肿瘤坏死因子-α,婴儿去脂体重指数较低;若母乳内 IL-6 较高,婴儿的体重增长、脂肪沉积和去脂体重指数均受到影响[9]。另外,母乳中肿瘤坏死因子-β 含量高低与婴儿 5 岁时过敏的发生有密切关系,这说明细胞因子不仅参与消化道的屏障作用,还与婴儿过敏反应有关[10]。

母乳中还含有白细胞,90% 为中性白细胞和巨噬细胞,10% 为淋巴细胞。白细胞的种类和数量随着哺乳时间的改变而有所变化。母乳中大部分淋巴细胞为 T 淋巴细胞,且 CD4/CD8 比例与血清相似。已有研究显示母乳中的细胞因子(如肿瘤坏死因子-α、白介素-1 β)能影响母乳中白细胞功能。

近年来,人们对母乳中存在的生长因子和激素已有所认识,母乳中一些生长因子和激素的浓度高于其在血浆的浓度。生长因子主要包括表皮生长因子、胰岛素样生长因子等(表 12-9),除此之外,母乳中还含有 S100B 蛋白、脑源性神经营养因子和胶质细胞系源性神经营养因子,S100B 蛋白在初乳中浓度较高,3 天后则逐渐下降;脑源性神经营养因子浓度在生后 1 个月内较稳定,之后则下降;而胶质细胞系源性神经营养因子在生后数月内均较为稳定,有学者推测脑源性神经营养因子和胶质细胞系源性神经营养因子可能参与肠道神经系统的发育,其作用机制还有待更多研究证实[11]。同时,母乳中还含有血管内皮生长因子、碱性成纤维生长因子、促红细胞生成素和血小板源性生长因子等,这些因子在初乳中浓度较高,生后 1 个月内其母乳中含量将逐渐下降,这些因子可促进新生儿肠道屏障形成,参与肠道上皮细胞的增殖、分化和成熟,这也很好地解释了早产儿坚持母乳喂养可显著减少新生儿坏死性小肠结肠炎发生风险的原因[12,13]。另外,研究还发现,母乳中激素的结构与血液中不同,提示在乳腺中激素的结构已有所调整(如糖基化),这些糖基化结构用常规的放免技术很难测得,必须用特定的生物测定方法来定量,较坚实的糖基化使这些具有生物效应的物质在通过消化道时不被破坏,从而保证新生儿从母乳中获得生长因子和激素。

母乳中还含有一些肽类,包括脂连素、瘦素和脑肠肽等,这些肽类均能透过肠道屏障,调节婴儿的新陈代谢水平和体重增长,在儿童体格生长发育中发挥重要的调节作用[14]。

母乳中含有大量对乳腺和新生儿有特殊功能的酶。许多酶具有特定的转运功能,能

表 12-9　人初乳和成熟乳中的生长因子

生长因子	初乳	成熟乳
表皮生长因子	6~73nM	3~19nM
神经生长因子	已测得,未定量	
胰岛素	(21.5±5)mg/L	(2.6±0.3)mg/L
胰岛素样生长因子-Ⅰ	(10.9±5.3)mg/L	(19.1±7.1)mg/L
胰岛素样生长因子-Ⅱ	未报道	(2.7±0.7)mg/L
松弛肽	(327±110)ng/L	(509±5.7)ng/L
转换生长因子-α	2.2~7.2mg/L	0~8.4mg/L

作为特定的矿物质如铁、硒的载体;氢硫氧化酶可催化氢硫基团的氧化,在母乳及新生儿胃肠道中都起作用,能维持那些结构和功能依赖于二硫化基团的蛋白质的完整性。

母乳中同样存在抗蛋白酶的活性。有人推测抗蛋白酶可能会保护乳腺免遭局部的蛋白水解,也可避免母乳中蛋白质发生蛋白质水解而分解,因而能保证蛋白质以完整形式进入婴儿体内。母乳的抗胰蛋白酶活性还能防止婴儿内源性的和细菌性蛋白酶的吸收,故对肠外器官(如肝)具有被动保护作用。新生儿将大量的非免疫球蛋白性蛋白从肠道转运到循环中也得益于初乳中高活性的抗蛋白酶。

母乳中的消化酶(如淀粉酶、脂肪酶)弥补了新生儿胰腺功能的不成熟,研究发现这些酶在低温下(如置于-70~-20℃若干年)或在 38℃保存 24 小时仍能保持相当稳定的活性;更有意义的是,这些酶在新生儿消化道内也相当稳定,原因在于:①三级疏水结构;②酶蛋白的糖基化;③母乳的缓冲作用,使胃液 pH 从 5.5 提高到 6。新生儿十二指肠中淀粉酶的活性仅为成人的 0.2%~0.5%,纯母乳喂养儿一般在生后 4~6 个月添加辅食,而这阶段婴儿仍缺乏内源性的淀粉酶,由新生儿自身胰腺和唾液腺分泌的淀粉酶要到 2岁才能达到成人水平。母乳中的淀粉酶对于刚开始添加淀粉类辅食的婴儿充分消化淀粉起到非常重要的作用。患有胰腺囊性纤维化或营养不良而导致胰腺功能不良的新生儿可从母乳中获得淀粉酶。母乳中含有的胆汁酸盐依赖的脂肪酶弥补了新生儿胰脂肪酶的不足,这种酶在过去的几十年内已引起大家关注。

因此,母乳中丰富的营养素和较高的生物活性为婴儿在生后第一年的健康成长奠定了基础,国内外大量研究发现,母乳喂养儿无论在智能、体格发育上均明显优于人工喂养儿。目前国际上一些国家已经较成功地制止了母乳喂养率的下降趋势,并已使母乳喂养率逐步回升,并能维持在较高的水平。国内一些大城市的母乳喂养率亦较过去有很大提高,但仍需进一步倡导、普及母乳喂养。

近年来的实践表明,通过有计划的卫生教育,让人们认识母乳喂养的重要性,树立起母乳喂养的信心,完全有可能建立起有利于乳汁分泌和有利于母乳喂养的心理因素。通过教育和培训,提高医务人员、孕产妇及其亲友对母乳喂养的认识和保健知识水平,也完全可使卫生行为变成促进乳汁分泌和促进母乳喂养的积极因素。促进母乳喂养的措施,应该得到全社会的支持,其是一种综合措施,包括开展广泛的健康教育,提高对母乳喂养优越性的认识,改变不良的心理和行为,提高母乳喂养的知识水平,改良产院的某些不合理规章制度,通过母婴同室尤其是家庭化产房实现早开奶、勤吸吮来促进乳汁分泌,以增强母亲对母乳喂养的信心。我们相信,通过全方位的努力,母乳喂养率在今后几年内一定会有较大提高,也更有利于提高我国的人口素质。

(钱继红　殷张华)

参 考 文 献

1. Guo S, Fu X, Scherpbier RW, et al. Breastfeeding rates in central and western China in 2010:implications for child and population health. Bull World Health Organ,2013,91(5):322-331.

2. Queensland Maternity and Neonatal Clinical Guidelines Program. Breastfeeding initiation. Maternity & Neonatal,2010,10(1):5-20.

3. 李清,邢珺月,李香连. 母乳喂养的现状及影响母乳喂养的因素. 中国新生儿科杂志,2010,25(6):375-377.

4. Bertino E1,Giribaldi M,Baro C,et al. Effect of prolonged refrigeration on the lipid profile,lipase activity, and oxidative status of human milk. J Pediatr Gastroenterol Nutr,2013,56(4):390-396.

5. 安颖,邓泽元,刘卉芳,等. 中国不同地区母乳中脂肪酸的组成及含量特点. 中国乳制品工业协会第十四次年会文件汇编,2008,8(1):163-166.

6. 刘强,薛慧,关坤,等. 母乳锌、铜、铁、钙、镁测定及意义. 中华妇幼临床医学杂志,2008,4(6):537-539.

7. O' Connor DL, Khan S, Weishuhn K, et al. Growth and nutrient intakes of human milk-fed preterm infants provided with extra energy and nutrients after hospital discharge. Pediatrics, 2008, 121 (4):766-776.

8. Radillo O, Norcio A, Addobbati R, et al. Presence of CTAK/CCL27, MCP-3/CCL7 and LIF in human colostrum and breast milk. Cytokine,2013,61(1):26-28.

9. Fields DA, Demerath EW. Relationship of insulin, glucose, leptin, IL-6 and TNF-α in human breast milk with infant growth and body composition. Pediatr Obes,2012,7(4):304-312.

10. Kuitunen M, Kukkonen AK, Savilahti E. Impact of maternal allergy and use of probiodes during pregnancy on breast milk cytokines and food antibodies and development of allergy in children until 5 year. Int Arch Allergy Immunol,2012,159(2):162-170.

11. Li R, Xia W, Zhang Z, et al. S100B protein, brain-derived neurotrophic factor, and glial cell line-derived neurotrophic factor in human milk. PLoS One,2011,6(6):e21663.

12. Ozgurtas T, Aydin I, Turan O, et al. Vascular endothelial growth factor, basic fihroblast growth factor, insulin-like growth factor-I and platelet-derived growth factor levels in human milk of mothers with term and preterm neonates. Cytokine,2010,50(2):192-194.

13. Sullivan S, Schanler RJ, Kim JH, et al. An exclusively human Milk-based diet is associated with a lower rate of necrotizing enterocolitis than a diet of human milk and bovine milk-based products. J Pediatr,2010,156(4):562-567.

14. Woo JG, Guerrero ML, Guo F, et al. Human milk adiponectin affects infant weight trajectory during the second year of life. J Pediatr Gastroenterol Nutr,2012,54(4):532-539.

第二节　母乳中的蛋白质和游离氨基酸

人乳中包含多种蛋白质使它具有独特的作用。大部分的蛋白质消化吸收后转化成平衡氨基酸供婴儿生长。有些蛋白质帮助消化,例如:胆盐刺激脂酶、淀粉酶、β-酪蛋白、乳铁蛋白、α_1-抗胰蛋白酶,在充分消化和吸收奶中的微蛋白和大量营养素的过程中起重要作用。有些蛋白质有抗病原微生物作用,例如:免疫球蛋白、κ-酪蛋白、溶解酶、乳铁蛋白、乳桥蛋白、α-乳白蛋白和乳过氧化物酶,可拮抗胃肠道内消化酶对蛋白质的分解作用,可能在母乳喂养婴儿肠道中防御致病菌和病毒感染起关键作用。部分人奶蛋白质可促进乳酸杆菌和双歧杆菌等有益菌的生长,通过降低肠道内的 pH 抑制肠道内多种致病菌的生长。有些蛋白质和多肽具有免疫调节功能,例如:细胞因子和乳铁蛋白。有些蛋白质对新生儿肠道黏膜的生长发育有促进作用,例如:胰岛素样生长因子、表皮生长因子和乳铁蛋白。总之,母乳蛋白质为母乳喂养新生儿提供充足的蛋白质来源,并对新生儿抗感染和生长发育起到重要的作用。

母乳蛋白质主要以酪蛋白和乳清蛋白为主。在刚开始哺乳时母乳中乳清蛋白与酪蛋白的比值为90∶10,几天后该比值下降为60∶40,甚至在成熟乳中该比值下降至50∶50。牛乳中乳清蛋白与酪蛋白的比值则为20∶80,与人乳有很大不同。人乳中乳清蛋白和酪蛋白的亚型和含量与牛乳亦有很大不同(表12-10)。早产儿母乳、初乳和成熟乳中酪蛋白的亚型会产生变化,如早产儿母乳和

初乳中 κ-酪蛋白含量很低或完全检测不到,而成熟乳中则含有丰富的 κ-酪蛋白。各种酪蛋白亚型是婴儿生长所需的肽、氨基酸和氮的来源,糖基化的酪蛋白亚型(κ-酪蛋白)可以促进双歧杆菌的生长,并可阻止细菌或病毒与肠道上皮的黏附,此外酪蛋白的消化降解产物可以提高钙的吸收(如磷酸肽),调节小肠的运动(如具有吗啡样活性的肽)。乳清蛋白中所含的必需氨基酸含量很高,是新生儿生长发育所需氨基酸的重要来源,同时乳清蛋白还参与了机体的免疫反应(如免疫球蛋白),参与了机体非免疫性防御(如乳铁蛋白),参与了乳糖的合成(如 α-乳白蛋白)。人乳和牛乳中还有许多其他蛋白质和含氮成分在婴儿的生长发育中亦发挥了重要的生理作用(表12-11)。

表 12-10　人乳和牛乳中蛋白质的组成和含量

蛋白质	人乳		牛乳	
	分子量(Da)	含量(g/L)	分子量(Da)	含量(g/L)
酪蛋白		3～5		26
α_{s1}-酪蛋白	–	–	23 000	10
α_{s2}-酪蛋白	–	–	25 200	2.6
β-酪蛋白	24 000	3～5	24 000	9.3
γ-酪蛋白	–	?	12 000～21 000	0.8
κ-酪蛋白	30 000	1～3	19 000	3.3
乳清蛋白		4～6		5～7
β-乳球蛋白	–	–	18 300	2.0～3.0
α-乳白蛋白	14 200	2～3	14 200	0.8～1.2
血清白蛋白	68 000	0.3	68 000	0.4
免疫球蛋白				
SIgA	420 000	0.5～1.0	–	–
IgA	160 000	0.1	400 000	0.03
IgG	150 000	0.01	150 000	0.6
IgM	900 000	0.02	1 000 000	0.05
乳铁蛋白	78 000	1～3	78 000	痕量

表 12-11 母乳中蛋白质和肽的生理作用

母乳中蛋白质或肽的成分	主要生理作用
乳清蛋白、酪蛋白	新生儿营养来源
生长因子、生长因子结合蛋白、激素、酶和肽	促进新生儿胃肠道的发育成熟
细胞黏附分子、细胞因子、黏蛋白、糖蛋白、糖肽	抗感染
白细胞刺激因子、T 淋巴细胞、巨噬细胞	体内某些生理活动的激活剂
白介素、肿瘤坏死因子 α	免疫调节因子

关于给予多少量的蛋白质才能满足婴儿生长发育的需求一直未能定论。过去婴儿配方乳中的蛋白质含量一直是母乳中的 3～4 倍，而近十年来配方乳中的蛋白质含量正在逐渐减少，这是根据配方乳喂养儿和母乳喂养儿血浆中不同的氨基酸水平进行调整的结果。配方乳喂养儿血和尿中过高的氨基酸水平被认为加重了发育尚不成熟婴儿的代谢压力。然而，对于用血浆中氨基酸水平作为蛋白质摄入是否适量的指示剂还需谨慎对待。因为与蛋白质摄入无关的许多因素如一些疾病或酶的缺乏、血样品或分析过程的不同等都可以影响血浆氨基酸的含量测定。目前，对于摄入蛋白质是过量或不足的最好指标是血或尿中的尿素浓度。当婴儿生长速率处于正常范围，血中尿素浓度>1.6mmol/L，尿中尿素浓度≥18mmol/L 时表示蛋白质摄入过量，要适当减量；当血和尿中尿素浓度低于该值则提示应该适当增加蛋白质的摄入量。蛋白质的摄入改变很快就可以从血尿素浓度上反映出来，此外，饮食中能量/蛋白质比率的改变也可以从血尿素浓度上反映出来。

欧洲婴儿胃肠道营养协会（The European Society for Pediatric Gastroenterology Herpetology and Nutrition, ESPGHAN）提出配方乳中的蛋白质含量应为 1.8～2.8g/100kcal，这与欧洲经济共同体（European Economic Community, EEC）提出的 1.8～3.0g/100kcal 相似[1]。美国食品和药品管理局（U. S. Food and Drug Administration, FDA）提出了更广的范围，即 1.8～4.5g/100kcal，Young 等和 Ziegler 等[2]则认为最高界限 4.5g/100kcal 对于婴儿而言其蛋白质摄入量太高了，因此提出了 3.2～3.5g/100kcal 的上限。Lemon 等提出<3 个月的婴儿配方乳中蛋白质含量应为 2.2g/100kcal，而>3 个月的婴儿其含量应为 1.6g/100kcal。2012 年 ESPGHAN 年会上有学者提出 2 个月以内婴儿标准配方乳中的蛋白质含量应为 2.2g/100kcal，2 个月后的婴儿标准配方乳中蛋白质含量应达 1.8g/100kcal，并认为这种标准配方乳中蛋白质的供给量是合适的，但奶方中提供的营养性蛋白质的含量仍较母乳中高出 25% 左右。总之，对于一个正常生长的新生儿而言究竟给予多少蛋白质是合适的仍不太清楚。

有关合适的乳清蛋白/酪蛋白的比值亦一直存在争议。乳清蛋白为主的配方乳喂养的婴儿和酪蛋白为主的配方乳喂养的婴儿在生长速率上没有明显差异，但与酪蛋白为主的配方乳喂养的婴儿相比，乳清蛋白为主的配方乳喂养的婴儿其血氨基酸谱、肠道菌群和胃排空率更接近于母乳喂养儿。此外，乳清蛋白中的必需氨基酸含量很高，对婴儿有很高的营养价值，而芳香族氨基酸含量较低，减少了婴儿发生高酪氨酸血症和高苯丙氨酸血症的可能性。酪蛋白则与胃中的"凝乳"有关，其氨基酸组成谱可造成较低的 pH，加之新生儿氨基酸降解的不成熟和肾脏功能的发育不成熟，以酪蛋白为主的配方乳喂养的婴儿比母乳喂养儿和以乳清蛋白为主的配方乳喂养的婴儿有更高的晚发性酸中毒的发病率。因此,目前早产儿提倡用乳清蛋白为主的配方乳进行喂养[3]。

一、母乳中特殊蛋白质

母乳中有些蛋白质含量特别丰富,对婴儿的生长发育具有重要作用。α-乳白蛋白(α-lactalbumin)是人乳中含量最丰富的蛋白质之一,占人乳总蛋白质含量的28%,占乳清蛋白总量的41%,而牛乳中的α-乳白蛋白含量很低,仅占总蛋白量的3%。人乳和牛乳α-乳白蛋白中有72%的氨基酸是一致的。α-乳白蛋白对于婴儿的生长发育有重要作用,目前发现的有:①α-乳白蛋白的重要营养作用。新生儿尤其是早产儿刚出生时由于肝脏的胱硫醚酶活性很低,使蛋氨酸转变为半胱氨酸受限,因此对于早产儿而言,半胱氨酸是一种必需氨基酸。α-乳白蛋白可以提供给婴儿丰富的色氨酸(占α-乳白蛋白的6%)和半胱氨酸(占α-乳白蛋白的5%)。②α-乳白蛋白能促进乳房细胞内乳糖的合成。③α-乳白蛋白可与钙离子紧密结合,其分子结合比为1:1,但α-乳白蛋白在婴儿钙的供给中的重要作用目前尚不能确定。此外,它与锌离子亦有一定的结合力。④增加乳汁的稀释度。最近发现纯合子α-乳白蛋白缺乏的母鼠的乳汁非常黏稠,以致这种母鼠不能对其子鼠进行哺喂。⑤人乳中的α-乳白蛋白能诱发包括人肠上皮细胞株 Caco-2、HT-29 等 12 种细胞株及其他多脏器转化细胞、胚胎细胞及胸腺细胞的凋亡,但对发育成熟的上皮细胞无类似的毒性作用,推测α-乳白蛋白可能诱发肠道自身的"主动"保护性机制。

母乳中有丰富的乳铁蛋白(lactoferrin),具有多种生物活性功能[4]:调节铁代谢、抗微生物、抗炎症、抗过敏、调节免疫、调节肠道菌群、促进骨骼生长等。摄入的乳铁蛋白可通过对病原体的直接作用发挥在肠道中的抗菌和抗病毒活性,同时影响黏膜免疫功能;后者很可能是乳铁蛋白作用于肠黏膜上皮细胞和黏膜下淋巴细胞表面受体,影响基因的转录。乳铁蛋白还可能通过受体介导的通路提高婴儿和孕妇的铁营养状况。另外,乳铁蛋白可以刺激肠道黏膜细胞的增殖和分化,增加肠道黏膜的面积,增强肠道的吸收能力。同时,乳铁蛋白可抑制细胞癌变。最近的研究表明,孕妇口服乳铁蛋白有抗炎作用,可减少妊娠并发症。有研究显示:早产儿母乳的初乳(出生后 1~3 天)和成熟乳(出生 1 周后)中乳铁蛋白含量($\pm$SD)(575.0 ± 218.2)mg/dl 和(459.4±190.7)mg/dl;足产儿母乳的初乳和成熟乳中乳铁蛋白含量($\pm$SD)(970.6±288.6)mg/dl 和(292.0± 167.4)mg/dl;早产儿母乳和足月儿母乳中乳铁蛋白含量没有重大的区别,但随着时间的推移,足月儿母乳中乳铁蛋白含量明显下降(ANOVA,$P<0.05$),早产儿母乳中乳铁蛋白含量在出生 8 天后趋于稳定且高于足月儿母乳。

乳铁蛋白可以预防新生儿感染[5]:在新生儿重症监护室(NICU)中,败血症相关的疾病和导致的死亡日益受到关注;由于治疗不一定能阻止早产儿败血症导致的远期神经发育障碍和后遗症,最好的 NICU 策略是预防感染,而不是治疗感染;近几年已发表的几项随机对照试验(RCT)结果显示:氟康唑(flu-conazole)可预防真菌性败血症,益生菌(pro-biotics)可预防坏死性小肠结肠炎,乳铁蛋白(lactoferrin,LF)可预防细菌性败血症;这些措施可作为 NICU 中感染预防的新策略。乳铁蛋白可以预防早产儿迟发性败血症:人乳铁蛋白(hLF)和牛乳铁蛋白(bLF),氨基酸序列具有很高的同源性(77%),并拥有抗菌活性相同的 N-端多肽,称为乳铁蛋白抗菌多肽 LFcin。Manzoni 和他的同事们最近完成的一项随机临床试验 RCT 的成果,该研究在困惑已久的早产儿感染预防方面迈出了重要的一步。该研究发现了乳铁蛋白 LF 在预防早产儿感染方面的积极作用，为推广母乳喂养提供了依据，同时为早产儿配方奶补充牛乳铁蛋白 BLF 提供了指南。Manzoni 和他的同事们进行了多中心的、双盲的、随机对照的临床试验：实验 1 组 VLBW/ELBW 使用牛乳铁蛋白 BLF 100mg/d（加入到 2ml 母乳 BM/配方乳 FM 中）；实验 2 组 VLBW/ELBW 使用牛乳铁蛋白 BLF 100mg+乳酸杆菌 LGG 6×10⁹CFU/d（加入到 2ml 母乳 BM/配方乳 FM 中）；安慰剂使用 5% 葡萄糖 2ml。VLBW（1000~1500g）给予 30 天；ELBW（<1000g）给予 45 天；观察指标包括深部感染（血液、脑脊液、腹腔）发生率、坏死性小肠结肠炎（necrotizing Enterocolitis，NEC）发生率、支气管肺发育不良（bronchopulmonary dysplasia，BPD）发生率、早产儿视网膜病（retinopathy of prematurity，ROP）发生率。研究显示：每天 100mg 牛乳铁蛋白 BLF 有效预防 VLBW/ELBW 早产儿感染。

人重组乳铁蛋白 TLF 与抗菌药物可以协同拮抗凝固酶阴性的葡萄球菌（CoNS）和白色念珠菌（*C. albicans*）导致的新生儿败血症。对于凝固酶阴性葡萄球菌（CoNS），人重组乳铁蛋白（TLF）的 MIC50 与 MIC90 分别为 500μg/ml 与 10 000μg/ml，万古霉素（VAN）的 MIC50 与 MIC90 分别为 1μg/ml 与 2μg/ml，奈夫西林（NAF）的 MIC50 与 MIC90 分别为 0.05μg/ml 与 0.05~1μg/ml，TLF+VAN/NAF 联合用药剂量指数，CI=Dn1/D01+Dn2/D02=0.1~0.5；对于白色念珠菌（*C. albicans*），人重组乳铁蛋白（TLF）的 MIC50 与 MIC90 分别为 250μg/ml 与 10 000μg/ml，两性霉素（AMB）的 MIC50 与 MIC90 分别为 0.0625μg/ml 与 1μg/ml，氟康唑（FLC）的 MIC50 与 MIC90 分别为 0.25μg/ml

与 32μg/ml，TLF+AMB/FLC 联合用药剂量指数 CI=Dn1/D01+Dn2/D02=0.1~0.5。本研究表明：人重组乳铁蛋白 TLF 与万古霉素（VAN）/奈夫西林（NAF）协同拮抗凝固酶阴性的葡萄球菌（CoNS）；人重组乳铁蛋白 TLF 与两性霉素（AMB）/氟康唑（FLC）协同拮抗白色念珠菌（*C. albicans*）。

二、母乳中蛋白质降解多肽

母乳或配方乳中的蛋白质被酶消化后可产生一些小肽，这些小肽可以直接作用于肠道，亦可在被机体吸收后再发挥一定的生理作用[6]。①磷酸肽（phosphopeptides）：磷酸肽是酪蛋白的消化降解产物，可以影响矿物质和微量元素的吸收。酪蛋白和磷酸肽可以提高肠腔内钙的溶解度，从而提高钙离子的吸收率。磷酸肽还能影响体内锌的吸收，当配方乳中含有 20g/L 的蛋白质时，体内锌的保留值最高，即蛋白质对锌的吸收有正向调节作用。因此，在降低配方乳中的蛋白质含量时，配方乳中锌和钙的添加水平不应下调。②阿片样肽（opioid peptides）：来自牛乳酪蛋白的阿片样肽称为 casomorphins 或 casoxins，来自乳清蛋白的阿片样肽称为 lactophins，因为这些肽都是外源性的，故统称为 exophins，以利于与内源性的阿片样肽（如：enkephalins 或 endophins）相区别。尽管母乳或配方乳在经过肠道消化后可以产生许多小肽，并发挥一定的生理作用（表 12-12），但目前只有对 casomorphins 的生理作用有明确的证据证实。Casomorphins 的生理作用主要有以下几方面：①直接与肠道阿片样受体作用，减少了胃肠道的运动；②小肠和大肠内、外源性阿片样肽可以提高肠对于水和电解质的吸收，产生抗腹泻作用；③通过刺激胰岛素和促生长素抑制素的分泌影响营养成分的吸收。

表 12-12　蛋白质来源的活性肽

活性肽	蛋白质前体	生物活性作用
casomorphins	α,β-酪蛋白	阿片受体激动剂
casoxins κ-酪蛋白	阿片受体拮抗剂	
α-lactorphin	α-乳白蛋白阿片受体激动剂	
β-lactorphin	β-乳球蛋白	阿片受体激动剂
immunopeptides	α,β-酪蛋白	免疫刺激剂
caseinophosphopeptides	α,β-酪蛋白	矿物质载体

三、母乳蛋白质和食物过敏

儿童中食物过敏的发生率为 0.5% ~ 6.0%,有湿疹的儿童可以高达 25%。近年来,蛋白水解配方(protein hydrolysate formula)、乳清蛋白和酪蛋白水解配方已被越来越多地应用于有过敏症的病患。不同来源的蛋白质包括母乳、大豆和血清白蛋白在蛋白水解酶如胰蛋白酶、细菌蛋白酶或胃蛋白酶的作用下经过不同的加热过程,最终生成蛋白水解物。根据蛋白水解程度不同,市场上有两种低抗原配方供应,分别是低度水解配方(low-degree hydrolysates)和高度水解配方(high-degree hydrolysates)。前一种配方仍保留了一些高分子量的蛋白质,因此有一定的抗原性,这种配方的优点是其口感较好,容易被婴儿接受。后一种配方由氨基酸和小肽组成,没有抗原性,但其口感不佳。Vandenplas等认为高危人群哺喂部分乳清蛋白水解配方

可以降低 6 个月以内婴儿湿疹和腹泻的发病率。但通过比较乳清蛋白水解配方和乳清蛋白为主的配方乳的营养价值后发现:尽管两种喂养方式下婴儿在体重和身高的增长上不存在差异,乳清蛋白水解配方组婴儿平均摄入量明显减少,血和尿中的尿素水平则明显增高,说明被摄入的氮没有能得到充分应用。

四、母乳中游离氨基酸含量及作用

母乳中的游离氨基酸浓度比牛奶中高,上海市儿科医学研究所检测母乳游离氨基酸数据(未发表资料)见表 12-13 和表 12-14。新生儿肠道中的消化酶发育不成熟,对蛋白质的消化能力有限,初乳中丰富的游离氨基酸有利于新生儿的吸收,可较快为脑组织摄取,合成相应的神经介质,并对新生儿脑的发育有重要的影响。

表 12-13　足月儿和早产儿母乳中游离氨基酸组成在不同泌乳期的变化(μmol/dl)

氨基酸	初乳	过渡乳	成熟乳	F 值	P 值
Tau	35.60±12.26	30.81±10.49	17.65±9.64	13.518	0.000
	27.59±8.61	30.60±11.81	23.00±8.40	2.061	0.160
Orn	1.03±0.46	0.91±0.35	0.72±0.18	3.146	0.058
	1.03±0.57	0.72±0.29	0.63±0.40	0.630	0.553
Ala	8.30±3.48	15.18±5.23	13.27±5.57	23.419	0.000
	6.75±3.49	14.17±5.37	12.66±6.54	3.916	0.049
Asp	5.69±2.26	4.87±2.40	4.28±2.90	2.730	0.079
	4.78±2.77	5.70±2.51	4.46±2.52	0.886	0.432

续表

氨基酸	初乳	过渡乳	成熟乳	F 值	P 值
Cys	0.92±0.49	0.98±0.59	1.00±0.66	1.150	0.330
	0.80±0.49	1.09±0.40	1.54±0.63	5.597	0.016
Glx	29.85±16.62	61.11±21.42	62.54±24.59	38.845	0.000
	26.16±17.65	53.41±25.32	51.80±23.53	5.882	0.017
Gly	3.62±1.68	4.66±1.83	4.73±2.84	1.857	0.173
	3.99±2.70	5.23±2.42	4.96±2.82	3.186	0.007
Ser	7.20±4.92	14.53±6.41	14.69±7.83	10.761	0.000
	7.02±4.86	9.92±4.94	11.89±6.54	1.713	0.208
Tyr	1.70±0.92	1.09±0.36	0.77±0.35	10.354	0.000
	2.08±1.35	1.35±0.79	1.23±0.80	4.804	0.021
Arg	3.81±2.02	1.19±0.69	0.50±0.31	12.854	0.003
	4.54±3.13	2.79±1.92	1.05±0.77	4.032	0.052
Pro	3.43±2.07	1.27±0.62	0.95±0.44	24.322	0.000
	3.46±1.88	2.73±1.09	2.61±1.36	4.271	0.040
His	1.70±0.99	2.23±0.59	1.96±0.59	9.615	0.000
	1.56±0.77	2.43±0.96	2.32±0.91	3.984	0.037
Met	3.41±1.94	1.48±0.61	0.98±0.76	20.91	0.000
	3.53±1.76	2.36±1.14	2.23±1.59	1.651	0.223
Leu	2.74±1.51	2.21±0.74	1.90±0.45	3.193	0.055
	3.07±1.11	2.28±0.96	2.15±1.08	0.935	0.416
Lys	8.27±5.38	2.46±1.23	1.50±0.83	30.288	0.000
	7.46±4.31	3.64±1.68	1.91±0.80	6.428	0.013
Phe	1.36±0.60	1.36±0.50	1.16±0.27	1.339	0.276
	1.36±0.86	1.31±0.51	1.32±0.73	0.342	0.715
Thr	4.24±2.79	5.22±1.73	3.21±1.83	5.407	0.009
	3.19±2.02	5.93±2.72	4.37±2.86	1.772	0.202
Val	3.22±1.92	3.30±1.21	3.02±1.09	0.245	0.784
	4.01±1.96	3.74±2.08	3.27±1.79	0.142	0.869
TOTAL	114.85±48.74	137.56±44.93	117.44±49.67	7.326	0.002
	107.81±53.80	147.40±56.80	131.50±59.88	1.712	0.212

表 12-14　足月儿和早产儿母乳中构成蛋白质的氨基酸含量在不同泌乳期的变化(μmol/dl)

氨基酸	初乳	过渡乳	成熟乳	F 值	P 值
Ala	80.87±23.09	53.35±10.65	50.63±8.36	31.233	0.000
	90.47±19.28	62.98±13.89	57.90±16.39	15.68	0.000
Asp	122.38±29.14	83.80±17.75	80.71±14.96	31.389	0.000
	127.71±23.87	96.28±19.74	89.29±17.98	12.599	0.000
Cys	16.22±5.75	10.31±2.84	11.44±2.43	17.99	0.000
	20.77±3.95	14.18±3.64	12.79±3.89	22.564	0.000
Glx	166.32±27.54	135.86±33.85	156.86±99.13	1.802	0.180
	177.36±30.96	152.01±33.69	141.92±20.61	6.652	0.006
Gly	69.33±22.70	38.39±8.76	36.20±8.07	53.63	0.000
	78.82±21.44	48.65±12.38	44.29±14.74	16.637	0.000
Ser	85.85±27.93	52.73±13.53	53.08±9.72	34.887	0.000
	99.44±27.78	65.39±14.19	60.77±15.84	15.641	0.000
Tyr	46.25±11.16	33.58±8.20	33.74±5.67	21.229	0.000
	52.42±10.88	40.00±7.12	37.10±7.46	13.243	0.000
Arg	43.82±15.33	24.94±9.18	26.81±4.46	26.264	0.000
	51.63±10.32	35.10±7.05	34.42±9.62	18.231	0.000
Pro	99.03±24.96	95.52±18.27	99.89±17.26	0.526	0.596
	117.13±21.87	105.64±26.73	99.97±14.17	3.996	0.035
His	25.72±5.51	18.90±4.75	18.34±3.15	17.129	0.000
	24.97±4.72	21.06±4.65	21.64±9.40	1.312	0.291
Leu	122.22±27.17	92.15±20.45	93.80±16.56	15.140	0.000
	126.90±24.19	103.73±22.08	97.93±16.60	8.483	0.002
Met	16.44±3.42	9.93±4.45	7.31±3.00	36.566	0.000
	11.89±5.36	9.50±3.55	8.05±1.82	3.827	0.041
Phe	45.20±11.73	29.87±6.45	28.11±5.39	33.628	0.000
	47.48±10.08	34.71±7.10	32.19±8.59	12.130	0.000
Thr	75.10±22.48	45.82±10.96	45.38±8.57	50.390	0.000
	81.70±23.64	54.19±12.23	50.60±12.80	14.784	0.000
Ile	53.24±10.54	45.40±12.23	47.40±13.39	4.205	0.020
	53.11±10.01	51.03±11.54	48.73±6.87	0.983	0.392
Val	80.16±21.99	59.30±14.09	58.93±16.23	1.000	0.379
	97.02±17.96	72.85±16.86	67.21±12.15	15.690	0.000
Lys	69.64±15.38	54.84±11.69	52.00±9.16	4.241	0.020
	69.69±13.34	60.04±12.17	52.15±14.81	4.899	0.018
TOTAL	1291.38±382.42	853.88±190.72	879.46±153.21	14.355	0.000
	1329.21±257.50	1026.48±213.21	958.39±179.97	11.847	0.000

母乳中游离氨基酸的组成受到妊娠期长短及母亲摄入蛋白质的影响,如早产儿母乳与足月儿母乳相比,含有较高浓度的赖氨酸和缬氨酸。在母乳游离氨基酸中含量最丰富的是谷氨酸/谷氨酰胺(Glx)和牛磺酸。研究表明:游离氨基酸的成分及总氨基酸含量随着哺乳时间的推移而有明显的改变,初乳中牛磺酸是最丰富的游离氨基酸,而成熟乳中,Glx 成为最丰富的游离氨基酸,Glx 还是乳中最丰富的蛋白结合氨基酸。Glx 的浓度随着哺乳时间的推移在乳中浓度逐渐上升,牛磺酸的含量可以下降或保持不变。初乳中游离的必需氨基酸含量最高,以后随哺乳时间延长而下降。人乳中游离的非必需氨基酸(NEAA)总量随着哺乳时间的推移不断增加,必需氨基酸(EAA)总量逐渐下降。母乳中富含的这些游离氨基酸对新生儿及婴儿具有十分重要的意义。

谷氨酸/谷氨酰胺(Glx)是母乳中最丰富的游离氨基酸,具有重要的生理功能,主要表现为:①与大脑兴奋性有关的一种重要的神经传递物质;②参加体内的三羧酸循环,Shenoy 等认为 Glx 是肠道中的主要能量物质;③是嘌呤、嘧啶生物合成的前体,并在保持机体的氮平衡中起作用;④提高机体对于锌的吸收能力。

牛磺酸是母乳中较丰富的游离氨基酸,为含硫的β-氨基酸。人体合成牛磺酸的半胱氨酸磺酸基脱羧酶(CSAD)活性较低,主要依靠摄取食物中的牛磺酸来满足机体的需要。新生儿期体内 CSAD 活性较成人更低,由于牛乳中几乎不含牛磺酸,仅为母乳中的 1/30 ~ 1/20,牛乳喂养儿易发生牛磺酸缺乏。早产儿尤其是极低体重儿(VLBW)更易发生牛磺酸缺乏,已经证明肾脏近曲小管上的钠泵是牛磺酸主动重吸收的场所,VLBW 肾脏对牛磺酸的调节功能不成熟,加之新生儿体内 CSAD 活性较低,故 VLBW 较足月儿更易缺乏牛磺酸,因此母乳喂养对 VLBW 尤为重要。牛磺酸是公认的条件必需氨基酸,它具有广泛的生理功能:①对生长发育的影响,研究表明喂含牛磺酸配方乳的婴儿生后 9 个月时其身高和体重明显增加,18 个月时生长发育明显优于无牛磺酸配方乳的婴儿。②牛磺酸是中枢神经系统中最丰富的游离氨基酸之一,是脑发育的重要物质。胎儿脑中牛磺酸是成人脑的 2 倍多。③牛磺酸是产生正常的视觉功能所必需的。实验都表明:缺乏牛磺酸可使视网膜变性,视网膜电图(ERG)异常,视觉功能减退,甚至失明。④促进脂质的吸收。如牛磺酸对新生儿棕榈酸和硬脂酸的吸收有促进作用。⑤减轻次级胆汁酸对人的毒性作用。在体外,牛磺酸可通过保护细胞膜,降低细胞死亡率,使细胞增殖作用增强。⑥防止急性二氧化氮引起的肺损伤,防止氧化剂气体和自由基对细胞膜的损伤。

五、母乳非蛋白氮及其作用

母乳中非蛋白氮(nonprotein nitrogen, NPN)含量很高,占总氮量的 20% ~ 25%。母乳中的 NPN 含量较牛乳为高。而婴儿奶方中的 NPN 比例变化很大,牛乳来源的配方乳中 NPN 占 5% ~ 16%,大豆来源的配方乳中 NPN 占 1% ~ 25%。尿素是 NPN 中的主要成分,母乳 NPN 中有 50% 是尿素,牛乳来源的配方中尿素占了 NPN 总量的 27% ~ 65%,大豆来源的配方中没有尿素氮。母乳和婴儿配方乳中不同的 NPN 含量使我们对于蛋白质需求的估价更为复杂。

1. 母乳中的尿素氮　用 ^{15}N 示踪剂法发现尿素被用于蛋白质的合成。Heine 等发现 2% ~ 3.6% 的血清蛋白质是由母乳中的尿素氮合成的。更多的实验表明蛋白质池中 ^{15}N 的保留从 16.7% ~ 61.4% 不等(平均 40%),并认为尿素的不同利用度与婴儿追赶生长和婴儿饮食中较低的蛋白质供给有关。配方乳喂养的早产儿其尿素的保留量为 28%,母乳和配方乳喂养的足月儿其尿素的保留值为

13% ~43%。

2. 母乳中的核苷酸　核苷酸是体内细胞的主要成分——DNA 和 RNA 合成时的最基本原料。核苷酸又可分成嘌呤核苷酸和嘧啶核苷酸。大多数核苷酸可由机体在肝脏从头合成来供给,如嘌呤核苷酸是在磷酸核糖中间产物基础上把一些简单的原料逐步接上去而成嘌呤环的,而且首先合成的是次黄嘌呤核苷酸(IMP),由后者再转变为腺嘌呤核苷酸(AMP)和鸟嘌呤核苷酸(GMP)。然而,某些器官如小肠,从头合成核苷酸的能力有限,而依赖于饮食中核苷和碱基的主动补救途径来维持机体对核苷酸的需求。正在发育中的婴儿由于其核苷酸再合成途径中所必需的几个关键酶的活性受限,因此需要从外界获得一定量的核苷酸以满足生长发育的需求。人乳中含有大量的核苷酸,能满足婴儿早期快速生长时对饮食中核苷酸增加的需要。在哺乳的 5 ~ 8 周,人乳中 DNA 含量为 10 ~ 120mg/L,RNA 含量为 100 ~ 600mg/L,且人乳中核苷酸的含量在产后 3 个月内变化很少。而牛乳中核苷酸的含量却很低。对出生后给予添加了核苷酸的配方奶婴儿的生长发育研究表明:奶方中的核苷酸能加速婴儿体格和神经发育,促进肠道的成熟,调整肠道微生物菌群的组成,在体内刺激益生菌双歧杆菌的生长,改善肠道的消化和吸收功能,并能减少婴儿腹泻的发生率。婴儿喂添加核苷酸的配方乳,其腹泻发生人次、初发病例和腹泻天数均比未添加核苷酸的婴儿明显低。添加了核苷酸的奶方还能促进新生儿,尤其是早产儿脂蛋白和多不饱和脂肪酸的合成和分泌。此外,核苷酸对婴儿期发育不成熟的免疫系统具有调节作用,能降低婴儿期的细菌和病毒感染率。用添加了核苷酸的配方奶喂养生长发育迟缓的足月儿还能使其在生后出现明显的"追赶生长"。近三十年的随访观察发现:在配方奶中添加生理剂量的核苷酸对婴儿的生长发育是无害的。因此,有人认为在婴儿尤其是新生儿,核苷酸应作为半必需营养素以满足大量 DNA 和 RNA 合成的需要。EEC 已经提出了配方乳中添加核苷酸的上限值,分别为 CMP(胞嘧啶核苷酸)12.5mg、UMP(尿嘧啶核苷酸)1.75mg、GMP 0.5mg、IMP 1mg。

(肖玲莉　翁梅倩　贲晓明)

参 考 文 献

1. Ballard O, Morrow AL. Human milk composition: nutrients and active factors. Pediatr Clin North Am, 2013,60:49-74.

2. 赵莉,贲晓明.欧洲儿科胃肠肝病学与营养学会 ESPGHAN 对于早产儿肠内营养需求的建议. 中国新生儿科杂志,2012,27(5):75-79.

3. 贲晓明.母乳和配方乳营养成分与功能.中国小儿急救医学,2007,14(1):1-4.

4. Bo Lönnerdal. Nutritional roles of lactoferrin. Curr Opin Clin Nutr Metab Care,2009,12:293-297.

5. Paolo Manzoni, Michael Mostert, Mauro Stronati, et al. Lactoferrin for prevention of neonatal infections. Current Opinion in Infectious Diseases, 2011, 24: 177-182.

6. 郭佳林,刘江勤,贲晓明.母乳中生物活性成分的研究进展.中华围产医学杂志,2013,16(7):397-400.

第三节　母乳中的脂肪

人乳中的脂肪包括甘油三酯(98%)、磷脂(0.8%)、胆固醇(0.5%)及其他一些成分。人乳中的脂肪提供婴儿 45% ~ 55% 的能量来源。此外还提供婴儿必需脂肪酸(EFA),如亚油酸(LA)和 α-亚麻酸(ALA),这些 EFA 在人体内不能自己合成,必须从食物中获得。缺乏 EFA 的婴儿会出现一系列的临床症状,如体重不增、易感染、出现皮炎等。人乳中的脂肪还提供较多的长链多价不饱和脂肪酸(PUFA),如二十二碳六烯酸(DHA)和花生四烯酸(AA),这些 PUFA 对婴儿脑和视网膜的发育有非常重要的作用,而且也是体内一些重要的物质如前列腺素、白介素等的重要来源。人乳中的脂肪也是脂溶性维生素如 A、D、E、K 的携带者。脂肪可刺激胆汁的分泌，协助脂溶性维生素的吸收[1]。

一、母乳中脂肪成分的变化

人乳中的脂肪成分可因产后不同的泌乳期以及一次泌乳的前后段乳汁而有较大的差别。初乳中脂肪含量较少(1.19%)，到过渡乳和成熟乳后脂肪含量逐渐增加(分别为 3% 和 3.3%)[2]。有报道[2-4]从初乳到 3 个月的人乳中总脂肪的绝对含量增加了 3 倍多，此后增加的速度明显减慢。每次分泌的乳汁，最初挤出的乳汁脂肪含量较低，至中段和后段的乳汁，脂肪含量逐渐升高。后段乳汁中脂肪含量可为最初挤出乳汁中脂肪含量的 2 倍多。初乳中的 PUFA，尤其是对婴儿脑和视网膜发育有重要作用的 AA 和 DHA 的含量很高，以后逐渐下降，这对初生婴儿十分有利，因为新生儿尤其是早产儿体内合成 AA 和 DHA 的能力有限，而初乳中恰好含有较丰富的 PUFA，十分有利婴儿的生长发育。初乳中 LA 和 ALA 含量较低，至过渡乳和成熟乳后逐渐增加。

足月儿母乳与早产儿母乳的脂肪成分也有差别。有报道[5-7]早产儿母乳中中链脂肪酸(MCFA)(C8:0~C12:0)的含量以及 PUFA 的含量较足月儿母乳为高。足月儿母乳中的中链甘油三酯(MCT)的含量为 10%，早产儿母乳中 MCT 的含量为 15%。早产儿出生时由于胆汁分泌少，胰脂酶系统的发育尚未成熟，对脂肪的消化吸收能力较差。而 MCFA 由于碳链较短，水溶性较好，在肠道内不依赖胆盐的乳化，可直接由门静脉吸收，进入体内后也不需要体内卡尼汀的携带，可直接进入线粒体内进行 β-氧化，较快提供能量。故早产儿母乳有利于早产儿对脂肪的吸收和利用。早产儿母乳中 AA 和 DHA 的含量较足月儿母乳高，早产儿母乳中较多的

PUFA 也有利于早产儿脑的发育[8]。随着泌乳期的延长，早产儿母乳中 PUFA 的含量也有下降，但在生后 6 个月内，其下降速度较足月儿母乳为慢。

二、人乳与牛乳中的脂肪

人乳中的脂肪含量与牛乳大致相同，但人乳中脂肪酸的成分与牛乳有较大差别。牛乳中饱和脂肪酸含量较高，是人乳的 1.8 倍，其中辛酸、癸酸、肉豆蔻酸、棕榈酸和硬脂酸的含量都显著高于人乳[1,2]。饱和脂肪酸易在肠腔内与钙形成不能溶解的皂钙，降低钙的吸收。人乳脂肪中脂肪酸在甘油三酯中的位置与牛乳不同，大部分棕榈酸位于甘油支架第二个位置即 β 位置上，因此人乳喂养婴儿的肠道中有较多的 2-软脂酰甘油三酯，较易被婴儿消化吸收。而在牛乳中棕榈酸大多位于甘油支架的后第 1 或 3 的位置即α位置，其水解的饱和脂肪酸-棕榈酸易与肠道中的钙形成不能溶解的皂钙，降低了脂肪和钙的吸收[9]。人乳中含有较高比例的油酸，必需脂肪酸 LA 和 ALA 的含量也显著高于牛乳，而且还含有较多的长链多价不饱和脂肪酸(PUFA)，如花生四烯酸(AA)和二十二碳六烯酸(DHA)，这对婴儿脑和视网膜的发育有帮助，而牛乳中不含有 DHA。

三、人乳中脂肪成分与 乳母的膳食

人乳中的脂肪如中链脂肪酸(MCFA)主要是在乳腺内自行合成的，另一部分脂肪由乳房的分泌细胞从血液循环中摄入后进行加工形成的，如将长链脂肪酸掺入到奶的甘油三酯中。哺乳期由于母亲内分泌的改变可调节乳腺的功能，如乳腺中脂蛋白脂酶的活性增加，使母亲饮食中的脂肪较易进入乳腺，掺入到母乳的脂肪中，故人乳中的脂肪成分明显受到乳母饮食中脂肪成分的影响。乳母饮食会影响人乳中脂肪的成分，但不影响人乳

中脂肪的总量。如果仅一次膳食的改变,对母乳中脂肪成分的影响不会很大。有报道人乳中的脂肪酸约有30%来自乳母膳食,其余70%来自体内储存脂肪的动员和乳腺自身的合成[4,5]。不同国家和不同地区由于饮食习惯和膳食结构不同,母乳中脂肪成分会有较大的差别,如日本和菲律宾这两个国家的人乳中长链多不饱和脂肪酸DHA的含量较高,因为这两个国家的居民吃海鱼较多[10]。我们曾测定了我国浙江省舟山地区妇女乳汁中脂肪酸的成分,发现该地区人乳中DHA含量显著高于上海及其他地区[4],这可能与本地海岛居民膳食中鱼类和海产类食物较多有关,鱼和海产类食物中DHA含量很高。有作者[11]曾报道,世界各国人乳中DHA的含量大多在0.1%～0.5%,AA的含量大多在0.4%～0.6%,LA的含量在10%～17%,而我国人乳中LA含量显著高于欧美国家[5],这可能与我国哺乳期妇女食用植物性油类较多,而食用动物性脂肪较欧美国家少有关。研究发现现代饮食中n-6系脂肪酸与n-3系脂肪酸的比值已从以前的1:1增加到现在的10:1,使目前人乳中n-6系脂肪酸/n-3系脂肪酸的比值也有显著的增加。

(张伟利)

参 考 文 献

1. Leitch CA. Fat metabolism and Requirements//Polin RA,Fox WW(eds). Fetal and Neonatal Physiology. Philadelphia:WB Saunder Co,1998:344-353.
2. Van Ader JE,Feldman M,Clandinin MT. Accretion of Lipid in the Fetus and Newborn//Polin RA,Fox WW(eds). Fetal and Neonatal Physiology. Philadelphia:WB Saunders Co,1998:2335-2349.
3. Molnár S,Oláh S,Burus I,et al. Fatty acid composition of colostrum and mature human milk in Hungary. OrvHetil,2002,143(19):1015-1020.
4. 张伟利,吴圣楣,钱继红,等.母乳中二十二碳六烯酸及花生四烯酸含量的观察.中华围产医学杂志,2002,5(1):52-54.
5. 陈爱菊,张伟利,蒋明华,等.我国5个地区人乳中脂肪酸成分分析.临床儿科杂志,2014,32(1):48-54.
6. Kovács A,Funke S,Marosv Ölgyi T,et al. Fatty acids in early human milk after preterm and full-term delivery. J Pediatr Gastroenterol Nutr,2005,41(4):454-459.
7. Marosv Ölgyi T,Kovács A,Lohner S,et al. Fatty acid composition of human milk in mothers of preterm and full-term infants in the first three weeks of lactation. Orv Hetil,2006,147(31):1459-1463.
8. Innis SM. Human milk:maternal dietary lipids and infant development. Proc Nutr Soc,2007,66(3):397-404.
9. Mena P,Uauy R. Nutritional Needs,Fats//Koletzko B(ed). Pediatric Nutrition in Practice. Basel:Karger,2008:47-51.
10. Yuhas R,Pramuk K,Lien EL. Human milk fatty acid composition from nine countries varies most in DHA. Lipids,2006,41(9):851-858.
11. Brenna JT,Varamini B,Jensen RG,et al. Docosahexaenoic and arachidonic acid concentrations in human breast milk worldwide. Am Jour of Clin Nutr,2007,85(6):1457-1464.

第四节 母乳中的碳水化合物

一、乳 糖

母乳中含有6.5%～7.5%的碳水化合物,其中90%～95%是乳糖。乳糖是由一分子葡萄糖和一分子半乳糖构成的双糖,其生物合成是在乳腺分泌性上皮细胞的高尔基小体中完成。葡萄糖经过己糖激酶磷酸化生成葡萄糖-6-磷酸,进一步在酶的作用下生成二磷酸尿苷-半乳糖,后者再与葡萄糖通过β-1,4-糖苷键连接形成乳糖。

随着激素水平的改变,孕期乳腺上皮逐渐开始合成并分泌少量的酪蛋白和乳糖等乳汁成分。此时细胞旁通路的紧密连接处于开放状态,合成的乳糖通过细胞旁通路进入血浆。因此,研究中通常将孕妇血液或尿液中的乳糖水平用做泌乳(lacogenisis)启动阶段的标记物。Arthur 等人的研究发现,怀孕后 10 ~ 21 周即可检测到血乳糖水平的升高。分娩后,随着乳腺上皮细胞的细胞旁通路"紧密连接"关闭,乳糖不再通过这一途径进入血浆,因此母乳中乳糖浓度上升。2014年,Gidrewicz 等对早产儿和足月儿母乳的营养素含量进行了 meta 分析和系统综述,结果显示分娩后 3 个月内早产儿母乳中乳糖含量低于同期的足月儿母乳,而两者初乳中的乳糖量均低于成熟乳[1]。成熟期母乳中乳糖浓度约为 6.7 ~ 7.8g/dl,含量相对比较稳定[2]。美国加州大学戴维斯分校的研究者对健康母亲的乳汁成分进行研究,发现母乳中的乳糖浓度变化并不大,与乳汁的生成量成正相关,与乳母是否初产、理想体重、哺喂频率无关;此外,乳母恢复月经周期后乳汁中乳糖含量会减少。

前期的研究对母乳乳糖含量的其他影响因素进行了探索,主要包括:①种族与营养状况:研究发现发展中国家母乳中的乳糖含量与其他民族并无差别。营养不良的尼日利亚妇女母乳的乳糖含量尽管较高,但也仍在正常范围之内。营养状况与种族对母乳乳糖含量影响不明显。②饮食因素:Prentice 等人的研究发现,营养不良的冈比亚产妇接受营养均衡的高能量食物后,母乳的分泌量和能量密度并未改变,但乳糖含量降低约 7.6%,而蛋白质含量增加了 6.6%。Strode 等人则发现营养状况良好的乳母接受短期较低热卡饮食后,母乳的成分并无明显改变。另一篇发表于 2009 年的交叉对照研究,观察两种等氮等热卡的较低热量饮食对营养良好的乳母母乳成分的影响,结果显示无论是高碳水化合物饮食还是高脂饮食对母乳分泌量、乳糖含量及合成方式均无影响,但后者可增加母乳中的脂肪含量及能量密度[3]。这些小样本

的研究显示,乳糖浓度可能受母亲饮食改变的影响,但这些变化也与母亲自身的营养状况相关,具体机制尚不清楚。此外,素食并不影响母乳乳糖含量。③药物因素:雌激素、孕激素和避孕药对母乳中的乳糖含量没有影响,但产后使用溴隐亭(bromocriptine)治疗的产妇乳中乳糖含量明显低于安慰剂对照组。④疾病因素:胰岛素依赖型糖尿病(insulin-dependent diabetes mellitus, IDDM):有学者发现产后 IDDM 产妇母乳中的乳糖含量较正常产妇为低,但分娩 4 天以后母乳中的乳糖水平将赶上正常水平,这种乳糖生成的延迟可能与 IDDM 产妇较差的代谢调控能力相关。⑤其他影响因素:喂养双胎和三胎的乳母其乳中乳糖含量较高,而产次、是否剖宫产、较剧烈的运动等都不会影响母乳中的乳糖含量。

在自然界中,乳糖仅在连翘属等生物中有限分布,但却广泛存在于哺乳动物的乳汁中,有其重要的生理功能。作为母乳中含量仅次于水的营养物质,母乳中渗透压约 50% 由乳糖含量所决定,因此,乳糖的合成量对母乳的渗透压具有调节作用,继而可决定母乳中的含水量及泌乳量。乳汁分泌量大的妇女,其乳汁中乳糖含量也相对较高。这一现象也在前期研究中得到验证。

母乳中的乳糖具有营养和免疫等多方面的作用。首先,作为母乳中最主要的碳水化合物成分,乳糖是能量的主要来源之一。乳糖在小肠刷状缘乳糖酶的作用下分解为葡萄糖和半乳糖,完全氧化后可以提供 4kcal/g的能量。其分解产物——半乳糖,还参与脑组织及其神经系统的构成,是为胎儿和婴幼儿必需的营养物质。其次,研究发现,乳糖具有"益生元"的作用[4,5]。未经小肠完全消化吸收的乳糖不仅可以增加粪便中的含水量,还可以作为肠道细菌的底物,增强糖分解反应,并促进双歧杆菌和乳杆菌等有益菌的生长。Ito 等人的研究显示,乳糖消化障碍的患

者口服一定量的乳糖之后可以显著提高肠道菌群中的乳酸菌含量及双歧杆菌的比例。动物实验发现断乳期的仔猪给予乳糖后可以显著提高粪便中嗜酸性乳杆菌的含量[5]。此外，乳糖的一些衍生物如乳果糖、低聚半乳糖等也具有益生元的功效。乳糖的第三个重要作用在于促进矿物质的吸收。Ziegler 的研究显示含有乳糖的配方奶可以显著促进婴儿钙和镁的吸收，并提高锌的吸收率。Abrams 等人利用放射性核素标记观察含或不含乳糖的配方奶对健康足月婴儿钙和锌的吸收率，结果显示含乳糖配方可以显著提高钙吸收率，但两组锌的吸收率并无差别。这一作用可能与未完全吸收的乳糖在结肠内发酵后，增加了肠腔内的渗透压和矿物质的溶解度，继而促进了钙镁等矿物质的被动转运吸收。

还有研究显示，乳糖对于婴儿的味觉发育和牙齿可能也具有一定的保护作用[4]。如以蔗糖的甜度为 1，乳糖甜度（0.2 ~ 0.4）仅为蔗糖的 20% ~ 40%，也低于其前体葡萄糖（0.6 ~ 0.7）和半乳糖（0.5 ~ 0.7），因此不会因为乳汁太高的甜度影响婴儿将来的味觉偏好。糖分在口腔细菌的作用下发酵后生成有机酸，后者会损害釉质并引发龋齿形成。乳糖在口腔中成酸的速度比蔗糖和葡萄糖慢，致龋性较弱。此外，体外研究显示母乳中的乳糖可以诱导结肠上皮细胞、巨噬细胞和单核细胞中 cathelicidin 抗菌肽（antimicrobial peptides）的表达，且与丁酸盐具有协同作用[6]。该研究提示乳糖在可能通过调节肠道抗菌肽在肠道先天免疫中发挥作用，对婴儿肠道抵御外来感染具有保护作用。

乳糖对人体的诸多益处仍然有待进一步深入研究，同时，因乳糖酶缺乏引起的乳糖不耐受也越来越受到临床关注。早期研究显示，胎儿 10 周时可以检出乳糖酶的存在，27 ~ 34 周的胎儿乳糖酶活性仅为足月儿的30%，35 ~ 38 周时增加至足月水平的 70%。一项在早产儿中开展的随机对照研究发现，补充乳糖酶组与对照组相比，出生后第 10 天的体重明显增加，但在第 14 天和研究结束时两组间生长表现并无明显差异。未被乳糖酶分解进入结肠的乳糖虽然可以作为细菌底物转化为短链脂肪酸和气体（氢、二氧化碳、甲烷等），但是大量未消化的乳糖及细菌的产物会引发渗透性腹泻或分泌性腹泻，临床症状可以表现为哭闹、腹胀、腹泻。婴儿期乳糖酶活性较强，随着年龄的增加进入成年期后，乳糖酶活性下降，乳糖不耐受的发生率也随之增加[7,8]。先天性乳糖酶完全缺乏的病例在临床上并不多见，这些患儿在出生后食用母乳或含乳糖配方奶后即可表现出上述症状。某些疾病状态，例如腹泻、短肠综合征、手术等，也可以引起婴儿继发性的乳糖酶缺乏，影响消化和吸收。

（吴 江）

二、低 聚 糖

（一）母乳低聚糖概述

糖包括单糖、双糖、低聚糖和多糖。其中低聚糖是指对人、动物具有特殊生理作用的单糖数在 2 ~ 10 之间的一类寡糖，其甜度一般只有蔗糖的 30% ~ 50%。目前，已在母乳中分离出 100 多种低聚糖。母乳中的低聚糖单体共有五种基本结构：D-葡萄糖（Glc）、D-半乳糖（Gal）、N-乙酰葡糖胺（GlcNAc）、L-岩藻糖（Fuc）和 N-乙酰神经氨酸（NeuAc）[9]。不同的单体和配基相互结合就组成了结构和功能特异的低聚糖。研究发现，不同人群中，母乳中的低聚糖结构存在差别，甚至在同一产妇的不同哺乳时期，其母乳中低聚糖的结构都不尽相同[10]。

（二）母乳低聚糖含量

母乳中低聚糖的含量较高，仅次于乳糖和脂肪的固体成分，在整个哺乳期均可分泌，其中初乳的含量最丰富，约 10 ~ 20g/L，成熟乳中含量最低，约 5 ~ 10g/L[11]。早产儿母亲乳中低聚糖的含量要高于足月儿母亲[12]。

另外,有研究指出,母乳中低聚糖含量的多少不受机体营养状态的影响,可能与基因调节有关[13]。人乳中所含低聚糖的量比其他哺乳动物奶高 10～100 倍。

(三) 母乳低聚糖的功能

低聚糖并不能被人体的胃酸破坏,也无法被消化酶分解,因此本身无明显营养价值,只有极少部分被肠道吸收并被转移至血液中[14,15]。其生物学功能主要通过以下方式实现:

1. 促进双歧杆菌增殖 双歧杆菌可通过发酵未在小肠吸收的低聚糖、多糖和膳食纤维等产生短链脂肪酸来降低肠道中的 pH,抑制大肠埃希菌的生长,进而促进双歧杆菌生长,促进宿主肠道菌群的平衡。由此可见,母乳低聚糖是肠道内双歧杆菌的"生长因子",是母乳喂养婴儿肠道双歧杆菌、乳酸杆菌占优势的主要原因[16,17]。

2. 抑制病原体生长 致病菌通过菌毛上的植物凝集素与肠黏膜上皮细胞结合,黏附到细胞表面并定植是导致感染的前提。低聚糖作为可溶性的竞争性配体与致病菌菌毛上的植物凝集素结合,可抑制大肠埃希菌、志贺菌、弯曲杆菌、李斯特菌、链球菌等的生长;并可结合流感病毒、诺如病毒等,抑制病毒活性;此外,还可在一定程度上保护肠黏膜上皮免受霍乱毒素的损害[18-22]。母乳喂养可大大降低新生儿发生 NEC 的风险,其中一个重要原因就是和母乳中含有较多量的低聚糖有关。

3. 免疫调节作用 体外实验表明,低聚糖可刺激脾脏 B 淋巴细胞释放白细胞介素-10(IL-10),IL-10 是一种抗炎性因子,发挥下调炎症反应,拮抗炎性介质的作用[23]。也有研究表明,低聚糖可抑制中性粒细胞和被肿瘤坏死因子活化的内皮细胞结合,从而减轻炎症反应[24]。

4. 其他作用 低聚糖还可改善大便性状。由于低聚糖在肠道酵解,产生短链脂肪酸,可提高肠道内渗透压,一方面肠道内容物吸取肠道内水分,使肠道内容物体积增大,结构松软;另一方面,肠道内渗透压的增加与肠道内容物体积的增大可刺激肠蠕动。因此,婴儿配方奶粉添加低聚糖,可在一定程度上增加大便次数,改善大便性状,防止便秘[25]。但低聚糖添加不当亦可导致腹泻[26]。

低聚糖由于结构多样,其生物学功能有待进一步研究。

(黄龙光 周伟)

参 考 文 献

1. Ballard O, Morrow AL. Human milk composition: nutrients and bioactive factors. Pediatr Clin North Am,2013,60(1):49-74.

2. Gidrewicz DA, Fenton TR. A systematic review and meta-analysis of the nutrient content of preterm and term breast milk. BMC Pediatr,2014,14:216.

3. Mohammad MA, Sunehag AL, Haymond MW. Effect of dietary macronutrient composition under moderate hypocaloric intake on maternal adaptation during lactation. Am J Clin Nutr,2009,89(6):1821-1827.

4. Schaafsma G. Lactose and lactose derivatives as bioactive ingredients in human nutrition. Int Dairy J, 2008,18:458-465.

5. Daly K, Darby AC, Hall N, et al. Dietary supplementation with lactose or artificial sweetener enhances swine gut Lactobacillus population abundance. Br J Nutr,2014,111(Suppl 1):30-50.

6. Cederlund A, Kai-Larsen Y, Printz G, et al. Lactose in human breast milk an inducer of innate immunity with implications for a role in intestinal homeostasis. PLoS One,2013,8(1):53876.

7. Heyman MB. Committee on Nutrition. Lactose intolerance in infants, children, and adolescents. Pediatrics,2006,118(3):1279-1286.

8. Misselwitz B, Pohl D, Frühauf H, et al. Lactose malabsorption and intolerance:pathogenesis, diagnosis and treatment. United European Gastroenterol J, 2013,1(3):151-159.

9. Rosa Marı'a Espinosa, Martha Tame'z, Pedro Prieto. Efforts to emulate human milk oligosaccharides.

British Journal of Nutrition, 2007, 98(1): 74-79.

10. Le Pendu J. Histo-blood group antigen and human milk oligosaccharides: genetic polymorphism and risk of infectious diseases. Adv Exp Med Biol, 2004, 554: 135-143.

11. Coppa GV, Pierani P, Zampini L, et al. Oligosaccharides in human milk during different phases of lactation. Acta Paediatr Suppl, 1999, 88(430): 89-94.

12. Gabrielli O, Zampini L, Galeazzi T, et al. Preterm milk oligosaccharides during the first month of lactation. Pediatrics, 2011, 128(6): 1520-1531.

13. Erney R, Hilty M, Pickering L, et al. Human milk oligosaccharides: a novel method provides insight into human genetics. Adv Exp Med Biol, 2001, 501: 285-297.

14. Engfer MB, Stahl B, Finke B, et al. Human milk oligosaccharides are resistant to enzymatic hydrolysis in the upper gastrointestinal tract. Am J Clin Nutr, 2002, 71(6): 1589-1596.

15. Rudloff S, Pohlentz G, Borsch C, et al. Urinary excretion of in vivo ^{13}C-labelled milk oligosaccharides in breastfed infants. Br J Nutr, 2012, 107(7): 957-963.

16. Newburg DS. Oligosaccharides in human milk and bacterial colonization. J Pediatr Gastroenterol Nutr, 2000, 30(1): 8-17.

17. Picciano MF. Nutrient composition of human milk. Pediatr Clin North Am, 2001, 48(1): 53-67.

18. Jiang X, Huang P, Zhong W, et al. Human milk contains elements that block binding of noroviruses to human histo-blood group antigens in saliva. J Infect Dis, 2004, 190(10): 1850-1859.

19. Ruiz-Palacios GM, Cervantes LE, Ramos P, et al. Campylobacter jejuni binds intestinal H(O) antigen (Fuc alpha 1, 2Galbeta1, 4GlcNAc), and fucosyloligosaccharides of human milk inhibit its binding and infection. J Biol Chem, 2003, 278(16): 14112-14120.

20. Coppa GV, Bruni S, Zampini L, et al. Oligosaccharides of human milk inhibit the adhesion of Listeria monocytogenes to Caco-2 cells. Ital J Pediatr, 2003, 29: 61-68.

21. Andersson B, Porras O, Hanson LA, et al. Inhibition of attachment of Streptococcus pneumoniae and Haemophilus influenzae by human milk and receptor oligosaccharides. J Infect Dis, 1986, 153(2): 232-237.

22. Otnaess AB, Laegreid A, Ertresvag K. Inhibition of enterotoxin from Escherichia coli and Vibrio cholerae by gangliosides from human milk. Infect Immun, 1983, 40(2): 563-569.

23. Velupillai P, Harn DA. Oligosaccharide-specific induction of interleukin 10 production by B220+ cells from schistosome-infected mice: amechanism for regulation of CD4$^+$ T-cell subsets. Proc Natl Acad Sci USA, 1994, 91(1): 18-22.

24. Klein N, Schwertmann A, Peters M. Immunomodulatory effects of breast milk oligosaccharides. Adv Exp Med Biol, 2000, 478: 251-259.

25. Levy J. Immunonutrition: the pediatric experience. Nutrition, 1998, 14(7-8): 641-647.

26. Nakkharat P, Kulbe KD, Yamabhai M, et al. Formation of galacto-oligosaccharides during lactose hydrolysis by a novel beta-galactosidase from the moderately thermophilic fungus Talaromyces thermophilus. Biotechnol J, 2006, 1(6): 633-638.

第五节　母乳中的细胞

母乳中含有大量的乳腺上皮细胞和丰富的白细胞,细胞总数和比例在哺乳不同时期呈现动态变化特征,并且表现出个体差异性。影响母乳细胞数目的因素很多,包括乳腺丰盈程度、不同哺乳阶段、母亲健康状况、婴儿身体状况、乳腺组织基底膜通透性以及乳腺发育程度等。同时,乳腺研究的方法学差别也影响了对母乳细胞特征的评估。

一、母乳中细胞概况

母乳细胞的取材具有一定的难度,因而导致相关研究进展相对缓慢。早在17世纪Leewenhoek既已首次用显微镜观察了母乳,但当时尚未能明确其中的细胞性质。到了

19 世纪，Donné 和 Henle 用显微镜观察了初乳，确定了初乳中细胞物质的存在，并将其命名为"颗粒物质"。1868 年，Beigel 明确将这些颗粒物质描述为"细胞"。之后，科学家们开始关注母乳细胞的来源和分类问题[1]。

目前认为母乳细胞是一个异质细胞群，包含有乳腺上皮源细胞、白细胞和干细胞。母乳细胞总量和各类细胞比例在同一产妇的不同泌乳时期以及不同产妇之间存在着很大的差异。健康母亲的初乳和过渡乳以白细胞为主，成熟乳中则大部分是上皮细胞。细胞种类与哺乳方式也有一定关联。

国外研究数据表明，哺乳各阶段母乳细胞总量的波动范围是 $10^4 \sim 1.3 \times 10^7$/ml[1]。中国汉族母亲的初乳和成熟乳中细胞量分别为（593 ± 205）× 10^6/L 和（1.74 ± 0.97）× 10^6[2]。初乳和成熟乳中细胞总量在每毫升水平上比成熟乳多。这可能与初乳总量较少有关，即乳量的稀释效应导致成熟乳中的细胞数目低于初乳。

二、母乳中各类细胞比例

（一）上皮细胞

各文献报道的母乳上皮细胞在母乳细胞中所占比例范围差异较大，最低值为 10%[3]，而最高值达 99%[1]。该差异与人种、哺乳阶段、实验方法以及检测技术等有关。新鲜母乳中的上皮细胞大多具有活力，在体外培养体系中可以增殖[4]。研究者推测这些上皮细胞是由乳腺腺泡和导管上皮细胞脱落而来，其中大多数是乳腺上皮细胞，导管上皮细胞相对较少。乳汁合成分泌、导管系统充盈、射乳和乳汁流出时形成真空等压力因素可能导致了上皮细胞的脱落[3]。

（二）白细胞

母乳中白细胞是研究最多的细胞类型。这些白细胞来源于血液，被认为是通过细胞旁途径进入母乳的[5]。母乳白细胞占有相当高的比例，包括粒细胞和单个核细胞。前者以中性粒细胞为主，后者包含淋巴细胞、巨噬细胞和单核细胞。

哺乳期内多种白细胞出现于初乳（4×10^9/L）和成熟乳（$10^8 \sim 10^9$/L）中，这些白细胞在促进新生儿免疫系统的发育上可能起到一定作用。Goldman AS 报道母乳中巨噬细胞和中性粒细胞各占到白细胞总数的 55% ~ 60% 和 30% ~ 40%，而淋巴细胞仅占到 5% ~ 10%。初乳白细胞量受到母亲疾病等多因素影响，个体差异较大，占初乳细胞总数的比例为 13.2% ~ 70.4%，波动范围很明显[6]。动物实验证实母乳中的白细胞可以迁移到婴儿多个器官，包括淋巴结、肝脾等部位。

1. 巨噬细胞 初乳中巨噬细胞是比例最高的白细胞。初乳中绝大部分白细胞为巨噬细胞，这种细胞装满脂肪，有丰富的溶酶体、线粒体、内质网和核糖体。具有吞噬病原微生物的活力。母乳中的巨噬细胞（CD14+）可能影响婴儿 T 淋巴细胞和 B 淋巴细胞的功能，因为它们可以表达特异性表面标志（比如 CD11c），具备吞噬活性和分泌免疫调节因子的能力。此外，母乳巨噬细胞内含有被吞噬的 SIgA，在与肠道中细菌相接触后可将分泌型 IgA 释放出细胞外。

2. 中性粒细胞 Thorpe LW 等报道母乳源中性粒细胞的黏附性、极性和运动性较之血液中性粒细胞有所降低。母乳中性粒细胞能够表达较高的 CD11b 和较低的 L-选择素。多数研究者认为它们的主要作用是对母体的保护，因为它们一旦分泌到乳中，发挥的活性极为有限。其对乳儿的作用尚不明确。

3. 淋巴细胞 母乳中大多数淋巴细胞都是 T 细胞（>80%），且 CD4/CD8 比例与血清相似。与血液淋巴细胞相比，母乳中 CD8+ 淋巴细胞的比例较高。这些 CD8+T 淋巴细胞表达 L-选择素、α4β7 整合素以及黏膜黏附细胞黏附分子-1，可能是从母体黏膜免疫系统选择性地归巢到乳腺的。

母乳 CD4[+]T 淋巴细胞呈现活性状态,表达活化标记 CD40L、sCD30、IL-2 受体、人黏膜淋巴细胞抗原-1 或迟发激活蛋白-1。同时还表达一种与免疫记忆有关的表面蛋白 CD45RO[+]。Jin 等报道[2] CD45RA[+]CD45RO[+] 的 CD4[+]T 细胞亚群在初乳和成熟乳中均存在。剖宫产组母乳 CD4[+]淋巴细胞绝对计数和 CD40L 表达量均低于顺产组($P < 0.05$)。

母乳中的活性 T 细胞被认为既可以弥补新生儿自身 T 淋巴细胞功能的不足,又能够促进新生儿 T 淋巴细胞成熟。活化的成熟淋巴细胞也可以弥补母乳巨噬细胞抗原递呈能力的相对低下。动物实验表明乳源淋巴细胞能够迁移到新生儿肠道,不过它们对乳儿的影响并不局限于肠道。

人乳 B 淋巴细胞具有分泌免疫球蛋白的活性。分娩前一个月用非致病性大肠埃希菌口服免疫孕妇,其乳汁中含有的浆细胞具有分泌抗大肠埃希菌脂多糖 IgA 的能力。

NK 细胞在母乳淋巴细胞中的比例为 12.69%。Jin 等报道[2]在特应性过敏体质母亲的初乳中,NK 细胞百分比和 CD4[+]CD45RO[+]T 淋巴细胞绝对计数均显著低于非特应性体质母亲($P = 0.006$; $P = 0.026$)。

(三)母乳干细胞

人母乳干细胞(human breast milk stem cells,hBSCs)被证明存在于母乳后,近年来受到学者们越来越多的关注。Cregan 等[7]证实 hBSCs 表面标记 CK5 的表达。Hassiotou 等[8]研究表明 hBSCs 可以分化为具有合成分泌乳汁蛋白功能的乳腺上皮细胞。Thomas 等[9,10]证实 hBSCs 表面有干细胞标记 p63 和 CD49f 的表达,这些干细胞经体外培养可以分化为 CK18[+]导管上皮细胞和 CK14[+]肌上皮细胞。

母乳中含有处于发育各阶段的不成熟细胞和功能细胞,反映了乳腺上皮细胞分布层次和哺乳期乳腺细胞发育过程。这将为乳腺生理学和病理学研究提供全面可靠的细胞来源。

三、母乳中细胞功能及作用机制

母乳尤其是初乳中的免疫细胞具有分泌细胞因子的作用。这些细胞因子释放到母乳中,继而通过哺乳途径进入新生儿和婴儿的胃肠道,直接发挥免疫效应。

母乳中的大量免疫活性细胞可以在新生儿和小婴儿的消化道短暂存活。Michie 等从母乳喂养的婴儿粪便中可以分离出来源于母乳的活性白细胞,并且这些细胞的表面分子在婴儿肠道中很可能保持了抗原完整性。Jain 等经狒狒体内实验证实,母乳中的淋巴细胞可黏附于肠黏膜上皮细胞长达 60 多小时。母乳免疫细胞进入新生儿肠道后。可在肠道细菌脂多糖等刺激物的作用下增殖分化,释放出大量的细胞因子,从而在新生儿和小婴儿肠道局部发挥免疫效应,为易感期的新生儿和小婴儿提供重要的免疫保护。

母乳白细胞或许可以作为乳儿疾病的诊断信号。Riskin 等[11]观察分析了 31 例因发热住院的小婴儿在患感染性疾病期间和恢复期的母乳白细胞变化情况。婴儿患病期的母乳中,CD45 淋巴细胞计数的中位数是 5655 个/ml;恢复期减少为 2122 个/ml。巨噬细胞计数从 1220 个/ml 减少为 300 个/ml。对照组则没有出现这样的变化趋势。Riskin 等认为其可能机制是乳儿呼吸道或胃肠道感染的信号刺激母乳免疫成分发生变化,母乳白细胞数量增多并分泌释放相应的免疫活性因子进入母乳,这些免疫因子和细胞一起进入患儿体内,帮助其对抗感染,促进其康复。Bryan 等[12]提取了支气管炎婴儿的母乳细胞,这些细胞在呼吸道合胞病毒刺激下表现出较强的细胞因子分泌效应。以上研究为婴儿感染期母乳细胞和免疫活性成分发生的反馈性变化提供了有力的证据,其机制有待深入阐明。

总之,母乳中的细胞和生物活性成分协

同作用,直接或间接地影响母乳喂养儿的肠道微环境和免疫器官,从而促进婴儿免疫系统的发育和成熟。

(陈同辛)

参 考 文 献

1. Hassiotou F, Geddes DT, Hartmann PE. Cells in human milk: state of the science. J Hum Lact,2013, 29:171-182.

2. Jin YY, Wei Zhao, Cao RM, et al. Characterization of immunocompetent cells in human milk of Han Chinese. J Hum Lact,2011,27:155-162.

3. Piper KM, Berry CA, Cregan MD. The bioactive nature of human breastmilk. Breastfeed Rev,2007,15: 5-10.

4. Thomas E, Zeps N, Rigby P, Hartmann P. Reactive oxygen species initiate luminal but not basal cell death in cultured human mammary alveolar structures: a potential regulator of involution. Cell Death Dis,2011,2:189.

5. Hassiotou F, Geddes D. Anatomy of the human mammary gland: current status of knowledge. Clin Anat, 2012,26:29-48.

6. Hassiotou F, Hepworth AR, Metzger P, et al. Maternal and infant infections stimulate a rapid leukocyte response in breastmilk. Clinical & Translational Immunology,2013,2:3.

7. Cregan MD, Fan Y, Appelbee A, et al. Identification of nestin-positive putative mammary stem cells in human breastmilk. Cell Tissue Res,2007,329:129-136.

8. Hassiotou F, Beltran A, Chetwynd E, et al. Breastmilk is a novel source of stem cells with multilineage differentiation potential. Stem Cells,2012,30:2164-2174.

9. Thomas E, Lee-Pullen T, Rigby P, et al. Receptor activator of NF-kappaB ligand promotes proliferation of a putative mammary stem cell unique to the lactating epithelium. Stem Cells,2012,30:1255-1264.

10. Thomas E, Zeps N, Cregan M, et al. 14-3-3sigma (sigma) regulates proliferation and differentiation of multipotent p63-positive cells isolated from human breastmilk. Cell Cycle,2011,10:278-284.

11. Riskin A, Almog M, Peri R, et al. Changes in immunomodulatory constituents of human milk in response to active infection in the nursing infant. Pediatr Res,2012,71:220-225.

12. Bryan DL, Hart PH, Forsyth KD, et al. Immunomodulatory constituents of human milk change in response to infant bronchiolitis. Pediatr Allergy Immunol,2007,18:495-502.

第六节 母乳中生物活性因子

一、分泌型免疫球蛋白 A

(一) SIgA 概述

20 世纪 60 年代初,Chodircker 和 Tomasi 等首先在外分泌液中发现一种分泌型免疫球蛋白 A(secretory immunoglobulin A,SIgA),主要存在于乳汁、消化液、气道分泌液等体液中,也是外分泌液中的主要抗体。它是呼吸道、消化道、泌尿生殖道等抵御病原体及有害物质最重要的抗体,是机体黏膜的第一道免疫防线。为与血清免疫球蛋白 A(immunoglobulin A, IgA)单体相区别而被命名为 SIgA。

(二) SIgA 结构特点

SIgA 分子是由 2 个 IgA 单体(每个单体含 2 条轻链和 2 条重链)、1 条 J 链及 1 条分泌片(secretory component,SC),即多聚免疫球蛋白受体的胞外裂解片段构成的异源十聚体。

单体 IgA 主要存在于血清中,由 2 条 κ 链或 2 条 λ 链和 2 条 α 链构成。IgA 单体可经蛋白水解酶水解得到 3 个片段,包含两个抗原结合片段及一个结晶片段。抗原片段具有抗原特异性结合能力,而结晶片段则决定 IgA 的生物活性。该两种片段通过 J 链相结合,保证其空间结构与作用。

人类 J 链由浆细胞产生,是相对分子质

量约 $15×10^3$ 的多肽。人类 J 链共包含 8 个半胱氨酸（cysteine，Cys）残基，Cys15 和 Cys69 通过二硫键与 IgA 的 α 链相连，其余 6 个半胱氨酸残基则形成链内二硫键（Cys13：Cys101，Cys72：Cys92，Cys109：Cys134）。J 链 C 端对于保证 SC 的亲和力有重要作用，不仅是 SC 结合 IgA 的重要媒介，还能通过调节 IgA 结构影响 IgA 在细胞内装配。

SC 是上皮细胞上多聚免疫球蛋白受体（poly immunoglobulin receptor，pIgR）的一部分。pIgR 由上皮细胞产生，与 IgA 单体相结合，成为 IgA 聚合体的转运受体，是 SIgA 的重要组成部分。SC 的存在，使 SIgA 对蛋白酶的敏感性下降，黏附作用及防御能力的增强。在 SIgA 运输过程中，pIgR 的细胞外部分与分泌性抗体结合形成固定 SC，可抵抗蛋白酶的降解，从而起到稳定 SIgA 的作用。

（三）SIgA 合成机制

巨噬细胞活化后，其表面受体与抗原结合，并摄入细胞内，经抗原递呈、处理后，激活 B 淋巴细胞，其中大多数是免疫球蛋白 M（immunoglobulin M，IgM）呈阳性标记的 IgM+ B 细胞。在转化生长因子（transforming growth factor-beta，TGF-β）的作用下经重链同型转换，由 IgM+B 淋巴细胞转化为 IgA+B 淋巴细胞。转化后的 IgA+B 淋巴细胞，经局部体液被引流到肠系膜淋巴结，再进入肠道淋巴引流系统，经胸导管到达下腔静脉，通过血液循环至各黏膜组织，随后移行到效应部位，如肠黏膜固有层、呼吸道或泌尿生殖道的黏膜及腺体的相应淋巴组织，而在此过程中 IgA+B 淋巴细胞则分化形成 IgA+ 浆细胞[1]。IgA+浆细胞经 mRNA 剪切拼接，去掉膜结合片段及 J 链表达等过程后，分泌出 IgA 二聚体（dipolymerimmunoglobulin A，dIgA）或 IgA 多聚体（polymer immunoglobulin A，pIgA），而黏膜上皮细胞 pIgR 上存在一种分子量约为 55kD 蛋白的糖蛋白，即 SC，使得进入上皮细胞的 IgA 分子形成 dIgA-pIgR 或 pIgA-pIgR 共价复合物，经内吞作用进入囊泡，被主动转运至细胞顶端，在蛋白水解酶作用下裂解释放出 IgA，部分分泌片与 IgA 结合形成 SI-gA[2]。在这个过程中，活化的 B 淋巴细胞表面可表达特殊的归巢受体，而乳腺外分泌组织的内皮细胞在雌激素作用下则可诱导表达相应配体，使得 IgA+B 淋巴细胞定居到乳腺外分泌组织及乳腺中。进入乳腺中的 IgA+B 淋巴细胞，通过相同的过程，产生 SIgA 并释放入乳腺腺泡腔内，随腺体分泌而进入乳汁中。

（四）母乳中 SIgA 的作用机制

新生儿免疫功能尚未健全，B 淋巴细胞尚不能活化为可产生 IgA 的浆细胞，IgA 分泌型浆细胞数量至 5 岁时才达成人水平。因此，新生儿对消化道、呼吸道等感染病原的免疫力主要来源于母乳汁中的 SIgA。目前研究证实，母乳中 SIgA 具有中和毒素、抑制细菌等病原体黏附，以及由特异性 SIgA 介导的避免或减轻胃肠道感染等作用。

母乳包含的 IgA 中近 90% 是 SIgA，所包含的分泌片段能抵抗胃肠道 pH 的改变及消化酶的作用，不受胃酸与消化酶破坏，SIgA 通过胃肠道后大部分仍可存活，并黏附于肠道黏膜，从而直接阻止相应病原体的入侵，达到保护新生儿胃肠道的作用。回肠末端的 SIgA-抗原复合物进入门静脉与肝小叶，经库普弗（Kupffer）细胞吞噬，将病原体破坏后，释放出游离 SIgA，并在小肠末端被重吸收再利用（SIgA 肠肝循环）。被吸收的 SIgA 再次主动转运至胆管腔内，随胆汁进入十二指肠，使 SIgA 进一步发挥抵抗肠道病原微生物的作用。同时，黏附于肠道及其他黏膜的 SIgA 可聚集细菌、病毒形成复合物，从而被黏膜屏障所阻挡或通过粪便、痰液及鞘膜液等分泌作用排出体外。

SIgA 亦包含多种特异性抗体，尤其针对肠道及呼吸道病原。母乳中 SIgA 可针对以微生物为主的 20 余种环境抗原起反应，包括轮状病毒、大肠埃希菌、霍乱弧菌、沙门菌等肠道病原。已有研究显示,初乳中轮状病毒IgA 抗体滴度最高,并随哺乳期延长而降低至一个稳定水平。且母乳喂养新生儿的轮状病毒腹泻的患病率明显低于人工喂养的婴儿;初乳中抗腺病毒、呼吸道合胞病毒的特异性 SIgA 阳性率亦显著高于成熟乳;另母乳中 SIgA 抗体对婴幼儿致病性大肠埃希菌(enteropathogenic E. coli,EPEC)感染有特异性保护作用[3]。其次,大量研究也证实,母乳喂养婴幼儿的中耳炎、新生儿败血症、过敏、婴儿猝死综合征(sudden infant death syndrome,SIDS)等发病率明显下降,亦归功于初乳中大量 SIgA 的存在。

(五) 母乳中 SIgA 的浓度特点及影响因素

2008 年,一项多中心人乳 SIgA 浓度研究在我国的五个城市(上海、广州、重庆、长春、呼和浩特)进行,采集的健康、足月分娩母亲乳汁中 SIgA 浓度检测研究发现,五城市人乳初乳、过渡乳和成熟乳中 SIgA 浓度分别是3.31(0.5 ~ 20.13)g/L、1.03(0.23 ~ 4.19)g/L 和 0.6(0.07 ~ 4.56)g/L,呈逐渐下降趋势。就初乳而言,早产儿产妇乳汁 SIgA 含量较足月儿产妇明显升高。同期母乳比较,南方城市人乳 SIgA 含量较北方城市高;研究推测,因南方城市地理、气候和物产等因素使得该地区母乳 SIgA 含量较其他地区升高[4]。

研究数据显示,初乳 SIgA 浓度的个体差异较大,可能的相关因素包括:孕期营养状态、乳母年龄、产次、个体免疫状态等。产妇的膳食营养摄入均衡,血清中叶酸维持在正常或较高,以及降低甘油三酯的血清浓度都可使得初乳中 SIgA 含量维持较高的水平[5]。母孕期的外界环境不同也可能引起初乳中 SIgA 的含量变化。不同新生儿性别以及不同产式的母乳 SIgA 浓度也存在差异,即分娩女婴的母亲和剖宫产母亲的乳汁中 SIgA 含量较高。而新生儿出生体重对于乳汁中 SIgA 含量无明显相关性。此外,非洲国家资料显示,母乳中 SIgA 含量与本地干湿气候有关,干燥季节时母乳中 SIgA 浓度较雨季时高[6]。

由此可见,母乳中 SIgA 浓度的影响因素较多,而考虑北方地区各阶段母乳中 SIgA 浓度较低的可能原因是由于该地区物质生活水平及健康咨询服务较南方地区差。故自2010 年 5 月起,内蒙古妇幼保健院联合上海交通大学医学院附属上海儿童医学中心在呼和浩特开展母乳喂养院内健康教育项目(Hospital Education in Lactation Practices,HELP)[7],该项目包括三部分:①对孕妇进行产前母乳喂养宣教;②为哺乳期母亲提供母乳喂养和婴幼儿喂养咨询和指导服务;③对产院医护人员进行母乳喂养培训。在项目实施 1 年后,再选取各阶段母乳 SIgA 水平测定,结果显示母乳中 SIgA 含量有所提高,尤其是初乳;与同期上海地区比较,呼和浩特产妇分娩第一周人乳 SIgA 水平与之无差异,但第 2、6 周仍低于上海母乳;此外,本项目中产妇首次泌乳日也有改善。因此,HELP 项目有助于母乳 SIgA 含量提高,也可使分娩后泌乳时间提早,有效推广并坚持 HELP 项目有助于提高母乳和母乳喂养的质量。

总之,母乳 SIgA 对于建立新生儿免疫力,保护新生儿免除罹患相关疾病有其重要意义。初乳 SIgA 含量较其他时期明显增高,而初乳可视为对新生儿的初次免疫,其重要性不言而喻。进一步研究应包括母乳 SIgA 个体差异的成因以及如何利用 SIgA 基础研究和临床观察结果提高母乳喂养儿,甚至于人工喂养儿 SIgA 相关免疫屏障功能。

(李　菁)

二、核　苷　酸

(一) 概述

核苷酸(nucleotides)及其相关代谢产物在许多生物学过程中起着关键作用,充当了核酸前体、生理性介质、辅酶成分以及细胞能源。核苷酸由一个含氮碱基、一个戊糖和一个或多个磷酸基团组成。含氮碱基为嘌呤或嘧啶，其原子由多个氨基组成。一个嘌呤或嘧啶碱基与一个戊糖分子结合形成核苷（nucleosides）。核苷酸是核苷的磷酸酯形式，可以单、双或三磷酸的形式存在。戊糖为核糖或脱氧核糖。核糖核苷酸和脱氧核糖核苷酸分别是 RNA 和 DNA 的单体。RNA、DNA 为线性聚合物，由 4 种不同的核苷酸通过 5,3-磷酸二酯键结合而成。

体内核苷酸的来源即可为内源性生化途径，也可为外源性营养途径。内源性包括了重新合成和补救两种途径，嘌呤和嘧啶可重新合成，但重新合成核苷酸是个耗能很高的代谢过程，它需要许多 ATP 形式的能量以及氨基酸前体。而核苷酸补救途径使本来形成嘌呤和嘧啶的碱基及核苷直接转化为核苷酸。两种途径在许多个环节上受到调节，以维持适宜的平衡。

外源性营养途径指通过膳食供给经过消化道摄取，膳食中的核苷类物质可使肠道激活负责补救途径的酶转录，一些组织如肠黏膜和骨造血干细胞由于重新合成核苷酸能力有限，更多利用补救途径获取核苷酸。因此，外源性核苷类成分的供给对于维持这些细胞的正常功能具有重要意义。

经口摄入的核苷类物质如核酸经胰核酸酶降解，产生单聚、双聚、三聚及多聚核苷酸。小肠中多核苷酶或碱性磷酸酯酶能协同胰核酸酶将核酸分解成单核苷酸，再被碱性磷酸酯酶和核苷酶水解成核苷，甚至可被核苷酶分解成嘌呤和嘧啶。动物实验发现核苷是主要的吸收形式，且 90% 以上的核苷和碱基被吸收进入小肠细胞。核苷转运至小肠细胞是由易化扩散和特异的 Na-依赖载体调节机制完成，小肠上段吸收能力最大。核苷和碱基一旦被吸收，绝大部分在肠细胞内降解，分解产物经尿和肠道排出。嘌呤核苷酸、核苷及

碱基在人体内降解成尿酸；而嘧啶则被降解成丙氨酸和 β-氨基异丁酸。

虽然人体所需的大多数核苷酸可在肝脏通过重新合成来供给，但在一些器官如小肠，需由膳食中的核苷类物质通过补救途径来满足机体的需求。由于外源性核苷类物质的供给对于维持人体部分组织器官的正常功能具有重要意义，因此核苷酸和其化合物被称为"条件"必需或半必需营养素，尤其对处于快速生长发育阶段的新生婴儿显得更为重要。

（二）母乳核苷酸的特征

1960 年早期首次从人母乳中分离出核苷酸，之后有关母乳核苷酸成分和浓度的研究报道逐渐增多，但是由于预处理和定量分析方法的不同，不同的研究结果差异很大。自从 Janas 等应用高效液相色谱法（high performance liquid chromatography，HPLC）在母乳中检测出 5 种核苷酸后，此方法成为研究母乳核苷酸的最常用方法。Sugawara 等在母乳中检测出了核苷酸和核苷等多种成分，反映了母乳中核苷类物质的多元性。虽然 Cubero 等[8]发展了毛细电泳法进行乳品核苷酸水平检测，简化了定量分析方法，但是由于目前技术尚不成熟而未被广泛应用。

1995 年，Leach 等建立了一种母乳核苷酸 HPLC 检测方法，此方法针对母乳中核苷类物质的多元性特点，首先通过分步酶解法将母乳所含包括游离核苷、游离核苷酸、核苷酸加合物（如 NAD 和 UDP 糖）和主要为 RNA 的核苷酸聚合物在内的所有核苷物质分解为核苷单体，再通过 HPLC 技术测定 5 种不同核苷含量，其总和称为总潜在可利用核苷（total potential available nucleoside，TPAN）。该研究检测了采集自三个欧洲国家 100 个哺乳期妇女不同泌乳阶段的母乳汇集而成的 16 个样本池，其结果显示检测母乳的 TPAN 含量为（189±70）μmol/L（范围 82 ～ 402μmol/L），母乳中不同核苷含量差异大，平均含量以胞嘧啶核苷为最高，而次黄嘌呤

核苷仅在一个样本池中检出。此研究发现母乳中的可利用核苷主要以单体（36±10%）和聚合物（48±8%）核苷酸的形式存在。应用该方法测得的母乳核苷类物质含量超过了以往研究报道的母乳核苷酸含量至少1/2以上，故其认为以往的研究明显低估了母乳中可被人体利用的所有核苷类物质的总量。

之后 Thorell 等采用了不同的方法测定了母乳中所有的核苷类物质，称为"核苷酸等价物（nucleotide equivalents）"，包含核酸（68±55）μmol/L、核苷酸（84±25）μmol/L、核苷（10±2）μmol/L。而核苷酸/核苷谱显示以嘧啶类和嘌呤代谢物为主，推测是母乳在乳房储存过程中的催化作用所致，因为在母乳中发现了能够降解核苷酸的酶。此项研究结果再次证实了人乳中核苷类物质的多元性，其测得的核苷酸总体含量与 Leach 等的报道相似。

2003 年，Tressler 等应用 Leach 的方法首次报道了亚洲妇女母乳核苷酸含量，其从中国香港、菲律宾和新加坡的 135 名健康乳母采集了 160 份四个不同阶段母乳汇集成样本池，发现总体 TPAN 的平均浓度为 203μmol/L，其中初乳、过渡乳、早期和晚期成熟乳的平均浓度分别为 171.9μmol/L、208.1μmol/L、221.6μmol/L 和 210.6μmol/L，不同国家之间无明显差异。该研究还首次通过离心分离分别测定母乳中细胞和非细胞部分 TPAN含量的比例，发现除初乳外超过 91% 的TPAN 含量存在于母乳的非细胞部分中，而在初乳中细胞部分的 TPAN 含量达到了17%。与 Leach 等的研究比较，亚洲妇女和欧洲、美国妇女的母乳平均 TPAN 浓度水平相类似，母乳中游离核苷酸在 TPAN 总含量中所占比例不到 1/2。

2011 年，Liao 等[9]收集了来自台北和高雄的 24 份母乳样本，应用 HPLC 方法分别检测分析单个样本的游离核苷酸和核苷水平。结果显示游离核苷酸和核苷的平均浓度分别为

（213.13±76.26）μmol/L 和（16.38±7.11）μmol/L，主要游离核苷酸为二磷酸胞苷（61%）和单磷酸胞苷（23.1%），主要游离核苷为胞苷（56.5%）和尿苷（38.7%）；母乳样本中可检出单磷酸次黄嘌呤核苷（平均浓度 25.25μm/L）；素食者母乳中的游离核苷酸水平高于非素食者。

国内虽已建立了婴儿配方奶粉中核苷酸检测方法[10]，为强化核苷酸的婴儿配方乳粉的质量控制提供了手段，但是尚缺乏有关中国人母乳核苷酸成分和浓度的大样本研究。上海交通大学医学院附属上海儿童医学中心应用 TPAN 检测法对上海地区母乳核苷酸特征进行了初步研究[11]，结果显示所测母乳样本 TPAN 浓度中位数为 193mmol/L，核苷浓度以胞嘧啶核苷为最高，仅在 45% 的样本中检出了次黄嘌呤核苷；初乳和成熟乳中的尿嘧啶核苷和鸟嘌呤核苷浓度存在差异，初乳TPAN 含量高于成熟乳。

人乳是国际公认的婴儿喂养"黄金标准"，婴儿配方乳的配方通常要求尽可能接近人乳。由于反刍动物乳中的核苷酸含量明显低于人乳，主要以牛乳为原料的婴儿配方乳需要进行核苷酸强化，目前国际上多推荐Leach 等的研究结果作为婴儿配方乳的核苷酸添加量。但是，由于母乳中核苷类物质的多元性和所含多种生物酶类等其他物质的相互作用，以及采集和检测方法学等多因素的影响，迄今为止母乳中可被利用核苷类物质的成分、浓度和影响因素仍无定论，今后的研究仍需要谨慎评价所采用方法的科学性和稳定性。

（三）母乳核苷酸的免疫作用

20 世纪 70 年代起，母乳中存在的核苷酸就被认为可能是母乳喂养婴儿免疫应答的一个因素，核苷酸作为母乳中的次要营养成分之一，具有一定的免疫保护作用。有关膳食核苷酸对于婴幼儿的免疫作用研究结果大多来源于动物实验，也有部分结果来源于添

加相当母乳水平核苷酸的婴儿配方奶粉的临床对照实验,从而间接验证了母乳所含核苷类物质所具有的免疫作用。

通过饲喂强化核苷酸饮食进行的动物实验显示了核苷酸对于免疫系统的作用,主要包括促进 T 细胞的成熟、加强自然杀伤细胞和巨噬细胞的活性、提高一些细胞因子如白介素-2 及其受体的表达、提高 T 细胞依赖性免疫球蛋白产量等,但是这些结果只有少部分在人体,特别在婴幼儿的临床试验中得到证实。

一些应用核苷酸强化配方乳喂养婴儿的临床对照研究显示了核苷酸对于婴儿免疫系统的作用。Pickering 等研究了婴儿出生后第一年的疫苗接种后抗体反应,研究对象分为三组:①全母乳 2 个月后喂加铁配方乳;②加铁配方乳;③加铁配方乳强化核苷酸 72mg/L。所有婴儿均接受标准的免疫程序。研究发现 7 月龄时核苷酸强化配方乳喂养婴儿血清 B 型流感嗜血杆菌抗体滴定度高于人乳喂养和未强化配方乳喂养婴儿,白喉杆菌抗体滴定度高于人乳喂养婴儿。至婴儿 12 月龄时,流感嗜血杆菌抗体滴定度的差别仍十分显著;而母乳喂养婴儿口服脊髓灰质炎病毒疫苗后产生抗体水平高于其他两组。

之后,Hawkes 等[12]应用不同浓度核苷酸强化配方乳进行随机对照试验,分别用高浓度配方(33.5mg/L)和低浓度配方(10mg/L)喂养足月新生儿,至 7 周龄时两组婴儿生长和包括自然杀伤细胞活性、细胞因子产量和淋巴细胞亚群在内的免疫指标均无差异,至 7 月龄时破伤风类毒素的抗体反应高浓度组强于低浓度组;白喉类毒素的抗体反应也有差异,但是当婴儿出生时进行乙肝疫苗免疫接种后此差异消失;而对于 B 型流感嗜血杆菌免疫接种的抗体反应两组无差异。

Brunser 等研究了核苷酸对居住在环境相对污染的智利城区腹泻婴儿的作用。141 名婴儿喂核苷酸强化配方乳,148 名婴儿喂非强化配方乳,结果显示尽管两组儿童在病程的临床特征、分离的肠道致病原类型方面无显著差异,核苷酸强化乳喂养的婴儿腹泻次数明显减少(109∶140)。

Yau 等在中国台湾地区进行了一项健康足月婴儿核苷酸强化配方乳喂养的随机对照研究,出生后一周内的健康新生儿随机分组,予强化配方乳(添加核苷酸 72mg/L)或非强化配方乳喂养 12 周,之后添加辅食加原配方乳喂养至 12 月龄。结果显示核苷酸强化组在 8~28 周龄时发生腹泻的危险度较非强化组明显降低,在 48 周的研究期内强化组婴儿血清 IgA 浓度明显高于非强化组。而两组在下呼吸道感染的发生率、乙肝疫苗接种后抗体反应和体格生长方面无显著差异。

上述研究结果均表明膳食核苷酸对增强婴儿整体和肠道局部免疫功能具有一定作用,也间接提示了母乳核苷酸具有相同的免疫促进作用。但是迄今为止的临床研究尚未证实婴儿期核苷类物质的摄入和儿童早期过敏性疾病相关[13]。由于母乳中含有除核苷类物质以外的具有免疫活性的其他成分,母乳核苷类物质和这些成分对于婴儿免疫保护和调节的协同作用需进一步研究。

(四)核苷酸的其他作用

膳食核苷酸对于婴儿营养代谢和消化系统也具有一定作用。动物实验研究发现食物中的核苷能够促进断乳期大鼠肠道的生长和成熟;膳食核苷酸对于激活大鼠小肠的次黄嘌呤鸟嘌呤磷酸核糖转移酶的促进作用;核苷酸对于肠道铁吸收具有作用,实验发现次黄嘌呤核苷可促进大鼠肠道铁吸收。

膳食核苷酸还可能通过刺激 α-脂蛋白合成参与脂肪代谢,通过研究强化核苷酸配方乳喂养的新生婴儿血浆脂蛋白水平发现,核苷酸可能通过增加 HDL 合成对新生儿脂蛋白代谢产生影响;核苷酸强化配方乳喂养还可以提高血浆和红细胞长链不饱和脂肪酸(LC-PUFA)水平,对于早产儿可能通过促进血浆卵磷脂胆固醇酰基转移酶活性提高脂肪耐受性。

一些研究发现核苷酸在体内和体外实验中对肝脏再生的作用,摄入外源性核苷酸可影响肝脏成分、功能及修复,当肝脏因疾病和损伤使其提供核苷酸前体的能力下降时,膳食核苷酸可能具有重要的作用,但是母乳核苷酸对于婴幼儿肝脏的影响尚不明确。近年以来还发现母乳中的核苷成分作为时相生物营养剂之一对于婴儿睡眠节律的形成具有潜在的促进作用[14],值得进一步研究。

(步 军)

三、乳 铁 蛋 白

(一)乳铁蛋白的概述

乳铁蛋白(lactoferrin,LF),哺乳动物体内非亚铁血红素的铁离子结合糖蛋白,主要由乳腺上皮细胞表达和分泌。早在1939年被Sorensen等人发现时,因带有红色而被命名为"红蛋白",20世纪60年代早期从牛乳和人乳中将其分离出来,1961年正式命名为乳铁蛋白,1984年确认LF的氨基酸序列,并分别与1987年和1997年明确人乳铁蛋白(human lactoferrin,hLF)和牛乳铁蛋白(bovine lactoferrin,bLF)的三维结构[15-17]。LF是乳汁中重要的乳清蛋白之一,占人乳总蛋白的10%~15%,含量仅次于α-乳清蛋白。LF在初乳中浓度可达7mg/ml,以后逐渐下降,成熟乳中约为1mg/ml。此外,LF还存在于泪液、鼻和支气管分泌物、胃肠液、血浆和羊水等体液中,在中性粒细胞的继发性颗粒中也大量存在。

(二)乳铁蛋白的结构和理化特性

LF是单分子糖蛋白,由703个氨基酸组成的多肽链,其二级结构以α螺旋和β折叠片状结构为主。LF等电点高达9,因此可与多种类型的细胞及带阴离子的分子结合。在立体结构中的球形叶上,每个叶各自分为两个结构域,两域之间即铁离子结合位点。LF与铁离子的结合是可逆的,且亲和力很高。LF的立体构象因其与铁离子是否结合而不同。脱铁型LF结构开放,富铁型LF结构封闭,且具极强的抗蛋白水解能力[15]。LF可在环境pH极低时与铁结合,当pH 3~4时释放铁离子。富铁型LF比脱铁型更稳定[18]。

(三)母乳中乳铁蛋白的改变

Deshanie等人进行全球系统性的调查,发现母乳中的LF的浓度在初乳中含量最高,并于哺乳前5天降低1/2左右,在哺乳开始30天后维持在相对稳定的浓度,这与上海交通大学医学院附属新华医院的研究结果一致[19]。牛奶和特殊配方奶中LF的浓度明显低于母乳中LF的浓度[20]。在全球调查中,经过哺乳初始5天后,亚洲的足月母乳中LF的浓度明显高于其他大洲的足月母乳LF浓度。并且亚洲早产母乳中LF的浓度于哺乳全程明显高于其他大洲的早产母乳LF浓度[5]。

(四)乳铁蛋白的生物学功能

早期对于LF的研究主要集中在其调节铁吸收的作用上,随后才发现LF还具有广谱的抗微生物、抗炎及免疫调节等多种功能[15,16]。

结构决定功能,因为LF具有结合铁离子的能力,便能影响铁离子依赖的细菌与铁离子接触作用,其抗病毒的作用也是通过影响铁离子被吸收入细胞内,从而起到抗微生物的作用[21]。此外,除了以上间接作用于病原体,因LF富含正电荷,可与病原体表面带负电荷的分子相互作用,以G^+菌的脂磷壁酸、G^-菌的脂多糖、念珠菌的细胞壁成分为靶目标,引起病原体的溶解。脱铁型LF被证明可以杀伤变形链球菌、肺炎链球菌、大肠埃希菌、霍乱弧菌、铜绿假单胞菌和白色念珠菌[22]。

LF调节新生儿铁吸收的具体机制尚不明确,但小肠细胞刷状缘膜上的乳铁蛋白受体与富铁型 LF 结合释放铁离子利于吸收，人体根据总铁储备量来调节乳铁蛋白受体的表达量从而影响肠道吸收铁[15]。

因其结构特殊，LF 在肠道中难以消化，即使到 4 月龄，婴儿粪便中仍包含数量可观的 LF，证明在小肠中 LF 的浓度可以长时间的维持，这是其发挥促进肠道益生菌的生长，抑制致病菌的生长，调节肠道菌群作用的前提[15,23]。

Yuka 等人研究 LF 通过与肠道黏膜上特异性受体结合从而发挥作用[24]。而 LF 受体在胎儿和新生儿的小肠组织中表达最高，这与母乳中高含量的 LF 的现状相关[25]。另有分子学证据证明在细胞内，LF 扮演着转录因子的角色，影响其他免疫蛋白和信号通路蛋白发挥作用[26]。

（五）乳铁蛋白的安全性

在目前的研究中尚未发现 LF 的不良反应或不耐受[20,27-29]。美国食品及药物管理局已视 bLF 为安全的。日本、意大利、韩国、德国等国家允许将 bLF 加入婴儿配方食品中。目前行业内已能够生产高纯度的 bLF 和重组人乳铁蛋白。但是否需要将 bLF 添加到人乳中以预防新生儿感染目前尚存在争议。

总之，LF 是母乳中重要的乳清蛋白，初乳中其含量最高，因其特殊的结构，它具有抗微生物、调节铁吸收、调节肠道菌群、免疫调节等功能，但其长期应用的安全性还有待进一步研究。

（何振娟　雷一慧）

四、乳黏附素

（一）乳黏附素的概述

乳黏附素（milk fat globule-epidermal-growth factor-like-facter Ⅷ，MFG-E8，lactadherin），也被称之为乳凝集素，是一种富含半胱氨酸黏附在乳汁脂肪球膜表面的镶嵌型外周蛋白，在机体其他体液中也有表达，存在于多物种内，发挥多种功能。MFG-E8 在许多的

细胞和组织中均表达和分泌，特别是一些吞噬细胞，比如巨噬细胞、未成熟树突状细胞（immature dendritic cells，iDC）、乳腺上皮细胞和附睾上皮细胞。MFG-E8 的命名来源于乳腺上皮细胞蛋白的 cDNA 分子克隆，因其最初来自于乳脂肪球蛋白，并且它的序列与表皮生长因子（epidermal growth factor，EGF）和人凝血因子 Ⅴ、Ⅷ 具有同源性，故命名为 MFG-E8[30]。

（二）乳黏附素的结构及特性

迄今为止，在多物种发现的 MFG-E8 家族共有六个成员，它们都包含一个或多个重复的 N 端 EGF 样序列和与凝血因子 Ⅴ 和 Ⅷ 具有序列同源性的 C 样结构[31]。母乳中的 MFG-E8 N 端第二个 EGF 样结构域含有一个精氨酸-甘氨酸-天冬氨酸（Arg-Gly-Asp peptide，RGD）序列模体，该区域可结合钙离子依赖的整合素受体 $\alpha_v\beta_3$、$\alpha_v\beta_5$，介导整合素相关的信号转导，参与细胞黏附、分化、增殖、凋亡[32]。C 样结构域也具有模结合序列特性，其中第二个 C 样结构域上暴露的氨基酸残基能够选择性非共价结合带阴离子的氨基磷脂，尤其是磷脂酰丝氨酸（phosphatidyl-serine，PS），后者在细胞对胞外刺激的应答过程中发挥重要作用[33]。

（三）乳黏附素的生物学功能

促进多种组织内凋亡细胞的清除，包括巨噬细胞对凋亡淋巴细胞的清除和哺乳期乳腺凋亡上皮细胞的清除；维护肠上皮细胞，促进树突状细胞分泌外泌小体功能，促进乳腺分支形态的发生，促进血管形成，调节精子和卵子结合。

1. 促进多种组织内凋亡细胞的清除　在生发中心，活化的巨噬细胞在凋亡细胞的刺激下分泌 MFG-E8，其 C 样结构域间接地集合在凋亡淋巴细胞表面的 PS 和磷脂酰乙醇胺残基上，而 RGD 结构则结合在未成熟吞噬细胞[34]。此外，MFG-E8 不仅引导巨噬细胞找到细胞碎片，而且也在吞噬过程中发挥作

用[35]。在人体内,低水平的 MFG-E8 可以增强巨噬细胞的吞噬作用,而高浓度的 MFG-E8 则以一种剂量依赖的形式抑制吞噬。

2. 维护肠上皮细胞 位于肠隐窝的干细胞向绒毛表面迁移,同时分化为具有吸收功能的肠上皮细胞及分泌细胞,通过此过程肠黏膜上皮得以不断更新代谢。位于肠腔固有层的巨噬细胞表达分泌 MFG-E8,参与肠上皮的修复和维持。有研究表明,MFG-E8 能通过 PKCepsilon 信号通路促进细胞的迁移修复。敲除 MFG-E8 基因的小鼠,其细胞迁移较野生型的小鼠细胞迁移明显降低。在败血症小鼠模型中,小鼠肠道组织的乳黏附素的表达明显下调,而给予人工合成的 MFG-E8 可逆转因病理性 MFG-E8 的表达下调而引起的肠道损伤修复延迟[36]。另有研究证实在多个动物模型中,例如急性放射综合征、急性结肠炎等,MFG-E8 可削弱肠道受到的损伤,促进肠道修复[37-39]。MFG-E8 不仅能促进肠上皮细胞迁移、更新,还能影响细胞因子的合成分泌和肠道发育。上海交通大学医学院附属新华医院研究显示 MFG-E8 可促进肠道损伤修复,改善轮状病毒感染新生大鼠腹泻严重程度、缩短腹泻病程,降低肠道内 IL-6、TNF-α 浓度及提高 INF-γ 的浓度;此外还证实,MFG-E8 可促进小肠黏膜形态发育和肠相关淋巴组织树突状细胞的发育活化[40]。

3. 促进树突状细胞分泌外泌小体的功能 树突状细胞(dendritic cells,DC)是专职的抗原递呈细胞,其中 iDC 具有很强的吞噬功能。内环境稳定的前提下,幼稚的 DC 有助于维持免疫耐受,而检测到致病性抗原后 DC 开始成熟分化,将抗原-MHC 复合体及其他刺激分子递呈至 T 细胞。DC 的功能取决于其成熟程度,不同成熟程度的 DC 分泌的外泌小体成分及活性并不相同。MFG-E8 在成熟 DC 中高表达,而在幼稚 DC 中表达较少。有学者猜测 MFG-E8 可能是通过与其对凋亡细胞的清除作用相似的机制来增强 DC 的吞噬功能[41]。

4. 促进乳腺分支形态发生 在正常的乳腺发育过程中,上皮分支从双层上皮导管的腔上皮细胞层和肌上皮细胞层之间发出,上皮细胞附着在肌上皮细胞的整合素受体上,表达 MFG-E8,引起丝裂原活化蛋白激酶(mitogen-activated protein kinase,MAPK)激活及随后的细胞增殖和导管旁生。MFG-E8 缺乏的女性,会导致肌上皮细胞 MAPK 活性几乎全部丧失,伴随细胞增殖减低及上皮分支的减少,表现为从上皮导管及终末导管发出的分支的数量减少且发育不良,而致乳腺明显萎缩[42]。

5. 促进血管生成 已知 MFG-E8 的同系物内皮生长位点-1(developmental endothelial locus-1,Del-1)可与 $\alpha_v\beta_3$ 结合,使黏附蛋白凝集并启动包含 MAPK 磷酰化在内的细胞内信号级联放大,从而促进血管形成[43]。有研究证实 MFG-E8 是血管内皮生长因子信号肽的下游效应器,其作为依次与 $\alpha_v\beta_3$ 和 $\alpha_v\beta_5$ 结合,提高丝氨酸/苏氨酸蛋白激酶的磷酸化,促进内皮细胞的存活和增殖[44]。另有研究表明 MFG-E8 通过增强 PDGF-PDGFRβ 信号转导通路调节血管生成从而促进皮肤损伤的修复[45]。

6. 调节精子和卵子结合 MFG-E8 由附睾起始端分泌,并结合到精子浆膜前部的背面,这个位置对精子与卵细胞外膜最初的黏附意义重大。MFG-E8 的 C 样结构具有配体黏附活性。MFG-E8 缺乏的小鼠,其精子在体外不能与卵细胞结合。

(四)乳黏附素的应用前景

MFG-E8 的众多功能提示其在治疗方面有广阔的应用前景。乳腺癌细胞表面 MFG-E8 表达增加,因此可使用 MFG-E8 抗体引导细胞毒性 T 细胞靶向识别 MFG-E8 阳性的乳腺癌细胞。MFG-E8 C 端结构域与肿瘤抗原形成复合物能协助定位其他可溶性抗原。相对可溶性抗原,囊泡相关肿瘤抗原能诱导更强的 T 细胞介导的免疫应答。分泌囊泡相关抗原的肿瘤生长缓慢,将特征性表达抗原-MFG-E8 复合物的 DNA 疫苗疗法应用到小鼠肿瘤模型中,可限制肿瘤的大小。已知母乳中的 MFG-E8 可以增强母乳喂养的婴儿对抗轮状病毒感染的能力,因此可在配方奶中添加 MFG-E8 来增强人工喂养婴儿的免疫耐受。

(何振娟 雷一慧)

五、溶 菌 酶

(一)溶菌酶的概述

溶菌酶(lysozyme),又称胞壁质酶(muramidase)或 N-乙酰胞壁质聚糖水解酶(N-acetylmuramideglycanohydrlase),是一种能水解致病菌中黏多糖的碱性酶。其抗菌功能于 1909 年被 Laschtschenko 发现[46],直到 1922 年方被 Alexander Fleming 命名为 lysozyme。这位盘尼西林的发现者在采用一位伤风患者的鼻黏液处理细菌菌落时发现了溶菌酶抗细菌的行为[47]。20 世纪 20 年代以来,溶菌酶被作为食品和药品的防腐剂而被广泛应用,另一方面,在蛋白质化学、酶学、晶体和分子生物学方面,溶菌酶被视为一种模型系统。有更多人关注于溶菌酶的生物学功能,例如对细菌-宿主相互作用酶裂解释放产生的肽片段的影响,不同种类的溶菌酶在同一宿主的生物相关性等,当然其中相当一部分的问题尚处于不清更甚者是不明状态。溶菌酶存在于人体的体液中,包括泪液、唾液、呼吸道分泌物、尿液、血液、脑脊液、宫颈黏液、羊水、母乳中,在某些组织中也存在,例如呼吸道、消化道、中性粒细胞和巨噬细胞的溶酶体颗粒中[48,49]。上海交通大学医学院附属新华医院研究结果显示:母乳中溶菌酶含量在初乳组最高,过渡乳与成熟乳中降低,而过渡乳和成熟乳之间溶菌酶浓度无明显差异;过渡乳水平与初乳水平成正相关。

(二)溶菌酶的结构及特性

溶菌酶存在于绝大部分的生物中。类别丰富,在动物界中主要包含 3 类,分别是 c 类(鸡类别或者是传统类别)、g 类(鹅类别)和 i 类(无脊椎动物类别),它们的共同特征是能水解 N-乙酰胞壁酸(N-acetylmuramic acid,NAM)和 N-乙酰葡糖胺(N-acetylglucosamine,NAG)中存在的 β-1,4 糖苷键,在氨基酸序列、生化和酶学特点方面有所不同。其中 c 类,又可分为钙结合和非钙结合亚型。作为溶菌酶的原形广泛地被用于酶结构和功能学研究。它存在于绝大部分的脊椎动物中,包括哺乳动物。其中,人溶菌酶是第一个被测序的哺乳动物溶菌酶[50]。c 类溶菌酶的 3D 结构是于 1966 年被发现,它由一个包含活化位点的大裂口分割为两个功能域,其中一个功能域包含 β 片状结构,而另一个功能域在自然状态下含有更多的螺旋结构[51]。三维结构的发现为溶菌酶的进一步机制研究铺平了道路。在机制研究上,发现溶菌酶结合定位于目标 C-O 键的原子,邻近两个潜在催化基团,包括 Glu35 和 Asp52[52]。2001 年,Vocadlo 用实验证明了 c 类溶菌酶的工作机制,其水解细胞壁中的 NAM 和 NAG 之间的 β-1,4 糖苷键的过程分为两步,第一步是 Asp52 的羧酸组团作为亲核体形成糖基中间体,以达到构型的转化,与此同时 Glu35 提供一个质子给糖苷氧有利于键的断裂;第二步是,通过水,糖基-酶中间体的酶-羧酸酯被移去,再次完成构型的转化,从而恢复原始状态[53]。

(三)溶菌酶的生物学功能

溶菌酶还可以与带负电荷的病毒蛋白直接结合,与 DNA、RNA、脱辅基蛋白形成复盐,使病毒失活。因此该酶具有抗菌、消炎、抗病毒等作用。

1. 抗菌作用 溶菌酶主要通过破坏细胞壁中的 NAM 和 NAG 之间的 β-1,4 糖苷键,使细胞壁不溶性黏多糖分解为可溶性糖肽,破坏细胞壁的完整性,导致细胞壁破裂,内容物逸出而使细菌溶解。另一方面,不依赖溶菌酶的酶活性,阳离子的溶菌酶分子与细菌细胞壁相互作用可激活细菌的自溶行为或者使细菌壁泄漏从而起到破坏细菌细胞壁的作用[54]。

有研究证实,唾液中的溶菌酶可抑制唾液中的大肠埃希菌生长[55]。气道分泌物中的溶菌酶可抑制大肠埃希菌、李斯特菌的生长[56]。另有研究表明,母乳中的溶菌酶通过消化道,可以抑制病原体,调节肠道菌群稳态[57,58]。以上的研究充分体现溶菌酶作为哺乳动物先天性免疫系统环节的重要组成部分。

2. 消化作用 该作用存在于脊椎动物和无脊椎动物,在脊椎动物中反刍动物利用溶菌酶可对纤维素进行消化。但是尚无直接证据证实敲除溶菌酶基因后其消化作用的改变。

3. 异肽的活性 一些 i 类溶菌酶存在异肽酶活力,可以水解谷氨酸的 γ-甲酰胺和赖氨酸的 ε-氨基形成的异肽键,这种异肽键常见于凝血最后一步的纤维蛋白分子中。

(四)溶菌酶的展望

人类对于溶菌酶的了解仍在不断的扩展中,关于溶菌酶的分类仍是一个问题。溶菌酶的"溶菌"机制已建立,但其具体时空表达和抵御细菌的确切作用贡献尚不清楚。随着多种细菌中溶菌酶抑制蛋白的发现,利用这些抑制剂便可研究机体不同溶菌酶的分布及功能,为研究溶菌酶提供了可靠便捷的工具。

(何振娟　雷一慧)

六、防　御　素

(一)防御素概述

防御素是一类广泛存在于动植物体内的富含半胱氨酸、精氨酸的低分子阳离子内源性抗微生物肽。主要存在于血液、肠道及上皮细胞中。防御素是固有免疫的重要组成成分,具有广谱抗微生物活性,能有效地杀灭病毒、细菌、真菌、螺旋体等。在适应性免疫中也发挥着重要的作用,可间接增强适应性免疫应答,作为一类调节分子参与机体的免疫反应,是机体防御屏障的重要组成部分。防御素对肿瘤细胞也有细胞毒作用。因此成为近来国内外研究的热点。

哺乳动物 β-防御素的蛋白结构具有一些共同特征[59]:一般由 38～42 个氨基酸残基组成;分子内包含由 3 对保守的半胱氨酸残基组成的 3 个二硫键;二级结构简单而稳定,肽链折叠形成 3 股 β-折叠片层和一个带阳离子的 β-发头环;蛋白分子内含有 4 个保守的氨基酸残基,即苏氨酸(T)、赖氨酸(K)、脯氨酸(P)和甘氨酸(G),且精氨酸(R)含量丰富;哺乳动物 β-防御素的前体一般由 60 多个氨基酸残基组成,包含 N 端信号肽、前肽序列和 C 端成熟肽。哺乳动物防御素分子量较小,二硫键和折叠结构使防御素肽链联结紧密,足以抵御蛋白酶的水解,这既是哺乳动物防御素对抗外源性微生物的结构基础,也是区别于其他抗微生物肽的结构特征。

根据半胱氨酸残基的位置和二硫键连接方式的不同,防御素可分成 α、β 和 θ 三类。人体内存在两种类型的防御素:α-防御素和 β-防御素[60]。目前已经运用生物信息学方法发现了大约 30 余种人 α-防御素(human α-defensin,hAD)基因和 40 余种人 β-防御素(human β-defensin,hBD)基因。人们研究较多的 hAD 有 6 种,即人中性粒细胞多肽 1～4(HNP1～4)、人防御素-5HD-5 和 HD-6。研究较多的 hBD 有 6 种,即 hBD1～6。防御素在人体中是广泛分布的。hAD 主要存在于中性粒细胞和小肠潘氏细胞中,作为前体肽产生和储存[61]。hBD 泛分布于人的多种器官上皮和黏膜组织中。

(二)母乳防御素含量特征

西方人母乳中防御素的含量情况已有零

星报道。研究者们通过对母乳中的防御素进行纯化、定量和功能性研究,证实母乳中含有较高浓度的 α-防御素和 β-防御素。Scariati 等报道母乳 hBD-1 的浓度范围是 1～10μg/ml。Armogida 等发现母乳中不同类别防御素的浓度范围差异很大。HNP-1 和 hBD-2 浓度最高,中位数分别是 33.0 和 31.3μg/ml,其次是 HD-6(中位数 3.1μg/ml),HD-5 和 hBD-1 浓度最低(中位数分别是 2.4 和 1.7μg/ml)。不过,这些研究仅限于对几种防御素含量进行了检测,未能对初乳和成熟乳中的含量差异进行比较,也没有对母乳防御素与婴儿疾病的相关性进行随访研究。

上海交通大学医学院附属上海儿童医学中心于 2013 年检测了健康中国母亲初乳和成熟乳中 hBD-1 和 hBD-2 的含量[62]。初乳 hBD-1 浓度中位数 1.43μg/ml,浓度范围 1.04～12.81μg/ml。初乳 hBD-2 浓度中位数 1.06ng/ml,浓度范围 0.31～19.12ng/ml。成熟乳 hBD-1 浓度中位数 3.54ng/ml,浓度范围 1.03～31.76ng/ml。成熟乳 hBD-2 浓度中位数 66.91pg/ml,浓度范围 52.65～182.29pg/ml。初乳 hBD-1 浓度高于 hBD-2 浓度,差异有统计学意义($P<0.001$)。成熟乳 hBD-1 浓度高于 hBD-2 浓度,差异有统计学意义($P<0.001$)。初乳 hBD-1 浓度明显高于成熟乳 hBD-1,差异有统计学意义($P<0.001$)。初乳 hBD-2 浓度明显高于成熟乳 hBD-2,差异有统计学意义($P<0.001$)。

(三)防御素 mRNA 在乳腺组织的表达

乳腺上皮细胞可以分泌人 β-防御素。Murakami 等用荧光定量 PCR 方法证实人乳腺细胞在分娩后的 60 天内持续表达 hBD-1 mRNA,但未发现 hBD-2 mRNA 表达。hBD-1 mRNA 表达量在分娩后 30 天内逐渐达到高峰,然后又呈现下降趋势。分娩后第 30 天是分娩后第 10 天的 2 倍。到分娩后第 60 天 hBD-1 mRNA 表达量显著减低。通常认为 hBD-1 mRNA 的表达方式是固有表达,hBD-2 则是诱导表达。Tunzi 等用体外培养方法证实离体 MCF-12A 人乳腺上皮细胞表达 hBD-1 mRNA,同时也证实了 hBD-1 mRNA 在人乳腺组织中的表达。

(四)母乳防御素功能

防御素具有广谱抗微生物功能。因此,母乳中的防御素可能直接杀灭侵入新生儿肠道中的致病菌,在阻止有害微生物的入侵方面发挥着重要的防御作用。这对于新生儿正常肠道菌群的建立和稳定非常有利。但是,母乳中所含防御素进入婴儿胃肠道后,是否会对寄居人体肠道的优势菌群有杀伤效应?母乳中防御素与益生菌制剂之间是否会互相干扰?这些问题尚无研究报道。

此外,防御素可以激活、募集免疫细胞,在适应性免疫应答中发挥桥梁纽带作用。母乳中的防御素进入新生儿和小婴儿肠道后,很可能在肠道黏膜免疫系统的成熟和功能完善方面也发挥着重要的作用。防御素分子参与适应性免疫的途径主要是通过趋化诱导或直接激活专职抗原递呈细胞如树突状细胞(dentritic cells,DC)和单核细胞,进而激活 T 细胞产生适应性免疫应答。

研究证实母乳 hAD 浓度与人类免疫缺陷病毒(human immunodeficiency virus,HIV)指标有相关性,hAD 可能是对抗 HIV 感染的一个重要因素。母乳中的 hAD 主要来源于中性粒细胞,可以影响婴儿的易感性,是保护婴儿免于感染的重要因子之一。Bosire 等[63]研究表明 HIV 感染妇女的母乳 hAD 浓度水平和母乳 HIV-1 RNA 水平成正相关性。与母乳 hAD 阴性组相比,母乳 hAD 阳性组 HIV-1 RNA 在乳汁中的表达水平显著增高。hAD 在母乳中的浓度达到 50pg/ml 以上的母亲,其母乳中 HIV-1 RNA 的浓度中位数是 320pg/ml,浓度范围是 44～9992pg/ml。有 13 份 HIV 患者的母乳标本中 hAD 浓度甚至高达 2500pg/ml 以上。Kuhn 等研究表明 HIV 阳性母亲,其母乳 hAD 的阳性率是

80%,显著高于 HIV 阴性母亲的阳性率
(63%)。前者母乳 hAD 的浓度均数高达
316ng/ml,后者的均数是 36ng/ml。母乳
hAD 浓度高的母亲将 HIV 病毒传播给婴儿
的风险有所减低。

总之,母乳中的防御素对乳儿起到一定
的保护作用,可以降低患病风险,减轻疾病的
严重度,是重要的母乳免疫活性成分。

(王晓芳 陈同辛)

七、甲状腺激素

甲状腺激素具有促进新陈代谢、提高基
础代谢率、促进蛋白质和脂肪合成等重要的
生理作用。许多研究证实人乳中含有少量甲
状腺激素,这些少量的甲状腺激素对婴儿具
有一定的生理学作用。

(一)甲状腺和甲状腺激素

甲状腺素(T_4)是甲状腺释放的主要激
素,在脱去酚环上的碘后产生具有代谢活性
的激素 T_3。脱碘既可在甲状腺内进行,也可
在周围组织如肝、肾、脑中进行。T_4 也可在
酚环内环脱碘,产生无代谢活性 T_3(rT_3)。
垂体前叶在促甲状腺释放激素(TRH)的作
用下释放促甲状腺素(TSH),TSH 刺激甲状
腺释放甲状腺素,T_3 和 T_4 通过负反馈调节
抑制 TSH 分泌。

胚胎学研究发现,胎儿甲状腺至 18~22
周才开始合成自身内源性甲状腺激素(胎儿
体内大部分甲状腺激素为母源性),20~24
周垂体 TSH 的负反馈调节功能开始显现,
30~35 周垂体门脉系统成熟。甲状腺激素
完成功能整合则要延至足月出生后[64]。因
此,早产儿可出现血液甲状腺激素水平降低
而 TSH 浓度正常的现象。

(二)人乳中甲状腺激素和促甲状腺素含量

Branmwell 在 19 世纪末发现人乳喂养可
缓解甲状腺功能减退患儿症状而推测人乳中
含有甲状腺激素,这一现象此后得到进一步

证实。而对人乳中甲状腺激素含量的测定和
研究集中在 20 世纪七八十年代,不同的检测
方法所测得的结果不尽相同。Strbak 等用竞
争性蛋白结合法测得足月儿 3 日龄时母乳中
T_4 浓度为(1.3 ± 0.3)μg/dl。Sack 等采用更
可靠的放射免疫分析法(RIA)检测健康人乳
样本发现初乳中 T_4 浓度为(0.38 ± 0.07)μg/
dl,但 Sato 等用同样方法未能从 114 份人初
乳和成熟乳样本中检测到 T_4。其他学者的
类似研究显示人乳中 T_4 的含量极低。这种
差异可能与样本性质(全乳还是乳清)、乳汁
的前处理方式和萃取甲状腺激素的步骤等有
关。整体而言,人乳中 T_4 含量很低。而在婴
儿配方乳和牛乳中几乎检测不到 T_4。T_3 有
可能在人乳中被检测到,但含量更低。Bode
等测得产后 4 个月内人乳中 T_3、T_4 的最高浓
度分别为 405ng/dl 和 1.1μg/dl。Sato 等测
得成熟人乳中 T_3 浓度为(10 ± 9)ng/dl,约 1/
2(76 例/114 例)样本中未能测到 T_3。Mizuta
用不同方法检测产后 1~4 月龄人乳中 T_3 含
量,结果显示人乳中可测得 T_3,但远低于对
应婴儿血清中 T_3 浓度,且所有样本两者之间
均无相关性,提示出生后婴儿血清 T_3 主要取
决于其自身对甲状腺激素的调节。正常新生
儿如需维持正常甲状腺功能其每天所需的
T_3 量为 ≥50μg/(kg·m²),而婴儿每天从人
乳中获取的 T_3 总量约为 5~1000ng,因此人
乳可提供给婴儿的 T_3 量非常有限。Ni-
zankowska 等比较牛乳、人乳和配方乳中 T_3 浓
度,发现牛乳中含量最高(1.56 ± 1.34)nmol/
L,配方乳最低(0.99 ± 0.38)nmol/L。TSH 在
人乳中的含量也极少。张茜等[65]收集 55 例
甲状腺功能异常(51 例接受治疗,其中 50 例
甲减)哺乳期患者的血清和人乳样本,发现部
分人乳样本中未能检测到 TSH,整体人乳
TSH 的含量为(0.12 ± 0.08)μU/ml,与对应
母亲血清 TSH 浓度相关(r = 0.605, P =
0.000),TSH 在人乳中的透过率仅为血清的
0.08 ± 0.05,远低于 T_3(0.26 ± 0.14)和 T_4

（0.30±0.11）的母乳透过率。正常足月儿血清 TSH 浓度<10μU/ml，因此由母乳提供的外源性 TSH 含量甚微，婴儿血清 TSH 浓度主要受其自身内分泌调节。

人乳中 T_4、T_3 的含量与哺乳时间有关。产后 48 小时内人乳 T_4 含量下降，可由 1.4μg/dl 降至 0.7μg/dl。此后逐渐上升，至 2 月龄前后达最高峰，之后再逐渐降低。Sack 等检测 37 份产后 3～165 天人乳样本显示产后 3 天以后的初乳中 T_4 平均浓度为（0.38±0.07）μg/dl，2～7 周时上升至（4.27±0.50）μg/dl，此后逐步降低至（1.11±0.25）μg/dl。Strbak 等检测 92 份人乳样本也得到类似结论，T_4 含量由（1.3±0.3）μg/dl 增加至（12.9±1.3）μg/dl。不同于人乳 T_4 的浓度变化，初乳的 T_3 含量明显高于成熟乳，差异有非常显著的统计学意义。

（三）人乳中甲状腺激素对足月儿的作用

人乳中甲状腺激素含量很低，是否对足月儿有生理作用？Mizuta 等比较人乳喂养和配方乳喂足月健康婴儿血清 TSH、T_4、fT_4 和 T_3 水平发现两者无显著差异，提示人乳喂养对正常婴儿的垂体-甲状腺轴无显著作用。Hahn 等发现人乳喂养的正常婴儿血浆 TSH 值正常，但 T_4、T_3 的水平较低。一项观察人乳喂养对婴幼儿血清甲状腺激素水平影响的纵向研究结果显示，4 和 6 月龄时人乳喂养儿血清 T_4 浓度明显高于配方乳喂养儿，随访至 1～2 岁时血清 T_4 浓度与断乳的时间成正比，即人乳喂养时间越长血清 T_4 浓度越高[66]。但人乳对血清甲状腺激素水平的这种影响作用是否是由人乳中甲状腺激素造成的尚缺乏直接证据。与配方乳相比，人乳碘含量明显增高，而碘是合成甲状腺激素的重要来源，这或可解释为何人乳喂养可提高血清甲状腺激素的水平。总体而言，人乳中甲状腺激素对健康足月儿的作用还未能被证实。

（四）人乳中甲状腺激素对早产儿的作用

早产儿是暂时性低甲状腺素血症（transient hypothyroxinemia，TH）的高危人群，而研究表明出生早期血清 T_4 浓度低与早产儿死亡率和远期神经系统后遗症发生率增高相关[67]。早产罹患 TH 与以下因素有关：脐带结扎后引起的母源性甲状腺激素供应中断、早产儿下丘脑-垂体-甲状腺轴发育不成熟、甲状腺激素合成能力不足、甲状腺储备能力小以及非甲状腺疾病影响等[68]。胎龄越小，发生 TH 的可能性越大。

早产儿人乳喂养是否可以提高其血清甲状腺激素水平、降低罹患 TH 的风险呢？这方面的研究结果并不一致。有研究者通过随访发现人乳喂养的早产儿血浆 T_4 浓度明显高于配方乳喂养儿。但 Wassenaer 等[69]提出不同观点，认为人乳中 T_4 含量太低，不足以影响早产儿的甲状腺素水平。他们对胎龄小于 30 周的早产儿于生后第 3～5 周进行对照研究，一组人乳喂养>50%（平均人乳摄入为 84%，n=32），另一组人乳喂养<20%（平均人乳摄入为 3.3%，n=25），结果显示两组每周血浆 T_4、T_3、fT_4、TSH、rT_3 和甲状腺素结合球蛋白浓度均无差异，检测对应人乳中 T_4 含量为 0.017～0.183μg/dl[（0.083±0.03）μg/dl]，早产儿经人乳获得的最大 T_4 量仅为 0.3μg/kg。在对罹患 TH 的早产极低出生体重儿生后早期补充甲状腺素片疗效评估的荟萃分析中发现，即便补充甲状腺素 10μg/（kg·d），试验组和安慰剂对照组早产儿的甲状腺素水平在日龄 21～77 天的定期随访中均无差异[70]。鉴于人乳 T_4 的最大供应量远低于该补充剂量，进一步证明人乳中甲状腺激素含量对早产儿甲状腺激素水平的影响甚微。

（五）人乳喂养与先天性甲状腺功能减退

先天性甲状腺功能减退的发生率约为

1/5000。关于人乳喂养是否可以缓解先天性甲状腺功能减退(congenital hypothyroidism, CH)的临床症状报道不一。文献报道一例甲状腺缺如的患儿,在人乳喂养的10个月内其生长发育在正常范围,提示人乳中甲状腺素含量可能有缓解 CH 症状的作用。Sack 等研究证实人乳较牛奶可以为新生儿提供更多的外源性甲状腺素,可以缓解 CH 的症状,延迟临床诊断,但是人乳中的甲状腺素含量不足以减慢 CH 的进展,不能改善患儿的神经心理发育落后。一项回顾性研究发现51例婴儿期人乳喂养的 CH 患儿在9~15岁时其智力较配方乳喂养的 CH 婴儿好。但也有学者认为人乳喂养在缓解 CH 患儿的临床症状中无明显作用。Letarte 等比较人乳喂养(n=12)和配方乳喂养(n=33)的 CH 患儿,结果显示两组患儿血清中 T_4、T_3、TSH 水平及骨龄、神经心理发育等均无明显差异。Rovet 的研究纳入107例 CH 新生儿,58例予人乳喂养[平均(19.5±14.9)周],49例配方乳喂养,入组时两组患儿骨龄和甲状腺激素水平均差异,两组患儿补充甲状腺素片的剂量和起始时间也均无差异。结果显示1、2月龄时人乳喂养组血清 T_4 明显高于配方乳喂养组,但3月龄后无显著差异,同时两组患儿神经心理发育水平亦无差异。

总之,人乳含有少量的甲状腺激素,其量自产后3天后逐渐上升至2月龄达最高峰,此后逐渐下降。人乳中的甲状腺激素对健康足月儿无明显作用,对先天性甲状腺功能减退和早产儿暂时性甲状腺功能减退的保护作用尚无定论,有待进一步研究。

(贝 斐)

八、Ghrelin

Ghrelin 是由胃分泌的多肽,它具有调节食欲的功能,同时它还能够作用于脑垂体促进生长激素的释放。Ghrelin 能够刺激食欲,禁食会促进体内 Ghrelin 的释放,在过饱时体内 Ghrelin 的释放会减少。已经有研究表明 Ghrelin 能够诱导肥胖和胰岛素抵抗。母乳中 Ghrelin 的浓度随着哺乳期时间的延长而逐渐升高,初乳中总 Ghrelin 浓度大约为(880±80)pg/ml,而成熟乳中总 Ghrelin 浓度大约为(3250±380)pg/ml;初乳中活化 Ghrelin 浓度大约为(450±25)pg/ml,而成熟乳中活化 Ghrelin 浓度大约为(801±43)pg/ml。有研究表明,母乳中 Ghrelin 水平与新生儿体重增加的速度成正相关,但是还有待于进一步证实[71]。

(钱林溪)

九、生 长 抑 素

单纯生长抑素进入肠腔会很快被降解,但是生长抑素在母乳中能够被保护不被降解并能够在肠腔内保持生物学活性。我们的研究发现产后3~4天母乳生长抑素水平为4566ng/L,虽然母乳中生长抑素水平于产后有一定下降,但是母乳中含有3~4倍于产妇血浆水平的高浓度生长抑素。由于乳腺本身并不能合成生长抑素,故其极可能源自循环中的主动运输。从新生儿的研究提示生长抑素主要在消化道黏膜起局部调节作用,根据文献报道,新生儿胃内容中生长抑素分子量与母乳中的相同,示为同一种物质。故母乳中高浓度的生长抑素在新生儿胃肠道发挥其生理作用的机制成为研究的重点。已知胃泌素、生长抑素分别起促进与抑制胃肠道的生长及消化液分泌的作用,是两种作用相反的激素。产后4天内新生儿研究发现其血浆胃泌素水平约4~6倍于生长抑素。新生儿哺乳后其血浆胃泌素水平显著上升,生长抑素水平则无变化。母乳中这两种激素与新生儿血中的浓度恰成相反状态,即低胃泌素而高生长抑素,形成一种天然的平衡来维持胃肠道正常运转。

新生儿早期生长抑素水平呈现与日龄高度相关的上升状态,至出生后3个月婴儿循环中生长抑素水平才升至峰值。这首先提示婴儿快速生长过程中对生长抑素有较大的生理需要。生长抑素在正常情况下能够抑制生长激素的活性,在人体具有广泛的分布与作用,它还是一种与记忆学习等高级神经活动有关的激素,快速发育中的新生儿对其有较高的需求。已发现婴儿自身合成生长抑素的能力与日龄正相关,可以适应这种需求。本研究显示母乳生长抑素在产后 1 个月内保持较高水平,以后显著下降,恰在产后 3 个月达到低点,以后变化趋于平缓,提示母乳中高浓度生长抑素可能起到补充婴儿早期自身生成不足的作用。此外,生长抑素对许多实体肿瘤特别是乳腺癌等有抗增生作用。国际上现有统计资料证实哺乳的妇女乳腺癌发病率明显低于非哺乳妇女,有可能也得益于乳汁中高浓度的生长抑素[72]。

（钱林溪）

十、瘦　素

不同的哺乳动物奶的成分有所不同,分别适应生长中的幼崽的需要。为满足新生儿的快速生长,奶汁提供了专门的营养成分。对于人类婴儿,母乳是最佳天然食品,能提供必需营养素如蛋白质、脂肪、碳水化合物、矿物质和维生素[73]。此外,奶中还含有多种生物活性因子,对调节新生儿新陈代谢和促进机体生长发育有重要作用,母乳中的瘦素起了重要的信使作用。

机体营养状态与下丘脑调节中枢之间存在一反馈调节环节,由脂肪组织合成分泌的瘦素(leptin)是这一反馈调节环节的信号使者[74]。在生理状态下,leptin 的中枢反馈作用在动物实验中至少包含两个方面:一方面使动物进食减少,另一方面能量消耗增加,较多的脂肪被燃烧,体重下降。然而,越来越多的证据[73-75]显示了 leptin 中枢外调节作用,其中 leptin 生殖调节作用、组织器官生长发育调节作用、糖代谢与胰岛素调控协调作用

尤其引人瞩目。我们研究表明:在胎儿宫内生长发育中,胎盘合成 leptin,通过脐血运输至胎儿,对胎儿宫内生长发育起促进作用。胎儿出生后,胎盘合成分泌生长因子的功能被母乳取代。在检测的 30 例母乳中,全奶 leptin 含量为(53.9 ± 29.060)ng/ml,而全奶经脱脂处理后 leptin 含量为(6.22 ± 8.3)ng/ml(范围 $0.5 \sim 30$ng/ml);全奶与脱脂奶 leptin 含量的显著差异($P < 0.01$),提示母乳中含有 leptin,且主要可能与脂肪球结合在一起。Susan M 等对母乳进行免疫组化分析,发现母乳中 leptin 和母乳中脂肪球蛋白(milk fat globule protein)几乎均结合在母乳中非细胞性囊泡表面(non-cellular vesicles of human milk),提示母乳中 leptin 可能与脂肪球结合在一起。在进一步研究中,Houseknecht KL 等全奶与脱脂奶进行超声振荡处理,发现全奶超声处理后,液相中 leptin 显著增多,而脱脂奶超声处理后,液相中 leptin 无显著改变,亦提示母乳中 leptin 与脂肪球结合在一起,超声振荡可破坏脂肪囊泡膜,释放 leptin。

母乳中 leptin 生理作用及其机制尚不清楚。有学者认为[75]母乳 leptin 可能通过以下途径调节新生儿生长发育:①与乳脂中脂肪球结合,调节脂肪酸的消化吸收;②与肠道 leptin 受体结合,调节肠道发育;③经肠道吸收,通过血液循环作用于 leptin 受体。我们研究中新生儿喂养方式为纯母乳喂养与纯配方乳喂养,母乳喂养新生儿外周静脉血瘦素水平为($\bar{X} \pm S$)(2.76 ± 1.18)ng/ml,配方乳喂养新生儿外周静脉血瘦素水平为($\bar{X} \pm S$)(1.90 ± 0.92)ng/ml,母乳喂养新生儿外周静脉血 leptin 水平显著高于配方乳喂养新生儿($P < 0.01$),提示很可能母乳中 leptin 经肠道吸收,进入新生儿血液循环。由于新生儿出生后脐血瘦素水平迅速降低,生后 $3 \sim 7$ 天新生儿外周静脉血瘦素水平显著低于文献报道的青少年与成年人外周静脉血瘦素水平,进一步

提示新生儿脂肪组织合成 leptin 能力相对不足,故此阶段母乳喂养可提供新生儿一定数量的 leptin,有利于新生儿宫外生理平稳过渡。

有研究显示肥胖孕产妇母乳中的 leptin 水平要明显高于正常体重的孕产妇,进一步研究显示产后 1 个月母乳中 leptin 水平与 18~24 个月婴儿的 BMI 指数成反比,因此越来越多的学者认为母乳中的 leptin 可以调节婴儿的能量代谢平衡,并且对婴儿后期肥胖的发病有一定的保护作用,但是这一结论有待进一步证实。

(秦艳 钱林溪 贲晓明)

十一、脂 连 素

脂连素(adiponectin)也是机体一种重要的调节能量代谢的激素,它同时也能够抑制炎症。母乳中发现存在脂连素(3.59~20.52μg/L),母乳中脂连素被婴儿摄入后可穿过肠道屏障发挥生物学活性,改变婴幼儿的能量代谢水平,新生小鼠的肠黏膜上皮细胞表达有脂连素的受体(Adipo-R)。纯母乳喂养的婴儿,母乳中脂连素水平与婴儿体重和 BMI 成负相关,因此有人提出,母乳中的脂连素可能会使超重和肥胖在少年和成年后的发生率降低,但是这方面的证据仍然不足[76]。

(钱林溪)

十二、resistin

resistin 是一种脂肪细胞来源的细胞因子。母乳中 resistin 水平随着泌乳时间的延长而逐渐下降,其在初乳中的浓度大约为(1710±68)pg/ml,而成熟乳中的浓度大约为(670±18)pg/ml,新生儿血液中 resistin 水平与母乳中 resistin 水平成正相关。resistin 在小鼠中被证明与胰岛素抵抗有关系,但是在人类没有发现它与胰岛素抵抗和肥胖有关。因此,母乳中 resistin 的功能仍然不是很清楚[77]。

(钱林溪)

十三、促红细胞生成素

促红细胞生成素(erythropoietin,EPO),是一种糖蛋白,分子量约为 34kD,由 165 个氨基酸残基组成。胎儿期主要由肝脏分泌,出生后主要由肾脏分泌。EPO 通过与细胞表面特异性促红细胞受体(erythropoietin receptors,EPOR)结合而发挥生理作用。晚期红系祖细胞上 EPOR 最多,是 EPO 作用的最主要靶细胞,因此 EPO 最广为人知的作用是促进红细胞生成,使血液中的红细胞数量保持相对稳定。研究发现,除了红细胞系,其他非造血组织也有 EPOR 的存在,如内皮细胞、上皮细胞、平滑肌细胞、神经元等。这表明,EPO 除了促进红细胞生成外,还可能在其他非造血组织发挥重要的生理功能。

母乳中已经被测出含有大量的 EPO,但母乳中 EPO 的生理功能还没有被完全定义。越来越多的实验证明,母乳中的 EPO 可能在婴儿红细胞生成及肠道发育等方面有重要意义。

(一) 母乳中 EPO 的来源和含量

1972 年,MarianBielecki 第一次发现人类乳汁中含有大量 EPO。但是人乳中 EPO 的来源还不明确。2000 年,Juul 等通过对哺乳期、非哺乳期人乳腺组织的免疫组织化学分析和乳腺上皮细胞(human mammary epithelial cells,HMEC)培养,得出乳汁中的 EPO 很可能来自人乳腺上皮细胞的主动分泌。但是母乳中所有的 EPO 是否均来自乳腺上皮细胞,血清中的 EPO 是否能传递到乳汁中,是否还有其他来源的 EPO,这些问题还需更多的实验进一步证实。

人乳中 EPO 浓度变化很大,但平均水平接近于正常新生儿的血浆 EPO 浓度。Kling 等分析了来自 58 位产妇的 409 份母乳样本,发现母乳中 EPO 的含量是动态变化的,平均浓度为(11.7±0.75)U/L,最高值大多在产后 51~134 天内出现,约(33.8±6.1)U/L。早产母乳与足月母乳之间无明显差别。吸烟和围产期大量出血的母亲乳汁中 EPO 含量比较高。

Juul 等检测了 44 位母亲的 103 份乳汁标本,采用酶联免疫吸附法(ELISA)测定 EPO 浓度,发现母乳中 EPO 的浓度随着产后时间延长而增加,而血清 EPO 浓度在产后最初几天达到最高,随后逐渐下降。母乳中 EPO 浓度与奶中蛋白含量呈负相关。每次哺乳过程中 EPO 的含量不变,水相、脂相、全奶中的 EPO 浓度无差别。

(二)母乳中 EPO 的生理功能

促进红细胞生成:研究者通过体外模拟餐前胃条件(pH = 3.2)、餐后胃条件(pH = 5.8)和近端小肠条件(pH = 7.4),通过 TCA 沉淀法检测,发现没有人乳保护的 EPO 在胃液中显著降解,而人乳中的 EPO 在胃液和小肠液的 pH 范围内很少被降解,说明乳汁能保护 EPO 免遭降解。这个发现使研究母乳中 EPO 的生理作用成为可能。

1955 年,Grant 等发现,在低压和缺氧环境中的小鼠和大鼠哺乳的幼鼠血清中有较高的血红蛋白浓度。这个发现说明,乳汁中有一种物质促进血红蛋白的生成。研究者发现缺氧环境下的哺乳期山羊,乳汁中的 EPO 的浓度增加了。Carmichael 等发现乳鼠服用含 rhEPO(recombinant human EPO)的奶后,与对照组相比,血红蛋白、平均红细胞血红蛋白浓度、网织红细胞数均有增加。贫血大鼠喂养的乳鼠比正常大鼠喂养的乳鼠有更高的骨髓红细胞,进一步证明了奶中的 EPO 有促红细胞生成的作用。但 Juul 等却发现服用不同剂量 rhEPO 的大鼠和未服用 rhEPO 大鼠的血清 EPO 浓度没有差别,同样服用添加 rhEPO 的乳汁的幼鼠的红细胞计数和对照组也没有差别,这说明 rhEPO 不能在肠内吸收,且没有促红细胞生成的作用。对此可能的解释是 rhEPO 与鼠 EPO 只有 80%～82% 的同源性,rhEPO 在大鼠肠道内更难吸收。

一些人体实验也提出了相互矛盾的结论。Britton 实验的受试者为 6 个新生儿(3 个早产儿,3 个足月儿),每人服用 rhEPO(每天 1000U/L,10 天),血清 EPO 短暂升高,但网织红细胞及血细胞比容没有升高。Ballin 的实验有 12 个新生儿参加,服用 rhEPO(每周 600U/kg,分三次服用),血清 EPO 浓度和网织红细胞数升高。这两个实验证实 rhEPO 可能有红细胞生成的作用。但是 Juul 给新生儿(n = 36)每天口服 rhEPO(1000U/kg,14 天),却没有观察到血清 EPO 的浓度升高。虽然 Britton 和 Ballin 的实验检测到了血清 EPO 的升高,但由于样本量太小,缺乏说服力。因此,关于乳源性 EPO 是否有促进红细胞生成的生理作用,仍需进一步探讨。

早产儿贫血的根本机制是内源性 EPO 不足,目前临床上采用静脉或皮下注射 rhEPO 治疗,减少了输血次数。有实验估计婴儿通过乳汁摄取的 EPO 含量是胃肠外给药治疗早产儿贫血的低剂量范围,另有实验表明哺乳期母亲使用 rhEPO24 小时后,乳汁中的 EPO 浓度明显升高了,因此通过给哺乳期母亲注射 EPO,增加乳汁中 EPO,从而使婴儿摄取的 EPO 量增加,可能会在早产儿贫血的治疗中发挥作用,但是否能成为早产儿贫血治疗的替代品仍需更多的研究来证实。

(三)促进婴儿肠道发育和肠道功能完善

胎儿、新生儿、小鼠的肠道绒毛上发现有 EPOR,说明 EPO 可能在婴儿肠道发挥重要的生理作用。一些体外实验体现了 EPO 在胃肠道的生理功能,如 Okada 等发现 EPO 通过与 EPOR 结合能够影响大鼠胃黏膜细胞的有丝分裂。Juul 等发现大鼠的肠上皮细胞经 rhEPO 处理后,转移和修复功能增强了。体内实验进一步证明肠道 EPO 能促进肠道的发育。研究者发现幼鼠肠道给予或皮下注射 rhEPO 后,小肠长度和微绒毛的吸收表面积均明显增加,肠道给药的幼鼠小肠长度增加更明显,两种给药方式在微绒毛吸收表面积增加方面无明显差别。

1999 年,研究者发现母乳喂养能减少新生儿坏死性小肠结肠炎(neonatal necrotizing enterocolitis,NEC)的发病率,但是没有明确母乳中什么成分发挥了这个作用。2011 年,Shiou[78]等通过鼠 NEC 模型研究,提出母乳中的 EPO 在保护肠道屏障功能方面起了重要的作用,并且发现 EPO 是通过 P13K/Akt 通道促进紧密蛋白 ZO-1 的表达,从而起到保护肠道屏障功能的作用。2013 年,Yu[79]利用鼠 NEC 模型对 EPO 调节肠上皮细胞自噬和凋亡方面做进一步研究,发现 NEC 发生时肠道上皮细胞自噬、凋亡增加,且自噬先于凋亡发生,EPO 分别通过 Akt/mTOR 和 MAPK/ERK 通道抑制细胞自噬和凋亡,从另外一个角度解释了 EPO 的肠道保护作用。

小肠血管内皮细胞发现有 EPOR 存在,并且有研究发现肠道给予 rhEPO 后,在小肠的管壁和血管束有较高浓度的 rhEPO 停留。于是很多研究者对 EPO 能否作用于血管内皮细胞,促进血管生成作出了假设。2002 年,Richard 等成功分离、提纯、鉴定了大鼠肠系膜微血管内皮细胞(microvascular endothelial cells,MVECs),通过体外培养的方式检测 rhEPO 对新生鼠胃肠道血管内皮细胞的作用,研究发现 rhEPO 能够在缺乏传统血管生成生长因子的情况下促进 MVECs 的增殖和微血管的形成,且 rhEPO 的浓度在 50IU/ml 时这种促进作用最大。

以上研究证实通过肠道给予 EPO 对大鼠肠道的发育和屏障功能的维护有积极的作用,但能否在婴儿肠道发挥同样的作用及用于临床治疗,仍需更多的研究来证实。

(四)减少 HIV 经母乳传播风险

根据一项在非洲的调查,在不做任何干预的情况下,HIV(human immunodeficiency virus)感染的母亲产后母乳喂养孩子,有 5% ~20% 的孩子会因此感染 HIV,这些孩子占所有 HIV 感染儿童的 1/3 ~ 1/5[80]。由于抗逆转录病毒药物的使用,孕期和产时 HIV 母婴传播已经极大地减少了。怎样才能阻断 HIV 经过乳汁传播呢? 是什么使 80% ~ 95% 的 HIV 阳性母亲母乳喂养的孩子抵抗了 HIV 的母婴传播呢? 这是值得探讨和研究的。当然,停止母乳喂养就能消除被 HIV 感染的风险,但母乳营养丰富,并且含有不可替代的免疫成分、生长调节因子等,对婴儿的生长发育、促进婴儿免疫功能的成熟等方面起着重要的作用。因此停止母乳喂养显然不是最好的办法。

2002 年,Miller 等提出假设:母乳中的 EPO 可能是阻止 HIV 经过乳汁传播的重要物质,且它作用的可能机制有两点:①通过保护乳腺上皮细胞的完整性来减少过滤到乳汁中的病毒量;②通过促进肠道上皮细胞的完整来减少病毒的肠道吸收。Kantarci 等认为乳房组织的炎性反应增加乳汁中 HIV 病毒的含量,从而增加了 HIV 阳性母亲母乳喂养的婴儿感染 HIV 的风险。2010 年,Arsenault 等通过实验得出 HIV 母婴传播的风险与母乳中 EPO 的浓度成反比,表明乳源性 EPO 能够抵抗 HIV 经过乳汁传递给婴儿。因为试验中没有发现乳汁中 EPO 浓度和病毒含量的相关性,所以 Arsenault 认为 EPO 的肠道营养和抗炎性作用使它具有抗 HIV 传播的功能。

母乳中 EPO 阻断 HIV 的母婴传播的潜在机制还需进一步研究。通过增加母乳或配方奶的 EPO 的含量或给 HIV 阳性的哺乳期母亲直接注射 EPO 能否降低婴儿 HIV 的感染率,还有待临床进一步验证。

(五)总结和展望

母乳中存在大量的 EPO,并且很有可能是来自乳腺上皮细胞的主动分泌。母乳中 EPO 的浓度随着哺乳时间的延长而增加。母亲贫血、缺氧、注射 rhEPO 后乳汁中 EPO 含量增加。关于母乳中 EPO 是否能够促进红细胞生成仍有争议,还需更多的实验来验证。动物实验证明 EPO 能够增加大鼠小肠长度和微绒毛表面积,抑制肠道上皮细胞的凋亡和自噬,促进肠系膜微血管内皮细胞的增殖和微血管的形成,从而可能在婴儿肠道发育及完善屏障功能等方面发挥积极的作用,它的潜在机制和临床适用性还需要更多的动物及人体对照实验来进一步明确。另外,母乳含有的 EPO 还能减少 HIV 阳性的母亲母乳喂养婴儿时传播 HIV 的风险。

由于 EPOR 广泛存在于红细胞系以外的各种类型细胞表面,因此静脉或皮下给药存在的全身作用风险高于肠道局部给药。通过给母亲使用 rhEPO 或在母乳或婴儿配方奶中直接添加 rhEPO 达到临床治疗效果是相对理想的途径,但 rhEPO 剂量和安全性还有待进一步证实。

（丁溢芳　钱林溪　贲晓明）

十四、褪黑激素

（一）生物节律

十亿年来,地球绕其轴线自转,每自转一圈持续的时间大约为 24 小时,地球自转的同时也产生了昼夜更替。人体所有的生理过程都是依据时间相关周期运行的,其中最基础的就是 24 小时周期（昼夜节律周期）和季节周期（年周期）,也因此形成了人体的内在生物钟。

正常人体中一系列生理指标（体温、心率、血压）和激素水平均呈现昼夜节律性。人体的核心体温能够表现出明显的昼夜节律,夜间体温达到最高,而在凌晨达到最低。呈现节律性分泌的激素包括褪黑激素、皮质醇和促肾上腺皮质激素（ACTH）[81]。皮质激素的分泌最高峰出现在早晨,在白天激素水平渐近减低,至夜间睡着后达到最低水平。另外,男性睾酮呈现年节律性,而女性生殖激素则表现为月节律性。不仅仅是可以检测到的这些激素水平呈现节律性的变化,人体的

外周器官、组织和细胞也均呈现节律性活动。人体内存在生物钟基因,这些基因的节律性转录产物具有组织特异性,同时与细胞功能密切相关,在肝脏涉及葡萄糖、脂肪代谢;在脂肪组织涉及脂肪生物合成;在肌肉组织涉及葡萄糖与脂肪酸氧化;而在胰腺则是胰岛素的分泌。而一旦睡眠紊乱导致生物节律异常,这些生物钟核心基因的节律性表达就会发生变化,从而影响外周代谢相关组织和器官的代谢功能,造成代谢紊乱。下丘脑通路可以整合来自内部和外部环境的所有感觉信息,并且通过不同生理系统之间需求的复杂平衡关系来微调这些整合的信息,其中的生理系统包括脑功能、心血管系统、葡萄糖和脂质代谢、胃肠系统、生殖和免疫系统。

经过百万年的进化,位于视交叉上核（SCN）的主生物钟已经获得了自主功能,其内源性周期略长于 24 小时,这就意味着在没有时间信号存在的情况下,内源性周期仍然存在,但是呈现的节律是大于 24 小时的。然而,在正常情况下,人体的主生物钟与外界环境的 24 小时昼夜节律密切同步,由于此同步器的存在,使得外部的光暗周期成为主导,使得人体的生物钟调整到与外界昼夜同步的 24 小时节律。光照是视交叉上核（SCN）的主要给时者。光刺激是通过视网膜下丘脑和视网膜膝状体下丘脑通路传到视交叉上核（SCN）的[82]。

（二）生物节律与褪黑激素

视交叉上核（SCN）昼夜节律起搏功能是由松果体分泌的褪黑激素调节,光刺激由眼传输到视交叉上核,再从视交叉上核传输到下丘脑室旁核,然后通过多突触路径到达松果体。褪黑激素在夜间分泌,而白天受到光的刺激,分泌受到抑制。因此,褪黑激素的分泌通过将昼夜信息转化为内源性起搏信号来调节生物钟的功能[82]。由于褪黑激素受体在多个器官、腺体及组织上都有所表达,褪黑激素能够控制多种激素的昼夜分泌模式,包

括皮质醇、休息活动周期以及机体的核心体温[82]。

另外,褪黑激素的分泌特点还受到季节性变化的调节,如秋冬季夜间时长的增加,夜间褪黑激素分泌高峰的持续时间和幅度增加。因此,褪黑激素调节生理功能来为冬眠动物的冬眠和生殖季节周期做好准备。

由内源性或环境因素导致生理昼夜节律损害,就使得主生物钟的功能受到损害,导致褪黑激素的分泌模式被改变,而一旦模式被改变,往往与一些病理性失调相关,包括作息周期改变和觉醒-睡眠障碍。因此,在这种情况下,给予外源性的褪黑激素治疗,褪黑激素可以通过对视上核的重新作用,从而改善患者的昼夜节律[83]。

(三) 褪黑激素的分泌调节

常用的评估褪黑激素分泌模式的样本是血浆、唾液褪黑激素,或者尿6-羟基硫酸褪黑激素(主要代谢产物)[84]。从生理功能方面来说,褪黑激素分泌的时间和持续时间是其主要特征。为了可靠地评估褪黑激素生理或病理的变化,需要在整个白天和黑夜周期里连续取血清或唾液样本。24小时周期提取的连续血清或唾液样本测定结果显示,褪黑激素分泌的特点是在深夜出现分泌高峰。有时也有报道显示存在2个分泌高峰,这可能和褪黑激素合成的双重控制有关。在健康人群,每天褪黑激素分泌的时间、幅度甚至离散度都高度一致。目前还没有发现明显的性别差异。

人类褪黑激素的分泌存在季节差异,在夏季要相对早一个时相。在北纬的秋季和冬季,由于光周期的缩短,褪黑激素分泌的水平和持续时间会增加。这使得生物体通过调节产热以适应寒冷期的代谢过程,对于冬眠动物来说,这也能使其适应长时间睡眠的蛰伏期。在衰老的过程中褪黑激素分泌会下降。

褪黑激素对睡眠的直接作用并不明确,因为其在不同动物中是不同的。正常日间活动的动物和人类,其休息-活动交替的昼夜节律和褪黑激素分泌的昼夜节律之间存在很明显的平行关系。相反的,夜间活动的动物,其褪黑激素分泌的开始恰逢其活动的开始。

(四) 褪黑激素在儿科临床应用

现有的褪黑激素基本均为非处方药,其机制是对内源性褪黑激素分泌不足或紊乱进行补充[85]。通常,在服用褪黑激素后1小时血浆浓度达到高峰值,因此如果是用于缩短入睡潜伏期、促进入睡可以在上床睡觉前1小时服用效果比较好。但是也有缓释的褪黑激素主要可以用于睡眠维持作用。用于促进入睡或维持睡眠用途的褪黑激素在发育障碍儿童(盲童、孤独症谱系障碍等)中使用的效果要优于在普通儿童中。尽管,美国食品药品管理局以及中国食药监局都没有正式批准褪黑激素在儿童中的使用,但是相对于其他镇静催眠药物,关于褪黑激素安全性和有效性研究的数量要明显多,应用非常广。一般根据文献报道,用于催眠的褪黑激素在儿童中的剂量是,婴儿睡前1mg,年长儿童2.5~3mg,青少年5mg。此外,褪黑激素还可以用于调节睡眠节律紊乱的患儿,如睡眠时相延迟的患者使用褪黑激素是为了模拟生理水平,所以其口服剂量是用于催眠作用的1/10或者1/5,使用的时间也通常是在上床睡觉前5~7小时,而不是上床前服用。

(五) 母乳中的褪黑激素

出生的新生儿没有明显的生物节律,多为3~4.5小时的片段化睡眠,出生后第10周时开始有明确的睡眠和清醒状态,大部分婴儿在12周左右开始形成与成人相似的昼夜节律[86,87]。目前研究认为婴儿食物中摄入的褪黑激素可能对其睡眠节律产生影响[88]。母乳喂养是世界卫生组织推荐婴儿出生后6个月内的最主要的喂养方式,母乳中含有的褪黑激素可能是大部分婴儿体内褪黑激素的主要来源之一,影响婴儿的昼夜节律[89,90]。相较于不含褪黑激素的奶粉喂养的婴儿,母乳喂养组的婴儿夜间睡眠时间较长,睡眠效率较高。尽管有报道指出,母乳消化吸收快,喂养的时间间隔较短,婴儿觉醒的次数相对较多,但在校正了婴儿夜晚入睡方式后,母乳喂养与非母乳喂养的婴儿在夜醒次数上并无显著差异。此外,Cohen 等的研究表明,母乳中褪黑激素的含量具有明显的昼夜节律,通常在夜间黑暗环境中升高,凌晨3 点达到高峰,之后又逐渐下降,白天在母乳中的量则极低[91]。母乳中褪黑激素来自母亲,其昼夜变化规律从一定程度上反映了产后母亲体内褪黑激素的昼夜变化。对纯人工喂养的婴儿对照试验表明,在实验阶段及对照阶段分别给予婴儿仅褪黑激素含量不同奶粉,在夜间进食褪黑激素奶粉的婴儿其夜晚睡眠时间及睡眠效率均提高[91]。但是,目前关于母乳及婴儿食品中褪黑激素水平及其对婴儿睡眠及健康长期影响的研究还是相对较少,有待于今后更好地研究。

(江 帆)

十五、胰岛素样生长因子

胰岛素样生长因子(IGF-1)是一种重要的生长因子。是由 70 个和 67 个氨基酸组成的多肽,70% 的氨基酸序列相同。IGF 是强有力的有丝分裂原,可以促进上皮细胞增生,抑制其凋亡。IGF-1 与细胞表面的 IGF-1 受体(IGF-1R)结合而发挥作用。IGF-1R 是双硫键连接的二聚体,属于酪氨酸激酶家族。IGF 生物活性及生物利用度受到胰岛素样生长因子结合蛋白(insulin-like growth factor binding protein, IGFBP) 的调节。IGF-1 对于围产期妇女乳腺分泌乳汁非常重要,研究表明 IGF-1 对乳腺上皮细胞具有很强的促有丝分裂作用,并可以抑制乳腺上皮细胞凋亡。Kleinberg 给垂体切除后的小鼠予生长激素治疗,发现可以诱导乳腺导管和小叶的生长

发育,并可呈浓度依赖性地增加乳腺 IGF-1 的表达。此外,IGF-1 还可通过促进乳腺细胞表面雌激素受体的生成,进而放大乳腺对雌激素的反应。Richert 等通过原位杂交方法证实,在妊娠期、哺乳期乳腺 IGF-1 和 IGF-1 受体的表达明显增高。母乳中 IGF-1 的含量大约为 1.3 ~ 4.1nmol/L,其浓度虽然只有循环中的 1/3,但其促有丝分裂作用却达后者的 60 倍。核素扫描进一步提示,乳汁中 IGF-1 主要来自乳腺上皮细胞自身分泌。初乳中 IGF-1 的浓度显著高于成熟乳,研究表明母乳分泌量不足的产妇中,初乳 IGF-1 的浓度明显低于能维持母乳喂养的产妇,提示初乳中高浓度的 IGF-1 可能参与了泌乳的启动。同时,无论是初乳还是成熟乳中 IGF-1 浓度均与母乳分泌量成正相关,提示母乳中 IGF-1 水平与母乳分泌量有密切关系[92]。

近年来,越来越多的儿科医师发现婴儿喂养习惯与成年后肥胖发生的风险具有一定的相关性,而母乳中 IGF-1 的含量与肥胖的相关性引起了人们的重视。研究表明,经口服补充 IGF-1 能够抵抗胃肠道对它的消化;添加重组 IGF-1 的配方乳能够使幼鼠体重增加,大脑和肝脏湿重增长,幼鼠血清中 IGF-1、IGFBP2/3 水平增高,十二指肠和近端空肠的肠细胞移行速度加快。给予新生小牛喂饲添加 IGF-1 的配方乳同样能够促进肠道发育,增加肠黏膜上皮的消化和吸收能力[93]。母乳中 IGF-1 对于调节婴儿饮食习惯和能量平衡起着重要的作用,初乳中 IGF-1 浓度仍与体重增长成正相关,提示初乳中 IGF-1 浓度除了促进乳汁分泌、保证泌乳维持外,还可通过其他途径参与新生儿生长的调控。Schober 等通过对特异性 mRNA 的测定发现新生动物胃肠道内源性 IGF-1 合成的速度、数量都明显较 IGF-1 受体慢且少,而且 IGF-1 受体表达的密度与肠道生长发育的指标成正相关。可认为新生儿胃肠道的生长发育更多的是通过外源性的 IGF-1 来调节,而母乳正

是其最重要的来源。进一步研究还表明，IGF-1 水平增高会导致婴儿每天母乳摄入量增加，体重增加加快，其作用机制可能是 IGF-1 激活了细胞内 mTORC-1 信号通路从而加快了细胞分裂和增殖的速度[94]。常规婴儿配方中，为提供婴儿足够的氨基酸，其蛋白质含量比母乳高得多，会加重婴儿未成熟器官的负担，是引起后期肥胖的原因。Philipp 研究发现每摄取 418.68kJ 能量时蛋白质含量如果少于 2.25g，将会减少婴儿血液 IGF-1 水平，有利于减少婴儿在后期生长过程中发生肥胖病的危险[95]。

2008 年，Corpeleijn 等研究者报道了一项在荷兰进行的多中心临床研究，检验了在配方奶中添加 IGF-1 的功效[96]。60 名 750～1250g 的早产儿纳入研究。实验组的奶方中添加了 10μg/100ml 的 IGF-1，相当于人初乳中的含量。实验统计了达到全肠道喂养的时间、恢复到出生体重的时间和生长速率。研究显示，添加 IGF-1 的实验组与对照组在上述指标上没有统计学差异。通过测定乳果糖/甘露醇比例以了解肠道通透性，结果显示 IGF-1 添加组的肠道通透性在第 14 天时显著低于对照组，但在第 21 天时两组差异不明显。作者认为，目前的研究数据不支持在配方奶中添加 IGF-1。

IGF-1、IGF 受体及胰岛素样生长因子结合蛋白存在于全胃肠道。在肠道，IGF-1 作用于内皮细胞、上皮细胞和成纤维细胞。给予成年大鼠持续口服 IGF-1 14 天，胃肠道器官增生明显。肠道重量增加，达到体重的 32%，肠道隐窝细胞增加 33%，肠绒毛密度增加 20%。IGF-1 有力地促进了肠隐窝细胞的增殖，加速细胞从 G1 期进入 S 期的进程。IGF-1 通过促进肠道上皮葡萄糖转运，增加肠黏膜体积，由此发挥肠道营养作用。IGF-1 可以促进胃肠道黏膜层和肌层按正常比例增生，促进肠道修复。这些研究成果显示了 IGF-1 在治疗肠道疾病中的潜在价值。

但应用 IGF-1 有较多副作用，包括全身水肿、低血糖、低磷血症、腕管综合征、关节痛和肌痛。并由于 IGF-1 具有潜在的致癌性，诱发肿瘤是 IGF-1 进入临床应用的最大风险。口服 IGF-1 风险相对较小，至少非胃肠器官罹患肿瘤的风险减少。从牛奶和牛初乳中提取 IGF-1 具有生物活性，可能成为治疗胃肠道炎性损伤的有效药物。

（钱林溪　张国庆）

十六、表皮生长因子

母乳中不但包括营养物质、维生素和矿物质，还包括一系列生物活性物质，如激素、细胞因子和生长因子。这些生物活性物质不但促进肠道功能发育，而且调节着肠道黏膜屏障的成熟，促进受损伤肠道上皮细胞的修复。表皮生长因子（epidermal growth factor，EGF）、肝素结合 EGF 样生长因子[97]（heparin-binding EGF-like growth factor，HB-EGF）和胰岛素样生长因子（insulin-like growth factor，IGF）是母乳中最重要的生长因子[98]。

表皮生长因子和肝素结合 EGF 样生长因子

EGF 和 HB-EGF 是 EGF 相关多肽家族成员[99]。它们与 EGF 受体结合而发挥生理作用。20 世纪 60 年代，研究者从小鼠的唾液腺中提取了 EGF，并且发现 EGF 具有加速小鼠牙齿萌出和促进小鼠眼睑睁开的作用。随后的研究发现，EGF 在酸性环境及加热条件下保持稳定，且具有促进细胞增殖、迁移和存活的功能。在胃肠道，EGF 促进上皮细胞的增殖分化，同时也可以促进受损黏膜的修复。HB-EGF 最初在吞噬样细胞的培养基中发现，可以作为成纤维细胞和平滑肌细胞的有丝分裂原。HB-EGF 同样存在于羊水和母乳中。

EGF 和 HB-EGF 通过属于受体酪氨酸激酶的 EGF 受体家族发挥作用。EGF 受体家族包括 EGF-R、ErbB-2、ErbB-3 和 ErbB-4。

EGF 主要与 EGF-R 结合,HB-EGF 则可以与 EGF-R 和 ErbB-4 结合。胎儿及新生儿全胃肠道中均可发现 EGF-R 受体。正常生理情况下,EGF-R 存在于肠上皮细胞的基底膜。在病理情况下,如 NEC 时,EGF-R 的表达增加,存在于肠上皮细胞的顶层和基底膜。EGF-R 基因敲除小鼠在受到类似人类 NEC 的出血性肠炎损伤时,大部分均死亡,由此显示了 EGF-R 在肠道发育中的重要作用。

胎儿肠道发育受到羊水中 EGF 的影响。怀孕过程中,羊水中的 EGF 含量逐渐增加,在足月分娩前达到高峰。婴儿生后肠道 EGF 的主要来源是初乳和母乳。母乳中 EGF 含量在分娩后第一天最高,约为 100ng/ml,在分娩后的第一个月逐渐下降。早产儿母亲的母乳中的 EGF 含量高于足月儿母亲母乳 50%～80%。这一现象的生理意义尚不明确,母乳中的 EGF 含量增加可能有助于增加对新生儿肠道疾病,如坏死性小肠结肠炎的防护作用。

HB-EGF 在人类母乳中的浓度约为 20～230pg/ml,比 EGF 在母乳中的浓度要低 1000～10 000 倍。实验显示,HB-EGF 对于成年动物小肠的损害具有保护作用。对于小肠上皮细胞的缺氧性坏死以及细胞因子导致的凋亡,HB-EGF 具有保护作用。这种保护作用部分与减少氮氧化物产生有关。近期研究证实,HB-EGF 对于发育中的肠道具有保护作用。

动物实验证实了 EGF 与坏死性小肠结肠炎(necrotizing enterocolitis,NEC)的密切关系[100]。NEC 是早产儿发生的常见的、致死性的胃肠道疾病。对于 NEC 的发病机制仍未阐明。目前认为肠道发育不成熟、配方奶喂养及肠道异常菌群定植是主要危险因素。研究显示,经口给予 EGF,可减少新生大鼠 NEC 的发病率。在牛奶为基础的配方奶中添加 EGF,可减少大鼠 NEC 发病率 50%。NEC 造模见新生大鼠回肠上皮基底层及顶层 EGF-R 表达增加,显示 EGF 可以通过肠腔侧到达肠壁 EGF-R 受体。EGF 通过减少空肠局部炎性因子 IL-18,增加抗炎因子 IL-10,发挥对于 NEC 的保护作用。EGF 对 NEC 的保护作用的分子机制也得到明确证实,即 EGF 可以改变致凋亡和抗凋亡蛋白的平衡而发挥作用,添加 EGF 的配方奶可减少空肠上皮细胞的凋亡。肠道屏障的破坏与 NEC 的发生相关。实验证实,NEC 模型大鼠的肠道通透性、回肠杯状细胞密度及黏蛋白产生均发生变化。口服 EGF 减少肠道通透性,增加杯状细胞的黏蛋白产生,增加上皮细胞稳定性,改善肠道结构。由此增加肠道完整性,提高肠道屏障功能。

最早的应用 EGF 治疗出血性坏死性肠炎的病例发生在英格兰[101]。一位 8 个月的婴儿罹患了类似于新生儿 NEC 的坏死性肠炎。患儿持续静脉滴注了 EGF,经过四天的治疗,损伤的肠组织得到康复。Warner 团队的医学临床试验显示,患有 NEC 的早产儿的唾液及血清中的 EGF 含量显著低于同年龄对照组。最近一项 327 名早产及足月新生儿参加的临床试验,评估了唾液 EGF 的产生与 NEC 发生的关系。唾液 EGF 浓度与胎龄正相关,早产儿唾液 EGF 浓度显著低于足月儿。生后一周唾液中低浓度的 EGF 与 NEC 的发病率增加相关。这些临床试验提示 EGF 的缺乏与 NEC 的发病相关,EGF 可以有效地预防和治疗 NEC。

HB-EGF 可以结合并活化 EGF-R 和 ErbB-4 受体,而 EGF 只与 EGF-R 受体结合,由此产生推论:是否在治疗肠道损伤时,HB-EGF 较 EGF 更为有效?多项动物实验研究显示,HB-EGF 减少实验动物 NEC 的发生率。在配方奶中添加 HB-EGF,增加实验动物的存活率,减少 NEC 的发生率。但是在这项研究中,配方奶中添加的 HB-EGF 约是人类母乳中生理含量的 4～5 倍。最近一项研究对比了 EGF 和 HB-EGF 治疗实验大鼠 NEC 的有效性。在配方奶中添加 500ng/ml

的 EGF 和 500ng/ml 的 HB-EGF 均可以获得满意的肠道保护效果。该剂量与人乳中 EGF 含量接近，但为人乳中 HB-EGF 含量 1000 ~ 10 000 倍。因而研究者认为 EGF 的肠道保护作用更好。而且同时使用这两种药物，并不能获得更好的针对 NEC 的保护作用。另一项研究以脂多糖造成大鼠类 NEC 样损害，也显示 EGF 较 HB-EGF 的治疗效果更好。虽然 EGF 和 HB-EGF 对于肠黏膜损害的保护作用的分子机制大致相同，但是对 NEC 实验大鼠的回肠研究显示，EGF 平衡细胞凋亡蛋白，更利于细胞存活。这也许有助于解释为什么 EGF 具有更好的防治 NEC 的作用。

经口摄入的 EGF 如要发挥作用，必须避免在胃内发生蛋白降解。EGF 在低 pH 时保持稳定，同时可以对抗蛋白酶的降解。研究者用 ^{125}I 标记 EGF，在 37℃，pH 1.8、3.2、5.8 的环境下孵育。提取早产儿餐后 1 小时的胃液加入孵育液中，因为此时胃液的蛋白水解作用最强。孵育 1 小时后，加入三氯乙酸进行蛋白质沉淀，沉淀物放射性丢失很少。色谱分析显示，EGF 仍然保持了 75% 以上的活性。EGF 对抗胃液的消化，提示 EGF 口服后仍可保持较好的生物活性，显示了口服给药的有效性和可行性。

母乳中存在大量的 EGF（50 ~ 150μg/L）。早产产妇母乳中 EGF 含量较足月产妇明显增高。口服重组 EGF 能够抵御胃肠道的消化并作用于肠黏膜上皮细胞，促进肠黏膜上皮细胞分裂增殖和抑制凋亡，加强肠黏膜屏障，增加小肠对蔗糖和葡萄糖的消化吸收能力。

在商业化生产的婴儿配方奶中，均不含有 EGF 和 HB-EGF。配方奶喂养的早产儿及足月儿发育中的胃肠道缺乏这两种活性物质的滋养。这也许可以解释为什么配方奶喂养婴儿的肠道损伤性疾病，如 NEC 的发病率高于母乳喂养婴儿。

（张国庆 钱林溪）

十七、神经生长因子

母乳中能够检测到一些神经生长因子，例如神经营养因子（NGF）、脑源性神经营养因子（BDNF）（2.83 ~ 10.99μg/L）、胶质细胞系神经营养因子（GDNF）（10.9 ~ 11.4μg/L）和睫状神经营养因子（CNTF）（10 ~ 50μg/L）。其中母乳中 BDGF 含量在产后逐渐下降，而 NGF 则相对保持稳定。新生儿肠内神经元发育不成熟，需要 BDNF 和 GDNF 促进肠神经元的发育。研究表明，BDNF 可增强胃肠蠕动，缺少 BDNF 的大鼠能够导致肠神经元功能受损[102]。此外，母乳中的神经营养因子可能与新生儿的身体发育特别是神经系统的发育有关，研究表明母乳喂养的婴儿血浆中 NGF 和 BDNF 水平显著高于配方乳喂养的婴儿，并且母乳中 NGF 和 BDNF 水平与出生后婴儿身高和体重发育水平成负相关，但是与贝利婴儿发育量表评分成正相关。这表明 BDNF 可能作用于腹内侧下丘脑调节摄食中枢，在新生儿能量稳态中发挥关键作用。BDNF 更重要的作用是诱发海马神经元的兴奋性突触传递，它被证明对于学习和记忆有着重要的意义[103]。此外，在先兆子痫的孕产妇母乳中 NGF 和 BDNF 水平要明显低于正常对照组，这有可能是先兆子痫改变了乳腺细胞对神经营养因子的主动运输或合成[104]。

（钱林溪）

十八、血管生长因子

血管生成主要是由血管内皮生长因子（VEGF）及其拮抗剂共同调控。初乳中 VEGF 浓度最高（~75μg/L），成熟乳 VEGF 含量较低（~17μg/L），早产儿母乳中 VEGF 含量较足月产母乳少。VEGF 对于哺乳期产妇启动泌乳的生理过程具有一定的作用，免疫组化显示 VEGF 的受体（VEGFR-1）表达于乳腺收集导管上皮，而 VEGFR-2 表达于乳腺腺泡上皮。母乳中的 VEGF 可能对于新生儿的肠道发育有一定的作用,免疫组化显示 VEGF 的受体(VEGFR-1)表达于新生小鼠肠黏膜顶端,VEGFR-2 表达于肠黏膜的隐窝部,这可能提示母乳中的 VEGF 可能作用于肠黏膜上皮的受体刺激细胞增殖。在早产儿视网膜病变中,肺呼吸功能发育不全、过度吸入氧气以及 VEGF 负调控会导致视网膜血管生成紊乱。母乳中 VEGF 有可能对防治早产儿视网膜病变有一定意义[105]。

最近有研究表明,母乳中还存在着 VEGF 的天然拮抗剂——游离的 VEGF 受体(sVEGFR-1),并且发现母乳中 sVEGFR-1 与 VEGF 含量呈现正相关,这提示母乳中 sVEGFR-1 与 VEGF 相互协调共同发挥生理功能。除此之外,母乳中还存在着 β-乳球蛋白也具有拮抗 VEGF 的作用。

(钱林溪)

十九、唾液酸

(一)母乳唾液酸概述

唾液酸(sialic acid,SA),是九碳糖神经氨酸酰化物的总称。唾液酸最早在 1957 年由 Blix 从下颌腺黏蛋白中分离出来,其命名规则也是在当时建立的[106],但其化学结构在 1960 年才被确切地测定出来。目前自然界中被报道的唾液酸有 50 多种[107],最常见的是 N-乙酰基神经氨酸(N-acetyl-neuraminic acid,NANA)。已经发现很多生物体内存在唾液酸,在脊椎动物和哺乳动物体内更是普遍存在。人体中脑的唾液酸含量最高,人脑灰质中的唾液酸含量是肝、肺等内脏器官的 15 倍[108]。人体中 SA 含量:母乳(初乳 3.72mmol/L、1 个月乳 1.48mmol/L)、血清 2.3mmol/L、泪液 0.8~1.8mmol/L、胃内引流液 0.3mmol/L、唾液(足月儿 4~5 月龄)0.2mmol/L、唾液(早产儿 4~5 月龄)0.24mmol/L、尿液 0.2mmol/L、羊水 0.2mmol/L、脑脊液 0.05mmol/L。唾液酸的主要食物来源是母乳,在奶类、鸡蛋和奶酪中也存在唾液酸。

唾液酸是多功能的,迄今的研究资料显示,它与多种物质结合后起了重要的作用,如与低聚糖组成类似于肠黏膜上的多种病原的受体,当细菌、病毒、毒素来侵犯时,这些对应的受体就与之结合,从而保护了肠黏膜。它更是神经节苷脂的重要构成成分,对促进突触的功能,从而提高学习与认知能力密切相关。而 SA 在糖巨肽中大量的存在,对后者的生理功能有重要意义(相关章节:低聚糖、神经节苷脂和糖巨肽)。由于唾液酸带负电荷相互排斥,又有较强的亲水能力,故对口腔、消化道、呼吸道、泌尿生殖道、角膜等起到润滑、湿润的保护作用。由于红细胞表面有唾液酸残基,可防止凝集,身体的细胞因唾液酸与正电荷物质结合,故与水电平衡物质转运相关。

(二)母乳唾液酸含量

母乳是新生儿唾液酸的主要食物来源,美国有研究表明,母乳中唾液酸浓度为 0.3~1.5mg/ml,初乳中唾液酸含量最为丰富,至 3 个月以后乳汁中唾液酸的水平下降 80%[109,110],但与酪蛋白结合的唾液酸却无明显下降的趋势[111]。日本有学者对超过 2000 名产妇乳汁中的唾液酸进行研究,发现产后第 3~5 天乳汁中唾液酸含量是最高的,约为 4.85mmol/L,至产后 4~8 个月,乳汁中唾液酸的水平即下降至 1.03mmol/L 左右(mg/ml 与 mmol/L 的换算为 mmol/L × 0.3039 = mg/ml)[112]。胎龄 28~31 周早产儿母亲的初乳、过渡乳和生后 1 个月时的成熟乳中唾液酸水平比足月儿母亲高 10%~13%[110]。Wang 等[113]的前瞻性研究发现,母乳喂养早产儿的唾液中唾液酸含量是人工喂养者的 2 倍。我国山西和苏州[114]在 2013 年报道见表 12-15。

表 12-15 不同泌乳期乳汁唾液酸的含量变化[浓度:mg/L,$\bar{x}\pm S$;比例:(%)]

出生时间(d)	例数	游离唾液酸		低聚糖结合唾液酸		蛋白质结合唾液酸		总唾液酸	
30	90	17.0±4.4	2.4	588.2±56.7	82.4	109.1±23.6	15.3	714.3±64.4	100.0
90	81	8.5±2.1	1.9	351±37.3#	80.3	77.5±7.8#	17.7	437.2±42.8#	100.0
150	78	8.6±2.1#	2.5	262.3±44.3*#	76.5	71.9±7.6*#	21.0	342.8±47.7*#	100.0

注:与产后30天比较,#P<0.01;与产后第90天比较,#P<0.01;产后由于居住地址和电话变更产后第90天、150天分别有9例和12例产妇失访。

(三)母乳唾液酸的功能

1. 促进婴幼儿神经系统发育 唾液酸是大脑神经节苷脂和糖蛋白的结构和功能上的重要组成部分。神经节苷脂主要集中在大脑皮层中,同时它也在神经突触的形成和神经中枢传导过程中起着关键的作用。人体内唾液酸在脑中含量最高,在神经系统中担负着特殊使命,它可促进神经细胞的分化、发育和神经再生作用,参与突触传递、维持细胞的正常功能,参与记忆学习功能。

动物实验研究表明,神经节苷脂水平的降低与早期营养不良和学习能力降低有关,而补充唾液酸可以提高动物的学习行为。Bing Wang 等的研究表明,与糖蛋白结合的唾液酸可以促进幼猪早期的神经发育,并据此推测,母乳喂养的婴儿之所以比人工喂养的婴儿具有更好的认知能力,可能就是和母乳中含有较多的唾液酸化的低聚糖等有关[115]。但在成年鼠中,唾液酸对其作用很小,可能与成年鼠大脑已经发育成熟有关[116]。所以,在婴儿期,足够的唾液酸供应对于早产儿脑功能的正常发育非常重要。对人类双盲研究证实,给 0~6 月龄婴儿补充高唾液酸的奶粉能促进认知能力如手眼协调、表现能力的发展[117]。从 10 周的胎儿到 5 岁的儿童,大脑神经节苷脂的浓度大约增加了 3 倍。虽然所有的哺乳动物(包括人类)都可以在其组织中主要在肝脏自身合成唾液酸,但婴儿和其他动物的哺乳儿的合成唾液酸的能力却很低。在婴儿期唾液酸被认为是一种有利于大脑发育的不可缺少的营养物。婴幼儿自身合成的唾液酸并不足够,研究发现通过饮食补充唾液酸可以增加脑部唾液酸含量。足够的唾液酸供应对于低出生体重儿脑功能的正常发育可能尤其重要。婴儿出生后,唾液酸主要从母乳中摄取。调查显示,分娩后母亲体内唾液酸水平随着时间的推移呈下降趋势。因此,在孕期及孕后持续摄入含唾液丰富的食物,如牛奶、鸡蛋、奶酪和其他奶类等,可以帮助维持乳母体内的唾液酸水平。

2. 促益生菌生长,抑制病菌生长 见低聚糖及糖巨肽章节。

3. 抗识别 在分子和细胞之间、细胞和细胞之间及细胞和外界之间,糖链末端的唾液酸既可以作为识别位点,也可以掩蔽识别位点。通过糖苷键连接在糖缀合物末端的唾液酸能有效地阻止细胞表面上一些重要的抗原位点和识别标记[118],从而保护这些糖缀合物不被周围的免疫系统识别和降解[糖缀合物(glycoconjugates)是指糖与蛋白质、多肽、脂质、核酸和抗体等生物分子以及其他小分子以共价键相互连接而成的化合物,糖类在生命体内主要以糖缀合物的形式存在]。新生的细胞中唾液酸的含量要明显高于衰老的细胞。进一步实验发现,用唾液酸苷酶处理过的细胞注入体内后会在几小时内死亡,而正常的细胞寿命却为 120 天左右,这说明表面缺乏唾液酸的细胞可被机体迅速识别并清除。

4. 唾液酸与抗病毒药物研发的关系 许多致病的微生物多含有唾液酸酶,该酶可以水解以 α-苷键连接在糖蛋白和糖脂末端的唾液酸,以致微生物可感染人体并传播,近年来唾液酸酶抑制剂的研究是抗病毒药物研究的一个新领域。另外,由于唾液酸是某些病毒的受体,N-乙酰神经氨酸(唾液酸的一种)对病毒从感染的宿主细胞中释放新复制的病毒颗粒具有重要的作用。通过抑制 N-乙酰神经氨酸可以干扰和阻止病毒的复制,达到治疗流感的目的。故唾液酸及其衍生物在抑制唾液酸酶与抗病毒(抗流感病毒[119]、抗轮状病毒[120]、抗腺病毒[121]、抗呼吸道合胞病毒[122]、抗副流感病毒[123])等研究方面有重要的作用。以唾液酸为母体化合物进行 N-乙酰神经氨酸抑制剂的研究成为目前抗流感药物研究的热点。如抗病毒药物扎那米韦(N-乙酰基-2,3-二去氧-4-胍基唾液酸)(Relenza,瑞乐砂)就是以 N-乙酰神经氨酸为前体合成的。

(黄龙光 周伟)

二十、低 聚 糖

此部分内容参见第十二章第四节"母乳中的碳水化合物"。

二十一、糖 巨 肽

(一)母乳糖巨肽概述

糖巨肽(glycomacropeptide,GMP)又称为酪蛋白糖巨肽(casein glycomacropeptide,CGMP),是乳中 κ-酪蛋白经凝乳酶水解后产生的两种多肽之一(另一种为副-κ-酪蛋白),因其含有较多的碳水化合物而得名。1965年被 Delfour 等首次发现。人乳 κ-酪蛋白由158 个氨基酸组成,经序列测定,只有 22%的氨基酸的排列顺序跟牛、羊的 κ-酪蛋白相

同,经凝乳酶水解后产生的 GMP 含有 58 个氨基酸[124]。人乳 κ-酪蛋白碳水化合物的含量在 55%左右,比牛乳要多出 3 倍以上[125]。此外,人乳中含有高浓度的唾液酸,而约75%以上的唾液酸存在于 GMP 中,其与母乳喂养婴儿的发育以及感染防御机制有较大关系[126]。

(二)母乳糖巨肽含量

由于糖巨肽是一种多肽,目前母乳中的糖巨肽含量尚不能被直接测得,所以暂无大样本研究揭示母乳中糖巨肽的含量,但有研究指出,乳中绝大部分唾液酸都存在于糖巨肽中,因此可以用唾液酸的含量间接反映糖巨肽的含量。广州市妇女儿童医疗中心和上海交通大学医学院附属上海儿童医学中心等曾对广州、上海、靖江三地共计594 例母乳样本的糖巨肽水平进行研究,发现初乳(195例)、过渡乳(185 例)、成熟乳(214 例)所对应唾液酸的含量分别为(1531.53 ± 256.72)mg/L、(1423.15±198.33)mg/L、(1153.04±210.19)mg/L,3 组比较差异有统计学意义;早产成熟乳唾液酸含量[(1208.78±214.66)mg/L]与足月成熟乳唾液酸含量[(1112.59±198.10)mg/L]比较差异有统计学意义,而早产组初乳、过渡乳和足月组比较则无明显差异[127]。上述结果整体上反映出,随着哺乳期的延长,母乳中糖巨肽的含量呈下降趋势。但由于样本量较少,尚需进一步行大样本研究。

(三)母乳糖巨肽的功能

1. 抑制致病菌生长 补充 GMP 对人体肠道的微生态有益。Bruck 等[128]研究发现,GMP 强化的配方奶粉具有抗菌活性,可以使肠道沙门菌的数量明显减少。Nakajima Kouhei 等[129]也证实,GMP 对肠出血性大肠埃希菌、肠炎沙门菌、摩氏摩根菌和大肠埃希菌也具有一定的结合能力。GMP 可以明显抑制脂多糖(LPS)导致的血浆中肿瘤坏死因子-α

（TNF-α）和白细胞介素-6（IL-6）水平的升高，还可以使感染亚致死量大肠埃希菌的小鼠脾脏中的细菌数量明显减少，而白细胞和未成熟的中性粒细胞的数量明显增多[130]。笔者在既往研究中也发现，补充 GMP 对新生大鼠的肠道具有保护作用，可减轻肠道炎症反应及肠上皮细胞凋亡，从而降低人工喂养新生大鼠 NEC 的发病率，提高生存率[131]。因此，在奶粉中强化 GMP 和 α-乳清蛋白或许可以预防婴幼儿的由侵袭性细菌导致的胃肠道感染。

2. 促进益生菌生长　乳酸杆菌和双歧杆菌是肠道微生态构成的有益菌群，陈庆森等[132]用不同浓度的 CGMP 溶液给小鼠灌胃，在不同时段对小鼠盲肠内容物进行菌群测定，结果显示，适宜剂量的 CGMP 溶液可有效地促进小鼠盲肠内乳酸杆菌和双歧杆菌的增殖，并显著地抑制相应条件致病菌的生长。Bruck 等[133]也认为，GMP 和 α-乳清蛋白强化的配方奶粉可以促使那些对机体有益的微生物（如双歧杆菌）的生长，使婴儿肠道微生态构成更加接近于母乳喂养的婴儿。

3. 增强中性粒细胞功能　Rusu 等[134]研究了牛的乳清蛋白提取物（whey protein extract，WPE，主要成分为 GMP）对中性粒细胞的作用，发现 WPE 能够减少人血液中中性粒细胞的凋亡，并且此作用具有剂量依赖性。中性粒细胞在受到 WPE 刺激时，其黏附、趋化、吞噬和脱颗粒作用均增强。

4. 抗炎作用　Daddaoua 等[135]发现 GMP 对三硝基苯磺酸造成的大鼠实验性结肠炎具有抗炎作用，且具有剂量依赖性，其抗炎作用和柳氮磺吡啶相当。Requena 等[136]也发现，在对实验性大鼠回肠炎的研究中，GMP 与 5-氨基水杨酸（柳氮磺吡啶的

水解产物）具有近乎相同的抗炎效果，其作用机制和白细胞介素-1β 及肿瘤坏死因子受到抑制有关，并且可能和辅助性 T 淋巴细胞-17 的下调有关，Treg 细胞可能也参与其中。

5. 其他方面　GMP 因不含芳香族氨基酸，可作为苯丙酮尿症患者的饮食，其口感要明显好于其他人工蛋白替代品，可以增加患者的依从性[137]，但 GMP 并不是完全不含苯丙氨酸，因此不能完全替代蛋白替代品的需要，要合理添加，而且使用 GMP 还必须补充酪氨酸和色氨酸等一些 GMP 中没有的其他氨基酸。另外，因为 GMP 富含支链氨基酸，又可以作为肝病患者的饮食，有研究表明，支链氨基酸与芳香族氨基酸的比率系数越大，其对肝病的治疗效果越好，经证实，此系数约为 20 左右时，GMP 可作为肝病患者的膳食，效果较好。此外，在配方奶粉中强化 GMP，可促进钙、磷、铁和锌的吸收[138]。

（黄龙光　周伟）

二十二、神经节苷脂

神经节苷脂是一组含有唾液酸的鞘糖脂，是细胞膜的重要组成成分。神经节苷脂主要发现于神经系统，并构成神经系统磷脂的 6%。神经节苷脂都有一个共同的母核结构——神经酰胺，神经酰胺构成疏水性的"尾"，插于膜脂质双层中，亲水的寡糖链则连在神经酰胺的丝氨酸上，并与丝氨酸构成极性"头"，伸展在细胞表面上。组成寡糖链的糖主要为 D-葡萄糖（Glc）、D-半乳糖（Gal）、N-乙酰半乳糖胺（GalNAc）和唾液酸。构成神经节苷脂的唾液酸最主要包括 N-乙酰神经氨酸（Neu5Ac）和 N-羟乙酰神经氨酸（Neu5Gc）。兹将常见神经节苷脂的结构列于表 12-16。

表 12-16　常见神经节苷脂的结构

名称	结构
GM1a	β-Gal-(1-3)-β-GalNAc-(1-4)-[α-Neu5Ac-(2-3)]-β-Gal-(1-4)-β-Glc-(1-1)-Cer
GM1b	α-Neu5Ac-(2-3)-β-Gal-(1-3)-β-GalNAc-(1-4)-β-Glc-(1-1)-Cer
GM2	β-GalNAc-(1-4)-[α-Neu5Ac-(2-3)]-β-Gal-(1-4)-β-Glc-(1-1)-Cer
GM3	α-Neu5Ac-(2-3)-β-Gal-(1-4)-β-Glc-(1-1)-Cer
GD1a	α-Neu5Ac-(2-3)-β-Gal-(1-3)-β-GalNAc-(1-4)-[α-Neu5Ac-(2-3)]-β-Gal-(1-4)-β-Glc-(1-1)-Cer
GD1b	β-Gal-(1-3)-β-GalNAc-(1-4)-[α-Neu5Ac-(2-8)-α-Neu5Ac-(2-3)]-β-Gal-(1-4)-β-Glc-(1-1)-Cer
GD2	β-GalNAc-(1-4)-[α-Neu5Ac-(2-8)-α-Neu5Ac-(2-3)]-β-Gal-(1-4)-β-Glc-(1-1)-Cer
GD3	α-Neu5Ac-(2-8)-α-Neu5Ac-(2-3)-β-Gal-(1-4)-β-Glc-(1-1)-Cer
GT1a	α-Neu5Ac-(2-8)-α-Neu5Ac-(2-3)-β-Gal-(1-3)-β-GalNAc-(1-4)-[α-Neu5Ac-(2-3)]-β-Gal-(1-4)-β-Glc-(1-1)-Cer
GT1b	α-Neu5Ac-(2-3)-β-Gal-(1-3)-β-GalNAc-(1-4)-[α-Neu5Ac-(2-8)-α-Neu5Ac-(2-3)]-β-Gal-(1-4)-β-Glc-(1-1)-Cer
GQ1b	α-Neu5Ac-(2-8)-α-Neu5Ac-(2-3)-β-Gal-(1-3)-β-GalNAc-(1-4)-[α-Neu5Ac-(2-8)-α-Neu5Ac-(2-3)]-β-Gal-(1-4)-β-Glc-(1-1)-Cer

（一）神经节苷脂的生物合成

神经节苷脂的主要合成部位是内质网和高尔基复合体。首先，在滑面内质网内，丝氨酸和脂肪酰 CoA 合成神经酰胺，然后在位于反式高尔基复合体、中间型高尔基复合体、顺式高尔基复合体中各种糖基（或唾液酰基）转移酶的作用下，逐步将糖或唾液酸转移至神经酰胺上，形成神经节苷脂。各种神经节苷脂的合成步骤如图 12-1 所示。神经节苷脂一般含有 1～4 个唾液酸，用 M、D、T、Q 代替，其字母右下角的数字表示唾液酸以外的糖基数（多用 5 减去糖基数表示。如 GM3 代表一个唾液酸，两个糖基形成的神经节苷脂）。糖链末端的唾液酸可通过 α(2-3) 与半乳糖基及 α(2-8) 与唾液酰基结合。不同糖链结构的合成由寡糖基的添加顺序决定。首先葡萄糖基转移酶在内质网中催化二磷酸尿嘧啶（UDP）葡萄糖与神经酰胺形成葡萄糖神经酰胺（GlcCer）。半乳糖基转移酶 I 位于顺式高尔基复合体中，以 GlcCer 为糖基受体，产物为半乳糖神经酰胺（LacCer）。唾液

酰转移酶 I 也位于顺式高尔基复合体中，其作用是将 LacCer 糖基化为 GM3，唾液酰转移酶 II 位于中间型高尔基复合体，能特异性地将 GM3 唾液酰化为 GD3，而位于反式高尔基复合体的唾液酰转移酶 IV 专一性较差，能够催化形成 GM1b、GD1a 和 GT1b。N-乙酰半乳糖基转移酶位于反式高尔基复合体中，通过向 GM3 和 GD3 加上第三个中性糖 GalNac 分别形成 GM2 和 GD2。同样位于反式高尔基复合体的半乳糖基转移酶 II 催化形成 GM1 和 GD1b。

（二）神经节苷脂的功能

神经节苷脂的唾液酸通常位于寡糖链的远心端，且每一唾液酸带有一个负电荷，这对细胞表面带负电荷起着重要作用，而细胞膜表面负电性又是细胞兴奋性的基础。神经节苷脂也可以通过识别细胞表面的特定分子，调节某些跨膜蛋白的活性。同时神经节苷脂还具有结构性作用，它们可与其他鞘糖脂和胆固醇一起分隔形成膜筏（raft）结构域。例如，GM3 和其他神经节苷脂形成"簇"分布于

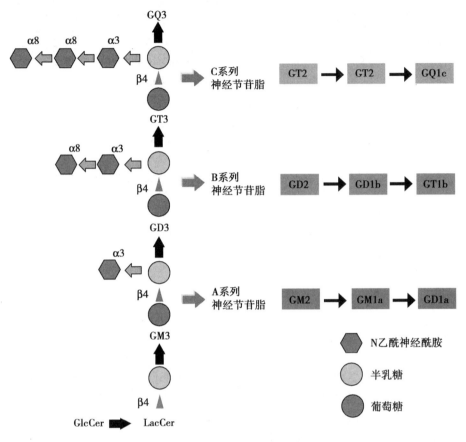

图 12-1 神经节苷脂的合成

外周血淋巴细胞表面,经研究表明膜筏结构域实现其生理功能依赖于表面神经节苷脂"簇"的位置[139]。由于神经节苷脂中神经酰胺既是氢的受体(酰胺键的羰基),又是氢的供体(羟基),所以能形成稳定的氢键,起到强化和稳定膜脂质双层的作用。鞘糖脂和神经节苷脂在细胞膜上形成糖链突触(glyco-synaptic)微结构域,控制细胞的黏附、增长和运动功能。例如,胞膜隐窝内胰岛素受体的信号传递以及细胞的胰岛素抵抗水平受到神经节苷脂 GM3 的调控[140];同时它也能够抑制表皮生长因子受体和整合素的信号转导[141]。

神经节苷脂能够被细胞迅速吸收,同时它也能够穿过血-脑屏障和胎盘屏障,并广泛参与到组织和细胞的结构和功能中。现代分子生物学手段让我们更好地认识神经节苷脂的功能,研究表明神经节苷脂 GM1、GD1a 和 GT1b 是中央髓鞘不可缺少的成分[142],GM1能够与 neurofascin-155 和 contactin/caspr1 蛋白相互作用参与神经胶质细胞膜的区域化[143]。GD1a 和 GT1b 对于维持神经轴突和髓磷脂的完整性以及神经冲动的传递有着重要的意义[144]。GM4 同样在髓鞘也有分布并能与髓鞘碱性蛋白相互作用[145]。神经节苷脂带负电荷的唾液酸残基可能参与调控钙离子通道的通透性,因此对于神经元反应的灵敏性至关重要[146]。神经元细胞膜上神经节苷脂参与调节神经轴突的定位和生长、信号传递和损伤修复[147,148]。例如,GM1 能够在体外促进培养状态下神经元细胞的分化[149]。另外,神经节苷脂被认为是一种功能性配体,能够与髓鞘相关的糖蛋白相互作用以维护髓鞘的稳定性和促进髓鞘再生[150];细胞核内的神经节苷脂还参与调控神经元功能相关的基因表达[151];神经节苷脂还参与维持细胞核内钙稳态和调节血小板衍生生长因子的功能[152,153];GD3还被证明能够调节细胞凋亡[154]。适量的神经节苷脂能够促进神经突触和记忆的形成[155],而神经节苷脂代谢紊乱则会导致神经退行性病变[156]。

神经节苷脂还参与了细胞-细胞相互作用,研究表明细胞表面的神经节苷脂能够与相邻细胞的凝集素相互作用[157],实现细胞-细胞黏附,调节细胞内信号通路。神经节苷脂已被证明是控制细胞生长和分化的特异性抗原[158],特别是它们在免疫防御系统有着关键性作用。它们能够作为干扰素、表皮生长因子、神经生长因子和胰岛素的受体并调节细胞信号转导[159,160]。完整的神经节苷脂能够减少肿瘤细胞对表皮生长因子的敏感性并抑制其生长;相反,如果将神经节苷脂唾液酸的N-乙酰基去除则能够增强其对表皮生长因子的敏感性并促进细胞增殖[161]。

(三)神经节苷脂在神经发育的分布和变化

神经节苷脂在胎儿大脑发育中起着重要的作用,大脑中与学习和记忆有关的海马区富含神经节苷脂。人脑中主要有GM1、GD1a、GD1b、GT1a和GT1b 5种神经节苷脂。脑内神经节苷脂的浓度和分布随着神经系统的发育并根据不同功能的神经细胞而显著变化。在妊娠8～25周,神经元和神经胶质前体细胞主要表达GD3和GM3。GT1B在这段时间内丰度也很高,大约占到所有神经节苷脂的40%。GM1和GM4主要在妊娠早期髓鞘化时期积累,而GM1、GD1a、GD1b和GT1b主要在妊娠晚期神经元突触形成时积累。额叶皮质神经节苷脂的含量在妊娠16～22周

增加2倍,而海马中神经节苷脂的含量在这期间增加30%[162]。出生后海马内神经节苷脂的含量开始下降,而额叶皮质内神经节苷脂的含量继续上升并在40～50岁到达顶峰[163]。

(四)母乳中的神经节苷脂

人乳中神经节苷脂的含量较牛奶和普通配方奶粉高,而初乳的含量又较成熟乳高。人乳中神经节苷脂的组分主要为GM3、GD3、GX1、GX2、GX3和GX4,其中GD3在初乳中占到42%～56%。虽然GD3是初乳中的主要组分,随着泌乳期的延长,GM3逐渐成为母乳中主导的神经节苷脂。有研究表明,母乳喂养的婴儿脑内神经节苷脂含量较配方乳喂养婴儿高,并且成年后认知能力和学习水平都较配方乳喂养组高。目前,大多数配方乳都强化了神经节苷脂,有研究表明强化了神经节苷脂的配方乳对于婴幼儿神经系统的发育具有一定的帮助[164-167]。

母乳中神经节苷脂的吸收越来越受到大家的关注,研究表明神经节苷脂可以作为益生元为小肠内共生菌群提供碳源,有助于新生儿肠道内益生菌的建立。虽然有文献报道,给予大鼠饮食中添加神经节苷脂能够明显提高血浆和大脑中神经节苷脂的含量,但是母乳中神经节苷脂的生物可利用度却非常低[168]。一些研究者认为母乳中神经节苷脂对肠道益生菌的影响相对于其生物利用更为重要。Larson等首次报道母乳喂养婴儿粪便中糖脂的排泄提高[169];他们随后又发现从肠道细菌分离出来的胞外糖苷酶能够降解肠道内的糖脂[170];Rueda等在临床研究中发现配方乳中添加神经节苷脂能够改变粪便中的益生菌组成[171]。综上所述,母乳中神经节苷脂能够帮助新生儿肠道益生菌的建立,而肠道益生菌能够帮助新生儿消化利用神经节苷脂,两者相辅相成。

（五）补充神经节苷脂对神经系统发育的影响

母亲饮食是出生前胎儿外源性神经节苷脂的唯一来源，出生后母乳和配方乳成为神经节苷脂的主要膳食来源。母亲在怀孕期间饮食添加神经节苷脂有可能可以促进胎儿脑发育，改善成年以后的智力水平和认知能力，但是在这方面没有足够的证据。动物实验表明给予新生大鼠富含 GD3 的饮食能够明显增加肠黏膜、血浆和大脑内神经节苷脂的含量，并且能够加快生长速率，改善大鼠的认知能力和空间定位能力[172]。临床实验也显示婴幼儿额外添加神经节苷脂能够提高 0～6个月婴儿手眼协调能力和认知水平[173]。目前虽然有一些证据显示孕妇补充神经节苷脂能够促进胎儿神经系统发育，但是具体的补充剂量、神经节苷脂的种类以及补充时间点仍然需要进一步明确。

（钱林溪）

二十三、白　介　素

（一）概述

细胞因子是由细胞产生的小分子可溶性蛋白质，能影响这些细胞及其他细胞的行为和特征。通常以旁分泌形式作用于邻近位置的靶细胞或自分泌形式作用于细胞因子的产生细胞本身，而在局部以高浓度短暂地发挥作用。细胞因子与存在于细胞表面的高亲和力受体相结合后，通过受体介导的信号转导高效能地行使调节和效应功能，并以网络形式发生相互作用，主要参与细胞免疫、体液免疫、炎症反应、造血调控、细胞增殖分化、损伤修复等重要生理学过程。

细胞因子多为糖蛋白，分子质量一般为10～25kD 蛋白，有的为 8～10kD 蛋白。多数细胞因子以单体形式存在，少数细胞因子以二聚体、三聚体或四聚体的形式发挥生物学作用。

母乳中的免疫活性细胞同样也能产生在免疫应答中起重要作用的细胞因子，近年来越来越多的研究显示母乳不但提供被动的免疫保护，还可直接通过分泌细胞因子来调控新生儿的免疫功能，在抗菌、抗病毒及加强免疫功能成熟方面有明显的影响[174]。本文拟就近年来母乳中细胞因子的有关研究进展，着重介绍母乳中白细胞介素（interleukin，IL），如 IL-1、IL-6 和 IL-10，以及干扰素-γ（interferon-γ，IFN-γ）、肿瘤坏死因子 α（tumor necrosis factor-α，TNF-α）与新生儿免疫的关系。

（二）母乳中的细胞因子

IL-1 是母乳中检测出的第一个细胞因子。研究发现乳腺细胞能自发地分泌有活性的 IL-1，其平均水平为（130±478）pg/ml。IL-1b 在初乳中即被检测出来，而 IL-1a 未在初乳中检测出。

随后不久 Saito 等通过生物活性法发现母乳中存在 IL-6，其浓度与母乳中单个核细胞的数量成正相关，且乳中 IgA 的分泌与 IL-6 有一定关系，应用抗 IL-6 抗体可降低乳中 IgA 的分泌。Rudloff 应用放射免疫法同样证实母乳中有 IL-6 的存在。

IL-10，一个关键的免疫调节和抗炎因子，近年来研究发现其在母乳中含量极高，在生后 80 小时内分泌的乳汁中即可检测出。IL-10 不仅在母乳的水相层中检测出，在脂质层中也可检测出。实验表明母乳可抑制淋巴细胞增生，而这一作用被抗 IL-10 抗体抑制。IL-10 mRNA 在人乳腺上皮被检测出间接反映了母乳主要是通过顶浆分泌方式分泌的。此外，还有研究表明胎龄越小，母乳中 IL-10 分泌越多[175]。

除了白介素外，母乳中还有高浓度的 TNF-α，其分子质量在 80～195kD 蛋白之间，由母乳中的巨噬细胞和乳腺上皮细胞分泌。TNF-α 是重要的免疫调节因子，是近年来细胞因子研究的热点，它不仅对肿瘤细胞具有细胞毒性和生长抑制作用，还能诱导 IL-1、IL-6、IL-8、IFN-C 的产生，促进 IL-2 受体(IL-2R)的表达[176]。Rudloff 应用放射免疫法证实母乳中有足量的具有生物活性的 TNF-α 的浓度与乳中细胞总数存在一定关系。

此外，母乳中还测出一定量的 IFN-γ 存在，而 IFN-α 及 IFN-b 并未在母乳中测得。母乳中没有游离的 IFNγ，但经丝裂原或受某种病毒刺激后，母乳中的淋巴细胞可产生 IFN-γ。不同泌乳期产生 IFN 的能力有差别，初乳细胞产生 IFNγ 的能力较强，成熟乳细胞产生 IFNγ 的能力相应下降。

为从细胞水平上确定母乳中细胞因子分泌细胞的真实情况，Skansen 应用特异的单克隆抗体及免疫荧光标记方法，染色细胞因子分泌细胞胞质内的细胞因子，体外实验证实大肠埃希菌壁上的脂多糖(LPS)可诱导母乳单个核细胞产生 IL-1、IL-6、IL-8、IL-10、TNF-α 和粒细胞-巨噬细胞集落刺激因子，而佛波醇乙酯(PMA)与离子霉素(iono-mycin)可刺激诱导 IL-1、IL-3、IL-4、IL-10、IFN-C、TNF-α 的产生。

(三)母乳细胞因子功能

新生儿的细胞免疫对其能否顺利适应外界环境，尤其是能否抵抗细菌、病毒及真菌等病原体侵袭有决定性作用。新生儿淋巴细胞尤其是 T 细胞的功能处于不断完善阶段，足月新生儿脐带血的 B 细胞百分率与成人相同，但其产生免疫球蛋白的能力低于成人。单核和 T、B 淋巴细胞不成熟，T 抑制细胞活性增强，辅助性 T 细胞功能缺乏。所以是新生儿易患播散性和严重细胞内病原菌感染的重要原因之一。

多形核白细胞(PMN)、单核细胞和巨噬细胞在防御局部微生物感染中有重要作用，其通过大量趋化因子作用而移向感染区，并受细胞因子调节而发挥吞噬、杀菌和抗体依赖细胞介导的细胞毒性等活性。IL-1 和 TNF 是很好的趋化和调节因子，它们促进 PMN 黏附血管内皮细胞和游出血管外，刺激 PMN 脱颗粒与氧化代谢，分泌髓过氧化物酶，产生毒性氧化物(超氧阴离子 O_2 与 H_2O_2)，从而加强对病原微生物的消化、吞噬和杀伤，增强机体抵抗感染的能力。研究发现母乳中巨噬细胞运动能力远远超过外周血白细胞的运动能力，而母乳中巨噬细胞的运动能力的增强与 TNF-α 有关。当外周血单个核细胞与初乳或乳清一起孵育后，外周血单个核细胞的运动能力增强接近于母乳中巨噬细胞的运动能力，重组人 TNF-α 抗体可大大降低这一增进作用，因而 Mushtaha 提出，母乳中 TNF-α 可增强外周血单个核细胞的运动能力。Rud-loff 认为新生儿肠道近端缺乏内源性蛋白水解酶，同时母乳中有丰富的抗蛋白酶、a_1-抗糜蛋白酶和 a_1-抗胰蛋白酶，这些均可阻止蛋白在肠道中的水解，故母乳中的 TNF-α 可进入新生儿肠道并在肠道中保留足够的时间以发挥作用。

IL-6 与 IL-1、TNF-α 一起参与感染和炎症刺激的免疫系统急性期反应，激活 T、B 淋巴细胞和 NK 细胞，诱导免疫球蛋白合成，因而在促进机体抗细菌感染中也起核心作用。母乳中 IL-6 的浓度高于新生儿脐血中浓度，且母乳中 IL-6 与乳中 IgA 的产生有关，因而有作者认为在新生儿单核细胞成熟之前，母乳向新生儿提供了具有生物活性的 IL-6，对新生儿产生了免疫保护。

IFN 在活化杀伤性 T 淋巴细胞、NK 细胞、细胞毒性 T 细胞、淋巴因子活化的杀伤细胞和巨噬细胞中发挥了重要作用。有人认为母乳细胞进入新生儿肠道后产生的 IFN 可能保护其肠道抵御病毒侵袭。TNF 也有抗病毒活性。研究证实呼吸道合胞病毒感染后肺泡巨噬细胞分泌的 TNF-α，可阻止 RSV 感染单核细胞。IFN 与 TNF 有抗病毒协同作用，

TNF 诱导 IFN 的产生,IFN 增强 TNF 选择性杀伤病毒感染细胞的作用。故新生儿从母乳中获得一定量的 TNF-α 可能降低新生儿病毒感染的机会。

综上所述,显示母乳中含有大量的免疫活性细胞,能够产生多种细胞因子,这些因子可能通过多种途径参与机体的免疫调节,增强新生儿非特异性免疫力,增强抗感染能力,促进新生儿特异性免疫反应。

（陈夏芳　陈同辛）

二十四、转化生长因子-β_1

TGF-β 家族是母乳中最丰富的细胞因子,包括三个亚型（TGF-β_1、TGF-β_2、TGF-β_3）,其中 TGF-β_2 含量最多（1902～3141μg/L）。TGF-β 在母乳中的含量受到很多因素的影响[177]。在产妇处于抑郁状态下,母乳中的 TGF-β_2 含量会下降,同时也发现在乳腺炎情况下母乳中 TGF-β_2 含量会上升。产妇补充肠道益生菌改变母乳中 TGF-β 的含量,有报道称产妇补充罗伊乳杆菌（Lactobacillus reuteri）会减少母乳中 TGF-β 的含量,但是另一组实验显示补充双歧杆菌（Bifidobacterium lactis）或鼠李糖乳杆菌（Lactobacillus rhamnosus）会增加母乳中 TGF-β 的含量,两者结果相互矛盾[178]。

TGF-β 对于免疫细胞的成熟非常重要,TGF-β 能够诱导 B 细胞中 IgA 的重组,加强抗原递呈细胞的抗原递呈功能,它还能调节 T 细胞的成熟过程,特别是诱导肠道内调节性 T 细胞（Treg）的成熟。母乳中的 TGF-β_2 和 IL-10 被认为是维持肠道内免疫稳态和建立免疫耐受的关键细胞因子,TGF-β 还对肠黏膜上皮细胞的成熟和肠黏膜屏障的建立有着重要的作用[179]。TGF-β 在胃内的酸性环境下转换成活性形式,并能够抵御肠道消化。研究表明 TGF-β_1 敲除的幼鼠摄入正常乳之后 15 分钟体内就能检测到 TGF-β_1。母乳喂养阶段,新生儿肠黏膜上皮细胞表达有大量的 TGF-β 受体（TβR III、TβR I 和 TβR II）,在断奶期肠黏膜 TβR III 表达快速下降,而 TβRI 和 TβR II 表达量变化不大;母乳中也存在有可溶性的 TβR III 来调节 TGF-β 功能。母乳源性的 TGF-β 最受关注的功能是它被认为与婴儿期或成人期过敏性疾病的发病有一定的关系。有大型前瞻性研究显示母乳中高 TGF-β_1 水平与婴儿喘息的发病率存在相关性,但是也有研究报道他们没有观察到母乳中 TGF-β_1 和 TGF-β_2 水平与出生后过敏的发生率有关。有文献报道,有过敏性体质的产妇母乳中的 TGF-β 水平低于没有过敏体质的产妇,但是也有学者称没有观察到类似的现象[180]。母乳中 TGF-β 与新生儿过敏发生的相关性有待进一步深入研究。

母乳中转化生长因子-β_1（TGF-β_1）和白细胞介素 10（IL-10）的相关研究报道十分有限。TGF-β_1 和 IL-10 均为重要的抑炎及抗炎因子,在婴儿的脐血中均存在,与生后初期预防感染性疾病和天然免疫功能有关;尤其是 TGF-β_1 可以促进黏膜免疫中最主要的体液因子——IgA 的生成,在新生儿血清特异性 IgA 生成中起关键的启动作用。TGF-β_1 和 IL-10 在初乳和成熟乳中含量的变化规律及发生,在一些研究显示,初乳中 TGF-β_1 和 IL-10 的含量明显高于成熟乳中的含量,而且初乳和成熟乳之间的差别并不受母亲是否有过敏性疾病的影响,随着出生后的喂养成熟乳中 TGF-β_1 和 IL-10 的含量均明显下降。在有过敏病史的母亲其初乳中 TGF-β_1 和 IL-10 的含量均明显高于无过敏病史的母亲,而成熟乳中无这种显著性差异[181,182]。

Ishizaka S 等认为母乳中所含的 TGF-β_1 在产生保护性抗体反应中起辅助作用,使用添加 TGF-β_1 配方和母乳喂养可以调节保护性抗体生成[182]。Donnet-Hughes A 等认为人工喂养的新生儿其过敏性疾病的发生高于母乳喂养儿，其原因可能与配方乳中保护性因子 TGF-β_1 水平低有关[183]。Oddy WH 等的研究显示母乳中 TGF-β_1 的量与哮喘发生率成线性负相关，母乳中的 TGF-β_1 对防止喘息有保护作用[184]。然而，也有学者认为母乳中的 TGF-β_1 水平不影响过敏性疾病的发生[185-188]。在一项母乳 TGF-β_1 和 IL-10 与婴儿过敏性疾病发生的研究中，初乳中 TGF-β_1 和 IL-10 水平在有过敏病史母亲明显增高，其婴儿随访 6 个月时的过敏性疾病发生率仍然明显高于非过敏组，显示 TGF-β_1 在初乳中的高分泌没有减少婴儿过敏性疾病的发生[181]。

关于 IL-10 的研究相对更少。多数研究认为母乳中的 IL-10 与过敏性疾病的发生没有明显相关性[185,186,188]。Prokesova L 等对 21 例健康母亲和 21 例过敏母亲的研究中发现有过敏病史母亲其 3 个月时母乳中的 IL-10 水平显著高于对照组，而 6 个月后前者 IL-10 水平则很低[187]。IL-10 作为体内重要的免疫调节因子，其分泌增加可以抑制 Th2 介导的免疫应答，使 Th1 介导的免疫应答占优势，减少 IgE 的生成。但是目前仍然缺乏有力证据证明母乳中的 IL-10 与婴儿过敏性疾病发生之间的关系。

TGF-β_2 还能够抑制 IL-1 所诱导的肠黏膜上皮的炎症反应，在体外培养的肠黏膜上皮细胞内加入单抗阻断 TGF-β 信号通路，则发现 Th1 细胞分化逐渐加强，促炎细胞因子如 IFN-γ、TNF-α、IL-8 和 IL-17 都明显增强。在克罗恩病患儿口服补充 TGF-β_2 能够显著改善肠道的炎症反应症状，同时在早产儿口服补充富含 TGF-β_2 的配方乳能够减少坏死性小肠结肠炎（NEC）的发生率和改善 NEC 的炎症程度[189]。研究人员甚至发现早产儿母亲乳汁中含有比足月产母亲更多的 TGF-

β_2，这是否能够保护早产儿 NEC 的发生有待进一步研究。

（朱建幸　钱林溪）

二十五、烷氧基甘油

烷氧基甘油（alkylglycerols，AKGs）是一种甘油醚类化合物，根据结合在甘油上的烷氧基碳链的长度和不饱和程度分为不同的亚类，主要包括十六碳烷氧基甘油、十八碳烷氧基甘油和十八碳烯烷氧基甘油等。它们广泛地存在于淋巴结、脾脏、胸腺和骨髓等免疫器官里，是一种非常重要的免疫刺激因子。AKGs 于 1920 年首先发现于鲨鱼的肝脏中，是鲨鱼肝油的重要成分。随后科学家发现它能够提高白细胞、淋巴细胞和血小板的数量，刺激免疫应答，促进免疫细胞活化、增强机体对病原体的免疫能力[1190]。上海市儿科医学研究所研究结果表明 AKGs 对人体免疫细胞的生成和活化有强大的刺激作用[2191]，它能够极大地增强机体抗肿瘤的能力以及肿瘤患者化疗和放疗后的存活率，被世界营养学界誉为"天然免疫之王"。另外，AKGs 对抗氧化也有着独特的功效，它是为数不多的细胞内抗氧化剂之一，能够穿透细胞膜进入细胞内部有效清除氧自由基和毒素[3192]。

AKGs 治疗肿瘤方面的作用很早就受到人们的重视，AKGs 最早被发现是由于它在小儿白血病的治疗方面有着突出的效果，随后科学家们发现 AKGs 能够抑制很多其他肿瘤细胞的生长、防止肿瘤细胞转移等多种治疗功效。Brohult 等研究发现在用放射线治疗宫颈癌的同时使用 AKGs 能够明显提高患者的生存率[193]。Wang 等还发现 AKGs 能够有效地诱导结肠癌细胞的分化[194]。关于 AKGs 抗肿瘤机制的研究证明，AKGs 可通过激活 T 细胞的活力杀伤肿瘤细胞[195]；通过活跃巨噬细胞的功能，能够增强巨噬细胞 Fc 片段介导抗原吞噬的能力[196]；AKGs 还可以

301

通过抑制蛋白激酶 C 的活性去控制肿瘤细胞的增长[197]。同时 AKGs 可以降低放化疗对细胞的损伤,提高肿瘤患者的存活率。临床研究表明鲨鱼肝油中富含 AKGs,作为临床上治疗肿瘤的一种营养辅助手段,被人们广泛地接受。

临床检测表明每升母乳中含有大约 30mg(体弱的母亲)到 50mg(健康的母亲)的 AKGs,而牛奶中的 AKGs 含量只有母乳中的 1/10。由此可见母乳所能提供的 AKGs 要远远高于牛乳以及由牛乳制成的配方奶,母乳来源的 AKGs 对于增强新生儿免疫力有着重要的意义[198]。人体主要利用二羟丙酮磷酸(DHAP)在烷基 DHAP 合成酶的参与下合成 AKGs,但是在哺乳期额外的 AKGs 仍然需要通过饮食摄入[199]。研究表明哺乳期通过饮食补充 AKGs 能够明显增加母乳中 AKGs 的含量[200](表 12-17)。

表 12-17　母乳中不同 AKGs 组分占中性脂肪和磷脂的百分比

AKGs 碳链长度	初乳(1~2 天)		过渡乳(3~7 天)		成熟乳(8 天~3 个月)	
	中性脂肪	磷脂	中性脂肪	磷脂	中性脂肪	磷脂
<14:0			0.2	0.4		
14:0	0.5	0.7	0.5	0.7	0.9	0.8
15:0	0.5	0.4	0.5	0.4	0.5	0.6
16:0	33.8	32.5	26.0	27.7	24.8	25.3
16:1	1.5	1.7	1.1	1.6	3.2	4.6
17:0	0.7	1.1	1.2	3.8	1.4	1.8
17:1	0.6	1.0	Trace	1.1	1.6	1.5
18:0	21.2	19.1	21.5	17.8	21.8	19.0
18:1	29.7	29.2	38.3	34.1	37.5	34.7
19:0	0.1	0.1	0.1	0.1	0.1	0.1
19:1	0.3	0.3	0.1	0.2	0.4	0.5
20:0	1.6	2.1	1.4	1.8	0.9	1.6
20:1	1.2	2.4	1.4	2.1	1.7	2.4
21:0(1)	0.1	0.1	0.1	0.3	0.3	0.5
22:0	1.3	1.4	1.0	1.2	0.7	0.9
22:1	3.0	3.7	3.1	2.9	2.7	2.8
23:0(1)	0.3	Trace	0.2	0.2	0.1	0.6
24:0	0.5	0.4	0.3	0.6	Trace	0.4
24:1	3.1	3.8	3.0	3.0	1.4	1.9

(钱林溪)

二十六、其他细胞因子和趋化因子

粒细胞集落刺激因子(G-CSF)很早就被人发现存在于母乳中,并且对肠道发育和败血症的治疗有着重要的意义。母乳源性 G-CSF 能够耐受消化并作用于肠黏膜上皮细胞,它能够增加绒毛长度、隐窝深度以及促进细胞增殖[201]。母乳中还存在着其他一些调节性细胞因子,如 IL-10 和 IL-7,其中 IL-7 被认为能够穿过肠壁影响胸腺发育。

母乳中也存在着许多炎性细胞因子 TNF-α、IL-6、IL-8 和 IFN-γ,这些细胞因子含量较低,并且随着哺乳期的延长逐渐下降。研究发现母乳中的炎性细胞因子在早产产妇母乳中的含量要明显高于足月产妇。同时,在母乳中也发现了可溶性的 TNF-α 受体,这表明母乳中 TNF-α 并不是游离的,而是与其受体相结合[202]。先兆子痫的产妇母乳中 IL-8 和 TNF-α 的含量明显增高[203],母乳中 TNF-α 含量与其他炎症因子含量正相关,母乳中 IL-6 含量与炎症和发热有关。母乳中炎症因子的功能仍然有待进一步研究,到目前为止认为它们参与了趋化中性粒细胞以及促进肠道发育,同时母乳中 IL-8 有助于保护 TNF-α 所介导的损伤。产妇如在哺乳期罹患乳腺炎乳汁中 IL-6 和 IL-8 含量会增高[204]。母乳中的 IFN-γ 研究较多,IFN-γ 能够促进 Th1 免疫反应并能抑制 Th2 免疫反应,Th2 免疫反应与过敏有着密切的关系。研究表明,过敏体质的母亲初乳中 Th1 细胞因子——IFN-γ 含量较低,而 Th2 细胞因子——IL-4 和 IL-13 含量较高[205]。

(钱林溪)

二十七、益 生 菌

母乳喂养是有菌的喂养:一方面是指孩子在吸吮母亲乳房时会吸入皮肤上的细菌,这些细菌进入宝宝肠道,在繁殖的过程中消耗了肠道内的氧气,形成了缺氧的环境,为厌氧的益生菌准备好定植和繁殖的肠道环境;另一方面母乳中含有益生菌[206],比如双歧杆菌,这是妈妈早已储存在乳腺导管中,特意为宝宝准备好的益生菌,随着宝宝吃母乳的过程,这些益生菌到达结肠并迅速繁殖,建立起正常的肠道环境为宝宝的健康保驾护航。益生菌主要附着在肠黏膜上,可以保护肠道不受有害菌的侵袭,并刺激增强肠道免疫功能;同时,不少人体所需的营养素(如维生素 B 等)是由它们在肠道内合成供我们使用的,它们还可以大大提高钙、铁、锌的吸收率,所以益生菌是宝宝健康不可缺少的好帮手。

母乳中含有多种益生菌[207]:已经检测到的母乳中益生菌包括双歧杆菌(B ifidobacterium)、乳酸杆菌(Lactobacillus)、梭状芽胞杆菌(Clostridium perfringens)、肠球菌(Enterococcus)、肠杆菌(Enterobacter)、拟杆菌(Bacteroides);具体数量与优势菌尚未有相关研究报道。

母乳中益生菌可能来源于母亲肠道。有研究表明[208],牛肠道内部分双歧杆菌(Bifidobacterium)可通过牛肠道黏膜上皮绒毛间隙,进入肠道黏膜下淋巴管,通过淋巴循环进入乳腺管,这是部分牛奶中含有双歧杆菌的主要原因。另外,有研究表明[209],皮肤表明部分兼性厌氧菌,如拟杆菌(Bacteroides),可以通过乳头进入乳管,也可能是母乳部分益生菌的来源。目前,相关研究还在继续探讨之中。

(黄丽萍 贲晓明)

参 考 文 献

1. Mayer L. Mucosal immunity and gastrointestinal antigen processing. J Pediatr Gastroenterol Nutr, 2000, 30(1): S4-S12.

2. Brandtzaeg P. The secretory immunoglobulin system: regulation and biological significance, Focusing on human mammary gland. Adv Exp Med Biol, 2002, 503:1-16.

3. 陈瀑,谢建渝,杨致邦,等. 人母乳中分泌型免疫球蛋白 A 的抗体特异性分析. 中国微生态学杂志,2009,21(3):235-238.

4. 李菁,孙建华,黄萍,等. 中国五城市母乳中 SIgA 浓度研究. 中华围产医学杂志,2010,13(4):333-335.

5. 陈胜芳,袁景芳,杨仲娟,樊伯珍等. 孕妇血清与初乳中分泌型 IgA 含量的关系. J Shanghai Tiedao Univ(Med Sci),1997,11(4):288-290.

6. Weaver LT,Arthur HM,Bunn JE,et al. Human milk IgA concentrations during the first year of lactation. Arch Dis Child,1998,78(3):235-239.

7. 王桂香,赵慧敏,祝啸先,等. 哺乳期院内健康教育项目对母亲乳汁 SIgA 浓度的影响. 临床儿科杂志,2012,30(12):1160-1163.

8. Cubero J,Sanchez J,Sanchez C,et al. A new analytical technique in capillary electrophoresis:studying the levels of nucleotides in human breastmilk. J Appl Biomed,2007,5:85-90.

9. Liao KY,Wu TC,Huang CF,et al. Profile of nucleotides and nucleosides in Taiwanese human milk. Pediatr Neonatol,2011,52:93-97.

10. 俞莎,陈晓春,潘洪峰,等. UPLC-MS/MS 法测定婴幼儿配方乳粉中五种核苷酸的研究. 营养学报,2010,32:187-189.

11. 步军,孙建华,吴圣楣. 上海部分地区母乳核苷特征的初步研究. 中国妇幼健康研究,2015,26:409-4115.

12. Hawkes JS,Gibson RA,Roberton D,et al. Effect of dietary nucleotide supplementation on growth and immune function in term infants:a randomized controlled trial. Eur J Clin Nutr,2006,60:254-264.

13. Timmermans MJ,Daqnelie PC,Theunisz EH,et al. Dietary nucleotide and nucleoside exposure in infancy and atopic dermatitis,recurrent wheeze,and allergic sensitization. J Pediatr Gastroenterol Nutr,2015,60:691-693.

14. Arslanoglu S,Bertino E,Nicocia M,et al. WAPM Working Group on Nutrition:potential chronobiotic role of human milk in sleep regulation. J Perinat Med,201 2,40(1):1-8.

15. Vogel HJ. Lactoferrin,a bird's eye view. Biochem

Biol,2012,90(3):233-244.

16. Brock JH. Lactoferrin-50 years on. Biochem Biol,2012,90(3):245-251.

17. Baker HM,Baker EN. A structural perspective on lactoferrin function. Biochem Cell Biol,2012,90(3):320-328.

18. Sreedhara A,Flengsrud R,Langsrud T,et al. Structural characteristic,pH and thermal stabilities of apo and holo form of caprine and bovine lactoferrins. Biometals,2010,23(6):1159-1170.

19. Rai D,Adelman AS,Zhuang W,et al. Longitudinal changes in lactoferrin concentrations in human milk:a global systematic review. Crit Rev Food Sci Nutr,2014,54(12):1539-1547.

20. King JC Jr,Cumming GE,Guo N,et al. A double-blind,placebo-controlled,pilot study of bovine lactoferrin supplementation in bottle-fed infants. J Pediatr Gastroenterol Nutr,2007,44(2):245-251.

21. Lönnerdal B. Bioactive proteins in breast milk. Journal of Paediatrics and Child Health,2013,49(S1):1-7.

22. Harouna S,Carramiñana J J,Navarro F,et al. Antibacterial activity of bovine milk lactoferrin on the emerging foodborne pathogen Cronobacter sakazakii:Effect of media and heat treatment. Food Control,2015,47:520-525.

23. Rivero Urgell M,Chifré PR,Rodriguez-Palmero M,et al. Infant immunological formula,EP1803358. 2007.

24. Yuka A,Kenzi O,Tetsuya K,et al. A lactoferrin-receptor,intelectin 1,affects uptake,subcellular localization and release of immunochemically detectable lactoferrin by intestinal epithelial Caco-2 cells. Journal of Biochemistry,2013,154(5):437-448.

25. Lonnerdal B. Alternative pathways for absorption of iron from foods. Pure & Applied Chemistry,2010,82(2):429-436.

26. Liao Y,Jiang R,Lönnerdal B. Biochemical and molecular impacts of lactoferrin on small intestinal growth and development during early life. Biochemistry and Cell Biology,2012,90(3):476-484.

27. Manzoni P,Decembrino L,Stolfi I,et al. Lactoferrin and prevention of late-onset sepsis in the pre-term

neonates. Early human development,2010,86(1):
59-61.

28. Manzoni P,Rinaldi M,Cattani S,et al. Bovine lact-
oferrin supplementation for prevention of late-onset
sepsis in very low-birth-weight neonates: a random-
ized trial. Jama,2009,302(13):1421-1428.

29. Manzoni P,Stolfi I,Messner H,et al. Bovine lacto-
ferrin prevents invasive fungal infections in very
low birth weight infants: a randomized controlled
trial. Pediatrics,2012,129(1):116-123.

30. Stubbs JD,Lekutis C,Singer KL,et al. cDNA clo-
ning of a mouse mammary epithelialcell surface
protein reveals the existence of epidermal growth
factor-like domains linked tofactor VIII-like se-
quences. Proc Natl Acad Sci U S A,1990,87(21):
8417-8421.

31. Aziz M,Jacob A,Matsuda A,et al. Review: milk
fat globule-EGF factor 8 expression,function and
plausible signal transduction in resolving inflamma-
tion. Apoptosis,2011,16(11):1077-1086.

32. Oshima K,Yasueda T,Nishio S,et al. MFG-E8:
Origin,Structure,Expression,Functions and Regu-
lation// MFG-E8 and Inflammation. Springer Neth-
erlands,2014:1-31.

33. Shao C,Novakovic VA,Head JF,et al. Crystal
structure of lactadherin C2 domain at 1.7 Å resolu-
tion with mutational and computational analyses of
its membrane-binding motif. Journal of Biological
Chemistry,2008,283(11):7230-7241.

34. Raymond A,Ensslin M A,Shur B D. SED1/MFG-
E8: a bi-motif protein that orchestrates diverse cel-
lular interactions. Journal of Cellular Biochemistry,
2009,106(106):957-966.

35. Miksa M,Amin D R,Jacob A,et al. Maturati-in-
duced down-regulation of MFG-E8 impairs apoptot-
ic cell clearance and enhances endotoxin response.
International Journal of Molecular Medicine,2008,
22(6):743-748.

36. Bu HF,Zuo XL,Wang X,et al. Milk fat globule-
EGF factor 8/lactadherin plays a crucialrole in ma-
intenance and repair of murine intestinal epitheli-
um. J Clin Invest,2007,117(12):3673-3683.

37. Ajakaiye MA,Jacob A,Wu R et al. Recombinant

human MFG-E8 attenuates intestinalinjury and
mortality in severe whole body irradiation in rats.
PLoS One,2012,7(10):e46540.

38. Chogle A,Bu HF,Wang X,et al. Milk fat globule-
EGF factor8 is a critical protein for healing of dex-
tran sodium sulfate-induced acute colitis in mice.
MolMed,2011,17(5-6):502-507.

39. Aziz MM,Ishihara S,Mishima Y,et al. MFG-E8 at-
tenuates intestinal inflammation inmurine experi-
mental colitis by modulating osteopontin-dependent
alphavbeta3 integrin signaling. J Immunol,2009,
182(11):7222-7232.

40. Zhou YJ,Gao J,Yang HM,et al. The role of the
lactadherin in promoting intestinal DCs develop-
ment in vivo and vitro. Clinical and Developmental
Immunology, 2010, Doi: 10. 1155/2010/357541
(Epub).

41. Miksa M,Wu R,Dong W,et al. Immature Dendritic
Cell-Derived Exosomes Rescue Septic Animals via
MFGE8. Journal of Immunology,2009,183.

42. Aoki N. Regulation and Functional Relevance of
Milk Fat Globules and Their Components in the
Mammary Gland. Bioscience Biotechnology & Bio-
chemistry,2006,70(9):2019-2027.

43. Ensslin MA,Shur BD. The EGF repeat and discoi-
din domain protein,SED1/MFG-E8,is required for
mammary gland branching morphogenesis. Proc
Natl Acad Sci USA,2007,104(8):2715-2720.

44. Tibaldi L,Leyman S,Nicolas A,et al. New Blocking
Antibodies Impede Adhesion,Migration and Surviv-
al of Ovarian Cancer Cells,Highlighting MFGE8 as
a Potential Therapeutic Target of Human Ovarian
Carcinoma. Plos One,2013,8(8):e72708.

45. Uchivama A,Yamada K,Oqino S,et al. MFG-E8
regulates angiogenesis in cutaneous wound healing.
Am J Pathol,2014,184(7):1981-1990.

46. Laschtschenko P. Über die keimtötende und en-
twicklungshemmende Wirkung Hühnereiweiβ. Z.
Hyg. InfektKrankh,1909,64: 419-427.

47. Fleming A. On a remarkable bacteriolytic element
found in tissues and secretions. Proceedings of the
Royal Society B,1922,93 (653):306-317.

48. Fox PF,Kelly AL. Indigenous enzymes in milk:over-

view and historical aspects—Part 2. Int Dairy J, 2006,16:517-532.

49. Sariri R, Ghafoori H. Tear proteins in health, disease, and contact lens wear. Biochemistry (Moscow),2008,73:381-392.

50. Cheng G, Ding F, Dai Y, et al. Targeting the human lysozyme gene on bovine αs1-casein gene locus in fibroblasts. African Journal of Biotechnology,2011, 10(75).

51. Phillips DC. The three-dimensional structure of an enzyme molecule. Sci Am,1966,215:78-90.

52. Quan L, Wei D, Jiang X, et al. Resurveying the Tris buffer solution: The specific interaction between tris(hydroxymethyl)aminomethane and lysozyme. Analytical Biochemistry,2008,378(2):144-150.

53. Vocadlo DJ, Davies GJ, Laine R, et al. Catalysis by hen egg-white lysozyme proceeds via a covalent intermediate. Nature (London),2001,412:835-838.

54. Elmogy M, Bassal T T M, Yousef H A, et al. Isolation, characterization, kinetics, and enzymatic and nonenzymatic microbicidal activities of a novel c-type lysozyme from plasma of Schistocerca gregaria (Orthoptera: Acrididae). Journal of Insect Science,2015,15(1).

55. Deckers D, Vanlint D, Callewaert L, et al. Role of Ivy lysozyme inhibitor in growth or survival of Escherichia coli and Pseudomonas aeruginosa in hen egg albumen and in human saliva and breast milk. Appl. Environ. Microbiol, 2008, 74: 4434-4439.

56. Whang I, Lee Y, Lee S, et al. Characterization and expression analysis of a goose-type lysozyme from the rock bream Oplegnathus fasciatus, and antimicrobial activity of its recombinant protein. Fish & Shellfish Immunology,2011,30(2):532-542.

57. Maga EA, Walker RL, Anderson GB, et al. Consumption of milk from transgenic goats expressing human lysozyme in the mammary gland results in the modulation of intestinal microfl ora. Transgenic Res,2006,15:515-519.

58. Brundige DR, Maga EA, Klasing KC, et al. Lysozyme transgenic goats' milk influences gastrointestinal morphology in young pigs. J Nutr, 2008, 138:

921-926.

59. Hazlett L, Wu M. Defensins in innate immunity. Cell Tissue Res,2011,343:175-188.

60. Seebah S, Suresh A, Zhuo S, et al. Defensins knowledgebase: a manually curated database and information source focused on the defensins family of antimicrobial peptides. Nucleic Acids Res, 2007, 35:265-268.

61. Lehrer RI, Lu W. α-Defensins in human innate immunity. Immunol Rev,2012,245:84-112.

62. Wang XF, Cao RM, Li J, et al. Identification of sociodemographic and clinical factors associated with the levels of human β-defensin-1 and human β-defensin-2 in the human milk of Han Chinese. Br J Nutr,2013,15:1-8.

63. Bosire R, John-Stewart GC, Mabuka JM, et al. Breast milk alpha-defensins are associated with HIV type 1 RNA and CC chemokines in breast milk but not vertical HIV type 1 transmission. AIDS Res Hum Retroviruses,2007,23:198-203.

64. Fisher DA, Nelson JC, Carlton EI, et al. Maturation of human hypothalamic-pituitary-thyroid function and control. Thyroid : official journal of the American Thyroid Association,2000,10(3): 229-234.

65. 张茜,连小兰,柴晓峰,等. 甲状腺疾病患者乳汁与血清中甲状腺激素水平的关系. 中国医学科学院学报,2013,35(4): 427-431.

66. Simic N, Asztalos EV, Rovet J. Impact of neonatal thyroid hormone insufficiency and medical morbidity on infant neurodevelopment and attention following preterm birth. Thyroid : official journal of the American Thyroid Association,2009,19(4): 395-401.

67. 贝斐,郭薇薇,黄萍,等. 围产期因素对极低出生体重儿暂时性低甲状腺素血症的影响. 中华内分泌代谢杂志,2010,26(7): 583-585.

68. Van wassenaer AG, Stulp MR, Valianpour F, et al. The quantity of thyroid hormone in human milk is too low to influence plasma thyroid hormone levels in the very preterm infant . Clinical endocrinology, 2002,56(5): 621-627.

69. Osborn DA, Hunt RW. Postnatal thyroid hormones for preterm infants with transient hypothyroxinae-

mia. The Cochrane database of systematic reviews, 2007,1：CD005945.

70. 沈方方.人乳中甲状腺素的水平及作用.国际儿科学杂志,2010,37(4)：425-427.

71. Andreas NJ, Hyde MJ, Gale C, et al. Effect of maternal body mass index on hormones in breast milk：a systematic review. PLoS One. 2014, 9 (12)：e115043.

72. 黄萍,吴伟,吴圣楣,等.母乳中生长抑素的测定及其意义的探讨.临床儿科杂志,2000,1：41.

73. Ballard O, Morrow AL. Human milk composition：nutrients and bioactive factors. Pediatric Clinics of North America,2013,60(1)：49-74.

74. Lönnerdal B. Bioactive proteins in breast milk. Journal of paediatrics and child health, 2013,49 (S1)：1-7.

75. Kanoski SE, Zhao S, Guarnieri DJ, et al. Endogenous leptin receptor signaling in the medial nucleus tractus solitarius affects meal size and potentiates intestinal satiation signals. American Journal of Physiology-Endocrinology and Metabolism, 2012, 303(4)：496-503.

76. Martin LJ, Woo JG, Geraghty SR, et al. Adiponectin is present in human milk and is associated with maternal factors. Am J Clin Nutr,2006,83：1106.

77. Ilcol YO, Hizli ZB, Eroz E. Resistin is present in human breast milk and it correlates with maternal hormonal status and serum level of C-reactive protein. Clin Chem Lab Med,2008,46：118.

78. Shiou SR, Yu Y, Chen S, et al. Erythropoietin protects intestinal epithelial barrier function and lowers the incidence of experimental neonatal necrotizing enterocolitis. J Biol Chem, 2011, 286：12123-12132.

79. Yu Y, Shiou SR, Guo Y, et al. Erythropoietin protects epithelial cells from excessive autophagy and apoptosis in experimental neonatal necrotizing enterocolitis. PLoS ONE,2013,8(7)：69620.

80. Arsenault JE, Webb AL, Koulinska IN, et al. Association between breast milk erythropoietin and reduced risk of mother-to-child transmission of HIV. J Infect Dis,2010,202：370-373.

81. Arendt J. Importance and relevance of melatonin to human biological rhythms. J Neuroedocrinol,2003, 15(4)：427-431.

82. Erren TC, Reiter RJ. Melatonin：a universal time messenger. Neuro Endocrinol Lett, 2015, 36(3)：187-92.

83. Dubocovich ML. Melatonin receptors：role on sleep and circadian rhythm regulation. Sleep Med,2007, 8(3)：34-42.

84. Arendt J. Melatonin and human rhythms. Chronobiol Int,2006,23：21-37.

85. Bruni O, Alonso-Alconada D, Besag F, et al. Current role of melatonin in pediatric neurology：clinical recommendations. Eur J Paediatr Neurol,2015, 19(2)：122-133.

86. Montgomery-Downs HE, Insana SP, Clegg-Kraynok MM, et al. Normative longitudinal maternal sleep：the first 4 postpartum months. Am J Obstet Gynecol,2010,203(5)：465. e1-7.

87. Nishihara K, Horiuchi S, Eto H, et al. Relationship-Between Infant and Mother Circadian Rest-Activity Rhythm Pre-andPostpartum, in Comparison to an Infant With Free-Running Rhythm. Chronobiol Int, 2012,29(3)：363-370.

88. Aparicio S1, Garau C, Esteban S, et al. Chrononutrition：use of dissociated day/night infant milk formulas to improve the development of the wake-sleep rhythms. Effects of tryptophan. NutrNeurosci, 2007,10(3-4)：137-143.

89. Galbally M, Lewis A. Breastfeeding and infant sleep patterns：an Australian population study. J Paediatr Child Health,2013,49(2)：147-152.

90. Ramamurthy M. Effect of current breastfeeding on sleep patterns in infants from Asia Pacific region. J Paediatr Child Health,2012,48(8)：669-674.

91. Cohen Engler A, Hadash A, Shehadeh N, et al. Breast feeding may improve nocturnal sleep and reduce infantile colic：Potential role of breast milk melatonin. Eur J Pediatr,2012,171(4)：729-732.

92. Ozgurtas T, Aydin I, Turan O, et al. Vascular endothelial growth factor, basic fibroblast growth factor, insulin-like growth factor-I and platelet-derived growth factor levels in human milk of mothers with term and preterm neonates. Cytokine. 2010,50(2)：

192-194.

93. Khodabakhshi A, Ghayour-Mobarhan M, Rooki H, et al. Comparative measurement of ghrelin, leptin, adiponectin, EGF and IGF-1 in breast milk of mothers with overweight/obese and normal-weight infants. Eur J Clin Nutr. 2015,69(5):614-618.

94. Kon IY, Shilina NM, Gmoshinskaya MV, et al. The study of breast milk IGF-1, leptin, ghrelin and adiponectin levels as possible reasons of high weight gain in breast-fed infants. Ann Nutr Metab, 2014, 65:317.

95. 高松柏. 国际婴幼儿食品研究新动态. 中国乳品工业, 2007, 4:36.

96. Corpeleijn WE, van Vliet I, de Gast-Bakker DA, et al. Effect of enteral IGF-1 supplementation on feeding tolerance, growth, and gut per-meability in enterally fed premature neonates. J Pediatr Gastroenterol Nutr, 2008, 46:184.

97. Dvorak B. Milk epidermal growth factor and gut protection. J Pediatr, 2010, 156(2 Suppl):31.

98. Severin S, Wenshui X. Milk biologically active components as nutraceuticals: review. Crit Rev Food Sci Nutr, 2005, 45(7-8):645.

99. Wagner CL, Taylor SN, Johnson D. Host factors in amniotic fluid and breast milk that contribute to gut maturation. Clin Rev Allergy Immunol, 2008, 34 (2):191.

100. Warner BW, Warner BB. Role of epidermal growth factor in the pathogenesis of neonatal necrotizing enterocolitis. Semin Pediatr Surg, 2005, 14(3): 175.

101. Grave GD, Nelson SA, Walker WA, et al. New Therapies and Preventive Approaches for Necrotizing Enterocolitis: Report of a Research Planning Workshop. Pediatr Res, 2007, 62(4):510.

102. Li R, Xia W, Zhang Z, et al. S100B protein, brain-derived neurotrophic factor, and glial cell line-derived neurotrophic factor in human milk. PLoS One, 2011, 6:e21663.

103. Nassar MF, Younis NT, El-Arab SE, et al. Neuro-developmental outcome and brain-derived neurotrophic factor level in relation to feeding practice in early infancy. Matern Child Nutr, 2011, 7:188.

104. Dangat K, Kilari A, Mehendale S, et al. Pre-eclampsia alters milk neurotrophins and long chain polyunsaturated fatty acids. Int J Dev Neurosci, 2014, 33:115.

105. Loui A, Eilers E, Strauss E, et al. Vascular Endothelial Growth Factor (VEGF) and soluble VEGF receptor 1 (sFlt-1) levels in early and mature human milk from mothers of preterm versus term infants. J Hum Lact. 2012, 28(4):522-528.

106. Blix FG, Gottscharlk A, Klenk E. Proposed nomenclature in the field of neuraminic and sialic acid. Nature, 1957, 179:1088-1089.

107. Varki A, Cummings R, Esko J, etal. Essentials of glycobiology. New York: Cold Spring Harbor Laboratory Press, 1999.

108. Vimr E, Steenbergen S. Biosynthesis of the polysialic acid capsulein Escherichia coli K1. J Ind Microbiol, 1995, 15(4):352-360.

109. Wang B, Brand-Miller J, McVeagh P, et al. Concentration and distribution of sialic acid in human milk and infant formulas. Am J Clin Nutr, 2001, 74(4): 510-515.

110. Ballard O, Morrow AL. Human milk composition: nutrients and bioactive factors. Pediatr Clin North Am, 2013, 60(1):49-74.

111. Martín-Sosa S1, Martín MJ, García-Pardo LA, et al. Distribution of sialic acids in the milk of spanish mothers of full term infants during lactation. J Pediatr Gastroenterol Nutr, 2004, 39(5):499-503.

112. Kawakami H. Biological significance of sialic acid-containing substances in milk and their application. Agric Biolo Chem, 1997, 1:193-208.

113. Wang B, Brand-Miller J, Sun Y, et al. A longitudinal study of salivary sialic acid in preterm infants: Comparison of human milk-fed versus formula-fed infants. J Pediatr, 2001, 138(6):914-916.

114. 乔阳, 王颖, 白增华, 等. 不同泌乳期母乳中唾液酸含量的变化. 中国生育健康杂志, 2013, 24 (6):98-100.

115. Wang B, Yu B, MuhsinKarim, et al. Dietary sialic acid supplementation improves learning and memory in piglets. Am J Clin Nutr, 2007, 85(2):561-

569.

116. Morgan BL. Nutritional requirements for normative development of the brain and behavior. Ann N Y Acad Sci,1990,602:127-132.

117. Gurnida DA, Rowan AM, Idjradinata P, et al. Association of complex lipids containing gangliosides with cognitive development of 6-month-old infants. Early Hum Dev,2012,88(8):595-601.

118. 张春,刘艺.唾液酸的生物学功能及临床意义.哈尔滨医科大学学报,1990,24(6):500-502.

119. Matrosovich M, Klenk HD. Natural and synthetic Sialic Acid containing inhibitors of influenza virus receptor binding. Rev Med Virol,2003,13(2):85-97.

120. Ciarlet M, Ludert E. Initial interaction of Rotavirus strains with N-Acetylneuraminic (Sialic) Acid residues on the cell surface correlates with VP4 genotype. J Virol,2002,76(8):4087-4095.

121. Kaneko H, Mori S, Shigeta S, et al. Antiviral effect of sulfated sialyl lipid against a clinical strain of adenovirus. Nippon GankaGakhai Zasshi, 2003, 107(4):196-201.

122. Shigeta S. Recent progress in antiviral chemotherapy for respiratory syncytial virus infections. Expert Opin Investig Drugs,2000,9(2):221-235.

123. Suzuki T, Ikeda K, Koyama N, et al. Inhibition of human parainfluenza virus type 1 sialidase by analogs of Neu5Ac2en. Glycoconj J, 2001, 18(4):331-337.

124. Brignon G, Chtourou A, Ribadeau-Dumas B. Preparation and amino acid sequence of human kappa-casein. FEBS Lett,1985,188(1):48-54.

125. Fiat A M, Jolles P. Caseins of various origins and biologically active casein peptides and oligosaccharides: Structural and physiological aspects. Mol Cell Biochem,1989,87(1): 5-30.

126. 那海涛,马莺.酪蛋白糖巨肽的生物活性及其分离技术.食品科技,2004,(z1):116-119.

127. 郑少伟,李菁,唐继辉,等.中国部分地区产妇不同阶段母乳中糖巨肽含量分析.中华实用儿科临床杂志,2015,30(12):61-65.

128. Bruck WM, Graverholt G, Gibson GR. A two-stage continuous culture system to study the effect of supplemental alpha-lactalbumin and glycomacropeptide on mixed cultures of human gut bacteria challenged with enteropathogenic Escherichia coli and Salmonella serotype Typhimurium. J Appl Microbiol,2003,95(1):44-53.

129. Nakajima K, Tamura N, Kobayashi-Hattori K, et al. Prevention of intestinal infection by glycomacropeptide. Biosci Biotechnol Biochem, 2005, 69(12):2294-2301.

130. Zimecki M, Artym J, Chodaczek G, et al. Glycomacropeptide protects against experimental endotoxemia and bacteremia in mice[J/OL]. EJPAU, 2006,9(2): 12.[2009-04-06].

131. 黄龙光,周伟,荣箫,等.糖巨肽对新生大鼠坏死性小肠结肠炎肠组织损伤及肠上皮细胞凋亡的影响.中华儿科杂志,2012,50(7):536-542.

132. 曹晋宜,陈庆森,梁晨曦,等.酪蛋白糖巨肽(CGMP)对小鼠盲肠中微生物区系的影响.食品科学,2008,29(10):582-585.

133. Bruck WM, Redgrave M, Tuohy KM, et al. Effects of bovine alpha-lactalbumin and casein glycomacropeptide-enriched infant formulae on faecal microbiota in healthy term infants. J Pediatr Gastroenterol Nutr,2006,43(5):673-679.

134. Rusu D, Drouin R, Pouliot Y, et al. A bovine whey protein extract can enhance innate immunity by priming normal human blood neutrophils. J Nutr, 2009,139(2):386-393.

135. Daddaoua A, Puerta V, Zarzuelo A, et al. Bovine glycomacropeptide is anti-inflammatory in rats with hapten-induced colitis. J Nutr, 2005, 135(5):1164-1170.

136. Requena P, Daddaoua A, Martinez-Plata E, et al. Bovine glycomacropeptide ameliorates experimental rat ileitis by mechanisms involving downregulation of interleukin 17. Br J Pharmacol,2008,154(4):825-832.

137. Ney DM1, Gleason ST, van Calcar SC, et al. Nutritional management of PKU with glycomacropeptide from cheese whey. J Inherit Metab Dis,2009,32(1):32-39.

138. Kelleher SL, Chatterton D, Nielsen K, et al. Glyco-

macropeptide and alpha-lactalbumin supplementa-tion of infant formula affects growth and nutritional status in infant rhesus monkeys. Am J Clin Nutr, 2003,77(5):1261-1268.

139. Miranda A, de León J, Roque-Navarro L, Fernández LE. Cytofluorimetric evaluation of N-glycolylated GM3 ganglioside expression on murine leukocytes. Immunol Lett. 2011,137(1-2):38-45.

140. Lipina C, Hundal HS. Ganglioside GM3 as a gate-keeper of obesity-associated insulin resistance: Evidence and mechanisms. FEBS Lett. 2015,589 (21):3221-3227.

141. Li Y, Huang X, Wang C, et al. Ganglioside GM3 exerts opposite effects on motility via epidermal growth factor receptor and hepatocyte growth factor receptor-mediated migration signaling. Mol Med Rep. 2015,11(4):2959-2966.

142. Ribeiro-Resende VT, Araújo Gomes T, de Lima S, et al. Mice lacking GD3 synthase display morpho-logical abnormalities in the sciatic nerve and neu-ronal disturbances during peripheral nerve regen-eration. PLoS One. 2014,9(10):e108919.

143. Zhang YP, Huang QL, Zhao CM, et al. GM1 im-proves neurofascin155 association with lipid rafts and prevents rat brain myelin injury after hypoxia-ischemia. Braz J Med Biol Res,2011,44:553.

144. Sha S, Zhou L, Yin J, Takamiya K, et al. Deficits in cognitive function and hippocampal plasticity in GM2/GD2 synthase knockout mice. Hippocam-pus. 2014,24(4):369-382.

145. Schnaar RL, Collins BE, Wright LP, et al. Myelin-associated glycoprotein binding to gangliosides. Structural specificity and functional implications. Ann N Y Acad Sci. 1998,845:92-105.

146. Jiang L, Bechtel MD, Bean JL, et al. Effects of gangliosides on the activity of the plasma mem-brane Ca2 +-ATPase. Biochim Biophys Acta. 2014,1838(5):1255-1265.

147. Zhang G, Lehmann HC, Manoharan S, et al. Anti-ganglioside antibody-mediated activation of RhoA induces inhibition of neurite outgrowth. J Neuros-ci. 2011,31(5):1664-1675.

148. She JQ, Wang M, Zhu DM, et al. Effect of ganglio-side on synaptic plasticity of hippocampus in lead-exposed rats in vivo. Brain Res. 2005,1060(1-2):162-169.

149. Kwak DH, Jin JW, Ryu JS, et al. Regulatory roles of ganglioside GQ1b in neuronal cell differentia-tion of mouse embryonic stem cells. BMB Rep, 2011,44:799.

150. Schmitt S, Castelvetri LC, Simons M. Metabolism and functions of lipids in myelin. Biochim Biophys Acta. 2015,1851(8):999-1005.

151. Ledeen R, Wu G. New findings on nuclear gangli-osides: overview on metabolism and function. J Neurochem,2011,116:714.

152. Wu G, Xie X, Lu ZH, et al. Sodium-calcium ex-changer complexed with GM1 ganglioside in nu-clear membrane transferscalcium from nucleo-plasm to endoplasmic reticulum. Proc Natl Acad Sci U S A,2009,106:10829.

153. Ohkawa Y, Momota H, Kato A, et al. Ganglioside GD3 Enhances Invasiveness of Gliomas by Form-ing a Complex with Platelet-derived Growth Factor Receptor α and Yes Kinase. J Biol Chem. 2015, 290(26):16043-16058.

154. Giussani P, Tringali C, Riboni L, et al. Sphingolip-ids: key regulators of apoptosis and pivotal players in cancer drug resistance. Int J Mol Sci,2014,15: 4356.

155. Yang R, Wang Q, Min L, et al. Monosialoanglio-side improves memory deficits and relieves oxida-tive stress in the hippocampus of rat model of Alzheimer's disease. Neurol Sci. 2013, 34 (8): 1447-1451.

156. Saito M, Chakraborty G, Shah R, et al. Elevation of GM2 ganglioside during ethanol-induced apoptotic neurodegeneration in the developing mouse brain. J Neurochem. 2012,121(4):649-661.

157. Linnartz-Gerlach B, Mathews M, Neumann H. Sensing the neuronal glycocalyx by glial sialic acid binding immunoglobulin-like lectins. Neuro-science. 2014,275:113-124.

158. Wang J, Cheng A, Wakade C, et al. Ganglioside GD3 is required for neurogenesis and long-term maintenance of neural stem cells in the postnatal

mouse brain. J Neurosci. 2014,8;34(41):13790-13800.

159. Milani S, Sottocornola E, Zava S, et al. Gangliosides influence EGFR/ErbB2 heterodimer stability but they do not modify EGF-dependent ErbB2 phosphorylation. Biochim Biophys Acta, 2010, 1801:617.

160. Kabayama K, Sato T, Saito K, et al. Dissociation of the insulin receptor and caveolin-1 complex by ganglioside GM3 in the state ofinsulin resistance. Proc Natl Acad Sci U S A,2007,104:13678 .

161. Wang J, Yu RK. Interaction of ganglioside GD3 with an EGF receptor sustains the self-renewal ability of mouse neural stem cells in vitro. Proc Natl Acad Sci U S A. 2013, 110(47):19137-19142.

162. Ghiulai RM, Sarbu M, Vukelić Ž, et al. Early stage fetal neocortex exhibits a complex ganglioside profile as revealed by high resolution tandem mass spectrometry. Glycoconj J. 2014,31(3):231-245.

163. Saito M, Sugiyama K. Characterization of nuclear gangliosides in rat brain: concentration, composition, anddevelopmental changes. Arch Biochem Biophys. 2002,398(2):153-159.

164. Giuffrida F, Elmelegy IM, Thakkar SK, et al. Longitudinal evolution of the concentration of gangliosides GM3 and GD3 in human milk. Lipids. 2014, 49(10):997-1004.

165. Wang B, McVeagh P, Petocz P, et al. Brain ganglioside and glycoprotein sialic acid in breastfed compared with formula-fed infants. Am J Clin Nutr, 2003,78:1024.

166. Orczyk-Pawiłowicz M, Hirnle L, Berghausen-Mazur M, et al. Lactation stage-related expression of sialylated and fucosylated glycotopes of human milk α-1-acidglycoprotein. Breastfeed Med. 2014, 9(6):313-319.

167. Pan XL, Izumi T. Variation of the ganglioside compositions of human milk, cow's milk and infant formulas. Early Hum Dev,2000,57:25.

168. Lacomba R, Salcedo J, Alegria A, et al. Effect of simulated gastrointestinal digestion on sialic acid and gangliosides present in human milk and infant formulas. Journal of agricultural and food chemistry,2011,59:5755.

169. Larson G, Watsfeldt P, Falk P, et al. Fecal excretion of intestinal glycosphingolipids by newborns and young children. FEBS letters,1987,214:41.

170. Falk P, Hoskins LC, Larson G. Bacteria of the human intestinal microbiota produce glycosidases specific for lacto-series glycosphingolipids. Journal of biochemistry,1990,108:466.

171. Rueda R, Sabatel JL, Maldonado J, et al. Addition of gangliosides to an adapted milk formula modifies levels of fecal Escherichia coli in preterm newborn infants. The Journal of pediatrics, 1998, 133:90.

172. Vickers MH, Guan J, Gustavsson M, et al. Supplementation with a mixture of complex lipids derived from milk to growing rats results in improvements in parameters related to growth and cognition. Nutr Res,2009,29:426 .

173. Ryan JM, Rice GE, Mitchell MD. The role of gangliosides in brain development and the potential benefits of perinatal supplementation. Nutr Res, 2013,33:877.

174. Chollet-Hinton LS, Stuebe AM, Casbas-Hernandez P, et al. Temporal trends in the inflammatory cytokine profile of human breastmilk. Breastfeed Med, 2014,9(10):530-537.

175. Mehta R, Petrova A. Very preterm gestation and breastmilk cytokine content during the first month of lactation. Breastfeed Med,2011,6(1):21-24.

176. Flores N, Villegas E, Villacis D, et al. Concentrations of immunoglobulin A, interleukin-6, and tumor necrosis factor in breastmilk of adolescent and adult mothers in Quito, Ecuador: a cohort study. Breastfeed Med,2014,9(2):107-108.

177. Saito S, Yoshida M, Ichijo M, et al. Transforming growth factor-beta (TGF-beta) in human milk. Clin Exp Immunol,1993,94:220.

178. Böttcher MF, Abrahamsson TR, Fredriksson M, et al. Low breast milk TGF-beta2 is induced by Lactobacillus reuteri supplementation and associates with reduced risk of sensitization during infancy. Pediatr Allergy Immunol,2008,19:497.

179. Penttila IA. Milk-derived transforming growth factor-beta and the infant immune response. J Pediatr,2010,156:21.

180. Joseph CL,Havstad S,Bobbitt K,et al. Transforming growth factor beta（TGFβ1）in breast milk and indicators of infant atopy in a birth cohort. Pediatr Allergy Immunol,2014,25:257.

181. 朱建幸,章丽雅,李华君,等. 母乳中转化生长因子-β1 和白细胞介素-10 与婴儿过敏性疾病的关系. 中华围产医学杂志,2010,13:（5）364-370.

182. Ishizaka S,Kimoto M,Tsujii T,et al. Antibody production system modulated by oral administration of human milk and TGF-beta. Cell Immunol,1994 Nov,159(1):77-84.

183. Donnet-Hughes A,Duc N,Serrant P,et al. Bioactive molecules in milk and their role in health and disease:the role of transforming growth factor-beta. Immunol Cell Biol,2000,78(1):74-79.

184. Oddy WH,Halonen M,Martinez FD,et al. TGF-beta in human milk is associated with wheeze in infancy. J Allergy Clin Immunol,2003,112(4):723-728.

185. Rudloff S,Niehues T,Rutsch M,et al. Inflammation markers and cytokines in breast milk of atopic and nonatopic women. Allergy,1999,54:206-211.

186. Bottcher MF,Jenmalm MC,Bjorksten B. Cytokine,chemokine and secretory IgA levels in human milk in relation to atopic disease and IgA production in infants. Pediatr Allergy Immunol,2003,14(1):35-41.

187. Prokesova L,Lodinova-Zadnikova R,Zizka J,et al. Cytokine levels in healthy and allergic mothers and their children during the first year of life. Pediatr Allergy Immunol,2006,17(3):175-183.

188. Snijders BE,Damoiseaux JG,Penders J,et al. Cytokines and soluble CD14 in breast milk in relation with atopic manifestations in mother and infant（KOALA Study）. Clin Exp Allergy,2006,36(12):1609-1615.

189. frost BL,Jilling T,Lapin B,et al. Maternal breast milk transforming growth factor-beta and feeding intolerance in preterm infants. Pediatr Res,2014,76:386.

190. Iannitti T,Palmieri B. An update on the therapeutic role of alkylglycerols. Mar Drugs,2010,8:2267.

191. Qian L,Zhang M,Wu S,et al. Alkylglycerols modulate the proliferation and differentiation of nonspecific agonist and specific antigen-stimulated splenic lymphocytes. PLoS One,2014,9:e96207.

192. Deniau AL,Mosset P,Pédrono F,et al. Multiple beneficial health effects of natural alkylglycerols from shark liver oil. Mar Drugs,2010,8:2175.

193. Brohult A,Brohult J,Brohult S,et al. Reduced mortality in cancer patients after administration of alkoxyglycerols. Acta Obstet Gynecol Scand,1986,65:779.

194. Wang H,Rajagopal S,Reynolds S,et al. Differentiation-promoting effect of 1-O（2 methoxy）hexadecyl glycerol in human colon cancer cells. J Cell Physiol,1999,178:173.

195. Pédrono F,Khan NA,Legrand AB. Regulation of calcium signalling by 1-O-alkylglycerols in human Jurkat T lymphocytes. Life Sci,2004,74:2793.

196. Yamamoto N,St Claire DA Jr,Homma S,et al. Activation of mouse macrophages by alkylglycerols,inflammation products of cancerous tissues. Cancer Res,1988,48:6044.

197. Marasco CJ Jr,Piantadosi C,Meyer KL,et al. Synthesis and biological activity of novel quaternary ammonium derivatives of alkylglycerols as potent inhibitors of protein kinase C. J Med Chem,1990,33:985.

198. Hallgren B,Niklasson A,Ställberg G,et al. On the occurrence of 1-O-alkylglycerols and 1-O-(2-methoxyalkyl) glycerols in human colostrum,human milk,cow's milk,sheep's milk,human red bone marrow,red cells,blood plasma and a uterine carcinoma. Acta Chem Scand B,1974,28:1029.

199. Watschinger K,Werner ER. Alkylglycerol monooxygenase. IUBMB Life,2013,65:366.

200. Oh SY,Jadhav LS. Effects of dietary alkylglycerols in lactating rats on immune responses in pups. Pediatr Res,1994,36:300.

201. Ochiai S, Shimojo N, Morita Y, et al. Cytokine biomarker candidates in breast milk associated with the development of atopic dermatitis in 6-month-old infants. Int Arch Allergy Immunol. 2013, 160 (4):401-408.

202. Flores N, Villegas E, Villacís D, et al. Concentrations of immunoglobulin A, interleukin-6, and tumor necrosis factor in breastmilk of adolescent and adult mothers in Quito, Ecuador: a cohort study. Breastfeed Med. 2014, 9(2):107-108.

203. Erbağci AB, Cekmen MB, Balat O, et al. Persistency of high proinflammatory cytokine levels from colostrum to mature milk in preeclampsia. Clin Biochem, 2005, 38:712.

204. Mizuno K, Hatsuno M, Aikawa K, et al. Mastitis is associated with IL-6 levels and milk fat globule size in breast milk. J Hum Lact. 2012, 28(4): 529-534.

205. Minniti F, Comberiati P, Munblit D, et al. Breastmilk characteristics protecting against allergy. Endocr Metab Immune Disord Drug Targets. 2014, 14 (1):9-15.

206. Bergmann H, Rodrguez JM, Salminen S, et al. Probiotics in human milk and probiotic supplementation in infant nutrition: a workshop report. Br J Nutr, 2014, 112(7): 1119-1128.

207. Ferndez L, Langa S, Martn V, et al. The microbiota of human milk in healthy women. Cell Mol Biol, 2013, 59(1):31-42.

208. Young. Transfer of intestinal bacterial components to mammary secretions in the cow. Peer J, 2015; 3:e888.

209. Latuga MS, Stuebe A, Seed PC. A review of the source and function of microbiota in breast milk. Semin Reprod Med, 2014, 32(1): 68-73.

第七节　母乳中维生素和微量元素

母乳中维生素的含量依赖于母亲的维生素水平,当母亲对某些维生素的吸收慢性减少时,这些维生素在母乳中表现为低水平,随着维生素的补充,乳汁中的水平将回升。乳汁中水溶性的维生素总是比脂溶性的维生素更易受到母亲饮食的影响[1]。母亲从饮食中吸收的维生素与乳汁维生素浓度之间的关系是多变的。例如,当母亲摄取过量的维生素 C 并不能使乳汁中维生素 C 浓度高出乳腺中最大的排泄量;而乳汁中维生素 B 的水平则能随着吸收水平的升高而持续升高;乳汁中叶酸能维持在正常水平依赖于母亲的叶酸储存情况,只有当母亲叶酸的储存耗竭时乳汁的叶酸才下降[2]。美国学者建议所有的新生儿应该在生后肌注 0.5 ~ 1.0mg 或口服 1.0 ~ 2.0mg 的维生素 K_1,防止维生素 K 缺乏引起的出血性疾病[3];如果婴儿接受的日光不足,应该给予维生素 D 5.0 ~ 7.5mg/d。

乳汁中微量元素(铁、铜、锌、硒)随着泌乳期的延长发生改变。尽管乳汁中铁及氟化物的浓度不依赖于母亲的营养,但锰、碘和硒是依赖于母亲的营养状况的[4-9]。碘是微量元素中在乳腺中富集的元素。如果家庭用水的氟化物的含量低(0.3ppm),建议给予母乳喂养婴儿一定量的氟化物。母乳中铁的生物学活性高,所以纯母乳喂养的婴儿生后的前 6 个月不需要补铁,4 ~ 6 个月后添加辅食后饮食中需补充铁。

母乳中微量元素和维生素的成分见表 12-18。乳汁成分的评估不仅要重视浓度,评估乳汁量的多少也是很重要的,因此尽管乳汁中的一些成分在初乳中浓度较高,但我们不得不考虑到量上的显著不同:初乳的量大约是 100mg/d,而平均的乳汁量则是 750 ~ 850mg/d。

表 12-18 母乳中微量元素和维生素成分[10,11]

营养物质含量			（mg/L）
微量元素		铬	50±5
		铜	250±30
		氟	16±5
		碘	110±40
		铁	300±100
		锰	6±2
		钼	0.00509±0.00081
		硒	20±5
		锌	1200±290
维生素	脂溶性	维生素 A 与视黄醇等同	670±200（2230IU）
		维生素 D	0.55±0.10
		维生素 E	2300±1000
		维生素 K	2.1±0.1
	水溶性	维生素 B_1	210±35
		维生素 B_2	350±25
		维生素 B_6	9300±800
		维生素 B_{12}	100±30
		叶酸	85±37
		烟酸	1500±200
		泛酸	1800±200
		生物素	40±10
		维生素 C	400±100

（何振娟 雷一慧）

参 考 文 献

1. Shibata K, Endo M, Yamauchi M, et al. Distribution of the Water-soluble Vitamin Content of Japanese Breast Milk. Eiyo to Shokuryo, 2009, 62（4）: 179-184.

2. Houghton LA, Jimao Y, O'Connor DL. Unmetabolized folic acid and total folate concentrations in breast milk are unaffected by low-dose folate supplements. American Journal of Clinical Nutrition, 2009, 89（1）:216-220.

3. Waseem M. Vitamin K and hemorrhagic disease of newborns. Southern Medical Journal, 2006, 99（11）: 1199-1199.

4. Björklund KL, Vahter M, Palm B, et al. Metals and trace element concentrations in breast milk of first time healthy mothers: a biological monitoring study. Environmental Health, 2012, 11（1）:1-8.

5. Abdulrazzaq YM, Nawal O, Nicolaas N, et al. Trace element composition of plasma and breast milk of well-nourished women. Journal of Environmental Science & Health Part A Toxic/hazardous Substances & Environmental Engineering, 2008, 43（3）:329-334.

6. Winiarska-Mieczan A. Cadmium, lead, copper and zinc in breast milk in Poland. Biological Trace Element Research, 2014, 157（1）:36-44.

7. Behrooz RD, Esmaili-Sari A, Peer FE, et al. Mercury concentration in the breast milk of Iranian women.

Biological Trace Element Research, 2012, 147（1-3）:36-43.

8. Mahdavi R, Nikniaz L, Gayemmagami SJ. Association between zinc, copper, and iron concentrations in breast milk and growth of healthy infants in Tabriz, Iran. Biological Trace Element Research, 2010, 135（1-3）:174-181.

9. Gürbay A, Charehsaz M, Eken A, et al. Toxic metals in breast milk samples from Ankara, Turkey: assessment of lead, cadmium, nickel, and arsenic levels. Biological Trace Element Research, 2012, 149（1）: 117-122.

10. Abramovich M1, Miller A, Yang H. Molybdenum content of Canadian and US infant formulas. Biol Trace Elem Res, 2011, 143（2）:844-853.

11. Hamosh M, Dewey KG, Garza C, et al. Nutrition during lactation. In institute of medicine, Washington DC, National Academy Press. Human lactation, Vol 2: maternal and environmental factors, 1991.

第八节 母乳喂养的益处与禁忌证

新生儿处在由母亲子宫内生长环境向宫外生存环境的过渡和适应阶段,其适应能力尚不完善。此期也是生长发育极其旺盛的阶段,快速的生长发育速度也增加了机体较高的代谢和营养素的转换,这就需要较高的营养需求来满足。此外,新生儿时期消化系统发育不完全、消化功能不完善、代谢过程不成熟、肾溶质负荷有限,妨碍了一些特定营养素的转运和利用。这就使能量和营养素的高要求与其自身不完善的消化代谢能力之间产生了矛盾。而且,近年来有关生命早期营养素的摄入数量和质量对未来发育和健康方面影响等问题也引起极大关注。因此,在这特定阶段正确合理地喂养以确保婴幼儿健康成长发育显得非常重要。

一、母乳喂养对母婴的益处

母乳是婴儿心理和生理发育的最好食物,其在营养学、免疫学、心理学等方面的价值已得到广泛认同。在科学发达的今天,母乳喂养仍是最自然、最优越的婴儿食品,对母婴健康的促进具有无可比拟的益处。母乳喂养有利于促进婴幼儿心理与社会适应性的发育。母乳中含有的多种免疫物质能增加婴儿的免疫力,且其营养成分更符合婴儿的生理需求。因而,母乳喂养不仅可减少急性感染的发生,如腹泻、肺炎、耳部感染、流感嗜血杆菌感染、脑膜炎和尿路感染等;还有利于婴儿以后青春期和成年后保持相对正常的血压和血清胆固醇,有助于防止成年后一些慢性疾病的发生,如糖尿病、高血压和脂肪代谢紊乱等代谢综合征、炎症性肠病（溃疡性结肠炎和克罗恩病）等。母乳喂养同样与母亲的生理和健康也息息相关,最重要的作用是促进母亲产后恢复,预防产后出血、产褥期感染,抑制排卵、延长母亲生育期。同时,母乳喂养还有一个益处是可诱导母体储存脂肪的利用,有助于减少母体原有体脂肪的堆积,降低日后乳腺癌、卵巢癌和 2 型糖尿病等的发病风险。因此,世界卫生组织和许多国家均建议无特殊禁忌证情况下,婴儿应接受纯母乳喂养 6 个月,之后在添加辅食的基础上继续母乳喂养至 2 岁或以上。

当然,由于母乳中的营养成分会受母亲的营养状况影响,所以,也应重视哺乳期间母亲的营养供应的质和量。乳母合理的营养摄入不仅影响母亲自身的健康,而且会对婴儿近期和长期的健康和发育产生影响。我国 2013 年公布的最新版《中国居民膳食营养素参考摄入量（DRIs）》建议哺乳期母亲在进行纯母乳喂养时的能量摄入量比孕前增加 500kcal/d,推荐蛋白质供给量 80g/d（非孕期为 55g/d）,新增了每天膳食中 n-3 多不饱和脂肪酸的适宜推荐量（AI）（EPA50mg 和 DHA200mg）,并调整了一些对婴儿发育及其重要的营养素,如钙、碘、锌、硒、叶酸和维生素 A 等进行了相应的调整。我国针对乳母的膳食指南中指出:增加鱼、禽、蛋、瘦肉及海产品摄入:乳母每天应增加100~150g的鱼、禽、蛋、瘦肉,其提供的蛋白质应占总蛋白质的1/3以上;每周摄入海鱼1~2次达到补充DHA的目的。另外还需增饮奶类,多喝汤水:每天若能饮用牛奶500ml,则可得到约600mg优质钙;乳母多饮汤水,以便增加乳汁的分泌量。

二、母乳喂养禁忌证

然而,当新生儿或母亲处于特定的健康状况时,则需建议母亲短期或长期放弃母乳喂养或在母乳喂养基础上添加其他人工喂养。根据联合国儿童基金会发布的《特殊情况下母乳喂养指南》中列举以下情况,考虑使用母乳替代品[1]。

(一)新生儿状况

1. 在一段时期内需要添加其他食物的新生儿 ①出生体重不足1500g的新生儿(极低出生体重儿);②胎龄不足32周的早产儿;③因适应性新陈代谢或血糖需求增加等情况。即当母乳喂养时有可能发生低血糖症的婴儿,如早产儿、小于胎龄儿或有严重分娩期缺血缺氧病史的婴儿,患病婴儿和糖尿病母亲的婴儿等。

2. 只能接受特殊配方奶的患有先天性代谢性疾病的新生儿 如:①患有半乳糖血症的新生儿:需要特殊的不含乳糖和半乳糖的婴儿配方奶;②患有枫糖尿病的新生儿:需要特殊的不含亮氨酸、异亮氨酸、缬氨酸三种氨基酸的婴儿配方奶;③患有苯丙酮尿症的新生儿:需要特殊的不含苯丙氨酸的婴儿配方奶(在严密的检测下,也可限量进行母乳喂养)。

(二)母亲状况

1. 允许人工喂养 当母亲是艾滋病病毒感染者,并有条件获得可行并且安全的喂养其婴儿的替代品时,可实施人工喂养。

2. 暂时不可母乳喂养 ①严重疾病致

母亲不能照顾婴儿的,如败血症;②Ⅰ型疱疹病毒感染:所有皮损治愈前,婴儿的口腔应避免直接接触母亲的乳房;③母亲在使用不适于母乳喂养的药物及特殊治疗时,如镇静类精神药物、放射性碘131、碘酊及碘制剂、化疗药物。

3. 可以母乳喂养,但应注意母亲的健康 ①乳房脓肿:可以用健侧乳房进行喂养,开始治疗以后也可双侧喂养;②乳腺炎:可以挤出乳汁进行喂养,避免直接喂养引发疼痛,注意及时排空乳汁,以避免乳腺炎继续发展;③乙肝:新生儿出生后24小时内(最好在出生后12小时内)注射乙肝疫苗和乙肝免疫球蛋白;④结核:根据患者情况制订个体化喂养方案;⑤药物使用:根据母亲哺乳期间使用药物种类决定是否母乳喂养及喂养方式。

(三)特殊情况下的母乳喂养

1. 母亲特殊情况下的母乳喂养

(1)哺乳期用药:进入母亲血液的药物,理论上讲都可以进入母亲乳汁中,但乳汁中的药物浓度只相当于血液浓度的1%~2%,而其中又仅有部分被婴儿吸收,因此通常不会对婴儿造成危险。但应注意的是,当婴儿每天吸乳量较大时,哺乳期母亲服用的某些药物可能会对婴儿产生治疗作用或毒性作用,所以,哺乳期母亲用药应考虑对乳儿的安全性。因此,哺乳期用药因遵循以下原则:①在医师的指导下,要有明确的用药指征;②选用最小有效剂量,不能随意停药或者加大药物剂量;③在不影响治疗效果的情况下,选用进入乳汁量少的,对新生儿影响最小的药物;④用药时间选在哺乳刚结束后,并尽可能与下次哺乳时间间隔4小时以上,或者根据药物的半衰期来调整哺乳间隔的时间;⑤用药时间长或剂量较大,可能造成不良影响时,需要检测婴儿的血药浓度;⑥乳母必须用药又缺乏相关安全证据时,建议暂停哺乳;⑦乳母所用药物也可以应用于新生儿,则一般是安全的。

哺乳期用药根据其限制级别,分为禁用和慎用两类,可根据其分类标准科学选择用药,见表12-19。

表 12-19 哺乳期母亲药物使用简明表

1. 禁忌进行母乳喂养的药物	抗癌药物(抗代谢药物)
	放射性药物(暂时停止母乳喂养)
2. 可继续母乳喂养的药物	
①有可能出现副作用,需要监测婴儿是否嗜睡	◇ 部分精神科药物及抗惊厥药物
②如有可能应使用替代药物	◇ 氯霉素,四环素,甲硝唑,喹诺酮类抗生素(如环丙沙星)
③需要监测婴儿黄疸	◇ 磺胺类药物,氨苯砜,磺胺甲噁唑+甲氧苄啶(复方新诺明),磺胺多辛+乙胺嘧啶(治疟宁)
④可能会抑制泌乳,应使用替代药物	◇ 雌激素,包括含雌激素的避孕药,噻嗪类利尿剂,麦角新碱
⑤常用剂量很安全,需要监视婴儿的反应	◇ 解热镇痛药:短期使用的对乙酰氨基酚,阿司匹林,布洛芬,偶尔小剂量的吗啡和哌替啶
	◇ 抗生素:氨苄西林,阿莫西林,氯唑西林,其他青霉素,红霉素
	◇ 抗结核药,抗麻风病药物(如氨苯砜)
	◇ 抗疟药(甲氟喹及治疟宁除外),寄生虫药,抗真菌药物
	◇ 支气管扩张剂(如沙丁胺醇),糖皮质激素,抗组胺剂,抗酸剂,糖尿病药物,抗高血压药,地高辛
	◇ 营养素如碘、铁、维生素等

(2)乙肝母亲的母乳喂养:根据世界卫生组织(WHO)统计,全世界有超过20亿人口曾经感染过乙肝病毒,慢性乙肝病毒携带者人数至少有3.5亿。在我国,目前有慢性无症状的乙肝病毒携带者约1.2亿,慢性乙肝患者约3000万,因此,完善乙型肝炎乳母的哺乳指导和原则在我国具有重大的指导意义。现根据WHO关于乙型肝炎妇女哺乳的指导指南及我国的基本情况,提出有关针对此特殊人群的相关指导意见。

在婴儿时期感染HBV者中,有90%将发展成慢性感染。乙肝病毒的母婴传播多发生在围产期,传播方式包括经分娩时接触HBV阳性母亲的血液和体液传播、特殊情况下(如乳头破溃、出血等)的母乳喂养传播和日常紧密接触传播。因此,对HBV阳性的孕妇,应避免羊膜穿刺,并缩短分娩时间,保证胎盘的完整性。美国疾病控制及预防中心(CDC)指出,HBV不通过母乳喂养、拥抱、接吻、咳嗽、食物或水、共用餐具或水杯及偶然接触传播[2]。

对HBsAg阳性母亲的新生儿,在出生后24小时内(最好在出生后12小时内)注射乙型肝炎免疫球蛋白,之后仅需常规接种乙型肝炎疫苗即可显著降低HBV感染的风险。研究表明,只要对新生儿采取了严格的被动联合主动免疫的方案,接受母乳喂养对新生儿的安全性没有影响[3]。而且,乳汁中的乳铁蛋白具有抑菌杀菌活性和抗丙型肝炎病毒(HCV)、腺病毒、巨细胞病毒、单纯疱疹病毒、轮状病毒、HIV的活性,在HBV感染的肝癌细胞内,乳铁蛋白及锌、铁饱和乳铁蛋白会显著抑制 HBV-DNA 的复制。因此，建议在免疫接种的基础上保留纯母乳喂养至 6 个月，并在合理添加辅食的情况下母乳喂养可至儿童 2 岁[4]。但婴儿口腔黏膜血运丰富，且黏膜壁薄弱，许多原因易引起黏膜破溃或溃疡，含有 HBV-DNA 的乳汁就可能进入婴儿血液循环而引起感染，故喂养过程中一旦母亲发生乳腺炎和乳头皲裂，或婴儿口腔等消化道有水肿、炎症或其他病理情况，应停止母乳喂养，待痊愈后再行哺乳。

（3）结核病母亲的母乳喂养：患有结核病的母亲在怀孕期间，其体内的结核分枝杆菌可通过脐带血液进入胎儿，胎儿也可因咽下或吸入含有结核分枝杆菌的羊水而感染。因此，患有活动性结核的孕妇娩出后的新生儿应进行药物预防及卡介苗接种，否则有 50% 的婴儿会在生后一年内发病。推荐所有无先天性免疫缺陷的新生儿均应在生后尽早接种卡介苗，对于临近分娩期或分娩后诊断的有传染性的结核病母亲，卡介苗不能有效地保护新生儿，必要时应再次免疫接种。

对于患有结核病的母亲应予以及时积极的治疗，治疗原则同非孕产期，推荐强化期 2 个月/巩固期 4 个月治疗方案。建议在密切观察婴儿健康的前提下，可以纯母乳喂养至 6 个月，继续母乳喂养可至儿童 2 岁。

（4）感染艾滋病病毒母亲的母乳喂养：有研究表明，在无任何防御干扰措施的情况下 HIV 母婴传播率为 13%～48%，且母乳喂养的感染率明显高于人工喂养。HIV 感染母亲的乳汁中已检测到 HIV 病毒，HIV 通过母乳喂养传播风险的不同与母亲的临床和免疫状态、血浆和母乳中病毒载量以及乳房健康（亚临床和临床乳腺炎、乳头皲裂等）有关。我国提出的婴儿喂养策略是：提倡人工喂养，避免母乳喂养，杜绝混合喂养。HIV 母乳传播可能发生在哺乳期的任何时间，婴儿出生后 6 个月内，消化系统和免疫系统还尚未发育成熟，HIV 病毒可通过婴儿消化道黏膜破损处进入婴儿体内而致病[5]。当婴儿对牛奶等食物过敏时，以及患感染性疾病（如腹泻等）所引起的消化道黏膜损伤均可增加 HIV 母乳传播的危险。因此，如果人工喂养能够被接受，并且是可行的、供应充沛的、负担得起的和安全的（即 AFASS 标准），建议所有被 HIV 感染的母亲避免母乳喂养[6]。

近年来有研究证据表明，在哺乳的同时，HIV 感染母亲或婴儿应用抗病毒药物，可以有效降低产后母乳喂养传播 HIV 的风险，但母乳中抗病毒药物可能对婴儿产生不利影响，但目前还无法确定影响的程度。世界卫生组织建议，在人工喂养条件达不到 AFASS 标准时，在应用抗病毒药物的前提下，HIV 感染母亲所生婴儿纯母乳喂养可持续 6 个月；在添加泥状辅食或其他食物的同时，还可持续至儿童满 12 个月。在我国，普遍认为 HIV 感染母亲所生婴儿纯母乳喂养不应超过 6 个月。如在哺乳期间一旦发现 HIV 感染母亲的体内病毒量增加，出现营养不良、胸部脓肿、乳头皲裂、乳腺炎，或婴儿口腔内有破口或感染等情况，立即停止母乳喂养，否则会大大增加 HIV 传播给婴儿的风险。在母乳喂养的过程中，还应积极创造人工喂养的条件，一旦条件具备，应及时转变为人工喂养。

对挤出的 HIV 感染母亲的母乳加热是 WHO 支持的一种降低产后 HIV 母乳传播的方法。相关研究显示巴氏消毒或者加热母乳能够有效地消灭母乳中的 HIV 病毒，并能消除母乳中潜伏的污染物和抑制细菌的生长。但巴氏消毒在实际操作中存在一定困难，要求家庭具有加热设备，同时要求母亲具有安全的喂养行为，这些条件在资源有限的地区很难实现。

（5）乳腺炎母亲的母乳喂养：乳腺炎是由于产妇乳汁淤积，乳头皲裂，细菌直接侵入乳腺小叶及腺管结缔组织内所致，可发生于哺乳期任何阶段。如处理不及时可继发乳腺脓肿，而耽误母乳喂养。预防乳腺炎发生最重要的措施是对乳母进行有关母乳喂养的健康宣教:鼓励在产后 30 分钟起尽早开奶;增加母乳喂养频次;采取正确的喂养姿势;采用两侧乳房交替方式进行母乳喂养;通过喂养或使用手工吸奶器排空乳房;学会放松心情、控制压力和疲乏。另外,产后乳母应多进食促奶食物,如鸡汤、猪蹄汤,并以清淡富含营养易消化的饮食为宜,忌食辛辣油腻刺激性食物。

哺乳期母亲患乳腺炎期间鼓励继续进行母乳喂养,只有当疾病发展到一定的严重程度,如乳腺脓肿时才需要停止母乳喂养。患病期间,产妇应建立母乳喂养信心,及时矫正异常乳头,疏通乳腺管,做到早吸吮,勤吸吮,按需哺乳,排空乳房。鼓励母亲坚持频繁地用两侧乳房交替进行母乳喂养,积极排空患侧乳房,如果婴儿不能有效吸吮患侧乳房,则需选用吸奶器代替其排空乳房。

2. 新生儿特殊情况下的母乳喂养

(1) 早产/低出生体重儿的母乳喂养:早产儿指胎龄<37 周的新生儿,低出生体重儿指早产儿或小于胎龄儿(SGA,体重小于胎龄的第十百分位)。早产/低出生体重儿在婴儿和儿童时期是生长迟缓、感染性疾病、发育落后和死亡的高风险人群。为实现正常或追赶性生长,提供的营养素必须满足婴儿的需求。在世界卫生组织 2011 年发布的《中低等收入国家低出生体重儿喂养指南》中指出,通过改善喂养等干预措施,能改善其远期预后,对于降低这一人群的发病率和死亡率具有重要的意义。

早产儿是一类特殊群体,其各器官和免疫系统发育不成熟,易受病原微生物侵害,是生后感染高发人群,而母乳对新生儿肠道及免疫系统的发育有相当大的促进作用。早产/低出生体重儿应尽早开始母乳喂养,持续至少 6 个月。对于胎龄<34 周、体重<2000g的早产/低出生体重儿,建议在母乳喂养的同时,将一定量的母乳强化剂加入母乳中进行喂养[7]。不能母乳喂养或母乳不足的低出生体重儿,尤其极低出生体重儿应给予早产儿配方奶,或作为母乳的补充。强化的母乳和早产儿配方奶按 180 ～ 200ml/(kg·d)的量供给时能满足大多数早产儿的能量需求。

对于能够直接哺乳的早产/低出生体重儿一旦临床状况稳定就应立即让其接触母亲的乳房进行吸吮。对于吸吮能力较弱的早产/低出生体重儿,尝试直接哺乳或再用小勺、杯子或滴管式等早产儿特殊奶瓶喂吸出的母乳。对于无吸吮能力的早产/低出生体重儿早期需要管饲喂养,根据《中国新生儿营养支持临床应用指南》推荐,管饲喂养应用于胎龄≤32 ～ 34 周的早产儿,吸吮和吞咽功能不全、不能经口喂养,或作为经口喂养的补充者。管饲途径首选鼻胃管,根据患儿胃肠道发育及耐受情况选择定时推注法、间歇输注法或持续输注法。喂养量的增加速度不超过 20 ～ 30ml/(kg·d),并需密切监测喂养不耐受情况,以便随时调整合适的喂养方案。对于肠内喂养不耐受、病情不稳定或肠内喂养的摄入能量不足的早产儿,应给予肠外营养补充。有关早产儿营养支持方案及路径见图 12-2。

(2) 母乳性黄疸儿的喂养:母乳性黄疸是一种特殊类型的病理性黄疸,是一种发生在健康婴儿的母乳喂养儿中以未结合胆红素升高为主的高胆红素血症。母乳性黄疸的病因迄今尚未完全清楚。近年来多认为与新生儿胆红素代谢的肠肝循环增加有关。原因可能与来源于母乳的葡萄糖醛酸苷酶,可催化结合胆红素变成未结合胆红素,此过程在新生儿小肠内进行,加上小儿肠蠕动相对慢,使大量应排泄的胆红素被这种酶解离成未结合胆红素,回吸收增加,即出现母乳性黄疸。根据其血清胆红素峰值出现的早晚分为早发型母乳性黄疸和晚发型母乳性黄疸。随着对此病的认识的提高和母乳喂养的大力提倡,母乳性黄疸的发病率成逐年上升趋势,已成为新生儿高胆红素血症的重要原因之一。

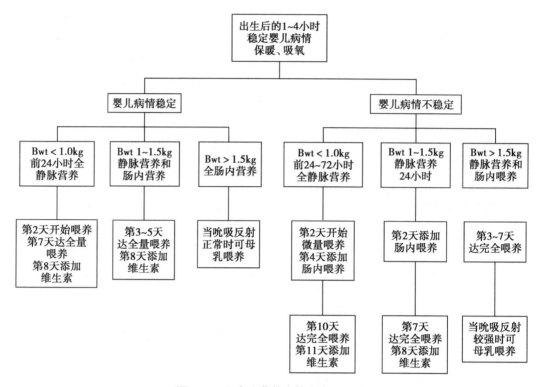

图 12-2 早产儿营养支持方案及路径

早发型母乳性黄疸是由于在新生儿早期母乳喂养不足而引起的黄疸,此类型的特点是多见于单纯母乳喂养,初产妇开奶较晚,还有新生儿喂奶前后添加葡萄糖水而对母乳的需求量减少或哺乳次数较少,黄疸以未结合胆红素升高为主,高峰出现在生后 3～4 天,黄疸可持续 6～12 周消退。如发生在早产儿身上且未结合胆红素的峰值过高时有引起胆红素脑病的危险。为了避免针对母乳不足引起的黄疸,应鼓励母亲生后 1 小时内及早开奶,按需哺乳,并限制辅助液体。胆红素升高至 >12mg/dl(205μmol/L)时,应积极采取进一步诊治措施。

晚发型母乳性黄疸一般发生在纯母乳喂养的足月儿,通常在生后 2～14 天内出现并持续不退的轻度、中度为主的黄疸,血清胆红素也以未结合胆红素升高为主,患儿一般状况良好,生长发育正常,无贫血,肝脏不大,肝功能正常,无肝炎病毒感染的阳性指标。停

喂母乳后 48～72 小时黄疸即可明显减轻,如再母乳喂养黄疸又可反复,但不会达到原来程度,预后一般良好。对于此种类型的母乳性黄疸,既要保证继续母乳喂养,又要将黄疸控制在安全范围内。新生儿早期胆红素超过 20mg/dl(342μmol/L)或生后 28 天仍超过 15mmol/dl(256μmol/L),可暂停母乳喂养 2～3 天代以配方奶。暂停母乳后,95% 婴儿胆红素于 2～3 天可下降 30%～50% 无需特殊治疗,胆红素下降后可恢复继续母乳喂养。如特殊情况下不能暂停母乳或胆红素下降不满意时,可短期应用光疗进行对症治疗。

(3) 鹅口疮患儿的喂养:鹅口疮是由白色念珠菌引起的口腔黏膜急性假膜性损害,新生儿胎龄越小、体重越小患病率越高。白色念珠菌为条件致病菌,当长期大量使用抗生素、激素、机械通气等会导致菌群失调,从而引起鹅口疮。患儿常因口腔疼痛、影响吸吮,导致食欲不佳、体重不增等不良结果。但

鹅口疮患儿应坚持继续母乳喂养,为避免婴儿口腔接触母亲乳头,也可将乳汁吸出后用小勺或滴管来喂。同时,患儿母亲喂奶前应清洗双手、清洁乳头,重视喂奶用具的清洁消毒、配奶卫生,及尿布、包被、毛巾等护理用具的卫生。

(4)先天性唇腭裂患儿的喂养:先天性唇腭裂是新生儿常见的口面部畸形,患儿由于口腔无法密闭造成"吸吮无能"而发生喂养困难,临床表现为喂奶后呛奶、频繁打嗝及奶液从口腔反流,严重者反复发生吸入性肺炎,甚至窒息。唇腭裂患儿的喂养状况不够理想,会导致生长发育落后,做到早期正确、合理喂养,对于患儿的预后和健康状态极为重要。

喂养唇腭裂患儿时应让患儿尽量垂直坐在母亲大腿上,母亲以挤压乳房的方式促进喷乳反射。对于轻度唇裂患儿,母乳喂养时乳房可以堵塞唇部裂隙。对于吸吮能力低下的患儿,可在每次哺乳之后挤出乳汁,用特殊奶嘴或滴管喂养。另外,对唇腭裂患儿母亲进行母乳喂养的宣教,同时关注患儿母亲的心理状况,减轻她们的心理压力,可以提高母乳喂养成功率。

(5)苯丙酮尿症患儿的喂养:苯丙酮尿症是由于苯丙氨酸羟化酶活性缺陷导致血清苯丙氨酸浓度明显增加,酪氨酸正常或降低引起的常染色体隐性遗传病,可导致患儿智力发育落后、癫痫和精神行为及情绪异常等发生。在新生儿时期早期治疗极为关键,治疗的原则是采用低苯丙氨酸饮食,限制蛋白摄入,以满足蛋白合成需要总量为限,同时补充不含苯丙氨酸的氨基酸配方来满足蛋白的需要,目标是要将血清苯丙氨酸浓度维持在 $42 \sim 900 \mu mol/L$ 范围内长达 16 年。

确诊后的患儿需要中断母乳喂养一段时间而采用专门配方奶粉喂养。当患儿血清苯丙氨酸浓度正常时可以部分母乳喂养:首先给予已经提前估算好的低苯丙氨酸配方奶的总量,然后予以母乳喂养补充,在此期间需根据定期监测血清苯丙氨酸浓度来调整母乳喂养量。患儿的饮食治疗应持续终生,青春期后血清苯丙氨酸浓度最大可以达到 $1200 \mu mol/L$。

(6)半乳糖血症患儿的喂养:半乳糖血症是由于机体在乳糖代谢过程中的 1-磷酸-半乳糖尿苷转移酶缺乏或活性低下,导致其前体 1-磷酸-半乳糖堆积而引起的一种血半乳糖增高(正常半乳糖血浓度为 $110 \sim 194 \mu mol/L$)的中毒性临床代谢综合征,是常染色体隐性遗传性疾病。肝、肾、晶状体及脑组织是主要受累器官。患儿通常在生后母乳喂养或人工喂养含有乳糖和半乳糖的配方乳后出现拒乳、呕吐、恶心、腹胀、腹泻、黄疸、肝大等消化系统症状,并可伴随低血糖、蛋白尿和体重不增。若未能及时检出及采取相应措施,否则可迅速出现白内障及精神发育障碍。一旦明确诊断婴儿是患了半乳糖血症后,需停止母乳喂养。由于母乳和大多数标准配方奶一样含有丰富的半乳糖,对于此类患儿,应避免摄入乳糖和半乳糖,故需停止母乳喂养,使用不含乳糖的特殊配方奶粉进行长期替代喂养或过渡喂养。

(汤庆娅　孙川喻)

参 考 文 献

1. 特殊情况下母乳喂养指南. 中华人民共和国卫生部联合国儿童基金会.

2. Mast EE, Margolis HS, Fiore AE, et al. A comprehensive immunization strategy to eliminate transmission of hepatitis B virus infection in the United States: recommendations of the Advisory Committee on Immunization Practices (ACIP) part 1: immunization of infants, children, and adolescents. MMWR Recomm Rep, 2005, 54:1-31.

3. Shi Z, Yang Y, Wang H, et al. Breastfeeding of newborns by mothers carrying hepatitis B virus: a meta-analysis and systematic review. Arch Pediatr Adolesc Med, 2011, 165:837-846.

4. World Health Organization. Hepatitis. B. http://www. who. int/csr/disease/hepatitis/HepatitisB _ whocdscsrlyo2002 _ 2. pdf. Accessed January 8, 2009.

5. Lawrence RM. Circumstances when breastfeeding is contraindicated. Pediatr Clin North Am, 2013, 60: 295-318.

6. Cames C, Saher A, Ayassou KA, et al. Acceptability and feasibility of infant-feeding options: experiences of HIV-infected mothers in the World Health Organization Kesho Bora mother-to-child transmission prevention (PMTCT) trial in Burkina Faso. Matern Child Nutr, 2010, 6: 253-265.

7. Sanchez-tamayo T, Espinosa fernandez MG, Moreno algarra MC, et al. New clinical practice guideline on enteral feeding in very low birth weight infants: First part. Nutr Hosp, 2014, 30: 321-328.

第九节 母乳污染的预防

母乳是婴儿最佳的天然食品,含有丰富的脂肪、碳水化合物、蛋白质、矿物质及维生素等,不仅提供能量,且营养丰富均衡,并容易消化吸收。母乳所含的蛋白质中70%是乳白蛋白,是婴儿生长发育的主要源泉;母乳所含的脂肪颗粒小,容易消化吸收,其成分以长链不饱和脂肪酸居多,是婴儿神经系统发育的重要原料;母乳中含有7%的β型乳糖能有效地促进乳酸杆菌生长,并抑制大肠埃希菌的繁殖,同时促进钙的吸收。母乳中还含有大量抗体、白细胞、激素、抗菌肽和其他生物活性因子,对提高婴儿免疫力起着重要作用。因此,WHO提倡并鼓励母乳喂养。

需要引起重视的是,随着我国城市化和工业化的不断发展,我们赖以生存的环境在一定程度上受到了污染,而水、空气、土壤的污染,会通过与环境的接触,特别是食物链的富集,最终回到人体,造成人体暴露。哺乳期妇女体内的污染物,可以通过乳汁而分泌,研究表明母乳污染问题已经非常普遍,美国儿科学会的研究发现,目前在人们日常生活和生产环境中可能接触到的化学物质有1000种以上,其中最少有150种化学物质可进入体内并经乳汁排出。这些污染物通常包括:有机污染物,如多氯联苯(PCBs)、有机氯农药滴滴涕(dichlorodiphenyltrichloroethane)及其代谢物、二噁英、二苯并呋喃、多溴化联苯醚(PBDEs)等;重金属,如铅、汞、镉及其化合物等;主动或被动吸烟与饮酒等不良生活习惯可导致乳汁中含有乙醇及尼古丁、一氧化碳、胺类、酚类、烷烃、醇类、多环芳烃、氮氧化合物等污染物;母亲的细菌或病毒感染和其他一些疾病也可造成母乳污染;此外,母乳库乳汁的储存和运输等过程也可能造成污染。

一、母乳常见污染物

(一)化学性污染

1. 重金属 母乳喂养的婴儿处于食物链的顶部,加之婴幼儿处于快速的组织生长期,对化学物质的毒性特别敏感,单位体重婴幼儿的乳汁摄入量相当大,因此对某些化学物质暴露水平相当高,例如,食物中重金属的蓄积可进入母体内,从而导致乳汁中重金属超标,研究发现,大量进食被污染的海产品后,母乳中汞、砷等含量超标[1],母乳是这些有害元素从母亲到婴儿的转移介质。铅、汞、镉、砷等及其化合物,多数通过母亲在生产环境中身体吸收,随后由乳汁排出,研究发现,孕妇、乳母镉超出正常值范围,胎儿分娩后,由于镉可自乳汁中排出,乳汁中的镉成了婴儿镉的主要来源之一,母乳镉的增加还可能会影响母乳中钙的分泌。铅暴露母亲体内的铅可经乳汁分泌,哺乳期母亲血铅水平与乳汁铅成正相关,母亲血铅水平越高,乳汁铅含量也就越高。

2. 有机污染物 1951年,朗格和其同事报道了母乳中含有农药二氯二苯二氯乙烷(滴滴涕,DDT),DDT或者它的一种衍生物,通常是非常稳定的代谢物 DDE(二氯二苯二氯乙烯),被发现存在于世界各地几乎所有的人乳脂质中。六氯代苯;环戊二烯类杀虫剂,如狄氏剂、七氯和氯丹(所有有机氯杀虫剂);化工原料,如多氯联苯(PCBs)和类似化合物,已经成为并且某些情况下仍是常见的污染物。这些残留物出现在没有职业或其他特别的暴露的妇女乳汁中。直到 2001 年 5 月,国际社会通过了斯德哥尔摩公约加强持久性有机污染物(persistent organic pollu-tants,POPs)的控制,并提出了 12 种 POPs 控制名单。其中 9 种为有机氯农药 DDT、艾氏剂、狄氏剂、异狄氏剂、氯丹、七氯、毒杀芬、灭蚁灵和六氯代苯(HCB)。而另外 3 种为工业化学品或工业副产品——多氯联苯(PCBs)、多氯代二苯并二噁英(PCDDs)和多氯代二苯并呋喃(PCDFs)。WHO 全球环境监测规划/生物监测与人体评估(GEMS/HEAL) 在 1982 年开始就进行人乳监测。POPs 因其在环境中的稳定性和亲脂性特点,造成在动物体内和植物性食物中的高度蓄积,通过食物链进入母体,再扩散到乳汁。由于 POPs 的暴露途径主要是经食物途径,食物的消费模式和这些食物中 POPs 的含量水平也决定了母乳中 POPs 的水平。研究发现乳汁中蓄积的 DDT 含量与母体静脉血中的 DDT 含量存在正相关,并且乳汁中 DDT、HCH 的浓度均高于母体静脉血水平,母亲对婴儿进行哺乳时,有机氯农药便可随着动员的脂肪进入乳汁,从而对婴儿造成危害。通过主动或被动吸烟可导致香烟烟雾中毒尼古丁、可替宁、硫氰酸盐及各种其他化学成分均可出现在乳汁中;空气中挥发性有机污染物包括苯、甲醛等可出现在乳汁中;此外,双酚 A、邻苯二甲酸酯等塑化剂成分、甲基汞、防晒霜中的一些成分也可以在乳汁中被检测到,母乳中脂肪浓度较高,意味着这些有机污染物多积聚在母乳中。而成熟乳中后段奶脂肪浓度(4%)比前段奶脂肪浓度(2.5%)更

高,因此,脂溶性的有机污染物在后段奶中的含量可能更多。

3. 药物 许多药物可经乳汁排出,虽然排出量极少,多数无害,但由于婴儿每天吸乳量大,乳汁中药物浓度较高,哺乳期母体服用的某些药物可能使吸乳婴儿产生治疗效应或毒性效应,一般分子量小于 200 的药物和在脂肪与水中都有一定溶解度的物质较易通过细胞膜。只有在母体血浆中处于游离状态的药物才能进入乳汁,而与母体血浆蛋白结合牢固的药物不会在乳汁中出现。母亲所服用药物种类的 80% 以上可渗入到乳汁中,哺乳期服药除了可使母乳中含有药物外,有些药物还可使乳汁成分发生变化,比如服用避孕药、激素等药物,可使乳汁中蛋白质、脂肪含量下降。

4. 其他 母亲营养不良时产生的有毒物质,如母亲维生素 B_1 严重缺乏时,乳汁中会出现丙酮酸钠、甲基甘油醛等物质,可使吸乳婴儿产生中毒甚至死亡。母亲吸烟或被动吸烟时,烟雾中的尼古丁也会很快出现在乳汁中被婴儿吸收,烟雾中的尼古丁会抑制催乳素的释放,致吸烟女性乳汁的分泌较少,也可使乳汁中脂质成分减少[2]。母亲饮酒,酒精可影响哺乳期母亲的激素分泌,从而减少乳汁分泌量,甚至果酒或少量饮酒,也会导致泌奶延迟,减少乳汁的分泌量。吸毒母亲体内的海洛因或吗啡可经乳汁排泄,导致母乳喂养的婴儿发生四肢肌张力高、拥抱反射亢进、呼吸急促等戒断综合征。

(二)生物学污染

1. 病毒 若母亲患有艾滋、乙肝等疾病,病毒在体内大量复制,进入乳汁,可传染婴儿,如此时母亲乳头皲裂或婴儿口腔溃疡时,更增加了疾病传播的风险。研究发现,在没有采取干预措施的条件下,在母乳喂养期间 HIV 传播率为 5% ~20%,HIV 总传播率是 20% ~45%,母乳的传播占 HIV 母婴传播的 1/3 ~ 1/2[3]。对于世界上大多数国家或

地区,尤其是对发展中国家来说,预防和降低HIV母乳传播是一项长期而艰巨的任务。婴儿摄入艾滋病病毒感染母亲的乳汁后,其消化道黏膜是最可能发生艾滋病病毒母乳传播的部位,艾滋病病毒母乳传播可能发生在哺乳期的任何时间。也有研究发现,母乳中还可能含有血液中未检测到的病毒类型,母乳中的一些病毒能够单独地复制。研究发现,乙肝病毒虽可进入乳汁,但乙肝病毒阳性产妇的婴儿在母乳喂养及人工喂养组乙肝病毒的感染率无显著差异,故乙肝病毒阳性产妇的新生儿进行乙肝主、被动联合免疫,可最大限度地提高有效保护率,阻断乙肝病毒母婴传播[4]。其他病毒,如摄入带巨细胞病毒的母乳是新生儿围产期巨细胞能病毒感染的重要途径。

2. 细菌 传统培养技术和现代分子学技术已证明母乳内具有多种微生物,健康妇女泌乳期乳汁中可携带有病原菌,包括凝固酶阴性葡萄球菌、草绿色链球菌、金黄色葡萄球菌、B族链球菌及粪肠球菌等,严重感染或败血症的乳母,体内大量细菌繁殖,细菌可进入乳汁,增加婴儿或新生儿感染风险。

3. 病原体 如梅毒,是由梅毒螺旋体引起的生殖器所属淋巴结及全身病变的性传播疾病,胎传梅毒系孕妇通过胎盘或母乳将螺旋体传染给胎儿,引起母婴垂直传播,母亲经过正规治疗,检测霉毒螺旋体的快速血浆反应素试验(RPR)滴度下降4倍以上或RPR滴度在1:2以下时可以进行母乳喂养,而未经治疗或治疗后滴度仍高者,暂缓母乳喂养。

4. 其他 母亲体内代谢小分子经乳汁传播至婴儿可致一些母源性疾病如内分泌性疾病、母乳性黄疸、湿疹及其他过敏性疾病,当母亲患有糖尿病或其他内分泌性疾病时,母亲体内过多的激素进入乳汁,婴儿摄入后,可能引起自身的代谢综合征。母乳性黄疸的发病机制之一可能由于母乳中含有肝脏胆红素葡萄糖醛酸基转移酶抑制物,使胆红素酯化受阻,母乳喂养的新生儿出现黄疸。研究发现母乳喂养的婴儿过敏性疾病发生有关,母乳可能对过敏性疾病的发生产生某些影响,婴幼儿过敏性疾病的发生可能与母乳中的特异性保护因子有关;甲状腺功能亢进的母亲,母乳与血清中的甲状腺激素水平呈正相关;研究还发现早产儿母乳中脂连素、瘦素、胰岛素和胃生长素的水平较高,母乳中含有许多具有生物活性的激素,共同参与调节早产儿出生后的适宜生长,母亲身心疾病或胎儿异常出生可导致母乳中某些激素水平异常,从而影响婴儿出生发育。

二、导致母乳污染的其他途径

(一)哺乳环境

哺乳环境应选择干净,没有粉尘、灰尘,比较安静的环境。通常哺乳前应用洁净温水反复清洗乳头及靠近乳头乳房皮肤,以保持乳房的清洁;环境中的粉尘、烟雾等空气中的各种污染物可能污染母乳乳房,特别是乳头或者母亲衣物,从而导致乳汁的间接污染。哺乳期所从事的工作如果接触粉尘和各种污染物,必须彻底洗干净双手和乳房,最好淋浴并更换干净的衣服,然后再给婴儿哺乳;否则,母亲工作中接触的化学物质会导致婴儿过量暴露或中毒。

(二)乳腺炎与哺乳

患有乳腺炎的母亲,患侧乳房可暂停哺乳,治愈后再行哺乳,否则含有细菌的乳汁可致婴儿感染。此外,我国北方地区治疗乳腺炎的外用偏方药物中有的含有四氧化三铅,患有乳腺炎的母亲采用患有铅化物的红色药粉用麻油调制后涂在乳房上进行消炎治疗,在给孩子哺乳时,含铅的药粉被婴儿误食而导致婴儿严重铅中毒。

(三)乳汁储藏

当母亲不能及时喂养时,通常将母乳储

存在容器中,储存或运输中可造成母乳的污染,特别是塑料奶瓶,有机污染物可能溶解在乳汁中,在清洗奶瓶时,清洁剂也是重要的污染来源,母乳储存或运输过程中,一般短时间保存选择4℃,如温度不适,加之母乳中含有丰富的营养素,可能滋养细菌,研究发现,母乳经保存后 pH 明显下降,革兰阳性菌落数在4℃时有上升趋势,尤其在 72 小时后明显,意大利研究推荐 4℃不超过 72 小时,−20℃不超过 3 个月,更长期的储存宜选择−80℃。

(四)来自母乳库的污染

美国儿科学会鼓励所有母亲进行纯母乳喂养,在母乳不能作为新生儿喂养的首选方法时,捐献母乳能够作为替代喂养,建立母乳库是收集捐献母乳的重要方式。母乳库运行管理指南要求候选捐献者应当是健康的哺乳期女性,同时,候选捐献者在首次捐献前 6 个月内要经过血清学检查,检查项目包括人类免疫缺陷病毒(HIV-0、HIV-1、HIV-2)、人类嗜 T 淋巴细胞病毒 1/2(HTLV1/2)、乙型和丙型肝炎及梅毒等,如果捐献者出现生活方式改变或出现疾病,可能影响捐献母乳的安全时,由该母乳库自行决定是否需要暂停捐献或者重新检测。

预防母乳库乳汁的污染,应重视全过程预防。包括:吸乳配件的清洁、留乳前洗手、母乳储存容器的选择和处理以及正确进行母乳的存储。所有母乳库设备与器具应避免润滑剂、燃料、金属碎片、污染的水或其他物质污染母乳。容器的母乳接触面应由无毒材料制成,能够耐受设计使用的环境,并能承受清洁试剂和消毒剂(如需要)。冷冻母乳宜放冰箱冷藏室缓慢解冻,避免母乳变质或污染。新鲜未加工母乳或解冻后的新鲜冰冻母乳混合时,都应该在超净条件下进行。对每批混合母乳取样进行细菌培养检测。所有捐献的母乳均需 62.5~63.5℃ 30 分钟的巴氏消毒。研究表明,巴氏消毒对母乳的主要成分

没有明显影响,只是分泌型免疫球蛋白 A、乳铁蛋白、溶菌酶的活性较未消毒的母乳稍降低[5]。

环境中某些有毒污染物可通过母乳进入婴儿体内,对母乳喂养的婴儿存在潜在的健康风险,值得高度关注。WHO 推荐母乳喂养,因其在营养、免疫保护、感觉认知发育等方面均有证据显示母乳喂养利大于弊,仍然应鼓励母乳喂养,但需要在积极控制环境污染的同时,避免哺乳期被动吸烟,纠正吸烟、饮酒等不良生活习惯,以避免母乳污染,同时建议育龄父母做好孕前、孕期及哺乳期保健,促进优生优育,保护下一代的健康。此外,还应通过持续性人群母乳污染物水平的监测,控制和降低母乳中污染物的暴露水平[6]。

(颜崇淮)

参 考 文 献

1. Gaxiola-Robles R, Labrada-Martagón V, Celis de la Rosa Ade J, et al. Interaction between mercury (Hg), arsenic (As) and selenium (Se) affects the activity of glutathione S-transferase in breast milk; possible relationship with fish and sellfish intake. Nutr Hosp, 2014, 30(2):436-446.

2. Baheiraei A, Shamsi A, Khaghani S, et al. The effects of maternal passive smoking on maternal milk lipid. Acta Med Iran, 2014, 52(4):280-285.

3. WHO, UNICEF, UNFPA, et al. HIV transmission through breastfeeding: A review of available evidence-an update from 2001-2007. World Health Organization, 2007.

4. Zhang L, Gui X, Fan J, et al. Breast feeding and immunoprophylaxis efficacy of mother-to-child transmission of hepatitis B virus. Matern Fetal Neonatal Med, 2014, 27(2):182-186.

5. 韩树萍,余章斌. 母乳库建立和运行管理的相关指南解读. 中华围产医学杂志, 2014, 17(7):433-437.

6. Díaz-Gómez NM, Ares S, Hernández-Aguilar MT, et al. Chemical pollution and breast milk: Taking positions. An Pediatr (Barc), 2013, 79(6):391-395.

第十节 母乳喂养降低乳腺癌发生的风险

婴儿喂养在过去的一个世纪中经历了巨大的变化。在发达国家如此,在近40年的中国更是如此。这一变化不仅仅表现在喂养方式及食物的巨大变化,还表现在对喂养的深入了解以及因此而对喂养方式及食物选择的影响。

19世纪出现了近代意义上的婴儿配方奶粉,之后经过不断的革新与努力,质量不断提高,逐渐成为婴儿喂养的可选择方式之一,取代牛乳在婴儿喂养的地位,最终成为母乳代用品。这样的变化在20世纪上半叶的美国,引发了婴儿喂养方式的变化,使得婴儿配方奶粉喂养在高收入的社会阶层妇女中更加普遍,同时在其他社会阶层妇女中的接受度改善。当时对婴幼儿配方奶粉营销的一部分定位就是,奶粉如果不比母乳更好,至少也是相当的。这样的定位,自然引发一些思考,对于婴儿而言,哪一种方式更好?

目前,我们有大量的数据和证据可以说明母乳喂养对婴儿和儿童健康带来的好处,同时,最近越来越多的研究提示母乳喂养对母亲健康也有许多好处。已经报道的对儿童的益处有降低感染的风险(包括胃肠道和下呼吸道感染)、降低肥胖的风险以及改善认知发育。目前知道的母乳喂养与降低乳腺癌发病率及加速产后体重恢复有关。近期报道的对母亲的益处还包括降低2型糖尿病(TIIDM)和心血管疾病(CVD)的风险[1]。基于母乳喂养给母婴健康带来的益处,保护和鼓励母乳喂养就成为婴儿喂养实践中一个重要的工作内容。我国政府制订的2020年纯母乳喂养率为50%[2],但目前的状况尚不乐观。

本章节的主要目的是对文献资料中与母乳喂养可以降低乳腺癌发病风险相关的一些研究进行介绍,从方法学的角度来看流行病学方面的证据在这个领域的现状。至于母乳喂养给母亲带来的其他健康好处,如母乳中含有多种对肿瘤的免疫物质,如防御素、烷氧基甘油、褪黑激素,是否有利于乳房癌的预防等,因目前资料尚不够丰硕,我们不在此进行讨论。

一、方法学方面的考虑

在对母乳喂养与降低乳腺癌发病风险的相关研究进行研读时,要注意几个方法学方面的问题。由于母乳喂养研究的特殊性,与其相关的研究受医学伦理学的困境影响,大多数研究只能是观察性的,包括队列和个例对照研究。

队列研究就是在人群中按照基础暴露量进行界定(这些基础暴露量可以包括人口学特征、社会经济状况、生活工作环境等),将一些个体作为一个群体进行观察,通过对这些个体的观察,了解研究设计时感兴趣的结果或结局是否会发生。具体到本章节要讨论的问题,就是观察母乳喂养是否可以降低乳腺癌的发病风险。队列研究的对象是人群中按照其所处基线暴露量而划分的一组个体。由于要对大量的研究对象进行长时间的观察,队列研究费时费力。

相反,对照研究中的个体取决于其是否具有需要观察的某种疾病或医学状态。之后再将其暴露史和疾患者群中具有代表性的个体进行对比观察。尽管对照研究不那么费时费力,但如果在研究对象的状况与母乳喂养有关,譬如研究对象的家庭经济社会状况或健康状况对哺乳的能力或意愿有影响,或对照个体在他们应该代表的人群中不是那么具有代表性的时候,就会出现偏差。

与母乳喂养有关的观察性研究有其内在局限性。研究对象在选择是否或者如何进行母乳喂养时,可能会依赖于和健康状况相关的人口学因素或生活方式,如经济社会地位或工作环境及文化宗教等因素。为了减少在流行病学研究中出现这些偏差，一定要谨慎处理这些关联因素，如前述社会经济状况或健康状况等因素，对研究对象及对照个体所产生的影响。然而。要完全掌控引发这些偏差的所有关联因素是十分困难的，残余的或未知的关联因素可能持续存在。

还有，不同的研究之间对母乳喂养的评估以及定义之间的差异，也使得跨研究之间的比较困难重重。大多数研究中母乳喂养被作为双重变量（即是与否）看待，并（或）以几个月的喂养时限来评估哺乳时间对研究对象终生的健康状况[1]。

最后，尝试探讨纯母乳喂养的研究凤毛麟角，文献中对纯母乳喂养和部分母乳喂养之间的比较基本缺如。世界卫生组织（the World Health Organization，WHO）对纯母乳喂养的定义如下："婴儿仅以其母亲或乳娘的乳汁或挤出的人乳为食，除含有维生素、矿物质或药物的滴剂或糖浆之外，不喂饲其他液体或固体食物。"

二、对子代乳腺癌发病风险的影响

母乳喂养与子代乳腺癌发病风险之间的研究不多，少有系统性的研究或思考。有假说认为致癌病毒（oncogenic virus）可因母乳喂养在母子间的传播而增加子代罹患乳腺癌的风险。与此相反，其他假设的机制提示母乳喂养可能阻止乳腺癌的发生。与配方奶喂养儿相对比，母乳喂养儿血液循环中 IGF-1 的水平较低[3]，且体重和体脂的增加速率慢，这些情况都可能减少子代乳腺癌的发病风险。Boyd Orr 队列研究报告内容涉及在 1918～1939 年出生的 4999 名英国参与者，NHS（Nurses' Health Studies，护士健康研究）Ⅰ和Ⅱ的报告也都提示是否母乳喂养，或母乳喂养时间的长短与子代生命晚期的乳腺癌发病风险无关。在 NHS 报告中专门对母亲

有乳腺癌史的妇女进行研究，也未发现母乳喂养与乳腺癌之间的关系。

三、对母亲乳腺癌发病风险的影响

母乳喂养时，母乳喂养过程促使乳腺的结构发生一系列的改变，同时也引发母亲其他器官或生理状况的变化。从乳腺自身结构的角度，有人认为乳汁分泌可促进乳腺导管内上皮的成熟分化，从而降低母亲罹患乳腺癌的风险。从生育状况和哺乳之间的关系来看，尽管排卵周期的累积次数与乳腺癌发生率之间的关系受到质疑，还是有人认为，长时间的乳汁分泌有可能减少一生中卵子排出的数量并以此降低乳腺癌风险。再从体内有害物质蓄积或排泄的角度，有研究提示随着乳汁的分泌，一些有害物质如有机氯等可以随之排出体外，从而降低乳腺癌风险。

对于现有的流行病学资料，由于母乳喂养或哺乳仅仅作为与乳腺癌风险相关的众多因素之一，从大量的文献中对相关的资料进行梳理，有相当大的困难。一项由 147 202 名妇女参加的研究包括了 800 多个相关因素的分析，发现母乳喂养是与乳腺癌相关的独立因素，但其中并未对母乳喂养如何影响乳腺癌的发病风险做深入探讨[4]。在对 15 455 名北欧妇女进行的探究中，明确提出母乳喂养平均超过 52 周，就可以减少乳腺癌发病风险[5]。

对涵盖 147 275 位妇女、47 个研究的 meta 分析研究了一生中累计的哺乳总时间长短与乳腺癌之间的关联。对研究条件、年龄、产次、头胎生育年龄，依据绝经状况进程校正之后发现，妇女一生中的哺乳累计总时间每增加 12 个月，乳腺癌风险降低约 4.3%（95% CI：2.9～5.8），其力度并不因产次、头胎生育年龄、乳腺癌家族史或绝经状况而改变。妇女哺乳总时间达到 19～30 个月之前，这些益处并不十分确定（相对风险 RR =

0.89,漂移标准误差 = 0.025)。这一 meta 分析明显的局限性是某些大样本的研究被无故排除在外。再者,其中大多数的研究为个案对照设计,可能容易导致或放大分析过程内部的系统偏差。

至少有三个前瞻性研究(包括两个队列研究及一个巢式个案对照研究)涉及累计母乳喂养时间与乳腺癌之间的关联[1]。只有一个在中国上海对 252 678 名已生育纺织女工进行的前瞻性队列研究发现,长时间的母乳喂养与降低乳腺癌发病风险有关。这些女工在研究结束时的年龄位于 39 ~ 72 岁之间,进行产次和年龄校正之后,母乳喂养时间超过 3 年(而非短期)与乳腺癌降低有关(37 ~ 48 个月时 RR = 0.67,95% CI 0.47 ~ 0.94;≥49 个月时 RR = 0.61,95% CI 0.43 ~ 0.87)。

相反,由 NHS 对 89 887 名出生于 1921 ~ 1945 年间的美国已生育护士在 1986 ~ 1992 年的随访并未发现母乳喂养时间与乳腺癌风险之间的关系。在对年龄、产次、头胎生育年龄、初潮年龄及其他共存因素进行校正之后,并未发现母乳喂养时段长短与乳腺癌之间有关联。无论是在绝经前(母乳喂养≥24 个月时 RR = 0.90,95% CI 0.53 ~ 1.54)或绝经后(母乳喂养≥24 个月时 RR = 1.21,95% CI 0.96 ~ 1.54)。本研究中母乳喂养时间较长(≥24 个月)的妇女比率仅占 6%。

在冰岛进行的队列内巢式个案对照的研究,对年龄在 20 ~ 90 岁的 80 219 名妇女进行了观察。由于担心用药史或基础病与乳腺癌的发生有关,之后的分析中把无哺乳经历的个案予以剔除[6]。这种情况下,母乳喂养时间在 1 ~ 4 周之间的被列入参照组,只有母乳喂养时间超过 105 周的有乳腺癌风险降低的情况(哺乳≥105 周时 OR = 0.56,95% CI 0.35 ~ 0.89)。其间的关联在 40 岁之前诊断的人群中(哺乳 53 ~ 104 周时 OR = 0.17,95% CI 0.04 ~ 0.66;哺乳≥105 周时 OR = 0.23,95% CI 0.02 ~ 2.17),要比 39 岁

之后诊断的人群中要强(哺乳 53 ~ 104 周时 OR = 0.94,95% CI 0.64 ~ 1.37;哺乳≥105 周时 OR = 0.62,95% CI 0.38 ~ 0.99)。

针对中国妇女的大规模流行病学调查数量不多,较有影响的是前文提到的 1989 ~ 1991 年在上海纺织系统 520 个工厂内进行的调查。其他的研究大多采用 1∶1 的患者与正常对照的对比,配对数量从 102 对到 3000 对不等[7-13],很难发现实在的线索。

四、讨　论

从流行病学的角度来看这个问题,要想通过哺乳减少乳腺癌风险,在一生中应尽量延长哺乳时间[6]。长时间的哺乳对乳腺癌发病风险的作用,可以延续到绝经期以后。尽管目前的数据显示这样的关联对于年轻人而言更显而易见,但在解释这些结果时,还是要谨慎一些。因为对于年轻人群而言,一部分人受自身乳房结构或其他因素影响,或因结构本身具有乳腺癌的发病风险,而导致泌乳不足而影响母乳喂养。要回答这些问题,未来的研究方向可以放在对无法哺乳的妇女及选择不去哺乳的妇女之间的风险差异。哺乳之后的乳房复原是一个需要高度协调的凋亡过程,如若失调,就可能导致恶变[14]。凡此种种因素如何影响到那些无法哺乳的妇女,都是需要研究的。更多的研究也需要说明对于那些哺乳时间足够长的人群而言,诊断年龄(绝经前后)及风险与哺乳之间的绝对关联[1]。

乳腺癌与活产产次及母乳喂养之间的关系,目前的认识还在流行病学及对照研究的层面。从相关影响因素的全局来看,如果妇女一生的哺乳总时间的长短与乳腺癌发生的风险有关,乳腺癌的发生应该与乳房成熟及泌乳、哺乳等涉及乳房的生理功能及其利用度有关。顺着这个思路,应该对和泌乳、哺乳相关因素的认知进行全景式的梳理。不仅要包括可以直接作用于乳房的因

素,还应该包括与母乳喂养相关的家庭氛围、产妇乳母的心理状况及生活工作环境的影响。

计划生育作为我国的国策已有近 40 年的历史,目前育龄妇女的活产次数及一生中的累计哺乳时间与 20 世纪 90 年代的纺织女工直接基本没有可比性。我们或许需要一个新的流行病学调查,探讨母乳喂养与降低乳腺癌发病风险之间的关系。无论怎样,母乳喂养作为女性生殖活动的一个重要环节,是值得花力气去思考和研究的。至少,从母乳喂养和乳腺癌发生相关的生物医学因素的全方位分析和评估,会有助于问题的提出。

（赵学军　吴圣楣）

参 考 文 献

1. Tse AC, Michels KB. Maternal and offspring benefits of breast-feeding. Maternal-fetal nutrition during pregnancy and lactation, Symonds ME, Ramsay MM, Cambridge: Cambridge University Press, 2010. , 106-118.

2. 中华人民共和国国务院. 国务院关于印发中国妇女发展纲要和中国儿童发展纲要的通知. 2011, 访问: 2015, 06/01 网页: http://news. xinhuanet. com/ziliao/2011-08/08/c_121829601. htm.

3. Chellakooty M, Juul A, Boisen KA, et al. A prospective study of serum insulin-like growth factor I (IGF-I) and IGF-binding protein-3 in 942 healthy infants: associations with birth weight, gender, growth velocity, and breastfeeding. J Clin Endocrinol Metab, 2006, 91(3): 820-826.

4. Hartz A J, He T. Cohort study of risk factors for breast cancer in post menopausal women. Epidemiol Health, 2013, 35: e2013003.

5. Lahiri M, Luben RN, Morgan C, et al. Using lifestyle factors to identify individuals at higher risk of inflammatory polyarthritis (results from the European Prospective Investigation of Cancer-Norfolk and the Norfolk Arthritis Register—the EPIC-2-NOAR Study). Ann Rheum Dis, 2014, 73(1): 219-226.

6. Tryggvadottir L, Gislum M, Bray F, et al. Trends in the survival of patients diagnosed with breast cancer in the Nordic countries 1964-2003 followed up to the end of 2006. Acta Oncol, 2010, 49(5): 624-631.

7. 成芳, 木克代斯, 司马义, 等. 新疆维吾尔族女性乳腺癌危险因素的病例对照研究. 中国卫生统计, 2010, 4: 364-365.

8. 戴月, 袁宝君, 史祖民, 等. 乳腺癌影响因素的病例对照研究. 江苏卫生保健, 2006(5): 4-5.

9. 郭占春, 马士学, 李敏. 滕州市乳腺癌危险因素的病例对照研究. 中国公共卫生管理, 2010(6): 631-632.

10. 刘继永, 沈洪兵, 靳光付, 等. 江苏地区乳腺癌危险因素的病例对照研究. 南京医科大学学报(自然科学版), 2008, 5: 689-692.

11. 沈敏, 顾建芬, 董钰英. 影响乳腺癌发病的危险因素分析. 中华全科医学, 2014, 5: 782-783.

12. 翁剑锋. 生殖因素和月经与乳腺癌关系的对照研究. 长江大学学报(自科版), 2014, 3: 84-86.

13. 谢小红, 顾锡冬, 赵虹, 等. 973 例乳腺癌患病相关危险因素分析. 中华全科医学, 2014(6): 960-962.

14. Watson CJ. Post-lactational mammary gland regression: molecular basis and implications for breast cancer. Expert Rev Mol Med, 2006, 8(32): 1-15.

第十三章

母 乳 喂 养

第一节　母乳喂养与母婴健康

母乳是新生婴儿健康成长过程中最自然、最安全、最完整的食物，是新生婴儿最佳的营养来源。母乳喂养能促进母婴健康。母乳喂养不仅决定了新生婴儿近期的营养状况，而且与婴儿远期的健康与疾病密切相关。母乳喂养的女性产后抑郁症发生率显著低于采用配方奶喂养婴儿的女性，而且其远期乳腺癌、卵巢癌、糖尿病发生率也显著低于后者。先对国内外相关文献资料进行复习，就母乳喂养对母婴健康的近期和远期影响作一概述。

一、母乳喂养对新生儿的保护作用

母乳喂养可降低早产儿坏死性小肠结肠炎（necrotizing enterocolitis，NEC）的发生率。Sullivan 等[1]的研究结果显示，与配方奶喂养的早产儿比较，纯母乳喂养可显著降低早产儿 NEC 的发生率和需要手术治疗的 NEC 发病风险，早产儿 NEC 发生率可降低 50%，需要手术治疗的 NEC 发病风险可降低 90%。

新生儿重症监护病房（neonatal intensive care unit，NICU）中母乳喂养的新生儿迟发性败血症（late-onset sepsis，LOS）发生率低，达到全胃肠道内喂养时间早，住院时间短，花费

少。有研究显示，与配方奶喂养婴儿比较，纯母乳喂养或以母乳为主[母乳≥50ml/（kg·d），大约是全部奶量的 1/3 的婴儿的 NEC 和 LOS 的发生率显著降低，并且住院时间缩短。一项多中心研究显示，这种保护作用与母乳占全部喂养量的比例相关，母乳所占比例越大，LOS 发生率越低，并且 LOS 患儿在给予母乳喂养后，病程明显缩短。

母乳具有抗氧化作用，可以改善早产儿的视觉功能，降低早产儿视网膜病（retinopathy of prematurity，ROP）的发生率。多因素回归分析表明，排除其他混杂因素后，母乳喂养的极低出生体重儿 ROP 的发生率明显低于纯配方奶喂养极低出生体重儿[2]，并且以母乳喂养为主的婴儿很少发生严重的 ROP[7]。

母乳的抗氧化作用可减少 NICU 新生儿支气管肺发育不良（bronchopulmonary dysplasia，BPD）的发生率。Schanler 等研究显示，无论是挤压母乳喂养（expressed breast milk，EBM），还是捐赠母乳喂养（donor breast milk，DBM），NICU 新生儿 BPD 发生率均显著低于配方奶喂养新生儿。

由于母乳喂养能显著降低 NEC、LOS、ROP 及 BPD 的发生率或严重程度，因此，在 NICU 中早期积极地开展母乳喂养，对缩短住院时间、降低住院费用及婴儿死亡率具有重要意义。Bartick 和 Reinhold[3]的研究显示，美国如果有 90% 母亲坚持纯母乳喂养至 6 个月，每年可节约 130 亿美元的医疗费用。

二、母乳喂养促进婴幼儿体格生长与智能发育

母乳喂养有利于促进婴幼儿体格生长，虽然母乳喂养婴儿 12 月龄时的身高低于配方奶喂养婴儿，但是这种差距并不持续存在。Martin 等的研究发现，母乳喂养婴儿其儿童期和成年期的身高高于配方奶喂养婴儿，男童之间的身高差别可达 0.20 个标准差，女童可达 0.14 个标准差。

母乳喂养和配方奶喂养婴儿的神经发育可呈现出不同的结果。一项大样本随机对照试验显示，在校正混杂因子后，母乳喂养婴儿的智力评分明显高于配方奶喂养婴儿。而且，这种优势在纯母乳喂养至 3 个月或更长时间的婴儿中尤为明显。Cristina 等[4]采用倾向评分匹配方法探讨母乳喂养与儿童的认知和非认知发育之间的关系时发现，与配方奶喂养的婴儿比较，母乳喂养至 4 周的婴儿拥有较高的认知测试分数，差异有统计学意义，其分数比配方奶喂养婴儿高出 0.10 标准差左右。同时，母乳喂养和非认知发育之间存在较弱的关联，并仅限于教育程度较低母亲的儿童。因此他们得出结论，提高母乳喂养率不仅增进儿童的健康，而且也能够提高他们的认知能力，甚至可能促进非认知能力的发展。早产儿属于神经发育易损人群，母乳喂养对早产儿长期的神经发育的促进作用尤为明显。

三、母乳喂养与儿童感染性疾病、过敏性疾病

母乳喂养可减少儿童感染性疾病的发生。Ip 等研究发现，与配方奶喂养婴儿相比，纯母乳喂养超过 4 个月的婴儿，需住院治疗的下呼吸道感染的风险可降低 72%；母乳喂养婴儿（包括混合喂养、纯母乳喂养）中耳炎发生率可下降 23%，而纯母乳喂养超过 3 个月的婴儿，其发生中耳炎的风险可下降 50%。Chantry 等研究显示，与纯母乳喂养 4~6 个月的婴儿相比，纯母乳喂养超过 6 个月的婴儿，其肺炎及反复发作的中耳炎的发病风险均下降 77%。与配方奶喂养及混合喂养的婴儿相比较，纯母乳喂养超过 4 个月的婴儿，其患重症毛细支气管炎的几率下降 74%。纯母乳喂养至 6 个月，婴儿的重症感冒、耳部和喉部感染可下降 63%[5]。以上研究表明，母乳喂养可以显著降低婴幼儿呼吸道感染及中耳炎的发生，并且与母乳喂养持续的时间呈剂量-效应关系，纯母乳喂养这种保护作用尤为突出。母乳喂养可使婴幼儿非特异性的胃肠道感染下降 64%，并且这种保护作用可持续至中断母乳后 2 个月。纯母乳喂养 3~4 个月，对降低哮喘、特应性皮炎、湿疹的发生率具有积极作用，在普通人群中纯母乳喂养可降低 27% 发生率，在有阳性家族史的婴儿中可降低 42% 发生率。

四、母乳喂养与儿童及成年期疾病

母乳喂养能显著降低婴儿肥胖症发生率。Owen 等研究显示，与配方奶喂养婴儿比较，母乳喂养婴儿（包括混合喂养及纯母乳喂养）其青少年期肥胖和成年期肥胖症的发生率可减少 15%~30%。有研究显示，母乳喂养持续时间与超重发生的风险成反比——母乳喂养增加 1 个月可减少 4% 超重风险。McCrory 和 Layte[6]也得出了类似的结果，他们通过回顾性分析 7798 例 9 岁儿童的母乳喂养资料及同期的体重测量数值，考察母乳喂养和体重之间的关系，在控制混杂因子后，多变量分析结果显示，母乳喂养 13~25 周的儿童 9 岁时肥胖风险降低 38%，母乳喂养至 26 周及以上的儿童 9 岁时肥胖风险降低 51%，并且结果还显示出，母乳喂养超过 4 周时呈现出剂量-效应关系。

1 型糖尿病的发生可能与婴儿暴露于牛奶的 β-乳球蛋白有关，其机制是 β-乳球蛋白诱发免疫介导的胰腺 β 细胞受损。纯母乳喂养至 3 个月以上的婴儿，可能因为避免了

早期接触牛奶蛋白,1 型糖尿病的发生率可降低 30%。母乳喂养婴儿 2 型糖尿病的发生率可降低 40%,这可能是由于母乳喂养控制体重和摄入的自我调节的长期作用的结果。

母乳喂养对心血管疾病有积极保护作用。Arslanoglu 等[7]研究发现,母乳喂养组的早产儿在 13~16 岁时的血压值显著低于配方奶喂养组。有研究表明,母乳喂养量与血压值成负相关,即母乳喂养量越大,血压值越低。另有研究显示,母乳喂养与成年期高水平的高密度脂蛋白胆固醇的浓度成正相关。

母乳喂养对预防婴儿罹患肿瘤具有积极影响。母乳喂养 6 个月及以上的婴儿,急性淋巴细胞性白血病发病风险可降低 20%,急性髓细胞样白血病发病风险可降低 15%。母乳喂养低于 6 个月同样具有这种保护作用,只不过这种保护作用稍弱,大约分别为 12% 和 10%。

五、母乳喂养对哺乳母亲 健康的影响

母乳喂养能促进哺乳母亲产后子宫收缩,加速子宫复原,减少产后出血。持续母乳喂养可因泌乳性闭经而达到避孕效果。

母乳喂养可有效降低产妇产后抑郁症的发生率。一项前瞻性群组研究显示,未母乳喂养或过早停止母乳喂养的女性,其产后抑郁症的发生率增加。

纯母乳喂养对产妇产后体重恢复具有积极影响,可有效减少肥胖的发生。在一项 14 000 多名产妇参与的协变调整研究中,纯母乳喂养超过 6 个月的母亲体重比未母乳喂养母亲体重轻 1.38kg。

母乳喂养可降低女性 2 型糖尿病的发生率。有研究显示,无妊娠期糖尿病病史的女性,母乳喂养持续时间和 2 型糖尿病发病风险呈负相关,母乳喂养每增加 1 年,2 型糖尿病发病风险降低 4%~12%。

母乳喂养能有效地降低类风湿性关节炎发生率。哈佛大学一项关于护士纵向健康的研究显示,母乳喂养持续时间与类风湿性关节炎发生率呈负相关,母乳喂养持续时间超过 12 个月,类风湿性关节炎相对危险度为 0.8,母乳喂养持续时间超过 24 个月,类风湿性关节炎相对危险度为 0.5。

母乳喂养对女性的代谢疾病和心血管疾病具有积极的保护作用。在 139 000 余例绝经后女性参与的一项纵向研究结果显示,持续母乳喂养时间与成人心血管疾病发病率呈负相关,持续母乳喂养时间 12~23 个月的女性其高血压、高脂血症、心血管疾病及糖尿病的发病风险显著降低,比值比(odd ration, OR)分别为 0.89、0.81、0.90 及 0.74。

母乳喂养有利于降低女性生殖系统癌症的发病风险。大量研究显示,持续母乳喂养时间与乳腺癌和卵巢癌的发病风险呈负相关。母乳喂养持续超过 12 个月的母亲乳腺癌和卵巢癌发生率均可降低 28%,通过计算得出,母乳喂养时间每增加 1 年,乳腺癌的发生率减少 4.3%。

综上所述,母乳喂养不仅对新生婴儿的近期生长及疾病预防具有积极作用,而且对促进母婴远期健康也产生深远的影响。我们应积极响应 WHO 母乳喂养的建议,纯母乳喂养至 6 个月,持续母乳喂养至 12 个月。

(张龙　贲晓明)

参 考 文 献

1. Sullivan S,Schanler RJ,Kim JH,et al. An exclusively human milk-based diet is associated with a lower rate of necrotizing enterocolitis than a diet of human milk and bovine milk-based products. J Pediatr, 2010,156:562-567,e1.

2. Valentine CJ,Morrow G,Fernandez S,et al. Docosahexaenoic acid and amino acid contents in pasteurized donor milk are low for preterm infants. J Pediatr,2010,157: 906-910.

3. Bartick M,Reinhold A. The burden of suboptimal breastfeeding in the United States:a pediatric cost analysis. Pediatrics,2010,125:1048-1056.

4．Cristina B，Maria I，Almudena S. The effect of breastfeeding on children's cognitive and noncognitive development. Labour Econ，2012，19：496-515.

5．Duijts L，Jaddoe VW，Hofman A，et al. Prolonged and exclusive breastfeeding reduces the risk of infectious diseases in infancy. Pediatrics，2010，126：18-25.

6．McCrory C，Layte R. Breastfeeding and risk of overweight and obesity at nine-years of age. Soc Sci Med，2012，75：323-330.

7．Arslanoglu S，Ziegler EE，Moro GE，et al. Donor human milk in preterm infant feeding：evidence and recommendations. J Perinat Med，2010，38：347-351.

第二节　母乳喂养指南

无论是健康，还是因病住院的新生儿，母乳都是最为理想的食物。据世界卫生组织（WHO）估计，97%的育龄妇女可进行母乳喂养，但实际远没有达到这个水平。美国2008年婴儿初生时的母乳喂养率为74.6%，到6个月时下降至44.4%，1岁时为23.4%[1]；联合国儿童基金（UNICEF）报道的数据显示，全球发展中国家（不含中国）6个月以内纯母乳喂养率从1995年的33%提高到2010年的39%[2]，平均时间为3个月。2003～2007年的调查显示，上海地区婴儿初生时母乳喂养率为90%，纯母乳喂养率在45%～60%间[3]。中西部地区纯母乳喂养率为76.8%，达到4个月以上为42.7%，但超过6个月以上仅为16.4%，母乳喂养的平均时间为3.1个月[4]；住院新生儿的纯母乳喂养率约为46.6%[5]。虽然我国初生时母乳喂养和纯母乳喂养的比例尚可，但坚持的时间较短，在早开奶率、6个月以下儿童纯母乳喂养率、1岁和2岁时持续母乳喂养率上均低于发展中国家平均水平，主要存在的问题有开奶不及时、母乳喂养伴随喂水、过早添加辅食和母乳喂养持续时间短[6]。由此可见，需要对母乳喂养的宣传、实施、管理和随访进行细致的调研和规范，以帮助婴儿的家庭提高母乳喂养，特别是纯母乳喂养的成功率，促进儿童的健康和发育。

一、促进母乳喂养的十项措施

WHO在创建爱婴医院（BFHI）的基础上，1991年提出了促进母乳喂养的十项措施（Ten Steps to Successful Breastfeeding）；2009年美国儿科学会正式批准在各医疗机构实施这十项措施。这十项措施包括：

1．建立母乳喂养指导。

2．培训所有的医务人员执行该指导。

3．向所有的孕妇告知母乳喂养的优点。

4．产后一小时内帮助产妇开始母乳喂养。

5．告知产妇如何进行母乳喂养，如何维持乳汁分泌。

6．除非有医疗指征，婴儿不给除了母乳外的其他食物。

7．坚持母婴同室。

8．鼓励按需喂养。

9．母乳喂养的婴儿不给予安抚奶嘴或人工奶头。

10．培养母乳喂养团队，母亲出院后进行随访指导。

坚持采用这十项措施的确可提高母乳喂养的成功率。WHO还列举了与母乳喂养有关的十个方面，以促进母乳喂养的实施。

美国从2001年开始在28家医院创建爱婴医院和实施这十项措施，这些医院当年平均母乳喂养率为83.8%，而全美的平均水平为69.5%；爱婴医院的平均纯母乳喂养率为78.4%，全美的平均水平为46.3%。分析显示，十项措施中最难实施的为第2、第6和第7项[7]。另一项调查显示，美国1994年全美母乳喂养中位数时间为22周，纯母乳喂养为15周，实施爱婴医院后在2003年分别提高到31周和17周；纯母乳喂养率在爱婴医院为42%，其他医院平均水平为34%。婴儿如果在医院开始纯母乳喂养，其坚持母乳喂养的时间会更长。坚持母婴同室、生后1小时开奶和按需喂养等措施能很好地促进母乳喂养,即使排除了母亲的健康、吸烟、教育程度、收入、民族等因素后,这些措施仍然显著影响母乳喂养的时间。加拿大的调查也表明,十项措施的实施会延长母乳喂养的时间,比如实施其中六项会延长母乳喂养48.8周,实施4项延长39.8周;而缺乏其中某项会相应缩短母乳喂养的时间,如不实施第6项平均会缩短母乳喂养时间10周[8]。

2000年对我国不同地区爱婴医院的调查显示,婴儿4个月时纯母乳喂养率为16%,影响母乳喂养率的主要因素为未按需哺乳、给新生儿喂奶粉、接受奶粉商推销奶粉、接受低价奶粉、母亲产后4个月内恢复工作以及母亲的因素等[9]。温州2003年的调查也显示,住院期间和产后42天母乳喂养率均偏低,与爱婴医院十项措施执行情况有关。可见,坚持实施这十项措施,可以很好地促进母乳喂养。现阶段需要强化和调整各爱婴医院的母乳喂养政策,避免干扰母乳喂养的一些因素,包括:干扰母婴皮肤接触,在没有医疗指征情况下喂水、糖水或配方奶,限制母婴同室、限制喂养时间,和过早使用安抚奶嘴等。目前我国也需要对十项措施中各措施实施的依从性以及对母乳喂养的影响进行细致的调研,以制订有针对性的改善措施。

二、儿科医师的指导作用

儿科医师的支持对于延长母乳喂养非常重要。儿科医师需要与父母交流婴儿的喂养情况,在宣传母乳喂养方面较有优势,特别是在出生后的最初几周内。儿科医师最关键的作用是在婴儿生后3~5天,即出院后48~72小时对婴儿进行随访。爱婴医院儿科应备有促进母乳喂养的手册,设立母乳喂养的热线电话,以及母婴同室期间进行母乳喂养的咨询和指导。儿科医师还需要根据循证医学为婴儿提供母乳喂养的临床指导,包括喂养的频率和哺乳量,减少高胆红素血症和低血糖的发生,以及在没有医疗指征下避免用配方奶喂养。

为母乳喂养设立培训和和支持项目能很好地为家庭提供帮助。优先推荐和促进母乳喂养,为婴儿家庭提供专业知识、技术和咨询,已经成为医务人员职责的一部分,也是提高母乳喂养率和成功率的关键因素。但目前我国医学院教育中,有关母乳喂养的方面明显不足,医学生毕业后也缺乏母乳喂养相关的培训。因此有必要在医学生的儿科轮转计划中增设母乳喂养方面的内容。

三、纯母乳喂养的时间

WHO建议婴儿最初6个月内给予纯母乳喂养,母乳喂养可坚持到2岁或更长。WHO的meta分析显示,6个月内纯母乳喂养与混合喂养者比较,不会影响婴儿体重和身长的增长。但如果母亲有缺铁性贫血,纯母乳喂养且未补充铁可能在6个月时发生贫血。6个月内纯母乳喂养者头围增长更快,1岁以内消化道感染、需要住院的呼吸道感染率更低,中耳炎发生率也较混合喂养者低,与纯母乳喂养4~6个月的婴儿比较,纯母乳喂养超过6个月的婴儿发生肺炎的危险性降低4倍。纯母乳喂养的婴儿皮肤过敏的发生也较低,但哮喘的发生率没有差异。纯母乳喂养6个月可显著延长闭经时间,特别是哺乳频率比较高的妇女。哺乳也会加快产后体重下降,有利于哺乳期妇女身体健康,特别是孕期体重增长较多的妇女。因此,美国儿科学会推荐,纯母乳喂养6个月,持续母乳喂养到1岁以上,对母婴双方均有益。

鉴于纯母乳喂养延长至6个月的优点,我国有必要鼓励哺乳期妇女延长纯母乳喂养至少6个月。但由于我国规定的产假为98天,晚育者增加30天,即4.5个月(包括产前15天),这显然与鼓励母乳喂养延长至6个月有矛盾[10]。因此需要通过社会呼吁和立法,从法律上保障哺乳期妇女的权益,同时有利于计划生育。另一方面,医疗卫生系统在产后的倡导、随访和鼓励,以及在公共场所提供舒适的母乳喂养设施等能很好地延长纯母乳喂养的时间。降低剖宫产率也是延长母乳喂养的重要措施,研究表明,剖宫产的产妇泌乳量不如顺产者,产后1、6、12个月的母乳喂养率均低于阴道分娩者,1年内放弃母乳喂养的风险是阴道分娩的1.2倍[10]。另有研究显示,中等收入的哺乳期妇女间的互相鼓励也能很好地延长纯母乳喂养,但混合配方奶喂养会明显减弱这个作用[11]。如何在社区内建立纯母乳喂养的互助小组,发挥哺乳期妇女的影响力,也是医务人员需要研究的课题。

四、不建议母乳喂养的情况

仅有少数情况下不能进行母乳喂养。医务人员需要对这些情况进行仔细的了解和分析,为孕产妇及其家庭提供咨询。①婴儿的特殊疾病:如有半乳糖血症、苯丙酮尿症等代谢性疾病,需要用特殊奶方喂养;显著的唇腭裂可泵奶后用特殊奶嘴喂养;有葡萄糖-6-磷酸脱氢酶缺乏(G-6-PD)的婴儿,母亲要避免进食蚕豆和服用有氧化性的药物。②母亲患有一些感染性疾病:如活动性结核、水痘、乳房上单纯疱疹、患有人类T细胞淋巴性病毒Ⅰ型或Ⅱ型、近期患有布鲁菌病感染、流感病毒、巨细胞病毒等,均不适合母乳喂养,除了免疫缺陷类病毒或需要长期服药治疗的感染外,可在积极治疗后恢复母乳喂养。③母亲服用药物、吸烟、饮酒和酗酒需要权衡药物的副作用和进入乳汁的浓度,并寻找合适的替代药物。可进入乳汁影响婴儿的药物包括精神类药物、中草药提取物、催乳药物、镇静药和镇痛药。具体信息可参照母乳喂养时用药指南的免费资源如 http://www.racgp.org.au/afp/201109/43841。乙醇可能影响婴儿的吸吮,且影响婴儿的运动功能发育,应尽量减少饮酒。如果有饮酒,至

少2小时内不能哺乳。吸烟会增加婴儿呼吸道的敏感性和增加婴儿猝死综合征的危险,因此哺乳期应戒烟。吸烟也会减少乳汁分泌,危害母亲的营养状况。目前这些情况在我国孕产妇还并不常见,但随着社会和生活方式的变迁,可能会在将来成为临床医师需要考虑的问题。

我国乙肝病毒感染和携带者较多,但乙肝病毒感染并不影响母乳喂养。虽然乙肝病毒阳性的产妇乳汁中检出乙肝病毒为6.8%[12],产妇乙肝病毒阳性者无论采用母乳喂养或人工喂养,婴儿乙肝病毒检出阳性的比率没有差异,而且母乳喂养不影响婴儿抗乙肝病毒的免疫形成。最近南京鼓楼医院的研究显示,有乙肝病毒感染产妇的婴儿中,7岁内表面抗原阳性、表面抗原阴性但核心抗体阳性和表面抗体阳性的发生率分别为2.4%、3.1%和71.6%。母乳喂养的婴儿表面抗原阳性率为1.5%,而配方奶喂养者为4.7%,回归分析显示无论母亲的表面抗原状况,母乳喂养与婴儿乙肝病毒感染无关[12]。因此应在被动和主动免疫基础上,鼓励乙肝病毒感染的产妇进行母乳喂养。

五、母乳喂养期的婴儿和母亲的营养

母乳喂养能为婴儿提供充足的营养,纯母乳喂养6个月并不影响婴儿的体重和身长的增长,并可能促进头围的增长,且婴儿的智力可能更好[13]。此外,由于有发生自然出血症的危险,需要在生后第一天内常规肌内注射维生素 K_1 $0.5 \sim 1.0mg$。为了不影响生后1小时内开奶,可延迟到第一次喂养之后,但不能迟于生后6小时。欧美国家通常在出院后开始给婴儿补充维生素D,每天口服400IU。而目前我国大多数地区采取生后1个月开始补充。足月新生儿出生时脐带血维生素 D[25-(OH)D]平均水平为(44.34±17.10)nmol/L,15.7%(16/102)的婴儿处于

维生素 D 缺乏[14]，生后一个月内婴儿血清维生素 D 的水平如何变化并不清楚，需要更多的研究来论证，是否有必要将开始口服维生素 D 的时间提前。前面提到如果母亲孕期有缺铁性贫血，母乳喂养的婴儿更容易发生贫血，因此母乳喂养时，应在生后 6 个月添加的辅食需要富含铁。

健康产妇在均衡营养情况下，稍增加供给就能达到每天所需的营养。通常哺乳期妇女需要的营养相同或稍高于孕期，但目前并没有哺乳期营养常规。我国比较独特的地方是一些城市有月子中心，为有需要的产妇和婴儿提供保健和营养餐。一些观察性研究认为月子中心有助于产妇的恢复、新生儿护理和促进母乳喂养，但研究数量较少，缺乏客观评价的数据，样本量也较小，且商业化影响明显，难以获得客观的资料评价其在母婴保健、营养和母乳喂养方面的作用。

（刘江勤　贲晓明）

参 考 文 献

1. Centers for Disease Control and Prevention（CDC）. Progress in increasing breastfeeding and reducing racial/ethnic differences-United States，2000-2008 births. MMWR Morb Mortal Wkly Rep，2013，62（5）：77-80.

2. Cai X，Wardlaw T，Brown DW. Global trends in exclusive breastfeeding. Int Breastfeed J，2012，7（1）：12.

3. 许厚琴，杜莉，金辉，等. 上海市 2003～2007 年母乳喂养情况调查. 中国妇幼保健，2009，16：2253-2255.

4. 花静，吴擢春，邓伟，等. 我国中西部地区农村纯母乳喂养影响因素研究. 中国儿童保健杂志，2010，03：189-191.

5. 张悦，王惠珊，罗倩，等. 新生儿院内纯母乳喂养情况及其影响因素分析. 中国儿童保健杂志，2012，06：507-509，513.

6. 冯瑶，周虹，王晓莉，等. 中国部分地区婴幼儿喂养状况及国际比较研究. 中国儿童保健杂志，2012，08：689-692.

7. Merewood A，Mehta SD，Chamberlain LB，et al. Breastfeeding rates in US Baby-Friendly hospitals：results of a national survey. Pediatrics，2005，116（3）：628-634.

8. Nickel NC，Labbok MH，Hudgens MG，et al. The extent that noncompliance with the ten steps to successful breastfeeding influences breastfeeding duration. J Hum Lact，2013，29（1）：59-70.

9. 王炳顺，周利锋，朱丽萍，等. 剖宫产术对母乳喂养影响的前瞻性研究. 中华妇产科杂志，2006，04：246-248.

10. Sudfeld CR，Fawzi WW，Lahariya C. Peer support and exclusive breastfeeding duration in low and middle-income countries：a systematic review and meta-analysis. PLoS One，2012，7（9）：45143.

11. 田瑞华. 乙肝病毒携带者母乳喂养的安全性研究. 中华护理杂志，2010，08：739-740.

12. Chen X，Chen J，Wen J，et al. Breastfeeding is not a risk factor for mother-to-child transmission of hepatitis B virus. PLoS One，2013，8（1）：55303.

13. Jedrychowski W，Perera F，Jankowski J，et al. Effect of exclusive breastfeeding on the development of children's cognitive function in the Krakow prospective birth cohort study. Eur J Pediatr，2012，171（1）：151-158.

14. 李婧，秦锐. 脐血维生素 D 水平测定及相关因素分析. 中国儿童保健杂志，2010，（03）：216-218.

第三节　泌乳生理学

越来越多的研究证实，母乳对早产儿的保护作用具有剂量相关性，而"母乳不足"是阻碍早产儿母乳喂养顺利实施的最大障碍之一。因此，儿科医护人员也需要了解泌乳生理学以及早产相关母婴健康问题对泌乳和母乳喂养的影响，以便实施多科室密切合作，及时诊断识别各种可能导致泌乳问题的高危因素，并给予适当的指导和支持，以确保母婴能顺利开展母乳喂养。

一、泌乳生理学基础

乳房由乳腺叶组成，乳腺叶又由若干乳

腺小叶和腺泡组成。动物研究认为,腺泡的数量决定乳腺的泌乳能力。腺泡上排列着单层的乳腺细胞,这些乳腺细胞是泌乳的基本单位,乳腺细胞的繁殖分化和活化是泌乳启动和维持的基础。

泌乳功能受到一系列激素的影响,包括生殖激素(雌激素、孕酮、胎盘催乳素、催乳素和催产素)和代谢激素(糖皮质激素、胰岛素、生长激素和甲状腺激素)。生殖激素直接作用于乳腺,而代谢激素则通过改变乳腺的内分泌反应和营养流(养分通量)间接作用于乳腺。各种激素相关疾病可以通过影响乳腺发育、泌乳启动或乳汁有效排出(喷乳反射)等方式对泌乳功能产生影响。

(一) 催乳素、催产素

1. 催乳素　催乳素(prolactin,PRL)是由脑垂体分泌的一种使腺泡产生乳汁的多肽激素。新生儿的吸吮刺激,通过神经末梢传递到垂体前叶,使之分泌催乳素,催乳素通过血液循环运送至乳腺,刺激乳腺分泌乳汁。催乳素的分泌是脉冲式的,并具有昼夜节律。婴儿持续吸吮30~40分钟后可使母体血液中催乳素水平达到峰值,有利于增加乳汁的分泌。夜间睡眠时催乳素分泌量较高,醒后逐渐下降。

从整个哺乳期来看,产后初期母体催乳素水平最高,随着整个哺乳期进行催乳素水平逐渐下降,产后一周催乳素水平降低到峰值的1/2。如果产后不哺乳,大约在产后7天左右回复到基线水平。有研究认为,每天保证8次以上哺乳可保持血清催乳素水平在下次哺喂时不下降。

2. 催产素　婴儿吸吮时,乳晕末梢神经将刺激传入到中枢神经系统,引发神经垂体释放催产素(oxytocin)。催产素经血液循环运送至乳腺,与腺泡和导管的肌上皮细胞上的催产素受体结合,引发腺泡收缩,导致乳汁从乳腺流出,这个过程称为喷乳反射(milke-jectionreflex,MER),也称射乳反射。催产素

引发喷乳反射对乳汁的有效排出尤为重要,喷乳反射发生前可以吸出的乳汁量仅为可用乳量的4%。恐惧、疼痛、尴尬、疲劳、压力等负面情绪都有可能影响催产素的释放,而正面、积极的刺激可以包括看到、听到、想到婴儿时产生的爱等,因此袋鼠式护理对于喷乳反射有积极的影响。

(二) 泌乳启动和维持

乳汁的分泌包括启动泌乳和维持泌乳两个阶段,这两个阶段均受神经-体液循环系统调节。

泌乳启动是指乳腺由非泌乳状态向泌乳状态转变的过程。这个过程通常分为两个阶段,第一个阶段称为泌乳Ⅰ期(lactogenesisⅠ),发生在妊娠中后期(约16~20周开始到产后最初几天),乳腺开始合成和分泌某些乳汁的特有成分,如乳糖。此时孕酮含量高,抑制乳腺的分泌过程。

第二阶段,即泌乳Ⅱ期(lactogenesisⅡ)是伴随分娩而发生的乳腺大量分泌乳汁的起始阶段。随着胎盘娩出后,孕酮水平迅速下降,解除对下丘脑和垂体前叶的抑制作用,引起催乳素迅速释放,促进乳汁的大量生成,从而启动泌乳。因此,催乳素水平的上升触发泌乳Ⅱ期启动,此时乳汁开始大量分泌。

维持泌乳是指泌乳正常启动后,乳腺能在整个哺乳期持续进行泌乳活动。乳汁中有一种乳清蛋白,称为泌乳反馈抑制物(feed-back Inhibitor of Lactation,FIL),FIL积累在乳腺中能抑制后续泌乳的生成。所以,乳汁有效频繁的排空是维持泌乳的必要条件。

同时,母亲的信心、精神心理状态、营养、休息也是维持泌乳的必要条件。家庭和社会的支持、母亲及家人母乳喂养相关知识及技能(婴儿正确的含接、有效的吸吮)的掌握是维持泌乳的重要影响因素。

(三) 泌乳Ⅱ期延迟和失败

泌乳Ⅱ期通常发生在足月儿出生后的30~40小时内。如果产后72小时以上母体

仍然无法感知到乳房充盈、肿痛及漏奶就认为可能发生泌乳Ⅱ期延迟。

泌乳Ⅱ期启动时乳腺细胞间的细胞旁路途径逐渐关闭,伴随着乳汁生化成分的改变,包括枸橼酸盐、乳糖水平升高以及钠离子和总蛋白量降低,可通过监测乳汁标志物成分的变化来判断泌乳Ⅱ期的启动[1]。泌乳Ⅱ期的启动的生化指标与母亲的生理性乳胀自述感觉存在相关性,可用于临床诊断。

泌乳Ⅱ期延迟意味着泌乳启动的延迟,但后续仍能产生足够的乳汁。泌乳Ⅱ期失败是指母亲最终无法达到最大泌乳潜能,无法产生足量的乳汁分泌。泌乳失败还可根据成因区分为:由于生理原因导致的原发问题和处置不当导致的继发泌乳失败。任何导致泌乳延迟的因素若得不到有效治疗和改善,可能会导致继发性泌乳失败,也就是真性的"母乳不足"。常见的导致泌乳延迟或失败的风险因素见表13-1。

表13-1　导致泌乳Ⅱ期延迟或失败的风险因素

泌乳Ⅱ期延迟	泌乳Ⅱ期失败或乳汁不足
初产妇	乳房手术/损伤
早产	胎盘残留
心理压力/疼痛	吸烟
母体肥胖症	甲状腺功能减退,脑垂体功能减退
糖尿病	卵巢卵泡膜黄体囊肿
高血压	乳腺腺体组织发育不足
分娩应激	多囊卵巢综合征
紧急剖宫产	伴有希恩综合征的产后出血
哺乳前喂养;早吸吮的延迟	
围产期哺喂频率低	
产后一周服用含有激素的避孕药	

二、早产母亲的泌乳支持

(一)早产母亲的泌乳特点

早产儿的母亲与健康足月儿比较,更容易遭遇泌乳困难,其原因是多方面的。首先,由于早产母亲的妊娠期时间短,乳腺没有经历充分的发育、分化,乳腺细胞没有充分活化以满足产后泌乳的需要;其次,早产儿和母亲分离,难以实现频繁有效的吸吮;第三,早产母亲常会伴发一些并发症,容易影响泌乳的及时启动;最后,泌乳过程相当复杂,早产母亲的心理压力、精神状态、疲劳、睡眠不足、母乳喂养愿望也会影响母乳喂养的成功。

Hill发现,与足月儿母亲比较,早产儿母亲产后6周时每天的泌乳量不足500ml的风险高3倍。Cregan等比较了早产与足月分娩产妇的乳汁中生化成分差异,将足月阴道分娩产妇产后5天乳汁中的四项生化指标(乳糖、枸橼酸盐、钠、总蛋白)$\overline{X}+3SD$定义为正常范围,发现82%的早产母亲有一项或多项偏离正常范围,且四项指标出现偏移越多,产后第5天的泌乳量也越低。研究者认为82%的早产母亲可能存在不同程度的泌乳启动延迟,而且泌乳启动影响的方式并不相同[2]。

(二)优化早产母亲泌乳的相关研究

如何有效保障早产母亲的泌乳启动和维持,这里汇总了相关文献的研究结果,研究涉及吸乳时间、挤奶方法比较(手挤、吸乳器吸乳、按摩、多种方法配合等)、袋鼠式护理、音乐等方法(表13-2)。从这些研究中,我们可以了解到,为早产母亲提供母乳喂养和泌乳方法等的宣教、尽快开始挤奶或吸乳、提供私密友善的吸乳环境、鼓励母婴皮肤接触和袋鼠式护理、为早产母亲提供心理支持等都有助于早产母亲的泌乳启动和维持[3]。

(三)早产母亲的泌乳目标

早产母亲的泌乳目标:①理想≥750ml(25oz.);②底线350~500ml(12~17oz.);③母乳不足≤350ml(12oz.)。Meier等[25]建

表 13-2　优化早产母亲泌乳的相关研究汇总

措施	结　果	出处
手挤	● 产后 6 天的手挤乳量[（323±199）ml，n＝19]低于电动吸乳器[（578±228）ml，n＝22]或脚踏式吸乳器[（463±302）ml，n＝24）]	Slusher T2007
	● 其他研究中，手挤与吸乳器的吸乳量没有显著差异	CochraneCD006170（2011）
吸乳早	● 延迟早吸乳，导致 28～30 孕周早产的产妇产后 2 周时泌乳量下降	Hopkinson 1988
	● VLBW 母亲产后 1 小时 vs 产后 1～6 小时开始吸乳，产后 7 天泌乳总量 1374.7ml vs 608.1ml，泌乳启动时间缩短（80.4h vs 136.8h）	Parker 2012
双侧吸乳	双侧吸乳与单侧吸乳比较，增加 18% 的吸乳量（82±51）ml vs.（70±53）ml，双侧吸乳可引发更多的喷乳反射（4.4±1.7）次 vs.（3.4±1.4）次	Prime DK2012
吸乳程序	使用两种吸乳程序对 VLBW 母亲产后 14 天吸乳量的影响，新型吸乳模式在产后 6 天达到健康足月哺乳母亲的奶量	Paula Meier 2008
吸乳+按摩	产后前 3 天，每天>5 次双侧吸乳+5 次手挤，与 4 次吸乳+<2 次手挤比较，提高 8 周内的泌乳量 48%[（（583±383）ml vs.（863±506）ml）]	Morton 2009
	吸乳配合手挤，增加乳汁热卡 892.7cal/L 和脂肪含量 62.5g/L	Morton 2012
吸乳+按摩	单侧吸乳 51.32g；单侧吸乳＋按摩 78.21g；双侧吸乳 87.69g；双侧+按摩 125.08g	Jones 2001
床旁吸乳	母亲可以看到触摸或者抱着婴儿时，有助于催产素的释放	Meier PP. 2001
吸乳时播放音乐	吸乳时播放轻音乐可增加奶量每次 34.70ml（n＝71）	Feher 1989

议，如果早产儿母亲能在 10～14 天时达到每天泌乳量 800～1000ml，那么即使早产儿住院期间母亲的泌乳量下降 50%，出院后母亲仍有足够的奶量哺喂她的婴儿。

（四）母乳收集方法和设备[4,5]

1. 手挤方法　用手挤奶是最简单的方法，但需要专业人士的指导和妈妈的反复练习。①洗净双手，清洁乳房，放松心情，在手边准备一条干净的毛巾和宽口容器；②按摩，摇晃乳房，轻拉乳头唤醒乳房；③开始时拇指与其他手指相对，呈 C 字形，以拿杯子的手形握住乳房，靠近但不接触乳晕；④手势：压（手指朝乳房压下去）-挤（拇指与其他手指相对挤压乳房，并轻轻向乳头方向滑动，手不离开乳房）-放（手放松但不离开乳房）；⑤一侧乳房挤压 3～5 分钟，换另一侧，反复数次，调整挤奶部位；⑥两侧乳房挤奶时间以 20～30 分钟为宜（图 13-1）。

2. 吸乳器的正确使用　市场上有各种不同的吸乳器可以选择。一般来说，个人用吸乳器（手动、电动）属于单人用产品，耐用时间较短，适合于偶尔使用，不能多人混用。医院级吸乳器属于医疗器械，适合早产儿等母婴分离的情况以及出现乳头问题、含接吸

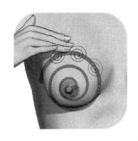

第1步
用2到3根手指从外向乳头方向打圈按摩乳房

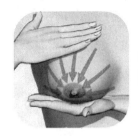

第2步
用整个手掌从底部向乳头轻轻拍打乳房

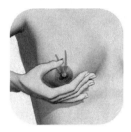

第3步
将拇指和食指放在乳晕周边,压－挤－放轻轻挤奶

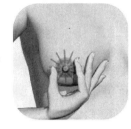

第4步
拇指和食指变换位置,彻底排空乳房

图 13-1　乳房按摩和挤奶示意图

吮问题的情况,在院期间应使用医院级吸乳器帮助产妇启动泌乳。

早产母亲出院后如果没有条件租赁医院级吸乳器(图 13-2),推荐使用个人用双侧电动吸乳器,帮助维持乳汁的分泌,提高母乳喂养的成功率。

使用医院级吸乳器的步骤和注意事项:①清洗双手,清洗乳房。按照产品说明书上安装吸乳器辅助装置配件,保证密闭性,对接触乳汁部分要清洗和消毒。②选择合适的吸奶护罩(喇叭罩):尺寸不合适的吸乳护罩会导致乳头肿胀,乳汁吸出少。合适的

喇叭罩则表现为,吸乳时乳头在管子中央伸缩自如,乳晕只会被稍稍拉动;吸奶后乳头会变大些,但不会肿胀,颜色也不会变深,乳头感觉舒服,乳汁也会吸出更多(图 13-3)。③正确的吸力:足月宝宝口腔负压在 $60\sim170mmHg$,吸力过大可造成乳头疼痛。吸乳时应采用"最大舒适吸力",即从最小吸力开始逐渐增加至感觉稍有不适时减低一档,这时的吸乳过程最为舒适和高效。④正确的手势:乳导管分布在皮下浅表位置,吸乳时用手掌托住乳房和吸乳喇叭罩,保持密封,避免使劲压迫乳房,影响乳汁流

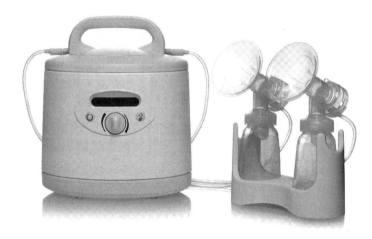

图 13-2　医院级吸乳器

出(图13-4)。⑤刺激喷乳反射:喷乳反射呈脉冲式,一次喷乳反射结束后继续吸,几分钟后可能看到第二次乳汁释放。一次吸乳可能会有4~7个喷乳反射。吸乳时热敷和按摩乳房也可帮助乳汁流出。⑥每侧吸乳15分钟左右,或吸到乳汁停止流出后2分钟。吸完后根据需要决定是否需要再用手挤一下,对于奶量不足的母亲,这样可以进一步提升产量。

3. 吸乳日志 是一项可改善泌乳结果的简单方法。对于早产儿特别是极低/超低出生体重儿母亲来说,认真记录吸乳日志不仅能辅助妈妈坚持吸乳,而且通过吸乳日志的常规回顾,医护人员能够及时发现泌乳问题,并在出现泌乳量不可逆地下降前,及时采取指导、支持和干预措施。同时便于医院对泌乳支持工作进展进行跟踪回顾(图13-5)[5]。

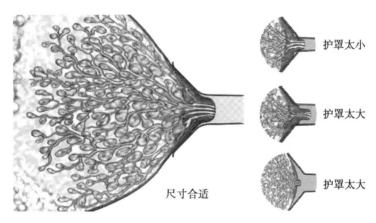

图13-3 吸乳护罩选择

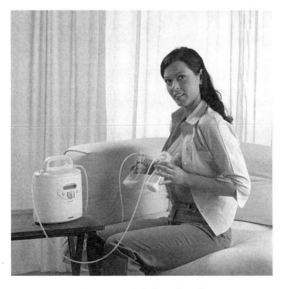

图13-4 吸乳的正确手势

我的吸乳日记

1 日期：吸乳时间	吸乳量	2 日期：吸乳时间	吸乳量	3 日期：吸乳时间	吸乳量
总计：		总计：		总计：	
宝宝每天量：		宝宝每天量：		宝宝每天量：	
与目标的距离：		与目标的距离：		与目标的距离：	

4 日期：吸乳时间	吸乳量	5 日期：吸乳时间	吸乳量	6 日期：吸乳时间	吸乳量
总计：		总计：		总计：	
宝宝每天量：		宝宝每天量：		宝宝每天量：	
与目标的距离：		与目标的距离：		与目标的距离：	

7 日期：吸乳时间	吸乳量	8 日期：吸乳时间	吸乳量	9 日期：吸乳时间	吸乳量
总计：		总计：		总计：	
宝宝每天量：		宝宝每天量：		宝宝每天量：	
与目标的距离：		与目标的距离：		与目标的距离：	

图 13-5　吸乳日志模板
（由上海市第一妇婴保健院提供）

（胡雪峰　贲晓明）

参 考 文 献

1. Parker LA，Sullivan S，Krueger C，et al. Effect of early breast milk expression onmilk volume and timing of lactogenesis stage Ⅱ among mothers of very low-birth weight infants：a pilot study. J Perinatol，2012，32：205e9.

2. Prime DK，Garbin CP，Hartmann PE，et al. Simultaneous breast expression in breastfeeding women is more efficacious than sequential breast expression. Breastfeed Med，2012，7（6）：442-447.

3. Morton J，Hall JY，Wong RJ，et al. Combining hand techniques with electric pumping increases milkproduction in mothers of preterm infants. Journal of Perinatology，2009，29：757-764.

4. Becker GE，Cooney F，Smith HA. Methods of milk expression for lactating women. Cochrane Database of Systematic Reviews，2011，Issue 12. Art. No. ：CD006170. DOI：10. 1002/14651858. CD006170. pub3.

5. Hurst，Meier. Breastfeeding the preterm infant. Breastfeeding and Human Lactation，2010：434.

第四节　母乳采集、保存和处理

随着围产医学的发展和新生儿尤其是早产儿救治水平的飞速提高，新生儿重症监护室（neonatal intensive care unit，NICU）内正确的母乳喂养越来越受到重视，因为这对增进营养、避免交叉感染和改善预后至关重要。目前我国尚无相关 NICU 内母乳管理的相关指南。现对国外有关 NICU 母乳正确安全采集、运送、保存和喂养前准备的具体措施进行介绍。

一、母乳的采集

建议哺乳期母亲多休息，保持均衡饮食，可加餐并准备一些有营养的点心和零食。每天喝 8～10 杯不含咖啡因的流食；收集母乳前多尝试"袋鼠式"护理或抚触婴儿。母乳采集的环境也很重要。最好选择安静的房间，保持舒适、轻松的坐姿，安静休息数分钟；可播放平静、舒缓的音乐，轻轻按摩乳房，想愉悦的事情、看婴儿照片或闻婴儿衣物气味等，均有助于吸乳[2]。

使用电子吸乳器可节省时间，适用于经常吸乳者。如为偶尔吸乳，可使用便携式的、由电池驱动的吸乳器。使用手动吸乳器者，应每侧乳腺吸 5 分钟，交替进行，每侧共计 10～15 分钟[1]。最好选择可调整吸力的吸乳器，这是因为吸引力太高不但不增加奶量，反而会引起疼痛甚至乳头损伤。每次吸乳前后应按吸乳器说明书仔细清洁组件并晾干[3]。

收集母乳的一般步骤为[4]：①用肥皂、水或无水清洁剂洗手；②用手刺激泌乳反射，母乳开始流出后切换到吸乳器；③启动电子吸乳器，用漏斗覆盖乳房，从最小压力缓慢上调，保持有节律的负压吸引，数分钟后可见母乳流出；④每次吸乳一般持续 10～15 分钟，不能过长；⑤吸乳结束后立即将母乳倒入无菌容器，或当采集瓶满 3/4 时转入无菌容器以防止母乳回流；⑥停止吸乳时，用拇指或示指破坏吸乳器漏斗和乳房间的密闭性，关闭电子吸乳器，保持采集瓶直立防止溢出。开始时母乳量可能不多，规律吸乳数天后将产生更多母乳。建议多摄入流质，这样有助于提高母乳分泌量。每 3～4 小时吸乳 1 次，夜间至少 1 次。之所以强调在夜间至少要吸乳 1 次，是因为催乳素在 0 时至 4 时的水平最高，此时吸乳可更好维持泌乳量。如奶量不能满足婴儿需求，可增加到每天吸乳 10～12 次[5]。机体有泌乳反馈机制，如果母乳存留于乳房中不及时吸出，会导致泌乳减少，甚至停止[1]。

建议使用有密封盖的硬壁塑料或玻璃容器储存收集到的母乳。NICU 和普通新生儿室一般为家长提供一次性聚丙烯无菌容器。可选择塑料无菌容器，这是因为塑料容器对母乳脂溶性成分吸附、免疫球蛋白 A 浓度、活力白细胞数目影响最少。但需要注意的是，以下 5 种容器不建议使用：一是含双酚 A 的塑料容器，这是因为双酚 A 被证实有干扰内分泌的副作用；二是聚乙烯容器，这是因为聚乙烯能显著减少免疫球蛋白 A 的含量；三是钢制容器，这种材料与聚乙烯和玻璃相比，细胞数及活力明显减少；四是塑料袋，它极易损坏，且有污染风险；五是玻璃容器，因为玻璃容器有破碎风险。如无一次性聚丙烯塑料无菌容器，则在使用其他容器前应注意用热肥皂水清洗、漂净、消毒，并在空气中晾干。容器也可以用洗碗机清洗，如果没有肥皂水，亦可用沸水清洗。每次吸乳时均应使用新容器，用防水标签和墨水注明婴儿姓名、住院号、采集日期和时间，以避免混淆和差错[5]。

二、母乳的储存

处于诱导喂养阶段的早产儿或每次需要奶量很少时，鼓励每个无菌容器分装 10 ~ 20ml 母乳，有条件的亦可采用小号无菌容器。遵循小量储存原则，可以较快解冻且减少浪费或污染。因液体冷冻时体积增大，故在储存母乳的容器上部应留有适当的空间[1,2]。新鲜母乳须在采集后 1 小时内冷藏，48 小时内冷冻；新鲜母乳至少在冷藏室或冷却器冷却 30 分钟再加到冷冻母乳中。如计划在未来 3 ~ 5 天内使用，母乳应储存在冷藏室最内部（温度为 4℃ 或更低），而不能放在冰箱门处，以防变质[1,2]。如母乳量超过需求，应将多余母乳冷冻。如数天内不用，应将母乳冷却后立即冷冻。应确认密封容器标签上的日期和时间，不同日期母乳分开存放。尽可能使用新鲜母乳，如不具备使用新鲜母乳的条件时，应先使用日期最久的母乳。一般认可的保存期限是室温 19 ~ 22℃ 条件下 4 ~ 6 小时，而室温高于 25℃ 则不适合储存。应保持容器处在尽可能低的温度中，冷毛巾覆盖可使母乳冷却。母乳在配有冰袋的绝缘冷却袋中可以保存 24 小时；冰箱冷藏室（4℃）可保存 4 天。冷冻母乳保存期限取决于冷冻室的种类和温度，深低温冰箱（-20℃ 或更低）中的母乳可储存 6 个月[1,6,7]。NICU 护士负责根据母乳采集日期将其在冰箱冷冻室合理摆放储存。母乳在冷冻室储存时，已采集时间较长的应尽量放在靠门的位置。禁止在储存母乳的冰箱内存放食物。

三、运送母乳

建议送母乳时使用绝缘性好、有冰袋的冷藏箱或绝缘袋[1]。可购买冷却器和冰袋保持低温，长距离运送时建议使用干冰。不建议采用冰块保温，因为冰的温度高于已经冻结的母乳，很可能造成母乳冻融[2]。运送母乳期间保持冷却器盖紧密封和母乳冷冻状态，不要中途打开容器。如运送到达目的地时母乳已解冻或部分解冻，处于半液态，则需在 24 小时内使用。婴儿家长送母乳时，NICU 护士应确认容器密封良好，核对姓名、住院号、采集日期等标记。任何无标记的母乳容器均应立即丢弃。以下情况时，母乳应直接放入冰箱冷冻室冷冻[7]，包括送来的母乳已经是冷冻状态、新生儿禁食期间或冷藏室内解冻或新鲜母乳已足够下一个 24 小时用量时。NICU 护士应提醒家长：家长每次最多只送 2 ~ 3 天量的母乳。NICU 护士需评估送来的母乳量。如果总量少于新生儿摄入量，应和家长一起分析母乳采集过程是否正确；如奶量持续不足，建议请母乳咨询师帮助。

四、母乳的解冻和加温

接触母乳前使用含酒精擦手液擦手，或用肥皂洗手，戴手套。标记母乳从冷冻室取出的日期和时间，一般先解冻日期最早的母乳。母乳解冻的最佳方式是在冰箱冷藏室[1]；每次解冻母乳量为预计下一个 24 小时的需要量。来不及在冷藏室内解冻时，应急的方法是将密封容器放入塑料袋中,用手握住,放在热水水流下解冻。采用此种方式解冻的母乳量应尽可能少,其余母乳仍应放置于冷藏室内解冻。已证明室温下解冻母乳并非最佳方式,这是因为室温下有利于细菌滋生,所以这种方法现已不再采用。禁止用微波炉加热母乳,已有证据表明,微波加热的不均效应可能会灼伤婴儿,也会减低母乳的免疫作用,造成蛋白和抗感染成分变性以及营养成分丢失。母乳储存和解冻的一个原则是,可以"降级"保存,但决不能"升级"保存。简单地说,如果母乳在冷冻室,可以"降级"放入冷藏室;如母乳在冷藏室,可从冷藏室取出,但不能从冷藏室"升级"再放入冷冻室,或从室温(已取出一段时间)下放回冷藏室。一旦母乳被解冻和加温过,就不能再次冷却或加温。母乳解冻后在冷藏室内可保存24小时,解冻后未用完的母乳不能再冷冻,24小时内未用完的母乳必须丢弃。任何味道变酸的母乳都应丢弃。一般地,婴儿可以喝冷的、室温下或加温后的母乳。母乳温度很大程度上取决于婴儿是否稳定和喜好。喂养后容器中剩下的母乳应丢弃,不应再用[8]。只有推注母乳时需要加温,其方法是把装有喂养母乳的注射器放入空杯置室温下30分钟,注射器口用蓝色小盖盖住;这样加温已经足够。可用手腕测试母乳温度是否合适。需要注意,在任何情况下都不允许在暖箱内加温母乳;解冻并加温的母乳必须在1小时内使用,否则必须丢弃。输油泵持续喂养系统内的加入或未加入强化剂母乳只能在室温下放置4小时。不推荐给婴儿喂前一次剩下或加温过的母乳,这是因为母乳加入输液泵喂养系统前加温,既不必要也没有好处。加温可能有利于细菌增殖,且母乳通过输液泵系统时会自然加温。

五、母乳的处理和准备

母乳安全解冻后,护士即可根据医嘱进行准备,并给新生儿喂奶。如母亲还在医院,应鼓励将母乳,尤其是初乳尽快送到 NICU。新鲜母乳尽量先于解冻母乳使用,因为冷冻可以使母乳中一些抗微生物成分和营养素发生改变。初乳富含免疫球蛋白,所以开奶后优先用初乳。母乳的成分随日龄增加而改变,尤其是出生前2周,所以母乳应按泵奶的顺序使用。加入母乳强化剂或其他营养成分时应在喂养医嘱注明,并一次性准备24小时所需奶量以避免浪费[1,2]。需要注意的是,多胎时母乳可一起存放,但由于每个新生儿的喂养量可能不同,必须标记清楚;尤其是有时其中一个需优先喂养,此时准备母乳更应注意 NICU 团队之间的沟通,以防止差错[8]。

应在储存冰箱附近的喂养准备区准备母乳。准备前应用含过氧化氢的湿巾将喂养准备区台面全面清洁并晾干。母乳内已加入母乳强化剂和(或)其他添加成分者必须在冰箱冷藏室存放,并要求在24小时内使用。准备母乳时保持无菌是最为重要的,要求在抽取喂养所需奶量时,只能用无菌注射器的针尖接触母乳。护士摇动容器混合母乳(单纯母乳或加强化剂母乳)时应注意手法柔和,否则会破坏母乳中的脂肪球,导致很多脂肪在容器侧壁上破坏丢失。不要搅拌母乳。

综上,NICU 母乳的收集、储存、运送和喂养前解冻等诸多细节直接关系到母乳喂养营养价值和安全性,涉及家长、新生儿科和产科医务人员等不同人员和环境、设备。希望随着我国新生儿母乳喂养率和喂养水平的提高,逐步规范 NICU 的母乳喂养并建立常规,为进一步提高新生儿生存率和近远期存活质量奠定基础。

(张谦慎 贲晓明)

参 考 文 献

1. Pediatric Nutrition Dietetic Practice Group. Infant Feedings: Guidelines for Preparation of Human Milk and Formula in Health Care Facilities. 2nd ed. [EB/

OL]，2011［2012-01-05］. http://www. pnpg. org/node/10817.

2. Riordan J，Wambach K. Breastfeeding and Human Lactation. 4th ed. Burlington：Jones and Bartlett Publishers，2010.

3. Sisk P，Quandt S，Parson N，et al. Breast milk expression and maintenance in mothers of very low birth weight infants：supports and barriers. J Hum Lact，2010，26：368-375.

4. Meier PP，Engstrom JL，Hurst NM，et al. A comparison of the efficiency，efficacy，comfort，and convenience of two hospital-grade electric breast pumps for mothers of very low birthweight infants. Breastfeed Med，2008，3：141-150.

5. Cossey V，Jeurissen A，Thelissen MJ，et al. Expressed breast milk on a neonatal unit：a hazard analysis and critical control points approach. Am J Infect Control，2011，39：832-838.

6. Davanzo R，Travan L，Brovedani P. Practical strategies for promoting breastfeeding in neonatal intensive care. Minerva Pediatr，2010，62：205-206.

7. Slutzah M，Codipilly CN，Potak D，et al. Refrigerator storage of expressed human milk in the neonatal intensive care unit. J Pediatr，2010，156：26-28.

8. Jones F. Best Practice for Expressing，Storing and Handling Human Milk in Hospitals，Homes and Child Care Settings. 3rd edition［EB/OL］. 2011 https://www. hmbana. org/products/publications.

第五节　早产儿母乳喂养

早产儿直接哺乳面临的最大挑战是早产儿发育不完善导致的吸吮力弱、吸吮-吞咽-呼吸协调性差、容易疲劳、饥饿、饱腹症状不明显等，目前对于早产儿纠正胎龄多少周可以开始直接哺乳的问题尚存在争议。

由于医院的人力不足或者由于担心交叉感染等，早产儿与母亲往往面临母婴分离。同时早产儿并发症和发育进程存在个体化差异，各医院的母乳喂养支持措施也不尽相同，导致临床母乳喂养实施过程面临许多问题和争议。

一、早产儿母乳喂养支持

（一）爱婴 NICU（Neo-BFHI）

WHO 和联合国儿基会在 2009 年更新了爱婴医院标准，并呼吁扩大母乳喂养支持的环境，包括爱婴 NICU 和爱婴社区等。2012年，由挪威、丹麦、芬兰、瑞典、加拿大魁北克等国家/地区的新生儿科代表起草了"爱婴医院促进母乳喂养措施在新生儿重症监护病房的应用：专家组建议"[1]提出三点指导原则和十条措施，具体内容（表 13-3）。专家组还进一步制订了爱婴 NICU 的评估标准，并在加拿大魁北克省进行预实验，预计将在 2014 年年底召开全球新生儿、泌乳专家专题会议，正式提出建立爱婴 NICU 的倡议。

（二）早产儿母乳喂养的分步实施路径

美国的 Spatz 等根据早产儿的发育特点，提出了早产儿母乳喂养分步实施路径，分别包括：

1. 家长宣教与知情选择　明确告知家长母乳对早产儿的益处，包括营养、免疫保护、降低疾病/死亡风险等益处，也需了解如何建立和维持泌乳。

2. 建立和维持泌乳　早产儿母亲应在产后 6 ~ 12 小时内开始用医院级吸乳器吸乳，24 小时 8 ~ 12 次。告知泌乳基础知识和预期目标，指导正确吸乳方法并记录吸乳日志。医护人员需评估泌乳启动和维持情况，必要时提供支持和干预。

3. 母乳收集、储存、管理　指导早产儿母亲如何收集、标记和储存母乳，确保乳汁的安全卫生。

4. 初乳哺喂与母乳哺喂　产后 24 ~ 48小时开始哺喂初乳。在肠道准备好后，优先选择新鲜母乳，没有新鲜母乳时使用冰冻母乳。胃管喂养时推荐使用推注法。

5. 袋鼠式护理（皮肤接触）　通过护理人员培训、提供知识材料、患者宣教、视觉提醒等方式促进袋鼠式护理比例的提高。

表 13-3 爱婴 NICU 的三点指导原则和促进母乳喂养成功的十条措施

指 导 原 则
1. 医护人员必须根据产妇的个体情况进行个性化指导
2. 医院应该以家庭为中心,提供支持性的环境
3. 医疗保健系统应确保家庭获得持续性的医疗服务,覆盖产前、产时、产后以及出院后的支持

NICU 促进母乳喂养成功的十条措施
1. 有书面的母乳喂养规定,并常规地传达到全体卫生人员
2. 对全体卫生人员进行必要的技术培训,使其能实施有关规定
3. 把泌乳方法和母乳喂养的好处告诉所有早产高危孕妇
4. 除非有明确的皮肤接触禁忌证依据,鼓励所有母婴及早开始、持续长时间进行的母婴皮肤接触,产后 1 小时内开始皮肤接触,鼓励产妇识别哺喂征兆,并在母婴需要时提供支持
5. 教会产妇如何及早建立和维持泌乳,并在婴儿生理体征稳定的前提下尝试早期直接哺乳
6. 除母乳外,禁止给新生儿任何食物或饮料,除非有医学指征
7. 实行 24 小时母婴同室
8. 鼓励按需哺乳,或者如果必要,可用半按需哺乳方法过渡
9. 使用替代方法直至直接哺乳有效建立,使用安抚奶嘴和乳头护罩时应有明确适应证
10. 出院时应教会家长如何继续母乳喂养,并确保在需要时能够获得医疗或母乳喂养组织的支持帮助

6. 乳房上的非营养性吸吮 先用吸乳器吸空乳房再进行袋鼠式护理,用手挤几滴母乳,让早产儿舔尝母乳。这种非营养性吸吮能帮助早产儿适应直接哺乳。

7. 转为直接哺乳 当婴儿能保持含接并吸乳时可开始直接哺乳。指导母亲采用正确的哺乳姿势,支托婴儿的头和颈部。短期使用乳头护罩(乳盾)能改善早产儿含接状态。

8. 测定乳汁摄入量 哺乳前后称量早产儿体重来计算乳汁摄入量,是一个简单、准确、非侵入性的方法。

9. 出院前准备 出院前让母亲有更多机会对早产儿直接哺乳,让早产儿父母有更多时间在婴儿床旁,了解婴儿的行为和喂养暗示。护士应评估母亲的泌乳量并与家属一起制订出院后的哺乳计划。

10. 出院后密切随访 制订出院后喂养计划和喂养目标,指导母亲使用哺乳和替代哺喂方法。指导母亲继续使用医院级吸乳器,以维持乳房频繁排空和后续泌乳。每周两次评估婴儿体重增长情况并根据需要调整

哺喂计划。

二、早产儿母乳喂养具体措施

(一)袋鼠式护理

袋鼠式护理(Kangaroo Care)又名皮肤接触护理(Skin-to-Skin),是 20 世纪 80 年代初发展起来的主要针对早期新生儿的一种护理方式,其定义为:住院或较早出院的低出生体重儿在出生早期即开始同母亲进行一段时间的皮肤接触,并将此种方式坚持到校正胎龄为 40 周时。

1. 具体方法

(1)准备:①选择独立的私密性环境,室温 26 ~ 28℃;②准备舒适有靠背和扶手的椅子/沙发、毯子;③实施袋鼠式护理的父母穿着前开襟衣服,不使用香水、项链戒指等;④早产儿生命体征稳定,父母没有感染症状/疾病;⑤婴儿裸体包尿片;⑥如果婴儿还无法直接哺乳,皮肤接触前母亲可以先用吸乳器将乳房排空。

(2)袋鼠式护理操作:①父母依靠在椅子上,调整为舒适坐姿;②婴儿以直立或 60°

位趴在母亲/父亲胸前,肌肤相贴;③毯子覆盖婴儿背部,如果需要,早产儿还可以戴帽穿袜加强保暖;④首次袋鼠式护理时以30分钟为宜,若生命体征稳定,可以延长至1小时;⑤袋鼠式护理时,父母可以对婴儿轻声说话或唱歌;⑥如果早产儿出现寻乳反射,可以在医护人员指导下尝试哺乳;⑦医护人员可定时观察婴儿状况,若婴儿出现肤色改变、皮肤温度下降、呼吸暂停或节奏改变时应立即告知护理人员。

2. 相关研究　迄今为止,已经有约300篇关于袋鼠式护理的相关研究文献,对于袋鼠式护理对足月儿、早产儿、泌乳、亲子关系、对母亲/父亲的心理、生理影响等方面进行了研究。WHO、美国儿科协会等都支持对早产儿实施袋鼠式护理。对婴儿的益处:稳定心率,稳定呼吸,降低呼吸暂停发生率,改善氧饱和度,维持体温;睡眠时间更长,减少哭闹、减少热卡的消耗,体重增长更快,生长发育更佳;降低早产儿相关并发症,降低医院院感发生率,缩短住院时间;对母乳喂养的益处:袋鼠式护理增加母亲血清催产素、催乳素,有助于增加母亲的泌乳量,降低早产儿哺乳困难;对母亲的益处:能够缓解早产儿在重症监护对父母产生的压力,增进早产儿与父母的亲子连接,提升父母照顾早产儿的信心。

（二）初乳哺喂

目前主张在出生后24~48小时内早开奶,以母乳微量喂养开始,目的就是促进胃肠功能成熟。

初乳富含生长因子和细胞因子,进行早期初乳的微量喂养,可补偿早产儿子宫孕育时间短,羊水吞咽期短,从而达到促进肠道发育的作用。而使用配方奶作为小猪出生后最初的营养来源时,似乎会产生独立的不利影响,导致胃肠道萎缩、肠组织诱生型一氧化氮合酶浓度高及血清皮质醇水平升高。这些结构和生化结果已与实验动物的坏死性小肠结

肠炎有关。而且近期的研究表明,妊娠期长短与初乳中免疫保护成分、促发育成分的含量呈反比。

口腔黏膜层是一个重要的免疫屏障,抵御黏膜表面的共生菌或潜在致病菌的侵入。Rodriguez NA 等的前瞻性研究显示,对 ELBW 开始肠内喂养前,经口咽给予初乳进行口腔护理是安全可行的,通过口咽相关淋巴组织（OFALT）及随后的免疫系统吸收初乳中的细胞因子,能降低呼吸机相关肺炎（VAP）、降低感染几率和 NEC 发生率。有研究者认为用初乳进行口腔护理,还能够改善喂养耐受性,缩短住院时间（表 13-4）。

表 13-4　NICU 住院期间初乳喂养的临床应用

1. 应首先喂初乳
2. 初乳可作为微量喂养,也可用于口腔护理
3. 开始肠内喂养时按初乳吸出的顺序哺喂（即使是冰冻的初乳）
4. 经过 3~4 天纯初乳喂养后,可用新鲜冷藏的成熟乳
5. 初乳的储存使用无菌食物级容器,尽快冷藏或冷冻
6. 存放初乳的储奶瓶按吸出顺序编号,标注方式应便于护士识别
7. 除了需冲洗吸乳配件收集初乳或为了达到微量泵设定量时可用 1~2ml 无菌水稀释,其他情况初乳不得稀释
8. 初乳不得与强化剂或配方奶混合喂养
9. 初乳收集最佳方法是医院级电动吸乳器和手挤配合使用
10. 在早期初乳喂养过程中,由于配方奶的独立不利影响,此时期禁用配方奶

（三）直接哺乳

早产儿营养以经口喂养为最佳营养途径,出院时间很大程度上取决于早产儿达到完全经口喂养的时间。成功的经口喂养依赖

于早产儿吸吮-吞咽-呼吸的协调性。传统观念认为34周以前难以实现经口喂养,且容易发生吸入问题,但近年的一些研究显示,34周以前开始进口喂养是可行的(图13-6)。

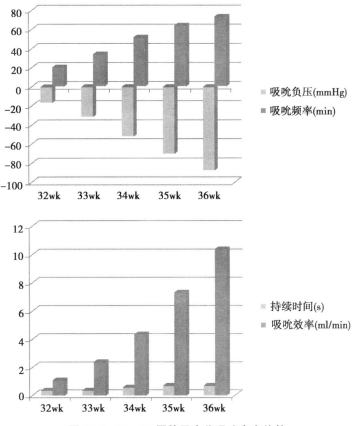

图13-6　32～36周的早产儿吸吮发育趋势

母婴进行袋鼠式护理时,随着早产儿的生长发育,出现寻乳反射并尝试舔食母乳和吸吮是自然而然的。在婴儿吸吮-吞咽-呼吸协调性不成熟前,可以建议母亲先吸空乳房再进行袋鼠式护理。当婴儿出现寻乳反射时,可以帮助和引导早产儿舔食或含住乳头,尝试进行非营养性吸吮。这时候乳房仅有少量乳汁,不容易出现呛奶或吸入问题。随着婴儿多次尝试和进行非营养性吸吮,婴儿的吸吮吞咽呼吸协调性会逐渐改善,可以尝试直接哺乳。

1. 哺乳姿势　32周左右的早产儿,很多都能够进行直接哺乳,但由于吸吮力弱、吸吮持续时间短,吸吮吞咽呼吸的协调性差,容易从乳头上滑脱,可能需要反复含接,因此难以坚持到完成一次哺乳,摄入量难以达到理想设定值。因此应指导母亲采用正确的哺乳姿势,根据需要使用乳头护罩,并判断在哺乳后是否需继续吸乳以维持正常的泌乳量。

早产儿由于颈部肌肉较弱,头部会显得格外沉重,使用传统的摇篮式哺乳时婴儿头部容易前倾或后仰,同时由于吸吮力弱,婴儿难以维持含接状态。采用橄榄球式或交叉式可以为早产儿提供必要的颈部支撑,便于母亲将婴儿拉近至乳房。

妈妈可以用手环住婴儿头部,用手腕和前臂支撑婴儿的肩膀。轻轻用力可以保持婴儿头部处于适当位置维持正确的乳房含接姿势,以补偿婴儿自身的柔软的颈部力量(图13-7)。必要时还可以使用舞者手势(dancer

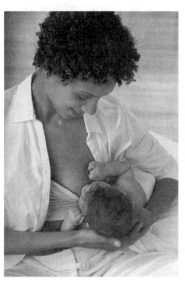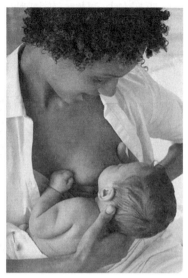

图 13-7　哺乳姿势

hand)(图 13-8),即母亲用手掌和中指、无名指、小指托住乳房,用示指和拇指放在乳头前方支撑婴儿的下巴和两颊,这种方式可以帮助有困难的早产儿更好地维持含接状态。

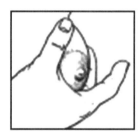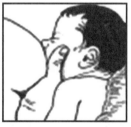

图 13-8　舞者手势

2. 哺乳评估　由于吸吮功能是决定早产儿经口喂养的重要因素,因此国际上出现了一些观察、测评类量表,以期帮助医护人员评估经口喂养包括哺乳的效果。其中包括早产儿哺乳行为量表(Preterm Infant BF Behavior Scale,PIBBS)(表 13-5)、新生儿口腔运动评定量表(Neonatal oral-Motor Assessment Scale,NOMAS)等。目前国内没有评估方法,但有"早产儿准备经口喂养评估量表"中文翻译稿。利用这些量表,国内的研究也显示,早产儿的母乳喂养行为随着母乳喂养的实施逐渐

增强完善,在早产儿达到矫正胎龄 30 周以后,就可以在护士的指导下建立维持泌乳、持续袋鼠式护理,并实施母乳喂养。

(四)乳头护罩的使用

口腔吸吮负压的成熟度对于母乳喂养是至关重要的。婴儿需要使用口腔负压拉长乳头并维持"奶嘴"形状,才能有效吸出乳汁。同时,在吸吮-吞咽-呼吸过程中的暂停阶段,需要维持 50mmHg 左右的基线负压,以避免乳头"滑脱",这对于刺激乳房、吸出乳汁和保证乳汁摄入量都是非常关键的,也是与婴儿成熟度相关的表现。

因此,如果使用上述的哺乳姿势下,早产儿不能保持有效的含接。医护人员可考虑指导母亲使用乳头护罩以增加乳汁摄入和乳房刺激。乳头护罩的作用在于补偿早产儿相对较弱的口腔负压,避免婴儿在吸吮停顿时从乳头上"滑落"。乳头护罩可作为一个短期使用的哺乳辅助设备,直到婴儿吸吮负压增强,能在整个哺乳过程中保持清醒状态并获得全部所需乳汁。一项关于 NICU 早产儿的研究中,乳头护罩的使用期与婴儿达到矫正年龄足月的时间一致。因此,医院的医护人员可指导母亲掌握正确使用方法,直到婴儿

表 13-5　早产儿母乳喂养行为量表（PIBBS）

项目	成熟程度	分值
觅食反射	无觅食反射	0
	稍有	1
	明显	2
乳晕含接（含接深浅）	未含接,仅口触碰乳头	0
	部分乳头	1
	整个乳头,不含乳晕	2
	乳头及乳晕	3
最长含接持续时间	母亲未感觉持续含接	0
	持续≤5 分钟	1
	持续 6~10 分钟	2
	持续≥11~15 分钟	3
吸吮	没有吸吮或舔舐	0
	舔舐,无吸吮	1
	单次或偶尔短吸吮(2~9 次)	2
	多次连续吸吮,偶尔长吸吮(≥10 次)	3
	多次连续吸吮(≥2 次)长吸吮	4
最长吸吮脉冲数	1~5 个连续吸吮	1
	6~10 个连续吸吮	2
	11~15 个连续吸吮	3
	16~20 个连续吸吮	4
	21~25 个吸吮	5
	≥26~30 个连续吸吮	6
吞咽	无明显吞咽	0
	偶尔吞咽	1
	规律吞咽	2

（根据 PIBBS 翻译）

能够通过哺乳获得全部所需乳量。

使用乳头护罩时,尺寸应与母亲的乳头大小匹配,婴儿应含住乳头护罩的奶嘴,而非仅含住奶嘴前段。乳头在乳头护罩中被拉长伸入乳头护罩的管道中,使用时应将乳头置于管道中央,然后同时撑开乳头护罩两翼,让乳头深入到管道内。乳头护罩两侧可用几滴无菌水或乳汁使其更加有效地贴合在乳晕周围。确保婴儿张大嘴巴,含住乳头护罩的基部。只要乳房有足量的乳汁,乳头护罩就是保证乳汁流出的有效工具。

如果母亲出现泌乳延迟暂时没有足够

乳汁,特别是在院期间,医护人员可以将乳头护罩与乳旁加奶设备(SNS 辅助哺乳系统)结合使用(图 13-9)。如果母亲有意愿,可以让婴儿在乳房上完成所设定的哺喂量。乳头护罩的使用,补偿了早产儿较

弱的吸吮负压,在有效吸吮条件下,SNS 辅助哺乳系统提供婴儿所需奶量。如果通过称重测定,婴儿能够通过这种方式获得足够的奶量,就可以出院并在出院后继续使用这种方式哺喂。

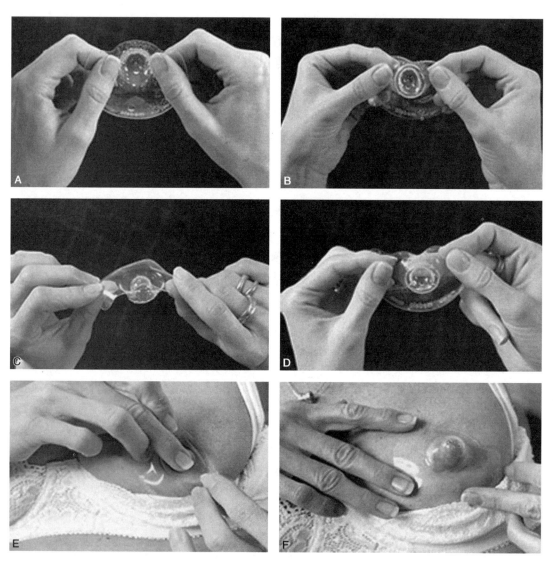

图 13-9　乳头护罩的使用方法

(五)其他喂养方法

1. 喂杯　对早产儿来说,用喂杯是安全的,有助于出院后持续母乳喂养,也有研究发现用喂杯的早产儿出院时间略长,操作时会有 36% ~ 38% 的奶液倾洒。

2. 手指喂奶　手指喂奶(finger feeding)

是指将储奶瓶或奶杯、注射器等连接细管,让婴儿在吸吮手指时同时含住细管并吸出乳汁的喂养方法。如果将细管贴在乳头旁,模仿直接哺乳,也称为乳旁加奶。可以用于神经功能障碍患儿或早产儿。一项澳大利亚的研究显示,利用手指喂奶方法,出院时母乳喂养

率从 44% 升至 71% 。

3. 滴管、勺子、注射器 在 NICU 广泛使用,优点是容易获得、容易清洗和简单易学,缺点是耗时、不准确、无法长期使用,因此也有一些产品用于解决这些问题。目前没有明确的证据推荐或者反对这些产品的使用,可以兼顾医护人员和家属的使用习惯或倾向性。

三、特殊早产儿的母乳喂养

(一)晚期早产儿

晚期早产儿是指出生胎龄在 34.0/7 ~ 36.6/7 的新生儿,原来被称为"近足月儿",2005 年美国儿童健康与人类发展研究院(NICHD)达成专家共识,认为晚期早产儿仍属于早产儿,在生后初期易发生一系列问题,如低体温、低血糖、高胆红素血症等。我们通常认为 34 周以后的新生儿已经接近成熟,甚至有些处于临界点的晚期早产儿可能直接进入普通产后病房,作为健康足月儿进行常规护理。

研究发现母乳喂养的晚期早产儿发生泌乳相关并发症的几率显著高于母乳喂养的足月儿或者人工喂养的晚期早产儿。这是由于晚期早产儿发育不完善,比如 34 ~ 36 周时大脑重量仅为足月儿的 65% 和 80% ,晚期早产儿的觉醒、清醒-睡眠行为以及其他身体功能都会因此受到影响。对晚期早产儿来说,哺乳时无法有效吸吮,导致不能保证足够的摄入量,对于母亲而言,晚期早产的发生可能是围产期各种因素综合作用的结果,如高龄产妇、妊娠期高血压、糖尿病、出血、肥胖、先兆子痫、择期剖宫产和多胎等因素。而这些妊娠期并发症又可能导致产妇产后泌乳Ⅱ期启动的延迟,影响母亲分泌足够的乳汁,同时缺少有效刺激和排空,乳汁分泌就受到了不良影响。图 13-10 显示了晚期早产儿泌乳不良结局的概念框架。

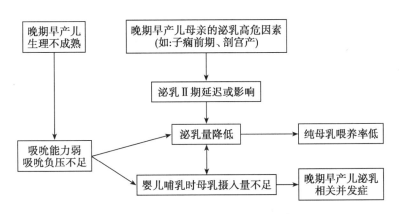

图 13-10 晚期早产儿泌乳不良结局的概念图

因此,对于晚期早产儿母婴的母乳喂养支持,这里也指矫正胎龄达 34 ~ 36 周的早产儿,应包括分开的两个部分:婴儿摄入量和母亲的泌乳情况。由于早产儿发育的个体化差异,我们需要评估晚期早产儿能否达成 24 小时 8 次以上的有效吸吮,如果不能有效吸吮,则可引导母亲哺乳后吸乳,或使用乳头护罩改善婴儿的含接、吸吮状况,并根据需要使用喂杯、乳旁加奶装置或奶瓶等替代喂养方法给婴儿添加奶量。如果有条件,可使用婴儿秤对每次哺乳的摄入量进行评估和记录。

随着晚期早产儿进一步发育达到足月时,母亲会发现婴儿能够维持更长时间清醒以完成哺乳,能够更有力,将乳头更深地拉入乳头护罩中,能够通过哺乳获得设定的母乳量。当上述的指征实现时,母亲可逐步减少吸乳器和乳头护罩的使用次数,之后婴儿如能依靠直接哺乳实现体重增长,医护人员才可以按照健康足月儿的母乳喂养临床指南进行母乳喂养管理。

(二)多胎

随着高龄产妇人数的增加、辅助生殖技术等应用的广泛,多胎的出生率逐年上升。多胎分娩的早产发生率较高,而且各种疾病风险也增加。同时多胎妊娠的产妇发生妊娠期糖尿病、贫血、剖宫产、产后出血等风险较大,产后精神状态如焦虑或抑郁等也可能影响泌乳正常启动。另外,即使多胞胎本身身体健康,吸吮能力良好,母婴仍会面临如何有效实施直接哺乳等困难。因此,与单胎比较,双胎或多胎出院时的母乳喂养率,纯母乳喂养率更低,母乳喂养持续时间较短。

目前国际上关于多胎的母乳喂养有两份指南,分别是英国多胎分娩基金会(The Multiple Births Foundation)"双胎或多胎喂养的医护人员指引"、加拿大不列颠哥伦比亚省"多胎的母乳喂养"。

多胎的母乳喂养指导应该包含以下内

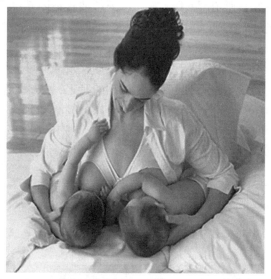

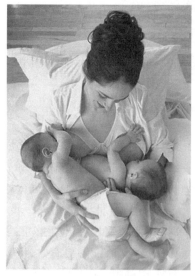
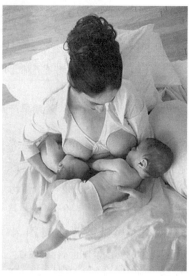

图13-11 双胎哺乳的姿势

容：

知情选择告知母乳喂养对新生儿/早产儿的益处，特别是对多胎的益处；母亲可能面临的时间、精力等挑战；多胎的母乳喂养方法。

制订合理的喂养预期和计划产后及时开始哺乳；可以分开实施，一次喂一个，也可以同时喂两个；没有证据证明同时喂和交替哺乳哪种方法更好，产后初期交替哺乳便于母亲学习哺乳技巧，了解每个婴儿的个性特点，有助于母亲信心的建立；频繁哺喂，不能直接哺乳时使用医院级吸乳器双侧吸乳，确保泌乳量；不建议长期使用手挤或手动吸乳器，难以长期坚持吸乳哺喂；鼓励实施袋鼠式护理，可以同时进行或分开进行，也可由父亲或其他家人实施；双胎或多胎由于健康状况的不同，产后初期的喂养方式也可能不同，应作为独立个体对待。

持续一致的专业指导母乳不足是多胎放弃母乳的首要原因，母亲的疲劳或时间精力不足是常见原因；指导母亲使用正确的哺乳姿势（图13-11）；保证充分休息；给予持续的信心和指导；针对母乳不足，分析原因并针对性的指导。

唇腭裂婴儿：对于唇腭裂婴儿来说，母乳喂养有着一些特殊的益处，包括唇腭裂婴儿易发中耳炎，而母乳有助于预防耳鼻部分的感染问题，母乳对黏膜组织的刺激性小，哺乳过程中对口面部肌肉的锻炼能够促进语言功能的发育。

唇腭裂能否直接哺乳与裂缝大小、类型和婴儿成熟度有关，唇裂婴儿比合并腭裂或单纯腭裂的婴儿容易直接哺乳。对于每个唇腭裂的婴儿都应该个体化的分析和制订喂养计划。

唇腭裂婴儿的母乳喂养也面临一些挑战，包括：唇腭裂婴儿不易形成口腔负压；母乳容易逆流进入鼻腔；哺乳时容易疲劳且摄入量不足；吞咽时易吸入较多空气。

唇腭裂婴儿哺乳方法：哺乳时尝试直立位或半直立位，可以帮助乳汁顺利吞咽，避免呛奶；使用舞者手势固定婴儿的下颌，辅助含接；频繁拍嗝，唇腭裂婴儿容易在哺乳时吸入过多空气，所以也需要更频繁的拍嗝；如果是轻度唇裂，哺乳时用手指堵住裂口可帮助改善口腔负压（图13-12）；唇腭裂严重时，哺乳后用吸乳瓶喂等方式增加摄入量；使用专门为唇腭裂设计的奶瓶/奶嘴（图13-13）；密切随访，评估婴儿的摄入量和生长发育情况。

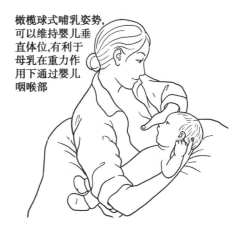

橄榄球式哺乳姿势，可以维持婴儿垂直体位，有利于母乳在重力作用下通过婴儿咽喉部

图13-12 唇腭裂患儿的哺乳姿势

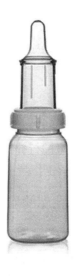

图13-13 唇腭裂婴儿特需喂奶器

2013年美国母乳喂养医学会（ABM）发布了更新版的唇腭裂婴儿母乳喂养指南。指出

目前还没有充分的临床证据,还需要有严密设计和数据导向的临床研究,以探讨唇腭裂婴儿母乳喂养成功率、实施步骤和预后情况。

(胡雪峰 贲晓明)

参 考 文 献

1. Nyqvist KH, Häggkvist AP, Hansen MN, et al. Expansion of the ten steps to successful breastfeeding into neonatal intensive care: expert group recommendations for three guiding principles. Journal of Human Lactation, 2012, 28(3):289-296.

第六节 母乳库的建立和运行

母乳是新生儿最理想的食物。美国儿科学会鼓励所有的母亲采用母乳喂养,在母乳不能作为新生儿喂养的第一选择时,捐献母乳能够作为替代喂养[1]。建立母乳库是收集捐献母乳的重要方式,一些国家和地区结合本国和地区的实际情况分别建立了各自的母乳库,并制订母乳库运行管理指南,如:北美母乳库协会(Human Milk Banking Association of North America, HMBANA)[2],英国国家卫生医疗质量标准署(National Institute for Health and Clinical Excellence, NICE)[3],意大利[4]、澳大利亚[5]。这些指南对于建立母乳库、捐献者的宣教、母乳库的操作流程、捐献母乳的分配与转运等进行了详细的解释说明。现对这些指南进行介绍和解读,以期能够为广大围产医学工作者提供帮助。

一、母乳库的发展现状

母乳库是招募母乳捐献者、收集捐献母乳,并负责母乳的加工、筛查、储存、分配工作的专业机构,以满足医疗需要,且必须由有相关执业资格的医师开具处方。2005年,在美国华盛顿召开的 HMBANA 会议上成立了一个非盈利的国际母乳库倡议组织(Interna-tional Milk Banking Initiative, IMBI),他们的目标是:①促进全球建立安全、符合伦理要求的母乳库;②推进喂养早产或危重新生儿的母乳喂养,如果新生儿自己母亲的母乳不能获得,建议捐献母乳作为第二选择;③提供一个各国母乳库协会或单个母乳库之间交流的平台;④鼓励和促进捐献母乳相关的伦理学和临床应用的研究。

【解读】 在已经加入 IMBI 的国家或地区之中,HMBANA 是国际上影响力最大的区域性母乳库组织,成立于1985年,目前有17家母乳库加入,主要致力于推进早产或危重新生儿的母乳喂养,已经制订了切实可行的母乳库建立和运行管理指南。英国母乳库协会(United Kingdom Association for Milk Banking, UKAMB)已经建立15家母乳库在英格兰,1家母乳库在苏格兰,1家在爱尔兰,每年有超过1500人捐献母乳,提供6500L以上母乳,这些母乳库均是按照 NICE 的规范建立并运行。意大利和澳大利亚根据本国的实际情况并参考 HMBANA 指南制订了各自的母乳库运行管理规范。我国目前母乳库的建立才刚刚起步(2013年5月和8月分别在广州市妇儿医疗中心和南京市妇幼保健院建立了2家母乳库),没有成熟的建立母乳库的管理规范,因而有必要对这些关于母乳库的建立和运行管理指南进行介绍和解读。

二、母乳库的组织结构

(一)管理部门结构

母乳库运作应由有资质的护士、医师或母乳库操作人员监督,这些人员接受专业培训,获得正确信息以确保母乳库操作的安全性。母乳库监督人员可以由医院相关部门、项目经理、医师或者高年资执业护士担任,或者由一个医疗专业人士的顾问委员会进行监督。

【解读】 母乳库的建立和运行涉及领域包括:护理人员、免疫、药理、营养、公共卫生、产科、病理学、食品工程、法律和患者代表。因而需要这些专业领域的专家作为顾问。同时，要向国际上具有成熟运作经验的母乳库协会（如：HMBANA）学习管理规范。

（二）捐献者筛查

候选捐献者应当是健康的哺乳期女性，有充足的母乳满足自身需要；同时，候选捐献者在首次捐献前6个月内要经过血清学检查，项目包括：人类免疫缺陷病毒-0（human immunodeficiency virus-0，HIV-0），HIV-1，HIV-2，人类嗜T淋巴细胞病毒1/2（human T-cell lymphotropic virus 1/2，HTLV1/2），丙肝、乙肝、梅毒。血清检查应由有资质的专业实验室进行，血清检验结果在捐献期都有效；如果捐献者出现生活方式改变或出现疾病，可能影响捐献母乳的安全时，由该母乳库自行决定是否需要暂停捐献或者重新检测。

【解读】 母乳库能够正常运行的重要条件之一在于有健康的母乳捐献者，首先是让临床工作者应该认识到给危重或早产儿捐献母乳喂养的重要性，研究发现，在对新生儿重症监护病房（neonatal intensive care units，NICU）临床医师进行6个月捐献母乳益处的宣教后，93%的临床医师倾向于推荐捐献母乳喂养[6]。其次，需要对健康的哺乳期女性进行宣教，使她们在满足自己婴儿需要的前提下，愿意捐献母乳帮助需要的新生儿[7]。笔者医院利用产妇孕期课堂、产后康复中心宣传并培养产妇捐献母乳的意识，极大地提高了捐献母乳的产妇人数。

（三）捐献资格认可

每个母乳库指定专人负责批准或暂停捐献，确认筛查程序的完整，确定捐献母乳符合要求。一旦捐献者获得批准将立即获得通知，同时将被告知关于自身或家人出现健康、用药或生活方式改变时定期积极沟通。

【解读】 各国都意识到捐献母乳的重要性，其中UKAMB甚至将"每一滴奶拯救一个生命"作为该协会的宣传词，他们认为捐献母乳与献血一样重要，可以拯救新生儿的生命，因此，和无偿献血的管理一样，他们对捐献者资格的认可也建立了严格的筛查程序，确保捐献母乳符合要求。但目前国内临床工作者和产妇对捐献母乳的作用和重要性并没有得到足够认识，认为捐献母乳没有献血对新生儿救治的作用重要。因而，认为对捐献者资格的认可，筛查程序的执行可以不像献血流程那样严格，这一定程度上影响母乳库建立后的质量监控。在我国进行捐献母乳重要性的宣传就显得尤为重要。

三、捐献者的宣教与捐献流程

为确保捐献母乳的安全性和质量，应指导捐献者按适当的方法进行吸乳、处置、储存和运送母乳。对捐献者应采用书面宣教和现场示范相结合的方法，使捐献者熟练掌握母乳收集、储存和运送到母乳库的整个流程。

【解读】 对捐献者进行宣教使她们掌握捐献母乳流程非常重要，这是确保捐献母乳质量的重要环节，应该详细地介绍吸乳配件的清洁，洗手，母乳储存容器的选择，母乳储存容器的处理。哪些状况下捐献者应停止捐奶，哪些生活方式可能影响她成为合格捐献者。如何对母乳进行正确标记，包括捐献者编号和吸乳日期。正确地冰冻和储存母乳。这样可以消除捐献者的迷惑而按照流程正确地进行捐赠。一般首次的宣教和示范特别重要，捐献者有了第一次成功的尝试后，大部分都愿意继续捐献母乳，这是母乳库持续运行的重要保障。在笔者医院母乳库运行过程中，产妇捐奶次数最多45次，捐奶量最多为8290ml。

四、母乳库操作流程

（一）母乳库的建筑

母乳库工作室的建筑与结构应大小合适、结构合理，便于母乳库日常操作和卫生要求。确保足够的空间放置母乳库相关设备和储存材料,保障捐献母乳的卫生操作和生产。母乳库的所有场所都不得有害虫出现。应采用有效方法去除害虫,避免害虫对母乳库场所造成污染。杀虫剂或灭鼠药灯光应谨慎使用,避免造成对母乳、母乳接触面或母乳包装材料的污染。

【解读】　一些国家或地区建立大型的母乳库中心,一个城市建立一个中心母乳库配送中心,所有捐献母乳集中在这个中心进行集中消毒、储存、配送到需要的医院,运作模式类似于目前我国的血站,目前我国没有这种母乳配送中心,主要是开展建立以医院为主体的捐献母乳库,但从长远发展角度,建立母乳库配送中心是一个高效和经济的方法。建立医院或区域性母乳库对建筑的要求主要和母乳库的覆盖范围和规模有关。

(二) 建立母乳库的设施

母乳库所有设备都应按照生产厂商的说明书进行清洁和维护,这些设施包括但不仅限于冰柜、冰箱、巴氏消毒机、振荡水浴箱、洗碟机、温度计、警报器、母乳成分分析仪等。

【解读】　母乳库的加工与储存等设备只限于母乳库使用,不得用于其他目的。这点非常重要,以免放置药品或血样等引起母乳污染。所有母乳库设备与器具在设计和制作材料选择时都应考虑易于清洗和维护。设备和器具的设计、构造和使用应避免润滑剂、燃料、金属碎片、污染的水或其他物质污染母乳。所有设备的安装和维护应便于设备和相邻场地的清洁。母乳接触面应具有防腐蚀作用。应由无毒材料制成,能够耐受设计使用的环境和母乳的作用,并能(如需要)承受清洁试剂和消毒剂的作用。母乳接触面用于预防母乳被任何来源的物质污染,包括不合法的母乳间接添加剂。HMBANA 未将母乳营养成分分析仪加入母乳库的最低配置表中。但如果母乳库使用营养成分分析仪时,分析仪使用的数据应注意假阳性和假阴性结果,与平均值和中位线的偏离情况,以及标准差。

笔者医院母乳库目前尚没有配置母乳营养成分分析仪。

(三) 捐献母乳的加工

捐献母乳的登记应包装完整,标识清晰,所有捐献母乳与特定捐献者对应。冰冻母乳放冰箱冷藏室缓慢解冻,避免母乳变质或污染。不管是冰箱内保存时或取出后,母乳温度应维持在 72℃ 或以下。母乳从冰箱取出混合前,应避免阳光直射,远离热源至少1.8m 以上,混合后立即放入冰箱。如使用水浴解冻,所有容器的盖子应在水平线之上。新鲜未加工母乳或解冻后的新鲜冰冻母乳混合时,都应该在超净条件下进行。

【解读】　在无菌条件下,对每批混合母乳取样进行细菌培养检测。检测结果为正常皮肤表面菌群(如凝固酶阴性葡萄球菌、假白喉菌、表皮葡萄球菌、草绿色链球菌等)≤ 10^4 菌落形成单位/毫升(colony forming unit/ ml,CFU/ml)时,该未加工母乳可以分发。如果发现任何致病菌,该母乳禁止分发。

(四) 捐献母乳的消毒

目前捐献母乳采用巴氏消毒,水浴预加热至不低于 62.5℃,分装奶瓶浸入在充分搅拌或振荡的水浴中。设置检测瓶,瓶中装入同等体积的母乳或水,装入经校正的温度计以记录热处理过程中的瓶内温度。检测瓶的处理和其他母乳瓶完全一样。检测瓶与其他奶瓶一起放入水浴,置于所有奶瓶的中央位置。当检测瓶中温度达到 62.5℃ 时开始计时,维持温度不超过 63.5℃,加热 30 分钟后立即停止。

【解读】　捐献母乳采用巴氏消毒是保证喂养安全的有效途径之一。临床医师对捐献母乳抵制的原因之一是认为巴氏消毒影响母乳营养成分。研究者已经对巴氏消毒捐献母乳和未消毒母乳的成分进行比较,结果表明巴氏消毒捐献母乳对其主要的成分没有明显影响,只是部分多不饱和脂肪酸、免疫蛋白和氨基酸的含量较未消毒的母乳降低[8],因而,喂养早产儿时,捐献母乳添加母乳强化剂就成为优于早产儿配方奶的更佳选择。

除了采用巴氏消毒外,研究者还在考虑采用紫外线消毒,结果显示紫外线消毒捐献母乳可以达到巴氏消毒一样的灭菌效果,但对免疫蛋白的破坏程度低于巴氏消毒(紫外线消毒后 SIgA、乳铁蛋白、溶菌酶的活性分别为 89%,87% 和 75%;但巴氏消毒后 SIgA、乳铁蛋白、溶菌酶的活性明显降低,分别为 49%、9% 和 41%)[9]。因此,探讨合适的捐献母乳消毒方法,可以减少消毒对母乳成分的破坏,从而更有益于被喂养的新生儿。

(五)捐献母乳的保存

热加工处理后,母乳应迅速冷却,可根据设备设定程序冷却母乳或使用冰水浴冷却。经冷却的巴氏消毒后的母乳可密封保存在 4℃ 条件下最多 72 小时,以便随时使用。如超过时间不用,应冰冻保存待用。冰冻保存奶瓶标记包括消毒时间和失效时间。失效时间从同批混合母乳中最早的吸乳时间开始计算,不超过一年。

【解读】 经过巴氏消毒的母乳不应出现任何微生物生长。每个母乳库的微生物学检测应按照标准流程进行。不符合微生物检测标准的母乳不得分发至医院,但可用于研究。如果不用于研究,污染的母乳应当丢弃。每批用于微生物检测的奶瓶应当随机抽取,取样后该瓶母乳应丢弃。不能重新密封和分配,也不需储存用于其他检验。

五、母乳分配

(一)捐献母乳使用的知情同意

除非患者的医师处方要求新鲜冰冻或新鲜冷藏未加工的母乳,一般分配的都是经过巴氏消毒的母乳。捐献母乳按照临床处方或医院采购订单进行分配。鼓励医院与患者家属签订"捐献母乳使用知情同意书"。

【解读】 目前研究表明:母乳库提供捐献母乳是比较安全的,可以通过科学的处置

和严密的管理制度来防范风险[10]。但是,还不能完全避免一些潜在的风险,如:收集乳汁和运送过程中有可能发散污染;无法证实捐赠者健康状况时可能导致疾病(如 HIV、乙肝、丙肝、梅毒等)的传播机会。因而,医院与患者家属签订"捐献母乳使用知情同意书"显得尤为重要。

(二)捐赠母乳的受益对象

捐献母乳可用于治疗下述疾病,包括并不仅限于:①早产儿;②吸收不良的婴儿;③喂养不耐受;④免疫缺陷;⑤先天性异常;⑥术后加强营养;⑦肠外营养/肠道刺激;⑧其他需要添加的医学指征。

【解读】 指南中还指出,如果母乳库奶液充足,还可以扩大适应证,包括但不仅限于:①母乳缺失或母乳不足;②收养儿或代孕儿;③母亲疾病需暂停母乳喂养;④亲母母乳可能对婴儿有健康危害;⑤母亲死亡;⑥由于医疗原因,婴儿需要母乳但母亲泌乳不足或没有。目前,笔者医院捐献母乳量还比较有限,因而主要给予的是极低或超低出生体重儿。

六、母乳的转运

母乳可能需要从一个母乳库转运至另一个母乳库。输出母乳库只能从合格捐献者处收取母乳,并与接收母乳库达成协议,商定每盎司母乳的运送费用。这个费用包括转运母乳库的日常成本和捐献者筛查费用。输出母乳库将捐献者编号与储存的母乳一起转运至接收母乳库,以便出现问题时的追溯和召回,也有助于保护捐献者隐私。巴氏消毒的母乳转运至其他母乳库时,保留原始标记信息,以便说明巴氏消毒过程的操作地点。接受库可以另加自己的标签,但不可掩盖或去除原始标签。

【解读】 目前国内建立的 2 家母乳库都是以医院为单位,捐献母乳给各自医院的新生儿,不存在从母乳库转移母乳到其他

医院或母乳库的问题。随着国内医疗机构对捐献母乳重要性的认识，建立起大型的母乳库中心，那时就需要考虑捐献母乳从母乳配送中心转运到医院的问题。

七、母乳库记录

（一）捐献者记录

捐献者记录包括捐献者原始筛查表，其中包含病史、传染病史、饮食史、生活方式（包括饮酒和抽烟状况）、用药/中药情况；确证血清检测阴性结果记录，其中包括 HIV-0、HIV-1、HIV-2、HTLV-1、HTLV-2、乙肝、丙肝、梅毒以及该母乳库要求的其他筛查项目；医疗机构提供的捐献者及其婴儿的健康状况（除非婴儿不在母亲身边或已经死亡）；捐献者婴儿的出生日期和胎龄，每次捐献记录，签署母乳捐献知情同意书。母乳捐献记录应视为机密；母乳捐献记录应妥善保存，接受者为成年人时应保存 10 年，或应保存至该批母乳的所有接受者达到 21 岁以后。

【解读】 母乳捐献者也需要签署知情同意书，在这个知情同意书中应让捐献者知道她捐献母乳的意义，她们捐献的母乳给予早产儿（特别是极低出生体重儿、超低出生体重儿）、疾病新生儿等高危儿及术后患儿。这些新生儿接受捐献母乳喂养可显著降低喂养不耐受、坏死性小肠结肠炎及感染的发生率，增加抵抗疾病的能力。

母乳捐献者一般会有顾虑，如：捐献母乳后自己的孩子不够吃，捐献母乳对自己身体的影响等，这阻碍了产妇捐献母乳。在知情同意书中可告知捐献者捐献母乳的优点，不仅有益于其他患儿疾病的恢复，而且对捐献者也是有益的，如：母乳不挤或不吸，少挤或少吸，或每次没有排空都可能导致奶水越来越少，捐献母乳可以促进每次排空乳房，有利于乳腺管畅通，如果乳汁过多，排空不完全，产妇没有及时将乳房内多余乳汁排空，反而会引起乳腺炎；对乳头的刺激越多，乳母体内

的泌乳素分泌越多，奶水也会越来越多；因为产妇的捐赠母乳帮助了其他需要母乳喂养的新生儿并促进了她们的疾病愈合以及健康成长，会带给捐献者自豪愉悦的心情，反过来保证了捐赠者的母乳质量。

（二）母乳库管理记录

包括：每批混合母乳中所有捐献者编号；批次信息，包括处理日期、处理奶量、每批瓶数、热处理次数和温度信息；母乳混合和（或）巴氏消毒后每个批次的细菌检测结果；冰冻、冷藏和巴氏消毒的温度信息；所有设备校正记录；每个母乳库的财务信息（如适用）。

【解读】 澳大利亚和 NICE 将药品生产质量管理规范（good manufacturing practice，GMP）和危害分析与关键控制点（hazard analysis and critical control points，HACCP）分析引进母乳库的运行管理中，确保母乳在采集、加工、储存、准备和食用等过程中的安全，在危害识别、评价和控制方面应具有科学、合理和系统的方法，并做好相关的母乳库管理记录。其中，药品生产质量管理规范（good manufacture practice of drugs，GMP）是药品生产和质量管理的基本准则，适用于药品制剂生产的全过程和原料药生产中影响成品质量的关键工序。大力推行药品 GMP，是为了最大限度地避免药品生产过程中的污染和交叉污染，降低各种差错的发生，是提高药品质量的重要措施。将 GMP 引入母乳库的管理有利于保证捐献母乳的安全。危害分析关键控制点（hazard analysis and critical control points，HACCP）是国际食品法典委员会在 1997 年公布的食品安全卫生的管理规则。其原则包括：进行危害分析，确认关键控制点，确定每个关键控制点的限值，建立每个关键控制点的监控要求，建立失控时之矫正措施，建立确保 HACCP 体系良好使用的程序，建立记录程序。将 HACCP 引入母乳库的管理可以预防、消除或降低捐献母乳从采集到食用过程

可能潜在的安全危害,以保障提供安全的捐献母乳给新生儿。

(三)母乳接受者记录

包括:处方医师姓名,或医院及采购单号(如适用);所有分发母乳的分发日期、批号、奶瓶数量、每瓶体积数;其他相关信息(如患者诊断和治疗结果,如果可以获得)。

【解读】 母乳库记录包括三层保护体系以确保母乳接受者接受安全而不受传染性疾病影响的捐献母乳。首先,对所有捐献者进行疾病或生活方式危险因素筛查,并血清检查排除 HIV、HTLV、梅毒、乙肝、丙肝等疾病感染。其次,捐献母乳经过巴氏消毒,这一过程可以杀灭 HIV、巨细胞病毒以及其他病毒和细菌。最后,巴氏消毒后的捐献母乳需要经过细菌培养确证阴性后才能分配使用。

八、母乳库的完善和发展

捐献母乳对危重新生儿和早产低出生体重儿的救治起到了关键的作用,是患儿母亲不能提供母乳喂养时的最佳选择。研究表明,随着母乳喂养比率的增加,早产低出生体重儿的救治存活率明显增加[11]。由于认识到母乳喂养对救治危重新生儿的重要性,巴西于 1978 年建立了当时世界上最大的母乳库,目前全国已经建立了 187 个母乳库。国外母乳库主要是依靠企业和机构进行捐助而成,并且就像血库和精子库一样都有着严格的监管制度确保母乳库的正常运行。下一步,HMBANA 正在协调母乳库间采用统一规范的运行和管理、记录和统计流程,有利于不同母乳库间进行数据比较,以提高母乳库的健康运行[12]。

【解读】 国内母乳库建立和运行才刚刚起步,目前仍没有成熟的运行模式,尚处于摸索阶段,相关的法律法规根本没有规定收费标准,需要依靠社会捐助才能维持这个项目的运行,但长期持续的母乳库花费和社会捐助之间仍存在一定的资金缺口,一些专家认为,卫生部门对母乳库的管理可以参照血库或精子库,出台相关管理制度,为其设立管理规范和收费标准,这样才能保证母乳库长期稳定发展,而国际通行的"无偿捐赠、有偿使用",则是一条必走之路。

(韩树萍 余章斌 贲晓明)

参 考 文 献

1. Section on Breastfeeding. Breastfeeding and the use of human milk. Pediatrics,2012,129:827-841.

2. Updegrove K,Jones F,Sakamoto P,et al. Guidelines for the Establishment and Operation of a Donor Human Milk Bank. 16th ed. Texas:Human Milk Banking Association of North America,2013:5-30.

3. National Institute for Health and Clinical Excellence. Donor breast milk banks:the operation of donor breast milk bank services [EB/OL].(2010). http://www. nice. org. uk/guidance/CG93.

4. Arslanoglu S,Bertino E,Tonetto P,et al. Amendment to 2010 Italian guidelines for the establishment and operation of a donor human milk bank. J Biol Regul Homeost Agents,2012,26:61-64.

5. Hartmann BT,Pang WW,Keil AD,et al. Best practice guidelines for the operation of a donor human milk bank in an Australian NICU. Early Hum Dev,2007,83:667-673.

6. Carroll K, Herrmann K. Introducing donor human milk to the NICU:lessons for Australia. Breastfeed Rev,2012,20:19-26.

7. Alencar LC, Seidl EM. Breast milk donation:women's donor experience. Rev Saude Publica,2009,43:70-77.

8. Valentine CJ,Morrow G,Fernandez S,et al. Docosahexaenoic Acid and Amino Acid Contents in Pasteurized Donor Milk are Low for Preterm Infants. J Pediatr,2010,157:906-910.

9. Christen L,Lai CT,Hartmann B,et al. The effect of UV-C pasteurization on bacteriostatic properties and immunological proteins of donor human milk. PLoS One,2013,8:85867.

10. Brent N. The risks and benefits of human donor breast milk. Pediatr Ann,2013,42:84-90.

11. Corpeleijn WE, Kouwenhoven SM, Paap MC, et al. Intake of own mother's milk during the first days of life is associated with decreased morbidity and mortality in very low birth weight infants during the first 60 days of life. Neonatology, 2012, 102: 276-281.

12. Brownell EA, Lussier MM, Herson VC, et al. Donor human milk bank data collection in north america: an assessment of current status and future needs. J Hum Lact, 2014, 30: 47-53.

第十四章

配方奶及特殊配方奶

第一节 配方奶种类及
其组成原则

一、母乳强化剂

婴儿最理想的食品是母乳,然而对于早产儿/低出生体重婴儿来讲,由于生长速度快,对于蛋白质、钙、磷、镁、钠、铜、锌和维生素的营养需求大于天然母乳中的含量。母乳强化剂(human milk fortifier, HMF)是目前国际上推荐给接受纯母乳喂养的极低出生体重儿的,补充这类含蛋白质、矿物质和维生素的 HMF 以确保其快速生长的营养需求。添加时间是当早产儿耐受 100ml/(kg·d)的母乳喂养之后,将 HMF 加入母乳中进行喂哺。一般按标准配制的强化母乳可使其热卡密度至 80 ~ 85kcal/100ml(1kcal = 4.184kJ)。如果需要限制喂养的液体量[~ 130ml/(kg·d)],例如患慢性肺部疾病时,可增加奶的热卡密度至 90 ~ 100kcal/100ml,HMF 则应在达到 100ml/(kg·d)前开始使用,以提供足够的蛋白质和能量。HMF 在国内外有多种商品化产品,有粉剂和浓缩液态奶,强化后母乳的营养成分见表 14-1[1-3]。

表 14-1 母乳和各类配方乳的营养成分比较

	母乳	母乳+基于牛乳的粉状强化剂①	母乳+基于牛乳的液态强化剂②	母乳+基于人乳的液态强化剂③	标准配方奶④	过渡配方奶⑤	早产儿配方奶⑥
能量密度(kcal/dl)	71	83	83	83	71	77	71/83/101
乳清蛋白:酪蛋白	70:30	乳清蛋白为主	乳清蛋白为主	乳清蛋白为主	60:40:48:52/100:0	60:40;50:50	60:40/100:0
蛋白质(g/L)	9	19 ~ 20	30	19	14 ~ 15	21	20/24 ~ 27/28 ~ 30
碳水化合物组成	乳糖	乳糖,葡萄糖聚合物	乳糖,枸橼酸,果胶	乳糖	乳糖,葡萄糖聚合物	乳糖,葡萄糖聚合物	乳糖,葡萄糖聚合物

续表

	母乳	母乳+基于牛乳的粉状强化剂①	母乳+基于牛乳的液态强化剂②	母乳+基于人乳的液态强化剂③	标准配方奶④	过渡配方奶⑤	早产儿配方奶⑥
碳水化合物(g/L)	80	80~95	70	82	75~78	75~77	72/78/83
脂肪组成	脂肪	脂肪,中链脂肪酸	脂肪,中链脂肪酸,植物油,DHA,ARA	脂肪	植物油	植物油,中链脂肪酸	植物油,中链脂肪酸
脂肪(g/L)	35	38~44	51	46	34~37	39~41	36/43/67
钙(mg/L)	230	1110~1360	1340	1360	450~530	780~890	1170/1395/1826
磷(mg/L)	130	610~780	736	800	260~290	460~490	620/740/1014
维生素D(IU/L)	10	1180~1470	1891	270	400~410	520~590	1315/1580/1522
维生素E(IU/L)	5.5	38~52	60	8	10~13	26~29	34/41/41
叶酸(mcg/L)	110	340~360	396	142	101~107	183~190	274/328/375
钠(mEq/L)	8	14~15	18	23	7~8	11	15/18/19

（数据来自 American Academy of Pediatrics,Committee on Nutrition：Appendix C. Table C-1 Representative values for constituents of human milk. In Kleinman RE,editor：Pediatric）

注：nutrition handbook,ed 6,Elk Grove,Ill,2009,American Academy of Pediatrics. ARA,Arachidonic acid；DHA,docosahexaenoic acid；MCT,medium-chain triglyceride.
①足月儿母乳添加粉末状母乳强化剂(Enfamil 或 Similac),每100ml 母乳中加入 4 包
②足月儿母乳添加液态母乳强化剂(Enfamil),每25ml 母乳中加入 1 小瓶
③足月儿母乳中添加基于人乳的 Prolact+4 HMF
④为 Enfamil Premium、Similac Advance 和 Good Start Gentle Plus formulas
⑤为 SimilacNeoSure 和 EnfamilEnfaCare formulas
⑥为 Enfamil Premature Lipil、Good Start Premature 和 Similac Special Care formulas

二、早产儿配方奶

早产儿配方奶是为了满足早产儿生长所需的特殊营养和生理需求而设计。目前市场上供应的早产儿配方奶的能量密度有 68~71kcal/100ml、81~83kcal/100ml 和 101kcal/100ml 三种。有时当过小的婴儿出现生长缓慢或能量消耗增加的情况下,则需选择一些较高能量密度的配方。早产儿配方中许多成分与标准婴儿配方是有区别的(见表 14-1 和表 14-2)。其中碳水化合物、蛋白质和脂肪的类型更有利于促进营养素的消化吸收。早产儿配方奶的蛋白质、矿物质和维生素的浓度较标准配方奶要高。适用于胎龄在<34 周或体重<2000g 的早产儿[1-4]。

三、早产儿过渡(出院后)配方

早产儿过渡配方是为了满足低出生体重儿出院后追赶生长所需要而设计的,其能量密度为 72~74kcal/100ml。配方中营养素的

表 14-2　标准婴儿配方奶、早产儿配方奶和早产儿过渡配方奶的主要成分(100ml)

营养成分	标准婴儿配方奶	早产儿配方奶	早产儿出院后配方奶
能量(kcal)	67.2~68.0	80.0~81.0	72.0~74.0
蛋白质(g)	1.45~1.69	2.20~2.40	1.85~1.90
蛋白质/能量比(g/100kcal)	2.2	2.5	2.8
脂肪(g)	3.5~3.6	4.1~4.3	3.4~4.1
碳水化合物(g)	7.3~7.6	8.6~9.0	7.7~8.0
钙(mg)	51~53	134~146	77~90
磷(mg)	28~36	67~73	46~49
铁(mg)	1.0~1.2	1.2~1.4	1.3~1.4
钠(mmol)	0.71~1.17	1.3~1.5	1.0~1.1
钾(mmol)	1.74~1.89	2.1~2.7	1.9~2.2
氯(mmol)	1.13~1.44	1.9~2.0	1.5~1.7
维生素 A(IU)	200~204	250~1000	330~340
维生素 D(IU)	40.5~41.0	70.0~192.0	52.0~59.0
维生素 E(IU)	1.35~1.36	3.2~5.0	2.6~3.0
维生素 K(μg)	5.4~5.5	6.5~9.7	5.9~8.0

摘自:《中华儿科杂志》编辑委员会,中华医学会儿科学分会新生儿学组,中华医学会儿科学分会儿童保健学组.早产/低出生体重儿喂养建议解读.中华儿科杂志,2009

含量虽然不如高能量密度的早产儿配方,但高于标准婴儿配方(见表 14-1 和表 14-2)[1,3]。当早产儿的体重达到或超过 2000g 时,仍处在生长迟缓状态,可选择早产儿过渡配方奶(由于通常该体重已达到出院标准,故目前也将这类配方称为早产儿出院后配方奶),并且可用至婴儿一岁。目前国外早产儿过渡配方奶有粉状和液态两种,目前国内市场暂时仅有粉状这一种。但并不是所有早产儿都需要早产儿过渡配方奶,适用于早产儿出院后仍有生长迟缓的早产儿喂养,或作为母乳的补充。2009 年美国儿科协会认为过渡配方奶可以用至婴儿的体重和身长维持在标准值的第 25 百分位以上,或者矫正月龄达 9~12 个月。我国 2013 年由中华医学会肠外肠内营养学分会儿科学组制订的《新生儿营养支持临床应用指南》中建议,过渡乳

配方奶适用于仍存在生长迟缓的早产儿出院后的持续喂养,需定期监测生长指标以作出个体化喂养方案的调整,当生长指标达到校正月龄生长标准的第 25~50 百分位,可转换成标准婴儿配方[4]。

四、标准婴儿配方奶

标准配方乳中的成分与含量是目前最接近母乳的(见表 14-1),适用于胃肠道功能发育正常的足月新生儿或胎龄≥34 周且体重≥2000g 的早产儿。

五、特殊配方奶

(一)水解蛋白配方和游离氨基酸配方

根据蛋白质的不同水解程度和氮分子大小,目前这类配方主要包括适度水解配方、深度水解配方和游离氨基酸配方三种。水解蛋

白配方是通过蛋白水解工艺,把高致敏性的普通牛奶蛋白变成低致敏性的小分子的水解蛋白质或肽链,从而去除牛奶蛋白的过敏成分,使改良后的牛奶蛋白致敏性降低,根据其水解程度的不同,可以分为适度水解配方奶粉(pHF)和深度水解配方奶粉(eHF)。其中深度水解配方经加热、超滤、水解等特殊工艺使其形成二肽、三肽和少量游离氨基酸的终产物,大大减少了过敏源独特型抗原表位的空间构象和序列,从而显著降低了抗原性,适用于大多数对牛奶蛋白过敏(cow' smilk protein allergy,CMPA)的患儿。游离氨基酸配方不含肽段,完全由游离氨基酸按一定配比制成,故不具有免疫原性,故更适用于严重牛奶蛋白过敏或牛奶蛋白合并多种食物过敏、不能耐受深度水解蛋白配方的新生儿。另外,由于这些大分子蛋白被分解成短肽和氨基酸形式,也更容易被小肠黏膜直接吸收,故也适用于肠道消化功能不全以及一些非IgE介导的胃肠道疾病患儿。由此,我国2013年的《新生儿营养支持临床应用指南》中也建议,出生时有高度过敏风险的新生儿首选适度水解蛋白配方;出生后已经发生牛奶蛋白过敏的新生儿,推荐使用深度水解蛋白配方或游离氨基酸配方[4]。游离氨基酸配方由于其渗透压高,不适用于早产儿。不耐受整蛋白配方乳喂养的肠道功能不全(如短肠、小肠造瘘等)者,可选择不同蛋白水解程度配方。水解蛋白配方虽然其营养成分不适合早产儿喂养,但当发生喂养不耐受或内外科并发症时可以考虑短期应用。

(二)无或低乳糖配方

适用于原发性或继发性肠道乳糖酶缺乏,对乳糖不耐受的新生儿,如急慢性腹泻、炎症性肠病、短肠和小肠造瘘等肠功能不全的婴儿。

(三)遗传代谢病专用配方

适用于患有先天性遗传代谢性疾病的新生儿,如苯丙酮尿症、枫糖尿病、戊二酸血症

等,由于这类患儿体内的某些代谢酶的活性缺陷而致代谢紊乱危害生命,如苯丙酮尿症患儿体内因苯丙氨酸羟化酶活性的缺陷可使血清苯丙氨酸浓度明显增加,且新生儿时期的早期治疗极为关键,治疗的原则是限制苯丙氨酸的摄入,需要喂以不含苯丙氨酸的氨基酸配方来满足蛋白的需要,目标是要将血清苯丙氨酸浓度维持在可允许范围内,保证患儿的正常生长。又如枫糖尿病是常染色体隐性遗传性代谢病,患儿体细胞中三种支链氨基酸(缬氨酸、亮氨酸和异亮氨酸)的脱羧基酶活性都有明显的减低或缺失,导致体内支链氨基酸和酮酸等在血和脑脊液中蓄积,同时还有其中间代谢物如 α-酮基异己酸、α-酮基异戊酸等物质的蓄积,从而导致神经系统正常发育过程严重受阻。患儿的配方中需严格限制支链氨基酸的供给,蛋白总量也需限制在每天 $2g/(kg \cdot d)$ 以下。

第二节 各种配方奶的营养成分和特点

一、母乳强化剂

目前,国内已经市售或将要上市的母乳强化剂及其强化后的母乳营养成分见表14-3。

二、标准婴儿配方乳

目前市售的常用标准婴儿配方乳的种类、营养成分和适应人群见表14-4。

三、早产婴儿配方乳

目前市售的常用早产婴儿配方乳的种类、营养成分和适应人群见表14-5。

四、早产儿过渡配方乳

目前市售的常用早产儿出院后(过渡)配方乳的种类、营养成分和适应人群见表14-6。

表 14-3　市售不同母乳强化配方的成分（单位/100ml）

营养成分	PrHM	FM85	EHMF	SHMF	SMAHMF	Eoprotin
能量（kcal）	70	85	81	81	84	84
脂肪（g）	4.0	3.8	4.9	4.2	4.0	4.0
碳水化合物（g）	7.0	10.6	7.2	8.6	9.4	9.8
蛋白质（g）	1.8	2.6	2.8	2.8	2.8	2.6
钙（mg）	22	100	141	141	112	72
磷（mg）	14	60	62	78	59	48
镁（mg）	2.5	7.3	4.5	10.3	4.0	5.3
钠（mg）	30	54	44	44	39	58
锌（mg）	0.32	1.3	1.04	1.31	0.45	0.32
铜（μg）	60	88	104	230	60	60

注：PrHM：未强化早产母乳；FM85：特别能恩 HMF（Nestle）；EHMF：Enfamil HMF（Mead Johnson）；SHMF：Similac HMF（Abbott）；SMAHMF（Wyeth）；Eoprotin（Milupa）

表 14-4　市售常用标准婴儿配方奶品牌的营养成分、特点和适应证

品牌名称	雅培喜康宝	美赞臣安婴儿A+	雀巢能恩I段	惠氏金装爱儿乐S-26	多美滋精确盈养心护	惠氏启赋	伊利金领冠婴儿配方	圣元优博	完达山育儿慧配方奶	纽荃星
能量(kcal/100ml)	66	67	67	73	68	68	68	67	63~70	100
蛋白质(g)	1.4	1.4	1.3	1.5	1.4	1.3	1.47	1.5	1.6	2.6
脂肪(g)	3.4	3.7	3.6	4.0	3.5	3.6	3.63	3.52	3.3	5.4
碳水化合物(g)	7.3	7	7.4	7.7	7.1	7.2	7.1	7.1	7.3	9.9
特点	添加叶黄素、益生菌、益生元、部分水解蛋白	添加ARA/DHA	添加益生菌,添加DHA/ARA	强化了DHA,添加胆碱和叶黄素	添加GOS/FOS和DHA/AA	添加结构脂防乳OPO	514kcal/100g粉 12g/100g粉 27g/100g粉 56g/100g粉 添加乳蛋白、叶黄素	益生元组合	(不详) 添加ALA/LA,叶黄素	能量密度1kcal/ml,含16% MCT和(FOS+GOS)
适应证	消化功能正常的足月儿									低体重婴儿

表 14-5　市售早产儿配方奶品牌的营养成分(100ml)、特点和适应证

品牌种类	雅培金装喜康宝	雅培喜康宝81	雅培喜康宝高蛋白	雅培喜康宝101	雀巢特别能恩1	惠氏金装保贝儿	多美滋优阶贝护	安婴儿早产儿配方奶(液奶)	安婴儿早产儿配方奶(粉奶)
能量(kcal)	68	81	81	101	80	82	80	81	83
蛋白质(g)	2	2.43	2.67	3.3	2.3	2.2	2.6	2.4	2.4
脂肪(g)	3.67	4.2	4.2	6.7	4.2	4.4	3.8	4.1	4.1
碳水化合物(g)	7	8.34	8.1	7.8	8.6	8.4	8.4	8.9	8.9
适应证	早产儿、低出生体重儿								

表14-6 市售早产儿出院后配方乳(PDF)的营养成分(100ml)、特点和适应证

品牌种类	雅培金装喜康宝PDF	惠氏金装爱儿加PDF	美赞臣安婴儿早产儿PDF	雀巢特别能恩2
能量(kcal)	74	73	75	73
蛋白质(g)	1.95	1.9	2.0	2.04
脂肪(g)	4.09	3.9	4.0	3.8
碳水化合物(g)	7.23	7.5	7.7	7.7
适应证	早产儿/低出生体重儿出院后配方			

第三节 婴儿特殊配方奶

水解和游离氨基酸配方的营养成分(100ml)、特点、适应证见表14-7。市售免乳糖配方营养成分(100ml)、特点、适应证见表14-8。市售代谢性疾病配方营养成分(100ml)、特点、适应证和禁忌证见表14-9。

表14-7 水解和游离氨基酸配方的营养成分(100ml)、特点、适应证

	雀巢超级能恩	雅培金装亲护	美赞臣亲舒	惠氏金装敏儿乐	蔼尔舒	肽敏舒	恩敏舒	纽康特	纽太特
能量(kcal)	67	68	67	73	70	67	70	71	66
蛋白质(g)	1.3	1.56	1.55	1.9	2.1	1.7	2.0	1.95	1.8
脂肪(g)	3.4	3.66	3.6	3.9	3.6	3.4	3.4	3.5	3.5
碳水化合物(g)	7.8	7.15	7.1	7.5	7.7	7.3	7.8	8.1	6.8
特点	部分水解蛋白配方	100%乳清蛋白并部分水解;较少乳糖;POF肠道亲和脂类	部分水解配方	部分水解配方,乳清蛋白60%/酪蛋白40%,含有ARA/HDA	深度水解乳清蛋白(80%短肽+20%FAA),40%MCT,无乳糖	深度水解乳清蛋白(80%短肽+20%FAA),52%碳水化合物来源为纯化乳糖	100%FAA,25%MCT,无乳糖,添加玉米糖浆,提高依从性	100%FAA,DHA,ARA,牛磺酸,富含MCT,Gln,无乳糖	深度水解乳清蛋白(80%短肽+20%FAA),50%MCT
适应证	1.有助降低婴儿过敏风险 2.适用于深度水解配方过渡至标准配方	1.针对牛奶蛋白不耐受 2.减少乳糖不耐受 3.适用于深度水解配方过渡至标准配方	1.牛奶蛋白过敏高风险婴儿 2.适用于深度水解配方过渡至标准配方	1.适用于0~12个月有家族过敏史的婴儿 2.适用于深度水解配方过渡至标准配方	1.食物蛋白过敏婴儿 2.乳糖不耐受性腹泻 3.小肠功能不全	1.轻中度牛奶蛋白/食物蛋白过敏婴儿 2.小肠功能不全	1.牛奶蛋白/食物蛋白过敏婴儿或用于辅助诊断 2.小肠功能不全	1.食物蛋白过敏 2.小肠功能不全	1.适用于轻/中度牛奶过敏患儿的后续巩固治疗 2.小肠功能不全

注:FAA:游离氨基酸;MCT:中链甘油三酯

表14-8　市售免乳糖配方营养成分(100ml)、特点、适应证

	雀巢能恩 AL110 无乳糖配方	多美滋优阶贝护 无乳糖配方	雅培舒心美 免乳糖配方	惠氏金装 爱儿复无 乳糖配方	美赞臣 Enfamil 无乳糖配方
能量(kcal)	67	67	68	67	67
蛋白质(g)	1.4	1.3	1.45	1.5	1.41
脂肪(g)	3.4	3.5	3.65	3.6	3.6
碳水化合物(g)	7.8	7.4	7.2	7.2	7.1
特点	乳基配方	乳基配方,添加DHA/ARA、核苷酸等,适宜肾溶质负荷	低乳糖,添加益生元、DHA	不含乳糖,添加DHA/AA、叶黄素及核苷酸	乳基配方,无乳糖,添加DHA/ARA
适应证	适用于乳糖不耐受婴儿				

表14-9　市售代谢性疾病配方营养成分(100ml)、特点、适应证和禁忌证

品牌名称	能全特 XP-1	美赞臣 无苯丙氨酸配方婴儿	能全特 XM-1	能全特 MS-1
能量(kcal)	72	68	72	72
蛋白质(g)	1.95	2.2	1.95	1.95
脂肪(g)	3.5	3.5	3.5	3.5
碳水化合物(g)	8.1	7.0	8.1	8.1
特点	不含苯丙氨酸,加强了酪氨酸含量	不含苯丙氨酸	不含蛋氨酸、苏氨酸、缬氨酸,含少量异亮氨酸	不含亮氨酸、异亮氨酸和缬氨酸
适应证	适用于0~12个月苯丙酮尿症患儿	适用于0~12个月苯丙酮尿症患儿	适用于0~12个月甲基丙二酸尿或丙酸尿症(MMA&PPA)患儿	适用于0~12个月枫糖尿病(MSUD)患儿

(汤庆娅　阮慧娟)

参 考 文 献

1. Janice Raymond MS, RD. Krause's Food and the Nutrition//CHAPTER 43, DianeM. Anderson, PhD, RD. Medical Nutrition Therapy for Low-Birth-Weight Infants. Saunders,2011,8:984-987.

2. 《中华儿科杂志》编辑委员会,中华医学会儿科学分会新生儿学组,中华医学会儿科学分会儿童保健学组(王丹华,刘喜红,丁宗一).早产/低出生体重儿喂养建议.中华儿科杂志,2009,47(7):

508-510.

3. 中华医学会肠外肠内营养学分会儿科学组、中华医学会儿科学分会新生儿学组、中华医学会小儿外科学分会新生儿外科学组. 早产儿管理指南. 中国新生儿营养支持临床应用指南. 中华小儿外科杂志,2013,34(10):782-787.

4. 中华医学会儿科学分会免疫学组,儿童保健学组,消化学组. 中国婴幼儿牛奶蛋白过敏诊治循证建议. 中华儿科杂志,2013,51(3):183-186.

第十五章

早产儿营养策略与实践

凡出生时胎龄未满孕 37 周的婴儿即可被定义为早产儿。由于早产,这些婴儿错过了宫内体重快速增长以及各功能器官的生长、完善相互之间功能协调的成熟阶段,造成生理成熟度不足。胎龄越小,体重越轻,成熟度越差,存活率越低。目前的医疗水平已可使早于孕 23 周的早产婴儿存活。如何使宫外生存的早产婴儿接近 15~20g/d 的速度追赶式生长,使其各功能器官达到成熟以适应生存环境,是早产儿营养的首要问题和根本问题。

随着对早产儿生长发育研究的深入以及喂养方式的多样化,在早产儿营养和膳食管理方面,我们有肠内肠外营养供给方式,有人乳(包括早产儿母亲自身母乳以及捐赠乳)以及配方奶(包括早产儿配方奶、出院后配方奶以及足月儿配方奶等)的营养保障。在早产儿营养需求方面,我们对其下限已有相当的了解,并且已经有了详尽的指南[1-6]。这对营养实践中如何预防营养素缺乏及生长不良有十足的帮助。但若进一步加入另一个近年来有关生命早期机会窗口期营养对生命晚期健康,尤其是与非传播性疾病之间的关系,或者从更大的叙事范围,从生命早期营养与社会经济以及国家人力资源之间关系的角度去看待其营养,目前可用于分析决策的数据恐怕就没有那么顺手了。

上述问题在具体的营养实践过程中,可以换一个角度表述,那就是追赶式生长也好,早产儿初生时所面临的生存及智力发育风险与生命晚期非传播性疾病概率之间的平衡也罢,对于医护人员(产科、新生儿科)以及监护人(父母)而言,早产婴儿住院期间怎么喂养,出院之后膳食如何管理以及管到什么程度,喂养决策的思路和相关的重要因素有哪些。这是本章节想要讨论的问题,大致可以分以下几个内容:早产儿营养需求特点,与早产儿营养决策相关的重要因素,喂养策略及要点。我们在此不详尽讨论各营养素的适宜推荐量及其相关研究进展,也不讨论特殊医疗状况下如极低体重早产儿和超低体重早产儿或重症患儿营养的具体要求。对这些题目感兴趣的读者,可以参阅相应的文献或著作[1-6]。

第一节 早产儿营养需求的特点

由于早产儿失去了孕晚期宫内生长最迅速、营养需求最旺盛的阶段,出生后其营养需求与足月儿相比存在一些差异,尤其在能量、蛋白质、脂肪、钙磷、铁和某些维生素方面[7]。对早产儿营养需求的研究,从实践和伦理角度来考虑,大多数是基于生长状况相对稳定的早产儿的研究结果得出的。

一、能　　量

早产儿活动少,基础代谢低。这一时期早产儿的能量需求与其体重有关。若以胎儿宫内发育做参照,胎儿在宫内生长的速度并非匀速,其体重的生长在孕晚期速度最快。但在孕晚期,胎儿摄入的能量平衡只涉及蛋白质与脂肪的生长:蛋白质增长减速,脂肪增速。由于脂肪的积累需要高热量支撑(9kcal/g),因此,这一时期的胎儿体重增长速度可以从 24～31 周的 18g/(kg·d) 下降到 32～36 周的 16g/(kg·d)。液体是早产儿体重的另一个重要组成部分,体重越低,其中液体所占比重越高。对于具有基础疾病或处于特殊医疗状态的早产儿而言,每天摄入液体的总量,制约着每天可以耐受的营养素摄入总量,其中包括能量。

二、蛋白质与氨基酸

早产婴儿出生时的胎龄越小,其不成熟度越高;对蛋白质及其他营养素的吸收所引发的生长速度及体重增加所产生的体成分的构成状况,受其不成熟度的影响也就越大。初生时期,早产儿通常无法建立有效的经口或肠内营养,使完全肠内营养的建立延迟,再加上基础疾病及其治疗需要对液体摄入总量的限制,导致喂养不耐受或营养素的透支过早发生并经过逐渐积累产生营养素赤字(nutrientdeficit),加大了早产婴儿所接受的“实际”蛋白质摄入量与“处方”摄入量之间的差距,使很多婴儿不能呈现追赶式生长。

由于早产儿母亲乳汁中各种成分之间的巨大差异,无法像足月儿那样通过对母乳成分的分析建立营养所需的氨基酸模式。目前,对早产儿所需氨基酸的估测,可接受的方法之一是将早产儿脐血中的氨基酸与已经补充了人乳蛋白的母乳进行喂养的早产儿血浆氨基酸水平加以结合考虑,以均数加减一个标准差来表示。

三、脂　　肪

膳食脂肪的量和组成将直接影响脂肪的吸收、代谢及其机体成分增加时的质量和构成。早产儿的膳食所提供的脂肪能满足其对能量的需求,并保证必需不饱和脂肪酸以及脂溶性维生素吸收的要求。一般而言,从 25 孕周开始,宫内胎儿脂肪的累积约为 1～3g/(kg·d)。与同孕龄胎儿相比,早产婴儿的生长发育需要更多的体内脂肪沉积以保护体温并使机体免受机械损伤,适应生存环境的变化。体内稍多的脂肪积累还可以在因基础疾病引发的喂养困难或腹泻儿摄入不足时提供能量。

膳食中脂肪的品质和形式由脂肪的种类及其内含的脂肪酸决定。目前大多数的配方奶中的脂肪采用混合脂肪设计,以接近母乳中脂肪酸的饱和度及链长等模式。由此引发业内将高含量的 2 位甘油酯、中链脂肪酸以及长链多不饱和脂肪酸在早产儿配方奶中的普遍应用。这些调整使得现代配方奶从结构上与母乳脂肪接近,但其生物利用度、对机体产生的生理功能效应,目前尚有争议。其争议之处大多集中在这些思路在配方奶中实施的策略以及剂量的差异[7,8],而并非被添加的物质本身。

四、钙　　磷

由于代谢骨病突出,早产儿钙磷需要量受到广泛关注。在孕 26～36 周期间,估计钙的增加速度是 2.3～3.2mmol(90～120mg)/(kg·d)。但在孕 36～38 周时可有轻度升高,此时是孕期胎儿骨矿量增的高峰。同样,磷在孕晚期也对骨矿的增长有贡献,速度为 1.9～2.5mmol(60～75mg)/(kg·d)。

母乳喂养达到 200ml/(kg·d) 时,最多提供 60mg/(kg·d) 的钙和 30mg/(kg·d) 的磷,无法满足达到功能骨矿沉积速率的需求。母乳喂养儿若不足量补充磷,出现代谢性骨病的风险增大[6]。母乳中的钙吸收率为50%~70%,配方奶中可以低到20%;磷的吸收好一些,母乳及配方奶中均可达到90%~95%。早产儿配方奶喂养的婴儿不必额外补充磷。在供应短缺时,吸收的钙磷被首先用于组织的合成而不是骨矿的增加。

为防止早产儿在出生后发生低钙血症,有必要通过肠内或肠外补充钙,同时监测血清钙含量。许多早产儿出现的低钙血症在出生后几天之内即可好转,而且没有任何的临床症状。

五、铁

通常情况下,早产儿出生时体内的铁储量足够初生后6~8周所需。如果抽血频繁,这些储量会被很快耗尽。接受常规输血的早产儿,在停止输血之前,可以不再额外补铁。铁又是营养素中集利弊于一身的特例,兼具营养和机体损伤两重特性。其营养作用在于对机体组织及正常功能的生长、发育及修复,弊在于其极强的氧化性所产生的氧自由基对组织和功能所造成的损伤。早产儿因铁吸收及结合能力差,其安全范围要比其他营养素窄,因此需要掌握摄入量,不能长时间处于过剩或短缺。

六、维 生 素

对于维生素的需求,早产儿与足月儿之间的差异表现在出生时体内储量低,尤其是那些在孕晚期才开始积累的脂溶性维生素更是如此;早产儿对某些维生素如维生素E的吸收能力差;还有一些维生素要达到药理学剂量时才具有生理功能。

早产婴儿对脂溶性维生素的摄入除供给因素外,还受膳食中脂肪摄入多少的影响。如维生素E的需要量在体内与多不饱和脂肪酸的量以及饱和程度有关。脂溶性维生素中,维生素K与早产儿相关的资料少。尽管临床上在婴儿出生后常规大量使用维生素

K,目前尚无评价维生素K营养状况的金标准。其主要原因一是目前检测脐血中维生素K水平的技术尚不可靠;其二是母乳中的维生素K含量很低。现已证实母乳喂养儿较易出现维生素K缺乏。维生素A的情况似乎好一些。临床上可以血清维生素A水平评估早产儿的维生素A营养状况。但在早产儿出现维生素A不足或严重缺乏时,肝脏内的储备已耗竭,这就造成对早产儿维生素A需要量进行估测的困难。维生素D受基础疾病和治疗方案的影响很大。比如用于改善早产儿肺顺应性的地塞米松或其他类固醇激素,长期使用会对线性生长带来副作用。但早期使用地塞米松对身高及骨量的影响还不明晰,出院后营养的补充有利于线性生长和骨量增加。

早产儿对水溶性维生素的需要量至今尚未确定。一方面是因为缺乏水溶性维生素在早产儿中的描述性数据,另一方面缺乏有关水溶性维生素在早产儿中的中毒资料。早产儿生长迅速,加上代谢及排泄维生素的器官发育不成熟、功能不完善、组织中储量不足以及某些相关性疾病对水溶性维生素需求量的增加等因素,使其成为维生素缺乏的高危人群。因此需要向早产儿足量地提供水溶性维生素。

第二节 早产儿喂养过程所涉及的主要因素

早产儿营养的根本问题是要保证早产儿有足够的线性生长速率以使其尽快适应宫外生存条件,健康成长,并尽可能减少生命早期营养模式对生命晚期与非传播性疾病相关的健康状况的负面影响。若要达到这一目的,理论上认为是通过追赶式生长使早产儿达到"参照婴儿"的生长发育水平。

因早产儿所处的不同发育阶段或疾病状态及其对营养状态所产生的不同程度的影

响,追赶式生长的结局可能不尽如人意[9-11]。这就需要在喂养实践中对相关的重要因素加以理解,并将其影响作为早产儿营养管理策略的思考因素,避免早产儿生长的起落反复[12]以及认知方面负面结局的发生。

一、参照婴儿

1967年,Fomon提出参照婴儿(reference infant)这一概念并对男婴在新生儿期体成分中的水、肌肉、脂肪和蛋白质等进行了测量。随之他的团队又推出旨在为早产儿的生长评估提供参考标准之用的参照胎儿(reference fetus)概念。这一概念是利用已发表的对人类胎儿体成分的分析数据建造的模型曲线,涵盖孕24～40周胎儿的体成分数据,包括水、脂类、蛋白质及一些主要矿物质。随后,这一概念成为大多数与早产儿生长相关研究的标准参照,并在不断地完善之中[13]。

随着相关研究数量的增多,对于这一概念是否可以真正用于早产儿在宫外生长的理想参照,也有相应的反思。一方面是积极地对参照胎儿模型的修订补充,另一方面是对这一概念的适用条件进行界定或质疑[14]。质疑大致集中在两个方面:其一,这些体成分数据所绘制的曲线来自小样本的婴儿,且其孕周、早产原因、体成分数据、甚或死因都有不确定性;其二,婴儿早产之后因其完全不同的生存环境与方式迥异的营养途径使得其宫外生存状况无法与宫内直接类比[14]。

二、基础疾病

早产儿常见的基础疾病涉及呼吸、消化、肾脏、心血管等。其治疗所需的体液总量控制要求,使肠外营养入量和(或)经肠道喂养的喂饲量受限。同时,治疗药物对某些营养素的消化吸收代谢也会产生影响。

三、营养途径与膳食选择

早产儿,尤其是极低出生体重和超低出生体重的早产儿在初生阶段常发生吮乳和吞咽困难。这种情况下,应给予肠外营养或经管饲肠内营养。出生第一天可给予氨基酸及葡萄糖水,之后要尽快达到包括脂类在内的全营养需求。在确信肠道营养被完全耐受之前,不应停止肠外营养[7]。微量喂养(minimal enteral feeding)——给少量非营养剂量的人乳或配方奶以促进肠道成熟的方法—可以与肠外营养同时进行,用以缩短达到全肠内营养所需要的时间,并缩短住院的总天数。

早产儿肠内营养可以选择的膳食大致可分两类。第一大类是人乳,包括早产儿母亲自身的母乳,其他乳母的捐赠乳以及添加了某些营养素的强化母乳。第二大类是配方奶,包括早产婴儿配方奶以及足月婴儿配方奶。

目前我们所看到文献中有关母乳喂养对早产儿的短期结局(更好的喂养耐受,减少感染及坏死性小肠结肠炎风险)以及远期结局的益处,多数基于早产儿母亲自己的母乳喂养所产生的效果;而对于捐赠人乳对早产儿的益处是否与自身母乳喂养的结局完全一致,目前尚无足够的数据加以推断。因此,要大力推荐母亲以自己的母乳喂哺婴儿。由于通常孕34周之前出生的早产儿无法进行有效的母乳喂养,母亲需要付出额外的精力去挤出乳汁通过管饲或其他途径进行喂饲。这一过程需要乳母的巨大付出,应该使乳母得到充分的支持和鼓励,坚持母乳喂养。因为母乳除了为婴儿提供最合适的营养方面的益处之外,还是从生物学、心理学及社会学等方面缔结母婴联结、依赖及安全感的最佳方式,是其他喂养方式所难以企及且无法替代的。

如本章前文所述,早产儿的营养需求无论是早产儿自己母亲的母乳还是捐赠人乳,在某些营养成分方面,还是无法满足要求的。这种情况下可以在母乳中加入一些以牛乳为基础添加多种营养素的人乳强化剂(human milk fortifier，HMF）。虽然已有文献证实HMF 配合人乳喂养可以改善短期增重、线性生长和头围的生长，但目前仍无足够数据支持其长期益处[15,16]。此外，对于可以直接吸吮乳头的早产婴儿而言，将 HMF 混入母乳会干扰或破坏婴儿对乳头的直接吸吮，也是对母乳喂养的一个不利因素[16]。

早产儿配方奶是专为满足早产儿日益增长的营养需求而设计的产品。与喂饲强化母乳的婴儿相比，出院后配方奶（post discharge formula，PDF）喂饲的婴儿生长更快、出院更早，且可减少低钠血症及代谢性骨病（metabolic bone diseases，MBD）风险。尽管近年来标准的PDF 被用做早产儿的母乳代用品，但其耐受性比母乳差，较易出现呕吐次数增加、腹胀及 NEC风险增加等情况。而且这些配方奶无法用于体重低于 2kg 的早产儿的营养管理。

早产儿出院之后的营养在以前没有引起足够的重视。离开医院之后缺乏医护人员的关注，许多父母开始使用为足月儿设计的足月儿配方奶喂饲早产儿。Lucas 等人研究提示出院后以足月儿配方奶喂养的早产儿可以在 6 个月之后维持超过 $100ml/(kg \cdot d)$ 的喂饲量，从而过量摄入营养素。而早产儿在出院之后喂饲 PDF 也会引发营养素，尤其是维生素 D 的摄入过量[7]。因此近年来出现了高蛋白含量以及额外补充多种营养素的PDF，以调整配方奶中的营养素密度，并可改善早产婴儿的线性生长及骨矿储量[17]。

四、早产儿营养的远期影响

人类早期营养对生命晚期健康，尤其是非传播性疾病之间的关系已日益受到重视。低出生体重在我国对儿童生存的影响是巨大的。对我国 20 世纪 90 年代营养调查数据所建模型的结果显示，6~59 月龄儿童的低体重率从 1992 年的 15.7% 下降到 2001 年的10.1%。由于低体重率的实际下降，减少了17.6 万名儿童的死亡。此外，另有分析显示低出生体重引发慢性非传播性疾病的风险较高（图 15-1）[18]，从而对社会的经济、人力资源等卫生经济学指标产生影响。

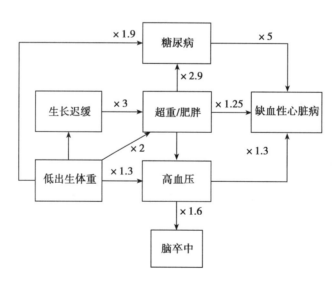

图 15-1　低出生体重与非传播性基本之间的相对危险度

早产儿生命早期生长不良所造成的生存问题及其对智力和认知发育结局的影响，要比因快速生长所引发的远期心血管疾病的风险要严重得多，这是新生儿营养管理中的一道难题[19]。对这些婴儿，加速其快速生长是基本要求[20,21]。

五、真实摄入量

早产儿营养目前所面临的最大问题是如何确定婴儿的真实摄入量。通常早产儿的摄入推荐量是按照参照婴儿的需要量进行推算的[14]。由于早产儿母亲乳汁无法满足早产儿巨大的营养需求，母乳强化剂的使用又增加了对喂饲营养素总量估计的不确定性。早产儿初生时因治疗需要对液体总摄入量的控制措施，又使得提供达到营养推荐量的食物总量受到限制。因此如何保证早产婴儿确实摄入了足量的营养素是急需解决的问题。

要回答这个问题，需要大量的研究结果来支持。然而，观察性研究，其内在的局限性是，不同方式喂养的选择可能与人群的生活方式或其他因素相关。为了将研究的内在偏差降至最低，就应小心地纳入足够的样本，并尽量去除可能引起偏差的共存因素。

六、追赶式生长的目的及结束时间

从早产的本质来看，早产婴儿出生之后最大的挑战是尽快在体格及神经发育方面达到可以应对宫外生存环境的变化，健康成长。参照胎儿及参照婴儿概念的提出，为保证追赶式生长的营养策略及策略的实施提供了方向。在此基础上，也促进了婴幼儿食品行业对早产儿相关的膳食管理进行产品改进，相继设计出早产儿配方奶、人乳强化剂以及出院后配方奶。

尽管大家对参照胎儿和参照婴儿的概念有反思和质疑，目前大多数涉及早产儿营养评价的研究和实践仍然以此为基础[14]。在各种争议和完善的努力消除之前，研究与实践仍将继续。

对于日常实践，在回答何时可以结束早产儿营养方案而转向普通婴儿营养模式的时候，我们所面临的具体问题有两个：其一是体格发育如何判断才知早产婴儿可以应对宫外生存挑战；其二则是在体格生长指标达到参照胎儿或参照婴儿的指标之后，早产婴儿的各系统功能及各功能之间的发育协调，就可以达到或接近于足月儿出生时的水平，可以应对宫外生存的挑战了。

从实用的角度出发，另外一个可行的办法是参照本地人群中足月儿的出生数据，尤其是出生体重作为结束早产儿营养方案的节点。虽然目前的研究数据还不足以对此做出循证结论，但在现有的早产儿营养研究策略中，参照胎儿或参照婴儿的概念和模型，基本上还是以足月婴儿为参照基础的。

无论是以参照胎儿模型还是以足月儿出生数据为依据来评判早产儿经喂养之后是否相当于"足月"，另一个实际的问题是，从早产婴儿现有的体重，以怎样的速度到达"相当于足月"合适？这个问题牵扯到追赶式生长的近期和远期生长结局的利弊平衡。自1980年末期有关生命早期的关键机会窗口期对生命晚期健康可以产生影响的假说提出之后，有关追赶式生长的速率与喂养结局的近期和远期影响的争论就一直存在。

我们知道，对早产儿生长进行综合评价的一个可靠指标是体重。在目前缺乏早产儿宫外追赶式生长标准曲线以及无创伤性监测指标情况下，还只能结合参照婴儿的概念进行评估[22]。在早产婴儿生长达到校正胎龄40周的情况之后，可用原卫生部于2009年9月发布的中国7岁以下儿童生长发育标准对后续生长进行监测[23]。

第三节　早产儿的营养策略

早产儿营养的关键是为其提供足量营养素以保证追赶式生长。在解决生存和智力发育等短期问题的同时，通过对其生长状况的评估，决定具体的营养方式和喂养方案（图15-2）。

早产儿初生时期无法进行肠内营养时，

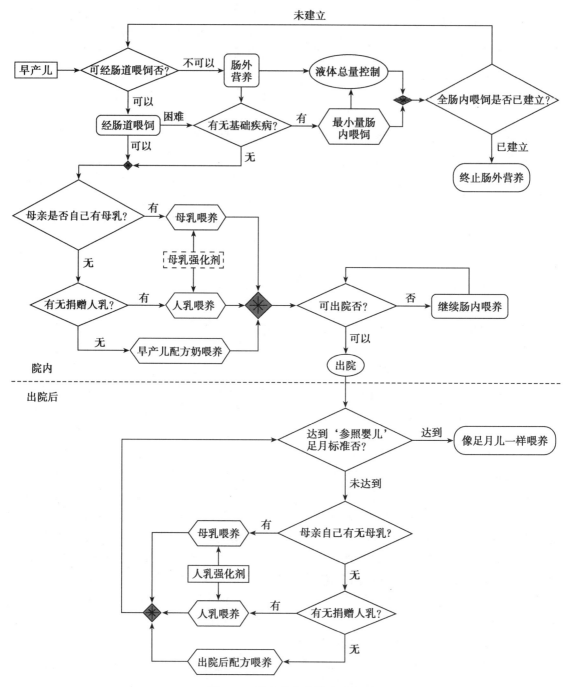

图 15-2　早产儿营养策略思路

肠外营养是必需的。同时还应及早进行非营养剂量的最低量肠内营养，以促进全肠内营养的进程并缩短建立全肠内营养的时间。在完全肠内营养建立之前，应谨慎决定何时及如何撤离肠外营养[20]。

完全肠内营养建立之后应以早产儿母亲自己的母乳喂养为主，还可辅以母乳强化剂。在早产儿无法获得自己母亲母乳时，有条件的话，可以使用捐赠人乳辅以母乳强化剂喂养，或使用早产儿配方奶喂养。

早产儿出院后，仍应以人乳（早产儿母亲自己的母乳或捐赠人乳）喂养为主，也可辅以母乳强化剂。对于无法人乳喂养的婴儿，可以使用出院后配方奶或早产儿配方奶喂养，直至早产儿体格发育达到参照婴儿水平，再逐步转为足月儿配方奶喂养或逐渐引入辅助食品或断奶食品。

在早产儿的喂养策略中，没有任何一种喂养方式可以独自一蹴而就地满足早产儿从出生到符合参照婴儿需求的营养要求。整个营养过程需要医护人员密切合作，充分考虑早产儿个案的医疗状况、治疗方案及生长发育情况，制订出与医疗及看护相辅相成的营养方案及喂养组合，尽快使早产儿的追赶式生长达到参照婴儿水平。

关于胎龄小于 28 周超早产儿（extremely preterm infants）及（或）超低体重儿由于他们在宫内营养储备差别大，不同的胎龄阶段出生的婴儿，他们对营养的需求量不同，因此，对不同胎龄及或不同出生体重的早产儿喂养策略要个体化订立[6]。

对于超早产儿及（或）超低体重儿更要强调母乳喂养，而且是生母母乳喂养则更为匹配，其母乳中所含许多保护性物质以及多种未分化的干细胞为早产儿近期和远期健康将起到非常大的作用[6]。

由于早产儿所面临的初生阶段生理和医疗状况的挑战，其生命早期的营养需求及其获得营养的方式与足月儿之间有着明显的差异。若使早产儿尽快从营养角度消除这些差异，尽快达到充分的体格发育及智力发展，就需要有充分的营养保证其追赶式生长达到足月参照婴儿的标准。在此过程中，指引营养决策的主要因素是结合早产儿的生理和医疗状况，确保早产儿真正获得足量的营养，并监测其生长发育情况。营养策略的执行，依赖于医护人员和监护人之间的密切配合。无论是何种策略或喂养组合，早产儿营养应与治疗相辅相成，使早产儿尽快摆脱医疗状态，以适应生存环境的挑战而健康成长。

（赵学军　吴圣楣）

参 考 文 献

1. Dr. Tsang RC, Uauy R, Koletzko B, et al. 原著，毛萌，主审. 姚裕家，母得志，杨凡，主译. //早产儿营养：基础与实践指南 Nutrition of the preterm infant：Scientific Basis and practical guidelines. 第 2 版. 北京：人民卫生出版社，2008：370.

2. Symonds ME, Ramsy MM. //Maternal-fetal nutrition during pregnancy and lactation. Cambridge University Press，2010：208.

3. 蔡威. 中国新生儿营养支持临床应用指南. 中国循证儿科杂志，2007，4：282-291.

4. 蔡威，汤庆娅，陶晔璇，等. 中国新生儿营养支持临床应用指南. 中国实用儿科杂志，2006，9：715-718.

5. 陈超，丁宗一 A. Vikkila A. 早产低出生体重儿的营养支持. 中国循证儿科杂志，2006，3：161-169.

6. 王丹华. 超早产儿的营养策略与临床实践. 中华新生儿科杂志，2015，30：164-166.

7. Fewtrell M, Chomtho S. Camparison between preterm and term infants. Maternal-fetal nutrition during pregnancy and lactation, Symonds M E, Ramsay MM, Cambridge：Cambridge University Press，2010：82-91.

8. Fewtrell M. Long-chain polyunsaturated fatty acids in early life：effects on multiple health outcomes. A critical review of current status, gaps and knowledge. Nestle Nutr Workshop SerPediatr Program，2006，57：203-214.

9. Gong YH, Ji CY, Shan JP. A longitudinal study on the catch-up growth of preterm and term infants of low, appropriate, and high birth weight. Asia Pac J Public Health，2015，27（2）：1421-P1431.

10. Pampanini V, Boiani A, De Marchis C, et al. Preterm infants with severe extrauterine growth retardation（EUGR）are at high risk of growth impairment during childhood. Eur J Pediatr，2015，174（1）：33-41.

11. Xiong F, Yang F, Huo TZ, et al. Epidemiological investigation of physique situation for birth high-risk

children aged 9-15 years in Chengdu, Southwest China. ClinExpObstet Gynecol, 2014, 41（1）: 52-57.

12. Bocca-Tjeertes IF, Reijneveld SA, Kerstjens JM, et al. Growth in small-for-gestational-age preterm-born children from 0 to 4 years: the role of both prematurity and SGA status. Neonatology, 2013, 103（4）:293-299.

13. Ramel SE, Gray HL, Ode KL, et al. Body composition changes in preterm infants following hospital discharge: comparison with term infants. J PediatrGastroenterol Nutr,2011,53（3）:333-338.

14. Sauer PJ. Can extrauterine growth approximate intrauterine growth? Should it? Am J Clin Nutr, 2007,85（2）:608S-613S.

15. Mccormick FM, Henderson G, Fahey T, et al. Multinutrient fortification of human breast milk for preterm infants following hospital discharge. Cochrane Database Syst Rev,2010,7:D4866.

16. Young L, Embleton ND, Mccormick FM, et al. Multinutrient fortification of human breast milk for preterm infants following hospital discharge. Cochrane Database Syst Rev,2013,2:D4866.

17. Morgan JA, Young L, Mccormick F M, et al. Promoting growth for preterm infants following hospital discharge. Arch Dis Child Fetal Neonatal Ed, 2012,97（4）:F295-F298.

18. Popkin B, Horton S, Kim S. The nutrition transition and prevention of diet-related chronic diseases in Asia and the Pacific. Manila: Asian Development Bank,2001.

19. Thureen PJ. The neonatologist's dilemma: catch-up growth or beneficial undernutrition in very low birth weight infants-what are optimal growth rates? J Pediatr Gastroenterol Nutr, 2007, 45（3）: S152-S154.

20. Simmer K. Aggressive nutrition for preterm infants-benefits and risks. Early Hum Dev,2007,83（10）: 631-634.

21. van Dommelen P, van der Pal SM, Bennebroek GJ, et al. The effect of early catch-up growth on health and well-being in young adults. Ann Nutr Metab, 2014,65（2-3）:220-226.

22. Corpeleijn WE, Kouwenhoven SM, van Goudoever JB. Optimal growth of preterm infants. World Rev Nutr Diet,2013,106:149-155.

23. 中华人民共和国卫生部妇社司. 卫生部妇社司关于印发《中国 7 岁以下儿童生长发育参照标准》的通知. 北京,2009.

第十六章

新生儿营养支持

第一节　早产儿及低体重儿营养支持

早产/低出生体重儿是指出生胎龄小于37周、出生体重低于2500g的新生儿。随着医学技术的不断发展,早产儿和低出生体重儿的存活率在不断上升,对于这些新生儿的营养需求应更予以关注。由于脏器的生理生化功能不成熟或发育不良,与其快速生长所需的高营养素摄入相矛盾,特别容易引起某些并发症。目前已有观点认为,早期营养状况可能影响今后的神经系统发育[1,2],并且与成人期的重大疾病发生有关[3,4]。早产儿追赶性生长的关键期很短,一旦错过,将对机体结构或功能产生终生的影响。因此,低出生体重儿,尤其是极低出生体重儿(very low birth weight,VLBW,出生体重<1500g)的营养支持能改变其一生的健康。从出生后开始到进入正常营养摄入的轨道,需要花费相当大的精力,才能保证其正常的生长发育、避免相关并发症的发生和远期的不良影响。所以,充分了解该阶段小儿代谢特点和营养素需要特殊性是不容忽视的,有助于临床给予正确合理营养支持过程。

早产/低出生体重儿由于宫内储存不足和不能立刻适应宫外生存条件,这些胎儿离开母体后,如不及时供给合理而足够的营养,会发生严重的营养缺乏,发生宫外生长迟缓(extrauterine growth retardation,EUGR)。因而,作为新生儿临床医师应该努力尝试营养支持的方案改进,以达到理想的营养支持目标,改善其营养状况,使这些婴儿的正常生长得到保证。

一、能量需求与营养目标

由《中华儿科杂志》编辑委员会、中华医学会儿科学分会新生儿学组、中华医学会儿科学分会儿童保健学组共同拟定的早产/低出生体重儿喂养建议[5]指出,早产/低出生体重儿的营养管理目标是为了满足其出生后获得与宫内相同胎龄胎儿相似的体质结构,而不仅仅是达到相同的体重增长速度,从而满足以下目的:①满足生长发育需求;②预防营养不良;③促进各组织器官成熟;④保证神经系统发育;⑤有利于远期生命健康。然而,早产儿营养摄入不足是一个公认的问题。早产/低出生体重儿能量消耗要高于足月儿。Chessex P 曾经在 1984 年测出 VLBW 小于胎龄儿的平均静息能量消耗为 (67.4 ± 1.3) kcal/(kg·d),适于胎龄儿为 (62.6 ± 0.9) kcal/(kg·d);国内学者采用开放式间接能量测定仪(Deltatrac™ II,芬兰)测出 154 例正常出生体重新生儿的静息能量消耗平均为 (48.28 ± 6.07) kcal/(kg·d),比以往采用 H-B 公式推算出的预计值低 11.34%。事实上,由于脏器功能不成熟,除了不能耐受常规的喂养方式外,早产儿还往往处于各种非稳定状态下(无任是急性或慢性疾患),遭遇到多种医疗上的干扰和打击(如药物和呼吸机的应用),这些因素又影响着早产儿的能量消耗,使之难以达到理想的增重目标,可能持续性地落后于正常生长曲线。

2013 版中国新生儿营养支持临床应用指南建议[6]早产儿经肠道喂养需提供约110~135kcal/(kg·d)的能量,超低出生体重儿(extremely low birth weight,ELBW,出生体重<1000g)则增至150kcal/(kg·d),而肠外营养的热卡需求为80~100kcal/(kg·d),与2014版国外指南(早产儿营养支持科学基础与实践指南)[7]推荐的85~95kcal/(kg·d)相近。

二、液体需要及其补充

早产儿的总体水分(total body water, TBW)明显高出成人,并且由于始终暴露于开放式暖箱或光疗箱内,导致了非常严重的不显性失水(insensible water losses,IWL),主要是组织间隙内水分的丢失。ELBW 和健康足月儿的细胞外液分别占体重的(47.7±10.7)%和(31.1±6.1)%。尽管个体差异较大,IWL 与胎龄、体重成反比倾向。研究表明,由于早产儿呼吸频率较快,导致经呼吸道的 IWL 高于足月儿,分别为 0.8~0.9ml/(kg·h)和0.5ml/(kg·h)[8]。

2013 版中国新生儿营养支持临床应用指南建议[6]不同出生体重早产儿不同日龄的每天液体需要量如表16-1所示,需根据不同临床条件(如光疗、心肺功能、呼吸机、监测指标等)进行调整。监测体重、出入量、肾功能指标变化,对于液体需要量评估有重要意义。

表 16-1　早产/低出生体重儿每天液体需要量[ml/(kg·d)]

出生体重(g)	第 1 天	第 2 天	第 3~6 天	>7 天
<750	100~140	120~160	140~200	140~160
750~1000	100~120	100~140	130~180	140~160
1000~1500	80~100	100~120	120~160	150
>1500	60~80	80~120	120~160	150

三、碳水化合物

葡萄糖是脑和心脏代谢过程重要的能量来源,也是脂肪酸和一些非必需氨基酸合成的碳源。早产/低出生体重儿与足月成熟新生儿相比,具有较少的葡萄糖储存、较高的棕色脂肪、较高的肌肉/脂肪比和脑/体重比,因此,早期提供足够的碳水化合物能量是十分重要的。另一方面,给予过多的葡萄糖也会带来一些不良反应,包括能量消耗增加、脏器脂肪浸润,同时呼吸商(respiratory quotient,RQ)增加(RQ>1),导致二氧化碳产生过多,耗氧量增加,加重呼吸性酸中毒,使呼吸机维

持的早产儿难以脱机。值得注意的是,由于肾糖阈较低,可能继发渗透性利尿,增加脱水的危险性,故应尽量避免。已有研究表明,采用胰岛素来应对高血糖可能会增加低血糖的发作以及死亡率[9],并可能增加乳酸血症和高碳酸血症,导致婴儿严重的肺部疾病和呼吸窘迫[10]。因而,碳水化合物的供给既要满足心脑所需,又要避免过量,其合理应用是非常关键的。

根据 2013 版中国新生儿营养支持临床应用指南[6],胃肠道喂养时,碳水化合物推荐摄入量为 10~14g/(kg·d),占总能量的40%~50%;肠外营养时,葡萄糖开始剂量按

糖速应为 4 ~ 8mg/（kg·min），此后按 1 ~ 2mg/（kg·min）逐渐增加，最大剂量建议不超过 11 ~ 14mg/（kg·min），需同时监测血糖，建议血糖 < 8.33mmol/L，如有高血糖（8.33 ~ 10mmol/L），葡萄糖输注速度按 1 ~ 2mg/（kg·min）逐渐递减，不推荐早期使用胰岛素预防高血糖的发生，如减至 4mg/（kg·min）仍不能控制高血糖，可用胰岛素 0.05IU/（kg·d）。

四、蛋 白 质

蛋白质和氨基酸不仅是生长的重要营养物质，还发挥信号转导与神经递质的重要作用。在总营养素和能量保证的情况下，维持合理的热氮比有助于纠正负氮平衡。研究表明[11]，早期蛋白质摄入有助于减少身高、体重和头围低于第 10 百分位数的发生率。蛋白能量摄入不足将导致不必要的蛋白分解加重，但又由于早产新生儿的代谢和肾脏排泄功能不成熟，摄入过多时，不能被利用的蛋白质会诱发迟发性的代谢性酸中毒、血浆尿素氮水平增高、间接胆红素峰值升高[13]。一些研究表明，115 ~ 120kcal/（kg·d）的能量与 3.5 ~ 4g/（kg·d）的蛋白质摄入是最合适的比例[7]。

早产儿对于静脉内氨基酸的补充有很好的耐受性，而且有效预防高血糖。已有研究报道较高的氨基酸输注，可降低时间平均血浆葡萄糖浓度和高血糖发作率[12]。由于不能保证此阶段所需要的全部蛋白质和能量能通过肠内喂养得到满足，故建议肠外营养早期应用是比较适合的。2013 版中国新生儿营养支持临床应用指南[6]推荐生后 24 小时内即可应用氨基酸肠外营养（肾功能不全者例外），从 1.5 ~ 2.0g/（kg·d）开始，可增至 3.5 ~ 4.0g/（kg·d），氮：非蛋白热卡 = 1g：100 ~ 200kcal，推荐选用小儿专用氨基酸。国外指南认为肠外途径氨基酸安全的起始剂量至少是 2.0 ~ 2.5g/（kg·d），可逐渐增至 3.5g/（kg·d），并且在肠内奶量达到 75ml/（kg·d）之前不应减少氨基酸的肠外摄入量[13]。

牛磺酸是人体主要的细胞内游离氨基酸，对于生长发育有重要作用，也有抗氧化和膜稳定作用，有利于大脑和视网膜、听力的发育，促进脂肪和脂溶性维生素（尤其是维生素 D）的吸收[14]。牛磺酸缺乏还可能导致早产儿胆汁酸分泌障碍，肠外营养相关肝功能损害与胆汁淤积[14]，因此，目前推荐牛磺酸应用于早产儿营养。

五、脂 肪

脂肪不仅提供了人体主要的能量来源，经代谢后的脂肪还组成细胞膜的一部分（尤其是皮肤的完整性），并参与激素和炎症介质的合成。此外，亚油酸和 α-亚麻酸是必需脂肪酸（essential fatty acids，EFA），对于正常大脑细胞增殖、髓鞘形成和视网膜发育是非常重要的。长链多不饱和脂肪酸（long-chain polyunsaturated fatty acids，LC-PUFAs）是近年的研究热点，对于中枢神经系统（尤其是视网膜与大脑视觉皮层）的发育非常关键，对体成分、免疫和过敏反应发挥潜在重要的调控效应，还可能对远期健康发挥作用[15-18]。然而，目前 Meta 分析尚无充分的数据支持配方奶中添加 LC-PUFAs 有益[19]。

当婴儿肠道喂养不能耐受时，将缺乏外源性脂肪的供给，会引起皮肤损害，视网膜发育不良和神经髓鞘形成障碍。由于早产儿的脂蛋白脂酶和卵磷脂胆固醇酰基转移酶的水平比足月新生儿低，因而肠外应用脂肪乳剂时有发生高脂血症的倾向。由此，建议早产新生儿选用 20% 脂肪乳剂。2013 版中国新生儿营养支持临床应用指南[6]建议脂肪乳剂在生后 24 小时内即可应用，推荐剂量从 1.0g/（kg·d）开始，按 0.5 ~ 1.0g/（kg·d）

的速度增加,总量不超过 3g/(kg·d)。国外指南建议 VLBW 与 ELBW 出生后 24 小时内脂肪乳剂起始用量应≥2.0g/(kg·d),2~3 天内即可加量至 3~4g/(kg·d)[20]。

目前,脂肪乳剂剂型有大豆油脂肪乳剂、橄榄油脂肪乳剂、鱼油脂肪乳剂以及各种混合剂型[包括中长链甘油三酯混合的脂肪乳剂、橄榄油/大豆油脂肪乳剂、新型 SMOF(soybean/MCT/olive/fish oil)脂肪乳剂等]。中长链甘油三酯混合的脂肪乳剂,可防止 LC-PUFAs 发生 β-氧化[21]。橄榄油脂肪乳剂亦具有减轻脂质过氧化、免疫中性的作用[22]。鱼油脂肪乳剂含有丰富的 ω-3 脂肪酸,有调节免疫、减少炎症反应的作用[22],并有益于维持充足的体内 DHA 状况[23]。这些新型脂肪乳剂有着良好的应用前景。2014 版早产儿营养支持科学基础与实践指南指出肠外应用非单一大豆来源的脂肪乳剂,可以提供更理想的 LC-PUFA 结构,减少脓毒血症风险[23]。然而,橄榄油脂肪乳剂和鱼油脂肪乳剂在早产儿中应用安全性和有效性尚未充分论证,因此并不常规推荐[23]。

六、维生素和矿物质

一些单一维生素的作用已有许多资料肯定,如:维生素 A、维生素 C 和维生素 E 的抗氧化特性,维生素 A 对上皮细胞的影响。早产/低出生体重儿脂溶性维生素的储备不足,而水溶性维生素水平在出生后迅速流失,因此,出生后不久即给予补充维生素是很关键的。关于早产/低出生体重儿的维生素需要量究竟是多少,至今尚缺乏确切资料。早产儿体内矿物质储备量也较低,加之生长发育较快,如果摄入不足,容易发生早产性代谢性骨病。

根据我国《维生素 D 缺乏性佝偻病防治建议》[24],早产/低出生体重儿生后即应补充维生素 D 800~1000U/d,3 月龄后改为 400U/d,直至 2 岁,但该补充量包括食物、日光照射、维生素 D 制剂中的维生素 D 含量。

根据 2013 版中国新生儿营养支持临床应用指南[6],肠外营养期间早产儿每天所需的矿物质推荐量参见表 16-2。

表 16-2　肠外营养期间早产儿每天所需的矿物质推荐量[mmol/(kg·d)]

钠	钾*	钙	磷	镁
2.0~3.0	1.0~2.0	0.6~0.8	1.0~1.2	0.3~0.4

注:*:出生后 3 天内除有低钾血症依据外,原则上不予补钾

早产/低出生体重儿的铁储备低,易发生铁缺乏,影响神经系统发育。2014 版早产儿营养支持科学基础与实践指南推荐出生体重为 1500~2500g 的早产儿经肠道元素铁摄入量为 2mg/(kg·d),极低出生体重儿为 2~3mg/(kg·d)[25]。近年来,蔗糖铁的静脉补充已有报道。但 2014 版早产儿营养支持科学基础与实践指南并不推荐常规在极低出生体重儿的肠外营养中添加铁剂[25]。国内的指南推荐[5],生后 2 周需开始补充元素铁 2~4mg/(kg·d),直至校正年龄 1 岁。该补充量包括强化铁配方奶、母乳强化剂、食物和铁制剂中的铁元素含量。

其他矿物质的每天摄入量尚无确切的数据。2014 版早产儿营养支持科学基础与实践指南中提出经肠内可供给极低出生体重儿:锌 1.4~2.5mg/(kg·d)、铜 100~230μg/(kg·d)、硒 5~10μg/(kg·d)、锰 1~15μg/(kg·d)、碘 10~55μg/(kg·d)、铬 0.03~2.25μg/(kg·d)和钼 0.3~5μg/(kg·d)[25]。

七、肠内喂养策略

迄今为止,早产儿/低出生体重儿延迟开奶是临床上较为常见的现象,临床医师往往担心肠道喂养会加重病情的"不稳定"和引起 NEC。事实上,研究发现对这类患儿禁止肠道喂养,其 NEC 的发生率没有明显下降[26]。另外,许多研究观察到,禁食反而有害于胃肠道的正常成熟,导致肠道萎缩,吸收功能降低和增加肠腔内细菌透过黏膜发生移位[27]。目前,早产/低出生体重儿早期肠内营养推荐微量喂养(minimal enteral feeding, MEF),即每天≤24ml/kg 的奶量,维持较长时间以促进胃肠道成熟,减少黏膜萎缩[23,27,28]。有系统综述表明:对于胎龄<32 周或出生体重<1500g 的早产儿来说,目前的研究数据并未显示 12～24ml/(kg·d) 的早期微量喂养(出生后 96 小时内开始,持续至少至生后一周)存在显著的益处或害处[29]。

十二指肠或空肠内喂养理论上可减少与胃食管反流相关的并发症,但是系统综述表明早产儿幽门后喂养不仅没有显著减少吸入性肺炎的发生率,还可能增加了胃肠功能紊乱发生率与死亡率,这可能是因为绕过了胃的消化作用以及胃酸的杀菌作用[30]。因此,目前仍不常规推荐幽门后喂养。

喂养间隔时间目前仍以 2 小时或 3 小时喂养一次为常用方式。回顾性研究表明[31],较之每隔 3 小时的方式,隔 2 小时喂养一次更容易耐受且更早达到足量喂养。

加奶速度通常是在 10～35ml/(kg·d) 不等。虽然有一些研究认为较慢的加奶速度可能预防 VLBW 发生 NEC[32]。然而,系统综述表明,与 30～35ml/(kg·d) 的较快速度相比,以 15～20ml/(kg·d) 的速度加量并不显著减少 NEC 的发生率或病死率,却增加了住院天数与延迟足量肠内喂养的时间。

2014 版早产儿营养支持科学基础与实践指南对于 VLBW 与 ELBW 肠内喂养策略的推荐意见参见表 16-3[28]。

表 16-3　VLBW 与 ELBW 合理的肠内喂养策略

	ELBW	VLBW
首选奶类	母乳	母乳
首次喂养时间	出生后 6～48h 内	出生后 6～48h 内
MEF 起始喂养量	0.5ml/(kg·h)持续或1ml/kg q2h 间隔	1ml/(kg·h)持续或2ml/kg q2h 间隔
MEF 持续时间	1～4d	1～4d
加奶速度	15～25ml/(kg·d)	20～30ml/(kg·d)
若是持续喂养	+0.5ml/(kg·h)q12h	+1ml/(kg·h)q8h
若为 q2h 间隔喂养	+1ml/kg q12h	+1ml/kg q8h
母乳强化剂引入时间	奶量达 50ml/(kg·d)	奶量达 50ml/(kg·d)
母乳强化剂足量时间	早于奶量 100ml/(kg·d)	早于奶量 100ml/(kg·d)
目标能量摄入	110～130kcal/(kg·d)	110～130kcal/(kg·d)
目标蛋白摄入	4.0～4.5g/(kg·d)	3.5～4.0g/(kg·d)

八、肠内和肠外营养的联合应用

由肠外过渡到全肠道内喂养可能需要长达 2 周左右甚至更长的时间才能完成。在这个阶段,作为一个临床新生儿医师或护理者,倡导努力把早产儿不成熟的小肠诱导成为一个能真正供给营养能力的器官意识是相当重要的。

根据 2013 版中国新生儿营养支持临床应用指南[6],肠内肠外联合应用时,肠外营养补充热卡的计算公式为:需补充的肠外营养热卡=(1-肠内营养热卡/110)×80。

随着肠内摄入逐渐增加,肠外营养逐渐减少,VLBW 与 ELBW 的总液体量不应超过 $150 \sim 175ml/(kg \cdot d)$。当肠内可耐受 $125 \sim 150ml/(kg \cdot d)$ 摄入量时,可考虑停用肠外营养[20]。

九、早产儿出院后强化营养

美国儿科学会(APP)、美国家庭医师协会(AAFP)和欧洲小儿胃肠肝病和营养学会(ESPGHAN)均强调早产儿出院后继续强化营养的重要性,目的是帮助早产/低出生体重儿达到理想的营养状态,满足其正常生长和追赶性生长的需求[33]。

由《中华儿科杂志》编辑委员会、中华医学会儿科学分会新生儿学组、中华医学会儿科学分会儿童保健学组共同拟定的早产/低出生体重儿喂养建议[5]指出,具有以下营养不良高危因素的早产/低出生体重儿需要出院后强化营养:①极(超)低出生体重儿;②有宫内、宫外生长迟缓表现;③出生后病情危重、并发症多;④出生体重<2000g 而住院期间纯母乳喂养者;⑤完全肠外营养>4 周;⑥出院前体重增长不满意[<15g/(kg·d)]。这些早产儿在出院后需要母乳+母乳强化剂、早产儿配方奶或早产儿出院后配方奶进行喂养,可以根据需要应用至校正月龄 3 个月至校正年龄 1 岁,期间需定期监测生长发育指标及营养状况,指导个体化方案。其他辅食添加需要根据胎龄,一般不宜早于校正月龄 4 个月,不迟于校正月龄 6 个月[5]。

早产儿出院后的营养管理非常关键,影响其生长发育及远期健康状况,应引起临床医师的重视。

(颜伟慧　蔡威)

参 考 文 献

1. Casey PH, Whiteside-Mansell L, Barrett K, et al. Impact of prenatal and/or postnatal growth problems in low birth weight preterm infants on school-age outcomes:an 8-year longitudinal evaluation. Pediatrics, 2006,118:1078-1086.

2. Hsiao CC, Tsai Ml Fau-Chen C-C, Chen Cc Fau-Lin H-C, et al. Early optimal nutrition improves neurodevelopmental outcomes for very preterm infants. Nutr Rev,2014,72(8):532-40.

3. Dwyer J. Starting down the right path:nutrition connections with chronic diseases of later life. Am J Clin Nutr,2006,83:415-420.

4. Lapillonne A, Griffin IJ. Feeding preterm infants today for later metabolic and cardiovascular outcomes. J Pediatr,2013,162:7-16.

5. 《中华儿科杂志》编辑委员会,中华医学会儿科学分会新生儿学组,中华医学会儿科学分会儿童保健学组.早产/低出生体重儿喂养建议.中国儿童保健杂志,2011,19:868-870.

6. 中华医学会肠外肠内营养学分会儿科学组,中华医学会儿科学分会新生儿学组,中华医学会小儿外科学分会新生儿外科学组.中国新生儿营养支持临床应用指南.中华小儿外科杂志,2013,34:782-787.

7. Hay WW, Jr., Brown LD, Denne SC. Energy requirements, protein-energy metabolism and balance, and carbohydrates in preterm infants. World Rev Nutr Diet,2014,110:64-81.

8. Fusch C, Jochum F. Water, sodium, potassium and chloride. World Rev Nutr Diet,2014,110:99-120.

9. Beardsall K, Vanhaesebrouck S, Fau-Ogilvy-Stuart AL, et al. Early insulin therapy in very-low-birthweight infants. N Engl J Med,2008,359(18):1873-

1884.

10. Bottino M, Cowett Rm, Fau-Sinclair JC, et al. Interventions for treatment of neonatal hyperglycemia in very low birth weight infants. Cochrane Database Syst Rev, 2011, 10: CD007453.

11. StoltzSjostrom E, Ohlund I, Ahlsson F, et al. Nutrient intakes independently affect growth in extremely preterm infants: results from a population-based study. Acta Paediatr, 2013, 102: 1067-1074.

12. Burattini I, Bellagamba Mp, Fau-Spagnoli C, et al. Targeting 2.5 versus 4 g/kg/day of amino acids for extremely low birth weight infants: a randomized clinical trial. J Pediatr, 2013, 163(5): 1278-1282. e1.

13. van Goudoever JB, Vlaardingerbroek H, van den Akker CH, et al. Amino acids and proteins. World Rev Nutr Diet, 2014, 110: 49-63.

14. Verner A, Craig S, McGuire W. Effect of taurine supplementation on growth and development in preterm or low birth weight infants. Cochrane Database Syst Rev, 2007: CD006072.

15. Agostoni C, Buonocore G, Fau-Carnielli VP, et al. Enteral nutrient supply for preterm infants: commentary from the European Society of Paediatric Gastroenterology, Hepatology and Nutrition Committee on Nutrition. J Pediatr Gastroenterol Nutr, 2010, 50(1): 85-91.

16. Lapillonne A, Groh-Wargo S, Gonzalez CH, et al. Lipid needs of preterm infants: updated recommendations. J Pediatr, 2013, 162: 37-47.

17. Atwell K, Collins Ct, Fau-Sullivan TR, et al. Respiratory hospitalisation of infants supplemented with docosahexaenoicacid as preterm neonates. J Paediatr Child Health, 2013, 49(1): E17-22.

18. Molloy C, Doyle Lw, Fau-Makrides M, et al. Docosahexaenoic acid and visual functioning in preterm infants: a review. Neuropsychol Rev, 2012, 22(4): 425-37.

19. Schulzke SM, Patole Sk, Fau-Simmer K, et al. Long-chain polyunsaturated fatty acid supplementation in preterm infants. Cochrane Database Syst Rev, 2011, 2: CD000375.

20. Embleton ND, Simmer K. Practice of parenteral nutrition in VLBW and ELBW infants. World Rev Nutr Diet, 2014, 110: 177-189.

21. Krohn K, Koletzko B. Parenteral lipid emulsions in paediatrics. Curr Opin Clin Nutr Metab Care, 2006, 9: 319-323.

22. Ren T, Cong L, Wang Y, et al. Lipid emulsions in parenteral nutrition: current applications and future developments. Expert Opin Drug Deliv, 2013, 10: 1533-1549.

23. Lapillonne A. Enteral and parenteral lipid requirements of preterm infants. World Rev Nutr Diet, 2014, 110: 82-98.

24.《中华儿科杂志》编辑委员会, 中华医学会儿科学分会儿童保健学组, 全国佝偻病防治科研协作组. 维生素 D 缺乏性佝偻病防治建议. 中华儿科杂志, 2008, 46: 190-191.

25. Domellof M. Nutritional care of premature infants: microminerals. World Rev Nutr Diet, 2014, 110: 121-139.

26. Morgan J, Young L, Fau-McGuire W, et al. Delayed introduction of progressive enteral feeds to prevent necrotising enterocolitis in very low birth weight infants. Cochrane Database Syst Rev, 2013, 5: CD001970.

27. Neu J. Gastrointestinal development and meeting the nutritional needs of premature infants. Am J Clin Nutr, 2007, 85(2): 629S-634S.

28. Senterre T. Practice of enteral nutrition in very low birth weight and extremely low birth weight infants. World Rev Nutr Diet, 2014, 110: 201-214.

29. Morgan J, Bombell S, Fau-McGuire W, et al. Early trophic feeding versus enteral fasting for very preterm or very low birth weight infants. Cochrane Database Syst Rev, 2013, 3: CD000504.

30. Watson J, McGuire W. Transpyloric versus gastric tube feeding for preterm infants. ochrane Database Syst Rev. 2013, 2: CD003487.

31. DeMauro SB, Abbasi S, Fau-Lorch S, et al. The impact of feeding interval on feeding outcomes in very low birth-weight infants. J Perinatol, 2011, 31(7): 481-6.

32. Henderson G, Craig S, Fau-Brocklehurst P, et al. Enteral feeding regimens and necrotising enterocoli-

tis in preterm infants: a multicentre case-control study. Arch Dis Child Fetal Neonatal Ed,2009,94（2）:F120-3.

33. Aggett PJ, Agostoni C, Axelsson I, et al. Feeding preterm infants after hospital discharge: a commentary by the ESPGHAN Committee on Nutrition. J Pediatr Gastroenterol Nutr,2006,42:596-603.

第二节 机械通气新生儿营养支持

一、机械通气与营养不良

各种原因引起的新生儿呼吸功能障碍往往需要通过机械通气进行治疗,这些新生儿大多病情危重,治疗过程中通常不能正常经口进食,加上新生儿期生长发育快,而体内营养物质储存较少,容易导致能量和营养素摄入不足。尤其是接受外科手术的患儿和早产儿,在接受机械通气的过程中营养不良风险最高。新生儿时期的营养不良一般往往会影响到患儿正常的生长发育,尤其是智力发育[1]。因此,早期进行营养支持非常重要,及时的营养支持不仅可以预防营养不良的发生,还能够改善临床结局[2]。

另外,需要机械通气的危重患儿一般都在重症监护室中进行治疗,危重疾病引起的营养不良常伴随着细胞免疫功能损害,影响体内免疫球蛋白的产生,并破坏机体抗感染能力。因此,禁食3~5天的新生儿就存在营养不良和感染的高度危险性,最终会导致需较久的时间才能脱机或不能脱机。反之,接受机械通气前已经存在营养不良的新生儿,如果能够及时补充营养,那么就可改善其呼吸肌肉的强度和功能,最终提早脱机时间。

二、机械通气患儿营养支持的目的

机械通气患儿营养支持的目的:①提供每天所需的能量;②阻止肌肉消耗;③纠正呼吸肌群损害;④避免过度二氧化碳产生;⑤逆转呼吸衰竭所造成的营养后遗症;⑥保证新生儿正常生长发育和智力发育;⑦能耐受最大程度的活动。

三、营养支持方式选择

1. 肠内营养 对于病情危重的新生儿,提倡一旦消化道功能完整,要尽早给予肠内营养,这样不仅能够保护肠道功能,还能够尽快达到满意的热卡摄入[3]。研究表明,对于接受机械通气的早产儿来说,早期联合应用肠内外营养支持,即使肠内营养所供热卡较低,仅0.5~1ml/h,但与单纯肠外营养支持的早产儿相比,每天能够达到的更高热卡,快速获得全量摄入,生长速度快,胃动力恢复快,且降低了对氧的需求,院内感染发生率低。肠内营养方法包括经鼻胃管、鼻空肠管、鼻十二指肠管管饲(后两者称为幽门后喂养),但要特别注意吸入综合征的发生。因为新生儿吞咽功能不完全,且机械通气时处于张口状态,故鼻胃管管饲时,容易引起消化道反流,导致吸入综合征,从而加重原发呼吸道疾病。而经幽门后喂养时,吸入综合征的发生率较低。所以,机械通气的新生儿鼻饲时应尽可能选择经鼻空肠管或鼻十二指肠管管饲[4]。

2. 肠外营养 已经存在营养不良且肠道障碍的新生儿,预计不能进食超过3~5天者,可选择肠外营养支持。经周围或中心静脉输注,短期应用(2周以下)可选择经周围静脉输注,长期应用(2周以上)可选择经中心静脉输注。

四、营养支持配方的制订[5]

(一)各营养素的需要量

1. 能量 研究显示,对于机械通气新生儿的能量供给常由于液体限制、喂养不耐受等情况而无法达到推荐值,能量不足会导致进一步肌肉蛋白消耗,文献报道在机械通气的儿童患者中为了达到正氮平衡所需的最少能量为 57kcal/kg[6],相对的新生儿患者需要更高的能量,我国新生儿营养支持指南上提出,对于新生儿肠外营养时需要提供 70 ~ 90kcal/kg(足月儿)和 80 ~ 100kcal/kg(早产儿)的能量。但是能量过度会导致过量二氧化碳产生,这种并发症会进一步加重患者已经存在的呼吸系统损害;因此在给予肠外营养时需采取脂肪和葡萄糖双能源系统。

2. 碳水化合物 虽碳水化合物氧化比脂肪氧化产生的二氧化碳少,其呼吸商较高,但碳水化合物摄入量高,也会导致高呼吸商和高碳酸血症,就需要增加通气量来排出过量的二氧化碳,这会使患者脱机困难。此外,输注外源性高葡萄糖会因为营养性糖尿病而导致渗透性多尿。高危儿的葡萄糖最大输注速率宜 $4 \sim 8mg/(kg \cdot min)$,葡萄糖所占能量一般在 50% 以下。

3. 脂肪 脂肪摄入量较高,可避免因为葡萄糖过量引起的二氧化碳产生增加,使总呼吸商降低,从而减轻呼吸系统的负担;建议肠外营养支持 50% 的能量由脂肪乳剂提供。研究显示,对于手术后的新生儿(包括使用呼吸机),脂肪的摄入并不仅仅为了提供能量,更重要的是提供能量的储备[7],根据指南脂肪的总量不超过 $3g/(kg \cdot d)$。

4. 蛋白质 是危重疾病期最容易引起缺乏的营养物质,蛋白质的摄入不足会导致瘦体肌肉群(lean body mass)大量减少,从而影响到肌肉组织(主要是呼吸肌)的正常功能。一般来说,在机械通气这种危重情况和高代谢的情况下,蛋白质摄入越多越能够达到正氮平衡[8],在肠内营养情况下每天摄入 1.5g/kg[9]蛋白质既能达到正氮平衡,但在单纯肠外营养的情况下可能需要增加至 $2.8g/(kg \cdot d)$[10]。但是过高的氨基酸摄入,反而会引起氮质血症,从而进一步加重病情。

5. 微量元素与维生素 在严重创伤、呼吸功能衰竭等情况下,新生儿体内微量元素的需求会跟随代谢、消化道动力学的改变而改变。因此,在进行营养支持时需要在适合的时间给予恰当的剂量(表 16-4)。目前市场上有制成商品的混合维生素制剂,可根据指南剂量给予。

表 16-4 微量元素的推荐剂量,添加时间,缺乏和过剩的临床表现[11]

元素	添加时间	肠外营养推荐量(μg/kg)	缺乏时表现	过剩时表现	正常参考值(血清)
锌	开始营养支持时	400(早产儿) 250(<3 个月) 100(>3 个月)	生长落后 皮疹 腹泻	继发 Cu 缺乏	0.75 ~ 1.2mg/L
铜	肠外营养开始2 ~ 4 周	20	中性粒细胞减少 皮肤/头发色素减退 小细胞贫血 白细胞减少	潜在肝毒性	1.1 ~ 1.45mg/L
锰		1		潜在神经毒性	4 ~ 12μg/L
铬		0.05 ~ 0.3	神经病变,高血糖,高胆固醇	潜在肾毒性	2 ~ 3nmol/L
硒		1.5 ~ 4.5	斑秃 假性白化病	蒜味呼吸,脱发,脆性指甲,易疲劳	30 ~ 75μg/L
钼		0.25	心动过速,气促,呕吐,神经系统症状	脑病	

（二）特殊营养物质

1. ω-3 脂肪酸　是一种免疫调节剂。Chaet 等通过动物试验发现喂含 ω-3 脂肪酸膳食的动物比喂 ω-6 脂肪酸的动物腹部巨噬细胞产生的前列腺素-E$_2$ 和肿瘤坏死因子较少,而前列腺素-2 是一种免疫抑制剂。机械通气患儿的 PN 支持时间往往较长,也更易发生静脉营养相关胆汁淤积,研究显示,添加 ω-3 脂肪酸对于防治静脉营养相关胆汁淤积有一定效果[12],但目前尚未有随机临床试验的研究结果。

2. 谷氨酰胺　谷氨酰胺(glutamine,Gln)是血浆和人乳中含量最丰富的氨基酸,对肠黏膜上皮细胞、免疫细胞等快速代谢组织细胞的生长具有重要作用。对于窒息、呼吸窘迫综合征、NEC 等疾病的新生儿静脉补充 Gln 可以保证早期并持续的供给 Gln 从而促进患儿的生长发育[13]。关于 Gln 对于危重患儿生长发育方面的益处尚无定论,近期还有研究显示静脉添加 Gln 能够减少早产儿的静脉营养相关肝损害的发生[14],并且能够降低胃肠道功能障碍的发生。

五、营养支持与并发症

1. 医院相关感染　影响机械通气新生儿生存的主要因素之一是医院相关感染,包括呼吸机相关肺炎、败血症、尿路感染等。研究显示早期、足量(至少达到规定热卡和蛋白质摄入的 30%)、规范化的肠内营养可以明显降低机械通气新生儿发生感染的几率,从而降低此类患儿的死亡率[6]。

2. 营养吸入综合征　对于机械通气的新生儿,已有研究显示肠内营养和肠外营养均为增加呼吸机相关肺炎(ventilator-associated pneumonia,VAP)的独立相关因素[15],因此需要注意喂养时尽量头高位(15°～30°),尽量采用幽门后喂养。

3. 静脉营养相关综合征　包括导管相关并发症、代谢相关并发症和肝脏相关并发

症,具体治疗措施在相关章节详述。

（陶怡菁　蔡威）

参 考 文 献

1. Mehta NM, McAleer D, Hamilton S, et al. Challenges to optimal enteral nutrition in a multidisciplinary pediatric intensive care unit. JPEN J Parenter Enteral Nutr, 2010, 34(1): 38-45.

2. 蔡威, 汤庆娅, 吴江. 危重新生儿营养支持基础研究与临床应用. 上海交通大学学报(医学版), 2012, 32(9): 1214-1217.

3. Mehta NM, Compher C. ASPEN clinical guideline: nutrition support of critically ill child. JPEN J Parenter Enteral Nutr, 2009, 33: 260-276.

4. Irving SY, Lyman B, Northingto L. Nasogastric tube placement and verification in children: review of current literature. Nutr Clin Pract, 2014, 29(3): 267-276.

5. 蔡威, 汤庆娅, 王莹. 中国新生儿营养支持临床应用指南. 临床儿科杂志, 2013, 31(12): 1177-1182.

6. Bechard LJ, Parrott JS, Mehta NM. Systematic review of the influence of energy and protein intake of protein balance in critically ill children. J Pediatr, 2012, 161(2): 333-339.

7. AgostinoPierro, Simon Eaton. Metabolism and nutrition in the surgical neonate. Seminars in Pediatric Surgery, 2008, 17: 276-284.

8. Botran M, Lopez-Herce J, Mencia S, et al. Enteral nutrition in the critically ill child: comparison of standard and protein and protein-enrich diets. J Pediatr, 2011, 159: 27-32.

9. Van Waardenburg DA, de Betue CT, Goudoever JB, et al. Critically ill infants benefit from early administration of protein and energy-enriched formula: a randomized controlled trial. Clin Nutr, 2009, 28: 249-255.

10. Coss-Bu JA, Klish WJ, Walding D, et al. Energy metabolism, nitrogen balance, and substrate utilization in critically ill children. Am J Clin Nutr, 2001, 74: 664-669.

11. Burjonrappa SC, Malki M. Role of trace elements in parenteral nutrition support of the surgical neonate.

J Pediatr Surg,2014,47(4):760-771.

12. Gura KM,Lee S,Valim C,et al. Reversal of parenteral nutrition-associated liver disease in two with short bowel syndrome using parenteral fish oil:implications for future management. Pediatrics,2006,118:197-201.

13. 王莹,蔡威.谷氨酰胺在新生儿临床应用的研究进展.中国临床营养杂志,2008,16(1):51-54.

14. Wang Y,Cai W,Tao YX,et al. Glutamine supplementation in preterm infants receiving parenteral nutrition leads to an early improvement in liver function. Asia Pac J Clin Nutr,2013,22(4):530-536.

15. Tan B,Zhang F,Zhang X,et al. Risk factors for ventilator-associated pneumonia in the neonatal intensive care unit:a meta-analysis of observational studies. Eur J Pediatr,2014,173(4):427-434.

第三节　先天性心脏病新生儿营养支持

先天性心脏病(congenital heart disease,CHD)是胎儿期心脏及大血管发育异常而致的先天畸形,是小儿最常见的先天畸形。流行病学调查资料提示,先天性心脏病的发病率在活产婴儿中为4.05‰~12.3‰;若包括出生前已死亡的胎儿,本病的发病率更高。我国每年出生的新生儿中有15万患有先天性心脏病。如未经治疗,约1/3的患儿在生后一年内可因病情严重和复杂畸形而死亡[1]。根据血流动力学结合病理生理变化,先天性心脏病可分为发绀型或者非发绀型,也可根据有无分流分为三类:无分流类(如肺动脉狭窄、主动脉缩窄)、左向右分流类(如房间隔缺损、室间隔缺损、动脉导管未闭)和右向左分流(如法洛四联症、大血管错位)类。某些患儿需要在新生儿期接受矫正或姑息性手术。

一、先天性心脏病与营养不良

先天性心脏病的患儿普遍存在营养不良,研究显示,先心病患儿婴儿期的体重增加往往低于同年龄婴儿1~2个SD[2,3]。营养不良或发育迟缓可由多种原因引起,如热量摄入不足、吞咽障碍、吸收不良、胃食管反流、胃肠道发育不成熟等等。一些关于婴儿或较大儿童先心病患者的研究发现,这些患儿的静息能量消耗虽与同年龄健康对照儿童相仿,但总能量消耗却高于对照组,究其原因是与活动后引起的心肺做功增加有关。约有8%的先心病患儿同时合并消化道发育异常,如食管气管瘘、食管闭锁、肠旋转不良等,这些伴发畸形也会限制患儿的能量摄入并可引起营养丢失。Sondheimer JM等人的研究提示,蛋白丢失性肠病或脂肪吸收不良在先心病患儿中并不少见。

充血性心力衰竭(congestive heart failure,CHF)患儿是营养不良的高发人群。研究显示CHF患儿的耗氧量和基础代谢率均高于正常儿童。另有一篇早期发表的研究,应用双标记水法检测先天性心脏病新生儿的代谢率,结果显示伴有CHF的患儿代谢率显著高于不伴心衰的患儿[(63±12)kcal/(kg·d) vs.(45±8)kcal/(kg·d),$P<0.05$]。此外,CHF患儿大多存在吸吮无力、喂养困难,因此能量摄入不足,而静脉淤血和(或)低心输出量又可引起肠道吸收不良。Vaisman等人发现服用利尿剂的心衰患儿虽并无明显脂肪吸收不良,但其经肠道丢失脂肪的程度与机体总水量和细胞外水量成正相关,提示机体总水量增高(未充分利尿)的心衰患儿更容易发生吸收不良。伴有肺动脉高压的发绀型先心病患儿存在慢性组织缺氧且耗氧量增加,是营养不良的另一个高发人群,但具体的机制并未完全明确。

二、外科手术与营养支持

(一)术后代谢反应

机体的应激性代谢反应由细胞因子和炎症介质所介导。当机体的短期能源(糖原分解)耗竭后,骨骼肌分解释放氨基酸(糖原异生)来支持重要器官的功能、组织修复、伤口愈合。机体的另一个适应性反应是急性期反应蛋白如 C-反应蛋白、纤维蛋白原合成增加,而转运蛋白合成减少。

与年龄较大的儿童或成人相比,新生儿术后蛋白质的分解率约增高25%,而其代谢储备十分有限,因此,发生应激损伤或不良结局的风险更大[4]。此外,心脏直视手术需要借助体外循环辅以实施。体外循环灌注流量低于正常心排出量,使机体在保证重要脏器供血的同时而肠道、肾脏等器官处于缺血状态,增加了新生儿术后发生过度炎症反应的风险,如毛细血管渗漏综合征或多器官衰竭等。

(二)营养支持的实施

营养支持是先心病术后监护不可或缺的重要部分。合理的营养支持有助于减少瘦体组织的消耗、维持重要脏器的功能、促进康复。

对于先天性心脏病的术后患儿而言,营养支持的实施往往存在多重障碍。术后液体限制、血流动力学不稳定、低血压、高血糖、接受机械通气、胃肠功能受损等等,均会影响营养支持的方式选择和完成情况。因此,营养支持的有效实施有赖于多学科的团队共同协作,对患儿的病情作出综合评估后制订营养方案。心输出量是决定是否开始营养支持的重要指标。如果患儿心输出量较低,血液分流至心脏和大脑,会增加内脏器官的缺血风险。另一个重要的制约因素是患儿实际可用于营养支持的液体量。在严重液体限制的情况下,可用于营养支持的液体量十分有限。

营养支持的具体实施还取决于患儿的基础营养状况和疾病严重程度。肠外营养的优势之一是可以提供较高的能量和营养素;而肠内营养的能量密度虽然较低,却可以促进肠道完整性和动力,并有助于增强免疫功能。如果病情许可,应尽早开始营养支持,且首选肠内营养。病情危重的患儿,联合应用肠外营养和微量肠内营养,可以兼顾能量供应和肠内营养的益处。肠内营养的途径往往选择鼻胃管喂养,从少量低速开始,逐渐加量,当奶量达到约 100ml/kg 时,可以停用肠外营养。伴有严重胃食管反流的患儿,可以选择幽门后喂养。病情较轻的患儿,可在术后早期尝试经口喂养,不足部分以管饲肠内营养补充[5,6]。口服或肠内营养可选择母乳或配方奶,也有研究显示强化母乳或配方奶可提高能量密度、增加患儿的营养摄入量,但这种做法也潜在增加了喂养不耐受的发生几率,因此,在实际操作中还需由富有经验的团队来实施和监测。

术后早期,大部分新生儿静息能量消耗会出现短暂升高,伴随呼吸频率和心率的增加,一般持续 12~24 小时后下降至正常水平。出生后 24 小时内接受手术的新生儿 REE 升高水平低于生后 48 小时后接受手术的患儿。机械通气、镇静剂或肌松剂的应用均可降低患儿的能量消耗。因此,有研究者提出患儿术后急性期能量摄入目标量为55~60kcal/kg,稳定后的目标增加至 120kcal/kg[6]。

(三)常见并发症的营养支持

1. 急性肾衰竭(acute renal failure, ARF) 据文献报道,儿科患者心脏外科术后 ARF 的发生率为 1%~9%[6]。ARF 患儿蛋白质分解代谢增加,并可影响脂肪与碳水化合物代谢。持续肾脏替代治疗(CRRT)作为 ARF 的治疗手段,会导致蛋白质和水溶性维生素等营养素的额外丢失。ARF 患者如果不接受透析治疗,应补充 1.5g/(kg·d)蛋白质;接受 CRRT 的患儿,蛋白质的摄入量应为 2~3g/(kg·d),并注意补充水溶性维生素和其他微量营养素。

2. 乳糜胸 据报道,心脏术后乳糜胸的发生率为 2.5%~4%[6]。中链甘油三酯(MCT)食用后不需经肠道淋巴管而直接经门静脉运入肝脏,使胸导管处于静息状态,有利于破漏处愈合。发生乳糜胸的患儿需要将母乳或配方奶更换为富含 MCT 的配方奶,或辅以部分肠外营养。重度乳糜胸患儿往往需要完全禁食,给予足量全肠外营养支持。

三、出院后和非手术新生儿的营养管理

有报道显示,单心室患儿在术后至出院这段时间内体重可下降 1 个 SD[3]。Vaidyanathan 等人对 476 例先心病患儿进行随访研究,发现术前营养不良(年龄的体重 Z 评分≤−2)发生率高达 59%,即使在接受矫正手术后仍有 27.6% 的患儿持续存在营养不良[7]。

营养摄入不足是患儿生长迟缓或营养不良的重要原因。目前并没有关于先心病婴儿的能量推荐摄入量。有几项研究显示先心病婴儿能量摄入达到 140 ~ 150 kcal/(kg·d)才可满足其正常的生长需要。口服营养不足、体重增加缓慢的患儿,可以考虑放置肠内营养管。如果经胃喂养不耐受,还可以进行持续空肠营养。研究表明,持续喂养的能量消耗低于间歇或推注喂养,是安全有效的营养输注方法。家庭应用还可以采用口服与管饲、间歇与持续喂养交替的方式。比如,白天口服喂养 4 ~ 5 次,夜间通过胃管持续管饲。

营养监测包括对喂养情况和体重变化的密切监测,是先心病患儿营养管理的重要环节。美国曾于 2000 年针对左心发育不良综合征的患儿发起了一项"家庭监测计划"。患儿在接受 Norwood 手术出院后如出现以下三种情况之一:肠内营养摄入少于 100kcal/(kg·d);体重丢失大于 30g/d;3 天内体重增加小于 20g,排除病理性原因后,由专业人士对营养方案进行调整。该计划的实施取得了良好的效果,患儿的生长速率与健康儿童相仿。因此,对于先心病新生儿而言,合理营养干预可以帮助患儿改善或纠正营养失衡,但这个过程需要多学科的团队与家长的合作。

(吴江　蔡威)

参 考 文 献

1. 沈晓明,王卫平. 儿科学. 第 7 版. 北京:人民卫生出版社,2011:287.
2. Anderson JB, Marino BS, Irving SY, et al. Poor post-operativegrowth in infants with two-ventricle physiology. Cardiol Young,2011,21:421-429.
3. Medoff-Cooper B, Irving SY, Marino BS. Weight changein infants with a functionally univentricular heart:from surgicalintervention to hospital discharge. Cardiol Young,2011,21:136-144.
4. Wang KS, Ford HR, Upperman JS. Metabolic response to stress inthe neonate who has surgery. NeoReviews,2006,7:410-418.
5. Schwalbe-Terilli CR,Hartman DH,Nagle ML,et al. Enteral feeding and caloric intake in neonates after cardiac surgery. Am J Crit Care,2009,18(1):52-57.
6. Owens JL, Musa N. Nutrition support after neonatal cardiac surgery. Nutr ClinPract,2009,24(2):242-249.
7. Vaidyanathan B,Radhakrishnan R,Sarala DA,et al. What determines nutritional recovery in malnourished children after correction of congenital heart defects? Pediatrics,2009,124(2):294-299.

第四节　坏死性小肠结肠炎新生儿营养支持

坏死性小肠结肠炎(NEC)是新生儿期常见的疾病,尤其在极低出生体重儿和超低出生体重儿中发病率较高。来自美国和加拿大的大型多中心研究显示,出生体重<1500g患儿平均患病率为 7%[1],死亡率为 15% ~ 30%[2,3]。目前认为 NEC 由多种因素引起,但具体致病机制尚不清楚。不过,有一点可以确定,即 NEC 是各种致病因素发展的最终

结果。NEC 的发生主要与三个因素有关:肠道功能不成熟,肠道喂养不当,细菌移位,这些因素共同作用加重炎症反应,导致肠道缺血性坏死。但是,上述致病因素互相作用,从最初的感染演变到 NEC 的作用机制目前还不清楚。

不过,已经在 NEC 患儿中观察到血白介素-6(IL-6)、α-肿瘤坏死因子(α-TNF)、血小板活化因子(PAF)浓度明显升高。而且还发现 NEC 患儿肠上皮细胞产生大量一氧化氮(NO),后者通过形成过氧化亚硝酸盐,使小肠绒毛顶端的上皮细胞异常凋亡。总之,肠道功能不成熟和不恰当的肠道喂养是 NEC 发生的原发因素,而肠道缺血则是第二位的因素。由于胃肠道完整性和功能受到损害,毫无疑问营养在预防和治疗疾病中起到非常重要的作用。

一、新生儿坏死性小肠结肠炎的临床表现

NEC 通常在生后 2 周内出现,也可延迟至生后 2 个月才发生。胎粪排泄正常。首发症状为腹胀和胃潴留。25% 的患儿出现血便。NEC 的临床表现差异极大,轻症仅表现为大便隐血阳性,重症表现为严重的腹膜炎、肠穿孔、休克和死亡。病情进展可能很快。腹部平片证实存在肠壁积气,就可确诊新生儿 NEC 发生,如果有门静脉积气则提示病情严重。

1978 年 Bell 等人提出 NEC 根据疾病的严重程度临床分为三个阶段(Ⅰ、Ⅱ和Ⅲ),1986 年 Wals 和 Kliegman 对其进行了修改,增加了全身症状、肠道和影像学变化,改为Ⅰ A、Ⅰ B、Ⅱ A、Ⅱ B、Ⅲ A、Ⅲ B 期(表 16-5)。

表 16-5　新生儿坏死性小肠结肠炎严重程度分期

	分期	全身症状	胃肠道症状	影像学检查
Ⅰ A	可疑 NEC	体温不稳定、呼吸暂停、心动过缓、嗜睡	胃潴留、轻度腹胀、呕吐、大便潜血阳性	正常或肠管扩张、轻度肠梗阻
Ⅰ B	可疑 NEC	同上	直肠内鲜血	同上
Ⅱ A	明确 NEC(轻度)	同上	同Ⅰ A、Ⅰ B,另有肠鸣音减弱或消失,伴或不伴腹部压痛	肠管扩张、梗阻、肠壁积气
Ⅱ B	明确 NEC(中度)	同上,另有轻度代谢性酸中毒和轻度血小板减少	同Ⅱ A,另有明确腹部压痛、肠鸣音消失、伴或不伴腹壁蜂窝织炎、下腹部包块	同Ⅱ A,可伴或不伴门静脉积气或腹水
Ⅲ A	进展性 NEC 肠壁未穿孔(重度)	同Ⅱ B,另有低血压、心动过缓、严重呼吸暂停、呼吸性酸中毒并代谢性酸中毒、DIC、中性粒细胞减少、无尿	同Ⅱ B,另有腹膜炎、明显压痛、腹胀、腹壁红肿	同Ⅱ B,有明确腹水
Ⅲ B	进展性 NEC 肠壁穿孔(重度)	同Ⅲ A,但病情突然恶化	同Ⅲ A,腹胀突然加重	同Ⅱ B,有气腹

二、新生儿坏死性小肠结肠炎的治疗措施

禁食,胃肠减压。NEC 患儿的治疗主要是支持疗法。一旦怀疑本病,应立即禁食,腹胀明显者同时行胃肠减压,以阻止疾病进一步进展。禁食时间取决于 NEC 诊断的确定,后者常通过 X 线和临床症状体征来确立。

肠外营养支持（详见第十六章第七节）：禁食期间通过静脉提供肠外营养支持，应特别注意水和电解质补充；一般可经周围静脉输注，如肠道禁食时间较长（>2周），则考虑放置中心静脉导管。

肠内营养：对于何时开始再喂养，之前有作者提出，对于已经诊断为 NEC 的患儿需禁食 10 天~3 周，才能重新给予肠内营养。然而，这些建议缺乏科学依据。在不同的机构和不同的医师，其做法是大相径庭的。目前认为长时间禁食，实际上可能是有害的，由于长时间禁食导致 PN 应用时间延长和中心静脉通路应用时间延长。所以，导致对 NEC 的患儿早期开始肠内营养。迄今为止，关于早期喂养对 NEC 的影响的文献是非常有限的，目前只有 2 项研究[4]。这两项研究表明，Bell's 分级 Ⅱ 级的 NEC 患儿，早期喂养可能是有益的，包括降低导管相关性败血症发生率、减少 NEC 后肠狭窄的发生、缩短达到全肠内喂养时间和缩短住院时间。要注意的是，这两项研究具有很大的局限性，都是回顾性研究，对于评估早期肠内营养对 NEC 复发的影响证据力度不足。虽然这些研究表明，传统上长时间禁食对 NEC 患儿来说可能没有必要，但是仍需要进一步的前瞻性、随机对照研究。

三、肠道喂养

（一）NEC 高危患儿开始肠内营养的时机和肠内营养增加的速率

几项随机对照研究（RCT）对存在 NEC 风险的患儿开始肠内营养的最佳时机以及肠内营养增加的速率进项了深入的研究。共 10 篇文献中有 2 篇以 NEC（Bell 分级 ≥ Ⅱ 级）作为主要终点指标，次要终点指标为喂养耐受性和（或）达到全肠内营养的时间[5]。关于 EN 开始的时机，一项 RCT 研究[11]评估早期开始微量喂养（≤5 天，平均 2 天）与延迟开始 EN（≥6 天，平均 7 天）对纠正出生体

重≤第 10 百分位的胎儿生长受限（FGR）患儿的影响，虽然得出的结论是需要大样本的研究，但是其研究显示 NEC 的发病率无差异。两项 RCT 研究[6]对<1000g 和<2000g 的新生儿生后平均 2 天后微量喂养和禁食（NPO）进行了比较，NEC 的发生率无差异。在这些研究中，MEF≤12ml/（kg·d）。

三项 RCTs 研究[7]对增加肠内营养的速度进行了研究，缓慢增加 15~20ml/（kg·d）和快速增加肠内营养 30ml/（kg·d）到150~180ml/（kg·d），发现快速增加肠内营养对出生体重为 1000~2000g 的新生儿耐受良好，未增加 NEC 的发生率。在这些研究中，肠内营养开始的时间平均为生后 6 小时[7]和生后 2 天。此外，值得注意的是，血流动力学不稳定会影响喂养，因此，需要关注这些情况。另一项 RCT 研究[12]对稳定给予肠内营养 20ml/（kg·d）和逐步增加 20ml/（kg·d）至目标 140ml/（kg·d）喂养 10 天进行评价，发现 NEC 发病率较显著升高，由于 NEC 发生率明显增高 10% 比 1.4%，该研究提前终止。这项研究与以往 RCT 研究相比，是肠内营养开始的时间较晚，由新生儿医师酌情自行处理。具体而言，发生 NEC 的新生儿最早的开始喂养日龄为 4 天，平均为 9.5 天；而在逐步增加肠内营养剂量的一组发生 NEC 的平均日龄为 11 天。这是一个潜在的重要的混杂因素，使得这些研究结果变得复杂，对其结果要谨慎应用。

虽然大多数的研究建议大型、多中心前瞻性研究，以进一步评估开始肠内营养的时间和增加肠内营养的速率，根据目前的研究，ASPEN 指南推荐对≥1000g 的新生儿，生后 2 天内进行微量喂养，并逐步增加至 30ml/（kg·d）[8]。

（二）肠道喂养的配方选择

首选母乳或接近母乳的配方奶粉。很多临床研究显示母乳具有保护作用可降低 NEC 的发生。一个前瞻性的、多中心的研究

中,Lucas 和 Cole 等共收录了 926 名出生体重低于 1850g 的早产儿(平均出生体重1300g,平均胎龄 31 周):253 名纯母乳,437名母乳加配方乳,236 名纯配方乳,NEC 总的发生率为 5.5%(926 名中有 51 名患 NEC)。其中纯配方乳喂养组,NEC 的发生率是混合喂养组的 3~5 倍,纯母乳喂养组的 10 倍。因此,母乳极可能是一个保护因子,即使与配方乳混合应用,也可降低早产儿 NEC 的发生。肠内营养的类型对于存在 NEC 风险的新生儿来说是非常重要的。一些研究已经对母乳喂养和配方奶相比是否能降低 NEC 的发生率进行了研究。这些研究用母乳进行喂养,如果没有母乳,则采用捐赠的母乳。研究结果显示,母乳喂养可以降低 NEC 的发生率[9]。作为母乳的替代品,经巴氏消毒的捐赠的母乳,和早产儿配方粉相比并没有降低NEC 的发生率。但是母乳和捐赠的母乳喂养和混合喂养(母乳和捐赠的母乳和牛乳配方粉)比较,则降低了 NEC 的发生率[10]。值得注意的是,肠内营养的来源是非常重要的,需要进行明确的评价,而母乳强化剂的作用则未进行评价。一项前瞻性队列研究[11]发现生后 14 天内肠内营养中母乳 ≥50% 使NEC 发生的风险降低 6 倍。一项观察性研究发现每天母乳喂养的量从 1ml 到 ≥50ml/(kg·d),经过 4 周的喂养,NEC 的发生率无差异。根据目前的研究,仅发现母乳喂养和配方粉相比可以预防 NEC 的发生。但是对于母乳喂养的量和时机还不明确。

母乳的保护作用机制目前还有待进一步研究。但是,母乳中富含各种特异和非特异免疫保护因子,能阻止细菌在肠道和呼吸道聚集,调节新生儿肠道黏膜免疫屏障功能,抵消全身和局部免疫功能损害引起的生理影响。人乳中的免疫因子随分娩时间或孕周不同,而量不同,早产儿母亲母乳中含有的免疫抗病因子量比足月儿母亲中多。这些免疫因子主要包括以下三类:①抗微生物因子(如乳铁蛋白、低聚糖和特殊抗体,如分泌型 IgA等);②抗感染因子(如拮抗剂蛋白水解酶、上皮样生长因子、抗氧化因子、感染性细胞因子的水溶性受体、抗感染细胞因子);③其他免疫因子(如一些细胞因子、核苷酸)。

(三)肠道营养降低肠道细菌移位

没有宫内 NEC 发生的报道,说明肠道细菌移位在 NEC 的发生中具有重要作用,而且婴儿营养支持方式和肠道细菌繁殖之间密切的关系。事实上,胎儿只要羊膜腔完整,那么一直到出生后不久,都是处于无菌环境中。而出生后,有益菌迅速在胃肠道繁殖。

母乳喂养的婴儿肠腔中存在的 G⁺ 菌有肠球菌、双歧杆菌和乳酸杆菌,而 G⁻ 菌主要是大肠埃希菌,其量相对较少,其他 G⁻ 菌较少见于母乳喂养婴儿的肠道。配方奶喂养的新生儿,肠腔中双歧杆菌量少而大肠埃希菌量相对较多,这样就容易引起细菌繁殖。

一些研究发现母乳尤其是初乳可选择性让肠腔中非致病菌生长,肠腔中同时存在抗微生物因子如乳铁蛋白和溶菌酶,可共同促进肠道生长。母乳喂养儿肠腔中的双歧杆菌可降低肠腔中的 pH,从而降低潜在致病菌如大肠埃希菌的生长。

四、新生儿坏死性小肠结肠炎的预防

母乳喂养,尤其对早产儿,可降低 NEC的风险。如果不能母乳喂养,可选择含抗感染作用的特殊的营养物质,如核苷酸和低聚糖等。一个随机的临床研究中,Eibl 研究了口服补充含免疫球蛋白 IgA 和 IgG 的配方对降低 NEC 发生率的关系。179 个低出生体重儿,配方乳或配方乳加经过消毒的母乳喂前,随机分成两组,一组补充 IgA 和 IgG,四周后,在对照组中,91 例患儿中 6 例发生 NEC,免疫球蛋白补充组,无 1 例发生。Padova 研究也得到类似结果,日龄 15 天新生儿,每天补充 500mgIgG,进一步分成 5 个剂量组,对照组 4 例患儿发生 NEC,治疗组无 1 例发生。

大部分 NEC 患儿摄入的碳水化合物在细菌作用下发酵形成异常气体在肠道积聚。目前对于应用口服益生菌预防 NEC 的发生仍然存在很多争论。七项随机对照试验对早产儿和极低出生体重(VLBW)儿预防性使用益生菌进行研究。七项研究中有六项[12~15]将 NEC 定义为 Bell 分级 ≥ Ⅱ 级。对细菌的种类、剂量、频率和持续应用时间进行了研究。一项研究[13]对灭活的益生菌(KP)与活的益生菌(LP)嗜酸乳杆菌对 NEC 的发病率进行了比较,结果 NEC 的发生率无差异,但是和对照组比较,LP 和 KP 都可以预防 NEC 的发生,KP 和 LP 具有相同的益处,并没有不良反应。全部 7 项随机对照试验证明益生菌降低了 NEC 的发病率,虽然一项研究结果[16]为组间的比较无统计学差异。虽然研究结果显示,益生菌降低了 NEC 的发生率,但是要重点指出的是,这些研究应用了不同的益生菌,有些研究应用的是混合制剂[12~15]。另外需要重点提出的是,没有食品和药物管理局(FDA)批准常规使用这些产品。进一步的研究是必要的,以确定益生菌种类、剂量和持续时间。

某些营养物质可以减少 NEC 的发生,而有些物质导致新生儿容易发生 NEC。关于氨基酸(AA),最近的文献集中在精氨酸和谷氨酰胺是否影响 NEC 的发生率。已经发现血浆精氨酸和非对称二甲基精氨酸(ADMA)浓度以及精氨酸/ADMA 比值在 NEC 早产儿中水平降低,这后来被证明与死亡率增加有关[17]。虽然目前仍没有足够的文献报道,有一项 RCT 研究对预防性应用 L-精氨酸[1.5mmol/(kg·d)]进行研究,结果表明,补充 L-精氨酸可有效地降低 NEC 的发生率。这值得注意的是,需谨慎应用该研究结果,因为本项研究的样本量小,结果证实对 Bell 分级 ≥ Ⅱ 级的 NEC 发生无差异。对于补充谷氨酰胺已经有一项大型、实施良好的 RCT 研

究对此进行了评估,补充或不补充谷氨酰胺对 NEC 的发生率并没有统计学差异。有一项 RCT 研究对补充脂肪酸对 NEC 的影响进行了评估,研究表明补充长链多不饱和脂肪酸(LCPUFA)-补充剂(含亚油酸、α-亚麻酸、γ-亚麻酸的混合物)和对照组比较,NEC 发病率略有增加(5.3% 和 2%),虽然两组之间的差异没有统计学意义。然而,根据现有的文献,补充精氨酸可能是有效的,而补充谷氨酰胺不能预防 NEC 的发生,补充 LCPUFA 可能会使新生儿容易发生 NEC。

(王莹 蔡威)

参 考 文 献

1. Holman RC, Stoll BJ, Curns AT, et al. Necrotising enterocolitis hospitalisations among neonates in the United States. PaediatrPerinat Epidemiol, 2006, 20 (6):498-506.

2. Fitzgibbons SC, Ching Y, Yu D, et al. Mortality of necrotizing enterocolitis expressed by birth weight categories. J Pediatr Surg, 2009, 44(6):1072-1075; discussion 1075-1076.

3. Berman L, Moss RL. Necrotizing enterocolitis:an update. Semin Fetal Neonatal Med, 2011, 16(3):145-150.

4. Brotschi B, Baenziger O, Frey B, et al. Early enteral feeding in conservatively managed stage Ⅱ necrotizing enterocolitis is associated with a reduced risk of catheter-related sepsis. J Perinat Med, 2009, 37(6):701-705.

5. Karagianni P, Briana DD, Mitsiakos G, et al. Early versus delayed minimal enteral feeding and risk for necrotizing enterocolitis in preterm growthrestricted infants with abnormal antenatal Doppler results. Am J Perinatol, 2010, 27(5):367-373.

6. Mosqueda E, Sapiegiene L, Glynn L, et al. The early use of minimal enteral nutrition in extremely low birth weight newborns. J Perinatol, 2008, 28(4):264-269.

7. Krishnamurthy S, Gupta P, Debnath S, et al. Slow versus rapid enteral feeding advancement in preterm

newborn infants 1000-1499g: a randomized controlled trial. Acta Paediatr,2010,99(1):42-46.

8. Fallon EM,Nehra D,Potemkin AK,et al. A. S. P. E. N. clinical guidelines:nutrition support of neonatal patients at risk for necrotizing enterocolitis. JPEN J Parenter Enteral Nutr,2012,36(5):506-523.

9. Lambert DK,Christensen RD,Henry E,et al. Necrotizing enterocolitis in term neonates:data from amultihospital health-care system. J Perinatol, 2007, 27 (7):437-443.

10. Sullivan S,Schanler RJ,Kim JH,et al. An exclusively human milk-based diet is associated with a lower rate of necrotizing enterocolitis than a diet of human milk and bovine milk-based products. J Pediatr,2010,156(4):562-567. e1.

11. Sisk PM,Lovelady CA,Dillard RG,et al. Early human milk feeding is associated with a lower risk of necrotizing enterocolitis in very low birth weight infants. J Perinatol,2007,27(7):428-433.

12. Braga TD,da Silva GA,de Lira PI,et al. Efficacy of Bifidobacterium breve and Lactobacillus casei oral supplementation on necrotizing enterocolitis in very-low-birth-weight preterm infants:a double-blind, randomized,controlled trial. Am J Clin Nutr,2011, 93(1):81-86.

13. Awad H,Mokhtar H,Imam SS,et al. Comparison between killed and living probiotics usage versus placebo for the prevention of necrotizing enterocolitis and sepsis in neonates. Pak J Biol Sci,2010,13 (6):253-262.

14. Lin HC,Hsu CH,Chen HL,et al. Oralprobiotics prevent necrotizing enterocolitis in very low birth weight preterm infants:a multicenter, randomized, controlled trial. Pediatrics, 2008, 122 (4): 693-700.

15. Samanta M,Sarkar M,Ghosh P,et al. Prophylactic probiotics for prevention of necrotizing enterocolitis in very low birth weight newborns. J Trop Pediatr, 2009,55(2):128-131.

16. Mihatsch WA, Vossbeck S, Eikmanns B, et al. Effect of Bifidobacterium lactis on the incidence of nosocomial infections in very-low-birth-weight infants:a randomized controlled trial. Neonatology,

2010,98(2):156-163.

17. Richir MC,Siroen MP,van Elburg RM,et al. Low plasma concentrations of arginine and asymmetric dimethylarginine in premature infants with necrotizing enterocolitis. Br J Nutr,2007,97(5):906-911.

第五节　遗传代谢性疾病新生儿营养支持

遗传性代谢缺陷病(inborn errors of metabolism,IEM)的概念,于1908年首次被提出,现已知IEM是由于单基因缺陷引起代谢途径阻断,为一类以功能障碍为主要表现的遗传性缺陷。目前已发现数百种疾病,约80%属常染色体隐性遗传,余为X连锁遗传、常染色体显性遗传或线粒体遗传。虽然其单一病种的发病率较低,但其总体罹患率可达1.3%或更高。IEM的病理生理改变大致可分为3类:①代谢途径的某些终末产物缺乏,如过氧化酶体病、溶酶体病等;②受累代谢途径的中间和(或)旁路代谢产物大量蓄积,如苯丙酮尿症、甲基丙二酸尿症、同型胱氨酸尿症、枫糖尿症、半乳糖血症等;③由于代谢途径受阻而导致对肝、脑、肌肉等组织能量供应不足,如糖代谢障碍、先天性高乳酸血症、脂肪酸氧化缺陷、线粒体呼吸链功能障碍等。IEM的临床表现多种多样,随年龄、性别不同而有差异,全身各器官均可被累及。在新生儿期发病的IEM病情通常较严重,临床上呈现非特异性症状为主,如拒食、呕吐、腹泻、嗜睡、惊厥、呼吸窘迫等,易被误诊为颅内出血、新生儿窒息、呼吸窘迫综合征或肺炎、脑炎、脑膜炎和败血症等感染性疾病。

本类疾病的特点是进行性加重,常致夭折或终生残疾,其中以神经、智力残疾为最多;单一病种患病率较低,但总体发病率较高,是严重影响人口素质,造成家庭和社会沉重负担的主要原因之一。

一、高苯丙酸血症

（一）概述

血苯丙氨酸（Phe）浓度高于 $120\mu mol/L$，称为高苯丙酸血症（HPA），我国 HPA 的发病率因种族而异，约为 1/11307。遗传性 HPA 是因 Phe 羟化反应障碍所致的血 Phe 持续增高的一类遗传性疾病，属氨基酸代谢异常，以常染色体隐性遗传方式传递，绝大多数是由于 Phe 羟化酶（PAH）缺乏所致，即苯丙酮尿症（PKU）；少数是由于 PAH 的辅酶——四氢生物蝶呤（BH4）缺乏。

目前我国 HPA 患病情况有以下几种：

1. Phe 羟化酶缺乏性 HPA 根据正常饮食情况下的血 Phe 浓度分为 3 型：①经典型 PKU：$Phe>1200\mu mol/L（20mg/dl）$；②中度 PKU：Phe 为 $360\sim1200\mu mol/L（6\sim20mg/dl）$；③轻度 HPA：$Phe<360\mu mol/L（6mg/dl）$。

2. 四氢生物蝶呤缺乏症 以 BH4 反应性为基础的 HPA 可分为 BH4 非反应性 HPA 和 BH4 反应性 HPA，其中 BH4 反应性 HPA 有两种类型：BH4 反应性 HPA 酶缺陷和 BH4 自身代谢途径中酶缺陷。两类 HPA 治疗方法完全不同，PKU 采用低 Phe 饮食治疗，BH4 缺乏采用药物治疗，故早期鉴别诊断十分重要。

PKU 患儿的智能障碍是由体内过量的 Phe 和旁路代谢产物的神经毒性作用引起的，因此严格控制苯丙氨酸摄入的低苯丙氨酸饮食疗法是 PKU 的主要治疗方法。对于 PKU 儿童来说，严格控制饮食中苯丙氨酸的摄入量，使得苯丙氨酸浓度控制在理想范围仍然是治疗成功的关键，而且开始治疗的年龄越小、预后越好[1]；高水平的血苯丙氨酸浓度会影响患儿智力发育，且与饮食控制依从性有关[2]。

（二）营养支持

在饮食治疗中，为每个患者制订适宜的食谱是治疗成功的关键。食谱尽可能地利用天然食物中丰富且合理的搭配保证营养素的全面供给[3-4]：①按年龄及体重计算每天 Phe、蛋白质、热量的需要量。蛋白质摄入不足会直接影响生长发育，热量摄入不足会使蛋白质作为热量被燃烧。因此，要保证蛋白质和热量的摄取又要限制 Phe 的摄入，使供给量保证最低生理需要，而不会使血 Phe 浓度升高。②总蛋白质摄入量中 70%～80% 应来源于治疗配方粉，其余来源于天然食物。③患儿提倡母乳喂养，母乳中 Phe 含量较低，肉碱含量高，是保证婴儿营养健康最全面、经济的食品。苯丙氨酸需要量：6 个月以内 $30\sim50mg/（kg\cdot d）$，$6\sim12$ 个月 $25\sim30mg/（kg\cdot d）$，计算每天所需奶粉量，分次给予。每次先以配好浓度的无 Phe 治疗配方粉喂养，然后喂母乳，以便控制母乳的摄入量并维持 Phe 血浓度的稳定。无母乳的患儿，可给予经过计算的正常婴儿配方奶粉（0～6 个月）和无 Phe 治疗配方粉。断奶期 PKU 患儿可适当延长母乳喂养时间，但辅食的添加时间、方法与正常患儿相同。④治疗期间要监测血 Phe 浓度。新的喂养方案制订后应在食用 4 天～1 周后测定血浓度，以便调整方案，使血 Phe 浓度控制在理想范围内。

1. 营养素补充原则[3] ①能量营养素要平衡，保证能量和能量营养素的适宜比例是保证健康成长的基础。3 种能量营养素提供人体能量的比例为：蛋白质 10%～15%，脂肪 20%～30%，糖类 60%～70%。婴儿可提高脂肪的比例，应选择高质量、多不饱和脂肪酸含量高和中链脂肪酸的植物油。②维生素 B 需额外补充，由于低 Phe 饮食中的主食类必须是特制的淀粉类食品，维生素 B 族含量很低，很难满足营养需要，因此需要额外补充维生素 B。③微量元素补充要及时，由于 PKU 的特殊饮食限制了许多食物的摄入，使患儿血钙及微量元素铁、锌、铜、硒和碘等均低于正常儿童。PKU 患儿存在智力运动发育落后，若再合并微量元素缺乏，势必会加重病情。④肉碱只能外源摄取，机体不能合成，由于 PKU 患儿基本上限制了动物性食品的摄入，使患儿血清肉碱水平明显低于正常儿，因此要注意额外补充，最好选用添加肉碱的治疗奶粉。⑤关注酪氨酸的供给量，由于 PKU 患儿的 Phe 不能代谢转变为酪氨酸，故在治疗奶粉和蛋白粉中要添加酪氨酸。

2. 营养治疗的注意事项　①饮食治疗必须在专科医师和营养师的指导下进行，定期进行血生化、体格和智能发育检查。②婴儿期的 Phe 需要量较大，要预防 Phe 的缺乏。定期监测血 Phe 浓度，防止患儿血 Phe 浓度长期低于 120mol/L。③以氨基酸混合物作为主要成分的治疗奶粉，其蛋白质的营养价值较天然蛋白差。因此，在血 Phe 浓度控制在理想范围的前提下，应尽可能地摄入各种天然蛋白，注意全方位营养的维持。④治疗奶粉即使是标准的调乳浓度（15%），其渗透压也较液体高。乳儿期特别是新生儿治疗奶粉的调乳浓度不亦过高。

二、甲基丙二酸血症

（一）概述

甲基丙二酸血症（methylmalonic acidemia，MMA）是一种常染色体隐性遗传病，是遗传性代谢疾病中发病率较高的一种，其病因在于甲基丙二酸辅酶 A 变位酶（MCM）或其辅酶腺苷钴胺素（维生素 B_{12}）的缺乏，使 L-甲基丙二酸 CoA 在线粒体不能转变成琥珀酸而蓄积，之后水解为甲基丙二酸，使有机酸在体内蓄积，患儿出现一系列病理、生化及临床指标的变化。临床表现上缺乏特异性，主要表现为智力运动发育迟缓或倒退、惊厥、肌张力减低、喂养困难、贫血、肝大、高血氨及代谢性酸中毒。

MCM 缺陷分为 4 型：①重型：酶缺陷严重，在新生儿生后 2～3 天内发病，开始精神不佳，呕吐，之后呼吸急促、昏迷，病情迅速恶化，可有致死性酸中毒，用 $NaHCO_3$ 不能纠正，预后极差，很快死亡；②中间型：婴儿早期发病；③间歇型：婴儿晚期或儿童期发病；④良性型：成人期发病。甲基丙二酸血症合并同型半胱氨酸血症是中国甲基丙二酸血症中的常见类型，病情更严重。

（二）营养支持

长期治疗中饮食治疗是关键。应予 MMA 血症患儿低蛋白、高能量饮食，可使用去除蛋氨酸、苏氨酸、缬氨酸、丝氨酸的特殊配方奶粉，少量而缓慢地增加蛋白质的摄入，保证患儿能耐受同时满足生长发育的需要。对维生素 B_{12} 有效型的患儿应补充维生素 B_{12}。此外，可应用左旋肉碱促进 MMA 和酯酰肉碱的排泄，增加机体对天然蛋白的耐受性[5]。

单纯型甲基丙二酸血症仅表现为甲基丙二酸水平升高，血同型半胱氨酸水平正常，其治疗主要包括限制天然蛋白质摄入量，同时补充特殊奶粉及左旋肉碱；部分对维生素 B_{12} 治疗有效患者予维生素 B_{12} 肌内注射治疗。急性期给予补液、纠酸、高热量、低蛋白饮食，将天然蛋白质摄入量控制在 0.5～1.5g/（kg·d），同时给予不含异亮氨酸、缬氨酸、苏氨酸和蛋氨酸的特殊配方粉治疗，使蛋白质总摄入量维持在 2～4g/（kg·d），保证蛋白质、热量、矿物质及微量元素等营养支持；左旋肉碱 100～200mg/（kg·d）静滴或口服；维生素 B_{12} 1mg/次，每天 1 次，肌内注射，连续 5 天，判断维生素 B_{12} 是否有效。稳定期治疗，对维生素 B_{12} 无效患者主要治疗方法：①蛋白质总摄入量婴幼儿期控制在 2.5～3.0g/（kg·d），其中天然蛋白质摄入量控制在 0.8～1.2g/（kg·d），其余蛋白质量用不含异亮氨酸、缬氨酸、苏氨酸和蛋氨酸的特殊奶粉或蛋白粉补充；②口服左旋肉碱 100～

200mg/（kg·d）。对维生素 B_{12} 治疗有效患者主要治疗方法除给予特殊饮食及左旋肉碱外，另外肌注或皮下注射维生素 B_{12} 每周 1 ~ 2 次，每次 1mg。每 1 ~ 3 个月随访 1 次，部分患者每 0.5 ~ 1 年随访 1 次，随访内容包括体格智能发育情况，检测血丙酰肉碱、尿甲基丙二酸水平[6]。

三、鸟氨酸循环障碍的新生儿营养支持

（一）概述

鸟氨酸循环即尿素循环或 krebs-henseleit 循环，主要在肝脏内完成，其功能是将有毒的氨合成无毒的尿素，从而避免高氨血症的发生。该循环包括 6 个步骤的系列生化反应，有 6 种酶参与，其中任何一种酶出现结构或功能异常都会影响尿素合成而形成高氨血症，严重者出现发作性脑病的临床表现，即为尿素循环障碍（urea cycle disorders，UCD）。

临床上可分为 6 大类型：氨基甲酰磷酸合成酶 1 缺乏（carbamoylphosphate synthetase 1 deficiency，CPS1D）；N-乙酰谷氨酸合成酶缺乏（N-acetylglutamate synthase deficiency，NAGSD）；鸟氨酸氨基甲酰转移酶缺乏（ornithine transcarbamylase deficiency，OTCD）；精氨酸代琥珀酸合成酶缺乏（argininosuccinate synthetase，ASSD）；精氨酸代琥珀酸酶缺乏（argininosuccinate lyase deficiency，ASLD）；精氨酸酶缺乏（arginase 1 deficiency，ARG1D）。其中以鸟氨酸氨基甲酰转移酶缺乏和氨基甲酰磷酸合成酶 1 缺乏临床表现最为严重，每一种酶的缺乏，又因为不同的突变类型其活性的丧失也不同。鸟氨酸氨基甲酰转移酶缺乏是 X 染色体隐性遗传性疾病，其余均为常染色体隐性遗传性疾病。临床以鸟氨酸氨基甲酰转移酶缺乏和氨基甲酰磷酸合成酶 1 型缺乏较为常见。

此类患者出生时完全正常，以后逐渐出现一些非典型症状，如厌食、喂养困难、精神萎靡、嗜睡、昏睡甚至昏迷、体温不升、过度换气、呼吸暂停及惊厥等。由于酶缺乏的种类和活性的丧失程度不同，对氨代谢的影响程度不等，所以症状出现的早晚也不等。

（二）营养支持

对于出生时有 UCD 风险的新生儿，应择期分娩，若有早产风险，建议出生后立刻转入新生儿科。予 10% 葡萄糖滴注 30 分钟 4ml/（kg·h），并在症状消失 4 小时后对新生儿进行无蛋白喂养，并将静脉输注的葡萄糖逐渐减量，每 6 小时服用 50mg/kg 的苯甲酸钠和 L-精氨酸。在生后 6 小时检测血氨浓度，如 <80μmol/L 建议每 6 小时监测，同时每 3 小时应进行一次无蛋白喂养，若血氨水平持续 <80μmol/L，24 小时后可改为正常喂养。但如果血氨水平达 80 ~ 150μmol/L，应首先排除前次检测操作失误，4 小时内再次检测。如果血氨水平保持在这个范围内，每隔 6 小时监测一次，同时中断蛋白质喂养，继续葡萄糖滴注。血氨水平 >150μmol/L 或患儿病情恶化，应立刻重复检测血氨水平，并中断喂养（但无蛋白质喂养不超过 24 ~ 48 小时），详见表 16-6、16-7。除了检测血氨浓度外，生后 12 小时还应即查血浆氨基酸浓度（定量），同时应留取血样送检进行分子遗传学诊断（非脐带血，以防止母体血干扰）[7]。

如果患儿有兄姐表现为迟发型，且患儿出生时有并发症，应进行葡萄糖输注。另外，对患儿可进行婴儿配方奶，所提供蛋白质应 ≤2g/（kg·d）或母乳喂养，并在生后 24 小时定量检测血氨、氨基酸浓度。如果血氨水平 <150μmol/L，应在 12 小时后复测；如果血氨水平 >150μmol/L 或患儿病情恶化，应立即检测血氨浓度，并采取如表 16-6、表 16-7 中

相应措施。如果 48 小时是血氨浓度 < 80μmol/L,应继续进行配方奶或母乳喂养 ≤ 2g/(kg·d);如果 24 ~ 48 小时血氨浓度为 80 ~ 150μmol/L,且患儿一般情况良好,则每

隔 12 小时复测血氨。一定要进行血浆氨基酸定量检测,作为是否转为无蛋白质喂养的依据之一。OTCD 女性患者在新生儿期有症状性高氨血症发生率较低。

表 16-6　高血氨的水平和有症状患者的建议措施[7]

血氨水平(μmol/L)	对未明确诊断的患者的处理措施	对已诊为 UCD 患者的处理措施	备注
超过正常上线	停止蛋白质摄入 静滴适量葡萄糖防止分解代谢,新生儿:10mg/(kg·min)±胰岛素[a] 监测血氨水平 q3h	停止蛋白质摄入 静滴适量葡萄糖防止分解代谢,新生儿:10mg/(kg·min)±胰岛素[a] 监测血氨水平 q3h	停止蛋白质摄入 24h(最多48h) 应避免进行换血术(可引起患儿分解代谢)
100<血氨<250(新生儿 150<血氨<250)	进行药物治疗:静滴 L-精氨酸和氨消除药物(详见表16-7); 开始使用氨甲酰谷氨酸、肉毒碱、维生素 B₁₂、生物素(详见表16-7和说明)	继续药物治疗:L-精氨酸(加量维持,NAGSD、CPS1D、OTCD 患者加 L-瓜氨酸),苯甲酸钠±苯丁酸钠/苯乙酸钠[b](详见表16-7),加大给药剂量或者采用静脉滴注; 若患儿无呕吐,可考虑通过鼻胃管摄入碳水化合物和脂肪乳,以提高能量摄入	如果同时出现高血糖和高乳酸(>3mmol/L),应减少葡萄糖输注速度,而不是增加胰岛素剂量; 避免输注低渗溶液
血氨 250 ~ 500	同上 如果有明显脑病表现和(或)出现高血氨较早或发病早(生后 1 天或 2 天),要做好血液透析的准备 如果血氨不能在 3 ~ 6 小时内迅速降低,即开始血液透析	同上,但所有药物均静滴 如果有明显脑病表现和(或)出现高血氨较早或发病很早(生后 1 天或 2 天),要做好血液透析的准备 如果血氨不能在 3 ~ 6 小时内迅速降低,即开始血液透析	根据电解质水平补钠、钾 如果用苯甲酸钠或苯丁酸钠进行治疗,应考虑其中的钠盐摄入[c] 对 ARG1D 患儿不应给予 L-精氨酸
血氨 500 ~ 1000	同上 立即进行血液透析	同上 尽快进行血液透析	发生有机酸血症时应谨慎使用苯甲酸钠
血氨>1000	评价是否继续进行特殊治疗或开始姑息治疗	同上 尽快开始血液透析 评价是否继续进行特殊治疗或开始姑息治疗	对血液透析患者,应监测血磷水平,并早期进行补充

注:[a]因为一些新生儿对胰岛素非常敏感,30 分钟后,每小时进行血糖监测

[b]如果可行,静滴等摩尔的苯甲酸钠和苯丁酸钠:在 90 ~ 120 分钟内,静脉推注 250mg/kg,24 小时后以 250mg/kg 持续静滴

[c]1g 苯甲酸钠或苯丁酸钠所含钠分别为 7mmol 和 5.4mmol

表 16-7　UCD 患者发生急性高氨血症和急性代谢紊乱时的药物治疗剂量专家共识[7]

UCD 分类	苯甲酸钠（加入 10%GS i. v.）	苯丁酸钠/苯乙酸钠（加入 10%GS i. v.）	L-精氨酸[a]（加入 10%GS i. v.）	氨甲酰谷氨酸（仅口服或肠内给药）
未明确诊断的患者[b]	250mg/kg，在 90 ~ 120min 内静脉推注，然后以 250 ~ 500mg/（kg·d）[c]维持（>20kg 者，按 5.5g/m²·d）	250mg/kg，在 90 ~ 120 分钟内静脉推注，然后以 250 ~ 500mg/（kg·d）[c]1.2mmol/（kg·d）维持	（250 ~ 400）mg/（kg·d）（1 ~ 2mmol/kg），90 ~ 120 分钟内静脉推注，然后以 250mg/（kg·d）维持 1.2mmol/（kg·d）	鼻胃管给药先以 100mg/kg 推注，然后，每 6 小时，25 ~ 62.5mg/kg
NAGSD	同上	—	250mg/kg（1.2mmol/kg）在 90 ~ 120min 内推注，然后以 250 ~ 500mg/（kg·d）[c]1.2mmol/（kg·d）维持	同上
CPS1D&OTCD	同上	250mg/kg，在 90 ~ 120 分钟内推注，然后以 250 ~ 500mg/（kg·d）[c]维持	同上	—
ASSD	同上	同上	同上	—
ASLD[d]	同上	250mg/kg，在 90 ~ 120 分钟内推注，然后以 250mg/（kg·d）[c]维持	250 ~ 400mg/（kg·d）（1 ~ 2mmol/kg），90 ~ 120 分钟内静脉推注，然后以 200 ~ 400mg/（kg·d）维持 1 ~ 2mmol/（kg·d）	—
ARG1D[e]	同上	—	忌用	—
HHH 综合征	同上	250mg/kg，在 90 ~ 120 分钟内推注，然后以 250mg/（kg·d）[c]维持	—	—

注：HHH 综合征：hyperornithinemia-hyperammonemia-homocitrullinuria syndrome，高鸟氨酸血症-高氨血症-同型瓜氨酸尿综合征

发生严重急性代谢失调时，作为"终极治疗手段"，应同时给予苯甲酸钠和苯丁酸钠/苯乙酸钠。在不严重的患者，采用逐级给药的方法，即先给苯甲酸钠，如果高氨血症持续或加重，则选择添加苯丁酸钠/苯乙酸钠。给予初始剂量之后，应根据血浆氨和氨基酸水平调整剂量。苯甲酸钠、苯丁酸钠和 L-精氨酸的每天最大剂量为每种均不超过 12g（推荐等级：D 级）

[a]如果给予瓜氨酸，通常没必要再用 L-精氨酸

[b]在未明确诊断的患者，应考虑卡尼汀 100mg/kg i. v.、羟基 100mg/kg i. m. /i. v. 和生物素 10mg i. v. /p. o.

[c]如果患者在进行血液透析，给药剂量应加至 350mg/（kg·d）（或根据体表面积计算，成比例增加剂量）

[d]对发生急性代谢失调的 ASLD 患者，L-精氨酸的剂量要充足

[e]ARG1D 患者发生高氨血症的风险较低

1. UCD 患者在慢性期营养治疗

（1）维持正氮平衡：蛋白质的摄入量需根据蛋白质的需要量进行调整，必要时需添加医用食物（液体或固体形式的氨基酸）来增加蛋白质的供给，预防生长迟缓，医用食物主要由必需氨基酸、非蛋白热能、维生素、矿物质及液体组成。

（2）增加非蛋白热能的摄入：防止分解

403

代谢,节约蛋白质。

(3) 供给充足的必需氨基酸:因限制蛋白饮食和苯丁酸钠的治疗可导致支链氨基酸(branched-chain amino acid,BCAA)的缺乏,可降低患者蛋白质分解代谢的阈值,使蛋白质的摄入量难以控制,因此苯丁酸钠治疗的同时应增加 BCAA 的供给。

(4) 合理补液、防止脱水发生:脱水是高氨血症的一个诱因,父母及监护人应重视合理补液,婴儿液体摄入量至少 1.5ml/kcal,1 岁以后可降至 1.0ml/kcal。

(5) 药物治疗:苯丁酸钠达最大剂量时可允许食物中增加整蛋白的摄入量,可提高膳食依从性和生活质量。

(6) 计算膳食摄入量:计算膳食营养素摄入量时,需做 3 天的膳食调查,应注意个体或家庭膳食记录的准确性。

(7) 注意膳食钾的摄入及时补钾:低血钾常见于有呕吐、腹泻症状同时应用氮清除剂的患者,也见于住院期间大量输注葡萄糖和胰岛素时。

(8) 肠内营养的辅助:放置胃造口管有助于肠内营养的实施。

2. 急性失代偿期饮食管理[7]　急性失代偿期饮食管理的目的是暂时减少蛋白质(氮)摄入量以防止内源性蛋白质分解代谢,同时提供足够的能量来满足代谢需求。如果开始发病,但经口进食仍然是可能的,应立即给予以葡萄糖聚合物为基础的高能量、无蛋白配方喂养。在出现意识障碍或呕吐时,最大限度地增大能量的摄入,输注葡萄糖[静脉加胰岛素的起始剂量 0.05IU/(kg·h)防止高血糖的发生]。静脉输注脂肪乳剂也可以增加能量摄入。高氨血症改善后,蛋白质/必需氨基酸的补充不应超过 24 ~ 48 小时。如果患者不能经肠道喂养,可以静脉补充氨基酸,每天增加以达到每天需要量。

应该尽早给予肠内营养。最初可能是不含蛋白质的。通过鼻胃管给予肠内营养以达

到足够的摄入量可能是非常必要的。肠内液体应该随着静脉液体的减少而逐渐增加。根据计算的电解质摄入量同时给予氮消除药物和钠。应该避免因摄入过度浓缩的营养液引起的渗透性腹泻。实际上,一旦血氨已降至<100mmol/L,应该重新考虑补充蛋白质,同时检测血氨。如果血氨随着重新摄入蛋白质而增加,可以给予 EAAs 混合物来代替天然蛋白质复合物。能量的摄入量为根据年龄推荐量的 120%。

3. UCDs 的长期管理[7]　长期管理的目标是实现正常生长发育和防止高氨血症,同时提高生活质量,避免副作用和并发症。它是基于:低蛋白饮食,补充必需氨基酸,补充维生素和矿物质,提高废氮排出的药物,对特殊情况的护理和并发症发生时应急方案,肝移植患者的选择。

(1) 低蛋白饮食:低蛋白饮食主要是最大限度地减少对尿素循环的氮负荷。每位患者的蛋白质的耐受量需要个体化确定。限制蛋白摄入量可能是足够了,但过度限制可能影响增长,并导致代谢不稳定。如果摄入过少,需要补充 EAA。必须保证充足的能量供应,以防止分解和随之而来的高氨血症。为了确保有足够的能量和蛋白质摄入,鼻胃管或胃造瘘可能是必要的。定期监测蛋白质的摄入量,生长指标和临床状况是必需的,因为蛋白质的需要量和耐受量随不同年龄、生长速度、疾病严重性和并发症发生的频率密切相关。

(2) 必需氨基酸(EAA)和其他人体必需的营养素的补充:当天然蛋白质的耐受低到影响正常的生长和代谢稳定时,需要补充 EAA。合理的方法是提供总蛋白摄入量的 20% ~ 30% 为 EAA,除了 ARGD1,如果有必要,EAA 可以提高到总蛋白质的 50%。EAA 剂量可以分为 3 或 4 等份加入食物中,以提高利用率,防止氮超载。另外,需要补充支链氨基酸(BCAA)。支链氨基酸补充剂可作为

单个氨基酸或混合物进行补充。如果患儿天然蛋白耐受性非常低,代谢不稳定,必需氨基酸和支链氨基酸补充剂可作为蛋白质的一部分进行补充。

低蛋白饮食的 UCD 患者存在维生素和矿物质缺乏的风险,尤其是铁、锌、铜、钙和钴胺,这些患儿必须进行补充。此外,他们可能存在(必需脂肪酸)/长链多不饱和脂肪酸缺乏的风险。这些可以从含有必需脂肪酸和长链多不饱和脂肪酸的婴儿配方粉中获得。

(3)低蛋白饮食管理的实际问题:婴儿主要的蛋白质来源应该是母乳或标准婴幼儿配方奶粉。如果可以进行母乳喂养,需要密切的分析/临床监测。要先给予无蛋白婴儿配方粉喂养,然后再母乳喂养。奶瓶喂养,蛋白质在婴儿配方粉(有时和必需氨基酸一起)中的量是得到限制的,每天均匀分多次喂养。每次含蛋白质的食物应该在营养全面但是缺乏蛋白质的食物后进行喂养。混合的食物应该能够提供各种营养素的需要量。正常断奶做法可以先给予水果和蛋白质非常低的蔬菜,然后逐步取代母乳/婴儿配方奶中的蛋白质。

家长需要认真培训如何计算食品中的蛋白质含量以及如何正确添加辅食。在开始断奶或奶量逐渐减少过程中需要补充维生素和矿物质。UCDs 患儿存在的喂养问题也可能导致营养摄入不足和代谢不稳定。对于一些患儿来说,可能需要补充高能量补充剂如葡萄糖聚合物和(或)脂肪乳剂,管饲可能也是必要的。管饲的目的是达到充足营养,给予药物和补充剂,以防止分解代谢,维持代谢稳定。

管饲在以下情况下是必不可少的:因为神经障碍或发育缺陷不能吸吮或吞咽;严重呕吐,反流或干呕;食欲不佳和(或)拒绝食物,EAA 补充或给予药物;并发期间应急管理。在急性发作,鼻饲可以加速从肠外营养转移到肠内营养。如果需要长期管饲,建议可以考虑胃造瘘,尽管目前缺乏关于胃造瘘的对照研究和管饲依赖风险的相关研究。管饲模式(推注,连续输注,在白天或夜间),应根据喂养耐受性决定。

总之,营养治疗是该类患者临床治疗的主要手段之一,营养治疗的基本原则是限制蛋白质摄入,同时保证充足的热能、必需氨基酸、维生素和矿物质的补充,以减少机体蛋白的分解,减少氨的产生。由于人体对蛋白质的需要量与年龄、生长速度、营养状态有直接的关系,另外每个患者 UCD 的严重程度不等,因此每个人对蛋白质的需要量是不同的,尤其是婴幼儿和儿童生长速度快,其蛋白质的最低需要量很难准确计算,必须针对每个患儿摸索出适合他个人的蛋白质需要量,需观察患儿的生长发育状态(身高、体重、头围、神经精神发育、皮肤、毛发等),监测患儿的血常规、血浆白蛋白、血氨、血浆中必需氨基酸及谷氨酰胺的浓度,理想的状态是:各项发育及实验监测正常,血氨<40μmol/L,谷氨酰胺<1000μmol/L,通过观察,逐渐寻找合适的剂量。

四、糖原累积症营养支持

(一)概述

糖原累积症(glycogen storage diseases,GSD)是一组由于先天性酶缺陷所导致的糖代谢障碍性疾病,属常染色体隐性遗传病,临床少见。糖原合成和分解所需的酶至少 8种,按照缺陷的酶、累积组织、临床表现不同,GSD 可分为 0 ~ XI型,其中各型又可分多种亚型,临床以 I 型最为多见,GSD-I 型可分为 a、b、c、d 四个亚型,尤以 I a、I b 型较多;其次为Ⅲ型。

(二)糖原累积症患儿营养支持

1. GSD-I 型的营养治疗 GSD-I 型是由于葡萄糖-6-磷酸酶(G-6-PC)基因突变,导致肝、肾组织缺乏糖原合成及分解途径中的关键酶 G-6-PC,6-磷酸葡萄糖不能分解为葡萄糖,仅能获得由糖原脱支酶分解糖原1,6-糖苷键所产生的少量葡萄糖,因此GSD-Ⅰ型患者空腹血糖明显低下;空腹低血糖进一步刺激磷酸化酶和糖原水解酶的激活,而生成更多6-磷酸葡萄糖,堆积的G-6-P不能转化为葡萄糖,部分进入糖酵解途径,产生乳酸;G-6-P也可转化为丙酮酸、乙酰辅酶A,导致甘油三酯、尿酸等水平的升高[8]。因此,低血糖时一系列病理生理变化的中心环节,从理论上讲,任何可以维持正常血糖水平的方法均可阻断这一系列异常的生化过程,减轻患者的临床症状。生玉米淀粉在肠道吸收后缓慢释放出葡萄糖,可维持血糖在正常范围内4～6小时,因此GSD-Ⅰ型患者采用以生玉米淀粉为核心的综合饮食治疗。具体如下[9,10]:

(1)饮食组成:①复杂碳水化合物占推荐摄入总能量的60%～70%,包括玉米淀粉,和儿童、青少年从全麦面包、大米、马铃薯中摄入的淀粉,以及婴幼儿米粉中的淀粉。对婴幼儿和年长儿童,限制只可进食少量乳制品和水果(不宜多吃,因含较多乳糖或果糖),避免蔗糖、蔗汁、玉米糖浆、单糖的摄入,避免长时间空腹。监测血糖水平有助于个性化调整喂养或饮食方案,避免低血糖的发生和玉米淀粉的过多摄入。②蛋白质提供10%～15%的能量,推荐天然、高生物价的蛋白质,为满足碳水化合物和蛋白质的需求,婴幼儿和儿童可采用豆基婴儿配方奶粉(Prosobee)和豆奶(免乳糖/半乳糖),可加入米浆或糙米浆,但应避免加入蔗糖。③脂肪提供10%～15%的推荐摄入总能量,推荐低脂肪饮食,包括有益心脏健康的脂类,如菜籽油和橄榄油。应注意脂肪摄入以监测总能量摄入水平,防止体重过度增加。④钙及维生素D摄入如果患者所食用为非钙强化豆奶,应补充含维生素D的枸橼酸钙或碳酸钙,已达到推荐日常摄入量,维持骨骼的生长发育和骨质矿化。⑤铁剂补充:补充复合维生素、矿物质,避免铁缺乏

和贫血发生。

(2)生玉米淀粉加用的时间:1岁以内的小婴儿肠道内胰淀粉酶甚少,不能消化淀粉类食物。此年龄段的婴儿鼓励日间少量多次哺乳(母乳或以葡萄糖、葡萄糖多聚体作为唯一碳水化合物来源的配方奶)。夜间以胃管持续滴入葡萄糖溶液,在婴儿输注速度约为8～10mg/(kg·min),较年长的儿童则为6～8mg/(kg·min)。滴入从晚餐后1小时内开始,至次日早餐前15分钟停止。开始添加生玉米淀粉的时间尚无统一定论,但大多在1岁左右(9～12个月)开始试加。可根据低血糖的发生频率和严重程度选择开始添加生玉米淀粉的时间。

(3)生玉米淀粉混悬液的配制及服法:选用生的玉米淀粉(不能以红薯、马铃薯等淀粉代替),以1:2比例与凉白开水混合(不要用开水冲服)。对小婴儿的开始剂量为每次1.6g/kg,每4小时一次。如有胀气、大便稀且次数多或淀粉样大便等不良反应,可以更小剂量开始逐渐加大剂量或加用胰酶制剂等来克服。随年龄增长,剂量渐增至每次1.75～2.5g/kg,每6小时一次,放在每餐中间服用(如9am、3pm、9pm、3am),或在睡前服用,以免影响进餐时食欲。服用时生玉米淀粉不宜加葡萄糖,以避免刺激胰岛素增多,从而抵消了生玉米淀粉的维持血糖的作用。

(4)生玉米淀粉治疗的效果和评估:生玉米淀粉治疗目标是餐前血糖应达:4～5mmol/L之间;餐前血乳酸降至2.0～5.0mmol/L;夜间12小时尿乳酸应≤0.6mmol/L。如果血糖偏低、血乳酸偏高,应增加生玉米淀粉剂量,反之则应减量(注意不必要使血糖升至过高,因为GSD患儿需长期进食淀粉,剂量过高会导致肥胖和抑制食欲),生玉米淀粉的疗效十分明显,血糖可在数天内上升至正常范围;肝脏缩小或变软;大部分患儿生长速度明显加快;血气、血乳酸、尿酸和血脂水平有所好转但通常较难达到正常。

对 GSD-I 型患者进行营养治疗的目标为:维持血糖水平正常,防止低血糖的发生,为生长发育提供理想的营养治疗,对 GSD-I 型患儿应定期(6~12 个月)常规随诊,内容包括身高、体重、血常规、尿常规、尿微量白蛋白/24 小时尿蛋白、生化全项、血气、血乳酸、晨尿乳酸等,了解疗效并及早发现合并症[8]。

2. GSD-III型患儿的营养支持 GSD-III 型是糖原脱支酶缺乏引起的常染色体隐性遗传病,国外有报道发病率为 1/100 000,其临床表现与 GSD-I 型类似(低血糖及高脂血症),但程度较轻,高尿酸血症、高乳酸血症、严重酮症、肾脏增大都较少见[11]。

因 GSD-III 型患者的糖异生功能正常,因而进食高蛋白饮食有助于升高血糖,半乳糖和果糖亦很容易转化为葡萄糖。其主要营养治疗措施为高蛋白饮食,同时补充生玉米淀粉以维持血糖水平[12]。具体如下:

(1)婴幼儿及儿童期为生玉米淀粉为主的饮食治疗,基本同 I 型,生玉米淀粉剂量可能少些。推荐每 3~4 小时喂养一次,不同于 GSD-I 型的是 GSD-III 型患儿可进食果糖和半乳糖,因为此类患者可利用这些糖类,不需要采用特殊配方奶粉。在近一岁时,患儿可耐受玉米淀粉,可添加以避免低血糖,每天 1~3 次,以每次 1g/kg、每 6 小时一次的典型初始剂量。可根据血糖和酮体水平调整剂量。

(2)蛋白质的推荐摄入为 3g/(kg·d),以供糖异生,也可以防止内源性肌肉蛋白的分解,保护骨骼肌和心肌。

可采用家庭血糖和血酮体监测,酮体水平升高反映代谢控制不良,因为酮体是在葡萄糖缺乏时,由脂肪酸氧化产能所产生的。建议用便携式血酮监测仪,每月监测几次血酮(在刚醒来时),目标是将血 β-羟丁酸浓度控制在正常水平(<0.3mmol/L)。年长儿童和成人的自我调节能力,使他们清晨醒来时低血糖发生率较低,但在 2~4am 之间监测血糖有助于发现代谢控制不良。

(王莹 蔡威)

参 考 文 献

1. 张雯艳,刘颖,郝鹏楷,等.苯丙酮尿症-营养进展和挑战.中国妇幼保健,2013,28(22):3701-3703.

2. Castro IP,Borges JM,Chagas HA. Relationships between phenylalanine levels,intelligence and socioeconomic status of patients with phenylketonuria. Journal de Pedintria,2012,04:353.

3. 中国医师协会临床营养培训项目办公室.营养治疗有效抗击苯丙酮尿症.中华医学信息导报,2013,28(11):22.

4. 邵肖梅,叶鸿瑁,丘小汕.实用新生儿学.第 4 版.北京:人民卫生出版社,2011:823.

5. 雷嘉颖,麦友刚,张红珊,等.病例报告新生儿甲基丙二酸血症 1 例.广东医学,2014,35(1):167.

6. 韩连书,毋盛楠,叶军,等.单纯型甲基丙二酸血症患者诊治分析.中华医学遗传学杂志,2013,30(5):589-593.

7. Häberle J,Boddaert N,Burlina A,et al. Suggested guidelines for the diagnosis and management of urea cycle disorders. OrphanetJRare Dis,2012,7:32.

8. 魏珉.糖原累积病的治疗进展.北京医学,2014,36(4):244-246.

9. Deeksha S Bali,Yuan-Tsong Chen,Jennifer L Goldstein. Glycogen Storage Disease Type I. GeneReviews® [Internet]. [http://www. ncbi. nlm. nih. gov/books/NBK1312].

10. Heller S,Worona L,Consuelo A. Nutritional Therapy for Glycogen Storage Diseases. Journal of Pediatric Gastroenterology & Nutrition,2008,47.

11. Kishnani PS,Austin SL,Arn P,et al. Glycogen Storage Disease Type III diagnosis and management guidelines. Genetic in Medicine,2010,12:446-463.

12. Dagli A,Sentner CP,Weinstein DA. Glycogen Storage Disease Type III. GeneReviews® [Internet]. [http://www.ncbi. nlm. nih. gov/books/NBK26372].

第六节 短肠综合征新生儿营养支持

一、概 述

短肠综合征(short bowel syndrome, SBS)是指因各种原因行小肠广泛切除,实际消化面积减少,引起机体水、电解质代谢紊乱以及各种营养物质吸收障碍的一种综合征。短肠综合征是小儿肠衰竭最常见的原因,需要静脉营养时间通常超过3个月。来自美国国家儿童保健和人类发育研究所(National Institute of Child Health and Human Development, NICHD)关于新生儿研究网络中心的数据显示[1],2002 ~ 2005 年间 0.7%(89/12316)低出生体重儿发生短肠综合征。尽管肠外营养作为一种挽救生命的治疗,但也不可避免地存在各种并发症。导管相关性脓毒血症和肠外营养相关性肝病(PNALD)是导致长期应用肠外营养患者并发症发生率和死亡率增加的主要原因。据报道,新生儿SBS 病死率在 37.5% 左右。术后早期是患儿 SBS 相关死亡率发生的高峰时间,直到术后 200 ~ 350 天后,死亡率才逐渐降低。另一个死亡率高峰时间是发生在患儿出现肝衰竭后,尤其是肝衰竭末期。

二、病因和病理生理

坏死性小肠结肠炎(necrotizing enterocolitis, NEC)是新生儿SBS 最常见的病因,约占35%。其次依次为肠闭锁(25%)、腹裂(18%)、肠旋转不良(14%)以及其他非常见病因,如先天性巨结肠无神经节细胞段累及小肠(2%)[2]。

小肠大部切除后是否引起营养不良主要取决于切除部位、范围和手术方法。近端与远端小肠存在不同的功能,这种差异对短肠综合征患儿治疗有显著的影响。小肠每天吸收的水分为 6 ~ 8L,大部分来自消化道分泌液重吸收,少部分来自饮水,80% 经空肠和回肠重吸收。空肠的绒毛长,吸收面积广,并有高浓度的酶和转运载体蛋白,是大多数营养物质的主要吸收部位。空肠缺失会导致面积减少而使吸收功能受损,刷状缘消化酶的丢失而使消化功能受损,胰腺和胆道分泌受累而使促胰液素和胆囊收缩素(CCK)分泌减少。然而,空肠切除以后,随着肠道代偿的进程,其功能可通过回肠代偿。比起空肠来说,回肠的绒毛较短,淋巴组织更多,吸收能力较弱。末端回肠是维生素 B_{12} 和胆盐唯一的吸收部位。回肠切除后,可导致脂肪泻、胆石症和维生素 B_{12} 缺乏。此外,回肠切除后,调控肠动力的激素会减少。正常情况下,近端小肠的肠动力较快,而远端回肠较慢。因此,与近端小肠切除相比,回肠切除后肠转运时间方面可能受到更多的影响。对于远端小肠切除时保留回盲瓣是非常重要的。回盲瓣调控回肠内容物进入结肠的量与速率。若回盲瓣不保留会缩短小肠转运时间,导致液体和营养物质的丢失增加。另外,回盲瓣可防止结肠内细菌反流至小肠内。若发生反流,可出现黏膜炎症,继而导致吸收不良[3]。

通常只有 1.0 ~ 1.5L 的液体进入结肠,且大部分被结肠重吸收,仅 150ml 液体随粪便排出[4]。保留的结肠具有将部分可溶性膳食纤维和未经消化的碳水化合物消化成短链脂肪酸并加以吸收的作用,从而增加了能量底物的吸收。结肠切除能增加水、电解质的消耗,引起脱水的风险。另外,结肠切除后,由于调节肠道动力的负性激素如酪酪肽(peptide tyrosine-tyrosine, PYY)、胰高血糖素样肽-Ⅰ(glucagon-like peptide-1, GLP-1)、神经降压素(neurotensin, NT)分泌减少,使胃排空加快,肠道转运时间缩短。因此,结肠保留的 SBS 患儿临床预后相对较好。

三、短肠综合征的临床表现和预后

（一）临床表现

短肠综合征患儿的临床特点包括腹泻、脂肪泻、体重下降、脱水、营养不良、营养素缺乏等，其程度与小肠切除的部位、长度、回盲瓣是否保留、残留小肠的功能以及原发疾病本身有关。按小肠切除时间可分为三个临床阶段：

第一阶段（急性反应期）：术后早期阶段，一旦术后肠麻痹好转，可能面临因腹泻、大量造瘘口引流和胃肠减压而丢失大量液体和电解质，同时脂肪、蛋白质和碳水化合物等营养物质吸收不良的表现也逐渐明显，需要静脉输液和肠外营养。这个阶段治疗的治疗目标是维持水和电解质酸碱平衡。急性期由于手术后应激状态和肠抑胃肽、胰泌素、胆囊收缩素分泌减少，引起胃酸分泌在短期内显著增加，可加重吸收不良和并发消化性溃疡，需要进行抑酸治疗，可应用 H_2 受体阻滞剂或质子泵抑制剂。

第二阶段（功能代偿期）：通常指术后 3 个月～2 年，在此期间，腹泻仍然常见，或造瘘口引流量仍较多，但较前一阶段有所改善。水和电解质的吸收可因结肠功能的代偿增强而有所好转，但营养物质吸收不良的表现却趋于明显。肠外营养是否继续应用取决于手术切除的小肠范围和剩余小肠的代偿功能。这个阶段的治疗目标是谨慎地开始肠内营养，逐步脱离静脉营养。

第三阶段（稳定期）：肠切除术后 2 年后，剩余小肠有效面积代偿性增加，代偿功能达 90%～95%，逐步脱离肠外营养，肠内营养能耐受，往往经口喂养能基本满足生长发育需要，机体代谢取得相对平衡。有些患儿小肠切除过长，可能无法获得长久的适应期，此时应考虑继续肠外营养支持。如条件允许，也可采用家庭肠外营养支持。

（二）预后

"肠道代偿"（intestinal adaptation）指在临床上用于表示小肠切除后肠功能的恢复。通常在肠切除术后 48 小时即可开始，持续至 18 个月。而"肠康复"（intestinal rehabilitation）则常用于描述剩余小肠在肠黏膜微结构和功能上的代偿性变化，包括肠道吸收面积的增加，剩余小肠吸收液体、电解质和营养素的能力恢复，最终能满足患儿生长发育的需求。典型的肠康复表现为，结构上绒毛变长、隐窝加深、肠上皮细胞增殖，使肠管变长变膨胀，以增加肠道吸收面积；功能上小肠刷状缘酶活性增强，因而对营养物质的吸收率增加。

短肠综合征的临床表现和预后取决于剩余小肠的长度和功能、患者年龄、切除肠段的部位、是否保留回盲瓣以及伴随疾病。剩余小肠的长度可以说是影响 SBS 临床结局最重要的因素。此外，年龄是另一个重要因素。婴儿比起年长儿或成人可获得更好的代偿能力，小肠长度在胎龄 19～27 周时长约（142±22）cm，27～35 周时长约（217±24）cm，足月时长约（304±44）cm（176～305cm）[5]。小肠的生长高峰为胎龄 25～35 周，在妊娠期的最后 15 周肠道长度翻倍。出生后肠道生长继续维持在相对高速，身长达 60cm 后，速度会减慢，直至肠道成熟，达到 600～700cm，此时身高达 100～140cm。

研究显示，剩余小肠 35cm 的婴儿脱离肠外营养的可能性为 50%。Wilmore 等报道保留回盲瓣者需要至少 15cm，而无回盲瓣者则需要 40cm 小肠才可存活。尽管如此，由于残余长度仅是影响患儿预后的因素之一，因此，尚有一些剩余小肠仅 10cm 的患儿得以成功脱离肠外营养的报道。通常早产儿肠道生长和代偿的能力优于足月儿。识别这些因素的重要性有助于指导治疗，并有利于患儿最终逐渐脱离肠外营养。

四、短肠综合征的并发症

（一）高胃酸分泌

约50%的SBS患儿存在高胃酸分泌。近端小肠切除比远端小肠引起的高胃酸分泌更严重。由于小肠正常分泌的抑制性激素（如CCK和促胰液素）分泌/反馈的缺失引起胃泌素浓度上升，刺激胃酸分泌过多，导致了小肠的腐蚀性损伤，使吸收功能受损。此外，胰酶和胆盐发挥功能的最佳pH为7～8，所以胃酸过多可能阻碍了碳水化合物和蛋白的消化和脂肪分解，导致吸收不良。使用质子泵抑制剂或生长抑素有助于改善高胃酸分泌。

（二）细菌过度生长

细菌过度生长发生于约60%的SBS患儿。细菌过度繁殖导致胆汁酸解离，竞争性代谢和消耗肠内营养素和维生素，毒性代谢物的合成（如D-乳酸性酸中毒），以及细菌移位引起脓毒血症[6]。临床症状有腹痛、食欲缺乏、呕吐、腹泻、肠痉挛、代谢性酸中毒。

D-乳酸性酸中毒是细菌过度生长的常见并发症。小肠细菌同时产生L-乳酸和D-乳酸，仅L-乳酸被乳酸脱氢酶所代谢。D-乳酸积聚易产生毒性，可通过血-脑脊液屏障，引起神经系统症状，如头痛、困倦、意识模糊、行为紊乱、共济失调、眼球震颤和视力模糊，甚至昏迷。防治措施包括不被吸收的抗生素的应用，如利福昔明以抑制细菌过度生长；部分肠内营养时限制碳水化合物的摄入。

（三）肠道细菌移位

肠道细菌移位致血流感染是短肠综合征小肠细菌过度生长的另一个重要的并发症。动物模型[6]显示需氧菌较厌氧菌更易发生移位。通常采取经验性的治疗，对肠道细菌敏感的广谱抗生素给药7～14天，停药14～21天后，再循环重复应用。许多患儿长期依赖肠外营养，中心静脉置管成为感染的潜在病灶，细菌移位增加导管相关性血流感染的

风险。据估计[7,8]，SBS患儿导管相关性感染发生率为11～26/1000导管日。细菌倾向于聚集形成菌膜，黏附于导管壁上，可引起反复感染，最终导致中心静脉置管途径的丧失，加重肝脏衰竭，增加死亡率。中心导管感染的临床表现为发热、易激惹、肠麻痹。预防措施包括置管时严格的无菌技术以及封管疗法。使用抗生素封管，将抗生素（如万古霉素）灌注至中心静脉导管中，留置不同的时间以预防和（或）溶解菌膜以及杀灭细菌。但抗生素封管有产生耐药菌和诱发真菌感染的风险。近年来，乙醇封管技术逐渐成为预防和治疗导管相关性感染的新方案。乙醇具有广谱抗菌和溶解纤维蛋白的特性，将一定浓度的乙醇溶液注入中心静脉导管腔内，并保留一段时间，从而破坏病原菌生物膜，达到预防和治疗导管相关感染的目的。然而，目前乙醇封管的技术尚不成熟，封管乙醇最适宜浓度、封管频次、适合人群等诸多问题文献中报道不一[9,10]。Dannenberg等报道对儿科肿瘤患者预防应用乙醇封管，发现个别患者有头痛、头晕、颜面潮红等不适症状。因此乙醇封管的安全性和有效性还需要大样本的随机对照试验的验证。

（四）肠衰竭相关性肝病

肠衰竭相关性肝病（intestinal failure-associated liver disease, IFALD）发生于约40%～60%长期全肠外营养的婴儿。与IFALD相关的组织学改变包括胆汁淤积、脂肪变性、脂肪性肝炎、纤维化和肝硬化。IFALD与死亡率密切相关。对78例短肠综合征患儿的研究表明，合并胆汁淤积的生存率大约20%，而无胆汁淤积的生存率大约为80%。PNALD的病因是多因素的，包括早产、低出生体重、肠外营养的持续时间、多次剖腹手术、脓毒血症等。全肠外营养的患儿肠道激素分泌减少，引起胆汁淤积和胆结石形成，加重了肝脏受损。另外，牛磺酸、半胱氨酸和胆碱的缺乏，使肝脏毒性加重。临床

上肠外营养配方常用的长链脂肪乳剂（LCT）和中长链脂肪乳剂（MCT/LCT）由大豆油制成,含有与肝脏毒性有关的 ω-6 不饱和脂肪酸,产生炎性细胞因子,过多地输注则可能会导致肝脏脂肪变性和血脂升高。SBS 患儿肝脏受损主要表现为黄疸、巩膜黄染、肝脾大、血清转氨酶增高、门静脉高压等。监测肝功能的变化对于治疗 IFALD 是必需的。多普勒超声评估肝静脉和门静脉可能对于评估门脉高压有用。评估肝脏损害的金标准是肝脏活检。预防 PNALD 的治疗策略包括早期肠内营养,减少肠外营养的频率和（或）持续时间（循环应用）,防止脓毒血症。熊去氧胆酸的应用可能有助于胆汁流出,减少胆囊内胆汁淤积。

（五）肾结石

正常情况下,食物中草酸盐在肠腔内与钙结合形成草酸钙经粪便排出。但对于结肠完整的 SBS 患儿来说,未吸收的脂肪酸与钙结合,导致草酸盐在结肠内被重吸收,产生高草酸尿,形成草酸性肾结石。这是 SBS 患者肠道代偿以后远期并发症之一。通常,这些患者应减少草酸含量较高的食物的摄入以预防反复的肾结石。

另外,成功脱离肠外营养后,短肠综合征患者仍需继续定期监测维生素、矿物质和微量元素水平,如叶酸、维生素 B_{12}、25-羟基维生素 D[25（OH）D]、钙、镁、铁、铜、锌等,以避免因长期缺乏引起相关并发症,如代谢性骨病等。

五、短肠综合征的治疗

新生儿短肠综合征的治疗需要多学科的参与,包括新生儿学专家、胃肠病学专家、外科医师、营养专家、药剂师,护士和社会服务工等。治疗的主要目标为:①供给充足的营养以实现正常的生长发育;②促进肠道代偿;③避免并发症。

（一）营养评估[3]

评估短肠综合征患儿的第一步是识别导致短肠的原发疾病、了解剩余肠段的解剖结构,并以此预测该患儿的个体化生理功能。肠闭锁患儿的肠道长度很可能在出生前就不正常,即便切除的范围相对有限,但也可能使剩余的肠段严重受累。虽然腹裂术后剩余的肠段本应足以代偿,但常常会发生肠管膨胀、功能紊乱和动力障碍。NEC 多发生于早产儿,多数影响末端回肠和近端结肠。这些婴儿的回盲瓣很可能被切除,导致肠道转运加快、小肠细菌过度生长。与 NEC 发病机制相关的缺血性和炎症性反应也可能导致肠管发生狭窄。

一旦确定原发病和预期的生理功能,就应当开始着重评估患者的营养状况。连续地精确测量体重、身高和头围变化极为重要。但是,体液转移、大便和瘘口排出量的改变以及腹水的存在可能影响体重的精确测量。在这些情况下,中上臂围和三头肌皮褶厚度可能对于评估营养状况更有代表意义。

（二）肠外营养

术后早期阶段,应用肠外营养可稳定液体和电解质水平。一旦术后肠麻痹好转,可能面临大量的液体和电解质丢失,伴随高胃泌素血症,需要进行抑酸治疗。因此,达到足够的液体和电解质平衡常常是重大挑战。由于丢失量每天均可发生变化,所以采用标准的肠外营养液更为有益,符合代谢需求,满足基础液体量、电解质、宏量和微量营养素要求。造瘘口排出和粪便的过量液体丢失,可通过检测分泌物的容量、电解质含量予以额外补充,采用单独的液体和电解质溶液会更好。应根据每天的体重、尿、粪、造瘘口排出物,血清电解质水平、甘油三酯、肝功能（包括谷丙转氨酶、谷草转氨酶、碱性磷酸酶、γ-谷氨酰转移酶、总胆红素、直接胆红素和白蛋白）的测定来调整肠外营养。需格外注意蛋白质的供给量以避免分解代谢,有些患者的需要量可达 3.5g/(kg·d)[11]。为保证最佳的能量摄入，脂肪是肠外营养中重要的组成部分。然而，SBS 患者肠外营养液中脂肪的累计量是发生胆汁淤积的独立风险因子[12]。

目前，脂肪乳剂配方是以大豆油、橄榄油或鱼油为基础。长期肠外营养的患儿发生胆汁淤积、脂肪肝和肝纤维化的风险增加。有研究[11]表明限制大豆油脂肪乳剂含量小于 0.5g/(kg·d)能延缓甚至避免胆汁淤积的发生。大豆油脂肪乳剂中约 50% 的脂肪酸为 ω-6 多不饱和脂肪酸，如亚油酸，可能引起免疫抑制和促炎反应。大豆油脂肪乳剂还与血糖稳态受损相关，表现为糖异生增加，糖原分解减少，导致血糖增高[13]。鱼油脂肪乳剂富含 ω-3 脂肪酸，在逆转肠外营养相关性胆汁淤积方面显示出不错的前景。这一配方脂肪乳在欧洲已应用于临床，在美国仍作为试验性用药。同样，橄榄油脂肪乳应用于婴儿显示了其安全性和良好的耐受性。与大豆油脂肪乳相比，橄榄油脂肪乳含有较低水平的亚油酸，因此避免了 ω-6 多不饱和脂肪酸相关的副作用。橄榄油脂肪乳对血糖影响较小，并能减少胆固醇和低密度脂蛋白，对肝功能影响也小。

（三）肠内营养

对于短肠综合征患儿何时开始肠内营养以及喂养频率，尚未达成一致的共识。大多数临床医师倾向于尽可能早地开始肠内营养，以促进肠道代偿，最终实现全肠内营养，从而避免了肠外营养相关的副作用[2,6]。早期肠内营养的作用非常重要，在肠切除术后 12～24 小时即可开始肠道代偿过程。肠内营养素提供了与肠上皮细胞的接触作用，从而诱导绒毛增生，刺激滋养性胃肠道激素的分泌，因此可刺激代偿过程。肠内喂养对于预防 PNALD 同样非常重要。对于 SBS 患儿来说，优先选择经鼻胃管或胃造瘘管持续输注肠内营养，可降低渗透性腹泻的风险，比间断输注耐受性更好。严格控制喂养方式的同时，开始一定量的经口喂养也很重要，可以刺激口腔运动技巧的发育。错失发育机会常导致以后厌恶经口喂养。当婴儿的肠内喂养逐步加量时，可将一小时的喂养量经口给予，同时暂停管饲。

适用于短肠综合征患儿最佳的肠内配方尚未明确。母乳提供了一些有益的作用，所以应当鼓励短肠综合征新生儿的母亲继续保持母乳的分泌。除了免疫和抗感染作用外，母乳中还含有生长因子、核苷酸、谷氨酰胺和其他氨基酸，这些物质对于肠道代偿有重要的意义。一些研究表明复合营养素可刺激肠道的代偿过程。但由于 SBS 患儿消化功能受损，吸收面积受限，所以完整配方可能导致吸收不良，进而水、电解质和代谢失衡。葡萄糖、葡萄糖聚合物、中链甘油三酯（MCTs）和蛋白水解物对消化能力的要求较低，常常更易被耐受。因此，目前习惯采用蛋白水解配方或氨基酸配方。研究表明，短肠综合征患者发生胃肠道过敏的几率较高，且应用氨基酸配方与成功撤离肠外营养相关，这些证据均支持氨基酸配方的应用[14]。

肠内营养的输注频率应个体化，根据大便/造瘘口的出量、呕吐量和腹胀情况进行调整。通常大便/造瘘口的出量应小于 40～50ml/(kg·d)，如果患儿能维持水、电解质和酸碱平衡状态，即便出量超出上述范围也被允许[11]。

（四）药物治疗

1. 酸抑制剂　短肠综合征常发生高胃泌素血症，导致胃酸分泌增加，H_2 受体拮抗剂和质子泵抑制剂常用于抑制胃酸的分泌，尤其在术后 6 个月内。

2. 促动力药　肠动力障碍是引起 SBS 患儿死亡的一个重要原因，症状包括腹胀、呕吐、喂养不耐受和肠内营养无法进展。细菌过度生长、乳酸性酸中毒、细菌移位是肠动力障碍的并发症。一些药物已用于治疗肠动力障碍。

（1）红霉素：红霉素通过激活胃动素受体增加肠动力。生理学研究观察到 10～20mg/（kg·d）红霉素有促动力作用。然而，一项纳入 10 个 RCT 研究的系统综述显示[15]，低剂量和高剂量红霉素均对早产儿喂养不耐受的改善作用有限。最近一篇综述报道[16]，红霉素与缩短达到全肠内喂养时间，减少肠外营养时间和减少胆汁淤积的发生率方面相关。

（2）甲氧氯普胺（胃复安）：胃复安为一种多巴胺受体拮抗剂，改善食管下括约肌节律，促进胃排空，促进十二指肠松弛。胃复安的副作用包括锥体外系反应（发生率30%）。2009 年美国食品药品管理局（FDA）要求在药品包装上注明生后 12 周内的新生儿慎用。胃复安用于 SBS 患儿的研究数据有限。若应用，建议每次 0.1mg/kg，每天 3～4 次，经肠内给药 2～3 周。

3. 抗腹泻药物 用于减慢高位造瘘患儿的肠道动力。包括阿片类药物、可溶性膳食纤维。

（1）阿片类药物：减少肠蠕动，增加水、电解质的吸收，增加结肠的蠕动，增加肛门括约肌节律。洛哌丁胺、地芬诺酯和可待因已尝试应用于 SBS 患儿，但至今仍没有相关数据关于这些药物间的比较。洛哌丁胺可能在减少电解质的丢失方面优于可待因，因此，临床上倾向于应用此类药物治疗腹泻。

（2）可溶性膳食纤维：包括果胶和瓜尔豆胶，能吸收结肠液体和复合物，与潜在肠道毒性物质结合。但需谨慎用于肠动力障碍的患者，可能会导致细菌过度生长和乳酸性酸中毒。

4. 熊去氧胆酸 作为亲水性胆汁酸，竞争性取代细胞膜中的疏水性（毒性）胆汁酸，保护肝细胞，并能促进胆汁分泌，改善胆酸的肠肝循环，从而降低胆红素水平。通常给予 20mg/（kg·d），分 2 次口服，持续 4～6 周。

5. 考来烯胺 回肠切除的患儿，体内肠肝循环被破坏，未被吸收的胆酸盐进入结肠，导致分泌性腹泻。考来烯胺对胆汁酸相关的分泌性腹泻有效。

6. 促肠道代偿药物 表皮生长因子（epidermal growth factor，EGF）、生长激素、胰高血糖素样肽-2（glucagon like peptide-2，GLP-2）、角质细胞生长因子（keratinocyte growth factor）和胰岛素样生长因子（insulin like growth factor 1，IGF-1）已在动物实验中进行研究。生长激素和 GLP-2 已用于临床研究[6]。生长激素联合 GLP-2 对改善成人 SBS 有效，但尚未在儿科患者中应用。GLP-2 类似物替度鲁肽（teduglutide）在随机双盲对照试验中证实对全肠外营养的需求性减少超过 20%，值得进一步在儿科患者中展开研究[17]。

（五）外科治疗

如先前所述，肠道代偿之一是肠管的周径增长或膨胀。虽然这可导致吸收面积增加，但是肠道膨胀可导致肠动力受累和肠内容物停滞，常常易发生细菌过度增殖。为了优化吸收面积和解决这些副作用，可进行重塑肠道的手术。例如，连续横向肠成形术（serial transverse enteroplasty，STEP）从 2003 年开始，成为一种应用于短肠综合征患者的新型外科技术。该术式的优势包括保留了血供和避免新的吻合口狭窄。长期营养和临床结局的研究证实该术式可改善肠道耐受和生长追赶[18]。小肠移植在一些国家或许有效，但其失败的风险高于家庭静脉营养。因此，关注肠康复治疗至关重要。

六、小　结

短肠综合征是婴儿发生肠衰竭最常见的病因。由于解剖和生理学改变而导致了营养、代谢、感染并发症，病情非常复杂。短肠综合征治疗的主要目标是提供充足的营养，以实现正常的生长和发育，促进肠道代偿，避免肠道切除和肠外营养相关的并发症。肠内营养有利于促进小肠代偿性变化和肠道功能的恢复,可以更好地实现治疗目标。

(陆丽娜 颜伟慧 蔡威)

参 考 文 献

1. Cole CR, Hansen NI, Higgins RD, et al. Very low birth weight preterm infants with surgical short bowel syndrome: incidence, morbidity and mortality, and growth outcomes at 18 to 22 months. Pediatrics, 2008,122:573-582.

2. Gutierrez IM, Kang KH, Jaksic T. Neonatal short bowel syndrome. Seminars in fetal & neonatal medicine,2011,16:157-163.

3. Ronald EK, Frank RG. Pediatric Nutrition Handbook. 7th Edition. American Academy of Pediatrics, 2013:1098-1099.

4. Luboš Sobotka. 临床营养基础. 第4版. 蔡威,译. 上海交通大学出版社,2013:486.

5. Struijs MC, Diamond IR, de Silva N, et al. Establishing norms for intestinal length in children. Journal of Pediatric Surgery,2009,44:933-938.

6. Kocoshis SA. Medical management of pediatric intestinal failure. Seminars in Pediatric Surgery, 2010, 19:20-26.

7. Jones BA, Hull MA, Richardson DS, et al. Efficacy of ethanol locks in reducing central venous catheter infections in pediatric patients with intestinal failure. Journal of Pediatric Surgery,2010,45:1287-1293.

8. Mouw E, Chessman K, Lesher A, et al. Use of an ethanol lock to prevent catheter-related infections in children with short bowel syndrome. Journal of Pediatric Surgery,2008,43:1025-1029.

9. Schilcher G, Schlagenhauf A, Schneditz D, et al. Ethanol causes protein precipitation—new safety issues for catheter locking techniques. PLoS One,2013,31 (8):84869.

10. Jones BA, Hull MA, Richardson DS, et al. Efficacy of ethanol locks in reducing central venous catheter infections in pediatric patients with intestinal failure. J Pediatr Surg,2010,45:1287-1293.

11. Wessel JJ, Kocoshis SA. Nutritional management of infants with short bowel syndrome. Seminars in Perinatology,2007,31:104-111.

12. Shin JI, Namgung R, Park MS, et al. Could lipid infusion be a risk for parenteral nutrition associated cholestasis in low birth weight neonates? European Journal of Pediatrics,2008,167:197-202.

13. van Kempen AA, van der Crabben SN, Ackermans MT, et al. Stimulation of gluconeogenesis by intravenous lipids in preterm infants: response depends on fatty acid profile. American Journal of Physiology Endocrinology and Metabolism,2006,290:723-730.

14. Bines J, Francis D, Hill D. Reducing parenteral requirement in children with short bowel syndrome: Impact of an amino acid-based complete infant formula. J Pediatr Gastroenterol Nutr, 1998,26:123-128.

15. Ng E, Shah VS. Erythromycin for the prevention and treatment of feeding intolerance in preterm infants. Cochrane Database Syst Rev,2008:CD001815.

16. Ng PC. Use of oral erythromycin for the treatment of gastrointestinal dysmotility in preterm infants. Neonatology,2009,95:97-104.

17. Jeppesen PB, Gilroy R, Pertkiewicz M, et al. Randomised placebo-controlled trial of teduglutide in reducing parenteral nutrition and/or intravenous fluid requirements in patients with short bowel syndrome. Gut,2011,60:902-914.

18. Ching YA, Fitzgibbons S, Valim C, et al. Long-term nutritional and clinical outcomes after serial transverse enteroplasty at a single institution. J Pediatr Surg,2009,44:939-943.

第七节 围术期的营养支持

新生儿手术患者,特别是早产儿,他们的生理情况,包括体温调节、液体和能量需求与成人相比有很大区别。新生儿无论是整体还是各个脏器,均处于生长发育的关键时期。新生儿期的充足营养可以降低日后体格和智力发育迟缓的风险。

一、新生儿外科患者的特殊需求

新生儿的代谢率及每单位体重的能量需求要远高于成人，他们每天需要大约 40 ~ 70kcal/（kg·d）用于维持基本代谢，50 ~ 70kcal/（kg·d）维持生长（包括组织合成和能量储存），还有最高达 20kcal/（kg·d）来补充排泄物中能量的损失。但同时，新生儿体内的营养储备相对较少，1000g 重的胎儿，在足月时脂肪含量仅仅从 1% 上升至 15% ~ 17%，可用的能量储备为 5000kcal。在孕期最后一周，以糖原形式储存的碳水化合物也非常有限，如果禁食，少于 5% 的体重下降就能使这个储备用尽，因此新生儿很容易出现低血糖。在整个孕期，蛋白质的增加速率相较于脂肪相对恒定。由此可见，新生儿的能量储备是极其有限的。

新生儿手术患者对于手术应激的反应不同与成人或年长儿。一些经历腹部大手术的新生儿，氧消耗量和静息能量消耗（REE）仅出现即刻的（高峰为术后 4 小时）、轻度（15%）的升高，并在术后 12 ~ 24 小时内快速恢复至正常范围，之后的 5 ~ 7 天也未再出现能量消耗的增加。这些改变的时间点也与术后血儿茶酚胺和其他的一些生化及内分泌指标的改变相符。麻醉药的使用对身体代谢也有影响，如芬太尼具有降低分解代谢的作用。虽然活动可能使能量消耗加倍，但术后大部分患儿 80% ~ 90% 的时间处于安静状态。有研究显示，大手术后婴儿或年龄小儿童并未出现整体蛋白质流量（g/d）、蛋白质合成、氨基酸氧化或蛋白质降解上的改变，可能是将用于生长发育的能量和蛋白质分流一部分用于组织修复，因此避免了成年患者中出现的整体能量消耗的增加，但因此也会造成生长的停滞。

新生儿手术患者经常出现营养问题，但是真正引发问题的往往并非手术本身，而是患儿的临床情况，比如小于胎龄儿的胎儿生长受限，坏死性小肠结肠炎造成的肠道切除，肠闭锁或扭转术后的肠道动力功能紊乱等。新生儿病患需要营养来维持保证生长发育及修复损伤的蛋白质水平，而其体内的储备有限，所以无论原发病的严重程度，都必须保证营养供给的完整性。而新生儿对于手术、应激和败血症等反应，无论是代谢率还是激素的分泌都不同于成人，所以不能单纯地照搬成人的营养支持推荐。

二、营 养 评 价

众所周知，营养状况与患儿预后、病死率、术后并发症的发生率、住院时间等密切相关。因此，围术期的营养评价尤为重要。营养评价（nutrition assessment）包括体格检查和生化指标。体格检查项目包括体重、头围、胸围、身长等。和营养状况相关的生化指标则有白蛋白、前白蛋白、视黄醇结合蛋白、转铁蛋白等。其中白蛋白是最常用的指标，但是新生儿的血浆白蛋白含量常常在正常值的低限，而且其半衰期达 20 天，不能反映营养状况的急性改变，所以也有学者建议使用半衰期较短的指标，如前白蛋白、胰岛素样生长因子-Ⅰ、视黄醇结合蛋白来评价，敏感性更高[1]。但这些指标缺乏在儿科中的正常标准，而且特异性较差，易受到非营养性因素的影响，如应激或免疫状态等。所以，这些指标在解释时需要结合患儿的基础疾病、药物治疗情况等综合考虑。

三、营养支持方式

（一）肠内营养支持

无论在术前、术后，长期禁食会导致肠道黏膜萎缩、动力障碍、消化酶分泌低下、免疫功能紊乱等，不利于疾病的恢复和远期预后。外科新生儿患儿在经肠内喂养后易出现呕吐、潴留等不耐受情况，由于手术胃肠减压量多或肠道动力不足也造成全肠道喂养困难，所以一般先需要肠外营养的补充。但只要胃肠道动力及吸收功能有所恢复,就应该使用肠道喂养。研究显示,即使不能耐受全肠道喂养,在给予胃肠道功能不良的新生儿微量肠道喂养,也可以促进肠道功能成熟,改善喂养耐受性,调节免疫功能。但是,对于先天性消化道畸形等原因所致的梗阻,怀疑或是确诊为坏死性小肠结肠炎(NEC)者为肠道喂养的绝对禁忌证。

经口喂养为肠内营养首选方式,当患儿不能经口摄入,可采用鼻胃管或鼻空肠管喂养。如需长期管道喂养(>8 周),可考虑行胃造瘘术。输注方法则有推注、持续输注或间歇输注。推注法更符合生理,并能促进肠动力、胆汁酸的肠肝循环和胆囊的收缩。而胃食管反流、胃排空延迟或肠吸收功能障碍的患儿可使用持续输注法喂养。跨幽门喂养时,由于缺乏胃的容受舒张功能,应使用持续输注喂养。但有学者报道,持续喂养可能造成婴儿的胆囊收缩障碍,并在给予推注喂养后恢复正常。

肠内喂养的配方可根据患儿的日龄和胃肠道功能的具体情况而定。母乳始终是新生儿的首选,早产儿需追加生长,易出现营养素缺乏,所以可以考虑添加母乳强化剂。当缺乏母乳时,可选用专业配方的足月儿或早产儿配方奶粉。有特殊生理或病理需要时,应选用相应的特殊配方。如无乳糖配方奶粉适用于乳糖不耐受患儿,脂肪吸收障碍则可选用中链甘油三酯(MCT)比例高的配方。如因短肠综合征或严重肠黏膜损伤造成的严重的吸收障碍时,应选用要素配方。

肠内营养的并发症与静脉营养相比较少,主要包括胃肠道性、机械性和代谢性。①胃肠道功能性并发症:术后一旦梗阻情况解除,胃肠道一般均可以很好地耐受肠内喂养,但有时危重患儿仍会丧失较大部分的吸收功能,而产生腹泻、呕吐、腹胀等并发症。而临床上由于各种操作暂停喂养、喂养不耐

受、液体限制、胃肠道动力不足等原因,易造成危重患儿肠内营养的效果不佳。②机械性并发症:主要包括导管错位或移位、导管阻塞、压迫性坏死等,较少见。③代谢性并发症:浓度过高的配方可造成消化不良,肾溶质负荷过高,可能与坏死性小肠结肠炎(NEC)相关。

（二）肠外营养支持

当新生儿不能耐受胃肠道喂养或喂养量不足,预计肠内营养存在风险4~5 天以上者需考虑给予肠外营养支持(parenteral nutrition,PN)。新生儿外科中最常见的适应证为各种先天性畸形所致的消化道梗阻。早产儿,特别是极低出生体重儿,由于生后营养储备有限,蛋白质通过脱落的肠道表皮细胞和尿液排出的氮质而丢失,此时如果不给予充足的营养,其躯体蛋白质储备将快速消耗。生后12 小时内提供营养对胎儿到宫外的过渡非常重要,可以防止生长迟缓神经发育受限。极低出生体重儿一般不能耐受肠道喂养,所以生后数小时内即要给予肠外营养支持。

新生儿如果短期使用静脉营养(<2 周)可应用周围静脉,但如果长期使用应考虑放置中心静脉导管(CVC)。经周围至中心静脉(PICC)的穿刺,对于长期使用静脉营养的新生儿来说也是值得推荐的途径,具有留置时间长、减少穿刺次数、并发症发生率低等特点。新生儿中脐静脉也可作为 PN 的输注方式。

新生儿的 PN 不用来纠正急性脱水和电解质紊乱,如需纠正,应使用不同通路。液体量应根据不同临床条件(光疗、暖箱、呼吸机、心肺功能、各项监测结果等)调整。总液体在20~24 小时内均匀输入,建议应用输液泵进行输注。电解质也需根据血清浓度及时调整。新生儿 PN 的能量来源为碳水化合物及脂肪。葡萄糖是机体细胞的主要能量来

源,也是 PN 中首要的能量来源。由于新生儿,特别是早产儿的肝脏酶系发育不成熟,合成卡尼汀受限,所以 PN 推荐使用长链甘油三酯和中链甘油三酯(LCT/MCT)混合制剂。新生儿由于需要正氮平衡维持生长发育,所以推荐使用根据小儿特点设计的小儿专用氨基酸配方。配方中一般含有牛磺酸,牛磺酸作为结合胆酸的形成部分,在早产儿中可加速胆汁酸的合成,还可能降低肠外营养相关胆汁淤积(PNAC)的程度。在国外,PN 中的维生素及微量元素也建议使用专为儿科患者设计的配方以满足其特殊需求。如应激情况会造成水溶性维生素的迅速耗竭,因此小儿专用维生素一般提供较高的水溶性维生素。而微量元素配方则含有锌、铜、锰、铬等,有些还会加入硒。同时有许多安全使用指南指导使用。但是在国内尚无相应制剂,临床上多使用成人制剂。许多成人研究显示谷氨酰胺有利于防止手术病患的肠功能紊乱,但是在早产儿[2]和手术婴儿[3]的研究中,添加谷氨酰胺并没有显示明显优势,仍需要大量临床研究的证实。

肠外营养的并发症可分为机械性、感染性和代谢性。机械性并发症一般是由营养液外渗造成的静脉炎和各种导管通路相关的机械性并发症。而导管相关性感染也是造成 PN 患者败血症的主要原因。与导管相关性感染有关的因素包括延长置管时间、一管多用、长期静脉营养等。高血糖是最常见的代谢性并发症之一,但目前临床上对血糖的控制没有统一的标准,导致的长期影响和儿科中最佳的血糖范围也无定论[4]。高血糖首先的处理是降低糖量或减慢糖速,如果无效,可根据血糖监测结果使用胰岛素治疗,但要避免加入 PN 中。而如果 PN 的糖速忽然降低,可造成低血糖。早产儿由于代谢反应发育不全,出现低血糖的风险更高。高甘油三酯血症也较常见,特别是在早产儿,脂肪超

载,危重病患和败血症。代谢性酸中毒的原因包括 PN 中过多的氯或氨基酸,早产儿和肝肾疾病患儿代酸风险升高,需要密切观测。长期依赖 PN 的患儿可能出现佝偻病、骨软化、骨质减少等代谢性骨病,但临床诊断较困难,可能在病理性骨折发生后才发现。其相关的生化指标为血清碱性磷酸酶升高,高尿钙,较低的甲状旁腺素,1,25-二羟维生素降低。钙磷缺乏,利尿剂使用造成的钙丢失,维生素 D 过量所致高钙血症、钙沉积和 PN 制剂中铝污染造成的骨脱钙等均为代谢性骨病的致病因素。

新生儿使用 PN 中常见而且危害严重的并发症是肠外营养相关胆汁淤积(PNAC),极少数患者可发展为胆汁淤积性肝硬化或肝功能衰竭。PNAC 的发病机制目前尚不清楚,与许多临床因素有关,如早产儿、低出生体重儿、禁食、肠外营养支持时间、感染等。为避免 PNAC 的发生,建议尽早经口喂养,促进胆囊有效收缩及胃肠道激素的正常分泌。大多数患者在停止 PN 并使用肠内营养后 PNAC 能逐渐缓解,但是大部分短肠患者却难以改善。目前临床治疗药物包括胆囊收缩素、熊去氧胆酸等,但是目前没有实验证实其确切疗效。如患者发展为肝硬化、门脉高压或肝衰竭,应考虑肝移植手术。

四、新生儿外科患者营养支持中的特殊问题

在成人的研究中发现,给予营养不良的患者术前 2~3 周的肠内营养支持,可以降低术后伤口感染、吻合口瘘、肝、肾衰竭和术后住院时间。但术前肠外营养的使用可能会增加感染的发生率,但对于严重营养不良的患者,PN 可以降低非营养性并发症的发生率。所以除非存在有明确的严重营养不良,否则不建议推迟手术进行静脉营养支持。但新生儿的营养储备有限,所以很难将成人研究的

结论外推至新生儿人群,仍需要进一步的研究。

虽然有研究显示肠道营养可以改善术后儿童的氮平衡和胰岛素样生长因子1(IGF-1)的水平,但并无临床效应。一个 meta 分析显示术后肠外营养支持可能增加术后并发症的发生率。虽然术后长期饥饿状态会造成各种不良影响,但是肠外营养的使用应该严格限制在有适应证的患儿,并且早期使用肠内营养直至肠道功能完全恢复。

各种先天性畸形术或 NEC 术后造成的短肠综合征需要特别关注。新生儿病患,特别是行造瘘术后,由于感染、吸收不良、排空过快、胆盐刺激结肠黏膜等原因,大便或造瘘口的排出量一般为 45ml/(kg·d)。过多的排出量,并伴随大量锌、镁、钠、碳酸氢盐和钾的丢失,也是造成肠内营养不能迅速增加的一个主要原因。大便 pH、还原物质、脂肪测定等可能可以找到病因,并根据病因调整营养支持的方案。

(陆薇　蔡威)

参 考 文 献

1. Herman R, Btaiche I, Teitelbaum DH. Nutrition support in the pediatric surgical patient. Surg Clin N Am, 2011, 91(3): 511-541.

2. Moe-Byrne T, Wagner JV, McGuire W. Glutamine supplementation to prevent morbidity and mortality in preterm infants. Cochrane Database SystRev, 2012, CD001457.

3. Wagner JV, Moe-Byrne T, Grover Z, et al. Glutamine supplementation for young infants with severe gastrointestinal disease. Cochrane Database Syst Rev, 2012, CD005947.

4. Van den Heuvel I, Vasselaers D. Clinical benefits of tight glycaemic control: focus on the paediatric patients. Best Pract Res Clin Anaethesiol, 2009, 23: 441-448.

第八节　新生儿肠内营养的管饲途径

早产儿或部分危重新生儿常常由于生理功能不成熟、疾病或吸吮吞咽功能不全,无法经口喂养,或经口喂养无法满足其营养需求,此时,患儿需要接受全部或部分管饲营养[1,2]。选择管饲营养途径时,应充分考虑患儿的胃肠道解剖及功能、预计管饲营养的持续时间及发生吸入的可能性等多种因素。常见的管饲肠内营养途径见表 16-8[2]。

表 16-8　常见肠内营养途径*

途径适用人群注意事项
口胃管多用于早产儿,或后鼻孔闭锁者适合短期应用(小于 4~6 周)
鼻胃管常用于早产儿,适用于无吸入风适合短期应用(小于 4~6 周)
危险的患儿合并严重肺部疾病者应避免间歇推注,以防胃过度膨胀后刺激膈肌上抬引起呼吸困难
鼻十二指肠管常用于易发生吸入的患儿;推注式喂养易发生腹胀或腹泻
胃排空延迟;严重胃食管反流
鼻空肠管常用于易发生吸入的患儿;持续输注喂养
胃排空延迟;严重胃食管反流
胃造瘘适用于需长期肠内营养的患儿
空肠造瘘适用于需长期肠内营养同时伴有持续输注喂养
胃排空延迟或易发生吸入的患儿

注:*摘选自《中国儿科肠内肠外营养支持临床应用指南》

小于 32 周的早产儿因为吸吮吞咽功能不成熟,通常需要经胃管喂养。鼻胃管(nasogastric tube, NG)或口胃管(orogastric tube, OG),适用于短期肠内营养支持,操作简单且费用较低,是临床上最常用的方式。喂养管应选择内径小而且材质柔软的硅胶或聚氨酯管,尽可能减少对患儿的局部刺激[1]。如果患儿存在后鼻孔闭锁等先天结构畸形,或应用持续气道正压通气,则应使用口胃管进行管饲营养。

Birnbaum R 等人曾对加拿大 NICU 中肠内营养管的应用情况进行调查,结果显示在 28 个 3 级(Level 3)NICU 中,21 个 NICU 首选鼻胃管作为肠内营养的支持途径,另有 5 个 NICU 将 OG 管作为首选;管饲途径的选择大多取决于医护人员的使用经验和偏好[3]。鼻胃管是将喂养管经过鼻腔放置于胃内,因此可能会堵住患儿的部分鼻腔,进而增加患儿的气道阻力和呼吸做功。放置口胃管则不会影响患儿呼吸,但与鼻胃管相比却更容易发生喂养管的错位和移位。Greenspan 等人的小样本研究发现,OG 管或 NG 管对体重大于2000g 的新生儿肺功能并无影响;但是对于体重低于2000g 的患儿,使用鼻胃管会减少每分钟通气量、增加肺部阻力,提示选择喂养途径时可能还应考虑患儿的体重等其他指标。根据 2013 年发表的Cochrane 综述,目前有关 OG 管或 NG 管的比较研究较少,现有的研究证据尚不足以制订相应的推荐意见来指导临床应用,还需开展大型临床研究综合评估喂养途径对喂养结局和临床结局的影响[4]。

早产儿由于食管下端括约肌张力较低,容易发生胃食管反流。因此,从理论上来说,幽门后管饲喂养(transpyloric tube feeding,TPT)可以减少胃食管反流及其潜在的并发症。幽门后喂养包括鼻十二指肠、鼻空肠、胃空肠、空肠造瘘、经皮内镜下空肠造瘘等方式。但不容忽视的是,幽门后喂养也存在一些潜在问题,例如不符合正常的消化生理(胃内的消化过程缺失)、某些在胃的酸性环境中被灭活的致病微生物进

入小肠的风险增加等等。幽门后喂养管的放置较胃管复杂,往往需要影像学辅助判断末端位置;即使在成功置管后,喂养管还有可能重新滑入胃内。一项关于 72 例极低出生体重儿的回顾性研究结果显示,TPT 可以显著减少 VLBW 的呼吸暂停和心动过缓发生次数[5]。Watson 等在 2013 年发表了一篇 Cochrane 综述,纳入了 9 项早产儿幽门后喂养与胃内喂养的随机对照研究,结果显示早产儿接受幽门后喂养与胃内喂养相比在喂养耐受度和生长指标上并无明显获益,而胃肠道反应的发生风险却有所增加;该综述同时指出,由于纳入的研究存在方法学缺陷,因此对上述结果仍需谨慎解读[6]。2013 年发布的《中国新生儿营养支持临床应用指南》中建议幽门后喂养适合上消化道畸形、胃动力不足、吸入高风险和严重胃食管反流的患儿[1]。

如预计患儿无法经口喂养超过 2 个月,应考虑胃造口或空肠造口置管[1,2]。因神经系统疾病无法经口喂养或在胃部以上存在解剖畸形,也是胃造瘘的适应证[1,2]。此外,接受消化道手术的新生儿,还可以在术中放置肠内营养管或针刺空肠造瘘。但这些营养支持途径在新生儿中报道甚少,仍有待更多的研究以指导临床应用。

(吴 江)

参 考 文 献

1. 中国新生儿营养支持临床应用指南. 中华小儿外科杂志,2013,34(10):782-787.
2. 中国儿科肠内肠外营养支持临床应用指南. 中华儿科杂志,2010,48(6):436-441.
3. Birnbaum R,Limperopoulos C. Nonoral feeding practices for infants in the neonatal intensive care unit. Adv Neonatal Care,2009,9(4):180-184.
4. Watson J, McGuire W. Nasal versus oral route for placing feeding tubes in preterm or low birth weight infants. Cochrane Database Syst Rev, 2013, 2:

CD003952.

5. Malcolm WF,Smith PB,Mears S,et al. Transpyloric tube feeding in very low birthweight infants with suspected gastroesophageal reflux:impact on apnea and bradycardia. J Perinatol,2009,29(5):372-375.

6. Watson J,McGuire W. Transpyloric versus gastric tube feeding for preterm infants. Cochrane Database Syst Rev,2013,2:CD003487.

附录

▶ 附录一

营养支持管理

临床营养支持在过去的四十多年中取得了巨大的发展,早已成为医学治疗的常规,推动了临床医学的不断进步。但也因为临床营养支持知识的不断更新,方法的不断完善,产品的不断增多,使得营养支持的实施变得相当的复杂。同时,虽然营养支持可以维持人的生命,但也不可避免地存在引起严重并发症的危险。因此,如何规范临床营养支持的实施,加强对营养支持的管理,显得日益重要。这对于刚刚适应宫外新环境,经历着解剖生理学的巨大变化,全身各脏器、系统的功能尚不成熟的新生儿来说,尤其必要。

在美国、欧洲、日本等国家,负责管理临床营养支持的机构主要是营养支持小组,即 Nutrition Support Team(NST)或 Nutrition Support Service(NSS)。在我国,营养支持小组的发展也已有了 20 年的历史。相对于内科和外科一二百年的发展历史,营养支持小组无疑是年轻的。但是,在短短的近 40 年间,营养支持小组有了飞速的发展,逐渐走向了成熟。并在实际工作中,逐步体现了自身的医疗和经济价值。本文详尽介绍了国外营养支持小组的诞生,它的具体运作和它的价值。鉴于中国的营养支持小组发展缓慢,我们也结合自己的经验,谈谈国内营养支持小组的现状,并提出我们的建议,希望在不久的将来,对成立新生儿营养支

持小组有重要的参考价值。

一、NST 的诞生

在临床营养支持诞生后不久,即诞生了营养支持小组(NST),其数目在 20 世纪 70 年代和 80 年代初出现了快速增长,1983 年全美已有 521 家医院成立了 NST[1]。1991 年 ASPEN 对 2600 家床位在 150 张以上的医院进行问卷调查显示:在回复的 1680 家医院中有 29% 的医院拥有 NST,另有 17% 的医院准备在未来的 24 个月内成立 NST;其中那些拥有高级医疗服务(如:内科、外科、儿科及新生儿 ICU)的医院和拥有 500 张床位以上的医院拥有 NST 的比率最高[2]。这些医院成立 NST 的原因不外乎以下几点:①大量的文献报道了在住院患者中存在着很高的营养不良发生率以及由此产生的严重后果。②在营养支持过程中出现了过高的中心静脉导管(CVC)相关败血症以及机械性和代谢性并发症的发生率。③在营养支持过程中,对患者进行营养评价,制订并实施营养医疗计划,监测耐受性和并发症以及决定何时结束营养支持或改变支持的方式等的工作是很重要的。这些工作很复杂,需要经过专业的培训,掌握营养支持的理论知识并精通它的实践和操作。④临床营养支持医学的理论和方法在

不断发展和完善,对从事营养支持的医护人员提出了很高的专业化要求。⑤减少由于营养不良增加了住院时间及不合理使用营养支持所导致的过高的医疗费用。

二、NST 的目标与任务

NST 的目标是提供合理的营养支持,它包括:①识别患者是否存在营养不良,或是否存在发生营养不良的趋势;②对患者进行科学的营养评价并制订合理的营养支持;③为患者提供安全规范、合理有效的营养支持。

为达成以上目标,全美的营养支持小组逐步发展和明确了他们的工作职责和范围,包括:①规范营养支持工作:包括制订统一的营养支持常规(guidelines),制订医院的应用肠内和肠外营养支持的规章制度、政策和使用程序。制订规范的会诊单、配方单、监测单和巡视单。②负责对全院患者的会诊:包括对会诊患者进行营养和代谢评价;对那些需要肠内或肠外营养支持的患者提供医疗服务。③对营养支持进行质控(quality control, QC):包括有计划地对接受营养支持的患者进行每天的监测和查房;及时调整营养支持的方案;及时处理在营养支持过程中出现的各种问题和并发症。④承担对在职医护工作者进行营养支持知识的教育和培训以及对患者进行营养支持知识的宣教等工作的责任:包括为临床医师、护士、营养师及药剂师开设一系列讲座和在职培训课程;让住院医师到 NST 轮转;撰写和印发一些宣教材料给医护工作者及患者。⑤进行营养支持的研究工作,推动学科向前发展:包括不断发展和完善营养支持的理论和方法,进行营养和代谢支持的产品以及用来营养评价的指标;不断提高营养支持的效率。⑥执行家庭营养支持计划(Home Nutrition Support, HNS):包括对患者进行教育和培训;制订出院后营养支持计划;告知如何处理好与营养产品推销商的关系;对患者进行随访和营养监测。⑦开设营养门诊,提供营养咨询,治疗营养失调并对患者进行随访。

三、NST 的益处

(一)通过营养评估,选择合理的营养支持方案

PN 的发展很大程度上减少了危重患者或手术患者因营养不良而造成的发病率和死亡率。但同时,PN 的使用也会带来许多并发症。目前的指南也指出,只要存在胃肠功能就应该使用肠内营养。在新生儿,即使胃肠功能低下,微量喂养仍会带来很多好处。NST 可以通过对营养状态的评估,给予合理的营养支持方案,并根据监测结果随时调整。近年来,多个研究报道,成立 NST 之后,手术患者[3]或 ICU[4]中不必要的 PN 用量减少,相应的代谢并发症[5]、费用[6]及死亡率[4]也有所下降,是病患最后的结局有所改善。

(二)降低营养支持过程中机械性、感染性和代谢性并发症的发生

正如前文所述,在美国,不少 NST 的成立缘于医院为了降低当时过高的中心静脉导管(CVC)相关败血症以及机械性、代谢性并发症的发生率。在 20 世纪 70 年代初,当肠外营养在美国医院中开始使用的时候,由CVC 感染所致的败血症发生率高达 20% ~ 30%,留置 CVC 导致的机械性并发症的发生率也高达 17% ~ 35%。由于 NST 的成立和介入,这些并发症的发生率大大下降了。早在 1985 年,Faubion[7]就报道,他们的营养支持小组将医院的 CVC 相关败血症的发生率由 24% 降到 3.5%。而 2014 年发表的一个研究显示,NST 成立后,该医院 ICU 导管相关的血液感染发生率从 6.7% 下降至 0.7%[8]。

那么,营养支持小组是如何做到降低这些并发症的发生率的呢? ①制订详细的中心静脉导管留置的规章制度,包括:CVC 的置入操作,穿刺点的选择;②CVC 的使用和护理、拔除以及评估可能存在的败血症;③规定只有经过良好培训的医务人员才能从事 CVC 的护理工作;④对医护人员的使用肠外营养,CVC 的护理以及控制感染等

工作进行监督；⑤对患者进行严格的实验室和临床监测。

而 1999 年，Btaiche 等在 ASPEN 会议上发表的论文报道，由于其所在医院将 NST 的职工由 6 人减至 1 人，结果在营养支持过程中的代谢和电解质紊乱发生率有显著地增加。

（三）合理有效的营养支持医疗费用

人们注意到在 NST 使 CVC 相关败血症和机械性并发症的发生率下降后，住院患者的医疗费用降低了。1985 年，Faubion 等报道，治疗 CVC 相关败血症的费用为 $3699（敏感脏器）到 $8891（不敏感脏器），经 NST 管理后，CVC 相关败血症的发生率由 24% 下降至 3.5%，相应地节省了每月治疗 CVC 相关败血症的费用为 $14 680 ~ $35 286。而 1989 年费城 Albert Einstein 医学中心 NST 的 Margot F. Roberts[9] 等在一项回顾性调查研究中发现：在该院 1989 年 10 月 ~ 1990 年 9 月的 12 个月间（其间 NST 仅监督 TPN 的使用而不决定其使用与否），共有 176 个患者接受了 TPN，其中 14 例（7.95%）的应用是不恰当的，导致医疗费多支出了 $65 349，在减去了这些患者接受肠内营养的费用 $2430 后，净多支出了 $62 919。与此相对应的是，由于接受 NST 的建议而停止的 TPN 为医院节省了 $45 186。由此可见 NST 为医院节省开支的作用是很明显的，文献中有大量的类似报道（就如前文述及的 Cleveland Clinic 医院），当然其作用机制不尽相同。因此，John R. Wesley[10] 总结和归纳了 NST 产生此项作用的原因如下：

1. 识别和治疗了营养不良。

2. 减少了住院患者的并发症发生率和死亡率。

3. 减少了住院患者的住院日和医院的开支。

4. 严格掌握营养支持指征。

5. 选择了正确的营养支持方式并决定何时结束营养支持或改变支持的方式。

6. 减少了肠内和肠外营养支持过程中的机械性和代谢性并发症。

7. 通过应用安全规范，合理有效的营养支持而降低了专业化营养治疗的成本。

8. 提供了更好性价比的肠内和肠外营养产品。

9. 减少了由于不合理配方造成的浪费。

10. 选择合理的进行营养支持的设备和仪器。

11. 减少了由于不合理的营养支持所造成的医疗纠纷。

12. 选择合理有效的实验室检查并予以监测。

（四）在 DRGs 医疗费用支付系统中起到的作用

从 1983 年起，美国开始实施 DRGs（Diagnosis Related Groups）医疗费用支付系统，医疗保险公司根据患者出院时的疾病诊断（必须以国家认可的 ICD-9-CM 编码方才有效）来支付规定额度的医疗费用，有一个疾病诊断支付一笔钱，没有疾病诊断不付钱，多出来的费用或超过规定额度的费用则由医院自负。一个患者可能在原发病之外合并或并发营养不良，这将必然因各种原因导致医疗费用的增加，而各种类型的营养不良及各种维生素的缺乏都有各自的编码。只有细致甄别每一种存在的疾病并予以编码才可能使每一项医疗支出获得补偿。NST 可以帮助确保每一位患者被正确诊断是否存在营养不良和获得合理的治疗，并且有足够的信息和证据记录在患者的病史中以获得最大限度的补偿，减少了医院的医疗费用支出。

1988 年，由美国国会组建的预期支付评价调查委员会（ProPac）发现，医院花费在接受 TPN 的患者身上的每一美元仅获得了 62 美分的补偿，因为约 15% 接受 TPN 的患者得不到补偿。得不到补偿的原因是：①这些患者的住院时间过长；②与有相同出院疾病诊断的大多数患者相比，其医疗费用过高。而不合理地应用 TPN 是造成这两种患者在住院费用和获得补偿费上存在差别的主要原因。

（五）HNS 降低了医疗保险费用的支出

在欧美等医疗保险制度比较健全的国家,对那些需要长期营养支持的患者(如:短肠综合征、炎性肠病等患者)或可以出院治疗但通过胃肠道吸收不能满足营养需要的患者(如:恶性肿瘤、慢性胰腺炎、慢性粘连性肠梗阻等患者),NST 可以为其提供家庭营养支持服务(HNS)。这不仅可以使患者在熟悉的家庭环境中接受治疗,而且大多数患者的日常生活和工作不受影响,更重要的是家庭医疗的费用远低于住院医疗的费用。这使得医疗保险公司和患者都乐于接受 HNS。

四、NST 的组成

一个正规而典型的营养支持小组应该是多学科的,主要由医师、营养师、药剂师和护士组成。同时它尚可包括社会工作者、营养专业的 Ph. D. 及到 NST 轮转的受训者等。这将有利于为患者提供合理、全面而有效的营养支持服务,有利于 NS 不断发展和完善营养支持的理论和方法。

NST 的医师中 62.2% 是外科医师,31.0% 是消化科医师。这样的比例也并不让人感到意外,因为第一篇有关住院患者营养不良状况的研究报告,第一篇有关成功应用静脉高营养的论文均出自外科医师之手。历届 ASPEN 和 ESPEN 的主席也大多是外科医师,而围术期患者仍然是营养支持的主要受益者。

1991 年 ASPEN 的调查结果显示:1 ～ 4 人的 NST 占 37%,5 ～ 6 人的占 29%,6 人以上的占 34%。通常 NST 的负责人由医师来担任,1991 年在被调查的 480 家新成立的 NST 中,由医师担任负责人的共 292 家(74%),由营养师担任负责人的共 52 家(13%),32 家(8%)由药剂师担任,13 家(3%)由护士担任,8 家(2%)由其他专业人员担任。另有 83 家则无负责人。

NST 组成人员的工作职责和作用简述如下:

1. 医师

（1）担当 NST 的负责人,并指导 NST 的运作。

（2）解释与营养支持有关的医学资讯。

（3）对患者进行营养评价,包括:确认病史,进行体检,复习实验室报告。

（4）汇总小组其他成员提供的信息和建议以完善营养支持和监测计划。

（5）对医疗计划的制订及其实施承担最终的责任。

2. 营养师　由于目前尚没有"临床营养支持"专业,所以有必要指出临床营养医师应该具备的条件:①对营养素在健康和疾病情况下的不同代谢特点十分了解;②知道营养不良在病理生理和临床上的所有的不同的表现形式;③具有处理一些其他疾病的临床经验。

（1）对住院患者进行营养状况筛查以发现高风险患者。

（2）对患者进行营养评价。

（3）决定热卡和蛋白质的需要量。

（4）根据膳食配方配制饮食和(或)管饲营养。

（5）监测并记录热卡和蛋白质的摄入量。

（6）监测喂饲情况。

（7）为包括肠内营养产品及喂饲营养的配方在内的膳食营养问题提供咨询服务。

3. 护士

（1）对营养支持过程中的护理工作进行监测。

（2）对营养支持的输入设备(静脉导管、喂饲管等)的护理进行监测。

（3）对患者、家属以及其他护士进行宣教并提供咨询服务。

4. 药剂师

（1）参与静脉营养液的配制。

（2）对静脉营养液进行质量检验。

（3）就与药物相关的问题提供咨询。

（4）监测与 TPN 相关的数据。

（5）参与发展和保持具有高效益-低成本的营养支持配方。

五、NST 运作

（一）运作模式

在美国，NST 的运作模式大致分为两类：一种是集中——管理制；另一种是非集中——会诊制。前者是医院成立一个独立的提供营养支持服务的部门，承担营养医疗的全部责任，包括 CVC 的置入和护理、实施肠内肠外营养支持以及出院后的家庭营养支持计划。后者则是成立一个委员会或营养咨询小组，主要进行会诊，最初的营养评价和向提出会诊的医师提供有关营养支持的配方及监测的建议，并且每周三次对患者的营养治疗进行评估。但是最后作决定、承担责任的是主管床位的医师。这两种运作模式各有优点，前者可以在对患者的医疗中保持最大程度的连续性，并最大限度地降低并发症的发生。而后者则有利于主管床位的医师更多地参与对患者的医疗，有利于将营养支持的观念和原则传授给医疗小组中的医学生和住院医师。当然，这种差别不是绝对的，更不是对立的，通过完善的运作制度完全可以将两者的优点集中在一起。

1996 年，美国 Cleveland Clinic 医院 NST 的 Ezra Steiger 报道，在该院 NST 于 1975 年成立的时候是以会诊制模式运作的。1983 年，由于美国开始实施 DRGs（Diagnosis Related Groups）医疗费用支付系统，该院为了降低医疗费用而成立了药品及治疗管理委员会。结果经该委员会调查发现，NST 的 TPN 不正确使用率为 11%，而其他部门的 TPN 不正确使用率为 51%。在该委员会的建议下，医院管理委员会规定：凡是应用 TPN 及氨基酸溶液必须经 NST 会诊同意。在该规定颁布前，该院每月配制的 TPN 数为 2800 袋，颁布一年后减少为 1200 袋/月。这说明集中——管理制模式大大减少了不合理的营养支持，明显降低了医疗费用。

（二）运作注意事项

1. 挑选具有良好的业务素质和品格的人组建 NST。

2. NST 应该充满自信，充满旺盛的精力与活力，有很强的适应和调整能力，具有敬业和献身精神。组员应该团结互助，懂得 Team Work 的重要性。

3. NST 不仅要精通业务，还要懂得外交，善于与专科医师、医院行政、医疗、药品管理、护理等部门进行交流和沟通，获取他们对 NST 的理解、支持与帮助。

4. 制订明确的 NST 的工作目标和任务，明确每个组员的工作职责和范围，制订 NST 的工作纪律和考核制度。

5. NST 要有耐心，要从简单的经过周详考虑的计划开始，而不要不切实际。

6. NST 应该提供一周七天、每天 24 小时的营养支持和咨询服务。

7. NST 必须每天进行随访、查房和监测患者；每天就患者的医疗问题与专科医师进行交流；按时和及时地在 chart 上记录患者的病情变化、营养支持的情况和方案的调整。

8. 要应用计算机进行每天的数据输入和统计，包括每天肠内肠外营养液的配制数，每个患者每天的营养支持配方和费用，每天会诊及查房监测的患者数，营养支持中出现的并发症等。目的不仅在于使 NST 了解自身的运作发展情况，进行科研统计，也是为了证明自身的临床和经济价值。

9. 为小组成员及其他医护人员提供有计划的进修深造和继续再教育。

10. 管理好 NST 的资金、账务和财物。

11. 避免 NST 内部不良竞争与纠纷，避免与专科医师及其他 NST 外部人员发生争执与矛盾。

（三）运作收入

在美国，NST 的收入主要来自于会诊费，而小组成员的薪水根据运作模式的不同有的来自于小组成员所在的科室,有的来自于 NST 自己拥有的经费。后一种机制更具有吸引力,因为它保持了 NST 的独立性,小组成员也不会被误解为是从其他科室借来的,因此不会产生工作职责不清的情况。

六、NST 的教育与培训

在美国目前几乎尚无为临床营养支持提供正规培训的教程(除了营养师和药剂师外)。但是美国营养委员会的资格考试大纲为临床营养医师的教育提供了最精确的基础教材,而营养研究生计划是临床培训的最佳方法。当然,培训临床营养医师最普通的办法是积累临床的经验,补充研究生课程,参加专题报告会、临床研讨会、科学会议以及每年一次的 ASPEN 临床大会。

为了适应在营养支持过程中对药剂师及其专业知识的日益增长的需求,美国健康系统药剂师协会(ASHSP),ASPEN 和药物治疗专业委员会共同发起成立了临床营养支持药剂师专业。1992 年进行了第一次该专业的资格考试。1988 年,美国建立了临床营养支持营养师资格认定制。1988 年,三件事的发生确定了临床营养支持护士成为一个法定的临床专业:①《临床营养支持护士核心课程》一书的出版;②国家临床营养支持资格认定委员会开始举办临床营养支持护士资格考试;③ASPEN 出版了《临床营养支持护士的工作标准》。

在美国,有关临床营养支持教育和合作的很多机会可以通过每年一次的 ASPEN 临床大会,ASPEN 设在各州和本地的分会以及已成立的 NST 提供的培训课程来获得。临床营养支持的自我评价工作也同样可由 ASPEN 提供,主要测试小组成员对总的临床营养支持(1994 年版)、肠内营养支持(1993 年版)和肠外营养支持(1995 年版)知识的掌握。

美国肠内肠外营养协会(ASPEN)成立于 1975 年,美国的《肠内肠外营养杂志》(Journal of Parenteral and Enteral Nutrition)创刊于 1978 年。

七、NST 的现状,面临的挑战和对策

(一) NST 的现状,面临的挑战

在美国,NST 的增长速度在 20 世纪 80 年代中期以后出现了逐渐放慢的趋势。正如前文所述,1991 年 ASPEN 的调查结果显示,在 1680 家医院中 484 家(29%)拥有 NST,7.1% 的医院没有 NST,而其中的 12% 的医院过去曾有过 NST。这说明并不是所有的医院都认识到了拥有 NST 的必要性。

有不少的专科医师和行政管理人员对 NST 不理解甚至存在误解。1983 年的一份对 NST 的问卷调查显示,在 221 份关于“专科医师对 NST 的态度”的答卷中 61.5% 为怀疑 NST 的价值并较少请 NST 会诊;在 246 份关于“专科医师为什么不让存在营养不良可能的患者接受 NST 的会诊”的答卷中 52.4% 认为营养监测不是重要的工作,在 221 份关于“医院行政管理人员对 NST 的态度”的答卷中 43.4% 为经常认识到 NST 的益处,但不是很大力支持。这也说明很多的 NST 没能让医院和同事认识到拥有 NST 的必要性和好处。

NST 所处的环境发生了很大的变化,医疗制度的改革,市场化的原则和信息社会的到来给医院和 NST 的生存、发展、经营和运作都带来了极大的压力和深远的影响。如果 NST 不能证明自己对医院的临床和经济价值,那么它将面对被淘汰的命运。

(二) 对策

面对这一系列的挑战和压力,今天的 NST 如何去应对,去生存,并获得发展? 这是每一个 NST 及其成员必须认真思考的。仅仅如以往那样,拥有渊博的营养支持的理论知识,熟练的工作技能和努力做到最好的敬业精神已远远不够,这些并不能保证 NST 的生存和发展。今天的 NST 应该更加富有开

拓和创新精神。对自己在未来要扮演的角色要保持清醒的头脑,充分地理解在未来,医院的需求将发生怎么样的变化,自己又如何去满足这种新的需求以证明自己在医疗制度改革的今天所具有的重要价值,从而获得稳固的生存、持续的发展和繁荣。

对一个成立尚不足 30 年的临床科室来说,决定成功的另一个非常重要的因素是:公共关系,NST 必须努力创造和保持一个受人欢迎的形象。其基本的原则是要让大家一直能感受到 NST 的价值所在,一直能看到 NST 的工作,信任 NST 的承诺,即 NST 能做得最好。NST 的每一位成员必须和医院里的同事建立起良好的协调一致的关系,NST 的成员应该每天与床位医师进行交流,应该随叫随到,应该随时解答同事的疑问和咨询;应该在医院的《通讯》上经常发表一些文章来介绍 NST,介绍最近的关于营养支持成果的研究报告,NST 最近新提供的一些服务以及近期的一些学术和教育活动等。也可以通过报章等传媒宣传市民通过 NST 的服务所享受的好处。努力促进 NST 的发展其实正是在提升整个医院的形象。总之,成功的 NST 来自于:优异的工作,有效的交流,广泛的支持,敏锐的洞察力和极强的调整能力。

八、中国 NST 的发展、困难和对策

(一) NST 的发展

中国的临床营养支持起步并不晚,在 20 年代 70 年代初,北京、上海、南京等地已经开始在临床开展营养支持工作,并取得了不小的成就。经过 40 多年的发展,在国际临床营养支持领域也占有了一席之地。但是 NST 的发展却与临床营养支持的发展极不相称,主要表现在以下几个方面:

1. 起步晚 在 1995 年之前,国内尚无 NST 成立的报道。在临床从事营养支持工作的绝大多数是一些外科医师,这些医师或在科室内组成一个小组在常规工作之外负责从事营养支持的研究与实践工作,或者只是凭个人的临床经验,书本上的一些知识,给患者一些非正规的肠内肠外营养支持。

2. 数量少 至今国内的 NST 仍不多,多局限于三级甲等医院。

3. 缺乏全国统一的营养支持标准和运作规范 我国没有制订统一的营养支持的治疗常规(guidelines),没有制订医院的应用肠内和肠外营养支持的规章制度、政策和使用程序。没有制度化法律化的教育、职业培训、人才培养和资格认定制度。这不利于中国的临床营养支持事业的发展和 NST 的建设和发展。

4. 现有的 NST 结构不甚合理 正如前文所述,一个正规的 NST 应该主要由医师、营养师、药剂师和护士组成,应该是多学科的。但是,由于各种主观和客观上的原因,目前国内的 NST 很少有药剂师的参与,这对 NST 的长远发展和营养支持水平的提高是不利的。

(二) NST 面临的困难

1. 临床医师对临床营养支持及 NST 在临床营养支持中的作用的重要性,认识不足。

2. 由于经济利益的驱使,有不少专科医师不请 NST 会诊而在不正规地应用营养支持。

3. 医院领导对 NST 的重视程度不够。

(三) 对策

1. 应该总结中国及国外现有 NST 的成功经验,并加以推广。

2. 制订全国统一的营养支持标准和运作规范,成立一个严格权威的组织管理机构,帮助 NST 的成立和发展。

3. 重视科室内部的建设,加强管理以及人才的培养。

4. 重视科室形象的建设,搞好公共关系,注重自身的宣传工作。

(四) 上海交通大学医学院附属新华医院的经验

上海交通大学医学院附属新华医院于

1995 年 7 月成立了 NST,并采用集中——管理制的运作模式。我们的工作人员在无国内经验可借鉴的情况下,踏实工作,取得了一定的成绩,我们的工作已被全院各临床科室所肯定。具体表现为:①NST 的人员由创立之初的 3 人增加到了 11 人;②NST 的成员,在创立之初的小儿外科、小儿内科、妇产科和营养医师基础上,又增加了成人外科医师、护士和营养师;③负责拥有 2000 张床位的三级甲等医院所有患者的营养支持工作;④营养支持工作涉及内、外、妇、儿、肿瘤中心、皮肤科、口腔科、五官科等 22 个临床科室;⑤会诊数和营养液的配制数在逐年上升;⑥每年举办儿童和成人的临床营养支持学习班各一次;⑦承担多项部级、市级的科研项目,并每年在核心期刊及 SCI 杂志上发表多篇论文;⑧开设每周五次的营养咨询专科门诊。

(陆薇 蔡威)

参 考 文 献

1. Carol M. McShane, Hazel M. Fox. Nutrition Support Team-A 1983 Survey. JPEN,1985,9:263-268.

2. Regenstein M. Nutritional Support teams-alive,well, and still growing. Results of a 1991 A. S. P. E. N. survey. Nutrition in Clinical Practice,1992,7:296-301.

3. Saalwachter AR1,Evans HL,Willcutts KF,et al. A nutrition support team led by general surgeons decreases inappropriate use of total parenteral nutrition on a surgical service. Am Surg,2004,70(12):1107-1111.

4. Grgueira GL,Leite HP,Taddei J,et al. Outcomes in a Pediatric Intensive Care Unit Before and After the Implementation of a Nutrition Support team. JPEN J Parenter Enteral Nutr,2005,29:176-185.

5. Chong PF, Paraidathathu T. Effects of a nutrition support team on clinical outcomes,metabolic complications and electrolyte abnormalities in patients receiving parenteral nutrition. Asia Pac J Clin Nutr, 2013,22(4):548-556.

6. Mo YH,Rhee J,Lee EK. Effects of nutrition support team services on outcomes in ICU patients. Yakugaku Zasshi,2011,131(12):1827-1833.

7. Faubion WC,Wesley JR,Khalidi N,et al. TPN catheter sepsis:impact of the team approach. JPEN, 1986,10:642-645.

8. Hvas CL,Farrer K,Donaldson E,et al. Quality and safety impact on the provision of parenteral nutrition through introduction of a nutrition support team. Eur J Clin Nutr,2014,24(Epub ahead print).

9. Margot FR,Gary ML. Nutrition Support Team Recommendations Can Reduce Hospital Costs. Nutrition in Clinical Practice,1992,7:227-230.

10. John R. Wesley. Nutrition Support Team:Past,Present,and Future. Nutrition in Clinical Practice,1995, 10:219-228.

中国新生儿营养支持临床应用指南
Guideline for nutrition support in Chinese neonates

中华医学会肠外肠内营养学分会儿科学组

中华医学会儿科学分会新生儿学组,中华医学会小儿外科学分会新生儿外科学组

Working group of Pediatrics,Society of Parenteral and Enteral Nutrition,

Chinese Medical Association

Working group of Neonatology,Society of Pediatric,Chinese Medical Association

Working group of Neonatal Surgery,Society of Pediatric Surgical,Chinese Medical Association

推荐意见强度分级:附表 1 为指南意见依据的研究或文献证据分级和指南推荐分级系统,依据证据等级强度,将推荐意见分为了 A、B、C、D、E 五个等级。

附表 1　指南分级与证据级别

项目	级别	证据来源
指南分级	A	被 2 项以上 I 级证据支持
	B	被 1 项 I 级证据支持
	C	被至少 1 项 II 级证据支持
	D	被至少 1 项 III 级证据支持
	E	被 IV 或 V 级证据支持
证据级别	I	结果很明确的大型随机研究,假阳性(α)和(或)假阴性(β)错误的风险低
	II	结果不明确的小型随机研究,假阳性(α)和(或)假阴性(β)错误的风险中到高
	III	非随机的同期对照队列研究
	IV	非随机的历史对照队列研究
	V	病例报道、非对照研究、专家意见

第一部分　肠内营养（EN）支持

通过胃肠道提供营养,无论是经口喂养还是管饲喂养称为肠内营养。

一、推荐摄入量

1. 能量　经肠道喂养达到 105 ~ 130kcal/(kg·d),大部分新生儿体重增长良好。早产儿需提高能量供应量[约 110 ~ 135kcal/(kg·d),部分 ELBW 儿可达

150kcal/(kg·d)]才能达到理想体重增长速度。(C)

2. 蛋白质 足月儿2～3g/(kg·d),早产儿3.5～4.5g/(kg·d)[<1kg 4.0～4.5g/(kg·d);1～1.8kg 3.5～4.0g/(kg·d)]。足月儿蛋白质:热卡=1.8～2.7g:100kcal,早产儿蛋白质:热卡=3.2～4.1g:100kcal。(C)

3. 脂肪 5～7g/(kg·d),占总能量40%～50%。(C)

4. 碳水化合物 10～14g/(kg·d),占总能量的40%～50%。(C)

二、喂养方式

1. 母乳喂养 尽可能早期母乳喂养,尤其是早产儿(A)。但有下述情况者则应酌情考虑:①母亲为人类免疫缺陷病毒(HIV)和人类嗜T细胞病毒(HTLV)感染者,不建议母乳喂养(C);②母亲患有活动性结核病,可采集其母乳经巴氏消毒后喂养,治疗结束7～14天后可继续母乳喂养(E);③母亲为乙肝病毒(HBV)感染或携带者,可在婴儿出生后24小时内给予特异性高效乙肝免疫球蛋白,继之接受乙肝疫苗免疫后给予母乳喂养(C);④母亲为CMV感染或携带者,其婴儿可以给予母乳喂养,但早产儿有较高被感染风险,可以采集母乳巴氏消毒后喂养(E);⑤单纯疱疹病毒感染,如皮损愈合,可以母乳喂养(E);⑥母亲为梅毒螺旋体感染者,如皮损不累及乳房,可于停药24小时后母乳喂养(E);⑦母亲正在接受放射性核素诊疗,或曾暴露于放射性物质后,乳汁中放射性物质清除后可恢复母乳喂养(E);⑧母亲正在接受抗代谢药物及其他化疗药物治疗,母亲乳汁中药物清除后可恢复母乳喂养(E);⑨半乳糖血症和苯丙酮尿症并非母乳喂养绝对禁忌证,应根据监测的血清苯丙氨酸和半乳糖-1-磷酸水平,可适量给予母乳喂养和无苯丙氨酸和半乳糖的配方(E)。

2. 人工喂养

(1)经口喂养:适用于胎龄≥32～34周以上,吸吮、吞咽和呼吸功能协调的新生儿。(A)

(2)管饲喂养:

1)适应证:①胎龄<32～34周早产儿;②吸吮和吞咽功能不全、不能经口喂养者;③因疾病本身或治疗的因素不能经口喂养者;④作为经口喂养不足的补充。(E)

2)管饲途径:①口/鼻胃管喂养:是管饲营养的首选方法(A)。喂养管应选用内径小而柔软的硅胶或聚亚胺酯导管(E);②胃造瘘术/经皮穿刺胃造瘘术(PEG):适用于长期管饲、食管气管瘘和食管闭锁等先天性畸形、食管损伤和生长迟缓(C);③经幽门/幽门后喂养:包括鼻十二指肠、鼻空肠、胃空肠和空肠造瘘/经皮空肠造瘘,适用于上消化道畸形、胃动力不足、吸入高风险、严重胃食管反流(E)。

3)管饲方式:①推注法:适合于较成熟、胃肠道耐受性好、经口/鼻胃管喂养的新生儿,但不宜用于胃食管反流和胃排空延迟者。需注意推注速度(C)。②间歇输注法:每次输注时间应持续30分钟～2小时(建议应用输液泵),根据患儿肠道耐受情况间隔1～4小时输注。适用于胃食管反流、胃排空延迟和有肺吸入高危因素的患儿(C)。③持续输注法:连续20～24小时用输液泵输注喂养法,输液泵中的配方奶应每3小时内进行更换。此方法仅建议用于上述两种管饲方法不能耐受的新生儿(C)。

4)管饲喂养的用量与添加速度(附表2)。(E)

应根据新生儿的喂养耐受情况个体化增加奶量。并根据胎龄和出生体重缩短和延长间歇时间。

附表2　新生儿管饲喂养用量与添加速度

出生体重(g)	间隔时间	开始用量 [ml/(kg·d)]	添加速度 [ml/(kg·d)]	最终喂养量 [ml/(kg·d)]
<750	q2h[a,b]	≤10 * 1W	15	150
750~1000	q2h[a,b]	10	15~20	150
1001~1250	q2h[a,b]	10	20	150
1251~1500	q3h	20	20	150
1501~1800	q3h	30	30	150
1800~2500	q3h	40	40	165
>2500	q4h	50	50	180

注:[a] 因为可能造成母乳分层,不建议用母乳进行持续喂养;[b] 可以从每1ml/12h开始逐渐过渡为每2~3小时一次

3. 喂养指征　无先天性消化道畸形及严重疾患、血流动力学相对稳定者尽早开奶;出生体重>1000g者可于出生后12小时内开始喂养;有严重围产期窒息(阿氏评分5分钟<4分)、脐动脉插管或出生体重<1000g可适当延迟至24~48小时开奶。(E)

4. 肠道喂养禁忌证　先天性消化道畸形等原因所致消化道梗阻;怀疑或诊断NEC;血流动力学不稳定:如需要液体复苏或血管活性药多巴胺>5μg/(kg·min)、各种原因所致多器官功能障碍等情况下暂缓喂养。(E)

5. 微量肠道营养(MEN)

(1)适应证:适用于无肠道喂养禁忌证,但存在胃肠功能不良的新生儿,其目的是促进胃肠道功能成熟,改善喂养耐受性,不属于营养性喂养。(A)

(2)应用方法:生后尽早开始,以输液泵持续或间歇输注法经鼻胃管输注配方奶或母乳10~20ml/(kg·d),可持续3~5天。(E)

三、母乳和肠内营养配方选择

母乳和婴儿配方乳适合新生儿各种方法和途径的肠道喂养。

1. 母乳　首选母乳。母乳喂养至少持续至生后6个月。(A)

2. 母乳强化剂　如果母乳喂养量达到50~100ml/(kg·d)(E),推荐体重<2000g的早产儿使用母乳强化剂(HMF)(C)。初始时半量强化,根据耐受情况增加至全量强化。出院时仍生长迟缓的早产儿应使用经强化的母乳喂养至少持续到矫正胎龄40周,或根据生长情况持续到矫正胎龄52周。(E)

3. 早产儿配方　适用于胎龄在34周以内或体重<2kg早产儿。(E)

4. 早产儿出院后配方　适用于早产儿出院后持续喂养。出院时仍有生长迟缓的早产儿,建议定期监测生长指标以作出个体化喂养方案选择,生长指标达到生长曲线图的25~50百分位左右(用校正年龄),可以转换成普通配方。(E)

5. 标准婴儿配方　适用于胃肠道功能发育正常的足月新生儿或胎龄≥34周、体重≥2kg的早产儿。(B)

6. 水解蛋白配方和游离氨基酸配方　出生时有高度过敏风险的新生儿首选适度水解蛋白配方(C);出生后已经发生牛奶蛋白过敏的新生儿,推荐使用深度水解蛋白配方或游离氨基酸配方(C)。游离氨基酸

配方由于其渗透压高,不适用于早产儿(E)。不耐受整蛋白配方乳喂养的肠道功能不全(如短肠、小肠造瘘等)者,可选择不同蛋白水解程度配方(E)。水解蛋白配方虽然其营养成分不适合早产儿喂养,但当发生喂养不耐受或内外科并发症时可以考虑短期应用(E)。

7. 无(低)乳糖配方 适用于原发性或继发性乳糖不耐受的新生儿及肠道功能不全(如短肠和小肠造瘘)患儿。(B)

8. 特殊配方 适用于代谢性疾病患儿(如苯丙酮尿症、枫糖尿病患儿)。(A)

四、配方乳配制与保存

配方乳配制前所有容器需高温消毒处理,配制应在专用配制室或经分隔的配制区域内进行,严格遵守无菌操作原则。病房内配制应即配即用。中心配制,应在配制完毕后置4℃冰箱储存,喂养前再次加温。常温下放置时间不应超过1~2小时。(E)

五、肠内营养的监测(附表3)(E)

附表3 新生儿肠内营养监测表

监测项目		开始时	稳定后
摄入量	能量(kcal/kg)	qd	qd
	蛋白质(g/kg)	qd	qd
喂养管	喂养管位置	q8h	q8h
	鼻腔口腔护理	q8h	q8h
	胃/空肠造瘘口护理	qd	qd
临床症状、体征	胃潴留	每次喂养前	每次喂养前
	大便次数/性质	qd	qd
	呕吐	qd	qd
	腹胀	qd	qd
体液平衡	出入量	qd	qd
生长参数	体重(kg)	qd~qod	biw~tiw
	身长(cm)	qw	qw
	头围(cm)	qw	qw
实验室检查	血常规	qw	qw
	肝功能	qw	qow
	肾功能	qw	qw
	血糖	qd~tid	prn
	电解质	prn	prn
	粪常规+隐血试验	prn	prn
	大便pH	prn	prn
	尿比重	prn	prn

第二部分　肠外营养（PN）支持

当新生儿不能或不能完全耐受经肠道喂养时，完全或部分由静脉供给热量、液体、蛋白质、碳水化合物、脂肪、维生素和矿物质等来满足机体代谢及生长发育需要的营养支持方式。

一、适应证

1. 先天性消化道畸形　食管闭锁、肠闭锁等。（E）

2. 获得性消化道疾病　坏死性小肠结肠炎等。（E）

3. 早产儿。（E）

二、途径

肠外营养支持途径的选择主要取决于患儿的营养需求量以及预期的持续时间，还应考虑患儿的个体状况（血管条件、凝血功能等）。（E）

1. 周围静脉　适用于短期（<2周）应用，并且液体渗透压不超过900mOsm/L。（E）

（1）并发症：静脉炎。

（2）注意：①无菌操作；②尽可能选择最小规格的输液管。（E）

2. 中心静脉　适用于液体渗透压高或使用时间长的情况。包括：①经外周静脉导入中心静脉（PICC）置管；②中心静脉导管（CVC）；③脐静脉导管（仅适用于初生婴儿）。

（1）并发症：血栓、栓塞、感染、异位、渗漏、心脏堵塞等。脐静脉置管还可能引起门静脉高压、肝脓肿、肝撕裂、肠管缺血坏死等。

（2）注意：

1）由接受过专业培训的医务人员严格按照标准操作进行置管和护理。（A）

2）中心静脉与周围静脉相比，可减少穿刺次数和导管使用数量（B）。预计较长时间接受肠外营养的患儿，推荐使用中心静脉（E）。

三、输注方式

1. 全合一（All-in-One）　是将脂肪乳剂、氨基酸、葡萄糖、维生素、电解质和微量元素等各种营养素在无菌条件下混合于一个容器中经静脉途径输注。对符合适应证的新生儿，全合一营养液可作为安全、有效、低风险的静脉营养液。（C）

（1）优点：易管理，减少相关并发症，有利于各种营养素的利用，并节省费用。

（2）缺点：混合后不能临时改变配方。

（3）配制：肠外营养支持所用营养液根据当天医嘱在层流室或配制室超净台内，严格按无菌操作技术进行配制。配制操作步骤为：①电解质溶液、水溶性维生素、微量元素制剂先后加入葡萄糖或氨基酸溶液；②将脂溶性维生素注入脂肪乳剂；③充分混合葡萄糖和氨基酸溶液后，再与步骤②配制的脂肪乳剂混合；④轻轻摇动混合液，排气后封闭；⑤贴上PN输液标签（病区、床号、姓名、PN的处方组分）。

（4）储存：营养液应避光保存于2～8℃下。无脂肪乳剂的混合营养液尤应注意避光。建议现配现用。（D）

特别提醒：①All-in-One溶液配制完毕后，应常规留样，保存至患者输注该混合液完毕后24小时；②电解质不宜直接加入脂肪乳剂液中。注意：All-in-One溶液中一价阳离子电解质浓度不高于150mmol/L，二价阳离子电解质浓度不高于5mmol/L；③避免在肠外营养液中加入液体或其他药物；④建议全合一溶液理化性质的稳定性需由药剂师审核。

（D）

2. 多瓶输液 氨基酸、葡萄糖电解质溶液和脂肪乳剂,采用输液瓶串联或并联的方式输注(C)。适用于不具备无菌配制条件的单位。

（1）优点:灵活,对病情变化快的患者(如 ICU 患者)易于调整配方。

（2）缺点:工作量相对大,易出现血糖、电解质紊乱,且不利于营养素充分利用。

（3）注意:脂肪乳剂输注时间应>16小时。

四、肠外营养液的组成及每天需要量

肠外营养液基本成分包括氨基酸、脂肪乳剂、碳水化合物、维生素、电解质、微量元素和水。

1. 液体量 因个体而异,需根据不同临床条件(光疗、暖箱、呼吸机、心肺功能、各项监测结果等)调整。总液体在 20~24 小时内均匀输入,建议应用输液泵进行输注(附表4)。（C）

附表4 新生儿不同日龄每天液体需要量[ml/(kg·d)]

出生体重(g)	第1d	第2d	第3~6d	>7d
<750	100~140	120~160	140~200	140~160
750~1000	100~120	100~140	130~180	140~160
1000~1500	80~100	100~120	120~160	150
>1500	60~80	80~120	120~160	150

2. 热卡 足月儿 70~90kcal/(kg·d),早产儿 80~100kcal/(kg·d)。（E）

3. 氨基酸 推荐选用小儿专用氨基酸。生后 24 小时内即可应用(肾功能不全者例外),从 1.5~2.0g/(kg·d)开始,足月儿可至 3g/(kg·d),早产儿可增至 3.5~4.0g/(kg·d)。氮:非蛋白热卡=1g:100~200kcal。（B）

4. 脂肪乳剂 脂肪乳剂在生后 24 小时内即可应用,推荐剂量从 1.0g/(kg·d)开始,按 0.5~1.0g/(kg·d)的速度增加,总量不超过 3g/(kg·d)(C)。早产儿建议采用 20% 脂肪乳剂(A)。中长链混合型脂肪乳剂优于长链脂肪乳剂(B),橄榄油脂肪乳剂在短期内具有减轻脂质过氧化的作用(C)。

5. 葡萄糖 开始剂量为 4~8mg/(kg·min),按 1~2mg/(kg·min)的速度逐渐增加,最大剂量不超过 11~14mg/(kg·min)(C)。注意监测血糖。新生儿 PN 时建议血糖<150mg/dl(E)。不推荐早期使用胰岛素预防高血糖的发生(A),如有高血糖(150~

180mg/dl),葡萄糖输注速度按 1~2mg/(kg·min)逐渐递减,如 4mg/(kg·min)仍不能控制高血糖,可用胰岛素 0.05IU/(kg·h)(E)。

6. 电解质 推荐需要量见附表5。（D）

附表5 肠外营养期间新生儿每天所需电解质推荐量

电解质 [mmol/(kg·d)]	早产儿	足月儿
钠	2.0~3.0	2.0~3.0
钾	1.0~2.0	1.0~2.0
钙	0.6~0.8	0.5~0.6
磷	1.0~1.2	1.2~1.3
镁	0.3~0.4	0.4~0.5

注:生后 3 天内除有低钾证据外,原则上不予补钾

7. 维生素 肠外营养时需补充 13 种维生素,包括 4 种脂溶性维生素和 9 种水溶性维生素。新生儿肠外营养时的需要量见附表6,因目前国内尚无小儿专用维生素制剂,临床上一般应用成人维生素混合制剂。（E）

附表6　肠外营养期间新生儿每天所需维生素推荐量

维生素	新生儿[剂量/(kg·d)]
水溶性:	
维生素 C(mg)	15 ~ 25
维生素 B_1(mg)	0.35 ~ 0.5
维生素 B_2(mg)	0.15 ~ 0.2
烟酸(mg)	4.0 ~ 6.8
维生素 B_6(mg)	0.15 ~ 0.2
叶酸(μg)	56
维生素 B_{12}(μg)	0.3
泛酸(mg)	1.0 ~ 2.0
生物素(μg)	5.0 ~ 8.0
脂溶性:	
维生素 A(μg)*	150 ~ 300
维生素 D(μg)*	0.8
维生素 K(μg)	10.0
维生素 E(mg)*	2.8 ~ 3.5

注:* 1μg 视黄醇当量(RE) = 1μg 全反式视黄醇 = 3.3IU 维生素 A;10μg 维生素 D = 400IU;2.8mgα-生育酚 = 2.8IU 维生素 E

8. 微量元素　推荐量见附表7,因目前国内尚无小儿专用微量元素制剂,临床上一般应用成人微量元素混合制剂。(E)

附表7　肠外营养期间新生儿每天所需微量元素推荐量

微量元素	早产儿 [μg/(kg·d)]	足月儿 [μg/(kg·d)]
锌	400 ~ 450	250<3 个月 100>3 个月
铜	20	20
硒	2.0 ~ 3.0	2.0 ~ 3.0
铬	0	0
锰	1.0	1.0
钼	1.0	0.25
碘	1.0	1.0
铁	200	50 ~ 100

五、监测(附表8)(E)

附表8　新生儿肠外营养监测表

项目		第一周	稳定后
摄入量	能量[kcal/(kg·d)]	qd	qd
	蛋白质[g/(kg·d)]	qd	qd
临床体征观察	皮肤弹性,囟门	qd	qd
	黄疸,水肿	qd	qd
生长参数	体重	qd ~ qod	biw ~ tiw
	头围	qw	qw
	身长	qw	qw
体液平衡	出入量	qd	qd
实验室检查	血常规	biw ~ tiw	qw ~ biw
	血 Na、K、Cl	biw(或调整电解质用量后第1天)	qw(或调整电解质用量后第1天)
	血 Ca	biw	qw
	血 P、Mg	qw	prn

续表

项目	第一周	稳定后
微量元素	prn	prn（肝肾功能不全者、长期运用 PN 者）
肝功能	qw	qw ~ qow
肾功能	qw	qw ~ qow
血浆总甘油三酯,总胆固醇 *	qw	prn
血糖	qd ~ qid	prn（调整配方后,或临床出现低/高血糖症状）
尿糖(无法监测血糖时)	同上	同上
中心静脉导管监测　渗出	bid ~ tid	bid ~ tid
肢体肿胀	bid ~ tid	bid ~ tid
肤色	bid ~ tid	bid ~ tid

注：* 血脂测定标本采集前 6 小时内,应暂停输注含脂肪乳剂营养液

六、肠外营养相关并发症

1. 中心静脉导管相关血行性感染　长期应用肠外营养比短期者更易发病。（D）

2. 代谢紊乱　如高血糖、低血糖、高甘油三酯血症、代谢性骨病。尤其应注意早产儿和长期应用者发生骨质减少。（D）

3. 肝脏并发症　如胆汁淤积、肝损害。与肠外营养持续时间、坏死性小肠结肠炎和败血症有关（C）,而与静脉高剂量蛋白质无关（B）。尽早建立肠内营养可以降低胆汁淤积发病率和严重程度（C）。

七、出现下列情况慎用或禁用肠外营养（E）

1. 休克、严重水电解质紊乱、酸碱平衡失调,未纠治时,禁用以营养支持为目的的补液。

2. 严重感染、严重出血倾向、出凝血指标异常者减少脂肪乳剂剂量。

3. 血浆 TG>2.26mmol/L（200mg/dl）时脂肪乳剂减量,如 TG>3.4mmol/L（300mg/dl）暂停使用脂肪乳剂,直至廓清。

4. 血浆间接胆红素>170μmol/L（10mg/dl）时减少脂肪乳剂剂量。

5. 严重肝功能不全者慎用脂肪乳剂与非肝病专用氨基酸。

6. 严重肾功能不全者慎用脂肪乳剂与非肾病专用氨基酸。

第三部分　肠内联合肠外营养支持

1. 生后第一天　即可开始肠内喂养（存在肠内喂养禁忌证者除外）,不足部分可由肠外营养补充供给。（A）

2. 肠外营养补充热卡计算公式　PN=（1−EN/110）×80,其中 PN、EN 单位均为 kcal/（kg·d）（110 为完全经肠道喂养时推荐达到的热卡摄入值,80 为完全经肠外营养支持时推荐达到的热卡摄入值）。（E）

致谢:在本指南的修订过程中丁国芳教授、王丹华教授、包蕾教授、朱健幸教授、庄思齐教授、杜立中教授、李文斌教授、何振娟教授、汪健教授、郑珊教授、曹云教授、熊英教授（按姓氏笔画顺序）给予了大力支持和帮助,

特此表示感谢!

（蔡威 汤庆娅 王莹 冯一 吴江
钱林溪 李菁 陆丽娜）

参 考 文 献

1. Guyatt GH, Haynes RB, Jaeschke RZ, et al. Users' guides to the medical literature, XXV: evidence-based medicine: principles for applying the users' guides to patient care. Evidence-Based medicine Working Group. JAMA, 2000, 284: 1290-1296.

2. McClave SA, Martindale RG, Vanek VW, et al. Guidelines for the Provision and Assessment of Nutrition Support Therapy in the Adult Critically Ill Patient: Society of Critical Care Medicine (SCCM) and American Society for Parenteral and Enteral Nutrition (A. S. P. E. N.). JPEN J Parenter Enteral Nutr, 2009, 33: 277-316.

3. American Academy of Pediatrics Committee on Nutrition. Pediatric Nutrition Handbook. 6th ed. Kleinman RE, ed. Elk Grove Village, IL: American Academy of Pediatrics; 2009.

4. American Society for Parenteral and Enteral Nutrition (A. S. P. E. N.) Board of Directors. Clinical Guidelines for the Use of Parenteral and Enteral Nutrition in Adult and Pediatric Patients, 2009. JPEN J Parenter Enteral Nutr, 2009, 33(3): 255-259.

5. Behrman RE, Kliegman RM, Jenson HB. Nelson Textbook of Pediatrics. 17th ed. Copyright © 2004 Elsevier Science(USA), 2004: 159.

6. Groh-Wargo S, Sapsford A. Enteral nutrition support of the preterm infant in the neonatal intensive care unit. Nutr Clin Pract, 2009, 24(3): 363-376.

7. Agostoni C, Buonocore G, Carnielli VP, et al. Enteral nutrient supply for preterm infants: commentary from the European Society of Paediatric Gastroenterology, Hepatology and Nutrition Committee on Nutrition. JPGN, 2010, 50: 85-91.

8. Dollberg S, Kuint J, Mazkereth R, et al. Feeding tolerance in preterm infants: Randomized trial of bolus and continuous feeding. Journal of the American College of Nutrition, 2000.

9. Corwin DS, Isaacs JS, Georgeson KE, et al. Weight and length increases in children after gastrostomy placement. Journal of the American Dietetic Association, 1996, 96: 874-879.

10. Shi Z, Yang Y, Wang H, et al. Breastfeeding of Newborns by Mothers Carrying Hepatitis B Virus. Arch Pediatr Adolesc Med, 2011, 165(9): 837-846.

11. Little KM, Kilmarx PH, Taylor AW, et al. A review of evidence for transmission of HIV from children to breastfeeding women and implications for prevention. Pediatr Infect Dis J, 2012, 31(9): 938-942.

12. Lawrence RM. Circumstances when Breastfeeding is Contraindicated. Pediatr Clin North Am, 2013, 60(1): 295-318.

13. WHO. Optimal feeding of low birthweight infants in low-and middle-income countries, 2011.

14. Van Caillie M, Powell GK. Nasoduodenal versus nasogastric feeding in the very low birth weight infant. Pediatrics, 1975, 56: 1065-1072.

15. Han-Geurts IJ, Hop WC, Verhoef C, et al. Randomized clinical trial comparing feeding jejunostomy with nasoduodenal tube placement in patients undergoing oesophagectomy. Br J Surg, 2007, 94(1): 31-35.

16. Mosqueda E, Sapiegiene L, Glynn L, et al. The early use of minimal enteral nutrition in extremely low birth weight newborns. J Perinatol, 2008, 28(4): 264-269.

17. Rozé JC, Darmaun D, Boquien CY, et al. The apparent breastfeeding paradox in very preterm infants: relationship between breast feeding, early weight gain and neurodevelopment based on results from two cohorts, EPIPAGE and LIFT. BMJ Open, 2012, 2(2): e000834.

18. Martins EC, Krebs VL, et al. Effects of the use of fortified raw maternal milk on very low birth weight infants. JPED, 2009, 85(2): 157-162.

19. Osborn DA, Sinn J. Formulas containing hydrolysed protein for prevention of allergy and food intolerance in infants. Cochrane Database Syst Rev, 2006, 4: CD003664.

20. Koletzko S, Niggemann B, Arato A, et al. Diagnostic

approach and management of cow's-milk protein allergy in infants and children: ESPGHAN GI Committee practical guidelines. J Pediatr Gastroenterol Nutr,2012,55(2):221-229.

21. Braegger C, Decsi T, Dias JA, et al. ESPGHAN Committee on Nutrition. Practical approach to paediatric enteral nutrition: a comment by the ES-PGHAN committee on nutrition. J Pediatr Gastroenterol Nutr,2010,51(1):110-122.

22. Donovan R, Puppala B, Angst D, et al. Outcomes of early nutrition support in extremely low-birth-weight infants. Nutr Clin Pract,2006,21(4):395-400.

23. Dinerstein A, Nieto RM, Solana CL, et al. Early and aggressive nutritional strategy (parenteral and enteral) decreases postnatal growth failure in very low birth weight infants. J Perinatol,2006,26(7):436-442.

24. Benkhadra M, Collignon M, Fournel I, et al. Ultrasound guidance allows faster peripheral IV cannulation in children under 3 years of age with difficult venous access: a prospective randomized study. Paediatr Anaesth,2012,22(5):449-454.

25. Shah PS, Shah VS. Continuous heparin infusion to prevent thrombosis and catheter occlusion in neonates with peripherally placed central venous catheters. Cochrane DatabaseSyst Rev, 2008, 2: CD002772.

26. Ainsworth SB, Clerihew L, McGuire W. Percutaneous central venous catheters versus peripheral cannulae for delivery of parenteral nutrition in neonates. Cochrane Database Syst Rev, 2007, 3: CD004219.

27. Mühlebach S, Franken C, Stanga Z. Working group for developing the guidelines for parenteral nutrition of The German Association for Nutritional Medicine. Practical handling of AIO admixtures-Guidelines on Parenteral Nutrition, Chapter 10. Ger Med Sci,2009,7:Doc18.

28. 卫生部医政司. 临床静脉用药调配与使用指南. 北京:人民卫生出版社,2010:1-482.

29. Bouchoud L, Sadeghipour F, Klingmüller M, et al. Long-term physico-chemical stability of standard parenteral nutritions for neonates. Clin Nutr,2010,29(6):808-812.

30. Lobo BW, da Veiga VF, Cabral LM, et al. Influence of the relative composition of trace elements and vitamins in physicochemical stability of total parenteral nutrition formulations for neonatal use. Nutr J, 2012,11:26.

31. Fusch C, Bauer K, Böhles HJ, et al. Neonatology/Paediatrics-Guidelines on Parenteral Nutrition, Chapter 13. Working group for developing the guidelines for parenteral nutrition of The German Society for Nutritional Medicine. Ger Med Sci, 2009,7:Doc15.

32. Valentine CJ, Puthoff TD. Enhancing parenteral nutrition therapy for the neonate. Nutr Clin Pract, 2007,22(2):183-193.

33. Gargasz A. Neonatal and pediatric parenteral nutrition. AACN Adv Crit Care,2012,23(4):451-64; quiz 465-466.

34. Beardsall K, Vanhaesebrouck S, Ogilvy-Stuart AL, et al. Early insulin therapy in very-low-birth-weight infants. N Engl J Med,2008,359(18):1873-1884.

35. Bottino M, Cowett RM, Sinclair JC, et al. Interventions for treatment of neonatal hyperglycemia in very low birth weight infants. Cochrane Database Syst Rev,2011,10:CD007453.

36. Arsenault D, Brenn M, Kim S, et al. A. S. P. E. N. Clinical Guidelines: hyperglycemia and hypoglycemia in the neonate receiving parenteral nutrition. JPEN,2012,36(1):81-95.

37. De Curtis M, Rigo J. The nutrition of preterm infants. Early Hum Dev,2012,88(Suppl 1):S5-7.

38. Shah PS, Shah VS. Continuous heparin infusion to prevent thrombosis and catheter occlusion in neonates with peripherally placed percutaneous central venous catheters. Cochrane Database Syst Rev, 2008:CD002772.

39. Burjonrappa SC, Miller M. Role of trace elements in parenteral nutrition support of the surgical neonate. J Pediatr Surg,2012,47(4):760-771.

40. Pereira-da-Silva L, Costa A, Pereira L, et al. Early high calcium and phosphorus intake by parenteral nutrition prevents short-term bone strength decline

in preterm infants. J Pediatr Gastroenterol Nutr, 2011,52(2):203-209. PMID:21240015.

41. Koseesirikul P,Chotinaruemol S,Ukarapol N. Incidence and risk factors of parenteral nutrition-associated liver disease in newborn infants. Pediatr Int, 2012,54(3):434-436. PMID:22449297.

42. 邵肖梅,叶鸿瑁,丘小汕. 实用新生儿学,第 4 版. 北京:人民卫生出版社,2011:91-123.

43. Christine A. Gleason,Sherin U. Devaskar. Avery's diseases of the newborn. 9th Edition. Elsevier. United States of America,2012:372-378.

44. John P. Cloherty, Eric C. Eichenwald, Ann R. Stark. Manual of neonatal care. 6th Edition. United States of America:Lippincott Williams & Wilkins, 2008:114-137.

后　记

吴圣楣教授以她"老骥伏枥，志在千里。烈士暮年，壮心不已"的精神，带领她的一群有志于婴童健康事业的同事与学生们在繁忙的工作之余，埋头辛勤笔耕，再版了这本书。其中增加了不少最新研究成果，可喜、可贺、可敬。

"婴童强，中国强"是我们的共识。这就需要我们的儿科医师和新生儿工作者，非常专业地把育儿知识科学地告诉那些初为人父人母和爷爷奶奶、外公外婆等一大批人群，帮助她们释疑解惑。吴圣楣教授带领团队奉献出来的这本书，虽然是一本儿科医师的专业参考书，但通过我们年轻的儿科工作者，可以准确地把书中的内涵传递给至亲们所需要的"美味营养"。

同时，通过这本书，我们也看到了老一代知识分子言传身教、传递接力的生动范例。年轻一代知识分子奋发向上，努力研究新事物、新知识、新技术的劳动结晶。这是我们婴童健康事业朝气蓬勃的标志，是科研服务于大众的成果，也是我与吴教授多年来合作开展中国母乳研究希望达到的目的。除了她们长期积累的宝贵知识之外，还有她们对国家、对人民、对婴童健康事业的拳拳爱心，这是最可宝贵的东西。

在这里，我祝贺本书 12 年后的今天再版，祝贺再版的新书与时俱进，增加了不少新知识和新内容。也衷心希望这本书给吴圣楣教授和她的学生们带来收获的愉快！

谢宏

北京大学公共卫生学院兼职教授

2016 年 5 月